Pschyrembel
Naturheilkunde
und alternative Heilverfahren

4., vollständig überarbeitete Auflage

Pschyrembel
Naturheilkunde
und alternative Heilverfahren

4., vollständig überarbeitete Auflage

DE GRUYTER

Wichtiger Hinweis:
Der Verlag hat für die Wiedergabe aller in diesem Buch enthaltenen Informationen (Programme, Verfahren, Mengen, Dosierungen, Applikationen usw.) mit Autoren und Herausgebern große Mühe darauf verwandt, diese Angaben genau entsprechend dem Wissensstand bei Fertigstellung des Werkes abzudrucken. Trotz sorgfältiger Manuskriptherstellung und Korrektur des Satzes können Fehler nicht ganz ausgeschlossen werden. Autoren bzw. Herausgeber und Verlag übernehmen infolgedessen keine Verantwortung und keine daraus folgende oder sonstige Haftung, die auf irgendeine Art aus der Benutzung der in dem Werk enthaltenen Informationen oder Teilen davon entsteht.

Die Wiedergabe von Gebrauchsnamen, Handelsnamen, Warenbezeichnungen und dergleichen in diesem Buch berechtigt nicht zu der Annahme, dass solche Namen ohne weiteres von jedermann benutzt werden dürfen. Vielmehr handelt es sich häufig um gesetzlich geschützte, eingetragene Warenzeichen, auch wenn sie nicht eigens als solche gekennzeichnet sind.

ISBN 978-3-11-025112-8

Library of Congress Cataloging-in-Publication Data

Pschyrembel Naturheilkunde und alternative Heilverfahren / edited by editorial office, De Gruyter. – 4. Aufl.
p. cm.
ISBN 978-3-11-025112-8
1. Naturopathy – Dictionaries – German.
2. Alternative medicine – Dictionaries – German. I. Walter de Gruyter & Co.
RZ433.P73 2011
615.5'3503 – dc23
2011027403

Bibliografische Information der Deutschen Nationalbibliothek
Die Deutsche Nationalbibliothek verzeichnet diese Publikation in der Deutschen Nationalbibliografie; detaillierte bibliografische Daten sind im Internet über http://dnb.d-nb.de abrufbar.

Einbandabbildung: iStockphoto/Thinkstock
Druck und Bindung: Firmengruppe APPL, aprinta druck, Wemding

∞ Gedruckt auf Luxosamtoffset, holzfrei weiß matt, gestrichen Bilderdruck, alterungsbeständig, lebensmittelunbedenklich.
Printed in Germany
www.degruyter.de

Vorwort

Für die 4. Auflage des Pschyrembel Naturheilkunde und alternative Heilverfahren ist das Werk mit seinen rund 4500 Stichwörtern von unseren Fachautoren komplett überarbeitet worden und bietet Medizinern, Angehörigen der Heilberufe und interessierten Laien einen aktuellen und praxisnahen Überblick u. a. über Phytotherapie, Homöopathie, Hydrotherapie, physikalische Therapie, alternative Heilverfahren, Ernährungstherapie, Anthroposophische Medizin, Ethnomedizin, Psychotherapie, Chinesische, Indische (u. a. Ayurveda) und Tibetische Medizin.

Die Phytotherapie ist um 130 Heilpflanzen ergänzt worden, die in den letzten Jahren Eingang in die Naturheilkunde gefunden haben. Um eine Orientierungshilfe in Bezug auf die Wirksamkeit der Heilpflanzen zu geben, wird bei den Angaben zur Verwendung der Heilpflanzen unterschieden zwischen medizinisch belegten Anwendungen nach ESCOP, HMPC, WHO und Kommission E, traditionellen, d. h. auf langjähriger Erfahrung beruhenden Anwendungen nach HMPC und rein volkstümlichen Anwendungen, für die in der Regel Wirksamkeitsnachweise fehlen. Auch in den Stichworteinträgen zu Erkrankungen folgt die Nennung der einzusetzenden Heilpflanzen diesem Prinzip.

Die Angaben zur Chinesischen und Tibetischen Medizin sind stark erweitert worden, um der wachsenden Bedeutung dieser Medizinsysteme auch in der europäischen Medizin Rechnung zu tragen. Die wichtigsten 100 Pflanzendrogen der Chinesischen Phytotherapie sind nun unter ihrem lateinischen Namen verzeichnet. Um ihre Verwendung in der Sprache der Chinesischen Medizin angeben zu können, wurden außerdem die krankheitsauslösenden Faktoren und die wichtigsten Krankheitskonzepte der Chinesischen Medizin neu ins Werk aufgenommen.

Generell sind bei den Stichworteinträgen zu Erkrankungen dem Konzept des Werkes folgend nur Therapieverfahren der Komplementärmedizin aufgeführt; auf die Angabe der konventionellen Verfahren ist verzichtet worden.

Auch in dieser Auflage findet sich im Anhang ein Verzeichnis von Adressen interessanter und wichtiger Institutionen und Organisationen aus dem Bereich der Naturheilkunde und angrenzender Gebiete.

Unser besonderer Dank gilt unseren Fachautoren, die mit außerordentlichem Engagement und ihrem hervorragenden Fachwissen sowohl die Qualität als auch die Aktualität dieses Werkes sichern. Dass sie dies neben ihren zeitintensiven und verantwortungsvollen Tätigkeiten leisten, verdient unsere höchste Anerkennung!

Wir freuen uns natürlich auch in dieser Auflage wieder auf Ihre Anregungen und Hinweise, die Sie gerne per E-Mail (pschyrembel@degruyter.com) an uns richten können.

Ihre Pschyrembel-Redaktion — Berlin, August 2011

Redaktion

Dr. rer. nat. Julia Vettin

E-Mail: pschyrembel@degruyter.com

Autoren

PD Dr. med. Walter Bruchhausen
Medizinhistorisches Institut
Universität Bonn
Sigmund-Freud-Straße 25
53127 Bonn

Dr. med. Ananda Samir Chopra
Exzellenzcluster „Asien und Europa
im Globalen Kontext“
Ruprecht-Karls-Universität Heidelberg
Voßstraße 2
69115 Heidelberg

Prof. Dr. med. Hans-Christian Deter
Charité – Universitätsmedizin Berlin
Klinik für Allgemeinmedizin, Naturheilkunde
und Psychosomatik
Campus Benjamin Franklin
Hindenburgdamm 30
12203 Berlin

Dr. med. Axel Eustachi
Kompetenzzentrum für Komplementärmedizin
und Naturheilkunde (KoKoNat)
Klinikum rechts der Isar
Technische Universität München
Kaiserstraße 9
80801 München

Ursula Hackermeier
Charité – Universitätsmedizin Berlin
Immanuel Krankenhaus Berlin
Klinik für Innere Medizin
Abteilung für Naturheilkunde
Königstraße 63
14109 Berlin

Dr. med. Michael G. Hammes
Facharzt für Neurologie
Aufbaustudium TCM an der Universität
für Traditionelle Chinesische Medizin
und Pharmazie Beijing
Dozent und Chinabeauftragter der Deutschen
Ärztegesellschaft für Akupunktur
Hahnbergstraße 20
32760 Detmold

Dr. med. Roman Huber
Universitätsklinikum Freiburg
Uni-Zentrum Naturheilkunde
Breisacher Straße 115b
79106 Freiburg

Dr. med. Thomas Lux
Senckenbergisches Institut für Geschichte
und Ethik der Medizin
Klinikum der Johann Wolfgang Goethe-
Universität (Haus 49)
Theodor-Stern-Kai 7
60590 Frankfurt am Main

Sonja Marić
Institut für Ost-West Medizin
Ärztliche Ausbildung in Tibetischer Medizin
Löwengasse 1
61348 Bad Homburg

Prof. Dr. med. Andreas Michalsen
Charité – Universitätsmedizin Berlin
Immanuel Krankenhaus Berlin
Klinik für Innere Medizin
Abteilung für Naturheilkunde
Königstraße 63
14109 Berlin

Dr. med. Miriam Ortiz
Institut für Sozialmedizin, Epidemiologie
und Gesundheitsökonomie
Charité – Universitätsmedizin Berlin
Luisenstraße 57
10117 Berlin

Dr. med. Stephanie Pögel
Charité – Universitätsmedizin Berlin
CharitéCentrum 12 für Innere Medizin
und Dermatologie
Arbeitsbereich Physikalische Medizin
und Rehabilitation
Charitéplatz 1
10117 Berlin

Prof. Dr. Jürgen Reichling
Institut für Pharmazie und Molekulare
Biotechnologie
Abteilung Biologie
Ruprecht-Karls-Universität Heidelberg
Im Neuenheimer Feld 364
69120 Heidelberg

Dr. med. Anett Reißhauer
Charité – Universitätsmedizin Berlin
CharitéCentrum 12 für Innere Medizin
und Dermatologie
Arbeitsbereich Physikalische Medizin
und Rehabilitation
Charitéplatz 1
10117 Berlin

Klaus-Dietrich Runow
Ärztlicher Leiter
Institut für Umweltmedizin (IFU)
Diagnostic Center
Buttlarstraße 4A
34466 Wolfhagen

Sylvia Schaper
Wannsee Internisten
Kyllmannstraße 22–23
14109 Berlin

Dr. med. Volker Schmiedel
Habichtswald-Klinik für Ganzheitsmedizin
und Naturheilkunde
Abteilung Innere Medizin
Wigandstraße 1
34131 Kassel

Dr. med. Rainer Stange
Charité – Universitätsmedizin Berlin
Immanuel Krankenhaus Berlin
Klinik für Innere Medizin
Abteilung für Naturheilkunde
Königstraße 63
14109 Berlin

Dr. med. Dr. rer. nat. Bernhard Uehleke
UniversitätsSpital Zürich
Institut für Naturheilkunde
Rämistrasse 100
CH-8091 Zürich

Hinweise zur Benutzung

Alphabetische Ordnung

Die Reihenfolge der Stichwörter erfolgt alphabetisch. Die Umlaute ä, ö und ü werden eingeordnet wie ae, oe und ue sowie ß wie ss.

Ubichinone
Übungstherapie
Uferwolfstrapp

Stichwörter, die aus einem Adjektiv und einem Substantiv bestehen, sind unter dem Substantiv zu finden.

bewährte Indikation unter **I**
provokative Therapie unter **T**

Nur wenige feststehende Begriffe finden sich unter dem Adjektiv.

Autogenes Training unter **A**

Schreibweise

Pflanzen sind unter dem lateinischen und dem deutschen Namen zu finden.

Rhododendron ferrugineum
Alpenrose: s. Rhododendron ferrugineum

Angaben zur sprachlichen Herkunft

Zur Erleichterung der Lesbarkeit wird jedes Wortteil durch einen Wortteiltrenner (|) kenntlich gemacht.

Abwehr|mechanismus
Ana|mnese, bio|graphische

Bei Begriffen, die aus dem Griechischen oder Lateinischen stammen, wird zur Erleichterung der Aussprache die Betonung angegeben.

Anthropo|skopie
De|kokt

Begriffen fremdsprachlicher (v. a. griechischer und lateinischer) Herkunft ist in Klammern eine Erklärung der ursprünglichen Bedeutung beigefügt.

Elektro|aku|punktur (gr. ἤλεκτρον Bernstein, an dem zuerst elektrostatische Kräfte beobachtet wurden; Akupunktur*) *f*: ...

Oder es wird auf andere Begriffe verwiesen, bei denen diese Angaben zu finden sind. Diese Verweise erfolgen entweder durch an ein Wort oder Wortteil angehängten Asterisk (*), bei dem die etymologische Erklärung verzeichnet ist, oder durch einen nach oben weisenden Pfeil (↑), der anzeigt, dass an alphabetisch vorangehender Position eine entsprechende etymologische Angabe verzeichnet ist.

Auto-: Wortteil mit der Bedeutung selbst, unmittelbar; von gr. αὐτός.
Autogenes Training (↑; gr. -γενής durch etwas hervorgebracht) n: ...

Ohne etymologische Erklärung bleiben lateinische Pflanzennamen und chemische Bezeichnungen.

Sind Eigennamen fester Bestandteil eines Begriffes, werden in Klammern biographische Angaben beigefügt.

Kneipp-Arzt (Sebastian K., Pfarrer, Wörishofen, 1821–1897): ...

Aus dem Griechischen und Lateinischen abgeleitete Begriffe tragen eine Genusangabe: m für masculinum, f für femininum, n für neutrum.

Aku|punktur (↑; ↑) *f*: ...

Abkürzungen

Allgemeine Abkürzungen sind im Abkürzungsverzeichnis aufgeführt (s. S. XI).

Quellen der Abbildungen

Soweit zu Abbildungen Quellen genannt werden, finden sich Quellennummern in eckigen Klammern, die in einem Verzeichnis am Ende des Bandes aufgelöst werden (s. S. 476).

Griechisches Alphabet

groß	klein	Name	Aussprache
Α	α	Alpha	a
Β	β	Beta	b
Γ	γ	Gamma	g
Δ	δ	Delta	d
Ε	ε	Epsilon	e
Ζ	ζ	Zeta	z
Η	η	Eta	e
Θ	θ, ϑ	Theta	th
Ι	ι	Jota	i
Κ	κ	Kappa	k
Λ	λ	Lambda	l
Μ	μ	My	m
Ν	ν	Ny	n
Ξ	ξ	Xi	x
Ο	ο	Omikron	o
Π	π	Pi	p
Ρ	ϱ	Rho	r
Σ	σ, ς	Sigma	s
Τ	τ	Tau	t
Υ	υ	Ypsilon	y
Φ	ϕ, φ	Phi	ph
Χ	χ	Chi	ch
Ψ	ψ	Psi	ps
Ω	ω	Omega	o

Abkürzungen

Abb.	Abbildung
Abk.	Abkürzung
allg.	allgemein
Allg.	Allgemeines
Bez.	Bezeichnung
BGBl.	Bundesgesetzblatt
bzw.	beziehungsweise
C	Celsius
ca.	circa
chin.	chinesisch
cm	Zentimeter
d	dies (Tag)
DAB	Deutsches Arzneibuch
d. h.	das heißt
dl	Deziliter
EL	Esslöffel
engl.	englisch
evtl.	eventuell
f	femininum
franz.	französisch
g	Gramm
geb.	geboren
ggf.	gegebenenfalls
gr.	griechisch
Hz	Hertz
ICD	International Classification of Diseases
i. d. R.	in der Regel
i. e. S.	im engeren Sinn
i. R.	im Rahmen
i. S.	im Sinn
i. w. S.	im weiteren Sinn
jap.	japanisch
kcal	Kilokalorie
kg	Kilogramm
KG	Körpergewicht
kJ	Kilojoule
l	Liter
lat.	lateinisch
m	1. masculinum; 2. Meter
med.	medizinisch
mg	Milligramm
MHz	Megahertz
Mio.	Million
Min.	Minute
ml	Milliliter
mmHg	Millimeter-Quecksilbersäule
mmol	Millimol
ms	Millisekunde
n	neutrum
n. Chr.	nach Christus
od.	oder
OZ	Ordnungszahl
Ph.Eur.	Pharmacopoea Europaea, Europäisches Arzneibuch
pl	Plural
ppm	parts per million
rel.	relativ
s.	siehe
Sek.	Sekunde
SGB	Sozialgesetzbuch
sog.	so genannt
ssp.	Subspecies
Std.	Stunde
syn.	synonym
Tab.	Tabelle
TL	Teelöffel
u.	und
u. a.	unter anderem
UAW	unerwünschte Arzneimittelwirkungen
umgangssprachl.	umgangssprachlich
usw.	und so weiter
u. U.	unter Umständen
v. a.	vor allem
var.	Varietas
v. Chr.	vor Christus
vgl.	vergleiche
WHO	World Health Organization
z. B.	zum Beispiel
z. T.	zum Teil

A

Abel|moschus moschatus *m*: s. Hibiscus abelmoschus.

Aberglaube: ursprünglich Bez. der frühmittelalterlichen Kirche für den verkehrten Glauben, den Irrglauben (mit einer stark abwertenden Bedeutung); in der etymologischen Bedeutung von A. als Falsch-Glaube (als Gegenbegriff zu einem als richtig anerkannten Glauben) wurde diese Bez. in der Ethnologie auf die Abgrenzung zwischen Hochreligionen gegenüber den Religionen sog. primitiver Völker übertragen. Die ärztlich dominierte Medizin sowie die Volkskunde bezeichneten mit moderner Wissenschaft unvereinbare Wirksamkeitsvorstellungen in der Volksmedizin* als A., zumeist als sog. Überbleibsel aus kulturell überwundenen Epochen (i. S. eines linear-evolutionistischen Modells), aber auch als sog. modernen Aberglauben. Heute ist die Verwendung des Begriffs A. in der Ethnomedizin* obsolet, da ein kulturvergleichender od. funktionalistischer Religionsbegriff solche Wertungen ausschließt. In der eher weltanschaulichen od. berufspolitischen Diskussion um das Verhältnis von Glauben, Wissenschaft u. Magie* setzt sich jedoch bis heute die Auseinandersetzung um die richtige Erkenntnis(weise) fort.

Abführ|mittel: syn. Laxanzien*.

Abhängigkeit: **1.** auch Sucht, Dependenz; Bez. für das Angewiesensein auf bestimmte (psychotrope) Substanzen; **Formen: I. physische** A.; Merkmale: **a)** Toleranz bezüglich der konsumierten Substanz; **b)** substanzspezifisches Entzugssyndrom bei Aussetzen der Substanzzufuhr bzw. Einnahme der Substanz, um Entzugssymptome zu lindern od. zu vermeiden; **II. psychische** A.; Merkmale: u. a. **a)** starkes, gelegentlich übermächtiges od. zwanghaft auftretendes Verlangen (Craving), eine Substanz zu konsumieren, um sich positive Empfindungen zu verschaffen od. unangenehme zu vermeiden; **b)** verminderte Kontrollfähigkeit über Beginn, Beendigung u. Menge des Substanzgebrauchs einschließlich erfolgloser Versuche, diesen zu verringern; **III.** Sonderform: **Niedrig-Dosis-Abhängigkeit** (syn. Low-dose-Abhängigkeit): A. von in therapeutischer Dosierung angewendeten Arzneimitteln (meist Benzodiazepine, auch Analgetika, Antitussiva u. a.) ohne od. mit langfristiger Dosissteigerung. **2.** nichtstoffgebundene Abhängigkeit; Bez. für das Angewiesensein auf bestimmte Verhaltensweisen (sog. Verhaltenssucht), z. B. Arbeitssucht, Mediensucht (z. B. pathologisches Spielen). **Therapie:** Hypnotherapie*, Suchttherapie*, Verhaltenstherapie*, Aurikulotherapie*. Vgl. Entzug; Entwöhnungsbehandlung.

Abhärtung: i. e. S. eine Abfolge von Maßnahmen, die zu einer optimierten physiologischen Reaktion auf äußere Reize (z. B. klimatische Wechsel) führen; v. a. im Zusammenhang mit Atemwegsinfektionen angewendet; A. soll zu einer geringeren Infektionsrate sowie einem leichteren Krankheitsverlauf führen; i. w. S. eine Optimierung von Abwehr- u. Bewältigungsleistungen gegen physische u. psychische Stressoren mit verbesserten psychovegetativen u. endokrinologischen Reaktionsmustern sowie günstiger Beeinflussung spezifischer u. unspezifischer immunologischer Abwehrvorgänge; **Verfahren:** v. a. hydrotherapeutische Maßnahmen (v. a. Kaltanwendung*), Bewegungstherapie*, Lichttherapie*, Ordnungstherapie*, Sauna*, Sporttherapie*, Umstimmungstherapie*. Vgl. Adaptation; Kreuzadaptation.

Abies alba *f*: s. Picea abies.

Abies sachalinensis *f*: s. Picea abies.

Abies sibirica *f*: s. Picea abies.

Abklatschung: kurze, kräftige Schläge auf den Rücken, ggf. auch den Brustbereich, mit einem nassen Laken u. nachfolgende sanfte Abtrocknung; **Anwendung:** v. a. bei Bronchitis* od. Pneumonie*. Vgl. Abreibung, nasse.

Ableitung: s. Therapie, ableitende.

Ableitungs|diät, milde (Diät*) *f*: von F.-X. Mayr u. E. Rauch entwickelte Heilkost zur Prophylaxe u. Förderung der Heilung verschiedener Erkrankungen durch Entlastung des Verdauungssystems; Prinzip 3S = Schonung, Säuberung u. Schulung: Übergangsernährung von Fasten-, Diät- u. Darmreinigungskuren zu einer gesunden Dauerernährungsweise; umfasst die Bevorzugung verdauungsschonender Kost (z. B. leicht gedünstetes od. kurz gebratenes Gemüse statt rohem Gemüse, fein gemahlenes Vollkornbrot statt Mehrkornbrot mit ganzen Körnern) u. möglichst gering verarbeiteter, basensparender Lebensmittel unter Berücksichtigung individueller Empfindlichkeiten sowie die Vermeidung von ballaststoff- u. fettreichen Le-

A

bensmitteln, Rohkost, Haushaltszucker, Bohnenkaffee, Nicotin u. Arzneimitteln. Vgl. Mayr-Kur.

Abmagerungs|kur (Kur*) *f*: s. Reduktionsdiät.

Abreibung, nasse: Verfahren der Hydrotherapie*, bei dem der ganze Körper od. Körperteile kurz in ein nasses Leinentuch gehüllt u. gleich darauf mit einem trockenen Tuch abgerieben werden; kann kalt, warm od. wechselnd angewendet werden; **Anwendung:** zur Abhärtung*, bei Infektionskrankheiten od. Kollapsneigung. Vgl. Packung; Abklatschung.

Absinthii herba *f*: s. Artemisia absinthium.

Ab|sorption (lat. absorbere aufsaugen) *f*: s. Resorption.

Abwehr|mechanismus *m*: nach psychoanalytischem Verständnis Bez. für eine im Lauf der Persönlichkeitsentwicklung gelernte Methode zum Schutz vor Impulsen, Gefühlen u. Erfahrungen, die mit dem Bild von sich u. der Welt nicht übereinstimmen, u. zur Stabilisierung des intrapsychischen Gleichgewichts; im Gegensatz zum Coping* richtet sich ein A. gegen vorbewusste u. unbewusste Konflikte, Ängste u. Phantasien u. bleibt selbst (weitgehend) unbewusst. **Formen:** u. a. Verdrängung, Projektion, Rationalisierung, Reaktionsbildung, Regression, Ungeschehenmachen, Wendung gegen die eigene Person, Isolierung, Introjektion, Verleugnung, Verkehrung ins Gegenteil, Sublimierung.

Acacia catechu Willd. *f*: mittelgroßer Baum aus der Familie der Fabaceae (Schmetterlingsblütler); **Arzneidroge:** getrockneter Extrakt aus dem Kernholz der Bäume (Catechu, Katechu, Pegu-Catechu); **Inhaltsstoffe:** Catechine (2–12 %) u. Catechingerbstoffe (25–60 %), ferner Quercetin, Quercitrin, Schleim; Pegu-Catechu enthält kein Fluorescin im Unterschied zu Gambir-Catechu (s. Uncaria gambir); **Wirkung:** keine bekannt; **Verwendung:** (volkstümlich) innerlich als Adstringens bei Diarrhö, Blutungen; äußerlich in Mund- u. Gurgelwässern bei leichten Entzündungen der Mund- u. Rachenschleimhaut; **Dosierung:** innerlich als Einzeldosis 0,5 g Droge, 3-mal täglich; äußerlich meist in Form der Tinktur (20 Tropfen auf ein Glas Wasser od. unverdünnt als Pinselung); **Nebenwirkungen:** keine bekannt; **Kontraindikation:** keine bekannt; **Wechselwirkung:** keine bekannt.

Acacia senegal *f*: s. Gummi arabicum.

Acajou|baum (franz. acajou mahagonibraun): s. Anacardium occidentale.

Acalypha indica L. *f*: Indisches Brennkraut; einjähriges, 30–60 cm hohes Kraut aus der Familie der Euphorbiaceae (Wolfsmilchgewächse); **Arzneidroge:** Kraut (Acalyphae indicae herba, Indisches Brennkraut); **Inhaltsstoffe:** Acalyphin (Alkaloid), ätherisches Öl, Gerbsäure, Harz; **Wirkung:** beschleunigt die Blutgerinnung; **Verwendung:** (volkstümlich) innerlich bei Obstipation, Wurmbefall, Bronchitis, äußerlich bei Hautausschlägen; die Wirksamkeit bei den beanspruchten Anwendungsgebieten ist derzeit nicht belegt. **Dosierung:** Dekokt: 100 g Droge auf 1 l Wasser; **Nebenwirkungen:** keine bekannt; **Kontraindikation:** keine bekannt; **Wechselwirkung:** keine bekannt; **Homöopathie:** Verwendung des frischen, blühenden Krautes entsprechend dem homöopathischen Arzneimittelbild, z. B. bei Lungen- u. Darmblutungen.

Acantho|panax senticosus *m*: s. Eleutherococcus senticosus.

Acara-Rasayana (ācāra, Sanskrit rechtes Verhalten; rasāyana, Sanskrit verjüngendes Elixier) *n*: s. Rasāyana.

acceptable daily intake (engl. für hinnehmbare tägliche Aufnahmemenge): Abk. ADI; diejenige Dosis einer Substanz (z. B. eines Arzneimittels, Lebensmittelzusatzstoffs, Pestizids, Mineralstoffs od. Vitamins) in mg/kg Körpergewicht, die bei lebenslanger täglicher Aufnahme als für die Gesundheit unbedenklich angesehen wird;

$$\text{ADI} = \frac{\text{NOEL}}{\text{Sicherheitsfaktor}}$$

Ableitung aus dem durch Kurz- u. Langzeitfütterungsversuche an mehreren Tierarten ermittelten no* observed effect level (Abk. NOEL), dividiert durch einen Sicherheitsfaktor (i. d. R. 100). Bei ungewollten Verunreinigungen spricht man auch von einer tolerierten Tagesdosis (engl. tolerable daily intake, Abk. TDI).

ACE-Getränk: Kurzbez. für ein Erfrischungsgetränk auf der Basis von Frucht- u. Gemüsesäften, das mit β-Carotin (Provitamin **A**) u. den antioxidativen Vitaminen **C** u. **E** angereichert ist; die gesundheitsfördernden Eigenschaften dieses funktionellen Lebensmittels* sollen z. B. in Zellschutzfunktion u. Stärkung der körpereigenen Abwehr liegen. **Cave:** Schwangere sollten (wenn überhaupt) nur wenig ACE-G. zu sich nehmen, da Vitamin A in hoher Dosierung teratogen wirken kann. Bei Rauchern kann Vitamin A in hoher Dosierung Lungenkrebs fördern.

Achillea erba-rotta ssp. moschata (Wulf.) I. B. K. Rich. *f*: Achillea moschata Wulf.; Moschusschafgarbe, Bisamgarbe, Ivakraut; ausdauernde Pflanze aus der Familie der Asteraceae (Korbblütler); **Arzneidroge:** Kraut (Ivae moschatae herba, Moschusschafgarbenkraut, Bisamkraut); **Inhaltsstoffe:** 0,3–0,6 % ätherisches Öl (mit Cineol, Valeraldehyd, L-Campher), Achillin (Bitterstoff), Moschatin; **Wirkung:** keine bekannt; **Verwendung:** (volkstümlich) z. B. bei Appetitlosigkeit, Blähungen; äußerlich zur Wundbehandlung; **Dosierung:** keine bekannt; **Nebenwirkungen:** keine bekannt; **Kontraindikation:** keine bekannt; **Wechselwirkung:** keine bekannt.

Achillea mille|folium L.: (Wiesen-)Schafgarbe, Feldgarbe, Achillesgarbe, Grundheil; Sammelbez. für Pflanzen der Achillea-millefolium-Gruppe; morphologisch sehr nahestehende Pflanzen aus der Familie der Asteraceae (Korbblütler) mit ver-

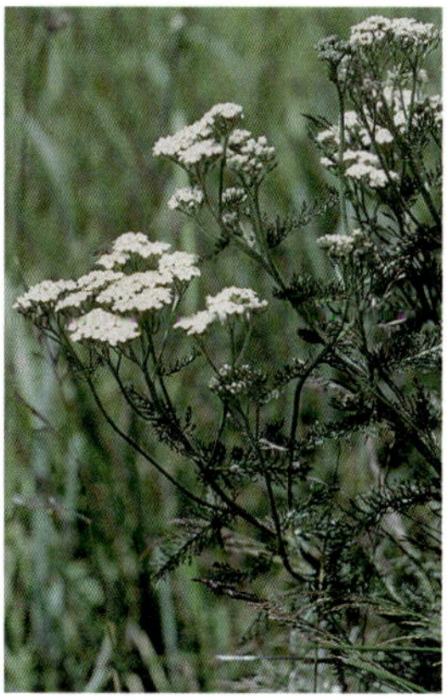

Achillea millefolium: Pflanze [5]

schiedenen Ploidiestufen u. teilweise äußerst unterschiedlicher Zusammensetzung der Inhaltsstoffe; s. Abb.; **Arzneidroge:** Blütenstand (Millefolii flos, Schafgarbenblüten), Monographie: Kommission E; Kraut (Millefolii herba, Schafgarbenkraut), Monographie: ESCOP, WHO, Kommission E; **Inhaltsstoffe:** bis über 1 % ätherisches Öl (mit bis zu 25 % Proazulen, 1,8-Cineol); bitter schmeckende Sesquiterpenalkohole (Guajanolide, Eudesmanolide, Longipinen- u. Germacren-Derivate), Phenolcarbonsäuren, Polyacetylene (Matricariaester), Flavonoide (v. a. Apigenin- u. Luteolin-7-glukoside); **Wirkung:** choleretisch, antibakteriell, spasmolytisch, adstringierend; **Verwendung:** zerkleinerte Droge für Infuse sowie galenische Zubereitungen zum Einnehmen u. für Sitzbäder; Frischpflanzenpresssaft zum Einnehmen; **1.** (med.) innerlich bei Appetitlosigkeit, dyspeptischen Beschwerden (insbesondere krampfartigen Beschwerden im Magen-Darm-Bereich), äußerlich zu Sitzbädern bei schmerzhaften Krampfzuständen psychovegetativen Ursprungs im kleinen Becken der Frau (Pelvipathia vegetativa) (ESCOP, Kommission E); **2.** (volkstümlich) bei chronisch entzündlichen Lebererkrankungen, Vulvitis, Entzündungen der Schleimhäute im Bereich des Magen-Darm-Trakts; äußerlich z. B. bei Wunden, entzündlichen Hauterkrankungen, Hämorrhoiden, Blutungen; **Dosierung:** Tagesdosis innerlich 4,5 g Schafgarbenkraut, 3 TL Frischpflanzenpresssaft, 3 g Schafgarbenblüten, Zubereitungen entsprechend; für Sitzbäder 100 g Schafgarbenkraut auf 20 l Wasser; **Nebenwirkungen:** selten Kontaktallergien; **Kontraindikation:** Überempfindlichkeit gegen A. m. oder andere Korbblütler; **Wechselwirkung:** keine bekannt; **Homöopathie:** Verwendung der frischen, oberirdischen Teile blühender Pflanzen entsprechend dem homöopathischen Arzneimittelbild, z. B. bei hellroten Blutungen, Varikose, Krampfschmerz.

Achokcha *f*: s. Cyclanthera pedata.

Achyro|cline satureioides (Lam.) DC. *f*: 30–50 cm hoher Halbstrauch aus der Familie der Asteraceae (Korbblütler); **Arzneidroge:** getrocknetes, blühendes Kraut (Marcella); **Inhaltsstoffe:** ätherisches Öl, Flavonoide (z. B. Alnustin, Gnaphalin, Isognaphalin, Glykoside von Quercetin u. Tamarixetin), Phenolcarbonsäuren, Pyronderivate (z. B. Italidipyron) u. Polysaccharide; **Wirkung:** analgetisch, immunmodulierend, entzündungshemmend, spasmolytisch; **Verwendung:** (volkstümlich) z. B. als Tonikum, Amarum, Umstimmungsmittel, zur Grippeprophylaxe; die Wirksamkeit bei den beanspruchten Anwendungsgebieten ist derzeit nicht belegt. Aus dem Kraut können Polysaccharidfraktionen gewonnen werden, die immunstimulierend wirken sollen. **Dosierung:** keine bekannt; **Nebenwirkungen:** keine bekannt; **Kontraindikation:** keine bekannt; **Wechselwirkung:** keine bekannt.

Acidum ascorbicum (lat. acidum Säure) *n*: s. Vitamin C.

Acidum hydro|chloricum (↑) *n*: s. Acidum muriaticum.

Acidum hydro|fluoricum (↑) *n*: Flusssäure; wässrige Lösung von Fluorwasserstoff (HF); **Homöopathie:** Verwendung von Zubereitungen aus wässriger Flusssäure entsprechend dem homöopathischen Arzneimittelbild, z. B. bei Eiterungen, Fisteln, Entzündungen u. Entkalkungen der Knochen, Knochenhaut- u. Gelenkentzündungen, Bindegewebeschwäche wie Varikose, Magensenkung, Struma, verschiedenen Erkrankungen der Haut u. Hautanhangsgebilde, Überaktivität, Verstimmungszuständen.

Acidum muriaticum (↑) *n*: Acidum hydrochloricum; Salzsäure; wässrige Lösung von Chlorwasserstoff (HCl); **Verwendung:** verdünnte Salzsäure (Acidum hydrochloricum dilutum Ph.Eur., Gehalt 9,5–10,5 % HCl) tropfenweise in einem Glas Wasser; (volkstümlich) bei Achylie u. Subazidität; **Homöopathie:** Anwendung entsprechend dem homöopathischen Arzneimittelbild, z. B. bei Schwächezustand, Appetitlosigkeit, Hämorrhoiden, Schleimhautulzera, hämorrhagischer Diathese.

Acidum nitricum (↑) *n*: Salpetersäure (HNO_3); **Homöopathie:** Anwendung entsprechend dem homöopathischen Arzneimittelbild, z. B. bei Entzündungen der Haut u. Schleimhäute mit Neigung zu Hautrissen, Ulzera, benignen u. malignen Tumoren, Krankheiten mit Abmagerung, Verstimmungszuständen.

Acker|gauch|heil: s. Anagallis arvensis.

Acker|grind|kraut: s. Knautia arvensis.

Acker|schachtel|halm: s. Equisetum arvense.

Acker|skabiose: s. Knautia arvensis.

Acker|witwen|blume: s. Knautia arvensis.

Acne vulgaris (gr. ἀκμή Spitze, Blüte) *f*: in der Pubertät (selten später) auftretende, gelegentlich bis zum 30. Lebensjahr anhaltende Hauterkrankung, bei der es an den talgdrüsenreichen Hautbezirken (Gesicht, Nacken, Brust, Rücken) durch Talgdrüsenhyperplasie u. eine Verhornungsstörung der Follikel zu deren Verstopfung mit Bildung von Komedonen (für A. v. typische Effloreszenzen) kommt; **Ursache:** Zusammenwirken von genetischer Disposition (vermutlich polygener Erbgang), Seborrhö, bestimmten Bakterien (Propionibacterium acnes, Propionibacterium granulosum u. Propionibacterium avidum), hormonalen Einflüssen (insbesondere Androgen) u. Immunreaktion auf Entzündungsreize; **Formen: 1.** Acne comedonica: Auftreten von offenen u. geschlossenen Komedonen; **2.** Acne papulopustulosa: Übergang zu entzündlichen Pusteln u. Papeln (Ruptur des Haarkanals od. der Talgdrüse); **3.** Acne conglobata: schwerste Form der A. v. mit großen entzündlichen Knoten, Abszessen, Fisteln, tiefen Narben u. Keloiden, auch an Extremitäten u. Gesäß; Männer sind häufiger betroffen als Frauen. **Therapie:** u. a. **1.** Phytotherapie: u. a. **a)** Faex* medicinalis, Mahonia* aquifolium; **b)** (traditionell) Viola* tricolor; **c)** (volkstümlich) Propolis*; **2.** Homöopathie: u. a. Arsen*, Borax*, Hepar* sulfuris, Iod*, Kalium* chloratum, Schwefel*; **3.** Hydrotherapie: Leibauflage*, Wechselguss*, Sauna*, Colonhydrotherapie*; **4.** Akupunktur* nach den Vorgaben der Chinesischen Medizin; **5.** Apfelessiggetränk*, Symbioselenkung*, Probiotika, Heilerde*, Heliotherapie*, Lichttherapie*, Roeder*-Methode; **6.** Ernährungstherapie*, therapeutisches Fasten*; **7.** Bewegungstherapie, aerobes Ausdauertraining.

Aco|kanthera *f*: Pflanzengattung der Familie der Apocynaceae (Hundsgiftgewächse) aus dem südlichen u. östlichen Afrika, deren Holz u. Samen herzwirksame Glykoside (z. B. g-Strophanthin) enthalten.

Aconiti lateralis praeparata radix *f*: Radix Aconiti lateralis praeparata; chin. Fu-Zi; Droge der Chinesischen Medizin*; Wurzelknollen von Aconitum carmichaelii Debx. aus der Familie der Ranunculaceae (Hahnenfußgewächse); **Eigenschaften:** scharf, süß, heiß, toxisch, kehrt in Herz, Niere u. Milz ein; **Wirkung:** holt das Yang zurück u. rettet vor dem Kollaps, füllt das Feuer* auf u. unterstützt das Yang, zerstreut Kälte* u. stillt Schmerzen; **Anwendung:** bei (stärkster) Yang*-Leere, bei schlecht heilenden Wunden u. Hautläsionen v. a. der Genitalregion aufgrund von Leere-Kälte.

Aconitin *n*: s. Aconitum napellus.

Aconitum napellus L. *n*: Blauer Eisenhut; Pflanze aus der Familie der Ranunculaceae (Hahnenfußgewächse); s. Abb.; wild lebende Populationen sind besonders geschützt (§ 1 Satz 1 Bundesartenschutzverordnung). **Arzneidroge:** Wurzelknollen u. Wurzeln (Aconiti tuber) sowie Kraut (Aconiti herba); Negativmonographie Kommission E; **Inhaltsstoffe:** 0,4–1,1 % Diterpenalkaloide mit dem Hauptwirkstoff Aconitin, einem der giftigsten Alkaloide; **Verwendung:** wegen sehr hoher Toxizität der Pflanze obsolet; eine Anwendung der Droge u. von deren Zubereitungen ist in der Phytotherapie unter keinen Umständen vertretbar. **Homöopathie:** Verwendung der frischen Pflanze entsprechend dem homöopathischen Arzneimittelbild, z. B. bei hochakuten entzündlichen Erkrankungen, schmerzhaften Nervenerkrankungen, hochakuten Herzsensationen mit Angstzuständen.

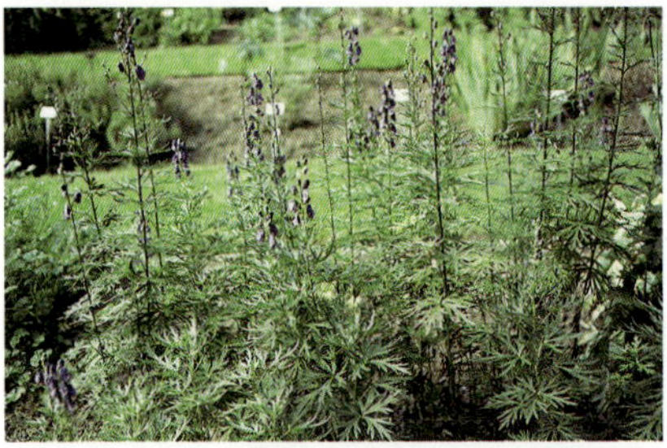

Aconitum napellus: Pflanze u. Blüte [7]

Acorus calamus L. *m*: Kalmus; Sumpfpflanze aus der Familie der Araceae (Aronstabgewächse); s. Abb.; **Arzneidroge:** im Herbst gesammelter, von Wurzeln, Blattresten u. Stängeln befreiter, getrockneter Wurzelstock (Calami rhizoma, Kalmuswurzelstock); **Inhaltsstoffe:** 2–6 % ätherisches Öl (Calami aetheroleum) mit Mono- u. Sesquiterpenen sowie Phenylpropanen, aromatische Bitterstoffe (z. B. Acorin), Schleimstoffe, Gerbstoffe; 0 % bis über 80 % β-Asaron; der Gehalt ist abhängig von Herkunft u. Ploidiegrad: die nordamerikanische diploide Subspecies enthält kein β-Asaron, die europäische triploide 0,1–2,1 % u. die indische tetraploide Subspecies 4,4–8,3 % in der Droge u. 84,3–96,5 % im Öl; **Wirkung:** sekretionsfördernd, appetitanregend, spasmolytisch, adstringierend, reizlindernd; **Verwendung:** geschnittene Droge für Teeaufgüsse, Tinkturen, Fluid- u. Trockenextrakte; (volkstümlich) innerlich bei Appetitlosig-

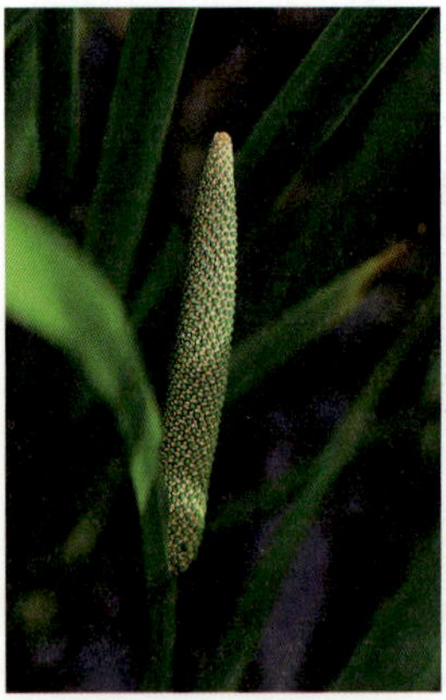

Acorus calamus: Blütenstand [7]

keit, Motilitätsstörungen des Magen-Darm-Trakts, Gastritis, Koliken, dyspeptischen Beschwerden, adjuvant bei Anorexia nervosa; Hinweis: auch bei Appetitlosigkeit bei Karzinomen wirksam; **Dosierung:** als Teezubereitung 1 TL geschnittene Droge mit 1 Tasse kochendem Wasser überbrühen, 10–20 Tropfen Tinktur vor od. unmittelbar nach den Mahlzeiten; **Nebenwirkungen:** keine bekannt; **cave:** Asaronisomere wirken mutagen, kanzerogen, embryotoxisch u. teratogen; daher ist die therapeutische Verwendung der tetraploiden Varietät abzulehnen. Nur der β-Asaron-freie nordamerikanische Kalmus darf verwendet werden. **Kontraindikation:** keine bekannt; **Wechselwirkung:** keine bekannt.

Actaea racemosa L. *f*: Cimicifuga racemosa (L.) Nutt., Traubensilberkerze, Wanzenkraut; Staude aus der Familie der Ranunculaceae (Hahnenfußgewächse); s. Abb.; **Arzneidroge:** Wurzelstock mit Wurzeln (Cimicifugae rhizoma, Cimicifugawurzelstock, Traubensilberkerzenwurzelstock); Monographie: HMPC, WHO, ESCOP, Kommission E; **Inhaltsstoffe:** 4–7 % Triterpenglykoside (Actein, Cimicifugosid), Isoflavone, Phenylpropanoidester mit Isoferulasäure, Ferulasäure u. Methylkaffeesäure (z. B. die Cimiracemate A–D), Salicylsäure u. 15–20 % Harze unbekannter Struktur; **Wirkung:** Senkung der Serumkonzentration des luteinisierenden Hormons (Abk. LH), zentrale D_2-Rezeptor-vermittelte Wirkungen (Senkung der Körpertemperatur), Expression von Östrogen-Rezeptoren im Zentralnervensystem u. im Knochen, Hemmung des Stoffwechsels von Östrogenen. In mehreren klinischen Studien wurde eine deutliche Besserung typischer klimakterischer Beschwerden gezeigt. **Verwendung:** **1.** (med.) bei klimakterisch bedingten neurovegetativen Beschwerden, bei prämenstruellen u. dysmenorrhoischen Beschwerden (ESCOP, Kommission E); **2.** (volkstümlich) auch als Sedativum, Antipyretikum, Antiphlogistikum, Antineuralgikum; **Dosierung:** 40 mg Drogenäquivalent pro Tag (Fertigarzneimittel); Begrenzung der Anwendungsdauer auf 6 Monate wegen fehlender Langzeitstudien; **Nebenwirkungen:** gelegentlich Magenbeschwerden; **Kontraindikation:** hormonabhängige Tumoren; **Homöopathie:** (Cimicifuga racemosa) Verwendung des frischen Wurzelstocks mit Wurzeln entsprechend dem homöopathischen Arzneimittelbild, z. B. bei rheumatischem u. wirbelsäulenbedingtem Muskelschmerz, Krampfschmerz des Herzens, des Magen-Darm-Trakts, der Gallenblase u. im Bereich der weiblichen Geschlechtsorgane, Regel-, Schwangerschafts- u. klimakterischen Beschwerden, nervösen Erregungs- u. depressiven Verstimmungszuständen.

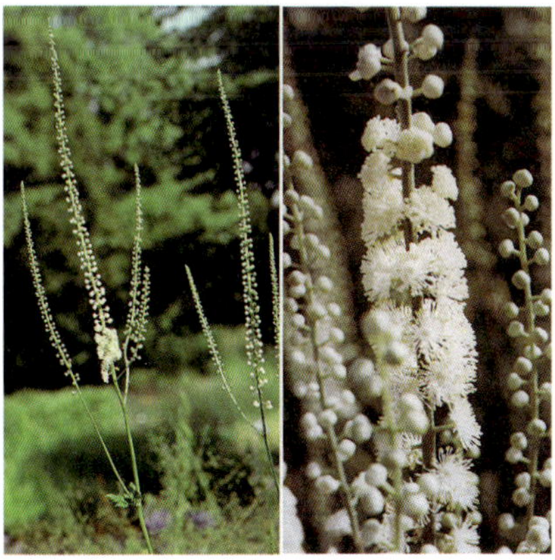

Actaea racemosa: Pflanze u. Blüte [5]

activities of daily living: Abk. ADL; beschränkt auf 6 körperorientierte motorische Selbstversorgungsaktivitäten: Körperpflege, Toilettengang, Kontinenz, Essen, Transferfähigkeit, Ankleiden; der deutsche Begriff **Aktivitäten des täglichen Lebens** ist darüber hinausgehend eine Sammelbez. für Tätigkeiten, die der Aufrechterhaltung von Lebensfunktionen u. Erfüllung von Grundbedürfnissen od. der Befriedigung sozialer bzw. spiritueller Bedürfnisse dienen; z. B. Körperhygiene, Sauberhalten der Wohnung, Zubereitung u. Einnahme von Mahlzeiten, Mobilität, Kontinenz u. selbständiges An- u. Auskleiden.

Ad|aptat (lat. adaptare anpassen) *n*: morphologisches bzw. funktionelles Produkt der Adaptation*, das durch kontinuierlichen Reizeinfluss ausgelöst ist; **Formen:** **1.** toleranzsteigernd durch kurzfristige Anpassungsprozesse, z. B. neuronale Hemmung, unspezifische Abwehrprodukte; **2.** kapazitätssteigernd durch langfristige Anpassungsprozesse, z. B. stofflich-organische Leistungen wie Muskelmasse, spezifische Antikörper.

Ad|aptation (↑) *f*: auch Adaption; Gewöhnung u. Anpassung an veränderte Umweltbedingungen (z. B. Klima, Ernährung, physische Belastung) od. wiederholte Reize (z. B. A. des Auges an Lichtverhältnisse, A. von Verdauung u. Stoffwechsel an bestimmte Essgewohnheiten), auch i. R. einer Therapie (z. B. Kneipp*-Kur, Kaltanwendung*); Reaktionen des adaptierten Organismus auf einzelne Reize fallen schwächer bzw. effektiver od. ökonomischer aus (s. Adaptat); es kommt zu einer Kapazitätssteigerung der adaptierten Funktionen, die sich z. B. in Form von Muskelzuwachs od. veränderter Gewebetoleranz äußern kann (s. Adaptationsphysiologie). Reizintensität u. -qualität sowie Zeitstrukturen (Reizdauer, Frequenz bzw. Reizintervalle) bestimmen den Grad der A.; therapeutisch nutzt der Organismus die Fähigkeit zur Selbstoptimierung seiner Funktionen. I. R. eines Krankheitsprozesses führt die adaptationsbedingte Kapazitätssteigerung zur sog. adaptativen Normalisierung der Störung. Aufgrund der A. werden z. B. während einer Kneipp-Kur die hydrotherapeutischen Maßnahmen allmählich in Ausdeh-

A

nung u. Intensität gesteigert. Vgl. Kreuzadaptation; Phase, ergotrope; Phase, trophotrope.

Ad|aptations|physio|logie (↑; gr. φύσις Natur; -logie*) *f*: Wissenschaft u. Lehre von den Vorgängen der Abwehr, Anpassung, Normalisierung, Regeneration u. Regularisierung im lebenden Organismus nach wiederholten Reizen (s. Adaptation); untersucht werden z. B. therapeutische Effekte; dabei werden Ziele (Adaptate*) wie Gewebetoleranz, Funktionsökonomisierung u. Kapazitätssteigerung (z. B. in Form von Muskelzuwachs) unterschieden. Reizart, -intensität, Zeitstrukturen u. Eigenschaften des Organismus determinieren die Ziele.

Ad|aption (↑) *f*: s. Adaptation.

Ad|ditions|diät (lat. addere, additum hinzutun, hinzufügen; Diät*) *f*: syn. Additionskost, Suchdiät, Allergensuchkost, oligoallergene Basiskost; meist im Anschluss an eine Eliminationsdiät* erfolgende Diätform, bei der durch gezielte Exposition (sog. orale Provokation) Lebensmittel schrittweise auf Intoleranz (s. Nahrungsmittelintoleranz) geprüft werden; Nahrungsmittel biologischer Verwandtschaft werden nach einem bestimmten Schema an unterschiedlichen Tagen in 2–4-tägigen Abständen verabreicht. Die Auswahl der zu testenden Nahrungsmittel erfolgt entweder nach einem Standardschema (Beginn meist mit Milch u. Milchprodukten) od. bezogen auf die Anamnese mit den allergenverdächtigen Nahrungsmitteln. Symptomfrei tolerierte Nahrungsmittel können beibehalten werden, Intoleranzen auslösende Nahrungsmittel müssen nach einer Karenzpause erneut getestet werden. **Cave:** Besteht die Annahme einer eindeutigen Sensibilisierung vom Soforttyp (s. Allergie), ist aufgrund eines möglichen anaphylaktischen Schocks eine orale Provokation risikoreich. A. sollte nur nach Rücksprache mit dem Arzt erfolgen.

Ader|lass: Entfernen einer bestimmten Blutmenge aus dem Körper durch künstliche Eröffnung einer Vene; seit der Antike bekanntes Heilverfahren; wichtige Therapieform der Galenischen Medizin; dem A. ähnliche Ausleitungsverfahren sind auch Bestandteil außereuropäischer Medizinsysteme (z. B. Ayurveda*, Chinesische Medizin*, Tibetische Medizin*); **Wirkung:** Verbesserung der Fließeigenschaften (Rheologie) u. der Sauerstoffkapazität des Blutes; **Anwendung: 1.** bei Hämochromatose (Therapie der Wahl), Polycythaemia vera, symptomatischer reaktiver Polyglobulie (z. B. bei schwerer COPD); in der Komplementärmedizin als Verfahren der ausleitenden Therapie* bei Fülle* (vgl. Aschner-Methode); klassisch früher bei Blutfülle, Blutstau, Fieber, im Mittelalter als Allheilmittel; i. d. R. werden wiederholt (meist 3–4-mal) kleinere Mengen (100–250 ml) Blut entnommen, bei Hämochromatose u. Polycythaemia vera meist 500–800 ml. **2.** im Ayurveda als Venenpunktion, Schröpfen* u. Applikation von Blutegeln u. a. bei Ekzemen, Stomatitis u. bestimmten Stoffwechselstörungen (z. B. Gicht).

A|dermin *n*: veraltete Bez. für Vitamin* B_6.

Adhatoda vasica *f*: s. Justicia adhatoda.

ADI: Abk. für (engl.) *acceptable* daily intake.*

Adipositas (lat. adeps Fett) *f*: Obesität, umgangssprachl. Fettsucht; über das Normalmaß hinausgehende Vermehrung des Körperfetts mit einem Body*-mass-Index ≥30 kg/m² (nach WHO bei Erwachsenen) bzw. >97. alters- u. geschlechtsspezifischem Perzentil (bei Kindern u. Jugendlichen); **Häufigkeit:** Prävalenz in Deutschland bei Männern ca. 18 % (Übergewicht*: ca. 50 %), bei Frauen ca. 20 % (Übergewicht: ca. 35 %), bei Kindern u. Jugendlichen (3.–17. Lebensjahr) mit den Lebensjahren zunehmend; **Einteilung: 1.** Schweregrade (nach WHO): s. Body-mass-Index (Tab. dort); **2.** abdominale A. bei Taillenumfang ≥88 cm (Frauen) bzw. ≥102 cm (Männer); pathophysiologisch bedeutsamer als Body-mass-Index (korreliert mit Risiko für Komplikationen bei A.); **Ursache:** multifaktoriell; u. a. durch Lebensstil (z. B. Hyperalimentation, Bewegungsmangel), familiäre Disposition bzw. erblich, endokrinologisch (z. B. Hypothyreose), durch psychische Störungen (Essstörungen) od. Arzneimittel (z. B. Glukokortikoide, Insulin, Psychopharmaka) bedingt; **Komplikationen:** u. a. Diabetes mellitus Typ 2, sekundäre Hyperlipoproteinämie, Arteriosklerose, Hypertonie, Herzinsuffizienz, arterielle Verschlusskrankheit, Schlaganfall, Fettleber, sekundäre Refluxkrankheit, Varikose, Schlafapnoesyndrom, Arthrose, erhöhtes Malignomrisiko (Frauen: Endometrium, Zervix, Ovarien, Mamma, Niere, Colon; Männer: Prostata, Colon, Gallenblase, Pankreas, Leber, Niere, Ösophagus); **Therapie: 1.** Reduktion der Kalorienzufuhr (s. Reduktionsdiät), vegetarische Vollwert*-Ernährung, therapeutisches Fasten; **2.** Bewegungstherapie: Ausdauertraining, Erhöhung körperlicher Alltagsaktivität; **3.** Verhaltenstherapie, Hypnose*; **4.** Mind*-Body-Medizin: kognitive Restrukturierung*, Meditation*, Achtsamkeitstraining, Yoga*; **5.** Akupunktur* (begleitend i. S. der Suchttherapie*); **Prävention:** Gewichtsstabilisierung (bzw. -senkung) durch Ernährungsberatung (ausgewogene Energiebilanz) u. regelmäßige körperliche Aktivität (Ausdauertraining).

ADL: Abk. für (engl.) *activities* of daily living.*

Adonis|röschen: s. Adonis vernalis.

Adonis vernalis L. *f*: Adonisröschen, Frühlingsadonisröschen, Teufelsauge; Pflanze aus der Familie der Ranunculaceae (Hahnenfußgewächse); s. Abb.; **Arzneidroge:** oberirdische blühende Teile: Adonidis herba (Adoniskraut); Monographie: Kommission E; **Inhaltsstoffe:** 0,2–0,8 % herzwirksame Glykoside, Hauptglykosid Cymarin sowie 26 weitere; **Wirkung:** positiv inotrop, negativ chronotrop, negativ dromotrop, positiv bathmotrop; **Verwendung:** zur Herstellung von Extrakten (biologisch standardisiert); (med.) Anwendung von Kombinationspräparaten bei leichter Herzinsuffizienz, besonders mit nervöser Begleitsymptomatik (Kommission E); **Dosierung:** mittlere Tagesdosis 0,6 g

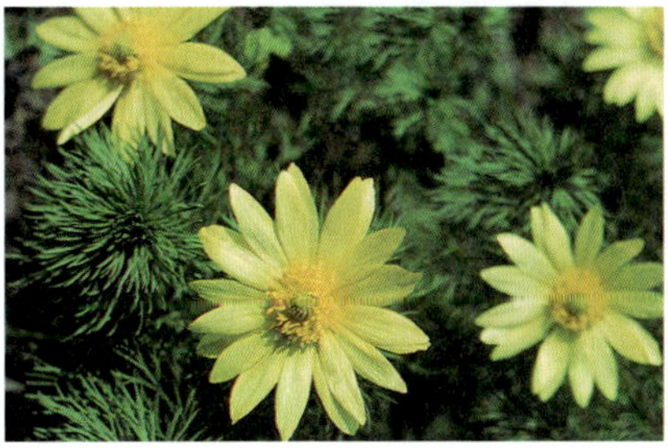

Adonis vernalis: Blüte [5]

eingestelltes Adonispulver (Wirkungswert einem Gehalt von 0,2 % Cymarin entsprechend); höchste Einzeldosis 1,0 g, höchste Tagesdosis 3,0 g; Zubereitungen entsprechend; **Nebenwirkungen:** keine bekannt; bei Überdosierung Symptome einer Digitalisintoxikation, z. B. Übelkeit, Erbrechen, Herzrhythmusstörungen; **Kontraindikation:** Therapie mit Digitalisglykosiden, Kaliummangelzustände; Wirkungsverstärkung bei gleichzeitiger Gabe von Chinidin, Calcium, Saluretika, Laxanzien u. bei Langzeittherapie mit Glukokortikoiden; bei Überdosierung Übelkeit, Erbrechen, Herzrhythmusstörungen; **Wechselwirkung:** Wirkungssteigerung bei gleichzeitiger Gabe von Chinidin, Calcium, Laxanzien u. bei Langzeittherapie mit Glukokortikoiden; **Homöopathie:** Anwendung entsprechend dem homöopathischen Arzneimittelbild, z. B. bei Herzinsuffizienz.

Adorzismus (lat. adorare anbeten) *m*: s. Besessenheitskult.

Aegle marmelos (L.) Correa *n*: Modjobaum; kleiner bis mittelgroßer Laubbaum aus der Familie der Rutaceae (Rautengewächse); **Arzneidroge:** Früchte (Belae indicae fructus, Belafrüchte, Marmelosfrüchte); **Inhaltsstoffe:** Imperatorin (Marmelosin), Dictamnin, Zucker, ca. 20 % Gerbstoff in der Schale, 9 % im Fruchtfleisch; **Wirkung:** keine bekannt; **Verwendung:** (volkstümlich) z. B. als Adstringens bei Diarrhö; frisch als wohlschmeckendes Obst; **Dosierung:** keine bekannt; **Nebenwirkungen:** keine bekannt; **Kontraindikation:** keine bekannt; **Wechselwirkung:** keine bekannt.

Ähnlichkeitsprinzip *n*: auch Ähnlichkeitsregel, Ähnlichkeitsgesetz; therapeutische Grundregel der Homöopathie*, die vorschreibt, dass am Kranken ein Arzneimittel anzuwenden ist, das am Gesunden Symptome hervorbringen kann, die den zu heilenden Symptomen möglichst ähnlich sind (vgl. Similia similibus curentur); dem Ä. liegt die Annahme Hahnemanns zugrunde, dass die Arznei eine sog. Kunstkrankheit* erzeuge, die durch eine große Ähnlichkeit mit einer bestehenden natürlichen Krankheit* diese heilen könne. Für einen Patienten können unterschiedliche Arzneimittel als ähnlich angesehen werden; die Spanne möglicher Entsprechungen reicht je nach Therapieziel von einzelnen Symptomen bis zur Gesamtheit aller Lebensäußerungen des Patienten (s. Gesamtheit der Symptome). Die Therapie kann für eine vorliegende akute od. chronische Erkrankung od. im Rahmen einer konstitutionellen Therapie* erfolgen. Auf den Grad der Übereinstimmung von Symptomatik u. Arzneimittelbild* kann letztlich nur rückblickend aus dem Verlauf der Behandlung geschlossen werden. Vgl. Simile; Simillimum; Teilsimile.

Äpfel: s. Malus domestica.

Aerosol (gr. ἀήϱ Luft; lat. solvere lösen) *n*: in Gas fein verteilter kolloidaler, fester (Staub) od. flüssiger (Nebel) Schwebstoff mit einer Teilchengröße von ca. 10 μm bis 1 nm; Transport bis in die Alveolen (Lungengängigkeit) möglich.

Aerosoltherapie (↑; ↑; Therapie*) *f*: syn. Inhalationstherapie*.

Aescin *n*: s. Aesculus hippocastanum.

Aesculus hippocastanum L. *m*: Rosskastanie; Baum aus der Familie der Hippocastanaceae (Rosskastaniengewächse); s. Abb.; **Arzneidroge:** Samen (Hippocastani semen, Rosskastaniensamen); Monographie: HMPC, ESCOP, WHO, Kommission E; **Inhaltsstoffe:** 3–10 % Aescin (Escin; aus mehr als 30 Saponinglykosiden zusammengesetztes saures komplexes Gemisch; der kristallisierende Teil wird als β-Aescin bezeichnet) als wirksamkeitsbestimmender Inhaltsstoff, der schlecht resorbiert wird bzw. einen hohen First-pass-Effekt hat; außerdem Flavonolglykoside, Phytosterole, fettes Öl, Proteine; **Wirkung:** antiexsudativ, venentonisierend, ödemprotektiv, gefäßabdichtend; Wirksamkeitsnachweis in mehreren klinischen Studien belegt; **Verwendung:** auf Aescin standardisierte Fertigarzneimittel zur innerlichen Anwendung od. lokal (1–2 %ige Salben od. Gele): (med.) 1. bei chronisch venöser Insuffizienz, z. B. bei Schmerzen, Schweregefühl in den Beinen, Wadenkrämpfen, Juckreiz, Ödemen (HMPC, ESCOP, Kommissi-

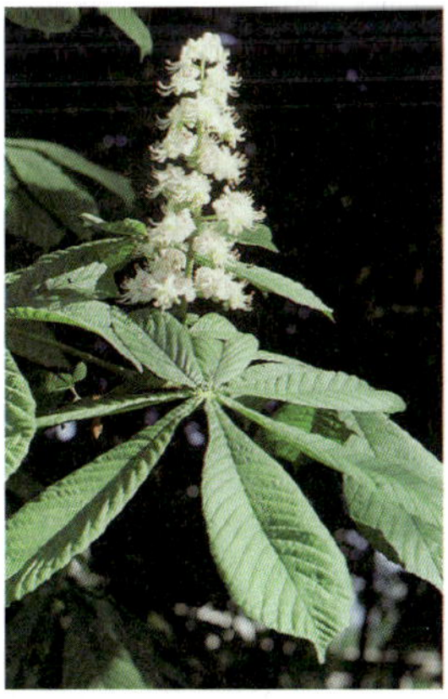

Aesculus hippocastanum: Blüte [7]

A

on E); **2.** weitere, auf klinischen Studien basierende Indikationen: Varikose, postthrombotisches Syndrom, trophische Veränderungen (Ulcus cruris), posttraumatische u. postoperative Weichteilschwellungen, Präventivmaßnahme bei langen Flugreisen, Hämatomresorption; **Dosierung:** Tagesdosis innerlich 50–150 mg Aescin, entsprechend 2-mal täglich 250–312,5 mg Extrakt in retardierter Darreichungsform; parenteral i. v. 5 mg; lokal 1–2 %ige Salben od. Gele; **Nebenwirkungen:** bei innerlicher Anwendung in Einzelfällen Übelkeit, Juckreiz u. Schleimhautreizung des Magen-Darm-Trakts; selten allergische Reaktionen; **Kontraindikation:** keine bekannt; **Wechselwirkung:** keine bekannt.

Äther|leib: s. Lebensleib.

Aether|olea *n pl*: s. Öle, ätherische.

Ätio|logie, ayur|vedische (gr. αἰτία Ursache; -logie*) *f*: Auffassung von den Krankheitsursachen im Ayurveda*; **Einteilung:** dem psychosomatischen Ansatz des Ayurveda entsprechend in 4 Kategorien: **1.** grobstoffliche Ursachen, die endogen (genetisch, kongenital od. konstitutionell) od. exogen (traumatisch, infektiös od. alimentär-toxisch) sein können; **2.** krankmachende Einflüsse durch die Zeit, wobei zwischen den zyklischen (z. B. jahreszeitlichen) u. den linearen (altersbedingten) Aspekten der Zeit unterschieden wird; **3.** krankmachende Sinneswahrnehmungen, die durch äußere Sinnesreize od. durch die Organe der sinnlichen Wahrnehmung selbst bedingt sein können; **4.** mentale u. willkürliche Aktivitäten, die auf das Verhalten sowie den Gebrauch der Sprache u. der geistigen Funktionen wie Auffassungsgabe, Gedächtnis u. Willenskraft bezogen werden. Die meisten Krankheiten sind nicht auf eine einzige, sondern auf eine Kombination mehrerer Ursachen zurückzuführen. Vgl. Pathogenese, ayurvedische.

Affekt (lat. affectus Gemütsverfassung) *m*: kürzerer od. länger anhaltender, starker od. schwächerer emotionaler Zustand, der das Denken, Fühlen u. Handeln des Individuums prägt; i. d. R. mit physiologischem (vegetativem) Korrelat (z. B. Gesichtsrötung, Schwitzen, verminderter od. erhöhter Muskeltonus, weit aufgerissene Augen); Stimmung bezeichnet dagegen länger andauernde Grundbefindlichkeiten. Vgl. Emotion.

Agar *m*: syn. Agar-Agar; durch Extraktion mit siedendem Wasser gewonnene, konzentrierte u. getrocknete Polysaccharide aus Gelidium amansii u. a. Gelidium-Arten, Familie der Rhodophyceae (Rotalgen); ausgezeichnetes Geliervermögen, schon 1 %ige Aufkochungen ergeben feste, schneidbare Gallerten. **Inhaltsstoffe:** Gemisch linearer Galaktane, die aus sich wiederholenden Disaccharid-Einheiten aufgebaut sind; chemische Zusammensetzung auch von Stammpflanze abhängig; handelsüblicher A. besteht zu 70 % aus Agarose u. zu 30 % aus Agaropektin. **Wirkung:** in vitro antiviral; Senkung des Plasmacholesterolspiegels; **Verwendung: 1.** (volkstümlich) aufgrund seiner Unverdaulichkeit u. seines hohen Quellvermögens in Milch od. Fruchtsaft zur Beseitigung des Hungergefühls u. als Laxans, auch in Verbindung mit anderen Laxanzien; **2.** (pharmazeutisch-medizinisch) in der Mikrobiologie als Kulturmedium zur Anzucht von Gewebekulturen, zur Herstellung von Abdrücken in der prothetischen Zahnheilkunde, als Binde- u. Sprengmittel in Tabletten u. als Gelbildner; **3.** (lebensmittelchemisch) als Emulsionsstabilisator, bei der Käse- u. Joghurtherstellung, als Dickungs-* und Geliermittel (vegetarischer Ersatz für die aus Knochen hergestellte Gelatine) u. zur Klärung von Obstsaft u. Wein.

Agaricus muscaricus *m*: s. Amanita muscaria.

Agathosma betulina (Thunb.) Bartl. et Wedl. *n*: Barosma betulina; Bucco; Strauch aus der Familie der Rutaceae (Rautengewächse); Agathosma betulina u. Agathosma crenulata sind Stammpflanzen der Droge; **Arzneidroge:** getrocknete Laubblätter (Bucco folium, Barosmae folium, Diosmae folium, Buccoblätter); Negativmonographie Kommission E; **Inhaltsstoffe:** 1,3–2,5 % ätherisches Öl mit ca. 12 % Diosphenol, 9 % Menthon, 35 % Isomenthon, 10 % Limonen sowie Flavonoide (z. B. Diosmin), Schleimstoffe; **Wirkung:** schwach bakteriostatisch; **Verwendung:** (volkstümlich) als Teeaufguss u. andere galenische Zubereitungen bei Entzündungen u. Infektionen der Nieren u. Harnwege, überaktiver Harnblase, Gicht u. Erkrankungen des rheumatischen Formenkreises. Die Wirksamkeit bei den beanspruchten Anwendungsgebieten ist derzeit nicht belegt. Die Blätter werden aufgrund ihres charakteristischen Cassis-Aromas als Geschmackskorrigens in Blasen- u. Nierentees verwendet. **Dosierung:** 1 EL geschnittene Droge als Teeaufguss mehrmals täglich; **Nebenwirkungen:** keine bekannt; **Kontraindikation:** keine bekannt; **Homöopathie:** (Barosma) Verwendung der getrockneten Blätter entsprechend dem homöopathischen Arzneimittelbild, z. B. bei Erkrankungen der Harnwege.

Agni (agni, Sanskrit Feuer) *m*: Bez. des Ayurveda* für umwandelnde Prozesse im Menschen; s. Physiologie, ayurvedische.

Agni casti fructus *m*: s. Vitex agnus-castus.

Agnus castus *m*: s. Vitex agnus-castus.

-agoga: Wortteil mit der Bedeutung leitend, veranlassend; von gr. ἀγωγός.

Agrimonia eupatoria L. *f*: (Kleiner) Odermennig, Gewöhnlicher Odermennig; Pflanze aus der Familie der Rosaceae (Rosengewächse); s. Abb.; zusammen mit (seltener) Agrimonia procera Wallroth (Agrimonia repens L., Agrimonia odorata auct. non Miller, Großer Odermennig) Stammpflanze der Droge; **Arzneidroge:** zur Blütezeit geerntetes Kraut (Agrimoniae herba, Odermennigkraut); Monographie: ESCOP, Kommission E; **Inhaltsstoffe:** 4–10 % Catechingerbstoffe, Flavonoide; **Wirkung:** adstringierend, bakteriostatisch, antientzündlich, juckreizstillend; **Verwendung:** kleingeschnittene od. gepulverte Droge für Infuse u. andere galeni-

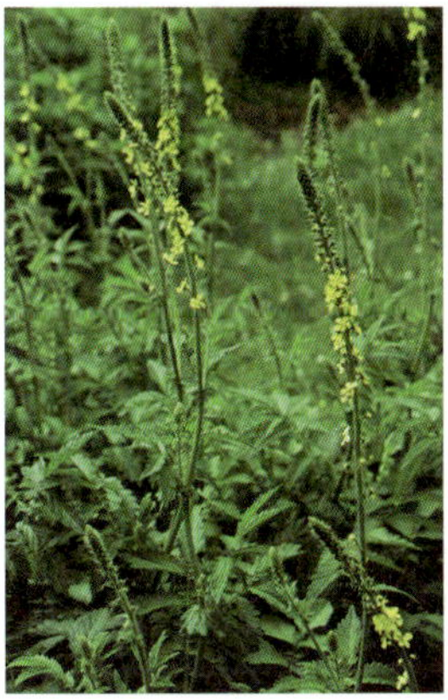

Agrimonia eupatoria: Pflanze [7]

sche Zubereitungen; (med.) innerlich bei leichten unspezifischen akuten Durchfallerkrankungen, lokal bei Entzündungen der Mund- u. Rachenschleimhaut, äußerlich bei leichten oberflächlichen Entzündungen der Haut (ESCOP, Kommission E); **Dosierung:** innerlich Tagesdosis 3–6 g Droge, Zubereitungen entsprechend; äußerlich mehrmals täglich Umschläge mit einem 10 %igen Dekokt; **Nebenwirkungen:** Photodermatitis bei längerer Sonneneinstrahlung nach Hautkontakt mit der frischen Droge od. deren Extrakten; **Kontraindikation:** keine bekannt; **Wechselwirkung:** mögliche Resorptionsverzögerung von anderen gleichzeitig eingenommenen Arzneimitteln; **Homöopathie:** Verwendung des frischen, blühenden Krautes entsprechend dem homöopathischen Arzneimittelbild, z. B. bei Bronchitis.

Agrimonia pro|cera *f*: s. Agrimonia eupatoria.

Agro|medical-Food: s. Lebensmittel, funktionelle.

Agropyron repens (L.) P. de Beauvois *n*: Elymus repens Gould, Triticum repens L.; (Gemeine) Quecke; Kraut aus der Familie der Poaceae (Süßgräser); **Arzneidroge:** vor der Entwicklung der Halme gesammelter u. getrockneter Wurzelstock (Graminis rhizoma, Queckenwurzelstock); Monographie: ESCOP, Kommission E; **Inhaltsstoffe:** wasserlösliche Polysaccharide (3–8 % Triticin), ätherisches Öl (Thymol, Carvacrol, Carvon), p-Hydroxyzimtsäurealkylester, 36 % freie Fettsäuren; **Wirkung:** antimikrobiell, aquaretisch; **Verwendung:** zerkleinerte Droge für Dekokt u. a. galenische Zubereitungen zum Einnehmen; **1.** (med.) **a)** zur Durchspülung der ableitenden Harnwege bei entzündlichen Infektionen, zur Prophylaxe von Nierengrieß (Kommission E); **b)** bei Irritationen der Harnblase u. anderen Störungen der ableitenden Harnwege (ESCOP); **2.** (volkstümlich) bei Bronchialkatarrhen, bei benigner Prostatahyperplasie Stadium I–II; die Wirksamkeit bei den volkstümlichen Anwendungsgebieten ist derzeit nicht belegt. **Dosierung:** Tagesdosis 6–9 g Droge, Zubereitungen entsprechend; **Nebenwirkungen:** keine bekannt; **Kontraindikation:** keine Durchspülungstherapie bei Ödemen infolge eingeschränkter Herz- od. Nierenfunktion; **Wechselwirkung:** keine bekannt; **Homöopathie:** Verwendung der frischen, unterirdischen Teile entsprechend dem homöopathischen Arzneimittelbild, z. B. bei Harnwegsentzündungen.

AHIT: Abk. für **auto**homologe **I**mmun**t**herapie*.

Ajasrika-Rasayana (ājasrika, Sanskrit regelmäßig wiederholte Maßnahmen; rasāyana, Sanskrit verjüngendes Elixier) *n*: s. Rasāyana.

Ajuga reptans L. *f*: (Kriechender) Günsel; ausdauernde Rosettenstaude aus der Familie der Lamiaceae (Lippenblütler); **Arzneidroge:** zur Blütezeit gesammelte, getrocknete oberirdische Teile (Herba Ajugae, Günselkraut); **Inhaltsstoffe:** Gerbstoffe, Iridoidglukoside (z. B. Ajugol), Anthocyane; **Wirkung:** keine bekannt; **Verwendung:** (volkstümlich) z. B. als Adstringens bei Mund- u. Kehlkopfentzündungen sowie bei Gallenbeschwerden, äußerlich zur Wundbehandlung; die Wirksamkeit bei den beanspruchten Anwendungsgebieten ist derzeit nicht belegt. **Dosierung:** keine bekannt; **Nebenwirkungen:** keine bekannt; **Kontraindikation:** keine bekannt; **Wechselwirkung:** keine bekannt.

AK: Abk. für **a**ngewandte **K**inesiologie*.

Akazie, Falsche: s. Robinia pseudoacacia.

Akebiae caulis *m*: Caulis Akebiae; chin. Mu-Tong; Droge der Chinesischen Medizin*; Stängel von Akebia trifoliata (Thunb.) Koidz. u. Akebia quinata (Houtt.) Decne. aus der Familie der Lardizabalaceae (Fingerfruchtgewächse); **Eigenschaften:** bitter, kalt, kehrt in Herz, Dünndarm u. Harnblase ein; **Wirkung:** klärt Herz-Feuer, wirkt gegen Miktionsstörungen, fördert die Menstruation u. lässt die Muttermilch fließen; **Anwendung:** bei Miktionsstörung durch Hitze*, bei nach oben loderndem Herz-Feuer, bei Menstruationsstörungen durch Blut*-Stase u. Blut*-Hitze, bei postpartalen Laktationsstörungen, bei Schmerzen bei Feuchtigkeit-Hitze-Bi (s. Bi-Syndrome).

Akelei: s. Aquilegia vulgaris.

Akne (gr. ἀκμή Spitze, Blüte) *f*: s. Acne vulgaris.

Akrato|pege (gr. ἄκρατος rein, unvermischt; πηγή Quelle) *f*: s. Wildwasser.

Akrato|therme (↑; gr. θερμός Wärme, Hitze) *f*: s. Wildwasser.

Aktivitäten des täglichen Lebens: s. activities of daily living.

Aktiv|kohle: Carbo medicinalis, medizinische Kohle; aus pflanzlichen Materialien durch Verkohlungsverfahren gewonnene Substanz mit einer großen äußeren u. inneren aktiven Oberfläche u. dadurch hohem Adsorptionsvermögen; 1 g A. besitzt eine innere Oberfläche von 1300 m^2; adsorbiert Feuchtigkeit, Gas, in Suspension viele chemische Verbindungen; **Verwendung:** zur Vermeidung der Resorption u. Beschleunigung der Elimination bei Vergiftungen mit Stoffen, die dem enterohepatischen Kreislauf unterliegen (z. B. Carbamazepin, Phenobarbital, Phenylbutazon, Theophyllin); als Wundauflage (z. B. bei Ulcus cruris) zur Absorption von Partikeln, Bakterien, Zelldetritus u. a.; **Nebenwirkungen:** bei innerlicher Anwendung in Einzelfällen mechanischer Ileus nach Gabe sehr hoher Dosen (Gegenmaßnahme: Laxanzien); **Kontraindikation:** keine bekannt.

Aku|pressur (lat. acus Nadel; pressus Druck) *f*: s. Akupunkturpunktmassage.

Aku|punkt|massage (↑; lat. pungere stechen; Massage*) *f*: Form der Leitbahnmassage (s. Leitbahnen) nach W. Penzel, basierend auf der Annahme, dass Krankheit eine Störung des Energieflusses darstellt u. mit einer sog. Spannungs-Ausgleichs-Massage der Energieausgleich wieder hergestellt werden kann; **Prinzip:** Zunächst wird eine Massage* entlang der Leitbahnen (ggf. mit einem Massagestäbchen) durchgeführt (tonisierende Wirkung); in einer zweiten Phase der Behandlung werden die Akupunkturpunkte* mit einem Vibrationsgerät stimuliert. **Anwendung:** bei funktionellen Störungen, chronischen Schmerzen. Wissenschaftlich nicht anerkanntes Verfahren. Vgl. Shiatsu; Akupunkturpunktmassage.

Aku|punktur (↑; ↑) *f*: Methode der Nadel (des Stechens; chin. Zhen-Fa) bzw. der Nadel u. der Moxa (des Stechens u. Erwärmens; chin. Zhen-Jiu; vgl. Moxibustion); in China im Altertum entwickelte u. bis in die heutige Zeit überlieferte Therapiemethode, bei der ausgewiesene Bereiche der Körperoberfläche mit spitzen Gegenständen (meist speziellen Akupunkturnadeln*) stimuliert od. zur Stimulation tiefer gelegener Gewebestrukturen penetriert werden u. ein spezifischer, als sog. Nadelgefühl bezeichneter Reiz (De*-Qi) psychophysiologische Prozesse zur Beeinflussung gesundheitlicher Störungen anstößt; **Grundlagen:** In der klassischen Akupunkturlehre werden Lokalisation u. Funktion der Hauptreizpunkte an der Körperoberfläche (361 überlieferte Akupunkturpunkte*) anhand der Leitbahnen* erläutert. Die Vorstellungen über die Wirkungsweise der Akupunkturpunkte orientieren sich an den Konzepten der antiken Chinesischen Medizin* u., soweit bekannt, an neurophysiologischen, psychophysiologischen u. anatomischen Erklärungsmodellen. Aus der klassischen Chinesischen Medizin u. Akupunktur haben sich in Kenntnis außerchinesischer empirischer Behandlungsverfahren (z. B. Kauterisation* der Ohrmuschel) u. unter Bezugnahme auf Konzepte der modernen Medizin verschiedene sog. Mikrosysteme entwickelt, bei denen die Nadelreiztechnik an umschriebenen Körperarealen durchgeführt wird, die häufig nach dem Prinzip einer somatotopen Gliederung aufgebaut sind od. unter Einbezug neurophysiologischer Konzepte verstanden werden. **Formen:** Das bekannteste Mikrosystem mit somatotopem Aufbau ist die Ohrakupunktur*; weitere Mikrosysteme: chinesische Schädelakupunktur, neue Schädelakupunktur nach Yamamoto (engl. Yamamoto New Scalp Acupuncture, Abk. YNSA), koreanische Handakupunktur, Mundakupunktur, Hand- u. Fußgelenkakupunktur u. weitere mit Aspekten der klassischen A. artverwandte Verfahren, bei denen entweder Nadelreize eingesetzt werden od. ein Bezug zu Theoremen der Chinesischen Medizin hergestellt wird. **Anwendung:** häufig bei Schmerzerkrankungen u. zur Beeinflussung funktioneller od. psychovegetativer Komponenten chronischer u. ausgewählter akuter Erkrankungen; **Geschichte:** Es existieren in China Hinweise auf eine frühe Verwendung von spitzen Steinen u. anderen Gegenständen zu medizinischen Zwecken; eine genaue Datierung ist nicht möglich. Die erste Zusammenfassung der Kenntnisse zur A. stammt von Huang-Fu Mi (215–282 n. Chr.), der die Schrift „Zhen-Jiu Jia-Yi-Jing" (ABC-Monographie der Akupunktur u. Moxibustion) verfasste u. darin Lokalisation u. Wirkungsweise von 300 paarigen u. 49 unpaarigen Akupunkturpunkten beschrieb. Wang Wei-Yi standardisierte die A., ließ 1026 n. Chr. ein in Bronze gegossenes Modell des menschlichen Körpers mit den Akupunkturpunkten anfertigen (s. Bronze-Mensch) u. verfasste die per Dekret in China verbreitete Schrift „Tong-Ren Shu-Xue Zhen-Jiu Tu-Jing" (Illustrierte Aku-Moxi-Monographie über die Löcher auf dem Bronze-Menschen), in der 354 Akupunkturpunkte beschrieben werden. Gao Wu fasste mit seiner Schrift „Zhen-Jiu Ju-Ying" (Sammlung der Essenzen der Akupunktur u. Moxibustion, 1550 n. Chr.) das Wissen um die Nadel- u. Moxabehandlung seiner Zeit zusammen. Das auf Yang Ji-Zhou zurückgehende Werk „Zhen-Jiu Da-Cheng" (Monographie der Akupunktur u. Moxibustion, 1601 n. Chr.) ist das bis heute meistzitierte klassische Handbuch zur Akupunktur. Die Rezeption der chinesischen A. in der westlichen Welt ist aus kritischer historisch-philologischer Sicht teilweise unbefriedigend. Auch die Praxis der A. im heutigen China ist in Europa u. Nordamerika nur bedingt bekannt. Gründe für die Verbreitung der A. außerhalb Chinas sind die Suche nach einem einfach auszuübenden Behandlungsverfahren für Störungen, für die noch keine zufriedenstellenden Therapien zur Verfügung stehen, u. der Vorteil eines medizinischen Denksystems, das Ordnungsprinzipien für Erkrankungen anbietet, die nicht genügend verstanden werden. Darüber hinaus ist die A. in ein umfassendes, den Menschen in allen Seinweisen als materielles u. geistig-seelisches Wesen betrachtendes Medizinsystem eingebettet, das häufig als weniger reduktionistisch empfunden wird als die moderne naturwissenschaftlich orientierte Medizin. Vgl. Cun; Chronobiologie, chinesische.

Aku|punktur|nadeln (↑; ↑): bei der Akupunktur* eingesetzte Nadeln; meist rostfreie flexible Stahlnadeln mit einem Durchmesser von ca. 0,15–

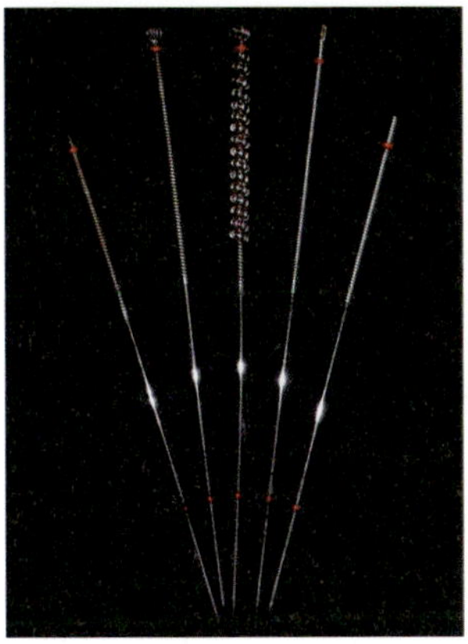

Akupunkturnadeln [3]

0,5 mm (s. Abb.); heute meist Einmalnadeln mit einer Länge von 5, 10, 25, 40, 50, 75, 100, 125 od. 150 mm, wobei auch Zwischengrößen üblich sind.

Aku|punktur|punkte (↑; ↑): umgangssprachliche Bez. für den chin. Begriff Xue-Wei für anatomisch identifizierte Körperstrukturen, d. h. Foramina (Löcher) u. Xue (Höhlengänge), die tief ins Körperinnere führen; A. markieren die Durchtrittsstellen der Akupunkturnadel* an der Körperoberfläche.

Aku|punktur|punkt|massage (↑; ↑) *f*: chin. Dian-Xue, sog. Akupressur; Stimulation von Akupunkturpunkten* durch äußeren Druck, meist durch Daumen-, Finger- od. Knöchelmassage; **Anwendung:** zur Selbstbehandlung od. im Rahmen der chinesischen Manualtherapie*. Vgl. Akupunktur; Shiatsu.

Akut|mittel (lat. acutus scharf, bedrohlich): homöopathisches Arzneimittel, das gegen die Symptomatik einer akuten od. interkurrenten Erkrankung* gegeben wird; oft ein kleines Arzneimittel*, dessen bekanntes Arzneimittelbild* nicht weit über diese Symptomatik hinausreicht bzw. dieser entspricht.

Ak|zeleration (lat. accelerare beschleunigen) *f*: Beschleunigung der körperlichen Entwicklung bei Kindern mit Zunahme der Endgröße bei beiden Geschlechtern; in Mitteleuropa durchschnittliche Zunahme der Körperlänge um 5–10 cm seit ca. 150 Jahren (Wachstumsakzeleration), meist in Verbindung mit dem um 1–2 Jahre früheren Eintritt der Pubertät (Entwicklungsakzeleration) in Industrienationen; **Ursache:** u. U. eine erhöhte vegetative, endokrine u. zerebrale Reaktionsfähigkeit aufgrund von Einflüssen des städtischen Lebens auf die Kinder, Veränderung der Ernährungs- u. Lebensgewohnheiten.

Alant *f*: s. Inula helenium.

Alanto|lacton *n*: syn. Helenin; Sesquiterpenlacton; Inhaltsstoff im ätherischen Öl des Rhizoms von Inula* helenium.

Alarm|re|aktion (Reaktion*) *f*: s. Anpassungssyndrom, allgemeines.

Alcea rosea L. *f*: Althaea rosea (L.) Cav.; Stockmalve; ein- bis mehrjährige Pflanze aus der Familie der Malvaceae (Malvengewächse); s. Abb.; **Arzneidroge:** getrocknete Blüten von Alcea rosea var. nigra mit dunkelpurpurfarbenen Blüten (Alceae flos, Malvae arboreae flos); Negativmonographie Kommission E; **Inhaltsstoffe:** saure Schleimpolysaccharide, Anthocyane u. a. Delphinidin- u. Malvidinglykoside; **Wirkung:** schleimlösend; **Verwendung:** (volkstümlich) als Teeaufguss bei Entzündungen der Atemwege, des Magen-Darm-Trakts u. der Harnwege sowie bei Menstruationsbeschwerden; äußerlich bei Entzündungen u. Geschwüren; als durststillendes u. fiebersenkendes Getränk; die Wirksamkeit bei den beanspruchten Anwendungsgebieten ist derzeit nicht belegt; in Teemischungen als Schmuckdroge verwendet. Vgl. Malva sylvestris.

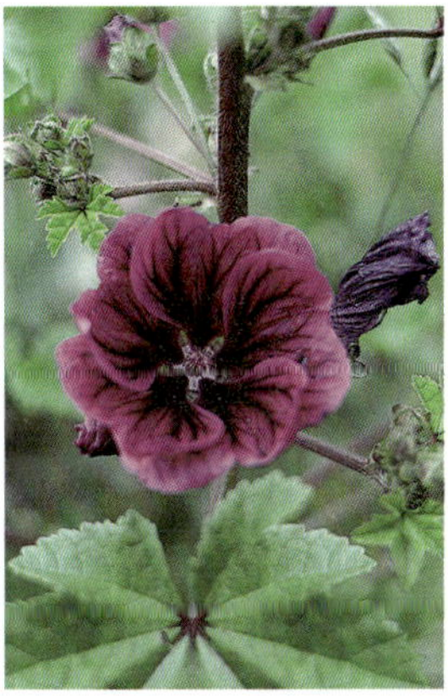

Alcea rosea: Blüte [7]

Alchemie *f*: syn. Alchimie; wahrscheinlich aus dem altägyptischen Wort al kimiya abgeleitete Bez. für die Chemie des Altertums u. Mittelalters, die versuchte, unedle Metalle in Gold od. Silber zu verwandeln, das Leben unbegrenzt zu verlängern od. ein künstliches Leben zu schaffen; diese Ziele sollten mit Hilfe des Steins der Weisen erreicht werden. Die Hochblüte der A. lag in der Zeit des Paracelsus; er verstand darunter eine der 3 Säulen der Medizin (neben Philosophie u. Astronomie) u. sah in der A. eine Möglichkeit, Naturstoffe zur Erhaltung der menschlichen Gesundheit nutzbar zu machen.

Alchemilla alpina L. *f*: Alpenfrauenmantel; Halbrosettenstauden aus der Familie der Rosaceae (Rosengewächse); zusammen mit Alchemilla conjuncta Stammpflanze der Droge; **Arzneidroge:** zur Blütezeit gesammelte u. getrocknete oberirdische Teile (Alchemillae alpinae herba); Negativmonographie Kommission E; **Inhaltsstoffe:** Phlobaphe-

A

ne (Gerbstoffe); **Verwendung:** (volkstümlich) als harntreibendes, krampfstillendes u. sog. herzstützendes Mittel sowie bei Frauenleiden; die Wirksamkeit bei den beanspruchten Anwendungsgebieten ist nicht belegt u. aufgrund der Inhaltsstoffe auch nicht plausibel. **Nebenwirkungen:** keine bekannt; **Kontraindikation:** keine bekannt; **Wechselwirkung:** keine bekannt.

Alchemilla con|juncta *f*: s. Alchemilla alpina.

Alchemilla vulgaris L. *f*: Alchemilla xanthochlora Rothm.; (Gewöhnlicher) Frauenmantel; Halbrosettenstaude aus der Familie der Rosaceae (Rosengewächse); s. Abb.; **Arzneidroge:** zur Blütezeit gesammeltes u. getrocknetes Kraut (Alchemillae herba, Frauenmantelkraut); Monographie: Kommission E; **Inhaltsstoffe:** 6–8 % Gerbstoffe (Elagitannine), ca. 2 % Flavonoidglykoside u. Leukocyanidine; **Wirkung:** adstringierend; **Verwendung:** **1.** (med.) innerlich bei akuten, unspezifischen Durchfallerkrankungen u. Magen-Darm-Störungen, äußerlich zur Wundbehandlung (Kommission E); **2.** (volkstümlich) bei Dysmenorrhö u. klimakterischen Beschwerden, als Gurgelwasser bei Entzündungen im Mund- u. Rachenbereich, als Adstringens u. Blutreinigungsmittel sowie zu Bädern; **Dosierung:** als Infus od. Dekokt; 5–10 g Droge pro Tag, Zubereitungen entsprechend; **Nebenwirkungen:** keine bekannt; **Kontraindikation:** keine bekannt; **Wechselwirkung:** keine bekannt; **Homöopathie:** Verwendung der frischen, oberirdischen Teile entsprechend dem homöopathischen Arzneimittelbild, z. B. bei chronischer Diarrhö, Lebererkrankungen.

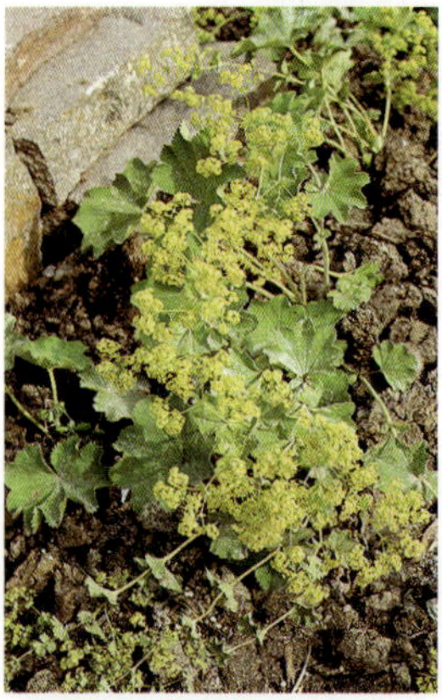

Alchemilla vulgaris: Pflanze [7]

Alchemilla xantho|chlora *f*: s. Alchemilla vulgaris.

Aletris farinosa L. *f*: Aletris alba Mich.; Bittergras; einkeimblättrige Pflanze aus der Familie der Nartheciaceae; **Arzneidroge:** Wurzelstock (Rhizoma Aletris farinosae, Sternwurzel, Runzelwurzel, Leuchtsternwurzel); **Inhaltsstoffe:** ätherisches Öl, Bitterstoffe, Saponin (mit dem Aglykon Diosgenin); **Wirkung:** keine bekannt; **Verwendung:** (volkstümlich) z. B. bei Appetitlosigkeit, dyspeptischen Beschwerden; **Dosierung:** keine bekannt; **Nebenwirkungen:** keine bekannt; **Kontraindikation:** keine bekannt; **Wechselwirkung:** keine bekannt; **Homöopathie:** frische Wurzelknolle (knollig-zylindrischer Wurzelstock mit zahlreichen Faserwurzeln) entsprechend dem homöopathischen Arzneimittelbild, z. B. bei Magen- u. Verdauungsinsuffizienz, gynäkologischen Erkrankungen mit Erschöpfung.

Alexander-Technik (Frederick Matthias A., Schauspieler, New York, London, 1869–1955) *f*: Verfahren zum Neu- u. Wiedererlernen einer natürlichen Haltungs- u. Bewegungssteuerung; **Ziel:** Abbau von muskulären Spannungen, Schmerzen u. psychischem Stress sowie Verbesserung der körperlichen Balance, Haltung u. Koordination durch Berührungsimpulse, Bewegungsexperimente u. gezielte Körperwahrnehmung; **Prinzip:** Elemente der A.-T. sind aktive Übungen, Bewusstseins- u. Konzentrationsübungen, Haltungs- u. Dehnübungen, Kontaktübungen (mit Bällen), Kontakttechnik (Handauflegen des Behandlers auf Head*-Zonen) mit Vibration u. Druck. Es soll sowohl sensomotorisch, autonom als auch psychisch eine Balance zwischen Spannung u. Entspannung geschaffen werden. **Anwendung:** besonders im Bewegungstraining von Schauspielern, Tänzern, Sängern, Musikern u. Sportlern; bei Beschwerden des Bewegungsapparats (v. a. des Rückens) u. der Atemwege (z. B. Asthma bronchiale), bei psychosomatischen Erkrankungen (z. B. Anorexia nervosa, Bulimia nervosa; s. Essstörungen); **Kontraindikation:** psychische Erkrankungen mit Verlust der Ich-Grenze (Psychosen, psychotische Zustände). Vgl. Entspannungsmethoden.

Alfalfa *f*: s. Medicago sativa.

Algen (lat. alga Tang, Seegras) *fpl*: s. Agar; Fucus; Laminaria.

-algie: auch -algesie; Wortteil mit der Bedeutung Schmerz, Leid; von gr. ἄλγος.

Algin|säure (lat. alga Tang, Seegras): syn. Algensäure; aus Algen (s. Laminaria) gewonnene kolloidale Masse (hochmolekulares Polyuronid); **Verwendung:** in der Lebensmittelindustrie u. Pharmazie als Binde-, Emulgier- u. Verdickungsmittel; medizinisch zur Blutstillung u. als chirurgischer Wundverschluss, auch als Gelbildner für die Behandlung der Refluxösophagitis.

alimentär (lat. alimentum Nahrung): durch Nahrung* hervorgerufen, mit Ernährung* zusammenhängend.

Alismathis rhizoma *n*: Rhizoma Alismathis; chin. Ze-Xie; Droge der Chinesischen Medizin*; Wurzelstock von Alisma plantago-aquatica L. ssp. orientale (Sam.) Sam. aus der Familie der Alismataceae (Froschlöffelgewächse); **Eigenschaften:** süß, mild, kalt, kehrt in Niere u. Harnblase ein; **Wirkung:** fördert die Diurese u. saugt Feuchtigkeit* auf, leitet Hitze* aus; **Anwendung:** bei Ödemen u. Miktionsstörungen, bei Diarrhö, bei Leukorrhö, bei Schwindel bei Feuchtigkeits-Störung.

Alkaloide (arab. al-kalij kalzinierte Asche; -id*) *n pl*: überwiegend alkalisch reagierende, stickstoffhaltige, relativ kompliziert aufgebaute, niedermolekulare Naturstoffe, die v. a. von vielen Blütenpflanzen, aber auch von manchen Tieren u. Mikroorganismen insbesondere aus den Aminosäuren Ornithin, Lysin, Phenylalanin, Tyrosin, Tryptophan u. der Anthranilsäure gebildet werden u. ausgeprägte pharmakologische Wirkungen besitzen; bisher sind ca. 10 000 A. bekannt (z. B. Aconitin, Atropin, Chinin, Cocain, Colchicin, Curare, Emetin, Ergotalkaloide, Hyoscyamin, Koniin, Nicotin, Opiate, Reserpin, Scopolamin, Solanin, Strychnin, Vinca-Alkaloide, Yohimbin). Die Alkaloidbasen sind meist lipophil u. optisch aktiv, ihre mit Säuren gebildeten Salze eher hydrophil. Pharmakologisch werden A. unterteilt in direkt od. indirekt parasympathomimetisch bzw. -lytisch sowie sympathomimetisch bzw. -lytisch wirkende Substanzen. Außerdem kann eine Zuordnung zu Stoffen mit ganglionär blockierenden od. erregenden sowie analgetischen od. stimulierenden Effekten getroffen werden.

Allantoin *n*: 5-Ureidohydantoin; Endprodukt des Purinabbaus bei vielen Säugetieren, die (im Gegensatz zum Menschen) Harnsäure durch Urikase weiter abbauen können; Vorkommen auch in Pflanzen (Symphytum officinale, Aesculus hippocastanum, Weizenkeime); **Anwendung:** therapeutisch als Dermatikum u. a. in Wundsalben, Hautcremes u. Sonnenschutzmitteln.

All|ergen (gr. ἄλλος anders; ἔργον Tat, Arbeit) *n*: Antigen, das eine allergische Immunantwort hervorruft, die entweder durch Induktion der Synthese von IgE-Antikörpern eine allergische Reaktion vom Soforttyp (Typ I) an Haut u. Schleimhaut od. zytotoxische (Typ II), Immunkomplex vermittelte (Typ III) od. verzögerte, zellvermittelte Reaktionen (Typ IV) hervorruft; meist Polypeptide od. Proteine (relative molare Masse M_r 5000–50 000), deren Sensibilisierungspotenz durch chemischen Aufbau u. Kombination der allergenen Determinanten bestimmt wird. **Einteilung: 1.** nach Herkunft: Pflanzen, Tiere, Chemie, Pharmazie; **2.** nach Art der Allergenexposition des Organismus endogen (z. B. Proteine von Mikroorganismen) u. exogen: **a) Inhalationsallergene:** lösen primär Atemwegs-, sekundär auch Haut- u. Darmsymptome aus; z. B. Pollen, Pilzkonidien, tierische Epithelien, Federstaub, Speichel-, Schweiß-, Harn- u. Kotproteine, Milbenkot, Insektenschuppen, Holz- u. Mehlstaub, auch kleinmolekulare Substanzen wie Colophonium, Formaldehyd, Phthalsäureanhydrid, Isocyanate u. Platinsalze; **b) Ingestionsallergene:** entstehen oft erst durch enzymatische Abspaltung im Verdauungstrakt u. verursachen primär Obstipation, Brechdurchfall bzw. abdominale Koliken, auf hämatogenem Weg auch Haut- u. Atemwegssymptome; **maskiertes Allergen** (auch verstecktes, larviertes od. verborgenes Allergen): beim Verzehr nicht erkennbares Allergen, das bei hochgradiger Sensibilisierung schon bei geringer Aufnahme zu schweren anaphylaktischen Reaktionen führt; häufigstes Vorkommen in der Außer-Haus-Ernährung (fertig zubereitete Speisen) bzw. bei Verwendung von komplex zusammengesetzten Lebensmitteln aus dem Handel (Konserven, Halbfabrikate, Fertigprodukte); **c) Kontaktallergene:** passieren die epidermale Barriere u. lösen eine allergische Reaktion vom Sofort- od. Spättyp aus; **d) Injektionsallergene:** insbesondere tierische Gifte (von Bienen, Wespen, Feuerameisen, Quallen, Seeanemonen, Feuerkorallen) u. Arzneimittel (z. B. Penicilline). Das Allergenisierungsrisiko wird bei Typ-I-Reaktionen durch die genetisch fixierte Prädisposition des Individuums (Atopieneigung), die Häufigkeit u. Intensität der Allergenexposition, die Allergenpotenz der betreffenden Substanz u. die aktuelle Abwehrlage der Körpergrenzflächen bestimmt. Vgl. Allergie; Nahrungsmittelallergie; Ekzem, atopisches.

All|ergen|such|kost (↑; ↑): s. Additionsdiät.

All|ergie (↑; ↑) *f*: angeborene od. erworbene spezifische Änderung der Reaktionsfähigkeit des Immunsystems gegenüber körperfremden, eigentlich unschädlichen u. zuvor tolerierten Substanzen, die als Allergen* erkannt werden; Entwicklung einer A. nach klinisch stummem Erstkontakt in einer Sensibilisierungsphase (mindestens 6 Tage); Auftreten von Überempfindlichkeitsreaktionen nach erneutem Allergenkontakt an individuell unterschiedlichen Organsystemen (Haut, Konjunktiven, Nasen-, Rachen-, Bronchialschleimhaut, Magen-Darm-Trakt) od. am gesamten Gefäßsystem; **Ursache: 1.** genetische Faktoren: Disposition zur überschießenden Bildung von Gesamtimmunglobulin E u. allergenspezifischem Immunglobulin E sowie deren Fixierung auf Gewebe- u. sog. Blutmastzellen (basophilen Granulozyten), HLA-assoziierte allergische Reaktionsbereitschaft; **2.** nicht erbliche Faktoren: intensive Allergenexposition (sog. aufgezwungene A.), erhöhte Permeabilität der Haut- u. Schleimhautbarriere durch bakterielle od. virale Infektion od. chemische Irritation, veränderte Reaktionsbereitschaft von Mastzellen, Monozyten, basophilen u. eosinophilen Granulozyten, psychische Faktoren bei der allergenspezifischen Sensibilisierung u. aktuellen Reaktionsbereitschaft; **Therapie:** u. a. **1.** Phytotherapie: (med.) Petasites* hybridus; **2.** Homöopathie: u. a. Apis* mellifera, Thryallis* glauca; **3.** Hydrotherapie: u. a. Gesichtsguss*, Wechselguss*, Schenkelguss*, Teilbad*, Waschung*, Wassertreten*, Colonhydrotherapie*; **4.** Akupunktur* u. Moxibustion* nach den Vorgaben der Chinesischen Medizin; **5.** Apitherapie*, Autosanguis*-Stufentherapie, Behandlung mit aktiviertem Eigenblut* od. Eiern des Schweinepeitschenwurms (Trichuris suis ova); **6.** autohomologe Immuntherapie*; **7.** Symbioselenkung*,

Probiotika, mikrobiologische Therapie*; **8.** therapeutisches Fasten*; **9.** Heilklima* (z. B. Aufenthalt in einem Seebad*); **10.** Mind*-Body-Medizin: Stressreduktion, Meditation*, Atementspannung, Yoga*, Tai*-Ji-Quan; **Prävention:** bei genetischer Prädisposition: **1.** primär: **a)** Säuglingsernährung: ausschließliches Stillen in ersten 4 Lebensmonaten; **b)** Raumklima: ausreichend lüften, relative Luftfeuchtigkeit ≤70 %; **c)** Exposition gegenüber Tabakrauch (einschließlich pränatal) meiden; **2.** sekundär: zusätzliches Meiden von Hausstaubmilben (sog. Encasing) u. Katzen (Tierhaltung). Vgl. Asthma bronchiale; Ekzem, atopisches.

Allgemein|sym|ptom (Symptom*) *n*: in der Homöopathie Bez. für ein Symptom, das im Gegensatz zum Lokalsymptom* den gesamten Organismus betrifft od. Hinweise auf den Gesamtzustand des Individuums gibt; wichtige A. sind Temperaturhaushalt, Schlafverhalten u. Schlafposition, Wundheilungsverhalten, Libido, Verträglichkeit, Verlangen von bzw. Abneigung gegen bestimmte Nahrungs- u. Genussmittel sowie sog. Modalitäten allgemeinen Besser- od. Schlechterbefindens (z. B. abhängig von Tageszeiten, Witterungseinflüssen) u. a.; übereinstimmende Modalitäten u. Qualitäten mehrerer Lokalsymptome (z. B. Verschlimmerung aller Symptome durch Kälteexposition; alle Sekrete sind fadenziehend; Schmerzen an verschiedenen Körperstellen sind immer reißend) werden ebenfalls als A. bezeichnet. Zu unterscheiden sind einige sich nur lokal manifestierende A. von echten Lokalsymptomen (z. B. sind Aphthen i. S. der Hierarchisierung* Lokalsymptome, Zungenbeläge dagegen A.). **Bedeutung:** Ausgeprägten A. wird bei der Arzneimittelwahl* eine besondere Bedeutung beigemessen, da ihre Aussagekraft über den Zustand des Organismus als ganzes System größer ist u. die zugrunde liegende Störung in charakteristischerer Weise ausgedrückt wird als durch lokale Symptome.

Allicin *n*: s. Allium sativum.

Allium cepa L. *n*: Küchenzwiebel, Zwiebel; Pflanze aus der Familie der Alliaceae (Lauchgewächse); **Arzneidroge:** fleischige Blattscheiden u. -ansätze (Allii cepae bulbus, Zwiebel); Monographie: WHO, Kommission E; **Inhaltsstoffe:** Alliin, Methylalliin, Propylalliin, Cycloalliin u. andere schwefelhaltige Aminosäuren, Peptide, Amine, Flavonoide, ätherisches Öl; **Wirkung:** antibakteriell, lipid- u. blutdrucksenkend sowie die Thrombozytenaggregation hemmend; **Verwendung:** zerkleinerte Zwiebeln, Presssaft frischer Zwiebeln od. Fertigarzneimittel zum Einnehmen; **1.** (med.) bei Appetitlosigkeit, zur Prophylaxe altersbedingter Gefäßveränderungen (Kommission E); **2.** (volkstümlich) Küchenzwiebelsaft od. -sirup zusammen mit Milch u. Honig bei Husten bzw. Katarrhen der oberen Atemwege, äußerlich bei Otitis media; **Dosierung:** 50 g frische bzw. 20 g getrocknete Zwiebeln pro Tag; bei monatelanger Anwendung dürfen nicht mehr als 35 mg/d des Inhaltsstoffs Diphenylamin aufgenommen werden; **Nebenwirkungen:** keine bekannt; **Kontraindikation:** keine bekannt; **Wechselwirkung:** keine bekannt; **Homöopathie:** Verwendung der frischen Zwiebelknolle entsprechend dem homöopathischen Arzneimittelbild, z. B. bei akutem Schnupfen, Entzündungen der Atemwege, Blähungskolik, Neuralgien.

Allium sativum L. *n*: Knoblauch; Pflanze aus der Familie der Alliaceae (Lauchgewächse); s. Abb.; **Arzneidroge:** Sprosszwiebeln bestehend aus Haupt- u. Nebenzwiebeln (Allii sativi bulbus, Knoblauchzwiebel); Monographie: WHO, ESCOP, Kommission E; **Inhaltsstoffe:** in der frischen ganzen Zwiebel ca. 1 % geruchloses Alliin (S-Allyl-L-Cysteinsulfoxid), aus dem nach Zerkleinerung enzymatische Abbauprodukte (Allicin, Diallylsulfid, Vinyldithiin, Ajoene mit ausgeprägtem Geruch) entstehen; 0,1–0,3 % sog. Lauchöl (Tri- u. Polysulfide), Vitamine, Cholin, Adenosin; **Wirkung:** antibakteriell (grampositive u. -negative Bakterien), antimykotisch, lipidsenkend (Ajoene, Allicin), Hemmung der Thrombozytenaggregation (Ajoene, Allicin, Methylallyltrisulfid), Verlängerung der Blutungs- u. Gerinnungszeit, Steigerung der fibrinolytischen Aktivität; **Verwendung:** frische zerkleinerte Zwiebel, Presssaft u. Präparate aus Knoblauchpulver (standardisiert bzw. nichtstandardisiert) sowie Ölmazerate; **1.** (med.) zur Unterstützung diätetischer Maßnahmen bei erhöhten Blutfettwerten, zur Prophylaxe altersbedingter Gefäßveränderungen (ESCOP, Kommission E); **2.** (volkstümlich) auch zur Förderung der allgemeinen Durchblutung, der Funktion im Magen-Darm-Trakt, Verbesserung der Vigilanz, zur Unterstützung anderer Maßnahmen bei Hypertonie, bei Husten, Bronchitis, dyspeptischen Beschwerden, äußerlich bei Erkrankungen des rheumatischen Formenkreises; in einigen Ländern auch als Anthelminthikum gegen Eingeweidewürmer; die Wirksamkeit bei den volkstümlichen Anwendungsgebieten ist derzeit nicht ausreichend belegt. **Dosierung:** mittlere Tagesdosis 4 g frische Knoblauchzwiebel, Einzeldosis ca. 1 g; Zubereitungen entsprechend, i. d. R. 900 mg schonend getrocknetes Knoblauchpulver. Die Wirksamkeitsbelege wurden für Zubereitungen aus gefrierge-

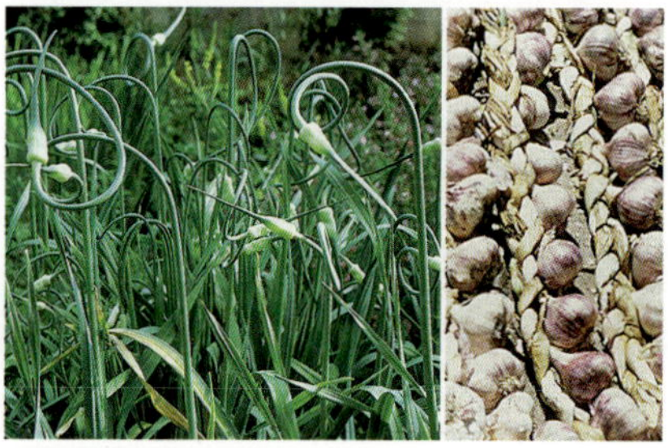

Allium sativum: Pflanze mit Frucht [5]

trocknetem Knoblauchpulver erbracht. **Nebenwirkungen:** selten gastrointestinale Beschwerden, allergische Reaktionen, Veränderung des Geruchs von Haut u. Atemluft; **Kontraindikation:** keine bekannt; **Wechselwirkung:** Es gibt Hinweise auf die Beeinflussung gerinnungshemmender Arzneimittel. **Homöopathie:** Verwendung der frischen Zwiebeln entsprechend dem homöopathischen Arzneimittelbild, z. B. bei Entzündungen der Atemwege, Verdauungsstörungen, Muskelrheumatismus im Lendenbereich.

Allium ursinum L. *n*: Bärlauch, Wildknoblauch; Zwiebelpflanze aus der Familie der Alliaceae (Lauchgewächse); s. Abb.; **Arzneidroge:** frische ganze Zwiebel (Allii ursini bulbus), frisches Kraut (Allii ursini herba); **Inhaltsstoffe:** in der Zwiebel Cysteinsulfoxide, Thiosulfinate, Dithiine, Ajoen u. Ajoenhomologe, wasserdampfflüchtige Bestandteile mit Methylallyltrisulfid; in den frischen Blättern Allicin; **Wirkung:** antibakteriell, antiphlogistisch; angeblich auch Angiotensin-converting-Enzym hemmend u. lipidsenkend; **Verwendung:** (volkstümlich) die Zwiebel (ähnlich Allium* sativum) roh, kleingehackt od. als Presssaft bei Arteriosklerose u. unterstützend bei Hypertonie; der Extrakt aus dem Kraut bei Störungen im Magen-Darm-Trakt, Dyspepsie, Flatulenz; **Homöopathie:** Verwendung der ganzen, frischen, zur Blütezeit gesammelten Pflanze entsprechend dem homöopathischen Arzneimittelbild, z. B. bei Verdauungsstörungen.

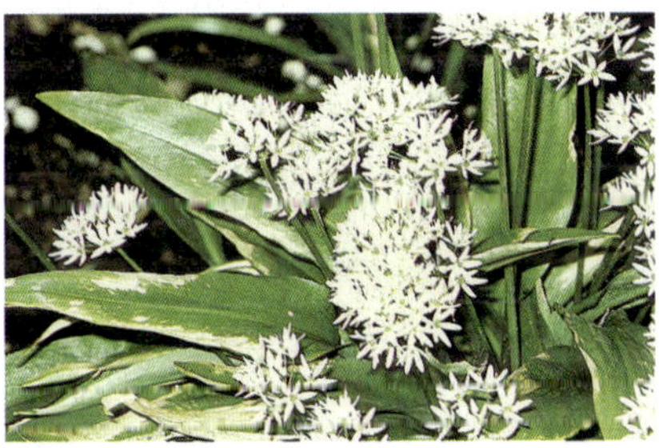

Allium ursinum: Pflanze [7]

Allo|pathie (gr. ἄλλος anders; -pathie*) *f*: von Samuel Hahnemann in Abgrenzung zur Homöopathie* geprägte Bez. für die damalige konventionelle Medizin, heute auch als Synonym für Schulmedizin* verwendet; im Gegensatz zum Ähnlichkeitsprinzip* in der Homöopathie werden Symptome in der A. mit Heilmitteln entgegengesetzter Wirkung behandelt. Hahnemann kritisierte u. a. die dadurch entstehenden unerwünschten Wirkungen, die das Krankheitsbild verschleiern u. die Lebenskraft schwächen können. Inhaltlich umfasst die A. eine Diagnosefindung, die auf einer anatomisch-klinischen Befunderhebung beruht, u. die Behandlung meist pathogenetisch begründbarer Ursachen u. Symptome mit chemischen Präparaten, die einer Dosis/Wirkungsbeziehung unterliegen.

allo|pathisch (↑; ↑): ursprünglich Bez. Samuel Hahnemanns für die Eigenschaft eines Arzneimittels, mit seinen Prüfungssymptomen* zu den Symptomen einer gegebenen Erkrankung in keinem Zusammenhang zu stehen, d. h. weder homöopathisch* noch antipathisch* od. palliativ zu diesen zu sein; heute vorwiegend gebräuchliche Bez. zur Abgrenzung nichthomöopathischer, schulmedizinischer Richtungen.

Alm|rausch: s. Rhododendron ferrugineum.

Alnus glutinosa (L.) Gaertn. *m*: Schwarzerle; Baum aus der Familie der Betulaceae (Birkengewächse); **Arzneidroge:** Rinde (Alni cortex, Erlenrinde); **Inhaltsstoffe:** Gerbstoffe (20 %), Flavonoide (hauptsächlich Hyperosid), Steroide, Triterpene (z. B. δ-Amyrenon); **Wirkung:** keine bekannt; **Verwendung:** (volkstümlich) z. B. zum Gurgeln bei Tonsillitis, als Klistier bei Darmblutungen; **Dosierung:** keine bekannt; **Nebenwirkungen:** keine bekannt; **Kontraindikation:** keine bekannt; **Wechselwirkung:** keine bekannt.

Aloe *f*: Bärengalle; bis zur Trockne eingedickter Saft der Blätter einiger Arten der Gattung Aloe aus der Familie der Asphodelaceae (Affodillgewächse); s. Abb.; **Arzneidroge: Aloes extractum siccum normatum** (Aloetrockenextrakt): aus den gemahlenen Blättern von Aloe barbadensis Miller (Curaçao-Aloe) u. Aloe capensis Miller (Kap-Aloe); Monographie: HMPC, ESCOP, WHO, Kommission E; **Inhaltsstoffe:** Anthrachonine u. ihre Oxidationsformen; Curacao-Aloe muss mindestens 28 %, Kap-Aloe mindestens 18 %, eingestellter Aloetrockenextrakt 19–21 % Hydroxyanthracen-Derivate enthalten; **Wirkung:** dickdarmwirksames Laxans durch Blockade der Natrium/Kalium-ATPase des Darmepithels (Hemmung der Wasser- u. Elektrolytresorption) sowie durch Steigerung der Wassersekretion in das Darmlumen; regt die Peristaltik

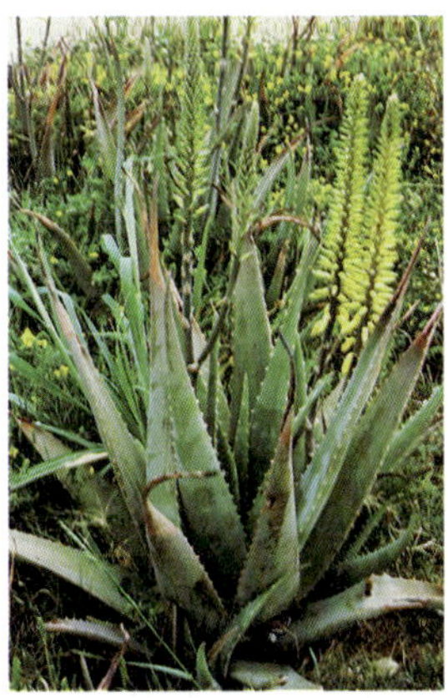

Aloe: Pflanze [5]

A

an; antiabsorptiv; **Verwendung:** (med.) **1.** bei Obstipation (Kommission E); **2.** zur kurzfristigen Therapie bei gelegentlich auftretender Obstipation (ESCOP, HMPC); **Dosierung:** 20–30 mg Hydroxyanthracenderivate pro Tag (berechnet als wasserfreies Aloin); es sollte die niedrigste Dosis eingenommen werden, mit der ein weich geformter Stuhl erhalten wird. Darreichungsform: Aloe-Pulver, wässrig-ethanolische Trocken-, Dick- u. Fluidextrakte sowie methanolische Trockenextrakte zum Einnehmen; **Nebenwirkungen:** in Einzelfällen krampfartige Magen-Darm-Beschwerden, die eine Dosisreduktion erforderlich machen; bei chronischem Gebrauch Elektrolytverluste (besonders Kalium), Albuminurie u. Hämaturie; harmlose Pigmenteinlagerung in die Darmschleimhaut (Pseudomelanosis coli); **Kontraindikation:** Ileus, akut entzündliche Darmerkrankungen, Enteritis regionalis Crohn, Colitis ulcerosa, Appendizitis, abdominale Schmerzen unbekannter Ursache, Entzündungen im Urogenitaltrakt; Menstruation, Schwangerschaft u. Stillzeit; Kinder unter 12 Jahren; **Wechselwirkung:** bei durch Langzeitanwendung eintretendem Kaliummangel Verstärkung der Wirkung von herzwirksamen Glykosiden, Beeinflussung der Wirkung von Antiarrhythmika möglich; Verstärkung der Kaliumverluste bei gleichzeitiger Einnahme von Diuretika, aldosteronartig wirkenden Steroiden u. Süßholzwurzel (s. Glycyrrhiza glabra). **Arzneidroge: Aloe-Gel** (Nahrungsergänzungsmittel, Kosmetikum): konservierter Saft aus den Blättern von Aloe barbadensis Miller u. Aloe capensis Miller (im Frischzustand 98–99 % Wassergehalt), der auf das 10- od. 40-fache eingedickt wurde; **Inhaltsstoffe:** in der Trockenmasse mehr als 60 % Polysaccharide (Glukomannan, Azemannan, Aloerid), kleine Mengen an Pektinen; **Wirkung:** wundheilungsfördernd, antimikrobiell, antientzündlich; aus klinischen Studien ergeben sich Hinweise für eine therapeutische Wirksamkeit bei Psoriasis vulgaris u. Herpes genitalis. Für Biopsiewunden, Dekubitalulzera u. Zustand nach Dermabrasio ergaben sich zu konventionellen Therapien äquivalente bis leicht überlegene Verläufe. **Verwendung:** (volkstümlich) äußerlich bei kleineren Wunden u. entzündlichen Hauterkrankungen (Verbrennungen, Sonnenbrand, Frostbeulen, Abschürfungen, Insektenstichen), bei Psoriasis vulgaris u. Herpes genitalis; in der Kosmetikindustrie Verwendung von stabilisiertem Saft wegen antibakterieller u. entzündungshemmender Eigenschaften; **Dosierung:** keine bekannt; i. d. R. werden halbfeste Zubereitungsformen verwendet; **Nebenwirkungen:** keine bekannt; **Kontraindikation:** selten allergische Reaktionen (Allergene sind unbekannt); **Homöopathie:** Verwendung des zur Trockne eingedickten Saftes der Blätter einiger Aloe-Arten entsprechend dem homöopathischen Arzneimittelbild, z. B. bei Magen-Darm-Störungen, Stuhlinkontinenz, Hämorrhoiden.

Alpen|frauen|mantel: s. Alchemilla alpina.

Alpen|rose: s. Rhododendron ferrugineum.

Alpen|rose, Gold|gelbe: s. Rhododendron chrysanthum.

Alpinia officinarum Hance *f*: (Echter) Galgant; Staude aus der Familie der Zingiberaceae (Ingwergewächse); **Arzneidroge:** getrockneter Wurzelstock (Galangae rhizoma, Galgantwurzelstock); Monographie: Kommission E; **Inhaltsstoffe:** 0,5–1 % ätherisches Öl, Scharfstoffe (verschiedene Diarhylheptanoide u. Phenylalkanone), Flavonoide; **Wirkung:** spasmolytisch, antiphlogistisch, antibakteriell; **Verwendung:** als Infus, Drogenpulver u. a. galenische Zubereitungen; **1.** (med.) bei Appetitlosigkeit, dyspeptischen Beschwerden (Kommission E); **2.** (volkstümlich) auch bei Oberbauchbeschwerden vom Typ eines Roemheld-Syndroms, Abmagerung u. leichten Gallenkoliken; die Wirksamkeit bei den volkstümlichen Anwendungsgebieten ist derzeit nicht belegt. **Dosierung:** Tagesdosis 2–4 g Droge bzw. 2–4 g Tinktur, Zubereitungen entsprechend; **Nebenwirkungen:** keine bekannt; **Kontraindikation:** keine bekannt; **Wechselwirkung:** keine bekannt; **Homöopathie:** Verwendung des getrockneten Wurzelstocks mit anhängenden Wurzeln entsprechend dem homöopathischen Arzneimittelbild, z. B. bei Bronchitis.

Alsine media *f*: s. Stellaria media.

Als-ob-Sym|ptom (Symptom*) *n*: Bez. in der Homöopathie* für ein besonders eigentümliches Symptom, das vom Patienten od. Arzneimittelprüfer nur in bildhaften Vergleichen geschildert werden kann (z. B. Gefühl, durch eine metallene Röhre zu atmen); die hohe Spezifität der Empfindung wird zur Differenzierung von Arzneimittelbildern* herangezogen u. bietet psychosomatisch orientierten Behandlern Ansätze zur symbolischen Deutung u. Bearbeitung. Vgl. Hierarchisierung.

Alteration (lat. alterare anders machen) *f*: **1.** (allgemein) ungewöhnliche Veränderung; **2.** (psychologisch) starke Gemütserregung, Aufregung; **3.** (pathologisch) Veränderung von Zellen od. Gewebe, z. B. bei Entzündung, Trauma od. Tumor.

Alternativ|kost (↑): s. Ernährungsformen, alternative.

Alternativ|medizin (↑; lat. ars medicina ärztliche Kunst) *f*: missverständliche u. unscharfe Sammelbez. für diagnostische u. therapeutische Verfahren, die außerhalb der konventionellen Medizin stehen, u. die suggeriert, dass diese Methoden gleichwertig anstelle der Schulmedizin* eingesetzt werden können; überzeugende Daten zur klinischen Evaluation bezüglich Wirksamkeit u. Unbedenklichkeit fehlen für viele Methoden der A.; die theoretischen Erklärungsmodelle erscheinen häufig spekulativ. Der Begriff A. sollte möglichst durch Bezeichnungen ersetzt werden, die Arbeitsweise, Gegenstand u. Ziele der eingesetzten Methoden besser erkennen lassen. A. ist im deutschen Sprachgebrauch zunehmend durch den Begriff Komplementärmedizin* ersetzt, aber Bestandteil des anglo-amerikanischen Begriffs Complementary and Alternative Medicine (Abk. CAM). Vgl. Naturheilkunde; Ganzheitsmedizin; Heilverfahren, alternative; Medizin, integrative.

Althaea officinalis L. *f*: (Echter) Eibisch; Staude aus der Familie der Malvaceae (Malvengewächse); s. Abb.; wild lebende Populationen sind besonders geschützt (§ 1 Satz 1 Bundesartenschutzverordnung). **Arzneidroge:** Wurzeln (Althaeae radix), Monographie: HMPC, ESCOP, WHO, Kommission E; Blätter (Althaeae folium), Monographie: Kommission E; **Inhaltsstoffe:** Schleimstoffe (bis zu 15 % in den Wurzeln u. Blättern); **Wirkung:** reizlindernd bei Husten durch Bildung einer schützenden Schicht im Pharynxbereich; **Verwendung:** wässrige Kaltauszüge; **1.** (med.) bei Schleimhautentzündungen im Mund- u. Rachenraum, trockenem Reizhusten, leichter Entzündung der Magenschleimhaut (ESCOP, Kommission E); **2.** (traditionell) bei Schleimhautentzündungen im Mund- u. Rachenraum, trockenem Reizhusten, leichter Entzündung der Magenschleimhaut (HMPC); **3.** (volkstümlich) auch bei Pertussis, Harnblasenerkrankungen, Diarrhö u. (äußerlich) als Wundheilmittel; die Wirksamkeit bei den volkstümlichen Anwendungsgebieten ist derzeit nicht ausreichend belegt. **Dosierung:** Tagesdosis 6 g Wurzel, 5 g Blätter; häufige Applikation nach Bedarf; Eibischsirup 10 g (Einzeldosis); **Nebenwirkungen:** keine bekannt; **Kontraindikation:** keine bekannt; **Wechselwirkung:** Die Resorption gleichzeitig eingenommener Arzneimittel kann verzögert werden.

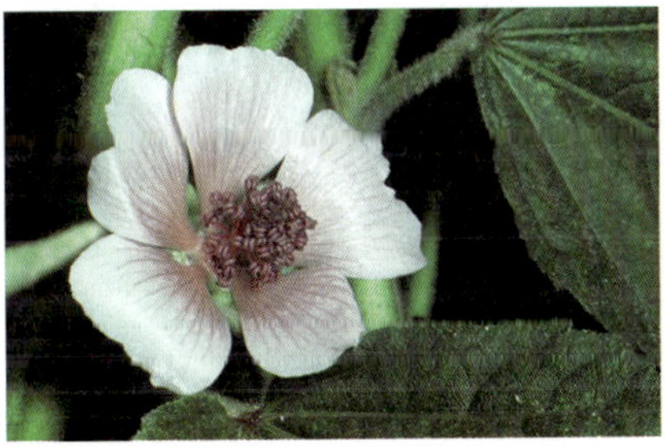

Althaea officinalis: Blüte [5]

Althaea rosea *f*: s. Alcea rosea.

Aluminium (lat. alumen Alaun) *n*: chemisches Element, Symbol Al, OZ 13, rel. Atommasse 26,98; zur Borgruppe gehörendes, 3-wertiges, weißes Edelmetall; **Vorkommen in Nahrungsmitteln:** besonders in Wurzelgemüsen (z. B. Möhren u. Schwarzwurzeln) sowie in den äußeren Schichten auch anderer Gemüse (z. B. Kohl); **Intoxikation:** Beeinträchtigung des Zentralnervensystems durch Nierenfunktionsstörungen od. Dialyse; **Referenzbereich:** <5 µg/l Serum; **Verwendung:** Al-Salze u. deren Lösungen dienen vorwiegend als Adstringenzien (z. B. Al-Acetat, essigsaure Tonerde) u. Antiseptika. **Homöopathie:** Verwendung von Zubereitungen aus Tonerde (Aluminium oxydatum, Alumina, Al_2O_3) u. Aluminium metallicum entsprechend dem homöopathischen Arzneimittelbild, z. B. bei trockenen Hautausschlägen, chronisch trockenen Schleimhautentzündungen, Lähmungen, Obstipation, Voralterung.

Amalgam *n*: Legierung von Quecksilber* mit anderen Metallen; **Verwendung:** in der Zahnmedizin als Füllmaterial unter Verwendung von Silber*, Zinn* u. Kupfer* als Legierungspartner. Moderne A. haben gute mechanische Eigenschaften u. eine geringe Korrosionsanfälligkeit. Die Quecksilberfreisetzung aus A. erreicht auch bei zahlreichen großflächigen Füllungen nur einen Bruchteil der mittleren täglichen Quecksilberbelastung aus Nahrung u. Atemluft (ca. 20 µg/d). Von der WHO als vertretbar angesehener Wert: 45 µg/d (kritische Belastung 400 µg/d). Dennoch wird die Verwendung von A. in vielen Ländern aus Vorsichtsgründen eingeschränkt (z. B. in einigen skandinavischen Ländern) od. komplett gemieden (z. B. in Japan). Allergische Reaktionen auf A. sind bekannt, jedoch sehr selten.

Amanita muscaria (L.) Pers. *f*: Agaricus muscarius; Fliegenpilz; Pilz aus der Familie der Amanitaceae; s. Abb.; **Inhaltsstoffe:** Cholin, Ibotensäure, Muscarin, Muscaridin, Muscazon, Muscimol; **Wirkung:** giftig (Ibotensäure, Muscinol), halluzinogen; ca. 30 Minuten nach Pilzverzehr Vergiftungserscheinungen (sog. Pantherina-Syndrom nach dem gleichartig wirkenden Pantherpilz, Amanita pantherina) mit rauschartigen Erregungszuständen, Halluzinationen*, motorischen Lähmungen, Bewusstseinstrübung; Todesfälle sind beschrieben. **Homöopathie:** Anwendung entsprechend dem homöopathischen Arzneimittelbild, z. B. bei Erregungszuständen, auch Verminderung der Erregbarkeit des Nervensystems, Folgen von Drogen- u. Arzneimittelmissbrauch, Verwirrtheitszu-

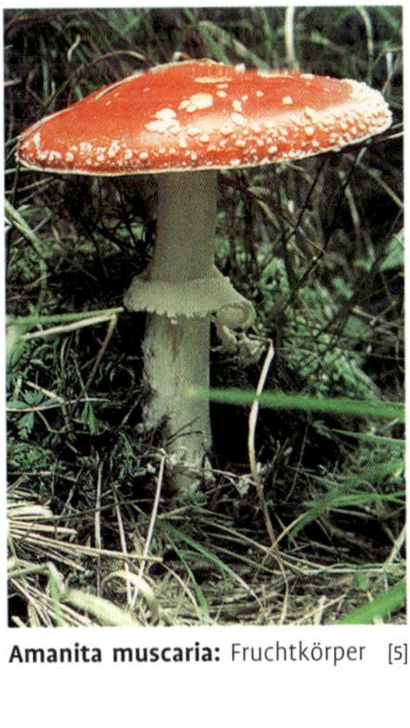

Amanita muscaria: Fruchtkörper [5]

ständen, Epilepsie, Harnblasen- u. Darmentleerungsstörungen.

Amara (lat. amarus bitter) *n*: Bittermittel; meist Drogen od. Auszüge, die Bitterstoffe od. stark bitter schmeckende Wirkstoffe (z. B. Chinin) enthalten; bewirken bei oraler Aufnahme die Erregung der Bitter-Rezeptoren in den Geschmacksknospen am Zungengrund u. dadurch eine vermehrte Speichelsekretion sowie reflektorisch Magensaft- u. Gallensekretion; **Einteilung: 1.** einfache Bittermittel (Amara pura): z. B. Gentiana* lutea (Wurzeln), Menyanthes* trifoliata, Centaurium* erythraea; **2.** Bittermittel mit ätherischen Ölen (Amara-Aromatica): z. B. Angelica* archangelica (Wurzeln), Centaurea* benedicta (Kraut), Citrus* aurantium ssp. aurantium (Perikarp), Artemisia* absinthium (Kraut); **3.** adstringierende Bittermittel (Amara-Adstringentia): z. B. Cinchona* pubescens (Rinde), Marsdenia* condurango (Rinde); **4.** Bittermittel mit Scharfstoffen (Amara-Acria): z. B. Zingiber* officinale, Alpinia* officinarum; **Verwendung:** als Teeaufguss od. Tinktur (Einnahme ca. 20–30 Min. vor einer Mahlzeit) bei Appetitlosigkeit, Dyspepsie u. zur Hebung des Allgemeinbefindens (s. Tonika); **Hinweis:** Kombinationen sind zu empfehlen, ebenso ein gelegentlicher Wechsel; bei Appetitlosigkeit infolge von Tumorerkrankungen sind Amara i. d. R. nicht wirksam.

Amber|kraut: s. Teucrium marum.

Ambrette|körner: s. Hibiscus abelmoschus.

AMG: Abk. für **Arzneimittelgesetz***.

Amine, hetero|cyclische aromatische *n pl*: Abk. HAA; Verbindungen mit einer Aminogruppe an einem heterocyclischen aromatischen Ring (meist Imidazol); entstehen in Abhängigkeit von Temperatur (ab 150 °C) u. Dauer nur beim Erhitzen von Lebensmitteln (v. a. Fleisch, Fleischextrakt u. Fisch) u. haben genotoxische Eigenschaften; diskutiert wird die Verantwortlichkeit für die Korrelation zwischen Fleischkonsum u. Krebsrisiko. Vgl. Schadstoffe, biogene.

Ammei *n*: s. Ammi visnaga.

Ammi visnaga (L.) Lam. *n*: Ammei, Zahnstocherkraut, Khellakraut; Pflanze aus der Familie der Apiaceae (Doldengewächse); s. Abb.; **Arzneidroge:** getrocknete reife Früchte (Ammeos visnagae fructus, Khellafrüchte, Ammi-visnaga-Früchte); Monographie: WHO; Negativmonographie Kommission E; **Inhaltsstoffe:** Furanochromone (Khellin*, Visnagin), Pyranocumarine (u. a. Visnadin); **Wirkung:** Steigerung der Koronar- u. Myokarddurchblutung; leicht positiv inotrop, krampflösend (glatte Muskulatur); **Verwendung:** wegen der erheblichen Nebenwirkungen nicht empfehlenswert; früher angewendet z. B. bei Koronarinsuffizienz, Altersherz mit Hypertonie, Asthma bronchiale; **Nebenwirkungen:** in Einzelfällen pseudoallergische Reaktionen, reversibler cholestatischer Ikterus; Khellin macht die Haut photosensibel. **Kontraindikation:** keine bekannt; **Homöopathie:** Verwendung der getrockneten reifen Früchte

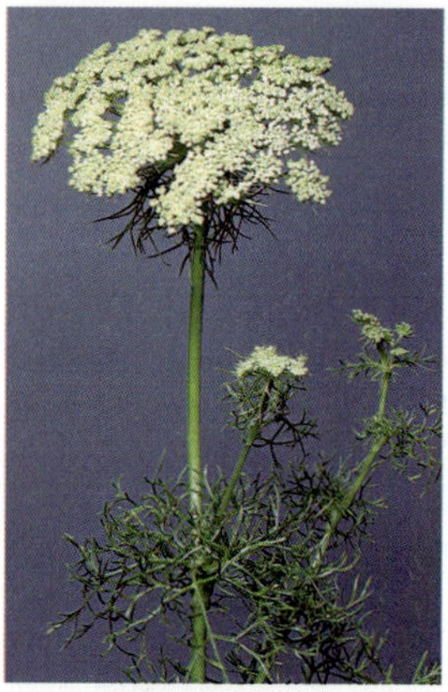

Ammi visnaga: Pflanze [7]

entsprechend dem homöopathischen Arzneimittelbild, z. B. bei Netzhautreizungen bei Glaukom, Erkrankungen der Atemwege, Spasmen der glatten Muskulatur, Angina pectoris.

Amok (malaiisch amuk Wut, wütend): ursprünglich aus Malaysia stammende Bez. für einen charakteristischen Verhaltensablauf mit einer anfänglichen Phase von Grübeln, plötzlich auftretendem Ausbruch von kaum zu beherrschender Gewalt gegen alles u. jeden, dem der Amokläufer begegnet, u. einer anschließenden Amnesie; die zugrunde liegende Situation ist durch nicht adäquat ausagierte soziale Konflikte gekennzeichnet. A. wurde in Ethnologie u. Transkultureller Psychiatrie* lange Zeit als Paradigma eines kulturgebundenen Syndroms* angesehen.

Amomi fructus: Fructus Amomi; chin. Sha-Ren; Droge der Chinesischen Medizin*; Früchte von Amomum villosum Lour. (Yang-Chun-Sha) u. Amomum longiligulare T. L. Wu (Hai-Nan-Sha) aus der Familie der Zingiberaceae (Ingwergewächse); **Eigenschaften:** scharf, warm, kehrt in Milz u. Magen ein; **Wirkung:** wandelt Feuchtigkeit* um, bewegt das Qi*, wärmt die Mitte (Milz u. Magen), stillt Übelkeit, stoppt Diarrhö, sichert die Leibesfrucht; **Anwendung:** bei Qi*-Stagnation u. Feuchtigkeits-Blockade von Milz u. Magen, bei Erbrechen u. Diarrhö durch Leere-Kälte von Milz u. Magen, bei Schwangerschaftserbrechen u. drohendem Abort durch Qi-Stagnation.

Amulett (lat. amoliri beseitigen, abwenden) *n*: Unheil abwehrendes Mittel, das z. B. als Anhänger um den Hals getragen wird; in Zusammenhang mit den Forschungshypothesen von Animismus u. Magie* als Religion finden die Begriffe A., Talisman u. Fetisch* besonders in der 1. Hälfte des 20. Jahrhunderts großes Interesse bei den Ethnologen. Sie werden zu den magischen Heil-, Schutz- u. Zaubermitteln gerechnet, deren Form eher nebensächlich ist; sie stellen eine Verkörperung menschlicher Wünsche u. Ängste dar. Heute geht man davon aus, dass die mit A., Talisman u. Fetisch bezeichneten Gegenstände je nach kulturellen Umständen für sehr unterschiedliche Phänomene stehen können u. ohne genaue Beschreibung des komplexen kulturellen Zusammenhangs keine brauchbaren Kategorien zur Beschreibung derselben darstellen.

Amygdalae oleum *n*: Mandelöl; blausäurefreies, fettes Öl der süßen u. bitteren Mandeln von Prunus dulcis; vgl. Amygdalin.

Amygdalin *n*: cyanogenes pflanzliches Glykosid aus Mandelsäurenitril u. Gentiobiose (z. B. in Bittermandeln, Steinobstkernen, Bambussprossen, Maniok); wird enzymatisch durch Emulsin, das zusammen mit A. vorkommt, u. auch durch Bakterien des menschlichen Darms in Zuckerrest, Benzaldehyd u. Blausäure (HCN) gespalten. Die Aufnahme von 5–10 bitteren Mandeln ist für Kleinkinder tödlich.

Anacardia orientalia *f*: s. Semecarpus anacardium.

Anacardium occidentale L. *n*: Acajoubaum, Cashewbaum, Nierenbaum; 6–10 m hoher Baum aus der Familie der Anacardiaceae (Sumachgewächse); **Arzneidroge:** Früchte (Anacardii occidentalis fructus, Cashewnüsse); **Inhaltsstoffe:** Cardol, Anacardsäure (wird in der Wärme in Cardanol u. Anacardol umgesetzt), fettes Öl (wird auch als Speiseöl verwendet), Harz; **Wirkung:** antibakteriell; **Verwendung:** (volkstümlich) äußerlich bei Zahnschmerzen, als Hautreizmittel; **Dosierung:** keine bekannt; **Nebenwirkungen:** keine bekannt; **Kontraindikation:** keine bekannt; **Wechselwirkung:** keine bekannt; **Homöopathie:** Verwendung der reifen, getrockneten Früchte entsprechend dem homöopathischen Arzneimittelbild, z. B. bei stark juckendem Bläschenausschlag, Gesichtsrose.

Ana|cyclus pyrethrum (L.) Link *m*: Anthemis pyrethrum; Römischer Bertram; ausdauernde, krautige Pflanze aus der Familie der Asteraceae (Korbblütler); **Arzneidroge:** getrocknete Wurzeln (Pyrethri romani radix, Pyrethri radix, Römische Bertramwurzel, Franzosenwurzel); **Inhaltsstoffe:** Alkamide (aus Isobutylamiden u. Tyraminamiden), Lignane, ätherisches Öl, Harz, Inulin; **Wirkung:** antimikrobiell, lokalanästhetisch, insektizid, molluskizid, Hemmung von Cyclooxygenase u. 5-Lipoxygenase; **Verwendung:** (volkstümlich) bei Zahnschmerzen, Erkrankungen des Mundes, Trockenheit der Mundhöhle; innerlich u. a. als Tonikum bei Verdauungsinsuffizienz; die Wirksamkeit bei den beanspruchten Anwendungsgebieten ist derzeit nicht belegt. **Dosierung:** Die Wurzel wird gekaut od. als Infus zum Spülen od. Gurgeln verwendet; 0,1–0,25 g Wurzel od. 10–20 Tropfen einer Tinktur, maximal 2-mal täglich; Bestandteil von Zahnpflegemitteln; **Nebenwirkungen:** keine bekannt; **Kontraindikation:** keine bekannt; **Wechselwirkung:** keine bekannt.

Ana|cyclus x officinarum Hayne *m*: Deutscher Bertram; einjähriges Kraut aus der Familie der Asteraceae (Korbblütler); **Arzneidroge:** getrocknete Wurzeln (Pyrethri germanici radix, Deutsche Bertramwurzel, Zahnschmerzwurzel); **Inhaltsstoffe:** Alkamide, Inulin, ätherisches Öl, Harz; **Wirkung:** keine bekannt; **Verwendung:** (volkstümlich) z. B. bei Erkrankungen des rheumatischen Formenkreises, Trockenheit im Mund, Zahnschmerzen; die Wirksamkeit bei den beanspruchten Anwendungsgebieten ist derzeit nicht belegt. **Dosierung:** 0,1–0,25 g Wurzel od. 10–30 Tropfen einer Tinktur, maximal 2-mal täglich; Bestandteil verschiedener Galenik mit zahnärztlichen Anwendungsgebieten; **Nebenwirkungen:** keine bekannt; **Kontraindikation:** keine bekannt; **Wechselwirkung:** keine bekannt.

Ana|gallis arvensis L. *f*: Gauchheil, Ackergauchheil; einjähriges Kraut aus der Familie der Primulaceae (Primelgewächse); **Arzneidroge:** getrocknetes blühendes Kraut (Anagallidis arvensis herba, Anagallidis herba, Gauchheilkraut); **Inhaltsstoffe:** Saponine, Cucurbitacine, Gerbstoffe, Flavonoide, Phytosterole, Bitterstoffe; **Wirkung:** antiviral, fungitoxisch, hämolytisch; **Verwendung:** (volkstümlich) z. B. bei schmerzhaften Erkrankungen der Leber u. Niere, schlecht heilenden Wunden; im Ayurveda bei Menstruationsstörungen u. Gicht; in Taiwan bei Schlangenbissen; die Wirksamkeit bei den beanspruchten Anwendungsgebieten ist derzeit nicht belegt. **Dosierung:** 1–2 g Pulver, 2–4-mal täglich; **Nebenwirkungen:** In seltenen Fällen können die Blätter eine allergische Hautdermatitis hervorrufen; bei größeren Gaben der Droge kann es zu Diarrhö u. gastrointestinalen Reizungen kommen. **Kontraindikation:** keine bekannt; **Wechselwirkung:** keine bekannt; **Homöopathie:** Verwendung der frischen, blühenden, oberirdischen Teile entsprechend dem homöopathischen Arzneimittelbild, z. B. bei Hautausschlägen, Warzen, Urethritis.

Ana|lyse, bio|energetische (gr. ἀναλύειν auflösen) *f*: syn. Bioenergetik; auf den Lehren von Lowen u. Reich basierende Form der Analyse sog. blockierter Energieflüsse (Bioenergie) u. der Lebensgeschichte von Patienten sowie Körpertherapie*, die von der funktionalen Identität psychischer u. somatischer Prozesse u. deren unterschiedlichem energetischen Potential ausgeht; psychische Störungen finden der b. A. zufolge ihren Ausdruck u. a. in Muskelverspannungen, Körperhaltung u. Körpersprache (sog. schützender Charakter- u. Muskelpanzer). **Ziel:** Erkennen (sog. Körperlesen) u. Auflösen seelischer u. entsprechender körperlicher Blockierungen durch Körperarbeit wie Haltungsänderungen (Körpererdung*; engl. grounding), Intensivierung der Vibration des Körpers, Erhöhung des Selbstbewusstseins, Erweiterung des Selbstausdrucks u. Wiederherstellung der Selbsterneuerungskraft der Bio- od. Lebensenergie; **Durchführung:** nach Lowen in 4 Arbeitsschritten: **1.** Verstehen von u. Ar-

A

beiten mit chronisch muskulären Spannungen als unbewusstem Körperausdruck frühkindlich chronifizierter Lebensanstrengung; **2.** energetische Analyse von Träumen, Assoziationen, Verhalten u. Übertragung*; **3.** Verstehen der energetischen Dynamik des Heilungsprozesses u. seiner Erdung; **4.** Betonung der ganzheitlichen Funktion von Sexualität als Ausdruck erwachsenen Liebens.

Anamirta cocculus (L.) Wight et Arn. *f*: Schlingstrauch aus der Familie der Menispermaceae (Mondsamengewächse); **Arzneidroge:** Steinfrüchte (Cocculi fructus, Kokkelskörner, Fischkörner); **Wirkung:** Samen enthalten Picrotoxin*. **Verwendung:** wegen sehr hoher Toxizität in der Phytotherapie obsolet; **Homöopathie:** Verwendung der getrockneten reifen Früchte entsprechend dem homöopathischen Arzneimittelbild, z. B. bei Schwindelgefühl unterschiedlicher Ursache, Kinetosen, Arteriosklerose der Hirngefäße, Hinterhauptkopfschmerz, Krämpfen u. Lähmungen, Menstruationsstörungen, nervösen Störungen u. Verstimmungszuständen auch nach Schlafmangel.

Ana|mnese, bio|graphische (gr. ἀνάμνεσις Erinnerung) *f*: insbesondere in der anthroposophischen Medizin* angewendete Anamneseform, durch die aktuelle Krisen od. Krankheiten vor dem Hintergrund der Biographie verständlich gemacht werden sollen u. durch Biographiearbeit* bearbeitet werden können.

Ana|mnese, homöo|pathische (↑) *f*: Erhebung der erinnerbaren Krankheitsvorgeschichte des Patienten i. S. der Homöopathie durch spontanen u. gelenkten Bericht, ergänzt durch Angaben aus der Familie (Familienanamnese) u. durch Angehörige (Fremdanamnese); als biographische Anamnese* werden Lebensgeschichte u. Erkrankungen im Zusammenhang gesehen. Die anamnestischen Angaben dienen der Diagnosestellung u. geben Hinweise auf die Arzneimittelwahl* sowie Verlauf u. Prognose der homöopathischen Behandlung. I. w. S. wird die h. A. synonym mit Fallaufnahme* gebraucht. In der h. A. wird besonderes Gewicht auf Allgemeinsymptome* u. Modalitäten gelegt, wobei gerade die ungewöhnlichen, individuellen Symptome einen hohen Stellenwert für die Arzneimittelwahl haben (s. Hierarchisierung). In akuten Fällen kann die h. A. stark verkürzt sein u. sich weitgehend auf die Besonderheiten der akut geklagten Beschwerden u. ihrer momentanen Begleitumstände konzentrieren. Bei den sog. Folgeanamnesen stehen die Veränderungen auf die Gabe des homöopathischen Heilmittels im Vordergrund der Befragung.

Ananas comosus (L.) Merrill *f*: Pflanze aus der Familie der Bromeliaceae (Ananasgewächse); **Arzneidroge:** aus den Strünken isoliertes Bromelain; Monographie: Kommission E; **Inhaltsstoffe:** Bromelain ist ein Gemisch aus Bromelain A u. B (proteolytisch wirksame Enzyme der Ananas); **Wirkung:** ödemhemmend, Verlängerung von Prothrombin- u. Blutungszeit, Hemmung der Thrombozytenaggregation, antiphlogistisch; **Verwendung:** (med.) bei akuten postoperativen u. posttraumatischen Schwellungszuständen, v. a. der Nase u. der Nasennebenhöhlen; auch in der Substitutionstherapie zur Verdauungsförderung (Kommission E); **Dosierung:** 80–320 mg Rohbromelain pro Tag in 2–3 Einzeldosierungen, in festen Arzneiformen zum Einnehmen; Anwendungsdauer bei Selbstmedikation auf 8–10 Tage begrenzen; **Nebenwirkungen:** gelegentlich Magenbeschwerden, Diarrhö, allergische Reaktionen; **Kontraindikation:** Überempfindlichkeit gegenüber Bromelain, Blutungsneigung; **Wechselwirkung:** Verstärkung der Blutungsneigung bei gleichzeitiger Therapie mit Antikoagulanzien od. Thrombozytenaggregations-Hemmern ist nicht auszuschließen.

An|aphrodisiaka (gr. ἀν- -los, -leer; Aphrodisiaka*) *n pl*: Arzneimittel, die den Sexualtrieb herabsetzen; volkstümlich werden z. B. Humulus* lupulus u. Vitex* agnus-castus verwendet.

Anden-Ginseng *m*: s. Lepidium meyenii.

Andorn: s. Marrubium vulgare.

Andorn, Schwarzer: s. Ballota nigra.

Andro|graphis paniculata Nees *f*: Andrographiskraut, chin. Chuan-Xin-Lian; einjährige Pflanze aus der Familie der Acanthaceae (Akanthusgewächse); **Arzneidroge:** Kraut (Herba Andrographidis, Andrographiskraut), Wurzeln (Andrographidis paniculatae radix, Andrographiswurzel); **Inhaltsstoffe:** Kraut: Andrographolid (bicyclisches diterpenoides Lacton, Bitterstoff), Kaliumsalze; Wurzeln: 2 % Andrographolid; **Wirkung:** Andrographolid wirkt fiebersenkend u. entzündungshemmend. **Verwendung: 1.** (volkstümlich) als Tonikum sowie gegen Nierenstein; **2.** in der Chinesischen Medizin die Wurzeln zur Behandlung von Entzündungen, Fieber, Erkältungen, Rachenentzündungen u. Diarrhö. Die Wirksamkeit bei den beanspruchten Anwendungsgebieten ist derzeit nicht belegt. **Dosierung:** keine bekannt; **Nebenwirkungen:** keine bekannt; **Kontraindikation:** keine bekannt; **Wechselwirkung:** keine bekannt.

Andro|pogon citratus *m*: s. Cymbopogon citratus.

Anemarrhenae rhizoma *n*: Rhizoma Anemarrhenae; chin. Zhi-Mu; Droge der Chinesischen Medizin*; Wurzelstock von Anemarrhena asphodeloides Bunge aus der Familie der Asparagaceae (Spargelgewächse); **Eigenschaften:** bitter, süß, kalt, kehrt in Lunge, Magen u. Niere ein; **Wirkung:** klärt Hitze*, drainiert Feuer*, nährt das Yin, befeuchtet Trockenheit*; **Anwendung:** bei fieberhaften Erkrankungen mit sehr hohen Temperaturen, bei Lungen*-Hitze, bei Yin*-Leere mit starker Hitze, bei Diabetes mellitus vom Yin-Leere-Typ.

Anemone hepatica *f*: s. Hepatica nobilis.

Anemone pratensis L. *f*: Pulsatilla pratensis (L.) Miller; Küchenschelle, (Gemeine) Kuhschelle; ausdauernde Pflanze aus der Familie der Ranunculaceae (Hahnenfußgewächse); zusammen mit **Ane-**

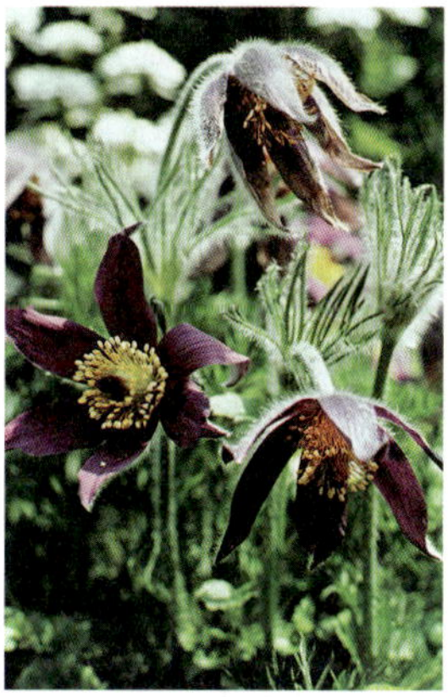

Anemone pratensis: Blüte [7]

mone pulsatilla L. (Pulsatilla vulgaris Mill., Wiesenkuhschelle, Wiesenküchenschelle) Stammpflanze der Droge; s. Abb.; wild lebende Populationen sind besonders geschützt (§ 1 Satz 1 Bundesartenschutzverordnung). **Arzneidroge:** gegen Ende der Blütezeit gesammeltes u. getrocknetes Kraut (Pulsatillae herba, Küchenschellenkraut); Negativmonographie Kommission E; **Inhaltsstoffe:** Ranunculin, das beim Trocknen über Protoanemonin in Anemonin übergeht; Gerbstoffe, Saponine; **Wirkung:** analgetisch, spasmolytisch, sedativ, antibakteriell, antipyretisch; **Verwendung:** (volkstümlich) bei schmerzhaften Zuständen im Genitalbereich, Nieren- u. Harnblasenerkrankungen, Gicht, Erkrankungen des rheumatischen Formenkreises, Neuralgien, Migräne, Spannungskopfschmerz u. allgemeinen Unruhezuständen; zur Dämpfung von Nervenreizungen (auch der Schmerzempfindung); **Nebenwirkungen:** nach Anwendung von Zubereitungen aus frischen Pflanzen sowie von Protoanemonin heftige Reizerscheinungen an Haut u. Schleimhäuten möglich; bei innerer Anwendung hoher Dosen Reizung der Nieren u. der ableitenden Harnwege; bei Inhalation Reizung von Augen- u. Nasenschleimhaut, abortive u. teratogene Wirkung, lokale allergische Reaktionen bei äußerer Anwendung; **cave:** Die Anwendung von Tee u. a. Zubereitungen kann nicht empfohlen werden. **Kontraindikation:** Schwangerschaft u. Stillzeit; **Wechselwirkung:** keine bekannt; **Homöopathie:** Verwendung der zur Blütezeit gesammelten, frischen ganzen Pflanze entsprechend dem homöopathischen Arzneimittelbild, z. B. bei Hauterkrankungen, Varikose, Entzündungen der Atemwege u. Neigung zu Erkältung, Entzündungen u. Störungen der Verdauungsorgane sowie der weiblichen Genitalorgane (z. B. Scheidenentzündungen mit Fluor, Menstruationsstörungen), Störungen in Schwangerschaft u. Stillzeit, Zystitis, Harnblasenentleerungsstörungen, Erkrankungen des rheumatischen Formenkreises, Augenentzündungen, Otitis media, Masern, Parotitis epidemica, Kopfschmerz, Schlafstörungen, seelischen u. nervösen Störungen, Verstimmungszuständen.

Anemone pulsatilla *f*: s. Anemone pratensis.

An|ethol *n*: trans-Anethol; 1-Methoxy-4-propenylbenzol (IUPAC); Bestandteil des ätherischen Öles aus den Spaltfrüchten von Pimpinella* anisum (80–90 %), Foeniculum* vulgare ssp. vulgare var. vulgare (55–75 %) u. Foeniculum* vulgare ssp. vulgare var. dulce (80–95 %) od. synthetisch hergestellt; **Verwendung:** Sekretolytikum; **Nebenwirkungen:** gelegentlich allergische Reaktionen der Haut, der Atemwege (Vorsicht bei Asthma* bronchiale) u. des Magen-Darm-Trakts.

Anethum graveolens L. *n*: (Echter) Dill; Pflanze aus der Familie der Apiaceae (Doldengewächse); **Arzneidroge:** getrocknete Früchte (Anethi fructus, Dillfrüchte); Monographie: WHO, Kommission E; **Inhaltsstoffe:** 2,5–4 % ätherisches Öl mit 50 % Carvon, Cumarinderivate; **Wirkung:** spasmolytisch, bakteriostatisch; **Verwendung:** als Infuse; (med.) bei dyspeptischen Beschwerden (Kommission E); **Dosierung:** mittlere Tagesdosis: 3 g angestoßene Ganzdroge bzw. 0,1–0,3 g ätherisches Öl; **Nebenwirkungen:** keine bekannt; **Kontraindikation:** keine bekannt; **Homöopathie:** Verwendung der ganzen, frischen, blühenden Pflanze entsprechend dem homöopathischen Arzneimittelbild, z. B. bei Hypertonie.

A|neurin *n*: veraltete Bez. für Vitamin* B_1.

Angehörigen|gruppe: Abk. AG; Anfang der 70er Jahre des 20. Jahrhunderts erstmals von Sozialpsychiatern angebotene, heute als Angebot einer therapeutischen Einrichtung od. als Selbsthilfegruppe bestehende Gruppe Angehöriger von an einer bestimmten Krankheit Leidenden; den AG liegt i. R. des Paradigmenwechsels in der Psychiatrie u. der Inneren Medizin (vom monokausal-nosologischen zum biographisch-systemischen Denken) die Einsicht zugrunde, dass von der Erkrankung nicht nur der Patient, sondern auch die Angehörigen bzw. weitere Bezugspersonen betroffen sind. In den AG wird der von Schuld, Scham, Rat- u. Hilflosigkeit (aber auch wirtschaftlicher Not u. sozialer Isolation) od. familiären Belastungen durch eine chronische körperliche Krankheit gekennzeichneten Situation der Angehörigen Rechnung getragen. Durch Teilnahme an den AG besteht für die Angehörigen die Möglichkeit zur Entlastung, Aussprache, Beendigung der Isolation, Information u. Solidarität sowie zum Erfahrungsaustausch. Für die teilnehmenden Mitarbeiter stehen Relativierung ihres Expertenstatus, Information u. Selbstkontrolle im Vordergrund. Vgl. Selbsthilfe.

Angelica arch|angelica L. *f*: Angelika, (Echte) Engelwurz; Pflanze aus der Familie der Apiaceae (Doldengewächse); s. Abb.; **Arzneidroge:** getrockneter Wurzelstock u. Wurzeln (Angelicae radix,

A

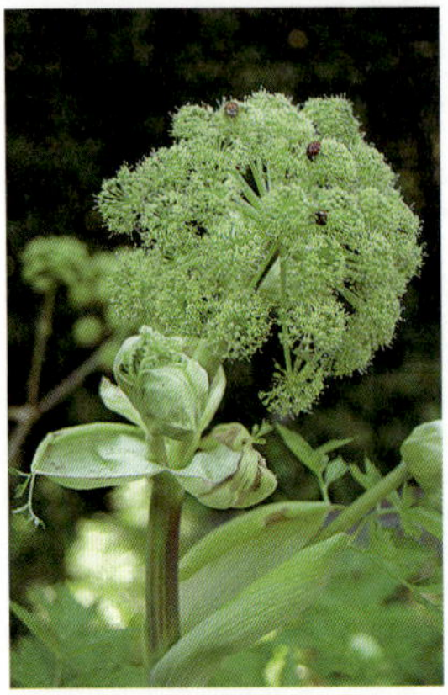

Angelica archangelica: Blütenstand (Dolde) [11]

Angelicawurzel), Monographie: ESCOP, Kommission E; aus den Wurzeln gewonnenes ätherisches Öl (Angelicae aetheroleum); **Inhaltsstoffe:** ätherisches Öl (0,2–1 %, Pentadecanolid), Furanocumarine (z. B. Bergapten) u. Kaffeoylsäuren; **Wirkung:** aromatisches Bittermittel; spasmolytisch, cholagog, Förderung der Magensaftsekretion; **Verwendung:** **1.** (med.) **a)** bei Appetitlosigkeit (Kommission E); **b)** bei dyspeptischen Beschwerden wie Völlegefühl, Blähungen, krampfartigen Magen-Darm-Störungen (ESCOP, Kommission E); **2.** (volkstümlich) innerlich auch zur Behandlung von Leber- u. Gallenwegserkrankungen, bei Husten u. Bronchitis, nervöser Schlaflosigkeit u. als Tonikum*, äußerlich zu hautreizenden Einreibungen; die Wirksamkeit bei den volkstümlichen Anwendungsgebieten ist derzeit nicht belegt. **3.** In der Anthroposophischen Medizin Verwendung als Tonikum; **Dosierung:** Infus der zerkleinerten Droge (Tagesdosis 4,5 g), 1,5–3 g Fluidextrakt (1 : 1), 10–20 Tropfen ätherisches Öl, andere Zubereitungen zum Einnehmen, bevorzugt 3 Applikationen pro Tag; **Nebenwirkungen:** Furanocumarine wirken photosensibilisierend u. können zusammen mit UV-Bestrahlung zu Entzündungen der Haut führen. **Kontraindikation:** keine bekannt; **Wechselwirkung:** keine bekannt.

Angẹlica dahụrica (Fisch. ex Hoffm.) Benth. et Hook *f*: Sibirische Engelwurz; 1–1,5 m hohe Staude aus der Familie der Apiaceae (Doldengewächse); **Arzneidroge:** getrocknete, unterirdische Teile (Angelicae dahuricae radix); **Inhaltsstoffe:** Cumarine, Furanocumarine (u. a. Imperatorin, Phellopterin, Byakangelicin, Byakangelicol), Sitosterol, Stigmasterol, ätherisches Öl; **Wirkung:** Byakangelicin wirkt koronargefäßerweiternd u. steigert die Koronarzirkulation. **Verwendung:** in der Chinesischen Medizin: s. Angelicae dahuricae radix; **Dosierung:** in der Chinesischen Medizin meist in Kombination mit anderen pflanzlichen Drogen; **Nebenwirkungen:** Furanocumarine wirken photosensibilisierend u. können zusammen mit UV-Bestrahlung zu Entzündungen der Haut führen. **Kontraindikation:** keine bekannt; **Wechselwirkung:** keine bekannt.

Angẹlicae dahụrica ra̲dix *f*: Radix Angelicae dahuricae; chin. Bai-Zhi; Droge der Chinesischen Medizin*; Wurzeln von Angelica* dahurica aus der Familie der Apiaceae (Doldengewächse); **Eigenschaften:** scharf, warm, dringt in Lunge u. Magen ein; **Wirkung:** vertreibt Wind*, löst die Oberfläche*, macht die Nase durchgängig, stillt Schmerzen, löst Geschwüre auf u. treibt den Eiter aus, trocknet Feuchtigkeit*; **Anwendung:** bei Erkältung vom Wind-Kälte-Typ, Sinusitis, Zahnschmerz, bei Hautgeschwüren im Frühstadium, bei Leukorrhö bei Feuchtigkeit-Kälte-Störung, Juckreiz bei Wind-Feuchtigkeit-Störung.

Angẹlicae pubes|cẹntis ra̲dix *f*: Radix Angelicae pubescentis; chin. Du-Huo; Droge der Chinesischen Medizin*; Wurzeln von Angelica* pubescens Maxim. f. biserrata Shan et Yuan aus der Familie der Apiaceae (Doldenblütler); **Eigenschaften:** scharf, bitter, warm, kehrt in Leber u. Harnblase ein; **Wirkung:** vertreibt Wind* u. Feuchtigkeit*, stillt Schmerzen beim Bi*-Syndrom, löst Gift auf; **Anwendung:** bei Wind-Kälte-Feuchtigkeit-Bi, bei Erkrankungen der Oberfläche* durch Wind-Kälte mit Feuchtigkeit.

Angẹlicae sinẹnsis ra̲dix *f*: Radix Angelicae sinensis; chin. Dang-Gui; Droge der Chinesischen Medizin*; Wurzeln von Angelica* sinensis (Oliv.) Diels aus der Familie der Apiaceae (Doldenblütler); **Eigenschaften:** süß, scharf, warm, kehrt in Leber, Herz u. Milz ein; **Wirkung:** füllt das Blut auf, belebt das Blut, stillt Schmerzen, reguliert den Darm; **Anwendung:** bei Blut*-Leere, bei Zyklusanomalien, Amenorrhö, Dysmenorrhö, bei Schmerzen durch Blut*-Stase od. Wind-Feuchtigkeit-Bi (s. Bi-Syndrome), bei eitrigen u. schlecht heilenden Hautläsionen, bei Obstipation durch Trockenheit* im Darm aufgrund von Blut-Leere, zur Injektionsakupunktur mit 5 %iger Lösung zur Therapie von chronischer Bronchitis.

Angẹlica pubẹscens Maxim. *f*: 1–3 m hohe Staude aus der Familie der Apiaceae (Doldengewächse); **Arzneidroge:** getrocknete unterirdische Teile (Angelicae pubescentis radix); **Inhaltsstoffe:** Cumarine (u. a. Osthol, Angelol A–L), Furanocumarine (u. a. Imperatorin, Columbianetin), Polyine (u. a. Falcarinol), ätherisches Öl; **Wirkung:** Osthol besitzt entzündungshemmende u. analgetische Eigenschaften. **Verwendung:** in der Chinesischen Medizin: s. Angelicae pubescentis radix; **Dosierung:** keine bekannt; **Nebenwirkungen:** Furanocumarine wirken photosensibilisierend u. können zusammen mit UV-Bestrahlung zu Entzündungen der Haut führen. **Kontraindikation:** keine bekannt; **Wechselwirkung:** keine bekannt.

Angẹlica sinẹnsis L. *f*: Chinesische Angelika; Angelica anomala var. chinensis, Angelica fallax; Pflanze aus der Familie der Apiaceae (Doldengewächse); **Arzneidroge:** getrocknete unterirdische Teile (Angelicae sinensis radix); Monographie: WHO; **Inhaltsstoffe:** 0,2–0,4 % ätherisches Öl mit ca. 45 % Ligustilid; weitere Phthalide (z. B. Angelicid); Ferulasäure, Polysaccharide; **Wirkung:** anti-inflammatorisch; Coniferylferulat u. Angelicachromen sind Hemmstoffe der 5-Lipoxygenase; Ferulasäure hemmt die Thrombozytenaggregation; Ligustilid soll in vivo deutlich antiasthmatisch u. spasmolytisch wirken; hepatoprotektiv u. immunstimulierend; Polysaccharide u. Vitamine sollen Blutbildung fördern; **Verwendung:** in der Chinesischen Medizin: s. Angelicae sinensis radix.

Angelika *f*: s. Angelica archangelica.

Angelika, Chinesische *f*: s. Angelica sinensis.

Angina pectoris (lat. angere verengen, erdrosseln; pectus, pectoris Brust) *f*: früher Stenokardie, sog. Brustenge, Herzenge; akute Koronarinsuffizienz mit plötzlich einsetzenden, Sekunden bis Minuten anhaltenden Schmerzen im Brustkorb (meist retrosternal), die in die linke (seltener rechte) Schulter-Arm-Hand-Region bzw. in die Hals-Unterkiefer-Region sowie auch in Rücken od. Oberbauch ausstrahlen, häufig mit gürtelförmigem Engegefühl um den Brustkorb mit Atemnot u. Erstickungsanfall bis zu Vernichtungsgefühl u. Todesangst; ausgelöst durch körperliche bzw. emotionale Belastung, Kälte, schwere Mahlzeit od. auch in Ruhe auftretend (A. p. höheren Grades); **Ursache:** Missverhältnis von myokardialem Sauerstoffangebot u. -bedarf bei koronarer Herzkrankheit*, Koronarspasmen (Prinzmetal-Angina), seltener Störungen des Blutflusses (Aortenstenose, Herzrhythmusstörungen, Hypertonie*, Hypotonie*). **Formen:** **1.** stabile A. p. (bei körperlicher od. psychischer Belastung reproduzierbar auftretend, nicht progredient); **2.** instabile A. p. (entweder neu od. an Häufigkeit, Dauer od. Intensität progredient od. in Ruhe auftretend; potentielle Vorstufe eines Herzinfarkts); **3.** Prinzmetal-Angina. **Therapie:** u. a. **1.** Phytotherapie: (volkstümlich) u. a. Crataegus*, Selenicereus* grandiflorus, Strophantin*; **2.** Homöopathie: u. a. Ammi* visnaga, Crataegus*, Gold*, Lachesis* muta, Nicotiana* tabacum, Strychnos* nux-vomica; **3.** Hydrotherapie: Herzauflage; **4.** Chinesische Medizin: u. a. Stephaniae* tetrandrae radix; **5.** Akupunkturpunktmassage*, Koronartraining*, Neurostimulation*, Periostmassage*; **6.** Bewegungstherapie (bei stabiler A. p.); **7.** Veränderung des Lebensstils mit Ernährungstherapie (u. a. Ornish*-Diät), Yoga* u. Mind*-Body-Medizin (Meditation*, Stressreduktion, Atementspannung); **cave:** A. p. ist nicht der Ausdruck einer beginnenden Koronarerkrankung, sondern meist das Zeichen einer kritischen Koronarstenose. Differentialdiagnostisch müssen u. a. Störungen der Muskulatur u. Wirbelsäule (z. B. blockierte Rippe), Interkostalneuralgien, Reflux u. psychosomatische Ursachen beachtet werden. Bei Einsatz von naturheilkundlichen Verfahren den Patienten einer evtl. notwendigen Überwachung od. konventionellen Therapie zuführen.

Angostura|baum: s. Galipea officinalis.

Angostura cusparia *f*: s. Galipea officinalis.

Angst: primäre, als unangenehm empfundene Emotion* mit vermehrter physiologischer Erregung u. psychischen (z. B. Unsicherheit, Unruhe) u. physischen Symptomen (z. B. Palpitation, Anstieg von Puls- u. Atemfrequenz u. Blutdruck, Mydriasis, Hyperhidrose, Mundtrockenheit, verstärkte Darm- u. Harnblasentätigkeit, Übelkeit); **Formen:** u. a. **1. realistische** A. (syn. Furcht, sog. Realangst) als Reaktion des Ich auf eine objektive Gefahr; nach Extremsituationen ggf. Traumatisierung mit Risiko der Entwicklung einer akuten Belastungsreaktion od. einer posttraumatischen Belastungsstörung*; **2. spontane** A. (früher frei flottierende Angst): nicht objekt- od. situationsbezogene A.; Vorkommen: bei generalisierter Angststörung, Panikstörung; **3. phobische** A.: von bestimmten Objekten od. Situationen ausgelöst u. zu übermäßigem Vermeidungsverhalten motivierend; Vorkommen: bei Phobie*; **4. antizipatorische** A.: tritt bereits vor Konfrontation mit gefürchteten Objekten, Situationen od. Symptomen auf; Vorkommen: bei Phobie, z. T. auch bei Panikstörung u. generalisierter Angststörung; **Therapie:** **1.** Phytotherapie: Zubereitungen aus Valeriana* officinalis, Humulus* lupulus, Hypericum* perforatum, Lavandula* angustifolia, Yohimbin*; **2.** Entspannungsmethoden*, z. B. Autogenes* Training, Meditation*, progressive Muskelrelaxation*; Tanztherapie*; **3.** Psychotherapie, insbesondere kognitive Verhaltenstherapie* mit Expositionsübungen (z. B. Logotherapie*, Konfrontationstherapie*, Flooding*, systematische Desensibilisierung*); **4.** Anxiolytika, evtl. selektive Serotonin-Wiederaufnahme-Hemmer (Abk. SSRI für engl. selective serotonin reuptake inhibitors), selektive Noradrenalin-Wiederaufnahme-Hemmer (Abk. SNRI für engl. selective serotonin and norepinephrin reuptake inhibitors), nichtselektive Monoamin-Wiederaufnahme-Hemmer (Abk. NSMRI für engl. non selective monoamine reuptake inhibitors) u. Benzodiazepine. **5.** Sophrologie*.

Angst|überflutung: **1.** Gefühl des Überwältigtwerdens durch Angst* mit der gleichzeitigen Wahrnehmung, die Kontrolle über sich zu verlieren; **2.** s. Flooding.

Anima (lat. anima Seele) *f*: von C. G. Jung in der Analytischen Psychologie* eingeführte Bez. für das gegengeschlechtliche Seelenbild des Mannes, das sich aus Erlebnissen mit gegengeschlechtlichen Personen der Umgebung, aus meist verdrängten gegengeschlechtlichen Eigenschaften u. aus Erfahrungen der Menschheit von jeher am anderem Geschlecht zusammensetzt; das gegengeschlechtliche Seelenbild der Frau wird als **Animus** bezeichnet.

Anis *m*: s. Pimpinella anisum.

Anis|öl: s. Pimpinella anisum.

A

An-Mo: chin. Drücken u. Reiben; s. Manualtherapie, chinesische.

An|ode (gr. ἄνοδος Aufweg) *f*: positive Elektrode des elektrischen Stromkreises, die Elektronen u. Anionen anzieht; vgl. Kathode; Elektrotherapie; Iontophorese.

An|orexia nervosa (gr. ἀνορεξία ohne Appetit sein) *f*: s. Essstörungen.

Anpassungs|syn|drom, allgemeines (gr. σύνδρομος mitlaufend, begleitend) *n*: syn. Adaptationssyndrom; generalisiertes Anpassungssyndrom; Bez. (H. Selye, 1945) für durch Stress (unabhängig von dessen Qualität) ausgelöstes Syndrom körperlicher Anpassungsreaktionen u. möglicher pathologischer Folgen; **Phasen: 1.** Alarmreaktion: physiologische Stressreaktion im Zusammenspiel neuronaler u. hormonaler Prozesse (Aktivierung des Hypothalamus, des Hypophysenvorderlappens, Sekretion von Kortikoiden in der Nebennierenrinde); die Glukokortikoide führen zur Blutzuckererhöhung, der Organismus kann mit dieser Energie auf Anforderungen reagieren; im Nebennierenmark werden Katecholamine (z. B. Adrenalin, Noradrenalin) ausgeschüttet. **2.** Widerstand gegenüber dem Stressor: Anpassung u. Bewältigungsversuch, der auf Kosten der Widerstandsfähigkeit gegenüber anderen Stressoren gehen kann (z. B. Schwächung des Immunsystems); **3.** Erschöpfung: Anpassung an den fortbestehenden Stressor kann nicht länger aufrechterhalten werden. Die anhaltende Anpassungsleistung u. die Folgen deren Zusammenbruchs sind durch konstitutionelle Dispositionen bedingt.

Anreicherung: s. Bioakkumulation; Nährstoffanreicherung.

Anserinae herba *f*: s. Potentilla anserina.

Antennaria dioica (L.) Gaertn. *f*: Gemeines Katzenpfötchen; Pflanze aus der Familie der Asteraceae (Korbblütler); wild lebende Populationen sind besonders geschützt (§ 1 Satz 1 Bundesartenschutzverordnung). **Arzneidroge:** getrocknete Blütenköpfchen (Antennariae dioicae flos, Katzenpfötchenblüten); Negativmonographie Kommission E; **Inhaltsstoffe:** Ursolsäure, Luteolinglykoside; bisher unzureichend untersucht; **Wirkung:** choleretisch; **Verwendung:** (volkstümlich) frische od. getrocknete Droge bei Darmerkrankungen, Erkrankungen der Gallenwege, auch bei chronischer Bronchitis, Husten; die Wirksamkeit bei den beanspruchten Anwendungsgebieten ist derzeit nicht belegt. **Dosierung:** nur in Kombination verwendet; **Nebenwirkungen:** keine bekannt; **Kontraindikation:** bekannte Allergie gegen Asteraceen, Schwangerschaft u. Stillzeit; **Wechselwirkung:** keine bekannt.

Anthemis nobilis *f*: s. Chamaemelum nobile.

Anthemis pyrethrum *f*: s. Anacyclus pyrethrum.

Anthra|chinon *n*: Oxidationsprodukt des Anthracens; in vielen dickdarmwirksamen Laxanzien (s. Cassia senna; Rheum palmatum) enthalten u. Grundsubstanz verschiedener Farbstoffe; vgl. Emodine.

Anthropo|logie, kultur|vergleichende medizinische (gr. ἄνθρωπος Mensch; -logie*) *f*: s. Ethnomedizin.

Anthropo|metrie (↑; gr. μέτρον Maß, -messung) *f*: Teilgebiet der Anthropologie, das sich mit der Bestimmung u. Lehre der Maßverhältnisse des menschlichen Körpers befasst; das Verhältnis von Körpergewicht u. -länge zum Lebensalter lässt Rückschlüsse auf den Ernährungs- u. Entwicklungszustand (v. a. bei Kindern) zu.

Anthropo|skopie (↑; gr. σκοπία Umschau, Spähen) *f*: von dem Physiker L. Machts u. dem Mediziner G. H. Fischer (beide Marburg) begründetes diagnostisches Verfahren unter Verwendung eines Anthroskops (Gerät zur Hochfrequenz-Feldstärke-Messung); **Prinzip:** Mit einem elektronischen Generator soll der Aufbau eines elektromagnetischen Feldes am ganzen Körper (Ganzkörpermessung) möglich sein. Die Veränderungen bzw. die Abweichung von einer Normalverteilung von Werten der elektrischen Leitfähigkeit hochfrequenter Wellen eines sog. gesunden Gewebes stellen die Bewertungsgrundlage frühdiagnostischer Aussagen zu Störungen der Funktion von Zellen, Geweben u. a. dar. Der Frequenzbereich liegt bei ca. 320 kHz. Gleichzeitig soll die A. die Möglichkeit einer sog. elektromagnetischen Informationstherapie anbieten, die in den USA auch als electromagnetic homeopathy bekannt ist. **Anwendung:** z. B. zur Lokalisation von Entzündungen, Erkennung von Präkanzerosen, Früherkennung von hypo- bzw. hyperämischen Arealen; **Kontraindikation:** Herzschrittmacher. Wissenschaftlich nicht belegtes, umstrittenes u. spekulatives Verfahren.

Anthropo|sophie (↑; gr. σοφία Kenntnisse, Wissenschaft) *f*: von Rudolf Steiner (1861–1925) begründete wissenschaftliche Erforschung der geistigen Welt, welche die Einseitigkeit einer bloßen Naturerkenntnis u. der gewöhnlichen Mystik erkennt u. die im gewöhnlichen Bewusstsein u. in der gewöhnlichen Wissenschaft noch nicht tätigen Kräfte entwickelt, die ein Eindringen in die übersinnliche Welt ermöglichen; A. schafft demnach die methodische Voraussetzung, durch das Denken die naturwissenschaftlich-anthropologischen Erkenntnisse mit den geisteswissenschaftlich-anthroposophischen zu verbinden. Sie verweist auf die unvergängliche Individualität Mensch, die sich in Übereinstimmung mit der Erden- u. Weltenevolution in immer neu gestalteten Verkörperungen (s. Reinkarnation), geführt durch das sog. geistige Ursachengesetz (Karma*, Schicksal), entwickelt. In jedem Menschen sind seelisch-geistige Organe veranlagt, die zur unmittelbar geistigen bzw. übersinnlichen Erkenntnis in den 3 Stufen von Imagination, Inspiration u. Intuition ausgebildet werden können (Entwicklungsgedanke, Schulungsweg). Weitere zentrale Elemente sind individuelle Freiheit u. Handeln aus moralischer Einsicht. A.

hat weltweit Auswirkungen auf zahlreiche Lebensbereiche: Pädagogik (Waldorfschulen), Heilpädagogik (Camphill-Bewegung), Medizin (s. Medizin, anthroposophische; Ernährung, anthroposophische), Landwirtschaft (biologisch-dynamische Wirtschaftsweise), Soziales (sog. Soziale Dreigliederung: Freiheit im Geistesleben, Brüderlichkeit im Wirtschaftsleben, Gleichheit im Rechtsleben), Architektur, Kunst (z. B. Eurythmie*), Religion (Christengemeinschaft) u. Finanzwesen.

Anthropo|sophisch Pharma|zeutischer Codex (↑) *m*: s. APC.

Anthyllis vulneraria L. *f*: Wundklee, Tannenklee; Halbrosettenstaude aus der Familie der Fabaceae (Schmetterlingsblütler); **Arzneidroge:** getrocknete Blüten (Anthyllidis vulnerariae flos, Wundkleeblüten); **Inhaltsstoffe:** Saponine, Gerbstoffe, Flavonoide; in den Samen die Buttersäurederivate Canavalin u. Canavanin; **Wirkung:** keine bekannt; **Verwendung:** (volkstümlich) als Wundheil-, Haarpflege-, Blutreinigungsmittel, innerlich u. äußerlich meist in Form von Wundklee-Tee; **Dosierung:** Teezubereitung: 1 EL Wundkleeblüten auf 250 ml Wasser; **Nebenwirkungen:** keine bekannt; **Kontraindikation:** keine bekannt; **Wechselwirkung:** keine bekannt.

Anti-: Wortteil mit der Bedeutung gegen, entgegen; von gr. ἀντί.

Anti|biose (↑; Bio-*) *f*: Wachstumshemmung od. Abtötung von Mikroorganismen durch Stoffwechselprodukte anderer Bakterien, Pilze u. z. T. auch höherer Pflanzen; Grundlage für die Behandlung infektiöser Erkrankungen z. B. durch Phyto- od. Antibiotikatherapie; Gegensatz Symbiose*.

Anti|dot (↑; gr. ἀντίδοτος dagegen gegeben) *n*: s. Antidotierung; Arzneimittelbeziehung.

Anti|dotierung (↑; ↑): Aufhebung od. Blockierung der Wirkung eines Arzneimittels od. Giftes; **Homöopathie: 1.** beabsichtigte A. eines falsch gewählten od. dosierten Arzneimittels durch ein anderes homöopathisches od. allopathisches Arzneimittel; **2.** ungewollte, vom Patienten vorgenommene Blockierung der Arzneimittelwirkung durch Allopathika, Nahrungs- od. Genussmittel od. arzneimittelspezifische Stressoren; vgl. Arzneimittelbeziehung; Heilungshindernis.

Anti|dys|kratika (↑; Dys-*; gr. κρᾶσις Mischung) *n pl*: Mittel, mit denen nach den Vorstellungen der Humoralpathologie* eine schlechte Säftezusammensetzung (Dyskrasie*) verbessert werden soll, z. B. durch Förderung der Ausscheidungsfunktionen; **Anwendung:** z. B. Birkenblätter (s. Betula) od. Brennnessel (s. Urtica) unterstützend bei Erkrankungen des rheumatischen Formenkreises, pflanzliche Laxanzien* traditionell als sog. Blutreinigungsmittel (insbesondere i. R. sog. Blutreinigungskuren; vgl. Blutreinigung).

Anti|homo|toxika (↑; lat. homo Mensch; gr. τοξικόν φάρμακον Pfeilgift) *n*: i. R. der antihomotoxischen Therapie (s. Homotoxikologie) eingesetzte Arzneimittel, die als höher verdünntes bzw. potenziertes Homoion* bzw. Simile-Antigen (d. h. ein toxischer Stoff, ähnlich od. gleich dem, den es zu behandeln gilt) verabreicht werden; die potenzierten Arzneimittel werden i. S. der Isopathie* eingesetzt.

Anti|monit (↑) *m*: s. Antimonium crudum.

Anti|monium crudum *n*: Antimon(III)-sulfid, Stibium sulfuratum nigrum; schwarzes Schwefelantimon, Antimonit, Antimonglanz, Grauspießglanz; Sb_2S_3; Mineral, grauschwarzes Pulver od. kristalline Stücke; **Verwendung: 1.** in der Anthroposophischen Medizin entsprechend der Wesensgliederdiagnose zur Anregung der Formkräfte z. B. bei Diarrhö od. Gerinnungsstörungen (vgl. Metalltherapie); **2.** in der Homöopathie entsprechend dem homöopathischen Arzneimittelbild, z. B. bei Verdauungsstörungen, Hauterkrankungen, Erkrankungen des rheumatischen Formenkreises.

Anti|nutritiva (Anti-*; lat. nutrire ernähren) *n pl*: s. Schadstoffe, biogene.

Anti|oxidanzien (↑; gr. ὀξύς scharf, sauer) *n pl*: leicht oxidierbare Stoffe, die durch ihr niedriges Redoxpotential andere Stoffe vor unerwünschter Oxidation* schützen; natürliche A. sind z. B. Tocopherole (Vitamin* E) u. Flavonoide*; synthetische A. sind z. B. Ascorbinsäure (Vitamin* C), Gallate, Butylhydroxyanisol u. Butylhydroxytoluol. **Vorkommen:** natürlich v. a. in Pflanzenölen, weniger in Schlachttierfetten; besonders reich an natürlichen A. sind Punica* granatum (Früchte), Vitis* vinifera ssp. vinifera (rote Früchte), Kohlsorten (z. B. Brassica oleracea var. italica), Allium* sativum, blaue Früchte (z. B. von Vaccinium* myrtillus), Glycyrrhiza* glabra (Wurzeln), Zingiber* officinale (Wurzelstock), Zitrusfrüchte, Solanum lycopersicum (Frucht), Camellia* sinensis (besonders unfermentierter Grüntee), Theobroma* cacao (Samen), Coffea* (Samen). **Verwendung:** z. B. als Lebensmittelinhaltsstoffe u. Lebensmittelzusatzstoffe* zur Konservierung von Lebensmitteln u. Kosmetika; A. können infolge ihrer antioxidativen Wirkung u. U. die Entstehung freier Radikale verhindern; daher wird ihnen eine gewisse präventive Funktion hinsichtlich bestimmter Erkrankungen zugeschrieben. Art, Hochstmengenbegrenzung u. Kenntlichmachung beim Zusatz zu Lebensmitteln sind in der Zusatzstoff-Zulassungsverordnung geregelt.

anti|pathisch (↑; -pathie*): von Samuel Hahnemann in die homöopathische Arzneimittellehre* eingeführter Begriff für die Eigenschaft eines Arzneimittels, mit Symptomen seines Arzneimittelbildes denjenigen einer gegebenen Erkrankung entgegengesetzt zu sein; die Gabe eines antipathischen Arzneimittels (Contraria* contrariis curentur) soll zu einer kurzfristigen Palliation* mit nachfolgender Verschlimmerung der Symptome führen, da es zu einer Unterdrückung der Symptome ohne Beseitigung der Ursachen kommt. Vgl. allopathisch; homöopathisch.

Anti-Pilz-Diät (↑; Diät*) *f*: Rieth-Kost; Candida-Diät; obsolete Kostform nach H. Rieth zur Beseiti-

A

gung einer Pilzbesiedlung (Candida-Mykose) im Magen-Darm-Trakt bzw. zur Prophylaxe einer Neubesiedlung; durch Bevorzugung von ballaststoffreicher Ernährung mit Kartoffeln, Gemüse u. Salaten, Reduzierung bzw. Vermeiden von Zucker, Honig, Auszugsmehlen, zuckerhaltigen Getränken u. süßen Früchten sollte über ein geringeres Substratangebot durch eine geringere Pilzbesiedlung des oberen Verdauungstrakts, insbesondere der Mundhöhle, der Nachschub an Keimen für den Darm unterbrochen werden. Heute basiert die Therapie einer Candida-Mykose des Darmes auf dem Erkennen u. Eliminieren der Ursache (z. B. einer Malabsorption).

Anti|psorika (↑; Psora*) *n pl*: s. Arzneimittel, antipsorische.

Anti|sykotika (↑; gr. σῦκον Feige) *n pl*: s. Arzneimittel, antisykotische.

Anti|syphilitika (↑) *n pl*: s. Arzneimittel, antisyphilitische.

Antlitz|dia|gnostik (gr. διαγνωστικός fähig zu unterscheiden) *f*: aus der Psychophysiognomie von J. C. Lavater u. C. Huter entwickelte diagnostische Verwertung sichtbarer Veränderungen des Gesichts, u. a. Hautfarbe (z. B. Blässe bei Anämie), Gesichtsform, Falten, Grübchen, Muttermale, als Hinweis auf organische u. psychische Erkrankungen; dabei werden verschiedene Gesichtsregionen einzelnen Organsystemen zugeordnet (z. B. Nasenspitze = Herz). Vgl. Pathophysiognomik.

APC: Abk. für **A**nthroposophisch **P**harmazeutischer **C**odex; Vorschriftensammlung der Anthroposophischen Pharmazie*; beschreibt u. a. Qualitätsstandards der Rohmaterialien u. Herstellungsprozesse; enthält eine Liste der in der Anthroposophischen Medizin* verwendeten Substanzen; vergleichbar: HAB.

Apfel|baum: s. Malus domestica.

Apfel|essig|getränk: aus Apfelessig, Honig u. Wasser bestehendes Getränk (meist jeweils 2 TL Essig u. Honig auf ein Glas Wasser), dem aufgrund der im Apfelessig enthaltenen Stoffe (Mineralstoffe, v. a. Kalium, Spurenelemente, Aminosäuren, Enzyme, Pektine u. β-Carotine) eine desinfizierende, entgiftende, entschlackende u. damit krankheitslindernde Wirkung zugesprochen wird; **Anwendung:** (volkstümlich) innerlich (möglichst auf nüchternen Magen) u./od. äußerlich (meist mit Wasser verdünnter Apfelessig) bei einer Vielzahl von Beschwerden (Atemwegserkrankungen, Erschöpfung, Akne, Psoriasis, Fieber, Pollinosis, Hautverletzungen) sowie zur Gewichtsreduktion. Die angegebenen Wirkungen (mit Ausnahme der antibakteriellen) sind nicht wissenschaftlich nachgewiesen. Gewichtsverluste werden auf parallele energiereduzierte Kost zurückgeführt. **Cave:** Wegen möglicher Reizung bei empfindlicher Haut od. Ekzemen äußerlich nicht anwenden.

Apfel|sinen|baum: s. Citrus sinensis.

Aphrodisiaka (gr. ἀφροδίσιος zur Liebe gehörig) *n pl*: Sammelbez. für Substanzen u. Mischungen, denen eine Steigerung des sexuellen Erlebens u. eine Verbesserung der Sexualfunktion zugeschrieben wird; meist Hilfsmittel der Suggestionstherapie, da die Sexualfunktion des Menschen außer von somatischen auch von psychischen Faktoren beeinflusst wird; gebräuchliche pflanzliche A. sind z. B. stimulierende u. enthemmende, toxische Stoffe (Haschisch, Blätter u. Wurzel von Atropa* belladonna, Kraut von Hyoscyamus* niger, Datura* stramonium) sowie Mittel, die das Urogenitalsystem reizen (Kraut u. Wurzel von Petroselinum* crispum, Kraut von Apium* graveolens) od. die Blutfüllung der Abdominal- u. Sexualorgane verstärken (Kraut von Ocimum* basilicum, Zingiber* officinale, Capsicum*), außerdem Cantharidin*, Turnera* diffusa, Ptychopetalum* u. Pausinystalia* johimbe.

Apisinum *n*: reines Bienengift von Apis* mellifera; **Inhaltsstoffe:** Proteinkörper, Melittin, Histidin, Histamin, Phospholipase A, Hyaluronidase, Lezithase A u. Hämolysin; **Homöopathie:** s. Apis mellifera.

Apis mellifera L. *f*: Apis mellifica; Honigbiene; Insekt aus der Familie der Apidae der Ordnung Hymenoptera; produziert verschiedene Substanzen, die therapeutisch genutzt werden, z. B. Apisinum* (Bienengift), Gelée* royale, Honig* u. Propolis*; **Verwendung: 1.** in der Anthroposophischen Medizin entsprechend der Wesensgliederdiagnose z. B. bei Störungen der Wärmeregulation, Autoimmunerkrankungen, Multipler Sklerose; **2.** in der Homöopathie Verwendung der ganzen Biene (Apis mellifica) od. nur des Bienengifts (Apisinum) entsprechend dem homöopathischen Arzneimittelbild, z. B. bei Entzündungen u. Erkrankungen mit Flüssigkeitsansammlungen in Geweben u. Körperhöhlen, Allergien.

Apis mellifica *f*: s. Apis mellifera.

Api|therapie (lat. apis Biene; Therapie*) *f*: Bez. für die therapeutische Verwendung von Bienenprodukten; als Bienenwirkstoffe werden Gelée* royale, Pollen, Propolis*, Wachs u. Apisinum* angewendet. **Anwendung:** z. B. bei Allergien, Herz-Kreislauf-Erkrankungen, chronischer Arthritis, Impotenz sowie zur Krebsprävention; **cave:** allergische Reaktionen. Für die A. bzw. die verwendeten Einzelprodukte sind bisher wenige od. keine wissenschaftlich gesicherten Nachweise erbracht worden.

Apium graveolens L. *n*: Sellerie; Pflanze aus der Familie der Apiaceae (Doldengewächse); Negativmonographie Kommission E (ungünstiges Nutzen-Risiko-Verhältnis); **Arzneidroge:** reife getrocknete Früchte (Apii graveolentis fructus); **Inhaltsstoffe:** ätherisches Öl (Myrcen, Phthalide, D-Limonen, Selinen), Apigenin, Cumarine, Furanocumarine (u. a. Bergapten, Isoquercitrin) u. Flavonoide (Apiin u. a.); **Wirkung:** diuretisch, lipidsenkend; **Verwendung:** alle Pflanzenteile, auch für Dekokte, Fluidextrakte; (volkstümlich) z. B. bei Erkrankungen des rheumatischen Formenkreises,

Gicht, Appetitlosigkeit, als harntreibendes Mittel; die Wirksamkeit bei den beanspruchten Anwendungsgebieten ist derzeit nicht belegt. **Dosierung:** 0,5 g getrocknete Früchte 3-mal täglich, 1 g frisch angestoßene Früchte als Teeaufguss 3-mal täglich; **Nebenwirkungen:** Kontaktdermatitis, allergische Reaktionen bis zum anaphylaktischen Schock, Kreuzallergien: Sellerie-Karotten-Beifuß-Gewürz-Syndrom; phototoxische Reaktionen; **Kontraindikation:** bekannte Überempfindlichkeit auf Sellerie, Nierenkrankheiten; Schwangerschaft u. Stillzeit bei Dosierungen, die über die nahrungsüblichen Mengen hinausgehen; **Homöopathie:** Verwendung der reifen Samen entsprechend dem homöopathischen Arzneimittelbild, z. B. bei Schmerzen im Bereich der Adnexen, Erkrankungen des rheumatischen Formenkreises.

Apocynum cannabinum L. *n*: Hanfartiger Hundswürger; Pflanze aus der Familie der Apocynaceae (Immergrüngewächse); **Arzneidroge:** Kanadische Hanfwurzel (Apocyni cannabini radix); **Inhaltsstoffe:** Cymarin, Apocannosid, Cynocannosid, D-Cymarosid/L-Oleandrosid des 5-Desoxystrophantidins; **Wirkung:** herzwirksam (s. Digitalisglykoside); **Verwendung:** (volkstümlich) bei Herzkrankheiten u. als Diuretikum; wegen Dosierungsproblemen obsolet; **Homöopathie:** Verwendung des frischen Wurzelstocks entsprechend dem homöopathischen Arzneimittelbild, z. B. bei Herzinsuffizienz od. chronischer Nierenentzündung mit Ödemen, Brechdurchfall.

Apotheker|primel: s. Primula veris.

Appetit (lat. appetere verlangen) *m*: im lateralen Hypothalamus ausgelöstes Bedürfnis nach Aufnahme bestimmter Lebensmittel, das durch exogene (z. B. Geruch, Geschmack, Gehör, Optik) u. endogene Faktoren (z. B. Füllungszustand des Magens, Blutglukosespiegel, individuelles Wohlbefinden) beeinflusst wird; die Empfindung wird auch körperlich wahrgenommen, z. B. durch Speichelfluss beim Anblick von Nahrung. A. setzt die Erfahrung in Bezug auf bestimmte Lebensmittel od. Speisen voraus u. ist (als psychologisches Verlangen nach Nahrungsaufnahme) nicht zwingend mit Hunger* gekoppelt, sondern kann im Extremfall, z. B. bei Adipositas* od. psychischen Belastungen, völlig losgelöst vom körperlichen Bedarf auftreten. Vgl. Sättigung.

Appetit|losigkeit (↑): fehlendes Bedürfnis nach Nahrungsaufnahme; **Ursache:** vielfältig; teils lokal auf den Magen-Darm-Trakt bezogen (entzündlich, tumorös), aber oft auch Ausdruck einer Grunderkrankung od. psychosomatisch; **Therapie:** u. a. **1.** Phytotherapie: **a)** (med.) u. a. Achillea* millefolium, Allium* cepa, Alpinia* officinarum, Angelica* archangelica, Artemisia* absinthium, Centaurea* benedicta, Centaurium* erythraea, Cetraria* islandica, Cichorium* intybus, Cinchona* pubescens, Cinnamomum* aromaticum, Cinnamomum* verum, Citrus* aurantium ssp. aurantium, Citrus* sinensis, Coriandrum* sativum, Faex* medicinalis, Gentiana* lutea, Glycine* max, Harpagophytum* procumbens, Marrubium* vulgare, Marsdenia* condurango, Menyanthes* trifoliata, Pollen*, Taraxacum* officinale, Trigonella* foenum-graecum, Viscum* album (bei tumorbedingter A.), Zingiber* officinale; **b)** (volkstümlich) u. a. Achillea* erba-rotta ssp. moschata, Acorus* calamus, Aletris* farinosa, Apium* graveolens, Croton* eluteria, Cymbopogon* citratus, Elettaria* cardamomum, Foeniculum* vulgare, Hibiscus* abelmoschus, Humulus* lupulus, Kombucha*, Nasturtium* officinale, Quassia* amara; **2.** Homöopathie: u. a. Acidum* muriaticum; **3.** Akupunktur* nach den Vorgaben der Chinesischen Medizin; **4.** Ayurveda: u. a. Hīṅgvaṣṭaka Cūrṇa (s. Pharmakotherapie, ayurvedische, Tab. dort); **5.** Chinesische Medizin: u. a. Nelumbinis* semen; **6.** Bewegungstherapie*; **7.** Klimatherapie* (See-, Bergklima). Vgl. Dyspepsie, funktionelle.

Approbation (lat. approbatio Zustimmung, Anerkennung) *f*: staatliche Erlaubnis zur Ausübung des Berufs als Arzt, Zahnarzt, Psychologischer Psychotherapeut*, Kinder- u. Jugendlichenpsychotherapeut, Apotheker od. Tierarzt; fachliche Anforderungen für die Erteilung der Approbation sind für Ärzte in § 3 der Bundesärzteordnung u. der Approbationsordnung für Ärzte, für Psychotherapeuten in § 2 des Psychotherapeutengesetzes geregelt.

Aqua|retika (lat. aqua Wasser; gr. ἐρέθειν reizen) *n pl*: Arzneimittel zur Vermehrung des Harnflusses; besonders geeignet als Teeaufguss, da die Flüssigkeitszufuhr entscheidend zur Wirkung beiträgt. Die gesteigerte Harnausscheidung erfolgt nicht tubulär wie bei einem Diuretikum*, sondern kommt durch Verdünnungsdiurese aufgrund gesteigerter glomerulärer Filtration sowie durch Zufuhr von Kalium-Ionen zustande. Gebräuchliche A. sind z. B. Betula* (Blätter), Urtica* (Kraut), Phaseolus* vulgaris (Perikarp), Solidago* (Kraut), Ononis* spinosa (Wurzeln), Taraxacum* officinale (Kraut u. Wurzeln), Orthosiphon* stamineus (Blätter), Equisetum* arvense (Kraut) u. Juniperus* communis (Beerenzapfen).

Aqua|rome (↑; gr. ἄρωμα Gewürz) *n pl*: von D. Gümbel, der sich als Begründer einer sog. Heilkräuter-Essenz-Therapie bezeichnet, eingeführter Begriff für die bei der Wasserdampfdestillation von Heilkräuteressenzen entstehende wässrige Phase; während der Destillation von Pflanzenteilen wird eine gasförmige Verbindung von Wasserdampf u. ätherischem Öldampf frei. Nach der Abkühlung wird das flüssige Öl abgeschöpft u. das zurückbleibende Wasser (das Aquarom) soll nun wasserlösliche Aromamoleküle enthalten. Diese verdünnten Essenzen können als Tropfen od. Tee eingenommen werden. Wissenschaftlich nicht gesichert.

Aquilegia vulgaris L. *f*: Akelei; 30–60 cm hohe, einjährige Pflanze aus der Familie der Ranunculaceae (Hahnenfußgewächse); wild lebende Populationen sind besonders geschützt (§ 1 Satz 1 Bundesartenschutzverordnung). **Arzneidroge:** Samen (Aquilegiae semen, Akeleisamen), Kraut (Aquilegiae herba, Akeleikraut); **Inhaltsstoffe:** Fettsäuren wie Linol- u. Palmitinsäure, auch die seltene Aquilegiasäure u. a.; **Wirkung:** keine bekannt; **Verwendung:** (volkstümlich) z. B. bei Gelbsucht; äußerlich gegen Hautausschläge, Fisteln; die Wirksamkeit der Drogen bei den beanspruchten Anwendungsgebieten ist derzeit nicht belegt. **Dosierung:** keine bekannt; **Nebenwirkungen:** keine bekannt; **Kontraindikation:** keine bekannt; **Wechselwirkung:** keine bekannt; **Homöopathie:** Verwendung der frischen, blühenden Pflanze entsprechend dem homöopathischen Arzneimittelbild, z. B. bei Schlafstörungen mit Nervosität.

Aralia racemosa L. *f*: Amerikanische Narde, Wilde Sarsaparilla; bis 2 m hohe, krautig wachsende Pflanze aus der Familie der Araliaceae (Efeugewächse); **Arzneidroge:** frische od. getrocknete unterirdische Teile (Araliae racemosae radix, Traubige Araliawurzel); **Inhaltsstoffe:** 0,3–0,4 % ätherisches Öl, Diterpensäuren, Gerbstoffe, Triterpensapogenine; **Wirkung:** keine bekannt; **Verwendung:** (volkstümlich) z. B. innerlich bei Erkältungskrankheiten, Asthma bronchiale, äußerlich bei Hauterkrankungen; **Dosierung:** Droge als Infus: 15 g auf 500 ml Wasser, über den Tag verteilt trinken; **Nebenwirkungen:** keine bekannt; **Kontraindikation:** keine bekannt; **Wechselwirkung:** keine bekannt; **Homöopathie:** Verwendung der frischen, unterirdischen Teile entsprechend dem homöopathischen Arzneimittelbild, z. B. bei Rhinitis, allergischen Erkrankungen der Atemwege wie Rhinitis allergica u. Asthma bronchiale.

Arbeits|therapie (Therapie*) *f*: s. Ergotherapie.

Arbeits|umsatz: syn. Leistungsumsatz*.

Arcana (lat. arcanum Geheimnis) *n pl*: **1.** auch Arkana; sog. Geheimmittel der Spagyrik*; **2.** in spagyrischen Arzneimitteln die immaterielle, verborgene Heilkraft, die sich zwischen den Polaritäten Gift u. Arznei bewegt u. sich nur dem Menschen als Arzneikraft mitteilt; die innere Struktur der A. ist nach den 3 alchemistischen Prinzipien unterteilt in das materialisierende Prinzip (Seele od. Sal), das individualisierende Prinzip (Körper od. Sulfur) u. das vitalisierende Prinzip (Geist od. Mercurius); sie soll die stoffliche Ebene des Arzneimittels lediglich als Vehikel nutzen. Durch die Scheidekunst* werden die A. eines spagyrischen Arzneimittels zu harmonisch-heilender Wirkung gebracht.

Arctii fructus *m*: Fructus Arctii; chin. Niu-Bang-Zi; Droge der Chinesischen Medizin*; Früchte von Arctium lappa L. (Große Klette) aus der Familie der Asteraceae (Korbblütler); **Eigenschaften:** scharf, bitter, kalt, kehrt in Lunge u. Magen ein; **Wirkung:** zerstreut Wind*, vertreibt Hitze*, treibt Exantheme heraus, befördert den Rachen, löst Gifte auf, zerstreut Verklumpungen*; **Anwendung:** bei Wind-Hitze (s. Wind) der Oberfläche*, bei verzögerter Ausprägung viraler Exantheme, bei Leber*-Hitze.

Arctium *n*: Klette; Pflanzen aus der Familie der Asteraceae (Korbblütler); Arctium lappa L. (Lappa major, Große Klette), Arctium minus (Lappa minor, Kleine Klette), Arctium tomentosum Mill. (Lappa tomentosa (Mill.) Lamarck, Spinnwebklette, Filzklette); **Arzneidroge:** im Herbst des ersten od. im Frühjahr des 2. Vegetationsjahres gesammelte u. getrocknete Wurzeln (Arctii radix, Bardanae radix, Klettenwurzeln); Negativmonographie Kommission E; **Inhaltsstoffe:** ätherisches Öl, schwefelfreie u. schwefelhaltige Polyine, Arctiopiricin, Phenolcarbonsäuren u. Gerbstoffe, Lignane, Triterpene sowie ein Gesamtkohlenhydratgehalt von fast 70 % mit bis zu 45 % Inulin; **Wirkung:** schwach antibakteriell, antientzündlich; **Verwendung:** zerkleinerte Wurzel für Teeaufgüsse, Tinkturen u. a. Zubereitungen; **1.** (volkstümlich) innerlich bei Erkrankungen im Magen-Darm-Trakt, bei rheumatischen Beschwerden, als Blutreinigungsmittel; äußerlich bei unreiner Haut u. Ekzemen, Psoriasis, in Form eines öligen Auszugs (Klettenwurzelöl) als Haarwuchsmittel; die Wirksamkeit bei den beanspruchten Anwendungsgebieten ist derzeit nicht belegt. **2.** in der Chinesischen Medizin: s. Arctii fructus; **Dosierung:** Teezubereitung (mittlere Einzeldosis): 2,5 g Wurzeldroge in 150 ml kochendem Wasser 5 Min. ziehen lassen; **Nebenwirkungen:** allergische Reaktionen bei Personen mit Korbblütlerallergie, Kontaktallergien; **Kontraindikation:** bekannte Korbblütlerallergie, Schwangerschaft u. Stillzeit; **Wechselwirkung:** Verstärkung der blutglukosesenkenden Wirkung von Insulin; **Homöopathie:** (Arctium lappa) Verwendung der frischen, von einjährigen Pflanzen gesammelten Wurzeln entsprechend dem homöopathischen Arzneimittelbild, z. B. bei nässenden Hautausschlägen, Descensus uteri, Erkrankungen des rheumatischen Formenkreises.

Arcto|staphylos uva-ursi (L.) Sprengel *m*: (Echte) Bärentraube; immergrüner, niedriger Strauch aus der Familie der Ericaceae (Heidekrautgewächse); s. Abb.; wild lebende Populationen sind besonders geschützt (§ 1 Satz 1 Bundesartenschutzverordnung). **Arzneidroge:** Bärentraubenblätter (Uvae ursi folium); Monographie: ESCOP, WHO, Kommission E; **Inhaltsstoffe:** Phenolheteroside (5–

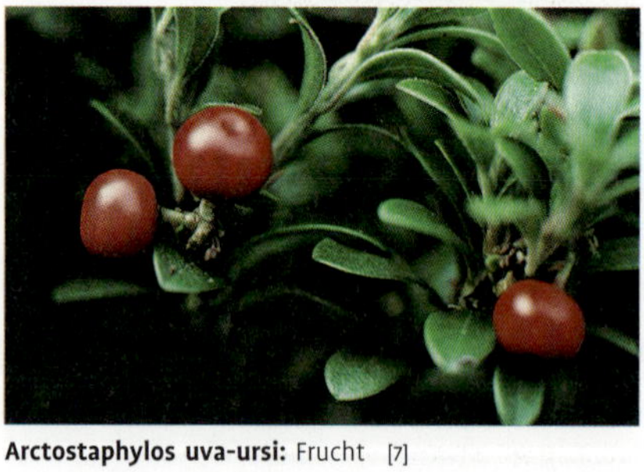

Arctostaphylos uva-ursi: Frucht [7]

15 % Arbutin, bis 4 % Methylarbutin, 0,2–0,5 % Hydrochinon), 10–20 % Gallotannine, Flavonoide; **Wirkung:** antimikrobiell (Arbutin, Hydrochinon), diuretisch, adstringierend; Arbutin wird im Körper in Glukose u. Hydrochinon gespalten, letzteres in konjugierter Form von Bakterien in den Harnwegen aufgenommen u. dekonjugiert, eine Alkalisierung des Harns ist deshalb für die Wirksamkeit nicht erforderlich); **Verwendung:** Bärentraubenblätter fein geschnitten od. grob gepulvert; (med.) bei unkomplizierten, entzündlichen Erkrankungen der ableitenden Harnwege (ESCOP, Kommission E); die ESCOP-Monographie weist darauf hin, dass die Behandlung nur angezeigt ist, wenn Antibiotika nicht erforderlich sind. **Dosierung:** bis zu 4-mal täglich 3 g Droge (Auszug mit kaltem Wasser) bzw. 400–840 mg Hydrochinonderivate pro Tag; ohne ärztlichen Rat sollten Bärentraubenblätter maximal 1 Woche (bis zum Verschwinden der Symptome) u. maximal 5-mal pro Jahr eingenommen werden. **Nebenwirkungen:** gelegentlich Übelkeit u. Erbrechen; **Kontraindikation:** Erkrankungen der Nieren, Behandlung bei Kindern unter 12 Jahren, Schwangerschaft, Stillzeit (begründeter Verdacht auf mutagene, hepatotoxische u. kanzerogene Wirkungen von Hydrochinonen); **Homöopathie:** Verwendung der frischen Blätter od. der frischen Blätter u. jungen Zweigspitzen entsprechend dem homöopathischen Arzneimittelbild, z. B. bei Entzündungen der ableitenden Harnwege.

Areca catechu L. *f*: Betelnusspalme; 10–20 m hohe Fächerpalme aus der Familie der Arecaceae (Palmengewächse); s. Abb.; **Arzneidroge:** Samen der Betelnuss (Semen arecae); **Inhaltsstoffe:** Alkaloid (hauptsächlich Arekolin); **Verwendung:** Beim Kauen der Nuss zusammen mit Betelblättern u. Kalk (sog. Betelbissen) wird Arekolin zu Arekaidin mit zentral stimulierender Wirkung verseift. **Nebenwirkungen:** gehäuftes Auftreten von Oropharyngealkarzinomen.

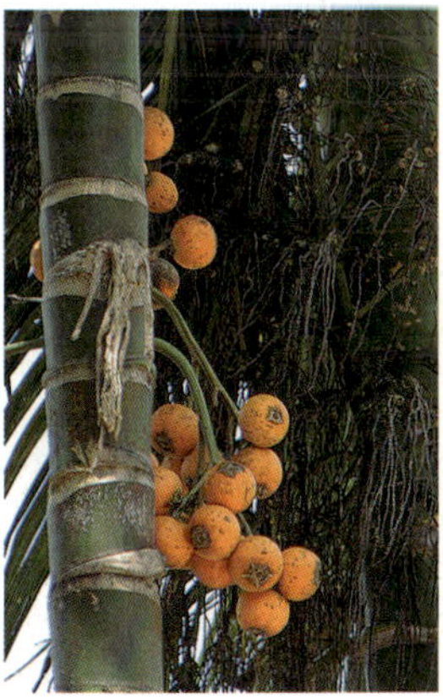

Areca catechu: Stamm u. Früchte [11]

Arekolin *n*: s. Areca catechu.

Argentum (lat.) *n*: s. Silber.

Argentum nitricum (↑) *n*: s. Silbernitrat.

Aricoma: s. Smallanthus sonchifolius.

Arm|bad: Form des Teilbads*; hydrotherapeutisches Verfahren mit Eintauchen i. d. R. beider Arme bis zur Mitte der Oberarme in mit Wasser gefüllte Wannen; **Anwendung:** als Kaltanwendung*, Wechselbad* od. ansteigendes A. (Hauffe*-Schweninger-Armbad) bei Tachykardie; als Kreislauftraining u. zur Abhärtung, versuchsweise bei Epikondylopathie, Kopfschmerz u. Durchschlafstörungen; **Kontraindikation:** (für kaltes A. u. Wechselbad) Angina pectoris, beginnende Infektion.

Armeniacae amarum semen *n*: Semen Armeniacae amarum; chin. Ku-Xing-Ren; Droge der Chinesischen Medizin*; Samen von Prunus armeniaca L. u. Prunus ansu (Maxim.) Kom. aus der Familie der Rosaceae (Rosengewächse); **Eigenschaften:** bitter, leicht warm, leicht toxisch, kehrt in Lunge u. Dickdarm ein; **Wirkung:** stillt Husten u. besänftigt das Keuchen, reguliert den Darm u. befördert den Stuhl; **Anwendung:** bei Husten u. Keuchen, bei Obstipation durch Säftemangel* im Darm.

Arm|guss: Guss* nach Sebastian Kneipp im Bereich der Arme; **Durchführung:** Beginn am rechten Handrücken außen bis zur Schulter u. an der Innenseite abwärts; entsprechend am linken Arm; **Anwendung:** kalte bzw. wechselwarme A. bei Abgeschlagenheit, Tachykardie u. Epikondylopathie, nicht bei Angina pectoris; warme u. heiße A. bei Arteriosklerose u. funktionellen Durchblutungsstörungen (Raynaud-Syndrom); **Nebenwirkungen:** Durch die üblicherweise vornüber geneigte Haltung kann es bei der Anwendung zu zerebralen Durchblutungsstörungen, Stauungszuständen im Halsbereich u. Rückenbeschwerden kommen.

Armoracia rusticana P. Gärtn., B. Mey. et Scherb. *f*: Cochlearia armoracia L.; Meerrettich, Kren; ausdauernde Pflanze aus der Familie der Brassicaceae (Kreuzblütler); **Arzneidroge:** frische od. getrocknete, im Frühling od. Herbst geerntete Wurzeln (Armoraciae rusticanae radix, Meerrettichwurzel); Monographie: Kommission E; **Inhaltsstoffe:** frische Wurzel: Senfölglykoside (Glukosinolate mit Sinigrin, Glukonasturtiin); getrocknete Wurzel: nach Hydrolyse der Glukosinolate durch Myrosinase 0,1–1,4 % flüchtiges Öl (bis zu 90 % Allylsenföl, bis zu 15 % Phenylethylsenföl); **Wirkung:** antimikrobiell, hyperämisierend, spasmolytisch; **Verwendung:** frische od. getrocknete zerkleinerte Droge, Frischpflanzenpresssaft u. a. galenische Zubereitungen zum Einnehmen od. zur äußerlichen Anwendung; **1.** (med.) innerlich u. äußerlich bei Katarrhen der Atemwege, innerlich zur unterstützenden Therapie bei Infektionen der ableitenden Harnwege, äußerlich zur hyperämisierenden Behandlung bei leichten Muskelschmerzen (Kommission E); **2.** (volkstümlich) zur unterstützenden Therapie bei Leber- u. Gallenerkrankungen, zur Verdauungsförderung; **Dosierung:** innerlich: mittlere Tagesdosis 20 g frische Wurzel, Zubereitungen entsprechend; äußerlich: Zubereitungen mit maximal 2 % Senfölen; **Nebenwirkungen:** vereinzelt allergische Reaktionen, bei hohen Dosen Magen-Darm-Beschwerden; **Kontraindikation:** bei innerlicher Anwendung Magen- u. Darmulzera, Nephritiden; keine Anwendung bei Kindern unter 4 Jahren; **Wechselwirkung:** keine bekannt; **Homöopathie:** Verwendung des frischen Wurzelstocks entsprechend dem homöopathischen Arzneimittelbild, z. B. bei Entzündungen der Augen u. der oberen Atemwege, Oberbauchkoliken.

Arm|wickel: Wickel*, der die Hand u. den Arm bis zur Schulter umfasst.

Arndt-Schulz-Gesetz (Rudolf A., Psychiater, Greifswald, 1835–1900; Hugo Sch., Pharmakologe, Greifswald, 1853–1932): sog. biologisches Grundgesetz für den Verlauf biologischer Prozesse insbesondere durch heilende Reize, wonach schwache Reize die Lebenskraft anfachen, mittelstarke fördern, starke hemmen u. stärkste aufheben sollen; die Antwort auf einen gegebenen Reiz ist dabei individuell verschieden. Das A.-Sch.-G. wurde u. a. zur Erklärung der Wirkungsweise homöopathischer Arzneimittel herangezogen.

Arnica chamissonis Lessing *f*: Wiesenarnika; Pflanze aus der Familie der Asteraceae (Korbblütler), deren Anbau im Gegensatz zu Arnica* montana leicht möglich ist; A. ch. ist keine Stammpflanze der Arnikablüten (Arnicae flos). Die Blüten von A. ch. enthalten i. d. R. weniger ätherisches Öl als die von Arnica montana; sie unterscheiden sich auch in der Zusammensetzung hinsichtlich der Sesquiterpenlactone u. der Flavonoide (ca. 0,5 %), da kaum Astragalin vorhanden ist.

Arnica montana L. *f*: Arnika, Bergwohlverleih; Pflanze aus der Familie der Asteraceae (Korbblütler); s. Abb.; wild lebende Populationen sind besonders geschützt (§ 1 Satz 1 Bundesartenschutzverordnung). **Arzneidroge:** Arnikablüten (Arnicae flos); Monographie: ESCOP, WHO, Kommission E; **Inhaltsstoffe:** Sesquiterpenlactone (u. a. Helenalin, 11,13-Dihydrohelenalin als vermutliche Wirkstoffe), ätherisches Öl (0,2–0,3 %), Polysaccharide u. Flavone (0,4–0,6 %); **Wirkung:** lokal antiphlogistisch, analgetisch, antimikrobiell (v. a. gegen grampositive Keime); **Verwendung:** (med.) äußerlich als Wundheilmittel, zu Umschlägen; **1.** bei Quetschungen, Hämatomen, rheumatischen Beschwerden, Entzündungen der Schleimhäute im Mund- u. Rachenraum, Furunkulose u. Entzündungen infolge von Insektenstichen, oberflächlichen Venenentzündungen (Kommission E); **2.** bei Hämatomen, Verstauchungen u. Entzündungen infolge von Insektenstichen, bei Mundschleimhautentzündungen, aphthenartigen Geschwüren; zur symptomatischen Therapie rheumatischer Beschwerden (ESCOP). Die volkstümliche innerliche Anwendung ist wegen starker Nebenwirkungen obsolet. **Dosierung:** wässrige Auszüge zur äußerlichen Anwendung (2 g Droge auf 100 ml Wasser), **Arnikatinktur** (Arnicae tinctura): ethanolischer Auszug von Arnikablüten (1 : 10), 3–10-fach mit Wasser verdünnt; Salben, Gele, Balsame mit maximal 20–25 % Tinktur od. Salben mit maximal 15 % des öligen Auszuges; **Nebenwirkungen:** gelegentlich Kontaktdermatitis (Helenalin); Arnikatinktur hat ein höheres Sensibilisierungspotential als Arnikasalbe, da der Alkohol resorptionsfördernd wirkt. Bei längerer topischer Anwendung od. hoher Dosierung ödematöse Dermatitis mit Bläschenbildung, evtl. Ekzem od. Nekrose; **cave:** In unverdünnter Form verursacht Arnikatinktur eine toxische Dermatitis. **Kontraindikation:** Bekannte Allergien gegen Arnika od. andere Korbblütler, Anwendung auf geschädigter Haut, offenen Wunden od. im Augenbereich, Anwendung bei Kindern; **Homöopathie:** Verwendung der ganzen frischen, blühenden Pflanze od. der getrockneten unterirdischen Teile entsprechend dem homöopathischen Arzneimittelbild, z. B. bei Blutungen, Myalgie nach Überlastung, Erkrankungen des arteriellen u. venösen Systems.

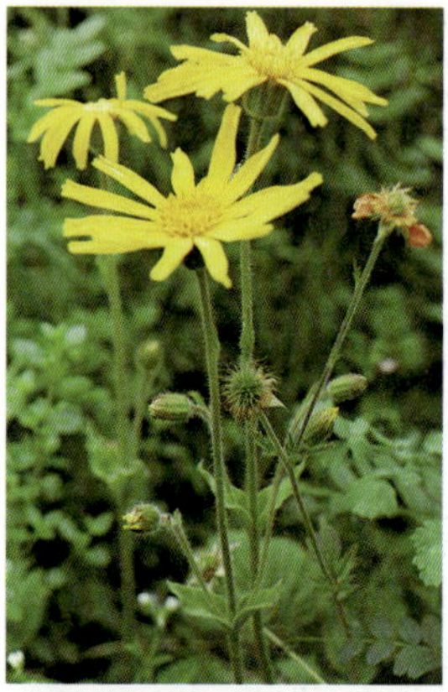

Arnica montana: Pflanze [7]

Arnika: s. Arnica montana.

Arnika|tinktur *f*: s. Arnica montana.

Aroma|stoffe (gr. ἄρωμα Gewürz): flüchtige Verbindungen, die mit den Geruchssensoren wahrgenommen werden können u. zusammen mit den Geschmacksstoffen* am Zustandekommen des Geschmackseindrucks beteiligt sind; **Einteilung:** Bei der industriellen Herstellung von Lebensmitteln* werden zur Aromatisierung verwendete Lebensmittelzusatzstoffe* unterschieden in: **1.** natürliche A., die durch physikalische Verfahren aus pflanzlichem od. tierischem Ausgangsmaterial gewonnen werden; **2.** naturidentische od. synthetische A., die natürlichen A. in ihrem chemischen Aufbau gleich sind, aber synthetisch hergestellt werden; **3.** künstliche A., die in der Natur nicht vorkommen. Seit 1992 muss bei der Deklaration von A. nicht mehr nach diesen 3 Gruppen differenziert werden.

Aroma|therapie (↑; Therapie*) *f*: syn. Dufttherapie; therapeutische Anwendung unverfälschter ätherischer Öle* als Duftstoffe; die Verabreichung erfolgt in Form oraler Gaben, perkutan durch Bäder, Massagen, Wickel u. inhalativ durch gebrauchsfertige Aerosole*. **Ziel:** Optimierung u. Harmonisierung der Selbstheilungskräfte zur Gesunderhaltung u. im Krankheitsfall; **Wirkung:** Düfte sollen auf alle Existenzebenen des Menschen einwirken können; insbesondere wird der bioinformative Charakter (s. Bioinformation) von Duftmolekülen betont. Als gesichert gilt, dass die chemischen Verbindungen von Duftmolekülen diverse zentralnervöse Wirkungen entfalten können. Hierbei sind insbesondere stimmungsbeeinflussende u. endokrine Wirkungen nachweisbar. **Anwendung:** breites Anwendungsspektrum; Schwerpunkte in der Prävention, bei endokrinen, stoffwechselbezogenen sowie psychosomatischen Erkrankungen u. Infektionskrankheiten; **Nebenwirkungen:** z. T. toxische Effekte bei zu hoher Dosierung; Vorsicht bei Schwangeren, Säuglingen, Kleinkindern, Allergikern u. Epileptikern; **Kontraindikation:** bekannte Allergien u. Unverträglichkeiten. Wissenschaftlich u. klinisch weitgehend noch nicht anerkanntes Verfahren; angstlösende Wirkungen wurden nachgewiesen. Positive Wirkungen wurden bei Alopecia areata, zur Bronchitisprophylaxe, bei Akne u. Pilzinfektionen sowie zur Besserung der Lebensqualität bei Tumorpatienten beobachtet.

Aromato|graphie (↑; gr. γϱάφειν schreiben) *f*: diagnostisches Verfahren bei der Aromatherapie*, mit dessen Hilfe eine spezifische Wirksamkeit ätherischer Öle auf bestimmte Keime nachgewiesen werden soll, um eine gezieltere Behandlung von Infektionskrankheiten mit der Aromatherapie zu ermöglichen; aus dem üblichen Probenmaterial werden Keime gezüchtet u. schließlich der Hemmhofdurchmesser des aufgetragenen Duftöls in der Kulturschale bestimmt (Aromatogramm). Wissenschaftlich spekulatives Verfahren.

Aron|stab, Gefleckter: s. Arum maculatum.

Arrow|root, Indisches: s. Curcuma zedoaria.

Arsen *n*: chemisches Element, Symbol As, OZ 33, rel. Atommasse 74,92; zur Stickstoffgruppe gehörendes 3- u. 5-wertiges Halbmetall; Spurenelement* (evtl. essentiell); **biochemische Funktion:** möglicherweise Beeinflussung der Bildung von Methionin- u. Argininmetaboliten, Arsenat als Enzymaktivator anstelle von Phosphat, Arsenit zur Regulation der Genexpression bestimmter Proteine; **Vorkommen in Nahrungsmitteln:** in tierischen u. pflanzlichen Lebensmitteln; besonders hoher Gehalt in Fischen u. a. Meerestieren; Bedarf: Aus Tierversuchen ergibt sich ein möglicher Bedarf von 12–25 μg/d; mit der Nahrung aufgenommene Menge ca. 10–15 μg/d. **Mangelerscheinungen:** in Tierversuchen Wachstums- u. Fertilitätsstörungen; verminderte Glutathion-S-Tranferase-Aktivität; erhöhte renale Calciumkonzentration; **Intoxikation:** Übelkeit, Erbrechen, Diarrhö, Bauchkrämpfe, Leberschäden, akutes Nierenversagen; von der WHO vorgeschlagener acceptable* daily intake: 50 μg/kg Körpergewicht; **Verwendung:** in der Anthroposophischen Medizin in homöopathisierter Form insbesondere zur Stärkung der Verbindung der oberen Wesensglieder (Seelenleib*) mit Lebensleib* u. physischem Leib; entspricht einer Energisierung; vgl. Metalltherapie; **Homöopathie: 1.** Arsenum metallicum (metallisches Arsen): Verwendung entsprechend dem homöopathischen Arzneimittelbild, z. B. bei Ekzemen, Schleimhautentzündungen von Augen, Mundhöhle od. Magen-Darm-Trakt, Leber- u. Milzerkrankungen, Diarrhö, Verstimmungszuständen; **2.** Acidum arsenicosum (Arsenicum album, Arsentrioxid): Polychrest*; Verwendung entsprechend dem homöopathischen Arzneimittelbild, z. B. bei Entzündungen aller Schweregrade in allen Geweben u. Organen, schweren Infektionen, Verschleißkrankheiten, benignen u. malignen Tumoren, Verstimmungszuständen; **3.** Arsenum bromatum (Arsentribromid): Verwendung entsprechend dem homöopathischen Arzneimittelbild, z. B. bei Akne, Lymphknotenverhärtung; **4.** Arsenum jodatum (Arsentriiodid): Verwendung entsprechend dem homöopathischen Arzneimittelbild, z. B. bei Rhinitis, Bronchitis, Drüsenschwellung, Altersherz; **5.** Arsenum sulfuratum rubrum (Arsendisulfid): Verwendung entsprechend dem homöopathischen Arzneimittelbild, z. B. bei Entzündungen der Atemorgane, Ischiasschmerz.

Arte|misia abrotanum L. *f*: Eberraute; Pflanze aus der Familie der Asteraceae (Korbblütler); **Arzneidroge:** Kraut (Abrotani herba); **Inhaltsstoffe:** Abrotin, Bitterstoffe, Cumarinderivate (Isofraxidin), ätherisches Öl; **Wirkung:** leicht antimikrobiell, Förderung der Magensaftsekretion; **Verwendung:** (volkstümlich) als Aromatikum zur Anregung des Appetits u. der Verdauung; **Homöopathie:** Verwendung der frischen, jungen Triebe u. Blätter entsprechend dem homöopathischen Arzneimittelbild, z. B. bei Abmagerung u. Entwicklungsstörungen bei Kindern sowie durch chronische Entzündungen, bei Hauterkrankungen, Erkrankungen des rheumatischen Formenkreises, Gicht.

Arte|misia absinthium L. *f*: Wermut; Halbstrauch aus der Familie der Asteraceae (Korbblütler); s. Abb.; **Arzneidroge:** getrocknete, obere, blühende Sprossteile u. Blätter (Absinthii herba, Wermutkraut); Monographie: HMPC, ESCOP, Kommission E; **Inhaltsstoffe:** mindestens 0,3 % ätherisches Öl (u. a. mit α- u. β-Thujon, Thujylalkohol, trans-Sabinylacetat), Flavone, Gerbstoffe, Sesquiterpenlactonbitterstoffe (Absinthin, Anabsinthin, Artabsinthin, Artabsin); der Bitterwert der Droge soll

A

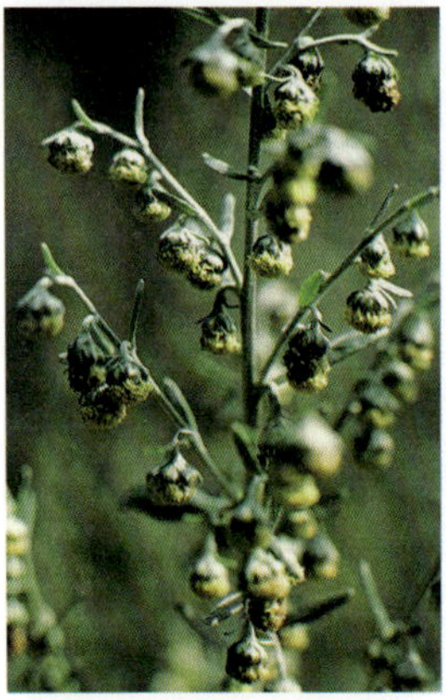

Artemisia absinthium: Blüte [7]

mindestens 15 000 betragen; **Wirkung:** tonisierend auf Magen u. Gallenwege, antiphlogistisch, karminativ, choleretisch, spasmolytisch. **Verwendung:** geschnittene Droge für Infuse u. Dekokte; Drogenpulver, Extrakte, Tinkturen als flüssige od. feste Darreichungsformen zur oralen Anwendung; **1.** (med.) **a)** bei Appetitlosigkeit, dyspeptischen Beschwerden (ESCOP, Kommission E); **b)** bei Dyskinesien der Gallenwege (Kommission E); **2.** (traditionell) zur Therapie vorübergehender Appetitlosigkeit, dyspeptischer gastrointestinaler Beschwerden (HMPC); **3.** (volkstümlich) bei Achylie, Magenatonie, verminderter Magensaftsekretion bei subazider Gastritis, atonischen Zuständen der Gallenblase; die Wirksamkeit bei den beanspruchten Anwendungsgebieten ist derzeit nicht belegt. **Dosierung:** mittlere Tagesdosis als Einzelteedroge 2–3 g, 1 g pro Tasse; Zubereitungen entsprechend; **Nebenwirkungen:** keine bekannt; **Kontraindikation:** Schwangerschaft u. Stillzeit; **Wechselwirkung:** keine bekannt; **Homöopathie:** Verwendung der frischen, oberen Sprossteile, Blätter u. Blüten entsprechend dem homöopathischen Arzneimittelbild, z. B. bei Erregungszuständen u. Krampfleiden, Gastritis.

Arte|misia annua L. *f*: Einjähriger Beifuß; Pflanze aus der Familie der Asteraceae (Korbblütler); **Arzneidroge:** getrocknete oberirdische Teile (Artemisiae annuae herba); **Inhaltsstoffe:** ätherisches Öl mit Artemisiaketon als Hauptbestandteil; Bitterstoffe: Sesquiterpenlactone (Artemisinin, in Wildpflanzen 0,01–0,5 %, in kultivierten Pflanzen bis zu 2 %) u. Arteannuin B; **Wirkung:** Anti-Malaria-Wirkung, fiebersenkend, antientzündlich, bakteriostatisch, immunmodulierend; **Verwendung:** als Droge od. galenische Zubereitungen; **1.** (volkstümlich) innerlich als Anti-Malaria-Mittel, bei Fieber, Nachtschweiß, Erkältung, Infektionskrankheiten, Obstipation, Gelbsucht, Psoriasis, systemischem Lupus erythematodes; äußerlich bei bakteriellen Infektionen, stumpfen Verletzungen, rheumatischen Beschwerden; die Wirksamkeit bei den beanspruchten Anwendungsgebieten ist derzeit nicht ausreichend belegt. **2.** in der Chinesischen Medizin: s. Artemisiae annuae herba; **Dosierung:** Tagesdosis 3–9 g Droge, Zubereitungen entsprechend; **Nebenwirkungen:** gastrointestinale Symptome (Erbrechen, abdominale Schmerzen, Diarrhö) u. Schwindel; **Kontraindikation:** bekannte Allergie gegenüber Korbblütlern, Schwangerschaft u. Stillzeit; **Wechselwirkung:** keine bekannt.

Arte|misia cina (O. C. Berg et C. F. Schmidt) *f*: Wurmkraut, Zitwer; Pflanze aus der Familie der Asteraceae (Korbblütler); **Arzneidroge:** Blüten (Cinae flos, Zitwerblüten; nicht korrekt Zitwersamen, Wurmsamen); **Verwendung:** früher als Wurmmittel gegen Spulwürmer (als sog. Wurmsamen); die Verwendung ist obsolet. **Nebenwirkungen:** Überdosierung führt zu Gelbsehen u. schweren zentralen Vergiftungen mit Bewusstlosigkeit, Krämpfen u. Koma. **Homöopathie:** Anwendung entsprechend dem homöopathischen Arzneimittelbild, z. B. bei Fieberanfällen, als Wurmmittel, bei Krampfneigung, Stimmungsänderung bei Kindern.

Arte|misiae annuae herba *f*: **1.** Herba Artemisiae annuae; chin. Qing-Hao; Droge der Chinesischen Medizin*; oberirdische Teile von Artemisia* annua L. aus der Familie der Asteraceae (Korbblütler); **Eigenschaften:** bitter, scharf, kalt, kehrt in Leber, Gallenblase u. Niere ein; **Wirkung:** klärt Leere-Hitze, befreit von Sommerhitze*, verhindert Malaria; **Anwendung:** bei Yin*-Leere, bei Hitzschlag, Sommerhitze mit Feuchtigkeit*, fieberhaften Erkrankungen mit Feuchtigkeit, bei Wechselfieber bei Malaria. **2.** s. Artemisia annua.

Arte|misia vulgaris L. *f*: Beifuß; Pflanze aus der Familie der Asteraceae (Korbblütler); **Arzneidroge:** getrocknete oberirdische (Artemisiae vulgaris herba) u. unterirdische (Artemisiae vulgaris radix) Teile; Negativmonographie Kommission E; **Inhaltsstoffe:** ätherisches Öl mit 1,8-Cineol, Terpinen-4-ol u. Thujon sowie Sesquiterpene vom Eudesmantyp u. Sesquiterpenlactone; **Wirkung:** antimikrobiell; **Verwendung:** Hinweis: A. vulgaris ist eines der potentesten pflanzlichen Allergene; die volkstümliche Anwendung ähnlich Artemisia* absinthium sowie die Anwendung als Dekokt od. andere galenische Zubereitung bei Verdauungsbeschwerden sind obsolet; das Kraut wird in der Chinesischen Medizin zur Moxibustion* verwendet. **Kontraindikation:** Allergie auf Artemisia-Arten u. a. Asteraceen; **Homöopathie:** Anwendung entsprechend dem homöopathischen Arzneimittelbild, z. B. bei Krampfleiden, als Wurmmittel.

Arterio|sklerose (gr. ἀρτηρία Schlagader; σκληρός hart, trocken; -osis*) *f*: umgangssprachl. Arterienverkalkung; wichtigste u. häufigste pathologische Veränderung der Arterien mit Verhärtung, Verdickung, Elastizitätsverlust u. Lumeneinengung;

Ursache: Risikofaktoren sind z. B. Hypertonie*, Hyperlipidämie, Hyperfibrinogenämie, Diabetes* mellitus, Nicotinkonsum, psychischer Stress, Alter, familiäre Vorbelastung. **Therapie:** u. a. **1.** Phytotherapie: (volkstümlich) u. a. Allium* ursinum, Crataegus*, Fucus*, Strophantus; **2.** Homöopathie: u. a. Anamirta* cocculus, Barium* carbonicum, Blei*, Gold*, Hypericum* perforatum, Quecksilber*; **3.** Hydrotherapie: u. a. Armguss*, Brustwickel*, Sauna*, Wechselguss*; **4.** Akupunktur* nach den Vorgaben der Chinesischen Medizin; **5.** Ayurveda, Tibetische Medizin; **6.** ausleitende Verfahren: Aderlass*; **7.** Heliotherapie*, Vitamin* D; **8.** Ernährungstherapie*: u. a. mediterrane Ernährung*, Ornish*-Diät, vegetarische Ernährung, therapeutisches Fasten*, Vitamin* C, grüner Tee (s. Camellia sinensis), Leinsamen (s. Linum usitatissimum), Granatapfel (s. Punica granatum), Walnüsse (s. Juglans regia), Fischöl*, Mandeln, Kakao (s. Theobroma cacao), L-Arginin; **9.** Bewegungstherapie: aerobes Ausdauertraining; **10.** Mind*-Body-Medizin: Meditation*, progressive Muskelrelaxation*, kognitive Restrukturierung*, Stressreduktion, Tai*-Ji-Quan, Yoga*; **Prävention:** (evtl. auch Rückbildung der Frühstadien) durch Ausschaltung bzw. Verminderung der Risikofaktoren; Phytotherapie: (volkstümlich) Camellia* sinensis, Cyclanthera* pedata.

Ar|thritis (gr. ἄρθρον Gelenk; -itis*) *f*: entzündliche Gelenkerkrankung; **Ursache:** u. a. infektiös; para- od. postinfektiös (ohne Nachweis lebender Erreger im Gelenk), i. R. von extraartikulären Infektionen, entzündlich rheumatisch (s. Erkrankungen des rheumatischen Formenkreises), begleitend z. B. bei malignen Tumorerkrankungen, Stoffwechselerkrankungen (z. B. bei Diabetes* mellitus), Hauterkrankungen (z. B. bei Psoriasis*) u. ernährungsbedingten Störungen (z. B. bei Gicht*); **Symptome:** akute Formen: Schmerzen, Schwellung, Überwärmung u. Bewegungseinschränkung der betroffenen Gelenke in Ruhe, Entlastungsschonhaltung, Gelenkerguss (seröse Formen), Gelenkempyem (eitrige Formen), Rötung, Fieber; bei allergischer A.: zusätzlich Tachykardie, Kopfschmerz, Übelkeit, Bauchschmerzen, Lymphadenopathie, Exanthem; bei chronischem Verlauf: v. a. Funktionsverlust des betroffenen Gelenks; **Therapie:** u. a. **1.** Phytotherapie: **a)** (med.) u. a. Boswellia* serrata, Capsicum*, Rosa* canina, Uncaria* tomentosa, Urtica*; **b)** (volkstümlich) u. a. Arnica* montana, Brassica* nigra, Fumaria* officinalis, Kombucha*, Medicago* sativa, Mentha* spicata, Nasturtium* officinale, Oenothera* biennis, Olea* europaea, Ribes* nigrum, Tanacetum* parthenium; **2.** Homöopathie: u. a. Gold*, Rhus* radicans, Ruta* graveolens; **3.** Hydrotherapie: u. a. feucht-kalte Wickel*, Heublumensack*; **4.** lokale Auflagen: Quarkauflage*, Kohlblätter, Trigonella* foenum-graecum; **5.** Akupunktur* nach den Vorgaben der Chinesischen Medizin; **6.** Ayurveda: u. a. Aśvagandhā, Yogāraja guggulu (s. Pharmakotherapie, ayurvedische, Tab. dort); **7.** Chinesische Medizin: u. a. Tripterygium wilfordii; **8.** Apitherapie*, Gelenkpflege*, Enzymtherapie*, Kryotherapie*, Symbioselenkung*; **9.** Ernährungstherapie: therapeutisches Fasten*, mediterrane Ernährung*, vegetarische arachidonsäurearme Kost, essentielle Fettsäuren* (Omega-3-Fettsäuren), Punica* granatum, Selen*, Vitamin* C, Vitamin* E, Wintergrünöl (aus Gaultheria procumbens), Zingiber* officinale. Vgl. Arthrose.

Arthrose (↑; -osis*) *f*: syn. Arthrosis deformans; degenerative Gelenkerkrankung, die vorwiegend bei einem Missverhältnis zwischen Beanspruchung u. Belastbarkeit der einzelnen Gelenkanteile u. -gewebe entsteht; **Formen: 1. primäre** A.: Prädispositionsfaktoren sind körperliche Schwerarbeit, Sport, hohes Körpergewicht od. Verminderung der Leistungsfähigkeit der bradytrophen Gewebe durch endogene Veränderungen: Alterung, Stoffwechselstörung, Überbeanspruchungsschäden; **2. sekundäre** A.: **a)** bei kongenitalen dysplastischen Zuständen, z. B. flache Pfannenbildung, Subluxation (Hüfte, Knie), Luxationen (verschiedene Gelenke, v. a. Hüfte) u. Folgezustände nach Wachstumsstörungen im Epiphysenbereich; **b)** bei erworbener Gelenkdeformierung, z. B. Folgezustände entzündlicher Gelenkerkrankungen, nach rheumatischer Gelenkerkrankung, nach Gelenktrauma, Verschiebung der Gelenkachsen (Skoliose, Beckenschrägstand, Coxa vara, X-Bein, Knickfuß, Plattfuß) od. chronischen, nichtentzündlichen Gelenkerkrankungen; **Symptome:** anfangs Spannungsgefühl u. Steifigkeit in den Gelenken, später Einlauf-, Belastungs- u. Dauerschmerz; schmerzhafte Bewegungseinschränkung bis Kontraktur, Fehlstellungen, Muskelatrophien, Gelenkinstabilität, Gelenkgeräusche; **Therapie:** u. a. **1.** Phytotherapie: **a)** (med.) u. a. Boswellia* serrata, Capsicum*, Rosa* canina, Urtica*; **b)** (volkstümlich) u. a. Arnica* montana, Brassica* nigra, Fumaria* officinalis, Kombucha*, Medicago* sativa, Mentha* spicata, Nasturtium* officinale, Oenothera* biennis, Olea* europaea, Ribes* nigrum, Tanacetum* parthenium, Uncaria* tomentosa; **2.** Homöopathie: u. a. Gold*, Rhus* radicans, Ruta* graveolens; **3.** Hydrotherapie: u. a. feucht-kalte Wickel*, Heublumensack*; **4.** lokale Auflagen: Quarkauflage*, Kohlblätter, Trigonella* foenum-graecum; **5.** Akupunktur* u. chinesische Phytotherapie nach den Vorgaben der Chinesischen Medizin; **6.** Ayurveda: u. a. Aśvagandhā, Yogāraja guggulu (s. Pharmakotherapie, ayurvedische, Tab. dort); **7.** Apitherapie*, Enzymtherapie*, Gelenkpflege*, Gelosentherapie*, Kryotherapie*, Periostmassage*; **8.** ausleitende Verfahren: Schröpfen*, Hirudo* medicinalis, Cantharidinpflaster*; **9.** Ernährungstherapie: therapeutisches Fasten*, mediterrane Ernährung*, vegetarische arachidonsäurearme Kost, essentielle Fettsäuren* (Omega-3-Fettsäuren), Punica* granatum, Selen*, Vitamin* C, Vitamin* E, Wintergrün-

A

öl (aus Gaultheria procumbens), Zingiber* officinale. Vgl. Arthritis.

Artischocke *f*: s. Cynara cardunculus ssp. flavescens.

Arum maculatum L. *n*: Gefleckter Aronstab; 15–60 cm hohe Land- od. Sumpfpflanze aus der Familie der Araceae (Aronstabgewächse); **Arzneidroge:** Wurzelstock (Rhizoma Ari, Aronwurzel); **Inhaltsstoffe:** Glukomannane, Saponin, 70 % Stärke, 18 % Bassorin, fettes Öl, Lektine; **Verwendung:** Die phytotherapeutische Verwendung ist obsolet, da alle Pflanzenteile sehr stark giftig sind. **Homöopathie:** Verwendung des frischen, vor Entwicklung der Blätter gesammelten Wurzelstocks entsprechend dem homöopathischen Arzneimittelbild, z. B. bei Entzündungen der oberen Atemwege, Nasenpolypen.

Arznei|bad: medizinisches Bad* mit als Arzneimittel zugelassenem Badezusatz mit pflanzlichen (s. Kräuterbad), mineralischen od. chemischen Wirkstoffen, die an der Haut wirksam werden od. aus dem warmen Bad über die Haut bzw. durch Inhalation über die Lunge in den Organismus gelangen; vgl. Bad.

Arznei|buch: Pharmakopöe; amtliche Vorschriftensammlung eines Landes od. einer Staatengruppe für die Zubereitung, Qualität, Prüfung, Bezeichnung, Lagerung u. Abgabe einer bestimmten Auswahl von Arzneimitteln* (sog. offizinelle Mittel); gültig sind **1.** in Deutschland: Europäisches Arzneibuch (Pharmacopoea Europaea, 6. Ausgabe, Ph.Eur.6), Deutsches Arzneibuch (10. Ausgabe, DAB2009), Homöopathisches Arzneibuch (HAB2008), Deutscher Arzneimittel-Codex (DAC86, aktuelle Ausgabe DAC2009); **2.** in Österreich: Ph.Eur.6, Österreichisches Arzneibuch mit homöopathischem Teil (Pharmacopoea Austriaca, ÖAB2009), HAB; **3.** in der Schweiz: Ph.Eur.6, Schweizerische Pharmakopöe (Pharmacopoea Helvetica, 10. Ausgabe, Ph.Helv.10.

Arznei|findung: s. Arzneimittelwahl.

Arznei|formen: Zubereitungen von Arzneistoffen; meist in Kombination mit pharmazeutischen Grund- u. Hilfsstoffen als feste (z. B. Pulver, Granulat, Tabletten, Dragee*, Kapsel), halbfeste (z. B. Salbe*, Pflaster, Suppositorium*), flüssige (z. B. Saft, Öl, Tropfen), durch Extraktion gewonnene (z. B. Extrakt*, Tinktur*) u. gasförmige (Aerosol*, Inhalat) A. sowie therapeutische Systeme (z. B. Transdermalsysteme, Intrauterinpessar); homöopathische A.: s. Homöopathie; Potenzierung. Vgl. Arzneimittel.

Arznei|mittel: Pharmaka; Medikamente; zu diagnostischen, therapeutischen u. prophylaktischen Zwecken verwendete, aus natürlichen Grundstoffen od. synthetisch hergestellte u. ggf. (pharmazeutisch) speziell zubereitete Arzneiformen*, die den Wirkstoff u. meist auch inaktive Hilfsstoffe enthalten (sog. echte A.), sowie chirurgisches Nahtmaterial, Desinfektionsmittel u. In-vitro-Diagnostika; Herstellung u. Umfang sind geregelt im Arzneimittelgesetz* u. in der Apothekenbetriebsordnung. A. sind insbesondere vor Kindern zu sichern, Arzneimittelreste als Sondermüll zu behandeln. Vgl. Wirkstoff, Heilmittel.

Arznei|mittel, anthropo|sophisches: Arzneimittel der Anthroposophischen Medizin*, konzipiert, entwickelt u. hergestellt nach den Erkenntnissen der Anthroposophie* vom Menschen, der Natur u. deren Substanzen (vgl. Dreigliederung, funktionelle); Herstellung u. Qualität nach APC*; charakteristisch sind die Verwendung von natürlichen Ausgangsstoffen (mineralischen, pflanzlichen, tierischen Ursprungs), homöopathische sowie eigenständige Herstellungstechniken (s. Pharmazie, anthroposophische) u. Arzneiformen* wie Dilutionen*, Globuli*, Triturationen* od. Injektionen.

Arznei|mittel, anti|miasmatische: in der Homöopathie* gebräuchliche Bez. für Arzneimittel, deren Arzneimittelbild* viele Symptome enthält, die einem od. mehreren Miasmen* zugeordnet werden können, u. die nach dem Ähnlichkeitsprinzip* gegen diese eingesetzt werden können; häufig werden zu diesem Zweck auch Nosoden* eingesetzt.

Arznei|mittel, anti|psorische: syn. Antipsorika, Homöopsorika; innerhalb der Miasmenlehre* in der Homöopathie* gebräuchliche Bez. für Arzneimittel mit vorwiegend psorischen Symptomen im Arzneimittelbild*, d. h. mit besonders gegen das Miasma* der Psora* gerichteter Wirkung, z. B. Sulfur (s. Schwefel), Psorinum*.

Arznei|mittel, anti|sykotische: syn. Antisykotika; innerhalb der Miasmenlehre* in der Homöopathie* gebräuchliche Bez. für Arzneimittel mit vorwiegend sykotischen Symptomen im Arzneimittelbild*, die besonders gegen das Miasma* der Sykose* eingesetzt werden können, z. B. Thuja (s. Thuja occidentalis), Medorrhinum*.

Arznei|mittel, anti|syphilitische: syn. Antisyphilitika; innerhalb der Miasmenlehre* in der Homöopathie* gebräuchliche Bez. für Arzneimittel mit vorwiegend syphilitischen Symptomen im Arzneimittelbild*, die besonders gegen das Miasma* der Syphilis* eingesetzt werden können, z. B. Aurum (s. Gold), Syphilinum (Luesinum*).

Arznei|mittel|beziehung: Bez. aus der Homöopathie* für die gegenseitige Beeinflussung der Wirkungen zweier Arzneimittel bei aufeinanderfolgender Verabreichung; die Beziehung zum zuvor angewendeten Arzneimittel kann als schwacher zusätzlicher Hinweis beim Abwägen zwischen 2 möglichen Folgemitteln dienen. Sie ist immer nachrangig gegenüber der Ähnlichkeit des Arzneimittelbildes* zur Patientensymptomatik. Nach ihren A. werden unterschieden: **1. Antidot** (Gegenmittel): Arzneimittel, das die Wirkung des zuvor angewendeten (od. einer toxischen Substanz) aufhebt, wenn es noch während dessen Wirkungsdauer appliziert wird. Im Allg. entspricht die Stärke der antidotierenden Beziehung dem Grad der Übereinstimmung beider Arzneimittelbilder (bzw. mit den Vergiftungssymptomen); vgl. Antidotierung; Tautopathie; **2. Komplementärmittel** (ergänzendes Mittel): Arzneimittel, das sich als besonders geeignet erwiesen hat, um die Heilung der (nach Auswirken des zuvor angewendeten Arzneimittels) noch verbliebenen Symptome fortzusetzen; **3. gut folgendes Mittel** (Freund): Arzneimittel, das nach dem Auswirken des zuvor angewendeten Arzneimittels verschrieben werden kann, ohne dessen Wirkung negativ zu beeinflussen; **4. entgegengesetztes Mittel** (Feind): ein mit dem zuvor angewendeten unverträgliches Arzneimittel, das somit zu Verschlechterungen führen kann; **5. Kollateralmittel**: Arzneimittel mit zu dem bereits angewendeten Mittel ähnlichen Symptomen, das als mögliche Alternative zur Verschreibung angesehen werden kann. Da sich A. auf dieselbe Grundgesamtheit an Patientensymptomen beziehen (zu der die betreffenden Arzneimittel ein ähnliches Arzneimittelbild aufweisen), kann ein Arzneimittel je nach Anwendungszeitpunkt Antidot od. Komplementärmittel sein.

Arznei|mittel|bild: gesamte Symptomenreihe der Arznei (Hahnemann); zentraler Begriff der Homöopathie, der die Arzneimittelwirkungen bzw. einen dazugehörigen Patienten- od. Konstitutionstyp beschreibt, die aus den einzelnen Symptomen von Arzneimittelprüfung* u. klinischer Beobachtung bildhaft zusammengefasst od. abstrahiert werden; oft auch nicht korrekte Bez. für die Symptomatik eines Patienten od. als Synonym für Arzneimittel* verwendet. Nach der Anzahl der bekannten Symptome im A. u. der entsprechenden Verschreibungshäufigkeit werden (in abnehmender Reihenfolge) Polychrest*, großes Arzneimittel* u. kleines Arzneimittel* unterschieden, wobei die Grenzen fließend sind. Die Zuordnung eines bekannten A. zur Patientensymptomatik ist die Voraussetzung für eine Verschreibung nach dem Ähnlichkeitsprinzip*, wobei fast immer eine Auswahl unter mehreren in Frage kommenden A. getroffen werden muss (s. Arzneimittelwahl). Daher werden bei der Formulierung von A. v. a. die Symptome mit hoher Spezifität für das jeweilige Arzneimittel (s. Schlüsselsymptom) betont sowie ausgeprägte, sich gleichartig durch viele Symptome ziehende u. für das jeweilige Arzneimittel charakteristische Qualitäten u. Modalitäten hervorgehoben. Für die Arzneimittelwahl haben sich phänomenologische Beschreibungen meist ohne Rücksicht auf pathogenetische Kausalzusammenhänge als am brauchbarsten erwiesen. Klinische Diagnosen machen nur einen untergeordneten Bestandteil des A. aus, da sie auf zu wenigen u. für den Zweck der Differenzierung von A. zu unpräzise beschriebenen Symptomen beruhen. Um die große Anzahl der A. überschaubar zu machen u. um schnell eine grobe Vorauswahl treffen zu können, wurden verschiedene Klassifikationen eingeführt (s. Miasmenlehre). Vgl. Essenz.

Arznei|mittel der Chinesischen Medizin: in der Chinesischen Medizin* eingesetzte Arzneimittel*, die Fertigarzneimittel u. individualisierte Rezepturen umfassen; geläufige Verabreichungsformen sind Dekokt, Trunk, Pille, Pulver u. Paste. Chinesische Rezepturen folgen i. d. R. folgendem Aufbau: **1. Regentenarznei:** erzielt den Haupteffekt u. richtet sich gegen die Krankheitsauslösung od. das zugrunde liegende Syndrom; **2. Ministerarznei:** verstärkt den Effekt der Regentenarznei; **3. Helferarznei:** **a)** unterstützt Regenten- u. Ministerarznei in der Behandlung von Nebenaspekten der Erkrankung; **b)** vermindert die schädigenden Effekte der Regenten- u. Ministerarznei; **c)** besitzt einen gegensätzlichen Geschmack u. gegensätzliche Eigenschaften zur Regentenarznei, verbessert die Verträglichkeit u. hilft dem Patienten dadurch, stark wirkende Arzneien anzunehmen, wenn die Erkrankung schwer u. die pathogenen Faktoren stark sind; **4. Botenarznei:** **a)** führt die anderen Bestandteile der Rezeptur durch ihren Lokalisationsbezug an den Erkrankungsort; **b)** reguliert die Eigenschaften der anderen Bestandteile der Rezeptur.

Arznei|mittel der Tibetischen Medizin: in der Tibetischen Medizin* eingesetzte Arzneimittel meist pflanzlicher u. mineralischer Herkunft; Zusammenstellung nach den pharmakologischen Prinzipien der 5 Elemente (Erde, Wasser, Feuer, Wind, Raum), den 6 Geschmacksrichtungen (s. Ernährung der Tibetischen Medizin) sowie den 8 prinzipiellen Wirkkräften (schwer, ölig, kalt, stumpf, leicht, rau, stechend, scharf), den 3 nach-verdaulichen Geschmacksrichtungen u. 17 Neben-Wirkkräften; das Gyü-shi* klassifiziert die Bestandteile der Arzneimittel u. a. in kostbare Metall-Arzneien, Stein-Arzneien, Erd-Arzneien, Baum-Arzneien, Harze, Pflanzen u. Kräuter. Darreichungsformen sind Dekokte, Pulver, Pillen, Sirup, Medizinbutter, Medizinwein, Aschen u. Juwelenpillen.

Arznei|mittel|gesetz: Abk. AMG; „Gesetz über den Verkehr mit Arzneimitteln" vom 24.8.1976 (BGBl. I S. 2445) in der Fassung vom 12.12.2005 (BGBl. I S. 3394), zuletzt geändert am 25.5.2011 (BGBl. I S. 946); enthält insbesondere Vorschriften für Herstellung, Prüfung, Zulassung, Registrierung, Kontrolle, Verschreibung u. Abgabe von Arzneimitteln* sowie für Verbraucheraufklärung (Packungsbeilage gemäß § 11) u. die (verschuldensunabhängige) Gefährdungshaftung pharmazeutischer Unternehmer (§ 84); §§ 40 ff. beinhalten Maßgaben zum Schutz von Personen, die an einer klinischen Arzneimittelprüfung* teilnehmen.

Arznei|mittel, großes: homöopathisches Arzneimittel, das aufgrund der großen Anzahl der bekannten Symptome in seinem Arzneimittelbild* häufig verschrieben wird; vgl. Arzneimittel, kleines; Polychrest.

Arznei|mittel, kleines: homöopathisches Arzneimittel, das aufgrund der geringen Anzahl der bekannten Symptome in seinem Arzneimittelbild* selten verschrieben wird; vgl. Arzneimittel, großes; Polychrest.

A

Arznei|mittel|krankheit: in der Homöopathie* gebräuchliche Bez. für eine durch langen bzw. intensiven Gebrauch von potenzierten od. unpotenzierten Arzneimitteln hervorgerufene u. nach ihrem Absetzen persistierende Symptomatik; die A. kann als eine wegen Erschöpfung der Autoregulation nicht spontan endende Arzneimittelprüfung* verstanden werden. Nach Patientensymptomen aus der Zeit vor Beginn der Anwendung des auslösenden Arzneimittels kann evtl. ein passendes Konstitutionsmittel* zur Behandlung gefunden werden. Bei einer A. durch unpotenzierte Substanzen kann auch die Gabe derselben Substanz in hoch potenzierter Form versucht werden (s. Tautopathie).

Arznei|mittel|lehre, homöo|pathische: Sammelwerk der Homöopathie*, in dem aus den ursprünglichen Prüfungssymptomen* u. klinischen Beobachtungen ausgewählte bzw. abstrahierte Arzneimittelbilder* enthalten sind; oft auch als Materia* medica bezeichnet.

Arznei|mittel|prüfung: **1.** Abk. AMP; vor Erst- od. erweiterter Zulassung durch die zuständige Bundesoberbehörde (§ 77 AMG; i. d. R. Bundesinstitut für Arzneimittel u. Medizinprodukte) stattfindende Prüfung von Arzneimitteln* zu dem Zweck, über den einzelnen Anwendungsfall hinaus Erkenntnisse über deren therapeutischen Wert, insbesondere hinsichtlich ihrer Wirksamkeit u. Unbedenklichkeit, zu gewinnen (§ 4 Absatz 23 AMG, definiert die klinische Prüfung am Menschen); bei ihrer Durchführung müssen sowohl die Teilnehmerschutzvorschriften der §§ 40 ff. des Arzneimittelgesetzes* als auch die Regeln der Verordnung über gute klinische Praxis des Bundesministeriums für Gesundheit u. soziale Sicherung („Good Clinical Practice"-Verordnung vom 9.8.2004, BGBl. I S. 2081, zuletzt geändert am 3.11.2006, BGBl. I S. 25) beachtet werden. Nach § 40 Absatz 1 S. 2 u. 3 AMG darf bei Menschen die klinische A. grundsätzlich nur begonnen werden, wenn diese zuvor von der öffentlich-rechtlichen Ethik-Kommission zustimmend bewertet u. von der zuständigen Bundesoberbehörde genehmigt worden ist. Nach erfolgreichem Abschluss der vorklinischen Untersuchungen (In-vitro-Tests, Zellkultur, Versuchstiere) erfolgt die **klinische Prüfung** in 4 Phasen: **Phase I:** erstmalige Anwendung am Menschen bei geringer Anzahl gesunder Versuchspersonen (<100); umfasst mehrere klinische Studien insbesondere zur Verträglichkeit u. zur Pharmakokinetik; **Phase II:** Anwendung an Patienten (ca. 100–500) in ausgesuchten Kliniken; im Vordergrund steht der Nachweis der Wirksamkeit u. einer Überlegenheit gegenüber der Standardtherapie. **Phase III:** breit angelegte, bis zu 3 Jahre dauernde Studie in Kliniken u. bei niedergelassenen Ärzten (>1000 Patienten) zur Erfassung von UAW u. Interaktionen sowie Besonderheiten bei Begleiterkrankungen (z. B. Niereninsuffizienz). Nach erfolgreichem Abschluss der Phase III kann das neue Präparat zur Zulassung eingereicht werden. **Phase IV:** Drugmonitoring; nach erfolgter Zulassung erfolgt eine weitere Beobachtung zur möglichst frühzeitigen Erfassung seltener UAW, die evtl. erst nach längerem Gebrauch manifest werden. Das Paul-Ehrlich-Institut ist zuständig für Sera, Impfstoffe, Blutzubereitungen, Knochenmarkzubereitungen, Gewebezubereitungen, Gewebe, Allergene, xenogene Arzneimittel, gentechnisch hergestellte Blutbestandteile u. Arzneimittel für neuartige Therapien (§ 77 Absatz 2 AMG). Arzneimittel mit hohem sog. medical need (Behandlungsoptionen für Erkrankungen, für die bisher nur unzureichende Therapieansätze vorhanden sind, z. B. AIDS, Malaria) können ggf. verkürzte A. durchlaufen. **2.** in der **Homöopathie** Bez. für die Anwendung einer Arzneisubstanz (i. d. R. in potenzierter Form) am Gesunden zur Beobachtung ihrer Wirkung; die festgestellten Prüfungssymptome aller Prüfer einer Substanz werden im Arzneimittelbild* zusammengefasst u. in die homöopathische Arzneimittellehre* u. Materia* medica aufgenommen. Eine A. am Tier ist möglich, hier können jedoch gerade die arzneimittelspezifischen Geistes*- und Gemütssymptome sowie Empfindungsqualitäten nicht gewonnen werden, so dass die Ergebnisse für humanhomöopathische Zwecke wenig nützlich sind. Es existiert noch keine einheitliche Richtlinie zur homöopathischen A., so dass die vorliegenden Prüfungen sehr heterogen bezüglich geprüfter Potenz, Dosis, Einnahmefrequenz u. a. sind.

Arznei|mittel|test *m*: s. Elektroakupunktur; VRT-Vegatest; Funktionsdiagnostik, bioelektronische.

Arznei|mittel|wahl: Arzneifindung; Begriff aus der Homöopathie* für die Auswahl eines Arzneimittels nach dem Kriterium der größtmöglichen Ähnlichkeit seines Arzneimittelbildes* zur Symptomatik des Patienten (Similefindung; s. Ähnlichkeitsprinzip; Individualisierung); nach der Auswahl u. Gewichtung (s. Hierarchisierung) der einzelnen Symptome aus der Fallaufnahme* wird ein Arzneimittel mit dem zur Patientensymptomatik ähnlichsten Arzneimittelbild ausgewählt (sog. Materia-medica-Vergleich). Die Arzneimittelwahl kann je nach Homöopath u. Betrachtungsweise des Falles unterschiedlich ausfallen, wie man auch die Ähnlichkeit von Menschen mehr nach ihrem Aussehen, ihrer Art od. anderen Kriterien festlegen kann. Auch das Behandlungsziel (palliativ, miasmatisch, konstitutionell, akut, antidotierend) beeinflusst die A.; evtl. vorkommende Schlüsselsymptome, bewährte Indikationen od. eine klinische Indikation können die A. erleichtern. Vgl. Miasmenlehre.

Arznei|mittel|wirkung, un|erwünschte: Abk. UAW; Wirkung eines Arzneimittels*, die (neben der erwünschten Hauptwirkung) diesem Arzneimittel ebenfalls eigentümlich, aber nicht erwünscht ist u. unter Umständen zur Änderung od. zum Absetzen der Therapie zwingen kann; vgl. Nebenwirkung.

Arzt-Patient-Beziehung: im Allg. Verhältnis zwischen Arzt u. Patient, im Besonderen i. S. einer therapeutischen Beziehung; Grundlage jeden medizinischen Handelns, bei dem kognitive, emotionale u. Verhaltensaspekte bei beiden Interaktionspartnern eine große Rolle spielen; in der Naturheilkunde von besonderer Bedeutung, da hier Placebo (s. Placebo) u. Pseudoplacebo-Effekte (s. Pseudoplacebo) u. U. eine Rolle spielen.

Asana (āsana, Sanskrit Sitzhaltung, Positur) *n*: Sammelbez. für Körperstellungen im Yoga* u. eines der 8 Glieder des klassischen Yoga; nach der klassischen Definition im Yogasutra („Leitfaden des Yoga“) ist A. eine stabile u. angenehme Stellung; diese wird durch isometrische Muskelkontraktionen eine Zeit lang bei Beugung des Rumpfes in Exspiration u. Überstreckung in Inspiration gehalten. Viele A. sind nach Tierarten benannt, deren Körperhaltungen sie nachahmen (s. Abb.). Das Üben der A. wird auch zur Gesunderhaltung u. zur Therapie von Erkrankungen empfohlen. Durch regelmäßiges Üben können Gesundheit u. Widerstandskraft gesteigert sowie der Verlauf vieler Erkrankungen günstig beeinflusst werden.

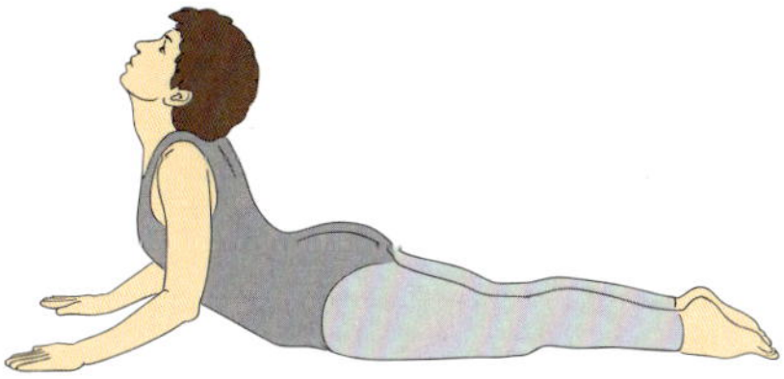

Asana: Stellung der Kobra [6]

Aschner-Methode (Bernhard A., Arzt, Wien, New York, 1883–1960) *f*: syn. Humoraltherapie; Bez. für insgesamt 13 konstitutions- bzw. humoralpathologisch orientierte Therapieformen (von Aschner ausführlich beschrieben in seinem „Lehrbuch der Konstitutionstherapie“, 1928) der aus- u. ableitenden Verfahren; sie sind vorwiegend der Humoralmedizin (s. Humoralpathologie) der antiken hippokratischen Schule entnommen. Dieser Medizin liegt das Modell der Säftelehre zugrunde, die Krankheit als fehlerhafte Zusammensetzung (Dyskrasie*) der 4 Kardinalsäfte Blut, Schleim, gelbe u. schwarze Galle interpretiert. Aus heutiger naturheilkundlicher Sicht soll mit den Verfahren der A.-M. eine Verstärkung der Ausscheidungs- u. Entgiftungsvorgänge, eine Stoffwechselentlastung, eine vegetative u. immunologische Umstimmung, die Reinigung von Blut, Lymphe u. Extrazellulärflüssigkeit sowie eine reflektorisch bedingte Schmerzlinderung erreicht werden. Folgende Verfahren werden als A.-M. eingesetzt: **1.** Ausleitung über die Haut, z. B. durch blutiges u. unblutiges Schröpfen*, Baunscheidt*-Verfahren, Cantharidinpflaster*, hautrötende Mittel; **2.** Ausleitung über den Darm, z. B. durch Einläufe, Colonhydrotherapie*, Natriumsulfat, Rizinusöl; **3.** Diuresesteigerung durch vermehrtes Trinken, Phytotherapeutika u. diätetische Maßnahmen; **4.** diaphoretische Verfahren wie Sauna, schweißtreibende Tees, Schwitzpackungen; **5.** blutentziehende Verfahren, z. B. Aderlass*, Anwendung von Hirudo* medicinalis, emmenagoge Verfahren (Steigerung des Menstruationsblutflusses). Einige A.-M. werden derzeit wieder deutlich häufiger eingesetzt, insbesondere Hirudo medicinalis, blutiges Schröpfen u. Aderlass. **Anwendung:** breites Anwendungsspektrum, z. B. in der Schmerztherapie, bei chronischen Entzündungen; **Kontraindikation:** lebensbedrohliche Erkrankungen, gleichzeitige Kortikoid- u. Zytostatikatherapie. Wissenschaftlich umstrittene Verfahren. Vgl. Konstitution.

Asclepias syriaca L. *f*: Asclepias cornuti Decne; Syrische Seidenpflanze; ausdauernde krautige Pflanze aus der Familie der Apocynaceae (Immergrüngewächse); **Arzneidroge:** Wurzelstock (Rhizoma Asclepiadis cornuti, Syrische Seidenpflanzenwurzel, Syrische Schwalbenwurzel); **Inhaltsstoffe:** herzwirksame Glykoside vom Cardenolidtyp, Bitterstoffe; **Wirkung:** keine bekannt; **Verwendung:** bei den Indianern Nordamerikas bei Rückenschmerzen, Ödem, Nierengrieß, Warzen; Verwendung wegen toxikologischer Bedenken nicht zu empfehlen; **Dosierung:** keine bekannt; **Nebenwirkungen:** keine bekannt; **Kontraindikation:** keine bekannt; **Wechselwirkung:** keine bekannt; **Homöopathie:** Verwendung der frischen, unterirdischen Teile entsprechend dem homöopathischen Arzneimittelbild, z. B. bei Kopfschmerz, Wasseransammlung in Geweben.

Asclepias tuberosa L. *f*: Knollige Schwalbenwurz; ausdauernde krautige Pflanze aus der Familie der Apocynaceae (Immergrüngewächse); **Arzneidroge:** Wurzelstock (Rhizoma Asclepiadis tuberosa, Knollige Seidenpflanzenwurzel, Knollige Schwalbenwurzel); **Inhaltsstoffe:** Cardenolide; **Wirkung:** keine bekannt; **Verwendung:** (volkstümlich) z. B. bei Bronchitis, Grippe; die Wirksamkeit bei den beanspruchten Anwendungsgebieten ist derzeit nicht belegt. Die Pflanze gilt als giftig. **Dosierung:** keine bekannt; **Nebenwirkungen:** bei Einnahme größerer Mengen an Droge Diarrhö u. Erbrechen; **Kontraindikation:** keine bekannt; **Wechselwirkung:** keine bekannt; **Homöopathie:** Verwendung des frischen Wurzelstocks entsprechend dem homöopathischen Arzneimittelbild, z. B. bei trockener Rippenfellentzündung, Erkrankungen des rheumatischen Formenkreises, Neuralgien im Brustbereich.

Asco|phyllum nodosum *n*: s. Fucus.

Ascorbin|säure: syn. Vitamin* C.

Aslan-Kur (Ana A., rumänische Ärztin, 1897–1987; Kur*) *f*: Verfahren, bei dem kurgemäße Injektionen von Procain i. R. einer Regenerationstherapie* stattfinden; es werden 3-mal wöchentlich 5 ml 2 %iges Procain intramuskulär in einer Behandlungsserie von 12 Injektionen u. einer jährlichen Gesamtanzahl von 5–8 Serien (d. h. bis zu ca.

A

100 Einzelinjektionen pro Jahr) empfohlen. Aslan bezeichnete die Substanz Procain als H^3 u. schrieb ihr die regenerativen Effekte der A.-K. zu. Eine wissenschaftliche Anerkennung konnte sie hierfür nicht erreichen. F. Wiedemann entwickelte das kurzwirksame, parenteral applizierte Procain zu einem peroralen Präparat weiter, das seinerseits Bestandteil der Wiedemann*-Kur wurde. Auch bei der Verwendung von Procain innerhalb der Neuraltherapie* fiel W. Huneke eine „verjüngende Wirkung" bei der Behandlung von Patienten in der Geriatrie auf. Im Vergleich zur A.-K. arbeitet jedoch die Neuraltherapie mit weit geringeren Dosen u. Injektionsfrequenzen u. betont dafür Lokalisation u. Ausschaltung des chronischen Irritationszentrums*.

Aspalathus linearis (Burm. f.) Dahlg. *m*: Aspalanthus contaminata; Rooibos; Strauch aus der Familie der Fabaceae (Schmetterlingsblütler); **Arzneidroge:** im Sommer geerntete, fermentierte u. getrocknete Blätter u. Zweigspitzen (Aspalathi linearis herba, Rotbuschtee, Massai-Tee); **Inhaltsstoffe:** C-Glykosylflavone (Orientin, Isoorientin), Aspalathin, Polysaccharide, Flavonoide, Tannine; Vitamin C, Mineralstoffe, ätherisches Öl; **Wirkung:** keine nachgewiesen; **Verwendung:** Teeaufguss als Erfrischungsgetränk anstelle von Kaffee od. schwarzem Tee; **Nebenwirkungen:** keine bekannt; **Kontraindikation:** keine bekannt; **Wechselwirkung:** keine bekannt.

Asparagi radix *f*: Radix Asparagi; chin. Tian-Men-Dong; Droge der Chinesischen Medizin*; Wurzelknolle von Asparagus cochinchinensis (Lour.) Merr. aus der Familie der Asparagaceae (Spargelgewächse); **Eigenschaften:** süß, bitter, kalt, kehrt in Lunge u. Niere ein; **Wirkung:** nährt das Yin u. reguliert die Lunge, klärt Feuer* u. lässt Körpersäfte entstehen; **Anwendung:** bei Lungen*-Hitze mit Yin*-Leere, bei unzureichendem Nieren-Yin mit loderndem Leere-Feuer.

Asparagus officinalis L. *m*: Spargel, Gemüsespargel; Pflanze aus der Familie der Asparagaceae (Spargelgewächse); **Arzneidroge:** im Herbst gegrabener, getrockneter Wurzelstock samt Wurzeln (Asparagi rhizoma, Spargelwurzelstock); Monographie: Kommission E; **Inhaltsstoffe:** Saponine vom Furostanol- u. Spirostanoltyp (z. B. Asparagoside A, B, D, G, Diosgenin, Yamogenin), inulinartige Fructane (z. B. Asparagose, Asparagosin), Aminosäuren (v. a. Asparaginsäure, Arginin), Proteine, Mineralstoffe (insbesondere Kaliumsalze); **Wirkung:** diuretisch; **Verwendung:** zerkleinerte getrocknete Droge für Teeaufgüsse sowie andere galenische Zubereitungen zum Einnehmen; (med.) zur Durchspülungstherapie bei entzündlichen Erkrankungen der ableitenden Harnwege, als Prophylaxe bei Nierengrieß (Kommission E); **Dosierung:** Tagesdosis 2000–2800 mg, bevorzugt als Fertigarzneimittel; Hinweis: Bei einer Durchspülungstherapie sollten täglich mindestens 2 l Flüssigkeit getrunken werden. **Nebenwirkungen:** sehr selten allergische Hautreaktionen (bei Kontakt mit der Pflanze); **Kontraindikation:** entzündliche Nierenerkrankungen; keine Durchspülungstherapie bei Ödemen infolge eingeschränkter Herz- u. Nierenfunktion; **Wechselwirkung:** keine bekannt; **Homöopathie:** Verwendung der frischen, jungen, unterirdischen Sprosse entsprechend dem homöopathischen Arzneimittelbild, z. B. bei Nephrolithiasis, Herzinsuffizienz.

Asperula odorata *f*: s. Galium odoratum.

Aspido|sperma quebracho-blanco Schltdl. *f*: Weißer Quebracho; 5–20 m hoher Baum aus der Familie der Apocynaceae (Immergrüngewächse); **Arzneidroge:** Stammrinde (Quebracho cortex, Quebrachorinde); **Inhaltsstoffe:** Alkaloide wie u. a. Aspidospermin, Quebrachin (Yohimbin), Quebrachamin, Aspidosamin (bis 1,4 %); ca. 3,5 % Gerbstoffe, Quebrachit (ein Zucker); **Wirkung:** Aspidospermin wirkt stimulierend auf das Atemzentrum. **Verwendung:** (volkstümlich) z. B. als Expektorans, bei Asthma bronchiale, Bronchitis, Dyspnoe; **Dosierung:** Einzeldosis: 1–2 g Droge; **Nebenwirkungen:** Die Einnahme größerer Mengen der Droge führt zu Übelkeit u. Erbrechen. **Kontraindikation:** keine bekannt; **Wechselwirkung:** keine bekannt; **Homöopathie:** Verwendung der getrockneten Rinde des Stammes u. der Zweige entsprechend dem homöopathischen Arzneimittelbild, z. B. bei chronischen Atemwegserkrankungen mit Atemnot.

As|soziation, freie (lat. associare verbinden) *f*: aus der Psychoanalyse* stammende Methode, die den Zugang zu unbewussten Prozessen ermöglicht; **Prinzip:** Der Patient bzw. Klient soll alle Gedanken äußern, die ihm in diesem Augenblick in den Sinn kommen, auch scheinbar Unwichtiges, Unsinniges od. Unangenehmes. Auf diesem Weg sollen verdrängte u. darum unbewusste Emotionen (s. Abwehrmechanismus) ggf. in entstellter Form offenbar u. einer Bearbeitung im psychotherapeutischen Prozess zugänglich werden.

Asthma bronchiale (gr. ἆσθμα schweres Atemholen, Atemnot) *n*: syn. Bronchialasthma; entzündlich obstruktive Atemwegserkrankung mit anfallsweise auftretender Dyspnoe infolge variabler u. reversibler Bronchialverengung u. bronchialer Hyperreaktivität; eine der häufigsten chronischen Erkrankungen; betrifft bis zu 10 % der Kinder u. ca. 4–5 % der Erwachsenen bei insgesamt zunehmender Inzidenz; **Formen:** **1.** allergisches A. b.: Immunglobulin-E-vermittelte Sofortreaktion durch Inhalation von Allergenen (meist Pollen sowie Hausstaubmilben, Tierhaare u. -schuppen, Bettfedern u. Schimmelpilzsporen), seltener durch Nahrungsmittel, Arzneimittel, Insektengifte u. Hautkontakt mit Allergenen; **2.** infektbedingtes A. b.: erstmals auftretend im Anschluss an einen bronchopulmonalen Infekt; direkte Stimulierung sensibler Nervenendigungen durch Viren u. Bakterien; **3.** gemischtförmiges A. b.: Bez. für das gleichzeitige Vorhandensein mehrerer Auslösemechanismen, z. B. infektbedingte Exazerbation eines allergischen A. b.; **4.** analgetikabedingtes A. b.: nach Einnahme von Acetylsalicylsäure od. anderen in den Prostaglandin-Stoffwechsel eingreifenden Antiphlogistika; **5.** anstrengungsbedingtes A. b.: während od. bis ca. 5 Min. nach Ende einer körperlichen Belastung auftretend; **6.** berufsbedingtes A. b.: durch Inhalation allergisierender, chemisch-irritativ od. toxisch wirkender Substanzen am Arbeitsplatz (z. B. Mehlstaub, Isocyanate); **Symptome:** rezidivierende Episoden von Dyspnoe (Atemnot), Husten, zäher Auswurf, verlängertes Exspirium, Tachypnoe, trockene Rasselgeräusche, hypersonorer Klopfschall; in schweren Fällen Ausbildung eines Status asthmaticus (sehr häufige, akute, schwere od. lang anhaltende A.-b.-Anfälle); **Therapie:** u. a. **1.** Vermeidung der Allergene; **2.** Phytotherapie: (volkstümlich) u. a. Aralia* racemosa, Aspidosperma* quebracho-blanco, Crocus* sativus, Dioscorea* opposita, Hedera* helix, Iris*, Marrubium* vulgare, Piscidia* piscipula, Rosa* gallica, Solanum* dulcamara, Tanacetum* parthenium; **3.** Homöopathie: u. a. Hypericum* perforatum, Lobelia* inflata, Natriumsulfat*, Psychotria* ipecacuanha; **4.** Hydrotherapie: u. a. Brustwickel*, Inhalationstherapie*, Sauna*, Wechselguss*, Waschung*; **5.** Ayurveda: u. a. Curcuma* zedoaria, Justicia* adhatoda; **6.** Akupunktur*, Moxibustion* u. chinesische Phytotherapie (u. a. Stephaniae* tetrandrae radix) nach den Vorgaben der Chinesischen Medizin; **7.** Körper- u. Reflexzonentherapie: u. a. Alexander*-Technik, reflektorische Atmungstherapie*, Buteyko-Atmung, Feldenkrais*-Methode, Osteopathie*, Periostmassage*, Yoga*; **8.** Klimatherapie* (See-, Bergklima); **9.** Mind*-Body-Medizin: u. a. Didgeridoo-Therapie, Meditation*, kognitive Restrukturierung*, Stressreduktion, Tai*-Ji-Quan; **10.** Hypnose*, psychosomatische Psychotherapie; **Prognose:** bei Kindern u. Jugendlichen häufig spontane Remissionen, bei Erwachsenen meist chronischer Verlauf, u. U. Übergang in ein obstruktives Lungenemphysem mit Cor pulmonale. Vgl. Allergie.

Astragali radix *f*: Radix Astragali; chin. Huang-Qi; Droge der Chinesischen Medizin*; Wurzeln von Astragalus membranaceus (Fisch. ex Link) Bunge var. mongholicus (Bunge) P. K. Hsiao u. Astragalus membranaceus (Fisch. ex Link) Bunge aus der Familie der Fabaceae (Schmetterlingsblütler); **Eigenschaften:** süß, leicht warm, kehrt in Milz u. Lunge ein; **Wirkung:** füllt das Qi* auf, hebt das Yang an, mehrt die Lunge u. festigt die Oberfläche*, fördert die Diurese u. vertreibt Ödeme, trägt das Gift heraus, fördert die Geweberegeneration; **Anwendung:** bei Qi*-Leere von Milz u. Lunge u. nach unten einsinkendem Mitten-Qi (s. Qi), bei Lungen-Leere mit Leere der Oberfläche, bei Qi-Leere mit mangelndem Transport von Wasser u. Feuchtigkeit, bei schlecht heilenden Hautläsionen bei unzureichendem Qi u. Blut, bei Residuen nach Schlaganfall bei Qi-Leere mit Blut*-Stase, bei Diabetes mellitus.

Astralleib (astrum Gestirn, Sternbild): **1.** s. Seelenleib; **2.** syn. Aura*.

Astro|logie (↑; -logie*) *f*: Sterndeutung; eine seit dem Altertum praktizierte Kunst von Gelehrten u. Priestern, aus der Stellung u. dem Lauf der Gestirne (insbesondere Sonne, Mond u. Planeten) Voraussagen über Menschen u. deren Charakter u. Lebensschicksale abzuleiten; neben den Horoskopen werden auch immer wieder Anstrengungen unternommen, medizinische Prognosen u. biographische Ratschläge für günstige Zeitpunkte medizinischer Maßnahmen zu stellen, die vom Zeitpunkt der Geburt u. der dort bestehenden kosmischen Situation abhängig gemacht werden. Vgl. Medizin, astrologische.

Astro|medizin (↑; lat. ars medicina ärztliche Kunst) *f*: s. Medizin, astrologische.

Atem|arbeit, holo|trope: Methode der Selbsterfahrung u. Behandlung insbesondere psychosomatischer Erkrankungen (s. Psychosomatik); durch Bewusstmachen der Atmung sollen neue Bewusstseinszustände u. Heilungsaktivitäten der Psyche u. des Körpers mobilisiert werden. Der Ursprung psychodynamischer Konflikte, psychosomatischer Erkrankungen u. somatischer Symptome kann so angegangen werden. Die Auflösung bestimmter Muster soll Heilung bewirken u. zu einer Umgestaltung des Lebens führen. Nach Entspannungsübungen werden in einer Gruppe Atemübungen durchgeführt u. danach das dabei Erlebte besprochen. Zusätzlich können Meditation*, Körperarbeit od. intuitives Malen durchgeführt werden.

Atem, erfahrbarer: s. Atemtherapie nach Middendorf.

Atem|therapie (Therapie*) *f*: s. Atemtherapie nach Middendorf; Atmungstherapie.

Atem|therapie nach Middendorf (↑; Ilse M., Gymnastiklehrerin, Berlin, 1910–2009) *f*: Form der Atmungstherapie*, die das Selbsterleben des Atmens, das Empfinden, den sog. erfahrbaren Atem in den Mittelpunkt stellt; der vegetative Atemrhythmus soll dabei angesprochen u. die Kopplung zur emotionalen Verarbeitung ökonomisiert werden. Zentrale Inhalte der Atemarbeit sind die Dehnungen des gesamten Körpers, die sog. Druckpunktübungen (Stimulation bestimmter Punkte, besonders an Fingerkuppen u. Fußsohle), das sog. schweigende Tönen von Vokalen u. die Bewegungen aus dem Atem heraus mit der bewussten Betonung von Atemwahrnehmung. **Anwendung:** in der Psychosomatik*, als Körperwahrnehmungsmethode bzw. Körperwahrnehmungsschulung.

Atem|therapie, reflektorische (↑) *f*: in den 50er Jahren des 20. Jahrhunderts von J. Ludwig u. L. Brüne entwickelte ganzheitliche Therapie, bei der durch periphere Reize Atembewegungen verändert u. vertieft werden; **Prinzip:** Nach Reizung von Haut, Faszien u. Periost mit unwillkürlichem Atemanhalten entsteht anschließend eine vertiefte

Atmung. Es werden mechanische u. thermische Reize (z. B. heiße Rolle*), Traktionen, Quermassagen, Vibrationen u. Mobilisationstechniken als Reize eingesetzt. **Anwendung:** u. a. bei chronischen Atemwegserkrankungen, Spondylitis ankylosans, zystischer Fibrose.

Atem|wegs|erkrankungen: Sammelbez. für Störungen der physiologischen Funktion der oberen u. unteren Atemwege sowie der Lunge; **Therapie:** u. a. **1.** Phytotherapie: **a)** (med.) u. a. Armoracia* rusticana, Cinnamomum* camphora, Drosera*, Echinacea* purpurea, Ephedra* sinica, Eucalyptus* globulus, Filipendula* ulmaria, Foeniculum* vulgare ssp. vulgare var. vulgare, Galeopsis* segetum, Glycyrrhiza* glabra, Grindelia*, Gypsophila*, Hedera* helix, Illicium* verum, Justicia* adhatoda, Lamium* album, Larix* decidua, Marrubium* vulgare, Matricaria* recutita, Melaleuca* viridiflora, Mentha* canadensis, Mentha* x piperita, Myroxylon* balsamum, Nasturtium* officinale, Picea* abies, Pimpinella* anisum, Pimpinella* major, Pinus* sylvestris, Plantago* lanceolata, Polygala* senega, Polygonum* aviculare, Primula* veris, Raphanus* sativus, Sambucus* nigra, Sanicula* europaea, Saponaria* officinalis, Sinapis* alba, Thymus* serpyllum, Thymus* vulgaris, Tilia*, Tropaeolum* majus, Tussilago* farfara, Verbascum*; **b)** (traditionell) Echinacea* pallida, Foeniculum* vulgare ssp. vulgare var. dulce; **c)** (volkstümlich) u. a. Alcea* rosea, Allium* cepa, Aralia* racemosa, Artemisia* annua, Aspidosperma* quebracho-blanco, Atriplex* hortensis, Baptisia* tinctoria, Bellis* perennis, Bryonia*, Cinchona* pubescens, Cinnamomum* verum, Citrus* sinensis, Cymbopogon* citratus, Cymbopogon* winterianus, Equisetum* arvense, Eriodictyon* californicum, Euphrasia* officinalis, Herniaria*, Hibiscus* sabdariffa, Hyssopus* officinalis, Inula* helenium, Iris*, Lobaria* pulmonaria, Melaleuca* alternifolia, Melaleuca* cajuputi, Mentha* crispa, Mentha* spicata, Nepeta* cataria, Nigella* sativa, Ocimum* basilicum, Origanum* majorana, Origanum* vulgare, Paeonia* officinalis, Papaver* rhoeas, Pinus* mugo, Plantago* major, Pulmonaria* officinalis, Rosa* canina, Rubus* idaeus, Rumex* acetosa, Sanguinaria* canadensis, Stachys* officinalis, Tabebuia* impetiginosa, Teucrium* scorodonia, Trigonella* foenum-graecum, Verbena* officinalis, Veronica* officinalis, Viola* tricolor; **2.** Homöopathie: u. a. Allium* sativum, Ammi* visnaga, Anemone* pratensis, Arum* maculatum, Armoracia rusticana, Aspidosperma quebracho-blanco, Barium* carbonicum, Brassica* nigra, Cardiospermum* halicacabum, Cinchona pubescens, Cinnamomum camphora, Corydalis* cava, Drosera, Eisen*, Eriodictyon californicum, Eucalyptus globulus, Euphorbia* resinifera, Euphrasia officinalis, Grindelia, Hedera helix, Holzkohle*, Hyoscyamus* niger, Justicia adhatoda, Kalium* bichromicum, Kalium* carbonicum, Knautia* arvensis, Ledum* palustre, Lobaria pulmonaria, Marrubium vulgare, Matricaria recutita, Nickel*, Petroleum*, Pinus sylvestris, Polygala senega, Populus*, Prunus* laurocerasus, Quecksilber*, Rhus* radicans, Sambucus nigra, Sanguinaria canadensis, Selen*, Sinapis alba, Solanum* dulcamara, Teucrium scorodonia, Thymus vulgaris, Trifolium* pratense, Verbascum, Wyethia* helenioides, Zingiber* officinale; **3.** Hydrotherapie: u. a. Brustwickel*, Dampfbad*, Knieguss*, Kopfdampf*, Oberkörperwaschung*; **4.** Akupunktur* nach den Vorgaben der Chinesischen Medizin, Aurikulotherapie*; **5.** Ayurveda: u. a. Justicia adhatoda, Piper* longum, Trikaṭu (s. Pharmakotherapie, ayurvedische, Tab. dort); **6.** Chinesische Medizin: u. a. Houttuynia* cordata, Gua*-Sha; **7.** Inhalationstherapie*, Emser* Salz, Heilklima* (z. B. Aufenthalt in einem Seebad*), Klimakammer*, Klimakurort*, Sal* Ems factitium, Thalassotherapie*; **8.** Atmungstherapie*, reflektorische Atemtherapie*, Alexander*-Technik; **9.** Mind*-Body-Medizin: Meditation*, progressive Muskelrelaxation*, kognitive Restrukturierung*, Stressreduktion, Tai*-Ji-Quan, Yoga*. Vgl. Asthma bronchiale; Bronchitis; Pneumonie.

Atkins-Diät (Robert A., amerikanischer Arzt, 1930–2003; Diät*) *f*: kohlenhydratarme Reduktionsdiät* (Low*-Carb-Diät), die zur Abnahme des Körpergewichts ohne Hunger u. zur Heilung von Erkrankungen (z. B. Diabetes mellitus, Krebs) beitragen soll; **Prinzip:** basiert auf der Annahme, dass sich bei einer kohlenhydratarmen Ernährung u. gleichzeitig unbegrenzter Aufnahme von Fett u. Eiweiß die Gesamtenergiezufuhr, unterstützt durch die sich entwickelnde Ketose, derart reduziert, dass letztlich eine hypokalorische Ernährung* u. damit eine Gewichtsabnahme (z. T. erheblich u. auch langfristig haltbar) erfolgt; **ernährungsphysiologische Bewertung:** Aufgrund der extremen Nährstoffrelation kann die Entstehung von Krankheiten (z. B. Arteriosklerose, Leber- u. Nierenerkrankungen, Hypercholesterolämie, Obstipation, Hypovitaminosen) begünstigt werden; auf Dauer gesundheitsschädlich u. daher abzulehnen. Vgl. Punktediät.

Atmospherics (engl. atmosphere Atmosphäre): Bez. für elektromagnetische Impulse (z. B. einer sog. Wetterstrahlung), die von Mikrogewittern ausgehen u. der Gewitterfront vorauseilen; vgl. Sferics.

Atmungs|therapie (Therapie*) *f*: Behandlungsverfahren zur Verbesserung od. Aufrechterhaltung der Atmungsfunktion u. Ventilation; besteht aus 5 Teilen: **1.** allg. Relaxation (Yoga*, Autogenes* Training, Entspannungstraining); **2.** lokale Thoraxrelaxation (Atemmassage, Manuelle Therapie); **3.** Atmungsschulung i. S. der Ökonomisierung der Atmung u. des Abbaus von Fehlatmungsformen (Atemlenkung, atemerleichternde Stellungen, Umschulung falscher Atmungsstereotypien, z. B. thorakaler Hochatmung); **4.** Lagerung (Drainagelagerung, Dehnlagerung mit Vibrationen); **5.** Konditionierung (Ausdauerbelastung; Kaltwasseranwendungen nach Kneipp, z. B. Wassertreten*, kalte Güsse*, Schneegehen*; Sauna*). Apparative Maßnahmen (Vibrationsgeräte, Inhalationstherapie*, Ein- u. Ausatemtrainer, Flutter) können supportiv zugeordnet werden. **Anwendung:** bei obstruktiven u. restriktiven Ventilationsstörungen, bei Thoraxdeformierungen, prä- u. postoperativ, bei intensivtherapeutisch betreuten Patienten (v. a. Nutzung peripherer Atmungsantriebe); Teil der Schwangerengymnastik, elementarer Bestandteil von Körperwahrnehmungsschulungen (z. B. Schaarschuch*-Haase-Lösungstherapie, Atemtherapie* nach Middendorf). Vgl. Atemtherapie, reflektorische.

Atractylodes macro|cephala Koidz. *f*: Großköpfige Atractylodes; 30–80 cm hohe Staude aus der Familie der Asteraceae (Korbblütler); **Arzneidroge:** Wurzelstock (Atractylodis macrocephalae rhizoma); **Inhaltsstoffe:** 0,4–1,4 % ätherisches Öl mit Atractylon u. Atractylenolid II, III, Polyine; **Wirkung:** Atractylon wirkt antihepatotoxisch u. hemmt die Lipidperoxidation. **Verwendung:** in der Chinesischen Medizin: s. Atractylodis macrocephalae rhizoma; **Dosierung:** keine bekannt; **Nebenwirkungen:** keine bekannt; **Kontraindikation:** keine bekannt; **Wechselwirkung:** keine bekannt.

Atractylodis macro|cephalae rhizoma *n*: Rhizoma Atractylodis macrocephalae; chin. Bai-Zhu; Droge der Chinesischen Medizin*; Wurzelstock von Atractylodes* macrocephala Koidz. aus der Familie der Asteraceae (Korbblütler); **Eigenschaften:** bitter, süß, warm, kehrt in Milz u. Magen ein; **Wirkung:** füllt das Qi* auf u. stärkt die Milz, trocknet Feuchtigkeit* ein u. befördert die Diurese, stillt Schweiß, sichert die Leibesfrucht; **Anwendung:** bei Qi*-Leere von Milz u. Magen, bei Milz*-Leere mit Akkumulation von Feuchtigkeit, bei Milz-Qi-Leere mit Schwäche der Oberfläche*, bei drohendem Abort bei unzureichendem Mitten-Qi (s. Qi), bei Diarrhö, in hoher Dosierung auch bei Obstipation.

Atractylodis rhizoma *n*: Rhizoma Atractylodis; chin. Cang-Zhu; Droge der Chinesischen Medizin*; Wurzelstock von Atractylodes lancea (Thunb.) DC. aus der Familie der Asteraceae (Korbblütler); **Eigenschaften:** scharf, bitter, warm, kehrt in Milz u. Magen ein; **Wirkung:** trocknet Feuchtigkeit* ein u. stärkt die Milz, vertreibt Wind-Feuchtigkeit, zerstreut Kälte*; **Anwendung:** bei Feuchtigkeit-Stagnation des Mittleren Erwärmers (s. Drei Erwärmer), bei Wind-Feuchtigkeit-Bi (s. Bi-Syndrome), bei Feuchtigkeit-Hitze-Wei (s. Wei-Erkrankung), bei von außen zugezogener Wind-Kälte mit Feuchtigkeit, bei Nachtblindheit.

Atriplex hortensis L. *f*: Melde, Gartenmelde; krautig wachsende Pflanze aus der Familie der Amaranthaceae (Fuchsschwanzgewächse); **Arzneidroge:** Kraut (Atriplicis herba, Gartenmeldenkraut); **Inhaltsstoffe:** Saponine mit Oleanolsäure als Sapogenin, Betalaine, Flavonoide wie Quercetin u. Kämpferol, Spurenelemente, Vitamin C, Oxalat; **Wirkung:** keine bekannt; **Verwendung: 1.** (volkstümlich) Infus bei Erkrankungen der Verdauungsorgane, Atemwege (wegen der Saponine) u. bei Harnblasen- u. Nierenerkrankungen; **2.** auch als Gemüse u. Futtermittel; **Dosierung:** keine bekannt; **Nebenwirkungen:** bei übermäßigem Verzehr Hautschäden (Atriplizismus); **Kontraindikation:** keine bekannt; **Wechselwirkung:** keine bekannt.

Atropa bella|donna L. *f*: Tollkirsche; Staude aus der Familie der Solanaceae (Nachtschattengewächse); s. Abb.; **Arzneidroge:** Blätter (**Belladonnae folium**) u. Wurzeln (Belladonnae radix); Monographie: Kommission E; **Inhaltsstoffe:** Atropa-Alkaloide (z. B. L-Hyoscyamin, Atropin, Scopolamin), in den Blättern mindestens 0,3 %, in den Wurzeln mindestens 0,5 % bis maximal 2 %; **Wirkung:** parasympatholytisch u. anticholinerg über eine kompetitive Antagonisierung insbesondere der muscarinähnlichen Wirkungen von Acetylcholin; spasmolytisch (insbesondere im Bereich des Magen-Darm-Trakts u. der Gallenwege); **Verwendung:** Tinktur u. standardisierter Extrakt (in Kombinationspräparaten); (med.) bei Spasmen u. kolikartigen Schmerzen im Bereich des Magen-Darm-Trakts u. der Gallenwege (Kommission E); **Hinweis:** Wegen der geringen therapeutischen Breite wird vom Einsatz abgeraten. **Nebenwirkungen:** Mundtrockenheit, Abnahme der Schweißsekretion, Hautrötung u. trockenheit, Akkommodationsstörungen, Tachykardie, Miktionsbeschwerden; bei Überdosierung Halluzinationen u. Krämpfe; **Kontraindikation:** tachykarde Arrhythmien, benigne Prostatahyperplasie mit Restharnbildung, Engwinkelglaukom, akutes Lungenödem, mechanische Stenosen im Bereich des Magen-Darm-Trakts, Megakolon; **Wechselwirkung:** Verstärkung der anticholinergen Wirkung durch tricyclische Antidepressiva, Amantidin u. Chinidin; **Arzneidroge:** Belladonnaextrakt (**Extractum belladonnae**, Tollkirschenextrakt); braune, hygroskopische, pulverförmige Masse von charakteristischem Geruch u. bitterem Geschmack; **Inhaltsstoffe:** Einstellung auf den vorgeschriebenen Extrakt- u. Alkaloidgehalt (1 g Ex-

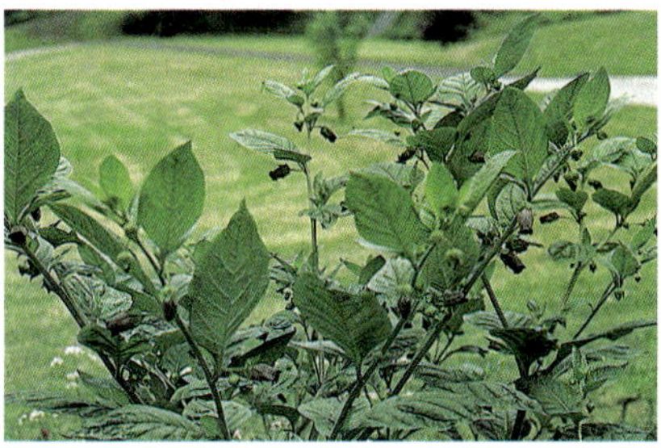

Atropa belladonna: Pflanze [7]

A

trakt enthält zwischen 13 u. 14 mg Tropanalkaloide, berechnet als Hyoscyamin); **Verwendung:** in Kombinationspräparaten v. a. gegen krampfartige Magenbeschwerden; **Homöopathie:** Verwendung der ganzen frischen Pflanze entsprechend dem homöopathischen Arzneimittelbild, z. B. bei hochfieberhafter Tonsillitis, Entzündungen der Atemorgane, des Magen-Darm-Trakts, der Harn- u. Geschlechtsorgane, der Hirnhäute, der Haut u. der Gelenke.

Atropin *n*: Tropansäureester des basischen sekundären Alkohols Tropin; kommt neben Scopolamin u. a. Tropanalkaloiden in den Solanaceen (Nachtschattengewächse) vor, z. B. in Atropa* belladonna, Datura* stramonium u. Hyoscyamus* niger; Anwendung vorwiegend als Atropinsulfat; **Wirkung:** Antagonist der muscarinartigen Wirkung des Acetylcholins (Parasympatholytikum); Pupillenerweiterung u. Akkommodationslähmung am Auge, Steigerung des Augeninnendrucks möglich, Lähmung des Musculus sphincter pupillae u. des Musculus ciliaris; Hemmung der Speichel- u. Schweißsekretion, Erweiterung u. Spasmolyse der Bronchien; Steigerung der Sinusknotenfrequenz u. der Atrioventrikularüberleitung am Herzen, bei höherer Dosierung auch Frequenzsenkung, Auftreten von Vorhofarrhythmien u. Atrioventrikulardissoziation; Peristaltikhemmung im Magen-Darm-Trakt, Spasmolyse von Harnblase u. Mastdarm, vagale Erregung im Zentralnervensystem; **Verwendung:** als Spasmolytikum bei Magen- u. Darmkrämpfen, Koliken, zur Therapie von bradykarden Herzrhythmusstörungen u. Erregungsleitungsstörungen (z. B. AV-Block); äußerlich als Mydriatikum; als Antidot bei Digitalis-, Muscarin- (Pilz-), Pilocarpin-, Physostigmin-, Barium- u. Blei-Intoxikationen sowie bei Intoxikationen mit phosphororganischen Cholinesterase-Hemmern.

Attich *m*: s. Sambucus ebulus.

Aucklandiae radix *f*: Radix Aucklandiae; chin. Mu-Xiang; Droge der Chinesischen Medizin* u. des Ayurveda*; Wurzeln von Saussurea costus (Falc.) Lipsch. aus der Familie der Asteraceae (Korbblütler); **Eigenschaften:** in der Chinesischen Medizin: scharf, bitter, warm, kehrt in Milz, Magen, Dickdarm u. Gallenblase ein; **Wirkung:** in der Chinesischen Medizin: bewegt das Qi* u. stillt Schmerzen; **Anwendung: 1.** in der Chinesischen Medizin bei Qi*-Stagnation von Milz u. Magen, bei Gastroenteritis mit Feuchtigkeit-Hitze (s. Feuchtigkeit), bei Feuchtigkeit-Hitze von Leber u. Gallenblase; A. r. mildert die stagnierende Eigenschaft von nährenden u. auffüllenden Arzneien; **2.** im Ayurveda bei männlicher Infertilität zur Verbesserung der Spermaqualität, auch bei asthmatischen Beschwerden; äußerliche Anwendung bei Geschwüren u. Kopfschmerz.

Auf|bau|kost: ausgewogene Kostform mit hoher Nährstoffdichte*, die leicht verdaulich ist u. eine schrittweise Steigerung der Nahrungsenergiezufuhr z. B. nach längerem Fasten, konsumierenden Erkrankungen od. bei Anorexia nervosa vorsieht.

Auf|lösung: Bez. in der Humoralpathologie* für den Abtransport krankheitsverursachender Stoffe (Materia* peccans) von den Krankheitsherden, z. B. durch Trinken von Flüssigkeit, Wickel od. Auflagen; die aufgelösten Stoffe sollen anschließend durch ausleitende Therapie* zur Ausscheidung gebracht werden.

Augen|dia|gnostik (gr. διαγνωστικός fähig zu unterscheiden) *f*: syn. Irisdiagnostik, ophthalmotrope Phänomenologie; auf Empirie begründetes Verfahren zur Hinweisdiagnostik, das auf der Grundlage von Irisphänomenen (z. B. Farbe, Dichtigkeit, Zeichen) Zusammenhänge zu bestimmten Funktionsstörungen u. Erbkrankheiten bzw. Erbschwächen (z. B. endokrine Erkrankungen) in bestimmten Organgruppen sowie zu konstitutionellen Faktoren (z. B. Bindegewebeanlage, Reaktionstyp) herstellt; nach J. Angerer (1951/52) werden verschiedene **Irisphänomene** unterschieden: **1.** formale Zeichen (z. B. Substanzzeichen, Krypten); **2.** strukturelle Zeichen (z. B. Irisfasern, Auflockerungen); **3.** vasale Zeichen (z. B. Vaskularisation); **4.** nervale Zeichen (z. B. Reizfasern); **5.** humorale Zeichen (z. B. Kristallisation); **6.** chromatische Zeichen (z. B. Pigmentformen, Heterochromie); nach Schnabel (1959) werden die chromatischen Zeichen der Iris in 3 Hauptgruppen eingeteilt: **a)** Totalverfärbung beider Iriden; **b)** Heterochromie (total, sektoral, zentral); **c)** Polychromie (sog. Pigmente, z. B. Teerpigmente; s. Abb.). Eine weitere Einteilung nach J. Deck (1965) differenziert nach Organ-, reflektorischen u. physiologischen Zeichen. Als konstitutioneller Aspekt wird vorwiegend die Re-

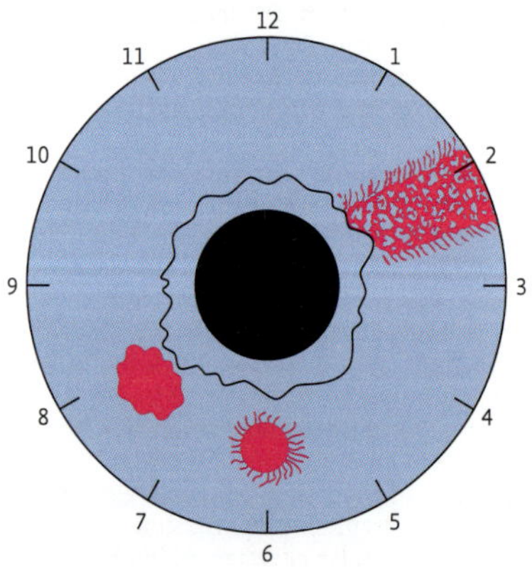

Augendiagnostik: Teerpigmente; 2:00 Uhr: Gitterpigment mit Disposition zu schweren Formen von Diabetes mellitus, chronischen Nieren- u. Lebererkrankungen sowie intrakranialer Tumorbildung; 6:00 Uhr: Härchenpigment als Hinweis auf Karzinomentwicklung in drüsigen Organen; 8:00 Uhr: melanotisches Blumenkohlpigment mit Disposition zu Leber- u. Magenkarzinom

aktionsbereitschaft des Individuums gedeutet. Hinweise auf eine individuelle Neigung zu Erkrankungen (Diathese) u. eine genetische Ansprechbarkeit auf bestimmte Krankheiten (Disposition) werden aus der Farbe u. der Struktur der Iris gewonnen u. mit verschiedenen Konstitutionsformen (lymphatisch, hydrogenoid, rheumatisch, neurogen, hämatogen) bezeichnet. Es wird daraus auch die entsprechende konstitutionelle Therapie (meist mit homöopathischen od. phytotherapeutischen Arzneimitteln) abgeleitet. Die A. bezieht neben der Iris auch die Pupillenform, die Augenbindehäute u. die Lederhäute mit ein. Wissenschaftlich spekulatives Verfahren. Vgl. Iriszirkel; Konstitution.

Augen|trost: s. Euphrasia officinalis.

Aura (gr. αὔρα Hauch) *f*: **1.** Bez. für sensorische, vegetative od. psychische Wahrnehmungen vor einem epileptischen Anfall od. einer Migräne; **2.** syn. Seelenkörper, Astralleib, siderischer Leib, bioenergetisches Feld; sog. energetische Hülle, die den Organismus umgibt; soll sowohl als wellenförmige als auch korpuskuläre Erscheinung (Bio-Aura, Bioplasma, proximales elektrisches Medium) in ständiger Wechselwirkung mit den biologischen, elektromagnetischen Feldern des Organismus als auch des äußeren elektrischen Mediums stehen. Durch elektronographische Techniken, z. B. Kirlian*-Photographie, sollen Teile der A. (z. B. im Bereich der Finger u. Zehen) sichtbar gemacht u. ihre Veränderung in Form u. Leuchtkraft zu diagnostischen Zwecken genutzt werden. Vgl. Korona; Auramassage.

Aura|massage (↑; Massage*) *f*: Form der Heilung, die den Praktiken der Geistheilung* bzw. des Heilmagnetismus* entspringt u. von der Vorstellung ausgeht, dass der Mensch von einer unsichtbaren Aura* umgeben wird, deren Berührung u. Massage korrigierende u. reparative Auswirkungen auf den Energiezustand haben sollen.

Aurantii peri|carpium *n*: s. Citrus aurantium ssp. aurantium.

Aura|soma|therapie (Aura*; gr. σῶμα Körper; Therapie*) *f*: Kombination aus Elementen der Aromatherapie*, Edelsteintherapie* u. Farbtherapie*; Auftragung von farbigen Flüssigkeiten auf die Haut, in denen pflanzliche Extrakte u. auf die Haut gelegte Edelsteine eine Wirkung ausüben sollen. Spekulatives Verfahren, das darauf zielt, vermutete Störungen der Aura* u. des Körpers zu korrigieren.

Auras|skopie (Charlotte Auras-Blank, Deutschland; gr. σκοπία Umschau, Spähen) *f*: syn. holistische Blutdiagnostik; diagnostisches Verfahren zur Feststellung körperlicher Belastungen mit Lokalisationsangabe durch mikroskopische Betrachtung u. Beurteilung eingefärbter Blutausstriche unter Zugrundelegung der sog. Informationsfähigkeit des Blutes; entsprechend der sog. holographischen Information soll das Medium Blut ein Spiegelbild einzelner Körperbereiche u. Funktionszustände sein. **Anwendung:** als Gesundheitsvorsorgetest (Krebsfrüherkennung; s. Krebs). Schulmedizinisch nicht anerkannt. Vgl. Auras-Test.

Auras-Test (↑) *m*: makroskopische Betrachtung von ungefärbten Blutausstrichen u. deren Beurteilung nach spezifischen Strukturen, die durch Veränderung der Blutoberfläche bei Organbelastung auftreten u. Rückschlüsse auf bestimmte Ursachen rechtfertigen sollen; **Anwendung:** z. B. bei Krebserkrankungen, Nierenausscheidungsstörungen, Stoffwechselerkrankungen, Allergien. Der A.-T. stellt eine Verfeinerung der Aurasskopie* dar u. ist ein schulmedizinisch nicht anerkanntes Verfahren.

Aureo|therapie (lat. aurum Gold; Therapie*) *f*: Goldtherapie; Behandlung mit Goldpräparaten bei akuten Erkrankungen* des rheumatischen Formenkreises; basiert auf der Hemmung mesenchymaler Reaktionen durch Gold*; **Nebenwirkungen:** Dermatitis, Stomatitis, Glomerulonephritis, Thrombozytopenie u. Agranulozytose. Aus der Sicht der Grundregulation (s. Grundregulationssystem) hat der mesenchymale Hauptangriffsort der A. zur Folge, dass jahrelange Hemmungen der zellulären u. humoralen Abwehrleistungen mit erhöhter Infekt- u. Allergieanfälligkeit eintreten.

Aurikulo|therapie (lat. auricula Ohrmuschel; Therapie*) *f*: von dem französischen Arzt P. Nogier entwickeltes eigenständiges Diagnose- u. Therapiekonzept; Nogier beschrieb die somatotopischen (s. Somatotopie) Bezüge der Ohrmuschel u. ihre Ähnlichkeit mit einem Embryo. Die therapeutische Wirkung der A. wird teilweise durch die reiche Innervation mit 4 Hirnnerven u. den peripheren Nerven C_2 u. C_3 sowie den embryonalen Entwicklungsbeziehungen zu erklären versucht. Wissenschaftlich umstritten ist die somatotopische Beziehung zum Gesamtorganismus. Die A. verwendet die durch Provokationsschmerz od. elektrodermale Widerstandsmessung gefundenen Reaktionsstellen* des Ohres, um verschiedene korrespondierende Körperareale zu diagnostizieren bzw. zu therapieren. Die A. wird mit Akupunkturnadeln*, Fingerdruckmassage, Farbpunktur od. Magnetclips entweder allein od. in Kombination mit der Körperakupunktur angewendet. **Anwendung:** bei allen reversiblen u. funktionellen Erkrankungen (z. B. akuten u. chronischen Schmerzzuständen, Erkrankungen des rheumatischen Formenkreises, Erkrankungen des Magen-Darm-Trakts u. der Atemwege, Abhängigkeiten, Allergie) sowie als Begleittherapie i. R. der komplementären Tumortherapie bei Übelkeit, Erbrechen, Schmerzen; **Kontraindikation:** bestimmte Phasen in der Schwangerschaft, maligne Tumoren, psychische Erkrankungen, akute Infektionskrankheiten. Vgl. Ohrakupunktur.

Aurum (lat.) *n*: s. Gold.

Aus|lass|diät (Diät*) *f*: syn. Eliminationsdiät*.

Aus|leitung: s. Therapie, ausleitende.

A

Aus|lösch|phänomen (gr. φαίνεσθαι sich zeigen, erscheinen) *n*: von J. Gleditsch geprägter Begriff, der beschreibt, dass durch eine erfolgreiche Therapie an Reaktionspunkten eines somatotopischen Feldes (s. Somatotopie) die korrelierenden Reaktionspunkte eines anderen Feldes (Mikrosystem) gelöscht werden können; das A. soll somit der Diagnostik u. der Therapiekontrolle dienen.

Aus|mahlungs|grad: auch Ausbeute; prozentualer Mehlertrag aus 100 kg gereinigtem Getreide nach dem Ausmahlen; je höher der A., desto mehr Anteile an Schalen (Kleie) u. Keim u. dementsprechend mehr Vitamine, Mineralstoffe, Ballaststoffe u. Fette sind im Mehl enthalten. Bei der Herstellung heller Mehle (z. B. Mehl Type 405) ist es Ziel, möglichst viele Schalenteilchen aus dem Mehl zu entfernen. Vgl. Mehltyp.

Aus|schlag: s. Exanthem.

Außer|ordentliche Gefäße (Qi-Jing Ba-Mai, chin. acht von den Leitbahnen abweichende Gefäße): rudimentär überliefertes System der antiken Chinesischen Medizin* aus 8 Leitbahnen mit Bezug zu Akupunkturpunkten*; in der modernen Akupunkturlehre als Ergänzung zum System der 12 Hauptleitbahnen (s. Leitbahnen) verstanden.

Außer|ordentliche Leibes|residenzen (lat. residentia Wohnsitz): Residenzen außerhalb der üblichen, chin. Qi-Heng-Zhi-Fu; in der Chinesischen Medizin* Bez. für Organe, die hinsichtlich ihrer Funktion nicht eindeutig nach der Dichotomie der speichernden (s. Fünf Speicherorgane) u. durchschleusenden Organe (s. Sechs Durchschleusungsorgane) eingeteilt werden können; dazu gehören Gehirn, Knochen, Mark*, pulsierende Gefäße, Gallenblase u. Gebärmutter.

Auto-: Wortteil mit der Bedeutung selbst, unmittelbar; von gr. αὐτός.

Auto|genes Training (↑; gr. -γενής durch etwas hervorgebracht) *n*: autosuggestive Entspannungsmethode zur Beeinflussung autonomer, zentralnervöser u. psychischer Funktionen, die von J. H. Schultz als 3-stufiges Verfahren aus der Hypnose* entwickelt wurde; erfordert regelmäßige Übung des Einsatzes mentaler Konzentration; **Prinzip:** Konzentration auf autosuggestive Formeln, Beeinflussung psychovegetativer Funktionen durch verbale Affirmation; Durchführung in 3 Stufen: **1.** Grundstufe: Induktion von Empfindungen wie z. B. Entspannung, Schwere, Kühle, Wärme; **2.** Mittelstufe: Einübung individuell bedeutsamer Kernsätze (z. B. „ich bin gelassen"); **3.** Oberstufe: Imagination von symbolträchtigen Bildern (s. Psychotherapie, katathym-imaginative), Konzentration auf Selbsterkenntnis fördernde Fragen; **Anwendung:** bei verschiedenen psychischen Störungen (z. B. Schlafstörung*, Somatisierungsstörung*, Angststörung); zur Regulierung psychophysiologischer Dysfunktionen, z. B. bei Asthma* bronchiale, Erkrankungen* des rheumatischen Formenkreises, Hypertonie, nach Herzinfarkt, zur allg. Schmerztherapie*, in der Geburtshilfe; auch bei Depression*, in der Sexualtherapie* u. als unterstützendes Verfahren bei Psychose; Stimmtherapie bei Dysphonie. Vgl. Coué-Methode.

Auto|hämato|therapie (↑; gr. αἷμα, αἵματος Blut; Therapie*) *f*: syn. Eigenbluttherapie*.

Auto|iso|pathie (↑; gr. ἴσος gleich, ähnlich; -pathie*) *f*: s. Isopathie.

Auto|nosode (↑; Nosode*) *f*: Nosode*, die aus Material hergestellt wird, das vom Patienten selbst stammt; vgl. Isopathie.

Auto|regulation (↑; Regulation*) *f*: Selbstregulation; Fähigkeit des Organismus, mit Hilfe selbstregulativer Mechanismen auf äußere u. innere Einflüsse zu reagieren u. ein funktionelles Gleichgewicht aufrechtzuerhalten od. wiederherzustellen; betrifft körperliche u. seelische Funktionen u. spielt eine entscheidende Rolle bei der körpereigenen Krankheitsprävention u. Genesung. Das Ausmaß der Regulationsfähigkeit ist individuell unterschiedlich u. vom körperlichen u. psychischen Gesamtzustand des Organismus u. der Stärke der Veränderungen abhängig. Ein häufiger Ansatz naturheilkundlicher Therapien ist es, die Fähigkeit des Körpers zur A. in den therapeutischen Prozess einzubinden u. die A. zu fördern. Vgl. Adaptation; Salutogenese; Medizin, autoregulative.

Auto|sanguis-Stufen|therapie (↑; lat. sanguis Blut; Therapie*) *f*: auf der Homöopathie* u. der Homotoxinlehre von H.-H. Reckeweg (s. Homotoxikologie) basierende Modifikation der Eigenbluttherapie*; nach der Vorstellung von Reckeweg, dass das Blut im Krankheitsfall Träger von Gift- u. Krankheitsstoffen (Homotoxine) ist, sollen diese Toxine durch Potenzierung einen sog. antihomotoxischen Umkehreffekt bewirken u. als spezifische Reizkörper zur Entgiftung* beitragen. **Methode:** Dem potenzierten Blut werden darüber hinaus geeignete Injektionspräparate der Homotoxikologie beigemischt. Die Durchführung der A.-St. erfolgt in 4–5 Stufen, wobei ein Tropfen Blut auf eine 2 ml-Einmalspritze aufgezogen, die Spritzenwand durch Kolbenbewegung benetzt, der Rest bis auf den Konusinhalt verworfen, die Spritze mit den entsprechenden empfohlenen Homöopathika gefüllt u. Stufe für Stufe durch 10-maliges kräftiges Schlagen der Spritze gegen einen Widerstand potenziert wird. Dieser Vorgang wird bei jeder Stufe erneut durchgeführt u. die Mischung jeweils einzeln appliziert. I. d. R. werden die erste u. letzte Stufe intravenös, die zweite bis vorletzte Stufe aber streng intramuskulär bzw. subkutan od. intrakutan appliziert. **Anwendung:** bei Allergien*, rezidivierenden Virusinfekten, Migräne, Therapieschäden durch Arzneimittel u. a.; **Nebenwirkungen:** evtl. Erstverschlimmerung, Herdreaktivierung, Schmerzen an der Injektionsstelle, Infektionen, Blutergüsse; **Kontraindikation:** konsumierende Erkrankungen, Gerinnungsstörungen. Wissenschaftlich umstrittenes Verfahren.

Auto|sug|gestion (↑; lat. suggestio Eingebung, Einflüsterung) *f*: s. Suggestion.

Auto|uro|nosoden|therapie (↑; gr. οὖρον Harn; Nosode*; Therapie*) *f*: Form der Eigenurintherapie* mit dem Urin als Nosode*.

Auto|uro|therapie (↑; ↑; Therapie*) *f*: syn. Eigenurintherapie*.

Auto|vakzine (↑; lat. vacca Kuh) *f*: Eigenimpfstoff; Arzneimittel (Impfstoff) aus inaktiven, patienteneigenen Mikroorganismen sowie deren Bestandteilen u. Stoffwechselprodukten, das aus Stuhl-, Rachen-, Nasen-, Harn-, Sputum-, Vaginalabstrichen od. Furunkelkeimen hergestellt u. dem menschlichen od. tierischen Organismus nach unterschiedlichen Modifikationen u. technischen Verarbeitungsprozessen (z. B. Potenzierung) zugeführt wird; lässt sich auch aus autologem Tumorgewebe gewinnen. Auch bei der Verwendung autologer Substanzen als Impfstoffe wird der Begriff Vakzine verwendet, da historisch jeder Impfstoff zunächst nur über eine „Tierpassage" gewonnen werden konnte. Die A. wird nur bei dem jeweiligen spezifischen Materialspender angewendet; im Gegensatz hierzu steht die Heterovakzine*. Ziel ist eine individualisierte Reizkörpertherapie* mit spezifischer Hyposensibilisierung, Desensibilisierung, unspezifischer Umstimmung* od. Entgiftung*. **Wirkung:** A. sollen die Antikörperbildung (Bildung erregerspezifischer Immunglobuline A u. M, Anti-Idiotyp-Antikörper-Prozess) anstoßen u. zelluläre sowie humorale Abwehrvorgänge verstärken. **Herstellung u. Durchführung:** meist Anzucht der Keime im Labor; zur Injektion werden Tuberkulinspritzen mit einer ansteigenden Dosierung von 0,01–0,1 ml verwendet; andere Formen der Applikation sind Inhalations- u. Schluckvakzine. Zur Aufbereitung von Tumorgewebe bedarf es anderer Techniken, mit denen insbesondere die leicht zerstörbaren antigenen Strukturen an den Tumor-Zelloberflächen dargestellt werden können. **Anwendung:** nur zur Therapie bereits bestehender Krankheiten, nicht zur Prophylaxe; bei Erkrankungen der Haut, des Bewegungsapparats, der Verdauungsorgane, der Geschlechts- u. Harnorgane, des Kreislaufsystems, des Auges, des Ohres, der Nase, der Atmungsorgane, des Zahnhalteapparats; zur biologischen Tumortherapie; **Kontraindikation:** relativ: systemische Erkrankungen mit Zustandsänderungen, die die erwünschte Reaktion nicht erwarten lassen. Vgl. Umstimmungstherapie.

Avena sativa L. *f*: Hafer, Saathafer; Pflanze aus der Familie der Poaceae (Süßgräser); **Arzneidroge:** reife, getrocknete, von Deck- u. Vorspelzen umgebene od. entspelzte Früchte (Avenae fructus bzw. Avenae fructus excorticatus, Haferfrüchte), Monographie: HMPC; Kraut (Avenae herba, Haferkraut), Monographie: HMPC; grüne, kurz vor der Vollblüte geerntete, gedroschene Laubblätter u. Stängel (Avenae stramentum, Haferstroh), Monographie: Kommission E; **Inhaltsstoffe:** in den Früchten Kohlenhydrate (50–60 % Stärke, lösliche Polysaccharide), 7,4–23,3 % Eiweiß (Gliadin, Avenin, Avelin), Sterole, Fette, Steroidsaponine (Avenacosid A u. B); im Kraut u. Stroh außerdem Kieselsäure (in der Asche 55–75 %), Triterpensaponine; **Wirkung:** Früchte: Senkung des Cholesterolspiegels, Hemmung der Prostaglandinbiosynthese; Kraut: antiphlogistisch; **Verwendung:** Zubereitungen aus Haferstroh (zerkleinerte Droge, Dekokte aus zerkleinerter Droge) äußerlich in Teil- u. Vollbädern, Zubereitungen der Früchte innerlich, Teeaufgüsse von Haferkraut; **1.** (med.) Haferstroh bei entzündlichen u. seborrhoischen Hauterkrankungen, insbesondere mit Pruritus (Kommission E); **2.** (traditionell) Haferkraut u. Haferfrüchte in verschiedenen galenischen Zubereitungen od. als Bad zur äußerlichen Therapie von leichten Entzündungen der Haut (z. B. durch Sonnenbrand) u. zur Heilung von geringfügigen Wunden (HMPC); **3.** (volkstümlich) **a)** Haferfrüchte bei Beschwerden im Magen-Darm-Trakt, nervösen Erschöpfungszuständen, Gicht, Erkrankungen des rheumatischen Formenkreises, als Diuretikum; **b)** Haferkleie (Randschichten der entspelzten Haferfrüchte) auch als diätetisches Mittel bei zu hohem Cholesterol- u. Blutfettspiegel sowie bei Störungen im Mineralhaushalt u. bei der Verdauung; **c)** Haferkraut bei nervöser Erschöpfung sowie als harntreibendes Mittel zur Durchspülungstherapie, bei erhöhten Cholesterolwerten u. in der Kneipp*-Therapie bei Gicht u. Erkrankungen des rheumatischen Formenkreises; in Kombinationen bei Stoffwechsel- u. Alterserkrankungen; **d)** Haferstroh bei nässenden Dermatosen, adjuvant bei atopischem Ekzem. Die Wirksamkeit der volkstümlichen Anwendungsgebiete ist derzeit nicht belegt. **Dosierung:** Haferstroh: 100 g Droge für 1 Vollbad, Zubereitungen entsprechend; **Nebenwirkungen:** selten Überempfindlichkeit gegen Hafergluten; **Kontraindikation:** keine bekannt; **Wechselwirkung:** keine bekannt; **Homöopathie:** Verwendung des frischen blühenden Krauts entsprechend dem homöopathischen Arzneimittelbild, z. B. bei Schlafstörungen, Erschöpfungszuständen, Überforderung nach Krankheiten.

A|vitaminose (gr. ἀ Un-, -los, -leer; -osis*) *f*: vollständiges Fehlen eines Vitamins*; schwere Form des Vitaminmangels; **Ursache:** u. a. fehlende Zufuhr od. schwere Malabsorption von Vitaminen. Vgl. Hypovitaminose.

Avogadro-Konstante (Amadeo von A., Physiker, Turin, 1776–1856): Anzahl der Atome od. Moleküle in einem Mol (Menge eines Stoffes in Gramm, die seiner relativen molaren Masse entspricht); beträgt $6{,}023 \cdot 10^{23}\ mol^{-1}$; z. B. enthalten 18 g Wasser (1 mol) $6{,}023 \cdot 10^{23}$ Moleküle.

Ayak chichira: s. Lepidium meyenii.

Ayuk: s. Lepidium meyenii.

Ayur|veda (āyurveda; āyus, Sanskrit Leben, Lebensspanne; veda, Sanskrit Wissen, Wissenschaft) *m*: Heilkunde u. Gesundheitslehre aus dem indischen Kulturbereich; Ziel des A. ist die Behandlung u. Überwindung von Krankheiten (s. Diagnostik, ayurvedische; Therapie, ayurvedische) sowie die Förderung u. Steigerung der Gesundheit (s. Gesundheitsförderung, ayurvedische). Dem A. liegt ein eigenes wissenschaftliches Weltbild zugrunde, auf dessen Basis diagnostiziert u. therapiert wird. In Indien ist A. eine eigenständige medizinische Wissenschaft (s. Medizin, traditionelle indische). **Ursprung:** I. e. S. bezeichnet der Begriff Veda Sammlungen von Texten aus dem 1. u. 2. Jahrtausend vor Christus. Die 4 Veden sind der Ṛgveda, der Sāmaveda, der Yajurveda u. der Atharvaveda. Sie gelten den Hindus als heilig u. dienen heute noch rituellen Zwecken. Nach traditioneller Auffassung sind die Veden nicht von Menschen verfasst, sondern von großen Weisen (sog. Ṛṣis) „geschaut" worden. Die Heilkunde, die in diesen vedischen Texten zum Ausdruck kommt, unterscheidet sich deutlich vom klassischen A.; i. R. eines besonderen kulturhistorischen Prozesses werden jedoch in der Folgezeit viele Künste u. Wissenschaften als Veda bezeichnet, z. B. die Musik als Gandharvaveda, die Waffenkunst als Dhanurveda u. die Heilkunde als Ayurveda. Unter den alten 4 Veden weist der Atharvaveda Bezüge zur Heilkunde auf, weshalb der A. gelegentlich auch als Nebenglied des Atharvaveda bezeichnet wird. **Literatur:** Der A. besitzt eine reichhaltige wissenschaftliche Literatur aus den vergangenen 2 Jahrtausenden, die überwiegend in der altindischen Hochsprache Sanskrit verfasst ist. Viele Werke sind verloren gegangen od. nur in Fragmenten bekannt. Die ältesten heute noch umfassend bekannten Kompendien werden 3 Autoren zugeordnet, die als „große Dreiheit" od. „alte Dreiheit" bezeichnet werden: Caraka, Suśruta u. Vāgbhaṭa. Diese 3 Namen repräsentieren wahrscheinlich nicht Einzelpersonen, sondern Ärzteschulen. Caraka wird die etwa im 1. Jahrhundert n. Chr. entstandene, mehrfach überarbeitete sog. Caraka-Saṃhitā („Sammlung des Caraka"), Suśruta die sog. Suśruta-Saṃhitā („Sammlung des Suśruta") zugeordnet. Die Suśruta-Saṃhitā ist in der Geschichte der Medizin insbesondere für ihre chirurgischen Abschnitte bekannt geworden, in denen auch plastisch-chirurgische Operationen beschrieben werden. Dem Vāgbhaṭa werden 2 im 7. Jahrhundert n. Chr. entstandene Werke zugeschrieben: der Aṣṭāṅgasaṃgraha („Zusammenfassung der achtteiligen Wissenschaft") u. die Aṣṭāṅgahṛdaya-Saṃhitā („Sammlung der Essenz der achtteiligen Wissenschaft"). Die Werke der „großen Dreiheit" werden heute noch in Ausbildung, Praxis u. Forschung des A. verwendet. Das Mādhavanidāna, die Śārṅgadhara-Saṃhitā u. der Bhāvaprakāśa werden als „kleine Dreiheit" bezeichnet. Das Mādhavanidāna („Krankheitslehre des Mādhava", eigentlicher Titel Rogaviniścaya „Von der Feststellung der Krankheiten") von Mādhava aus dem 8. Jahrhundert ist eine systematische Krankheitslehre. Die von Śārṅgadhara verfasste Śārṅgadhara-Saṃhitā („Sammlung des Śārṅgadhara") aus dem

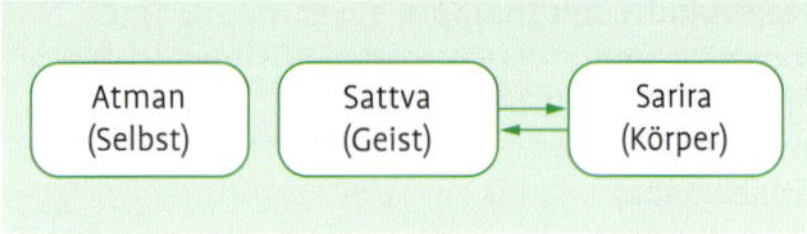

Ayurveda: 3 Anteile des Menschen im Ayurveda

14. Jahrhundert weist Einflüsse der Alchemie (s. Rasa Shastra) bei der Herstellung von Arzneimitteln auf u. beschreibt zum ersten Mal in der bekannten ayurvedischen Literatur die Pulsdiagnose. Der Bhāvaprakāśa („Leuchte des Bhāva") des Bhāvamiśra entstand vermutlich im 16. Jahrhundert u. ist ein umfassendes Kompendium der ayurvedischen Medizin seiner Zeit. Die Syphilis z. B. wird in diesem Werk zum ersten Mal beschrieben. Bhāvamiśra beschreibt auch eine Reihe pflanzlicher Arzneimittel, die aus Südostasien u. Amerika durch portugiesische Händler in Indien eingeführt wurden. Über diese 6 bedeutenden Werke hinaus ist über 2 Jahrtausende eine umfangreiche u. vielfältige ayurvedische Fachliteratur entstanden. **Auffassung vom Menschen:** Nach klassischer ayurvedischer Auffassung besteht der Mensch aus 3 Anteilen, dem Śarīra (grobstofflicher Körper), dem Manas (syn. Sattva; Geist) u. dem Ātman (Selbst). Der Ātman ist unveränderlich, wird von Krankheit nicht betroffen u. existiert auch nach dem Tod weiter; Śarīra u. Manas stehen in stetiger Wechselbeziehung zueinander (s. Abb.). Daraus folgt eine umfassende psychosomatische Anschauung. Im A. gibt es keine rein körperlichen od. rein psychischen Erkrankungen, es sind immer beide Dimensionen des Menschen betroffen. Der Mensch wird aber auch in einer umfassenden Analogie zum Kosmos gesehen. Mensch u. Kosmos bestehen aus den 5 großen Elementen (Pañcamahābhūta) Erde, Wasser, Feuer, Luft u. Raum. Auf dieser Grundlage werden Wechselwirkungen zwischen Mensch u. Welt erklärt; z. B. enthalten süße Nahrungsmittel nach ayurvedischer Anschauung v. a. Erd- u. Wasserelement (s. Ernährung, ayurvedische). Im menschlichen Körper enthält das Fettgewebe viel Erd- u. Wasserelement. Also führt eine vermehrte Zufuhr von süßen Nahrungsmitteln zu einer Zunahme von Fettgewebe. Vgl. Ätiologie, ayurvedische; Konstitutionslehre, ayurvedische; Physiologie, ayurvedische; Pathogenese, ayurvedische.

AYUSH: Abk. für **A**yurveda, **Y**oga, **U**nani-Medizin, **S**iddha-Medizin u. **H**omöopathie; s. Medizin, traditionelle indische.

Azadirạchta ịndica A. Juss. *f*: Melia azadirachta, Nimba arishta; Neem, Niem, Margosa, Neembaum; immergrüner, meist 10–20 m hoher Baum mit großen gefiederten Blättern aus der Familie der Meliaceae; höchstwahrscheinlich in Myanmar heimisch; heute in tropischen bis subtropischen Gebieten angebaut u. kultiviert; **Arzneidroge:** getrocknete Rinde (Azadirachtae cortex; Indische

Fieberrinde); fettes Öl der Samen (Azadirachtae oleum; Nimöl), Monographie: WHO; **Inhaltsstoffe:** in der Rinde u. a. Gerbstoffe, Gallussäure, Nortriterpene wie Azadirachtin; die Blätter enthalten das Alkaloid Paraisin u. werden überwiegend als Insektenvertilgungsmittel eingesetzt. **Wirkung:** anti-inflammatorisch, insektenrepellent u. insektizid (Samen), antibakteriell, adstringierend; **Verwendung:** (volkstümlich) **1.** Rinde: **a)** innerlich u. äußerlich als Tinktur u. a. galenische Zubereitungen; innerlich bei Infektionen, Fieber, Zahnfleischentzündung, äußerlich bei Hauterkrankungen; **b)** im Ayurveda als Infus, Dekokt u. a. galenische Zubereitungen bei Ekzemen u. a. Hauterkrankungen, Ulcus ventriculi, Spasmen u. Neuralgie, als Wurmmittel; **2.** Nimöl: gegen Hauterkrankungen u. als Wurmmittel; **3.** Früchte: bei Fieber. Die Wirksamkeit bei den beanspruchten Anwendungsgebieten ist derzeit nicht belegt. **Dosierung:** im Ayurveda Tagesdosis 2–4 g des Pulvers aus der Rinde, auf 1–2 Dosen verteilt; **Nebenwirkungen:** nach übermäßigem Genuss der Samen insbesondere bei Kindern bis 6 Jahren Übelkeit, Erbrechen, Diarrhö, nichtrespiratorische Azidose, Anämie, Krampfanfälle, Koma, Hirnödem, Tod; **Kontraindikation:** Schwangerschaft u. Stillzeit.

B

Bach-Blüten|therapie (Edward B., walisischer Arzt, 1886–1936; Therapie*) *f*: Behandlung von 38 postulierten Seelenzuständen mit entsprechenden Blütenauszügen; dem Verfahren liegt die Annahme Bachs zugrunde, dass bestimmte seelische Persönlichkeitstypen zu bestimmten Reaktionsweisen (auch im Krankheitsfall) neigen. Krankheit wird primär als Ergebnis von Konflikten zwischen dem sog. höheren Selbst u. der eigenen Persönlichkeit interpretiert. Als die eigentlichen Grundkrankheiten werden Stolz, Grausamkeit, Hass, Habgier, Unwissenheit, Unsicherheit u. Egoismus angesehen. Ziel ist die Reharmonisierung od. Umstimmung. Zur Behandlung dieser seelisch-reaktiven u. vorwiegend negativen Gemütszustände fand Bach 38 Blüten, die er in potenzierter Form als Blütenmittel einsetzte. In den sog. Essenzen seiner Pflanzen sah er das „geistige Potential", die „Energie" u. höhere Ordnung (sog. Tugenden) wieder, die er für die Heilung zu benötigen meinte. Die Blüten werden morgens gepflückt u. in frischem Quellwasser solange ausgezogen, bis sie verwelken. Die entstandene Flüssigkeit wird mit Cognac od. Brandy im Verhältnis 1:1 konserviert u. danach (ähnlich wie in der Homöopathie*) verdünnt (i. d. R. 1:240). Die Blütenmittel sollen die energetische u. geistige Kraft der Pflanze konzentriert enthalten. **Anwendung:** bei emotionalen Beschwerden, Verhaltensstörungen, Reaktionsbildern in bestimmten Lebenssituationen mit entsprechender körperlich-seelisch-geistiger Symptomenlage, als Begleittherapie akuter u. chronischer Erkrankungen (s. Tab.). Das einzige **Kombinationspräparat** der B.-B. ist Rescue* Remedy. Bei der B.-B. handelt es sich um ein wissenschaftlich nicht belegtes u. umstrittenes Verfahren. In Deutschland sind die Bach-Blütenmittel bisher nicht als Arzneimittel zugelassen, finden aber weite Verbreitung insbesondere in der Selbstmedikation. Wie bei vielen zur Selbstanwendung geeigneten Verfahren besteht auch bei der B. im Falle von lebensbedrohlichen Erkrankungen die Gefahr der Verzögerung bewährter medizinischer Maßnahmen in Diagnostik u. Therapie.

Bad: **1.** Verfahren der Balneotherapie* mit Eintauchen des Körpers (Vollbad*) bzw. von Körperteilen (Teilbad*) in ein Medium, meist Wasser (Wasserbad), aber auch Dampf (Dampfbad*), Peloid* (Peloidbad) od. Gas (Luftbad); Wirkung durch mechanische (Auftrieb, hydrostatischer Druck, Viskosität), thermische (Temperatur) u. ggf. chemische (Badezusätze od. natürliche Inhaltsstoffe in bestimmten Quellwässern) Faktoren; in der Hydrotherapie* werden kalte, indifferente, warme u. heiße Bäder unterschieden, i. R. der Kneipp*-Therapie werden auch Wechsel(teil)bäder angewendet. Vgl. Wechselbad. **2.** Bez. für die beim Baden verwendeten Badezusätze (z. B. Arzneibad*, Heublumenbad*, Milch*-Molke-Bad); **3.** natürliches Heilbad, Badeort od. Badeanstalt mit ortsgebundenen od. künstlich zubereiteten Heilmitteln zur Balneotherapie: Quellwässer ohne (Wildwässer) od. mit Mineralien, Iod*, Schwefel*, Kohlensäure, Radon* sowie Peloiden; vgl. Kur.

Bade|arzt: auch Kurarzt; von den Landesärztekammern verliehene Zusatzbezeichnung für einen approbierten Arzt mit einer Spezialisierung auf dem Gebiet der Balneologie* u. medizinischen Klimatologie; Ausübung der Tätigkeit in einem amtlich anerkannten Bade- od. Kurort. Vgl. Kneipp-Arzt.

Bade|dermatitis (gr. δερμα Haut, Fell; -ιτις*) *f*: entzündliche Hautreaktion, die nach einer Serie von Heilbädern, insbesondere Sol- u. Schwefelbädern sehr langer Dauer, auftreten kann; in der traditionellen Medizin eine wünschenswerte Form der Badereaktion*, evtl. auch Zeichen zu langen u. zu häufigen Badens; rückfettende Körperpflege kann das Auftreten einer B. verhindern.

Bade|meister, medizinischer: s. Kneipp-Bademeister; Masseur.

Bade|re|aktion (Reaktion*) *f*: Reaktion des Organismus auf die Anwendungen während einer Badekur, z. B. in Form einer Badedermatitis*; vorübergehende, krisenhafte Beeinträchtigung des Wohlbefindens; vgl. Kurkrise.

Bade|schwamm: s. Euspongia officinalis.

Bade|zusatz: Körperpflege- od. Arzneimittel, das einem Bad* hinzugefügt wird; z. B. fette od. ätherische Öle, Emulgatoren, Pflanzenextrakte, mineralische (Salze) u. chemische Stoffe (s. Arzneibad; Kräuterbad).

Bad, finnisches: syn. Sauna*.

Bad, hydro|elektrisches: s. Elektrobad.

Bach-Blütentherapie

Blütenmittel		Pflanze deutsche Bezeichnung	lateinische Bezeichnung	negative Seelenzustände
1.	Agrimony	Odermennig	Agrimonia* eupatoria	Versuch, quälende Gedanken und innere Unruhe hinter einer Fassade von Fröhlichkeit und Sorglosigkeit zu verbergen
2.	Aspen	Zitterpappel	Populus tremula	unerklärliche vage Ängstlichkeiten, Vorahnungen, geheime Furcht vor irgendeinem drohenden Unheil
3.	Beech	Rotbuche	Fagus sylvatica	überkritische und intolerante Reaktion, wenig Mitgefühl und Einfühlungsvermögen
4.	Centaury	Tausendgülden-kraut	Centaurium* erythraea	nicht „nein" sagen können, Schwäche des eigenen Willens, Überreaktion auf die Wünsche anderer
5.	Cerato	Bleiwurz	Ceratostigma willmottianum	Unsicherheit, zu wenig Vertrauen in die eigene Meinung und Urteilsfähigkeit
6.	Cherry Plum	Kirschpflaume	Prunus cerasifera	es fällt schwer, innerlich loszulassen; Angst vor seelischen Kurzschlusshandlungen, unbeherrschte Temperamentausbrüche
7.	Chestnut Bud	Knospe der Rosskastanie	Aesculus* hippocastanum	es werden immer wieder die gleichen Fehler gemacht, weil Erfahrungen nicht wirklich verarbeitet werden und nicht genug daraus gelernt wird
8.	Chicory	Wegwarte	Cichorium* intybus	besitzergreifende Persönlichkeitshaltung, mit der sich bewusst oder unbewusst überall eingemischt wird
9.	Clematis	Weiße Waldrebe	Clematis vitalba	geistige Abwesenheit; wenig Aufmerksamkeit für das, was um einen herum vorgeht
10.	Crab Apple	Holzapfel	Malus sylvestris	Gefühl von innerlicher oder äußerlicher Beschmutztheit, Unreinheit oder Infektion; Detailkrämerei („Reinigungsblüte")
11.	Elm	Ulme	Ulmus procera	vorübergehendes Gefühl, Aufgaben oder Verantwortung nicht gewachsen zu sein
12.	Gentian	Herbstenzian	Gentiana amarella	skeptische Reaktion, Zweifel, Pessimismus, Entmutigung, Verzweiflung
13.	Gorse	Stechginster	Ulex europaeus	Hoffnungslosigkeit, Resignation, es-hat-doch-keinen-Zweck-mehr-Gefühl
14.	Heather	Schottisches Heidekraut	Calluna* vulgaris	Selbstbezogenheit, völlig mit sich beschäftigt sein, Notwendigkeit von Publikum („das bedürftige Kleinkind")
15.	Holly	Stechpalme	Ilex* aquifolium	gefühlsmäßige Reaktion, irritierende Eifersucht, Misstrauen, Hass- und Neidgefühle
16.	Honeysuckle	Geißblatt, Jelängerjelieber	Lonicera caprifolium	bewusste oder unbewusste Weigerung, bestimmte Ereignisse der Vergangenheit zu verarbeiten
17.	Hornbeam	Weißbuche, Hainbuche	Carpinus betulus	Montagmorgen-Gefühl; zu schwach sein, um die täglichen Pflichten zu bewältigen, was dann aber doch geschafft wird

Bach-Blütentherapie

Blütenmittel		Pflanze deutsche Bezeichnung	lateinische Bezeichnung	negative Seelenzustände
18.	Impatiens	Drüsentragendes Springkraut	Impatiens glandulifera	ungeduldige, leicht gereizte oder überschießende Reaktion
19.	Larch	Lärche	Larix* decidua	Minderwertigkeitskomplexe, Erwartung von Fehlschlägen durch Mangel an Selbstvertrauen
20.	Mimulus	Gefleckte Gauklerblume	Mimulus guttatus	schüchtern, furchtsam sein mit vielen kleinen Ängstlichkeiten
21.	Mustard	Wilder Senf, Ackersenf	Sinapis arvensis	tiefe Traurigkeit, Perioden von Schwermut ohne erkennbare Ursache
22.	Oak	Eiche	Quercus robur	Gefühl, ein niedergeschlagener und erschöpfter Kämpfer zu sein, der trotzdem tapfer weitermacht und nie aufgibt
23.	Olive	Olive	Olea* europaea	Gefühl, körperlich und seelisch ausgelaugt und erschöpft zu sein („alles ist zuviel“)
24.	Pine	Schottische Kiefer	Pinus* sylvestris	sich Vorwürfe machen, Schuldgefühle
25.	Red Chestnut	Rote Kastanie	Aesculus carnea	sich mehr Sorgen um das Wohlergehen anderer Menschen machen als um das eigene, zu starke innere Verbundenheit mit einer nahestehenden Person
26.	Rock Rose	Gelbes Sonnenröschen	Helianthemum nummularium	innerlich panische Reaktion, von Terrorgefühlen überrannt werden
27.	Rock Water	Wasser aus heilkräftigen Quellen		hart zu sich selbst sein, strenge oder starre Ansichten, Unterdrückung vitaler Bedürfnisse (z. B. Essen, Schlaf, Bewegung)
28.	Scleranthus	Einjähriger Knauel	Scleranthus annuus	unschlüssig, sprunghaft, innerlich unausgeglichen sein; plötzlicher Meinungs- und Stimmungswechsel
29.	Star of Bethlehem	Doldiger Milchstern	Ornithogalum umbellatum	eine seelische oder körperliche Erschütterung noch nicht verkraften können („Seelentröster“)
30.	Sweet Chestnut	Edelkastanie, Esskastanie	Castanea* sativa	Gefühl, die Grenze dessen, was ein Mensch ertragen kann, sei nun erreicht; innere Ausweglosigkeit
31.	Vervain	Eisenkraut	Verbena* officinalis	im Übereifer, sich für eine gute Sache einzusetzen, Raubbau mit seinen Kräften treiben; missionarisch bis fanatisch sein
32.	Vine	Weinrebe	Vitis* vinifera	unbedingt seinen Willen durchsetzen wollen, Probleme mit Macht und Autorität („der kleine Tyrann“)
33.	Walnut	Walnuss	Juglans* regia	vorübergehende Verunsicherung, Wankelmut in entscheidenden Lebensphasen
34.	Water Violet	Sumpfwasser-feder	Hottonia palustris	innerliche Zurückgezogenheit, isoliertes Überlegenheitsgefühl

Fortsetzung nächste Seite

B Fortsetzung v. S. 51

Bach-Blütentherapie				
Blütenmittel		Pflanze deutsche Bezeichnung	lateinische Bezeichnung	negative Seelenzustände
35.	White Chestnut	Weiße Kastanie, Rosskastanie	Aesculus hippocastanum	unaufhörliches Gedankenkreisen, innere Selbstgespräche und Dialoge
36.	Wild Oat	Waldtrespe	Bromus ramosus	Zersplitterung, unklare Zielvorstellungen; innerliche Unzufriedenheit, weil die Lebensaufgabe nicht gefunden wird
37.	Wild Rose	Heckenrose	Rosa* canina	apathisches Gefühl, Teilnahmslosigkeit, innere Kapitulation
38.	Willow	Gelbe Weide	Salix alba ssp. vitellina	Gefühl, den Umständen machtlos ausgeliefert zu sein; Verbitterung; sich als „Opfer des Schicksals“ sehen
	Rescue Remedy (Mischung aus 6., 9., 18., 26. und 29.)	Erste-Hilfe-Tropfen		durch Schreck und schockierende Erlebnisse aus dem Gleichgewicht gekommen sein; innere Spannung, weil Aufregendes bevorsteht

Bad, in|differentes: Bad* mit indifferenter Temperatur; die Temperatur des ruhenden Körpers wird nicht verändert, die Wärmeregulation nicht ausgelöst, Empfindungen (kalt-warm) fehlen weitgehend; Indifferenzpunkte: Wasserbad 36 °C, Luftbad 25 °C (bekleidet 20 °C). Vgl. Überwärmungsbad; Warmbad.

Bad, medizinisches: Bad in Wannen od. Becken mit chemischen od. pflanzlichen Wirkstoffen, die einen medizinischen Nutzen zur Prophylaxe od. Therapie von Erkrankungen aufweisen; Herstellung eines m. B. erfolgt aus natürlichen Quellen (Heilwasser*) od. durch Zumischen bzw. Auflösen von Badezusätzen (Arzneibad*, Kräuterbad*) in Wasser.

Bädken (bad-kan, tibetisch Schleim) *m*: s. Physiologie der Tibetischen Medizin.

Bären|fenchel: s. Meum athamanticum.

Bären|galle: s. Aloe.

Bären|traube: s. Arctostaphylos uva-ursi.

Bären|wurzel: s. Meum athamanticum.

Bär|lapp: s. Lycopodium clavatum.

Bär|lauch: s. Allium ursinum.

Baikal-Helm|kraut: s. Scutellaria baicalensis.

Bai-Zhi: s. Angelicae dahuricae radix.

Bai-Zhu: s. Atractylodis macrocephalae rhizoma.

Bakterien|zyklo|genie (gr. βακτηρία Stab, Stock; κύκλος Kreis, Ring; -γενής hervorbringend, zeugend) *f*: von G. Enderlein geprägte Bez. für die zyklische Entwicklung von Bakterien, Viren u. Pilzen, die dem kosmischen Kreislauf unterliegen soll; im Serum aller Menschen bzw. gleichwarmen Lebewesen sollen von Enderlein als Endobionten* bezeichnete Mikroorganismen vorhanden sein, mit denen der Mensch in Symbiose lebt. Durch Weiterentwicklung dieser Endobionten zu parasitären Strukturen soll es zur Vergiftung mit Krankheitsbildung kommen, so dass Krankheit als gleichbedeutend mit gestörter Symbiose gesehen wird. Therapeutisch werden Symbionten aus Schimmelpilzen u. Hefen i. S. einer Isotherapie bei der Symbioselenkung* eingesetzt u. definierte Homöopathika verabreicht. Wissenschaftlich nicht belegtes u. spekulatives Verfahren. Vgl. Enderlein-Diagnostik.

Balance|therapie (Therapie*) *f*: syn. Nowo*-Balancetherapie.

Baldrian *m*: s. Valeriana officinalis.

Balint-Gruppe (Michael B., Psychoanalytiker, Biochemiker, Budapest, London, 1896–1970): berufsbezogene Selbsthilfegruppe, in der Allgemein- od. Fachärzte, Ärzte in Weiterbildung u. Medizinstudenten sowie Angehörige helfender Berufe od. Lehrer sich über einen längeren Zeitraum zusammenfinden, um unter Supervision Fälle aus der eigenen Praxis zu diskutieren; im Mittelpunkt der Gruppenarbeit stehen der Patient, seine Krankheit u. der Behandelnde. Es werden Gespräche über die Beziehung zwischen dem Behandelnden u. seinem Patienten hinsichtlich der Geschichte dieser Beziehung, neu entstandener Belastungen u. zukünftiger Entwicklungen geführt. Der Gruppenprozess (Reaktionen, Einfälle, Phantasien anderer Gruppenteilnehmer) dient dazu, sich eigener Haltungen u. Reaktionen bewusst zu werden. Vgl. Arzt-Patient-Beziehung; Gruppendynamik; Selbsterfahrungsgruppe; Selbsthilfe.

Ballast|stoffe: Gesamtheit der für den Menschen unverdaulichen Nahrungsbestandteile (Kohlenhydrate, z. B. Zellulose, Hemizellulose u. Pektin; Lignin, Alginate, Inulin), die als Stütz- u. Strukturelemente in Pflanzenzellen vorkommen; **Ein-**

teilung: in wasserlösliche (z. B. Guar, Pektin, Johannisbrotkernmehl) u. wasserunlösliche B. (z. B. Zellulose); **Wirkung:** **1.** Sättigung: Die Faserstruktur der B. erfordert ein längeres, intensiveres Kauen, das für die Zahnerhaltung u. Vorverdauung von Nahrungsmitteln wichtig ist. **2.** Aufrechterhaltung der normalen Darmfunktion: Durch das Wasserbindungsvermögen u. das damit größere Volumen wird die Darmperistaltik angeregt u. der Transport des Darminhalts gefördert. **3.** Erhalt der Darmflora: Wasserlösliche B. (z. B. Pektin, Guar) werden fast vollständig bakteriell verstoffwechselt; die dabei erzeugten kurzkettigen Fettsäuren tragen in erheblichem Maß (ca. 30 %) zur Energieversorgung der Enterozyten der Darmschleimhaut bei. Das bei der Fermentation gebildete Butyrat beugt einer gestörten Zellvermehrung vor (antikanzerogene Wirkung). **4.** Senkung der Cholesterolkonzentration: Durch das Adsorptionsvermögen für organische Substanzen bewirken B. eine Verminderung der Cholesterolkonzentration im Blut sowie von genotoxischen bzw. kanzerogenen Substanzen u. setzen das Darmkrebsrisiko herab. **5.** modifizierte Glukose- u. Insulinantwort: Bei Gesunden u. Diabetikern ist nach Mahlzeiten eine Senkung der Insulin- u. Glukosekonzentration im Blut zu beobachten. **Vorkommen in Nahrungsmitteln:** **1.** Zellulose: in Getreide, Obst, Gemüse; **2.** Hemizellulose: in Vollkorngetreide, Hülsenfrüchten; **3.** Lignin: in Getreide, Obstkernen; **4.** Pektin: in Obst, Gemüse; **5.** Alginate: in Algen (z. B. in Carrageen); **Bedarf** für Erwachsene (DGE): mindestens 30 g/d. Ein **Mangel** an B. begünstigt Obstipation, Divertikulose u. Karzinom des Dickdarms, Gallenstein, Fettstoffwechselstörungen sowie Diabetes mellitus.

Ballon|rebe: s. Cardiospermum halicacabum.

Ballota nigra L. *f*: Schwarznessel, Schwarzer Andorn; mehrjährige Staude mit kurzem, kriechendem Wurzelstock aus der Familie der Lamiaceae (Lippenblütler); **Arzneidroge:** zur Blütezeit geerntetes, getrocknetes Kraut (Ballotae nigrae herba, Schwarznesselkraut); **Inhaltsstoffe:** ätherisches Öl, Diterpenbitterstoffe (z. B. Ballotinon, Ballotenol), Gerbstoffe, Flavonoide; **Verwendung:** (volkstümlich) z. B. bei nervösen Magenbeschwerden, leichten Schlafstörungen, Husten; **Dosierung:** keine bekannt; **Nebenwirkungen:** keine bekannt; **Kontraindikation:** keine bekannt; **Wechselwirkung:** keine bekannt.

Balneo|logie (lat. balneum Bad; -logie*) *f*: Wissenschaft von den Grundlagen, Mechanismen u. Methoden der Balneotherapie*; i. w. S. Kurortwissenschaft.

Balneo|therapie (↑; Therapie*) *f*: Behandlung mit medizinischen Bädern* insbesondere aus natürlichen Heilquellen, mit Peloiden* u. Gasen an einem Kurort; auch Seebäder (s. Thalassotherapie), Trinkkuren u. Inhalationen. Vgl. Bad; Hydrotherapie.

Balsamum peruvianum *n*: s. Myroxylon balsamum.

Balsamum tolutanum *n*: s. Myroxylon balsamum.

Banche-Tee: aus Japan stammender coffeinarmer Tee mit anregender Wirkung; Herstellung aus Stängeln u. Blättern von Camellia* sinensis; bekömmlicher als schwarzer Tee (abhängig vom Röstgrad); **Anwendung:** in der Makrobiotik*.

Ban-Lan-Gen: s. Isatidis radix.

Ban-Xia: s. Pinelliae rhizoma.

Baptisia tinctoria (L.) Vent. *f*: Wilder Indigo; bis 1 m hohe Staude aus der Familie der Fabaceae (Schmetterlingsblütler); **Arzneidroge:** im Herbst gesammelte, unterirdische Pflanzenteile (Baptisiae tinctoriae radix, Baptisiawurzel, Wilde Indigowurzel); **Inhaltsstoffe:** u. a. die Isoflavonglykoside Baptisin u. Baptin sowie die Chinolizidinalkaloide Cytisin, Methylcytisin u. Spartein; **Wirkung:** immunstimulierend; **Verwendung:** (volkstümlich) z. B. innerlich bei Infektionen der oberen Atemwege, Erkältungen; äußerlich als Salbe bei Geschwüren. **Dosierung:** innerlich als Dekokt 0,5–1,0 g getrocknete Droge, 3-mal täglich; **Nebenwirkungen:** bei Überdosierung laxierende Wirkung; **Kontraindikation:** Schwangerschaft; **Wechselwirkung:** keine bekannt; **Homöopathie:** Verwendung der frischen Wurzel mit der Rinde entsprechend dem homöopathischen Arzneimittelbild, z. B. bei schweren fiebrigen Infektionen, allgemeiner Blutvergiftung, Verwirrtheitszuständen.

Bardanae radix *f*: s. Arctium.

Barfuß|gehen: Maßnahme zur Abhärtung* nach Sebastian Kneipp; Gehen mit nackten Füßen auf taufrischer Wiese (Tautreten*), kaltem Stein od. weichem Schnee (Schneegehen*); Durchführung nur kurzzeitig, so dass es danach sofort zur Wiedererwärmung mit reaktiver Hyperämie kommen kann.

Barium carbonicum *n*: Schwererde; $BaCO_3$; **Homöopathie:** Anwendung entsprechend dem homöopathischen Arzneimittelbild, z. B. bei Entwicklungsverzögerung bei Kindern, chronischer Entzündung der Tonsillen od. der oberen Atemwege, Hypertonie, Arteriosklerose.

Bar|osma betulina *f*: s. Agathosma betulina.

Bart|flechte: s. Usnea.

Basal|umsatz (gr. βάσιϛ Schritt, Grundlage): syn. Grundumsatz*.

BASIC-ID-Modell *n*: multidimensionales Modell zur Funktions- u. Bedingungsanalyse von Verhalten von A. Lazarus (1979) mit den 7 Grundmodalitäten Verhalten (**B**ehaviour), Affekt (**A**ffect), Empfindung (**S**ensation), Vorstellung (**I**magery), Kognition (**C**ognition), zwischenmenschliche Beziehungen (**I**nterpersonal relationships) u. Arzneimittel u. biologische Faktoren (**D**rugs and biological factors); vgl. SORKC-Schema; Verhaltenstherapie.

Basilikum *n*: s. Ocimum basilicum.

B

Basis|diät, gastro|entero|logische (gr. βάσιο Schritt, Grundlage; Diät*) *f*: syn. Schonkost; früher verordnete organbezogene Sonderdiät (z. B. Galle-, Leber-, Magendiät), die bei Erkrankungen des Magen-Darm-Trakts eingesetzt wurde; seit bekannt ist, dass die vielen Varianten weder eine Heilung noch eine positive Beeinflussung des Krankheitsverlaufs ermöglichen, haben sich diätetische therapeutische Maßnahmen auf wenige spezielle Erkrankungen (z. B. fortgeschrittene Niereninsuffizienz) u. Krankheitsstadien reduziert. Bei der Mehrzahl von gastroenterologischen Erkrankungen wird mit einer einheitlichen g. B. (syn. leichte Vollkost*) ernährt. Diese verzichtet auf Lebensmittel, die bei mehr als 10% der Bevölkerung Verdauungsbeschwerden auslösen (v. a. Hülsenfrüchte, Gurken, frittierte od. fette Speisen, Kohlsorten, Paprika, Sauerkraut, Zwiebeln, hart gekochte Eier, Kaffee, Mayonnaise, Geräuchertes).

Basis|kost, olig|all|ergene (↑): s. Additionsdiät.

Bauch|behandlung, manuelle: Behandlung nach F.-X. Mayr, die i. R. der Mayr*-Kur durchgeführt wird u. durch sanfte, drückende u. wieder nachlassende Handbewegungen des Arztes auf dem Unterbauch des Patienten den intraabdominalen Druck rhythmisch u. atemsynchron erhöhen u. senken soll; **Grundlagen:** Angenommen wird, dass bei entzündlichen, hyper-, hypo- od. atonen Verdauungsabschnitten des Bauchraums ein negativer Einfluss auf die Atmung (insbesondere auf die Zwerchfellatmung) ausgeübt wird. **Ziel:** passive Unterstützung der Zwerchfellatmung u. Anregung der Motilität durch Fazilitation des Auerbach-Plexus (autonomes Nervengeflecht in der Submukosa des Darmes), um den Tonus der erschlafften Darmabschnitte, die lympho- u. hämodynamische Zirkulation u. damit die „Blutqualität" zu verbessern. Schließlich sollen die Atmung u. die sekretorischen Funktionen im Bauchraum optimiert werden. **Anwendung:** bei Übergewicht, Herz-Kreislauf-Erkrankungen, Hypertonie, Erkrankungen des rheumatischen Formenkreises, Arthrose, Kopfschmerz. Hinweise auf Wirksamkeit aus Erfahrungsberichten, wissenschaftlich nicht belegt; historisches Verfahren. Vgl. Krankheitsvorfelddiagnostik.

Bauern|senf, Bitterer: s. Iberis amara.

Baum|flechte: s. Lobaria pulmonaria.

Baum|moos: s. Lobaria pulmonaria.

Baunscheidt-Verfahren (Carl B., Erfinder, Endenich, 1809–1873): alternatives Heilverfahren, bei dem durch einen von Baunscheidt entwickelten Apparat viele eng beieinanderliegende Nadelstiche in die Haut gesetzt werden; in die entstandene Wunde kann zur Erhöhung des Hautreizes Croton-, Wacholder- od. Senföl eingerieben werden (wurde von Baunscheidt selbst abgelehnt). **Anwendung:** als Reizkörpertherapie* u. Umstimmungstherapie* od. auch zur ausleitenden Therapie* bei Neuritis, rheumatischen Schmerzzuständen u. hormonalen Störungen. Von der Schulmedizin insbesondere wegen Infektionsgefahr, Möglichkeit der Narbenbildung u. kokanzerogener Wirkung des Crotonöls abgelehnt. Vgl. Aschner-Methode.

BE: Abk. für **B**rot**e**inheit*, auch **B**erechnungs**e**inheit.

Bedeutungs|dia|gnose (gr. διάγνωσις Entscheidung) *f*: auch Grote-Bedeutungsdiagnose; von L. R. Grote geprägter Begriff, der die Frage nach dem physiologischen Sinn u. Nutzen, d. h. der Zweckbestimmung u. Bedeutung, eines Symptoms zu ergründen versucht; das Symptom kann einen Hinweis auf ein positives Krankheitszeichen (i. S. der Abwehrsteigerung wie Fieber, Diarrhö od. ausleitendes Ekzem) darstellen od. ein negatives Zeichen des organismischen Versagens sein. Im ersteren Fall sind die Symptome unterstützungswürdig, im letzteren ist eine antagonistische od. eliminierende Behandlung nötig.

Befindlichkeit: subjektiver Zustand, der die physische u. emotionale Lage des Individuums beschreibt; Störungen der B. sind heutzutage weit verbreitet. Je nach Ausprägung weiterer psychischer Symptome od. negativer Affekte können sie zu erheblicher Belastung u. psychischer (z. B. Erschöpfbarkeit, Müdigkeit) od. körperlicher (z. B. Rücken-, Kopfschmerz) Symptombildung führen. Vgl. Emotion; Angst.

Begleit|sym|ptom (Symptom*) *n*: zeitgleich zu einer Beschwerde auftretendes Symptom ohne bekannten kausalen Zusammenhang (z. B. Zahnschmerz bei Dysmenorrhö); in der Homöopathie werden B. bei der Differenzierung von Arzneimittelbildern* i. R. der Arzneimittelwahl* höher gewichtet als kausale Symptome (s. Hierarchisierung), da sie auf nichtlokale krankhafte Veränderungen des Organismus hinweisen u. oft sehr arzneimittelspezifisch sind.

Behandlung: s. Therapie.

Behandlung, bio|chemische: s. Biochemie nach Schüßler.

Bei|fuß: s. Artemisia vulgaris.

Bei|fuß, Ein|jähriger: s. Artemisia annua.

Bei|kost: Nahrungsmittel, die im Säuglingsalter neben der Muttermilch od. Säuglingsmilch* gegeben werden; die Einführung von B. zur Gewährleistung einer bedarfsdeckenden Energie- u. Nährstoffversorgung sollte frühestens nach 4 Monaten, spätestens nach 6 Monaten erfolgen. Milchmahlzeiten werden schrittweise abgelöst, ab dem 5. Monat durch Gemüse-Kartoffel-Fleischbrei (mittags), ab dem 6. Monat zusätzlich durch Vollmilch-Getreidebrei (abends) u. ab dem 7. Monat zusätzlich durch milchfreien Getreide-Obstbrei (nachmittags). Bei häuslicher Zubereitung der B. sollten möglichst wenig schadstoffbelastete Zutaten verwendet werden (industriell hergestellte Produkte für die Säuglingsnahrung sind i. d. R. schadstoffkontrolliert). Zur Vermeidung einer Zöliakie* sollte in den ersten 6 Monaten kein glutenhaltiges Getreide (Weizen, Gerste, Roggen, Hafer,

Dinkel, Grünkern) gegeben werden; glutenfrei sind reine Stärke, Reis, Mais, Buchweizen, Amaranth u. Hirse. Bei allergiegefährdeten od. allergiekranken Kindern (s. Nahrungsmittelallergie) sollte B. erst nach dem 6. Monat gegeben werden u. neue Lebensmittel immer nur einzeln u. im Abstand von ca. 1 Woche eingeführt werden.

Bei|kost, alternative: i. R. verschiedener alternativer Ernährungsformen* empfohlene Nahrungsmittel für Säuglinge, die neben der Mutter- od. Säuglingsmilch gegeben werden; meist laktovegetabile (s. Vegetarismus) od. vegane Ernährung (s. Veganer) mit Verwendung von Rohmilch* u. Rohmilchprodukten, (unerhitztem) Vollgetreide u. Rohkost; **ernährungsphysiologische Bewertung:** Die Nährstoffversorgung kann im fortgeschrittenen Säuglingsalter (6.–12. Lebensmonat) kritisch sein. Die Bedarfsdeckung von Eisen* ist auch bei sorgfältiger Auswahl u. Zubereitung der Nahrungsmittel ohne die Zufuhr von Fleisch problematisch. Zur Verbesserung der Eisenresorption aus pflanzlichen Nahrungsmitteln sollten Gemüse- u. Getreidemahlzeiten mit Vitamin-C-haltigen Obstsäften ergänzt werden. Rohmilch u. Rohmilchprodukte sind aufgrund einer möglichen bakteriellen Kontamination für die Zubereitung der Beikost nicht geeignet; ebensowenig rohes, über mehrere Stunden eingeweichtes Getreide (Frischkornbrei), da der Säugling noch nicht über ein ausgeprägtes Enzymsystem verfügt (Verdauungsprobleme). Rohes Getreide sollte nicht vor dem 2. Lebensjahr gegeben werden, rohes Gemüse erst gegen Ende des 1. Lebensjahres (jedoch nicht vor 9 Monaten). Häufig fehlt ein Fettzusatz zu den Breimahlzeiten, so dass keine bedarfsgerechte Fettzufuhr erfolgt. Bei veganer Ernährung für Säuglinge u. Kleinkinder besteht das Risiko einer ernsthaften Nährstoffunterversorgung (Energie, Vitamin* B_2, Vitamin* B_{12}, Vitamin* D, Calcium*, Eisen u. Zink*); in Einzelfällen kann es zu Rachitis, Kwashiorkor, Eisenmangelanämien u. Vitamin-B-Defiziten kommen.

Bei-Mu: s. Fritillariae bulbus.

Bein|well, Gemeiner: s. Symphytum officinale.

Bein|well, Kanadischer: s. Symphytum x uplandicum.

Bein|wickel: Wickel* nach Kneipp; Kombination von Fuß-* u. Wadenwickel* bis zum Knie, evtl. mit Weiterführung bis zur Hüfte (verlängerter B.); **Anwendung:** z. B. kalter B. bei venösen Stauungsbeschwerden; **Kontraindikation:** kalte Füße.

Bei-Ting-Li-Zi: s. Lepidii seu descurainiae semen.

Bela|früchte: s. Aegle marmelos.

Belastungs|störung, post|traumatische: Abk. PTBS; psychische Störung nach extrem belastendem Ereignis (z. B. Unfall, Katastrophe, Vergewaltigung, Folter), die mit starker Furcht u. Hilflosigkeit einhergeht u. frühestens 1 Monat nach dem Trauma diagnostiziert werden kann; innerhalb des ersten Monats ist es eine akute Belastungsreaktion; **Symptome:** häufiges u. intensives Wiedererleben des traumatischen Erlebnisses (Flashback mit drängenden Erinnerungen, Alp- u. Tagträume, phobische Ängste), emotionale Taubheit (besonders Teilnahms- u. Freudlosigkeit, Gleichgültigkeit) bei gleichzeitig erhöhter Erregung (mit Schlafstörung, Reizbarkeit, Schreckhaftigkeit, Vigilanzsteigerung), Vermeiden von Erinnerungsreizen; **Komplikation:** depressives Syndrom*, Suizidalität; **Therapie:** kognitive Verhaltenstherapie*, rational-emotive Therapie*, EMDR*, ggf. Serotonin-Wiederaufnahme-Hemmer. Vgl. Coping; Krisenintervention; Lebensereignis, kritisches.

Beleuchtungs|stärke: Formelzeichen E; Maß für den auftreffenden Lichtstrom* pro Fläche (in m^2); abgeleitete SI-Einheit: Lux (Abk. lx).

Bella|donna *f*: s. Atropa belladonna.

Bella|donna|ex|trakt (Extractum*) *m*: s. Atropa belladonna.

Bellis perennis L. *n*: Gänseblümchen, Maßliebchen; ausdauernde, mehrjährige, 4–15 cm hohe Pflanze mit kurzem Wurzelstock aus der Familie der Asteraceae (Korbblütler); **Arzneidroge:** Kraut (Bellidis herba, Gänseblümchenkraut), Blüten (Bellidis flos, Gänseblümchenblüten); **Inhaltsstoffe:** Triterpensaponine (z. B. Bayogenin), Flavonoide, Gerbstoffe, Säuren, Wachs, fettes u. ätherisches Öl, Inulin, Bitterstoffe; **Verwendung:** (volkstümlich) innerlich u. äußerlich z. B. bei Katarrhen der Atemwege, Magen- u. Darmkatarrh, schlecht heilenden Exanthemen; **Dosierung:** Teezubereitung: ca. 1,5 g Droge mit 1,5 Teegläsern kalten Wassers ansetzen, mehrere Stunden ziehen lassen, über den Tag verteilt trinken; Absud für Umschläge zur Wundbehandlung; **Nebenwirkungen:** keine bekannt; **Kontraindikation:** keine bekannt; **Wechselwirkung:** keine bekannt; **Homöopathie:** Verwendung der frischen, blühenden Pflanze entsprechend dem homöopathischen Arzneimittelbild, z. B. bei Blutungen, Blutergüssen, Muskelschmerzen (besonders nach Verletzung od. Überanstrengung), Erkrankungen des rheumatischen Formenkreises u. Hauterkrankungen.

Benedikten|kraut: **1.** s. Centaurea benedicta; **2.** s. Geum urbanum.

Beratung, psycho|soziale: niedrigschwelliges Gespräch zwischen einem Berater mit psychosozialen Kompetenzen u. einem Klienten; das zugrunde liegende Konzept nimmt vorwiegend psychosoziale Faktoren als störungs- bzw. krankheitsauslösend od. krankheitsaufrechterhaltend an. P. B. dient der Ausbildung psychosozialer Bewältigungskompetenz. In Abgrenzung zur individuellen Pharmako- od. Psychotherapie werden psychische Störungen u. Erkrankungen v. a. an Widersprüchen u. Ambivalenzen innerhalb sozialer Lebensbindungen festgemacht. Beratungsziel ist die Vermittlung psychosozialer Reflexivität u. Handlungsfertigkeit durch Aufklärung psychosozialer Abwehrprozesse bzw. Training individueller u. sozialer Kompetenz (s. Selbstsicherheitstraining) u. Bewältigungsstrategien (vgl. Coping; Abwehrmechanismus). In der klinischen Psychologie stehen psychosoziale Beratungen in Einzel- u. Gruppengesprächen im Mittelpunkt. Sie werden von Psychologen geleitet.

Berberis aquifolium *f*: s. Mahonia aquifolium.

Berberis vulgaris L. *f*: Berberitze; Pflanze aus der Familie der Berberidaceae (Sauerdorngewächse); Negativmonographie Kommission E; **Arzneidroge:** Wurzelstammrinde (Cortex Berberidis radicis); Stammrinde (Berberidis cortex), Monographie: WHO; Wurzeln (Berberidis radix); Früchte (Berberidis fructus); **Inhaltsstoffe:** Früchte: Vitamin C; Rinde, Wurzel, Wurzelrinde: bis zu 13 % Isochinolinalkaloide (Berberin, Columbamin, Palmatin, Jatrorrhizin, Oxyacanthin); **Wirkung:** Rinde, Wurzel, Wurzelrinde: cholagog, hypotensiv; Rinde: sedativ, antiarrhythmisch, immunstimulierend u. antibakteriell; **Verwendung: 1.** (volkstümlich) Früchte als Tee bei Nieren- u. Harnwegserkrankungen, Magenkrämpfen, Obstipation, Sodbrennen, Appetitmangel, zur Kreislaufstimulation; Wurzel, Rinde u. Wurzelrinde als Tinkturen außerdem bei Verdauungsstörungen, Leber-, Gallenblasen-, Nieren- u. Harnwegserkrankungen, zur Fiebersenkung, bei Beschwerden des Respirationstrakts, des Herzens u. des Kreislaufsystems; die Wirksamkeit bei den beanspruchten Anwendungsgebieten ist nicht belegt. **2.** in der Anthroposophischen Medizin u. a. bei Sinusitiden u. Zystitis; **Nebenwirkungen:** bei >4 g Droge (entspricht 0,5 g Berberin) Benommenheit, Nasenbluten, Hautreizungen, Dyspnoe, Hypotonie, Erbrechen, Diarrhö u. Nierenreizung (Nephritis) sowie Vergiftungen mit Todesfolge möglich; Dosierungen unterhalb von 500 mg Berberin gelten als verträglich. **Kontraindikation:** Schwangerschaft, Stillzeit; infektiöse u. entzündliche gastrointestinale Erkrankungen; **Homöopathie:** Verwendung von Zubereitungen aus getrockneter Wurzelrinde, Rinde der ober- u. unterirdischen Teile u. von den Fruchtstielen frischer, reifer Beeren entsprechend dem homöopathischen Arzneimittelbild, z. B. bei Nieren- u. Harnwegserkrankungen, insbesondere Nephrolithiasis, bei Gicht, Erkrankungen des rheumatischen Formenkreises, Erkrankungen der Leber u. der Gallenblase, trockenen Hauterkrankungen, Fisteln.

Berberitze: s. Berberis vulgaris.

Berechnungs|einheit: syn. Broteinheit*.

Bergenia crassi|folia (L.) Fritsch *f*: Wickelwurz; 10–30 cm hohe, ausdauernde Pflanze aus der Familie der Saxifragaceae (Steinbrechgewächse); **Arzneidroge:** Wurzeln (Bergeniae radix, Wickelwurzel, Bodanwurzel), Blätter (Bergeniae folium, Bergeniablatt); **Inhaltsstoffe:** ca. 20 % Gerbstoffe, Bergenin (Isocumarin), ca. 18 % Arbutin, Farbstoffe; **Wirkung:** adstringierend, antimikrobiell, lokal entzündungshemmend, lokal hämostyptisch; **Verwendung:** in der russischen Volksmedizin z. B. bei Diarrhö u. anderen Darmerkrankungen, Fieber, als Adstringens, bei lokalen Blutungen; **Dosierung:** keine bekannt; **Nebenwirkungen:** keine bekannt; **Kontraindikation:** Schwangerschaft, Stillzeit; **Wechselwirkung:** keine bekannt.

Berg|gamander: s. Teucrium marum.

Berg|lorbeer: s. Kalmia latifolia.

Berg|wohl|verleih: s. Arnica montana.

Bericht, gelenkter: Teil des bewährten Vorgehens in der homöopathischen Anamnese*, der sich an den spontanen Bericht des Patienten anschließt u. darauf abzielt, vollständige Angaben über Symptome zu erhalten, d. h. deren Art, Ort, Ursache (Ätiologie) u. Modalitäten genau zu erfragen.

Bernard-Ströme (Claude B., Physiologe, Paris, 1813–1878): niederfrequente Reizstromtherapie in Kombination mit einer galvanischen Strombasis (sog. diadynamische Ströme); **Prinzip:** Anwendung verschiedener Frequenzmodulationen (Sinushalbwellen mit 10 ms Impulsbreite, zwischen 50 Hz u. 100 Hz, konstant od. wechselnd), die auch die Stromformbezeichnungen determinieren, mit analgesierender (Stromform DF), durchblutungsfördernder (Stromform DF + CP), muskelstimulierender (Stromform MF) u. resorptiver Wirkung (Stromform CP). **Anwendung:** aufgrund der abschwellenden u. analgesierenden Wirkung häufig bei akuten Verletzungen; **Kontraindikation:** u. a. Metallimplantate u. Herzschrittmacher.

Bertram, Deutscher: s. Anacyclus x officinarum.

Bertram, Römischer: s. Anacyclus pyrethrum.

Beruf|kraut, Kanadisches: s. Conyza canadensis.

Beruhigungs|bad: Voll- od. Dreiviertelbad mit nicht zu warmer Temperatur (ca. 36–38 °C) zur Erleichterung des Einschlafens u. zur Beruhigung; durch medizinische Badezusätze wie z. B. Lavandula* angustifolia (ätherisches Öl), Cymbopogon* winterianus (Citronellöl) od. Humulus* lupulus (Extrakt) wird die sedierende Wirkung verstärkt. Vgl. Kräuterbad.

Beschäftigungs|therapeut *m*: s. Ergotherapeut.

Beschäftigungs|therapie *f*: s. Ergotherapie.

Besen|ginster: s. Cytisus scoparius.

Besen|heide: s. Calluna vulgaris.

Besessenheit: Bez. für Persönlichkeits-, Verhaltens- od. Bewusstseinsveränderungen durch Anwesenheit eines Geistwesens; Begriff aus der europäischen Dämonologie, wobei auch andere Kulturräume den Begriff eines Menschen als Sitz eines Geistes kennen. Während in monotheistischen Religionen (mit Ausnahme der B. durch den heiligen Geist, sog. Inspiration) u. rationalistischen Weltanschauungen B. tendenziell als schlecht gesehen wird, gibt es in polytheistischen u. animistischen Vorstellungen negative, positive u. ambivalente Bewertungen. Entsprechend kann B. entweder nur unerwünschte Krankheit u. Störung bedeuten od. auch die Funktion der (kultischen) Vergegenwärtigung von Göttern u. Ahnen, Wahrsagung u. Kraftübertragung haben. Vgl. Besessenheitskult; Exorzist.

Besessenheits|kult: religiöse bzw. spirituelle Praxis, als Gegensatz zum Exorzismus (s. Exorzist) auch als Adorzismus bezeichnet, die durch einen Initiationsvorgang charakterisiert ist u. in deren Zentrum die Identifizierung eines Geistes u. die Kontaktaufnahme zu ihm stehen, um einen wechselseitigen Austauschprozess in Gang zu setzen; ein Geist wird vom Klienten u. seiner Umgebung als potentieller Wohltäter akzeptiert, dem im Allg. Opfer gebracht werden; im Ritual wird eine festliche Atmosphäre hergestellt. Im Gegenzug werden Wünsche bezüglich Genesung, Wohlgelingen od. der Beendigung von Unglück geäußert. In den weit verbreiteten afrikanischen u. karibischen B. wie Wodu (auch Vodun, Voodoo), Folley, Zar, Santería u. Candomblé werden die betroffenen Medien zu Wodu, Folley, Zar od. einem der aus älteren Göttern u. katholischen Heiligen synkretistisch entstandenen Geister. L. de Heusch hat für den Schamanismus (s. Schamane) strukturelle Gemeinsamkeiten, aber unterschiedliche inhaltliche Zielsetzungen gesehen. Vgl. Besessenheit; Ekstase; Priesterheiler.

Betäubung, örtliche: s. Lokalanästhesie.

Betel|nuss|palme: s. Areca catechu.

Betonica officinalis *f*: s. Stachys officinalis.

Betonie: s. Stachys officinalis.

Bett|fahr|rad: Gerät zur dosierten Mobilisation der Beine bei Bettlägerigen, z. B. zur Prophylaxe* von Beinvenenthrombosen bzw. zur allg. Konditionierung i. R. stationärer Physiotherapie* u. Rehabilitation*.

Betula *f*: Birke; Bäume aus der Familie der Betulaceae (Birkengewächse); Betula pendula Roth (Hängebirke), Betula pubescens Ehrhardt (Moorbirke); s. Abb.; **Arzneidroge:** Laubblätter (Betulae folium, Birkenblätter); Monographie: HMPC, ESCOP, Kommission E; **Inhaltsstoffe:** mindestens 1,5 % Flavonoide (berechnet auf die getrocknete Droge, insbesondere Hyperosid), Phenolcarbonsäuren, Triterpensaponine u. Gerbstoffe; **Wirkung:** diuretisch, antipyretrisch; **Verwendung:** **1.** (med.) **a)** zur Durchspülungstherapie der ableitenden Harnwege, insbesondere bei Entzündungen u. Nierengrieß (ESCOP, Kommission E); **b)** adjuvant zur Therapie bakterieller Infekte der ableitenden Harnwege u. bei rheumatischen Beschwerden (ESCOP); **2.** (traditionell) zur Erhöhung der Harnmenge u. somit zur Durchspülungstherapie der Harnwege bei leichten Harnwegsbeschwerden (HMPC); **3.** (volkstümlich) auch bei Gicht, Ödemen, Hauterkrankungen u. zur Stoffwechselanregung; **4.** in der Anthroposophischen Medizin äußerlich bei degenerativen Hauterkrankungen u. Ekzemen sowie innerlich unterstützend bei rheumatischen Erkrankungen; **Dosierung:** 2–3 g getrocknete Droge 2–3-mal täglich als Teeaufguss; Tinktur (1 : 10): 2 ml 3-mal täglich; gleichzeitig reichliche Flüssigkeitszufuhr; Frischpflanzenpresssäfte; **Nebenwirkungen:** keine bekannt; **Kontraindikation:** Ödeme bei Herz- od. Niereninsuffizienz; **Wechselwirkung:** keine bekannt.

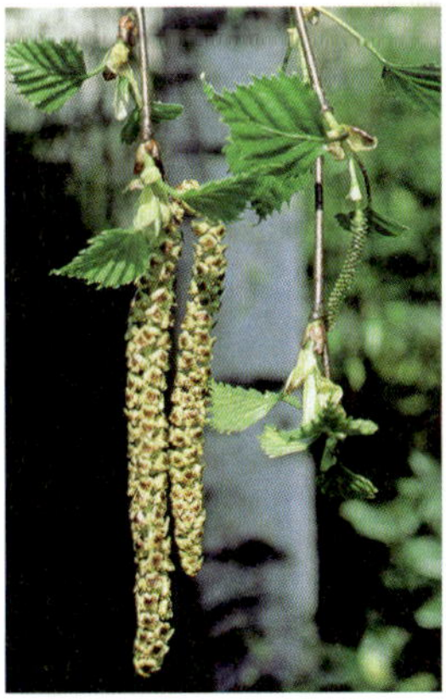

Betula: Blütenstand [5]

BEV: Abk. für **B**io**e**lektronik* nach **V**incent.

Bewegungs|bad: Wasserbad mit gleichzeitiger Bewegungstherapie*; durch Auftrieb, Wärme u. Viskosität (Widerstand gegen Bewegungen) bietet das B. gegenüber der Trockengymnastik Vorteile v. a. bei Patienten mit Bewegungsbehinderungen u. -einschränkungen durch entzündliche u. degenerative Gelenk- u. Wirbelsäulenerkrankungen, neurologischen Bewegungsstörungen sowie i. R. der Rehabilitation nach Unfall od. Operation.

Bewegungs|muster: Sequenz von ineinandergreifenden, komplexen Bewegungsabläufen (z. B. Laufen, Aufstehen), die im Gehirn gespeichert sind u. durch Intention abgerufen werden können; durch Psychoaffektion (z. B. Depression) können B. supprimiert werden; pathologische B. sind Ausdruck v. a. einer zentralnervösen Fehlsteuerung (angeboren od. erworben) bzw. einer Reaktion auf Fehlafferenzen (z. B. durch Schmerz, Entzündung) aus der Peripherie (Gelenk-, Muskelaffektion). B. werden therapeutisch genutzt (Bahnung der Bewegung im Stereotyp) durch ganzheitliche Konzepte, die das Bewegungslernen u. die Bewegungskontrolle zum Inhalt haben (z. B. Vojta*-Methode, Bobath*-Konzept, PNF*); Prinzip dieser Methoden ist die Erleichterung der gestörten Efferenz durch Stimulation der Afferenz.

Bewegungs|therapie (Therapie*) *f*: auch Kinesiotherapie, Kinesitherapie; Sammelbez. für alle aktiven Therapiekonzepte, z. B. Sporttherapie*, Training (medizinische Trainingstherapie), Ergotherapie*, Physiotherapie* (somatisch od. psychosomatisch orientiert), Psychomotorik*, Tanztherapie* u. Hippotherapie*; **Prinzip:** therapeutische Nutzung von gezielten, dosierten Bewegungsmustern als formative u. funktionsregulierende Reize in Form von Koordinationsübungen, Kraft-, Schnelligkeits- u. Ausdauertraining für alle Organsysteme, d. h. Muskulatur, Knochengerüst, Nervensystem (einschließlich der Psyche), Herz-Kreislauf-System, Atmungssystem, endokrines System u. Blutsystem;

B

Anwendung: bei Funktionsstörungen des neuromuskulären bzw. muskuloskelettalen Systems bzw. bei gestörten sensomotorischen Leistungen u. neurologischen Defiziten (z. B. bei Parkinson-Syndrom, Multipler Sklerose, Schlaganfall), Kommunikationsstörungen, Stress, psychischen Störungen, Lernstörungen.

Bewegungs|therapie, konzentrative (↑) *f*: Abk. KBT; körperorientiertes psychotherapeutisches Verfahren aus dem Bereich der humanistischen Psychologie, bei dem durch spezielle Übungen eine Aktualisierung verschiedener körperlicher Erlebnisse wie u. a. Spannungs- u. Temperaturgefühl od. Empfindung von weich u. hart erreicht u. eine bewusste Selbstwahrnehmung u. U. gestörter körperlicher Bewegungsprozesse gefördert werden soll; so kann z. B. das Gefühl, weiche Knie zu haben, zum Erlebnis labiler Standhaftigkeit führen, das als Resultat einer aus der Kindheit stammenden überfordernden Fassade gedeutet werden kann. Als Folge des Erfahrungsprozesses des eigenen Körpers u. seiner Körperlichkeit lässt sich u. U. eine Korrektur des Selbstbildes entwickeln (Dreischritt: Wahrnehmen – Wahrhaben – Wahrmachen). Vgl. Feldenkrais-Methode; Körpertherapie.

Bewegungs|umfang: (engl.) *range of motion (Abk. ROM)*; Bez. für die Beweglichkeit eines Gelenks in einer Ebene; messbar mit einem Goniometer od. der apparativen 3-dimensionalen Bewegungsfunktionsanalyse. Bevorzugte klinische Methode ist die Neutral-Null-Methode, bei der die Bewegungen in Bewegungsdimensionen gegen die Nullstellung gemessen u. protokolliert werden, z. B. Extension/Flexion im Kniegelenk: 5/0/120°. Der B. wird z. B. bei Funktionsstörungen von Gelenken im Verlauf eines Behandlungszyklus untersucht.

BFD: Abk. für **b**ioelektronische **F**unktions**d**iagnostik*.

Bhakti-Yoga (Yoga*) *m*: s. Yoga.

Bibernelle: s. Pimpinella.

Biblio|therapie (gr. βίβλος Buch; Therapie*) *f*: Form der Psychotherapie*, bei welcher der Patient durch die Lektüre einer gezielten Auswahl geeigneter Literatur od. die Produktion von Texten darin unterstützt werden soll, Kenntnisse bezüglich des Ausdrucks von Gefühlen u. Erlebnissen zu erwerben, um seine Probleme besser zu erleben, zu verstehen u. zu bewältigen; ausgewählte literarische Texte können auch in Einzel- od. Gruppensitzungen gelesen u. diskutiert werden; Anwendung auch prophylaktisch i. R. der Ordnungstherapie*; durch die literarische Auseinandersetzung können Lebensmodelle überprüft u. neue Konzepte vermittelt werden. Vgl. Poesietherapie.

Bicom-Therapie (↑) *f*: Form der Bioresonanztherapie* mit dem Bicom-Gerät u. speziellen Bicom-Elektroden; vgl. Mora-Therapie; Multicom-Therapie.

Bienen|harz: s. Propolis.

Bienen|königinnen|futter|saft: s. Gelée royale.

Bier|hefe: s. Faex medicinalis.

Bier-Stauung (August B., Chirurg, Berlin, 1861–1949): zu therapeutischen Zwecken durchgeführte venöse Stauung entzündeter Körpergebiete, mit der die Heilung beschleunigt werden sollte; historische u. nicht wirksame Methode.

BiGeMa: Abk. für **Bi**nde**ge**webe**ma**ssage*.

Bilde|kräfte: in der Anthroposophischen Medizin* Bez. für die in Pflanze, Tier u. Mensch plastisch tätigen form- u. gestaltgebenden Kräfte; beim gesunden Menschen stehen die B. unter der Regie von Ich*-Organisation u. Seelenleib*. Beim kranken Menschen sind die B. je nach Gesamtkonstellation geschwächt (primär od. sekundär durch Überwiegen der oberen Wesensglieder Ich-Organisation u. Seelenleib) od., wenn die Führung durch Ich-Organisation bzw. Seelenleib zu schwach ist, zu stark eigenaktiv tätig. Vgl. Lebensleib.

Bild|erleben, kata|thymes: s. Psychotherapie, katathym-imaginative.

Bilsen|kraut, Schwarzes: s. Hyoscyamus niger.

Binde|gewebe|massage (Massage*) *f*: Abk. BiGeMa; Form der Reflexzonenmassage* (nach E. Dicke, weiterentwickelt von H. Teirich-Leube), bei der durch eine spezielle Grifftechnik (langsames u. ausgedehntes Streichen der Haut mit einer od. zwei Fingerkuppen) tangentiale Druck- u. Zugreize auf das subkutane Bindegewebe bzw. die Faszie (mit dem Unterhautfasziengriff; s. Abb. 1) ausgeübt werden; **Wirkung:** Neben einer lokalen Wirkung (Lockerung von Verspannungen u. Verhärtungen) soll eine segmental-reflektorische Beeinflussung innerer Organe (kutaneoviszeraler Reflex; s. Abb. 2) sowie der autonomen Reaktionslage durch Reizung vegetativer Sensoren im Bindegewebe (Meissner-Tastkörperchen, Vater-Pacini-Lamellenkörperchen; auch Anregung der Durchblutung u. Schweißsekretion) erzielt werden. **Anwendung:** **1.** zur lokalen Detonisierung umschriebener Verhärtungen (zirkumskripte Sklerodermie); **2.** zur reflektorischen Beeinflussung funktioneller Organstörungen; **3.** zur Beeinflussung der vegetativen Reaktionslage (sympatholytisch), z. B. bei Algodystrophie, peripherer arterieller Verschlusskrankheit u. neurogenen Schmerzen. Vgl. Segmentmassage.

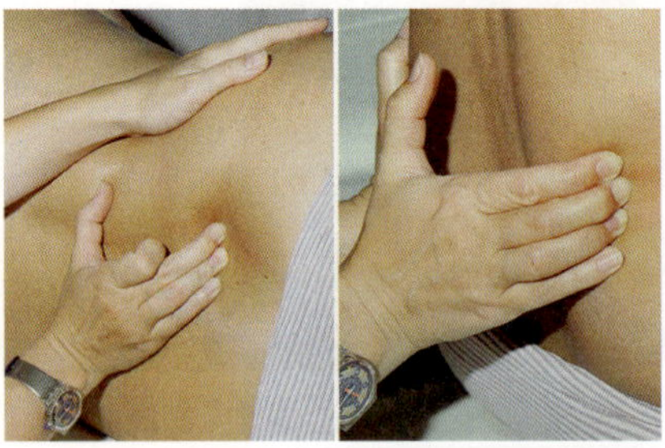

Bindegewebemassage Abb. 1: Unterhautfasziengriff [9]

B

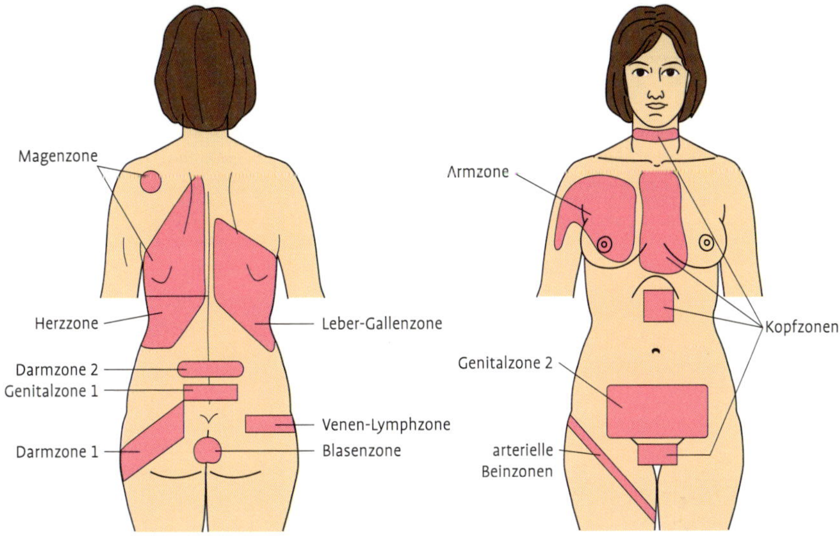

Bindegewebemassage Abb. 2: Bindegewebezonen in der Haut; Darmzone 1 bei Obstipation; Darmzone 2 bei Diarrhö; Genitalzone 1 bei Dysmenorrhö; Genitalzone 2 bei Hypomenorrhö

Binde|mittel: s. Dickungs- und Geliermittel.

Binge-Eating-Störung: s. Essstörungen.

Bio-: Wortteil mit der Bedeutung Leben, Lebensvorgänge; von gr. βίος.

Bio|ak|kumulation (↑; lat. accumulare anhäufen) *f*: Anreicherung chemischer Substanzen in belebten Komponenten des Ökosystems, aus der steigende Konzentrationen der Substanzen resultieren; meist i. S. der selektiven Aufnahme unphysiologischer od. toxischer Elemente od. chemischer Verbindungen aus der unbelebten Natur u. Weitergabe über eine Nahrungskette* (Pflanze, Tier, Mensch); **Voraussetzung:** relativ lange Verweildauer der Substanzen im Organismus (lange biologische Halbwertzeit) bzw. eine insgesamt geringe od. selektive Elimination (z. B. Speicherung in bestimmten Organen od. Elimination über die Milch); **Beispiel:** Für die B. relevante chemische Substanzen sind Cadmium*, Quecksilber* u. a. Schwermetalle sowie polychlorierte Biphenyle u. a. halogenierte Kohlenwasserstoffe, die z. T. über die Muttermilch in erheblich konzentrierter Form ausgeschieden werden. Vgl. Umwelttoxikologie.

Bio-Aura (↑; Aura*) *f*: s. Aura.

Bio|chemie nach Schüßler (↑; Wilhelm Heinrich Sch., Arzt, Oldenburg, 1821–1898) *f*: syn. biochemische Behandlung; therapeutischer Einsatz von Salzen der Erdalkalimetalle (Magnesium*, Calcium*), Alkalimetalle (Kalium*, Natrium*) sowie Eisen* u. Silicium* als sog. Funktionsmittel; basiert auf Schüßlers Untersuchungen der Asche Verstorbener, die (je nach vorliegender Krankheit) ein Fehlen od. eine von der Norm abweichende Zusammensetzung bestimmter Mineralien aufwies, u. auf seiner Auffassung von Krankheit als Folge des sog. Fehlens von Lebenssalzen. Schüßler kannte bereits 3 Stufen von Entzündungsvorgängen (sie entsprechen heute dem serösen, fibrinösen u. sog. harten Entzündungszustand) u. verabreichte entsprechend den Symptomenbildern die aus seiner Sicht geeigneten Salze. Er entwickelte eine biochemische Behandlung mit zunächst 12 Mineralsalzen in homöopathischer Dosierung (s. Tab.); später wurden noch 12 Ergänzungsmittel beschrieben (Verbindungen aus Arsen*, Iod*, Zink* u. a.). Die B. n. Sch. unterscheidet neben den Funktionsmitteln auch Konstitutions- u. Regulationsmittel, die je nach Anamnese, Symptomenbild u. Verlauf der Erkrankung eingesetzt werden. Die Zeitdauer der Einnahme wird von dem Zustand der Erkrankung bestimmt: je chronischer ein Zustand, desto länger die Einnahmedauer, aber in niedriger täglicher Dosierung. Wissenschaftlich umstrittenes Verfahren, das vorwiegend i. R. der Selbsttherapie Anwendung findet.

Bio|dynamik (↑; gr. δύναμις Kraft, Macht) *f*: **1.** Wissenschaft, die sich mit physikalischen Kräften u. Wechselwirkungen sowie deren Bewegungs- u. Zustandsänderungen befasst (z. B. Beschleunigung); **2.** komplementärmedizinisches Konzept mit psychosomatischem Hintergrund u. der Kombination von Massage* u. Psychotherapie*; ausgehend von der Vorstellung, dass Emotionen u. Gefühle stoffliche Rückstände im Darm hinterlassen, soll dessen Ausscheidungsfunktion angeregt werden. Nachgewiesen sind die Auswirkungen von

B

Biochemie nach Schüßler
Funktionsmittel

	lateinische Bezeichnung	deutsche Bezeichnung	chemische Summenformel	Anwendungsgebiete
1.	Calcium fluoratum	Calciumfluorid, Flussspat	CaF_2	Bindegewebeschwäche, Varizen, Hämorrhoiden, Knochen- und Zahnerkrankungen
2.	Calcium phosphoricum	Calciumphosphat, phosphorsaurer Kalk	$CaHPO_4 \cdot 2\,H_2O$	Aufbau- und Kräftigungsmittel, Knochenbrüche, Rachitis, Rekonvaleszenz
3.	Ferrum phosphoricum	Eisenphosphat	$FePO_4 \cdot 4\,H_2O$	erstes Entzündungsstadium, Anämie, Durchblutungsstörung, Konzentrationsmangel
4.	Kalium chloratum	Kaliumchlorid	KCl	zweites Entzündungsstadium, Entzündungen allgemein
5.	Kalium phosphoricum	Kaliumphosphat	KH_2PO_4	Erschöpfungszustände, Herzbeschwerden, Übererregbarkeit
6.	Kalium sulfuricum	Kaliumsulfat	K_2SO_4	drittes Entzündungsstadium, Förderung von Ausscheidung und Entgiftung
7.	Magnesium phosphoricum	Magnesiumphosphat	$MgHPO_4 \cdot 3\,H_2O$	Krämpfe, Neuralgie, Herzenge, Migräne
8.	Natrium chloratum (muriaticum)	Natriumchlorid, Kochsalz	$NaCl$	Regulierung des Wasser- und Säure-Basen-Haushalts, Anämie, Erkrankungen des rheumatischen Formenkreises
9.	Natrium phosphoricum	Natriumphosphat	$Na_2HPO_4 \cdot 12\,H_2O$	Stoffwechselstörungen, Erkrankungen des rheumatischen Formenkreises, Ischialgie, Gallen- und Nierenstein
10.	Natrium sulfuricum	Natriumsulfat	Na_2SO_4	Förderung von Abbau- und Ausscheidungsvorgängen, Fettsucht, Leber-Gallen-Erkrankungen
11.	Silicea	Quarz, Kieselsäure	$SiO_2 \cdot H_2O$	Regeneration, eitrige Entzündungen, Erkrankungen von Haut, Haaren und Nägeln
12.	Calcium sulfuricum	Calciumsulfat, Gips	$CaSO_4 \cdot 2\,H_2O$	chronische Eiterungen, Erkrankungen des rheumatischen Formenkreises

Stress auf die Verdauungsfunktion. Spekulativ u. wissenschaftlich nicht gesichert sind die Behauptungen, dass aus den Darmgeräuschen Hinweise auf die psychosomatische Situation des Menschen zu gewinnen sind.

Bio|elektronik nach Vincent (↑; gr. ἤλεκτρον Bernstein, an dem zuerst elektrostatische Kräfte beobachtet wurden; Louis-Claude V., Hydrologe, Libanon, Paris) *f*: Abk. BEV; Vincent-Methode; Diagnoseverfahren, das 3 Faktoren misst u. in einen regulationsphysiologischen Zusammenhang stellt: **1.** Elektronenpotential rH2 (Potentialfaktor); **2.** spezifischer Widerstand r (dielektrischer Faktor); **3.** Wasserstoff-Ionenpotential (pH); die Messtrias pH-rH2-r wurde von Vincent 1946 i. R. seiner Tätigkeit als Hydrologe zur Verbesserung der Trinkwasseruntersuchungen eingeführt. 1952/53 wies er die Bedeutung seiner Entwicklung im Libanon auch an Kranken als Diagnostikum nach. Die Faktoren werden jeweils in Blut, Speichel u. Harn getrennt gemessen. Die Messwerte werden in ein sog. Bioelektronigramm eingetragen, das ein Koordinatensystem darstellt u. in 4 bioelektronische sog. Terrainzonen eingeteilt werden kann. Diese entsprechen (in Anlehnung an das klassische Terrainkonzept von Claude Bernard) einem bevorzugten Dispositionsterrain für definierte Mikroorganismen (z. B. Quadrant 3 = alkalisch-oxidiert =

Viruserkrankungen, degenerative Prozesse); **Ziel:** Aussagen über die Anfälligkeit z. B. für bakterielle u. virale Erkrankungen, für Herz-Kreislauf- u. Krebserkrankungen in einem möglichst frühen Stadium zu erhalten. Es werden vorwiegend ernährungstherapeutische Konsequenzen aus den Befunden gezogen (z. B. Empfehlung bestimmter Wasserqualitäten, basischer Nahrungsmittel, Vermeidung eiweißreicher Kost, bestimmter Arzneimittel). Die Methode wird auch für Untersuchungen u. a. an Lebensmitteln u. Leitungswasser in Bezug auf die Eigenschaften gesundheitsfördernd u. empfehlenswert herangezogen. Wissenschaftlich umstrittenes Verfahren mit geringer Verbreitung.

Bio|en|ergetik (↑; gr. ἐνέργεια Tätigkeit, Wirksamkeit) *f*: syn. bioenergetische Analyse*.

Bio|feed|back (↑; engl. feedback Rückkopplung) *n*: Bez. für eine in der Verhaltenstherapie* angewendete, wissenschaftlich fundierte Methode, bei der physiologische Parameter (z. B. elektrodermale Hautleitfähigkeit, Hauttemperatur, Muskelaktivität, Herzfrequenz, Blutdruck od. Hirnströme) erfasst u. der bewussten Wahrnehmung zugänglich gemacht werden; die Rückmeldung kann auf optischem od. akustischem Weg erfolgen u. dient zur Selbstkontrolle bzw. Modifizierung der gemessenen physiologischen Abläufe. **Anwendung:** nachgewiesene Effekte bei Migräne, psychogenen Lähmungen, Spannungskopfschmerz; zur Unterstützung von Entspannungsmethoden* (z. B. bei Angstpatienten; s. Angst) u. bei psychosomatischen Erkrankungen (zur Steigerung des Körperempfindens), bei Harninkontinenz sowie bei Durchblutungsstörungen aufgrund von Diabetes mellitus. Vgl. Autogenes Training.

Bio|graphie|arbeit (↑; gr. γράφειν schreiben): anthroposophische Therapieform zur Bewältigung psychischer u. körperlicher Krisen od. Erkrankungen, die sich aus der biographischen Anamnese* ergibt; die Einsicht in biographische Hindernisse, Ressourcen, Rhythmen u. Spiegelungen aktueller Ereignisse zu Ereignissen in früheren Lebensphasen soll dazu führen, die eigene Biographie als Ganzes zu betrachten u. im Sinne der Salutogenese* bewusster begreifen zu können.

Bio|information (↑; lat. informare gestalten, darstellen) *f*: elektromagnetische Bioinformation; Synthese zwischen elektromagnetischen Wechselwirkungen im lebenden Organismus einerseits u. der kybernetischen Natur des Organismus als offenes, adaptives, autoregulatives (s. Autoregulation) u. komplex vernetztes, selbstreferenzielles System andererseits; „bioinformationell“ bedeutet allgemein „Informationen u. Funktionsordnungen übertragender, dialogisierender Vorgang“. Die Übertragung von B. auf den Organismus kann sowohl zu diagnostischen Zwecken (z. B. beim Arzneimitteltest der Elektroakupunktur* nach Voll) als auch zu therapeutischen Zwecken dienen (Hochpotenzarzneimittel der klassischen Homöopathie*). Die Reaktionen des Organismus auf bioinformationelle Testungen werden je nach angewandter Messmethode unterschiedlich registriert u. interpretiert. Wissenschaftlich ist der Wert bioinformationeller Testungen umstritten. Vgl. Bioresonanztherapie; Kinesiologie, angewandte.

Bio|klimato|logie (↑; Klima*; -logie*) *f*: Teilgebiet der Medizinmeteorologie, das sich mit der Wirkung des Klimas* auf Menschen (auch Tiere u. Pflanzen) befasst u. diese therapeutisch zu nutzen sucht; die Wechselwirkungen zwischen Wetter u. Mensch werden in der sog. Biosynoptik erforscht.

Bio|kommunikation (↑; lat. communicare gemeinsam tun, besprechen) *f*: Begriff, der die Vorgänge der Informationsübertragung in lebendigen Systemen beschreibt; es werden u. a. elektromagnetische, langreichweitige Wechselwirkungen in u. zwischen den Zellen u. höheren Organisationsebenen diskutiert. Wichtige Teilbereiche der B. unter Zellen u. Zellverbänden sind u. a. die Steuerung biochemischer Stoffwechselvorgänge u. Membranpotentiale (zur Sicherstellung der Transportvorgänge), Repair-Mechanismen, Immunregulation u. Wachstumsvorgänge. Es ist wissenschaftlich umstritten, welche Rolle den Biophotonen* u. den kohärenten Wellenfeldern i. R. der B. zugeschrieben werden kann. Vgl. Biodynamik.

Bio|kybernetik (↑; gr. κυβερνητική τέχνη Steuermannskunst) *f*: Teilgebiet der Kybernetik (Wissenschaft von Regelungs- u. Steuerungsvorgängen), das sich allg. mit Biosystemen beschäftigt; Beispiele für Arbeitsgebiete der B. sind die Kompartimenttheorie (z. B. Pharmakokinetik) u. die Neuronenmodelle (z. B. Theorie neuronaler Netze). Vgl. Medizin, biokybernetische.

Bio|logisches Grund|gesetz (↑; -logie*): s. Arndt-Schulz-Gesetz.

Bio|medizin (↑; lat. ars medicina ärztliche Kunst) *f*: auf biologische Prozesse reduzierte Medizin, die Ergebnisse v. a. zell- u. molekularbiologischer Grundlagenforschung in die Behandlung von Krankheiten einbringen will; das Erkenntnisinteresse einer technisch verstandenen B. u. das der Ethnomedizin* unterscheiden sich stark u. lassen sich wissenschaftstheoretisch als komplementär verstehen. In der Ethnomedizin wird v. a. die Krankheit als sozialer u. kultureller Prozess formuliert, weshalb der biomedizinische Reduktionismus als dominierende Eigenschaft der im Westen entstandenen u. heute weltweit universitär gelehrten Medizin kritisch gesehen u. häufig abgelehnt wird.

Bio|metrie, leuko|zytäre (↑; gr. μέτρον Maß) *f*: Bez. für einen von Pinel eingeführten spekulativen hämatologischen Labortest zur Krebs(früh)erkennung; obsolet. Vgl. Krebs.

Bionomy: syn. Ortho-Bionomy; von dem Osteopathen Arthur-Lincoln Pauls begründete, erweiterte Form der Manuellen Medizin* mit inhaltlichen Bezügen zur Osteopathie*, dem japanischen Judo, zur Feldenkrais*-Methode, Auraarbeit u. a.; im

B

Mittelpunkt der B. steht die Auffassung, dass die sich entwickelnden Symptome einer Krankheit einen biologischen Sinn haben u. Ausdruck von Kompensation od. Fehlinterpretation sind. In der praktischen Umsetzung bedeutet dies, dass mit den verschiedenen zum Einsatz kommenden Behandlungstechniken nie „gegen das vorliegende Symptom“, sondern immer „in die Richtung der freien, schmerzlosen, uneingeschränkten Bewegung“ gearbeitet wird. Damit soll dem Körper durch Symptomübertreibung die Fehlanpassung bewusst gemacht werden. Parallelen finden sich hierbei zu modernen Formen der Cranio*-Sacral-Therapie. Die Behandlungstechniken werden in 7 Phasen unterteilt; die letzten beiden Phasen verlassen die bekannten osteopathischen Techniken u. stellen subjektive Körperwahrnehmungen dar, die sich an die energetischen Dimensionen (z. B. Aura*) des Patienten wenden sollen. **Anwendung:** z. B. bei funktionellen Bewegungsstörungen, psychosomatischen Störungen, hormonal-vegetativer Dysregulation, Sehstörungen. Wissenschaftlich nicht belegtes, spekulatives Verfahren mit geringer Verbreitung.

Bio|photonen (Bio-*; gr. φώς Licht) *n pl*: elektromagnetische Wellen in lebendigen Systemen u. deren Zellen u. Zellverbänden, die als ultraschwache Photonenemission durch extreme Lichtverstärkertechniken sichtbar gemacht werden können; nach einem hypothetischen Modell von Li u. Popp (1983, 1988 u. 1992) handelt es sich um eine Zellstrahlung, die vorwiegend aus der Desoxyribonukleinsäure (Abk. DNA) der Zellkerne stammt. Dort sollen sich optisch angeregte Moleküle, sog. Exciplexe, bilden, die als metastabile Bindungszustände von Basenpaaren der DNA permanent Strahlungsenergie an ihre Umgebung abgeben. B. sollen eine wesentliche Grundlage der Biokommunikation* sein u. haben infolge ihrer Kohärenz eine lange Reichweite.

Bio|plasma (↑; gr. πλάσμα Gebilde) *n*: s. Aura.

Bio|resonanz|therapie (↑; lat. resonare widerhallen; Therapie*) *f*: Abk. BRT; von dem Arzt Franz Morell 1977 eingeführte Methode, die mit sog. patienteneigenen Schwingungen behandelt; **Grundlagen:** Biophysikalische Schwingungen (Frequenzen) des Patienten sollen mit Hilfe eines Geräts (Mora-, Bicom-Gerät) gemessen u. dann dem Körper modifiziert über eine zweite Elektrode wieder zurückgegeben werden. Bei allen Formen der BRT mit körpereigenen Signalen wird versucht, die pathologische Information über verschiedene Formen von Elektroden möglichst topographisch genau (Elektrodenanpassung) abzunehmen. Aus dem Frequenzgemisch sollen die pathophysiologischen Irritationssignale getrennt u. durch inverse Schwingungen (i. S. von sog. Spiegelbildschwingungen) gelöscht werden. Therapieprinzip ist die Bioresonanz (Mitschwingen elektromagnetischer Schwingungen), d. h., es sollen bei einem Aufeinandertreffen von Schwingungen ähnlicher od. gleicher Frequenz nicht nur Auslöschphänomene*, sondern auch Verstärkungsvorgänge stattfinden. Somit gibt die BRT auch vor, geschwächte physiologische Schwingungen des Organismus verstärken zu können. Der Schwerpunkt liegt in der Behandlung; die BRT wird von ihren Befürwortern aber auch als Diagnoseverfahren (z. B. bei der Allergietestung) eingesetzt. Nach Feststellung einer Belastung soll das invertierte Allergen sofort hinsichtlich seiner Messwertverbesserung überprüft werden können. Neben den Formen der BRT mit patienteneigenen Schwingungen gibt es auch Weiterentwicklungen, die mit externen Signalen arbeiten. Hierzu zählen die von Ludwig u. Morell eingeführten Verfahren mit externen elektromagnetischen Signalen u. die Multicom*-Therapie. **Anwendung:** insbesondere bei Allergien, chronischen Schmerzzuständen, chronisch-degenerativen Erkrankungen, chronischer Infektneigung; **Kontraindikation:** morphologisch irreversible Schäden. Wissenschaftlich nicht belegtes Verfahren. Vgl. Bicom-Therapie; Mora-Therapie; Enthalpie; Entropie.

Bio|rhythmus (↑; gr. ῥυθμός Gleichmaß, Takt) *m*: **1.** periodische Schwankungen der Körperfunktionen, die durch exogene (z. B. Sonnenlicht) u. endogene Faktoren (z. B. Hormone) beeinflusst werden (s. Rhythmen, biologische); exogene u. endogene Rhythmen werden synchronisiert, so z. B. der endogene (d. h. auch unter Ausschluss aller exogenen Zeitgeber nachweisbare) 25-Stunden-Rhythmus (sog. innere Uhr) verschiedener Körperfunktionen (u. a. Körperkerntemperatur, Schalentemperatur, Puls, Blutdruck, Schmerzempfindung, Konzentrations- u. Leistungsfähigkeit) durch den exogenen 24-Stunden-Rhythmus. Der B. spielt eine wichtige Rolle für die Anwendung physikalischer Reize (z. B. führen Kaltreize in der morgendlichen Aufwärmphase zu einer stärkeren Vasokonstriktion als abends), aber auch für den Zeitpunkt der Arzneimittelgabe u. wird in der Anthroposophischen Medizin*, der Homöopathie* (s. Periodizität; Zeitmodalität) u. Chinesischen Medizin* (s. Chronobiologie, chinesische) bei der Diagnostik u. Therapie von Erkrankungen berücksichtigt. **2.** zu Beginn des 20. Jahrhunderts durch den Wiener Psychologen Hermann Swoboda u. den Berliner Arzt Wilhelm Fließ begründete Lehre, die sich mit imaginären Rhythmen befasst; **Prinzip:** Das Leben wird durch 3 Rhythmen mit unterschiedlicher Periodendauer bestimmt, den körperlichen Rhythmus (23 Tage), den emotionalen Rhythmus (28 Tage) u. den geistigen Rhythmus (33 Tage). Bei der Geburt fangen diese Rhythmen sinusartig mit ihrer ersten Periode im positiven Bereich an, nach einer halben Periodenlänge überqueren sie die Nulllinie u. gehen dann in den negativen Bereich über. Am Ende der Periode erfolgt wieder ein Umschlag in den positiven Bereich. Alle Übergänge von positiv zu negativ u. umgekehrt sind kritische Tage, also potentiell „schlechte“ Tage. Diese

Rhythmen sind wissenschaftlich nicht belegt. Vgl. Rhythmen, biologische; Chronobiologie.

Bi|oscillator (lat. bis zweifach; oscillare schwingen) *m*: s. Harmonik.

Biotin *n*: veraltet Vitamin B_7, Vitamin H; wasserlösliches Vitamin, cyclisches Harnstoffderivat mit einem Thiophanring u. 3 asymmetrischen C-Atomen, so dass 8 Stereoisomere möglich sind; in der Natur kommt nur das biologisch aktive D-(+)-Biotin vor; Biosynthese durch die Darmflora; **biochemische Funktion:** Coenzym einer Reihe von Carboxylase-, Transcarboxylase- u. Decarboxylasereaktionen (CO_2-Übertragung), somit wichtig für die Glukoneogenese sowie beim Abbau einiger essentieller Aminosäuren u. in der Biosynthese von Fettsäuren; **Vorkommen in Nahrungsmitteln:** häufig nur in geringen Konzentrationen; besonders in Rinderleber, Eigelb, Sojabohnen, Nüssen, Hülsenfrüchten, Getreide u. Pilzen; Bedarf für Erwachsene (D-A-CH 2008): Schätzwert ca. 30–60 µg/d; **Mangelerscheinungen:** Bei extremen Ernährungsgewohnheiten (z. B. bei häufigem Verzehr roher Eier infolge des im Eiklar enthaltenen Avidins, das B. bindet), Alkoholkrankheit, Erkrankungen des Magen-Darm-Trakts, chronischer Hämodialyse, langfristiger Behandlung mit Antiepileptika u. lange andauernder parenteraler Ernährung ohne Biotinsupplementierung kann die Bedarfsdeckung gefährdet sein. Es kann zu Dermatitis, Haarausfall, Anorexie, Übelkeit, Depressionen u. Störungen der Fortpflanzung kommen. Ein Zusammenhang mit dem plötzlichen Tod im Kindesalter wird diskutiert. **Hypervitaminose:** weder alimentär noch bei therapeutischer Anwendung hoher Dosierungen bekannt.

Bio|verfügbarkeit (Bio-*): **1.** (pharmakologisch) Bez. für die Geschwindigkeit u. das Ausmaß, in denen der therapeutisch wirksame Anteil eines Arzneimittels* aus den jeweiligen Arzneiformen* freigesetzt u. resorbiert bzw. am Wirkungsort verfügbar wird; **2.** (ernährungsphysiologisch) prozentualer Anteil der nach Abschluss der Verdauung tatsächlich vom Darm ins Blut resorbierten Bestandteile der Nahrung; abhängig von Verarbeitungsgrad, Zusammensetzung u. Erhitzungsgrad der Kost, Gesundheitszustand, antinutritiven Faktoren, Art u. Struktur der Proteine, bei Mineralstoffen u. Vitaminen von Anwesenheit u. Menge z. B. an Ballaststoffen u. Phytinsäure.

Bircher-Benner-Kost (Maximilian B.-B., Arzt, Zürich, 1867–1939): ovo-lakto-vegetabile Ernährungsform (s. Vegetarismus) zur Mobilisierung der Selbstheilungskräfte, Anregung der Darmfunktion u. wachsenden Ökonomisierung des gesamten Stoffwechsels; **Grundlagen:** Einteilung der Nahrungsmittel nach ihren sog. Sonnenlichtwerten in Gruppen (Ordnungen); ein Ordnungsverlust der Nahrungsmittel kann durch jede physikalische od. chemische Behandlung eintreten. Unerhitzte, pflanzliche Frischkost stellt die höchste Stufe, erhitzte Fleischgerichte die unterste Stufe der Nahrungsenergie dar. **Prinzip:** Pflanzliche Nahrungsmittel aus kontrolliert-ökologischem Anbau mit einem hohen Anteil an Rohkost* (etwa die Hälfte der Nahrung), schonend erhitztes Vollgetreide u. Gemüse sowie Bircher*-Müsli werden bevorzugt u. ergänzt durch kleine Mengen an Milchprodukten u. Eiern. Zucker, Weißmehl, konservierte Nahrungsmittel, Alkohol, schwarzer Tee u. Kaffee werden abgelehnt. Erlaubt sind 3 Mahlzeiten am Tag ohne Zwischenmahlzeiten. **Ernährungsphysiologische Bewertung:** ausreichende Nährstoffzufuhr, als Dauerkost geeignet.

Bircher-Müsli (↑): nährstoffreiche Mahlzeit (meist) zum Frühstück aus eingeweichten Getreideflocken, rohem Obst, Zitronensaft, Sahne, Honig sowie evtl. Mandeln u. Nüssen; vgl. Bircher-Benner-Kost.

Birke: s. Betula.

Birken|teer: s. Pflanzenteere.

Bisam|garbe: s. Achillea erba-rotta ssp. moschata.

Bisam|körner: s. Hibiscus abelmoschus.

Bi-Syn|drome (gr. σύνδρομος mitlaufend, begleitend) *n pl*: chin. Bi-Zheng; in der Chinesischen Medizin* zusammenfassende Bez. für Erkrankungen, die auf eine Verstopfung (Obturation) von Leitbahnen* u. Netzgefäßen u. eine daraus resultierende Hemmung der Zirkulation von Qi* u. Blut zurückzuführen sind; auslösende Faktoren sind Wind*, Kälte* u. Feuchtigkeit*. **Einteilung: 1.** nach dem wesentlichen unterhaltenden Faktor, der anhand der Symptomatik identifiziert wird: **a)** wanderndes Bi (Wind: Lokalisationswechsel); **b)** schmerzendes Bi (Kälte: schmerzhafte Bewegungseinschränkung); **c)** anhaftendes Bi (Feuchtigkeit: Ödem, stationäre Beschwerden); **d)** Hitze-Bi (Feuer*: Entzündungszeichen); **2.** nach dem Manifestationsort: **a)** Ganzkörper-Bi; **b)** verkrüppelndes Bi der kleinen Gelenke; **c)** Knochen-Bi; **d)** Haut-Bi; **e)** Muskel-Bi; **f)** Sehnen-Bi. B.-S. sind meist schmerzhafte Erkrankungen oft autoimmuner Natur; in der modernen Medizin entsprechen ihnen Krankheitsbilder wie Arthritis, Vaskulitis, Myositis u. Neuritis. Vgl. Akebiae caulis; Angelicae pubescentis radix; Angelicae sinensis radix; Atractylodis rhizoma; Clematidis radix; Coicis semen; Ephedrae herba; Notopterygii rhizoma et radix; Saposhnikoviae radix; Spatholobi caulis; Trichosanthis fructus.

Bitter|fenchel: s. Foeniculum vulgare ssp. vulgare var. vulgare.

Bitter|gras: s. Aletris farinosa.

Bitter|holz: s. Quassia amara.

Bitter|klee: s. Menyanthes trifoliata.

Bitter|kresse: s. Cochlearia officinalis.

Bitter|mittel: s. Amara.

Bitter|orange: s. Citrus aurantium ssp. aurantium.

Bitter|salz: s. Magnesiumsulfat.

Bitter|süß: s. Solanum dulcamara.

Blähungen: Oberbegriff für Flatulenz (vermehrter Gasabgang aus dem Anus), Meteorismus (Vermehrung von intraintestinalem Gas) u. Gefühl des Pa-

B

tienten, durch Gas aufgetrieben zu sein; **Vorkommen:** z. B. bei Nahrungsmittelunverträglichkeit, Reizdarmsyndrom, funktioneller Dyspepsie*, Typhus abdominalis, Ileus, Peritonitis, Leberzirrhose, auch bei Herzinsuffizienz infolge mangelnder Resorption der Darmgase u. bei abnorm schlaffen Bauchdecken; **Therapie:** u. a. **1.** Phytotherapie: **a)** (med.) u. a. Angelica* archangelica, Carum* carvi, Chelidonium* majus, Cinnamomum* aromaticum, Cinnamomum* verum, Foeniculum* vulgare ssp. vulgare var. vulgare, Foeniculum* vulgare ssp. vulgare var. dulce, Gentiana* lutea, Lavandula* angustifolia ssp. angustifolia, Mentha* canadensis, Mentha* x piperita, Pimpinella* anisum; **b)** (traditionell) u. a. Harpagophytum* procumbens, Juniperus* communis, Salvia* officinalis; **c)** (volkstümlich) u. a. Achillea* erba-rotta ssp. moschata, Allium* ursinum, Citrus* aurantium ssp. aurantium, Citrus* sinensis, Cuminum* cyminum, Curcuma* xanthorrhiza, Cymbopogon* citratus, Equisetum* arvense, Holzkohle*, Iris*, Mentha* crispa, Mentha* spicata, Potentilla* anserina, Scopolia* carniolica, Stachys* officinalis; **2.** Homöopathie: u. a. Allium* cepa, Holzkohle, Lactuca* virosa, Raphanus* sativus; **3.** Hydrotherapie: u. a. Leibauflage*, Wechselguss*; **4.** Akupunktur* nach den Vorgaben der Chinesischen Medizin; **5.** Ayurveda: u. a. Hīṅgvaṣṭaka Cūrṇa (s. Pharmakotherapie, ayurvedische, Tab. dort); **6.** reflektorische Therapie: u. a. Schröpfen*; **7.** Colonmassage*; **8.** Symbioselenkung*, mikrobiologische Therapie*, Probiotika; **9.** Ernährungstherapie: leichte Vollkost*, therapeutisches Fasten*, Mayr*-Kur; **10.** Bewegungstherapie.

Blasen|entzündung: s. Zystitis.

Blasen|tang: s. Fucus.

Blasen|zug: s. Vesikation.

Blau|beere: s. Vaccinium myrtillus.

Blei: chemisches Element, Symbol Pb (Plumbum), OZ 82, rel. Atommasse 207,2; zur Kohlenstoffgruppe gehörendes, 2- u. 4-wertiges, blaugraues Schwermetall; toxisches Spurenelement*; **Vorkommen in Nahrungsmitteln:** gelangt durch Industrie, Verwendung bleihaltiger Anstriche u. Kraftstoffe über die Umwelt (Luft, Straßen- u. Hausstaub) in Lebensmittel; besonders hoher Gehalt in pflanzlichen Lebensmitteln (Blattgemüse, Pilze) sowie Leber, Nieren, Innereien, Würsten u. Fisch; **Intoxikation:** Bei Aufnahme über den Verdauungstrakt, die Atemwege, Haut u. Schleimhäute sind Pb u. seine Derivate akut giftig; auch eine Langzeitinkorporation geringer Dosen (z. B. aus Bleirohren) ist toxisch. Bereits Spuren führen zur Beeinträchtigung der Blutbildung u. der Funktion des Nervensystems; es kann zu Anämien, Schlafstörungen, Kopfschmerz, Schwindel, Reizbarkeit, Organ- u. Skelettschäden kommen. Pb reichert sich als Summationsgift im Organismus an u. wirkt embryotoxisch. In Deutschland werden zurzeit durchschnittlich 200–300 μg Pb pro Tag oral mit der Nahrung aufgenommen, von denen 10 % (bei Kindern 50 %) resorbiert werden (durch die WHO vorgeschlagener Grenzwert ca. 430 μg/d oral); dazu kommen täglich ca. 6–12 μg über die Atemwege resorbiertes Pb. Das vom Organismus resorbierte Pb wird zu 90 % in den Knochen abgelagert; die biologische Halbwertzeit bezogen auf Knochengewebe beträgt ca. 10 Jahre. **Referenzbereich:** <120 μg/l Vollblut bei Männern, <90 μg/l bei Frauen, <60 μg/l bei Kindern; **Verwendung:** in der Anthroposophischen Medizin in homöopathisierter Form entsprechend der Wesensgliederdiagnose u. a. zur Verbesserung der psychischen Abgrenzungsfähigkeit (vgl. Metalltherapie); **Homöopathie:** (Plumbum metallicum) Anwendung entsprechend dem homöopathischen Arzneimittelbild, z. B. bei Neuralgie u. Neuritis, Krampfzuständen, Lähmungen u. anderen Erkrankungen des Nervensystems, Lebererkrankungen, Koliken, Obstipation, Nephritis, Parotitis epidemica, Arteriosklerose der Aorta, Verstimmungs- u. Verwirrtheitszuständen.

Blitz|guss: in der Kneipp*-Therapie verwendeter spezieller Guss*, bei dem das Wasser im Gegensatz zum Flachguss* durch eine Hochdruckdüse aus einer Entfernung von mindestens 3 m auf den Körper gebracht wird, wobei eine starke mechanische Reiz- u. Massagewirkung erzielt wird; der von Sebastian Kneipp angewendete kalte B. wird kaum noch verwendet, statt dessen der heiße B. nach Fey, meist auf den Rücken (sog. Rückenblitz) bei Verspannungen der Rückenmuskulatur.

Blockade: in der Komplementärmedizin Bez. für das Ausbleiben einer angemessenen Reaktion u. a. auf die Anwendung energetischer Verfahren (v. a. Akupunktur*, Neuraltherapie*, Chakrenmedizin) od. eines homöopathischen Arzneimittels, z. B. nach einer vorausgegangenen Impfung, akuten Erkrankung od. Einnahme chemischer Mittel; in der Homöopathie* wird die Wiederherstellung der Reaktionsfähigkeit durch Anwendung einer Nosode* als Lösen der B. interpretiert. Vgl. Blockierung; Antidotierung; Heilungshindernis.

Blockierung: reversible Sperre des Bewegungsablaufs im Gelenk, die eine od. mehrere Bewegungsrichtungen betrifft u. nicht durch eine Kontraktur bedingt ist; kann u. a. zu einer Funktionsstörung führen; das morphologische Korrelat einer B. ist wissenschaftlich noch nicht ausreichend erforscht. **Diagnose:** klinisch; kann nicht durch bildgebende Verfahren wie z. B. Röntgen sichtbar gemacht werden; **Therapie:** u. a. durch Mobilisierung od. Manipulation. Vgl. Blockade.

Blüten|staub: s. Pollen.

Blumen|esche: s. Fraxinus ornus.

Blut|dia|gnostik, holịstische (gr. διαγνωστικός fähig zu unterscheiden) *f*: s. Aurasskopie; Auras-Test; Bluttropfentest, holistischer.

Blut|druck, niedriger: s. Hypotonie.

Blut|egel: s. Hirudo medicinalis; Haementeria officinalis.

Blut|entziehung: Bez. für verschiedene Methoden, dem Organismus Blut u. damit auch Schadstoffe u. Energie zu entziehen; Teil der ausleitenden Therapie* (Tab. dort).

Blut|erguss: s. Hämatom.

Blut-Hitze: Krankheitskonzept der Chinesischen Medizin*; typische Krankheitszeichen sind Blutungen aus Körperöffnungen mit Hinweisen auf entzündliche Prozesse od. Fieber od. gerötete Hautveränderungen; die Farbe der Erscheinungen sollte kräftig rot sein. Vgl. Akebiae caulis; Curcumae radix; Ecliptae herba; Lycii radicis cortex; Mori folium; Moutan cortex radicis; Rehmanniae radix; Rhei radix et rhizoma; Rubiae radix; Scutellariae radix.

Blut|hoch|druck: s. Hypertonie.

Blut|kristall|ana|lyse (gr. κρύσταλλος Eis; ἀναλύειν auflösen) *f*: s. Kristallisationstest.

Blut-Leere: Krankheitskonzept der Chinesischen Medizin*; typische Krankheitszeichen sind blasse Haut u. Schleimhäute, Konzentrationsstörungen, Vergesslichkeit, Schlafstörungen, muskuläre Beschwerden, brüchige Nägel, Sehstörungen u. schwache Regelblutung. Vgl. Angelicae sinensis radix; Codonopsitis pilosulae radix; Ginseng radix; Rehmanniae radix praeparata; Spatholobi caulis.

Blut|reinigung: aus der Humoralpathologie* stammende Bez. für eine Anregung der Entgiftungs- u. Ausscheidungsfunktionen von Leber, Nieren, Darm u. Haut; gebräuchliche Heilpflanzen sind u. a. Allium* ursinum, Betula* (Blätter), Galium* odoratum, Juniperus* communis, Nasturtium* officinale, Plantago* lanceolata, Taraxacum* officinale, Tilia* (Blüten), Urtica*, Viscum* album. In der wissenschaftlich fundierten Naturheilkunde obsoletes Verfahren. Vgl. Antidyskratika; Therapie, ausleitende.

Blut-Stase (Stase*) *f*: Krankheitskonzept der Chinesischen Medizin*; häufig als Traumafolge; Krankheitszeichen sind livide Verfärbungen der Haut od. Zunge, heftige, umschriebene u. fixierte Schmerzen, trophische Störungen, harte, schmerzhafte Tumoren. Vgl. Xue; Angelicae sinensis radix; Akebiae caulis; Astragali radix; Carthami flos; Cinnamomi cortex; Cinnamomi ramulus; Crataegi fructus; Curcumae radix; Moutan cortex radicis; Persicae semen; Rhei radix et rhizoma; Rubiae radix; Salviae miltiorrhizae radix.

Blut|test, elektro|magnetischer *m*: Abk. EMB; diagnostisches u. therapeutisches Verfahren des Arztes Dieter Aschoff zur Erkennung der elektromagnetischen Krankheitsinformationen aus dem Blut des Patienten; im Gegensatz zur Elektroakupunktur* nach Voll werden hierbei nicht primär Veränderungen an Akupunkturpunkten* gemessen, sondern das Blutpräparat durch einen elektromagnetischen Schwingkreis verstärkt u. durch Auflage von Testmaterialien (z. B. Arzneimittel) eine Rückführung der Messwerte (Widerstandsmessung) an Akupunkturpunkten einer Hand zur Norm versucht. Der Schwingkreis ist jedoch bei dieser Methode weder mit der Testperson noch mit dem Ohm-Meter leitend verbunden. Ziel der Therapie ist der Ausgleich von sog. Krankheitsschwingungen durch geeignete sog. Arzneimittelschwingungen. Nach Auffassung von Aschoff ist die Gesundheit des Menschen an die magnetische Ausrichtung der Spin-Achsen (Spin: Drehung) gebunden. Diese Ausrichtung soll sich nach dem Magnetfeld der Erde (magnetischer sog. sechster Sinn) orientieren. Im Blut von Krebspatienten liegen demnach Änderungen des Spin-Zustands vor. Der Test gilt als wissenschaftlich nicht anerkannt u. spekulativ; geringe Verbreitung.

Blut|tropfen|test, holistischer *m*: Abk. HBT; Blutuntersuchung, die auf der Annahme basiert, dass alle Informationen des Körpers im Blut vorhanden sind u. dieses daher Auskunft über die energetische Gesamtsituation u. über erkrankte Körperteile geben kann; **Methode:** Nach Lancettenstich wird der dritte Bluttropfen aus dem vierten Finger (Fingerbeeren-Mitte) der dominanten Handseite entnommen, per Mikropipette auf die Mitte eines Diaglases aufgebracht u. ein zweites Diaglas vorsichtig aufgelegt. In Verbindung mit den Erkenntnissen aus der Chinesischen Medizin* u. der dort bekannten sog. Organuhr werden Morphologie u. Richtung des ausgeflossenen Bluttropfens nach der sog. N-Uhr-Position bestimmt u. gedeutet. Fließt z. B. der Bluttropfen in Richtung der sog. Drei-Uhr-Position, soll eine energetische Belastung der Blasenleitbahn vorliegen. Wissenschaftlich nicht nachvollziehbares Verfahren mit geringer Verbreitung; Form des modernen Okkultismus*.

Blutung: Hämorrhagie; Austritt von Blut aus den Gefäßen in das umgebende Gewebe od. an die Körperoberfläche; **Formen: 1.** Rhexisblutung (Zerreißungsblutung) als Folge von Gefäßeinrissen, bedingt durch Wunden*, Arrosion (Zerstörung von Organen, besonders von Gefäßwänden u. Knochen, durch Entzündung, Geschwüre, Aneurysmen, maligne Tumoren), Gefäßwanderkrankungen (z. B. Arteriosklerose*), Ruptur infolge starker Druckunterschiede (z. B. bei Hypertonie*); **2.** Diapedeseblutung (sog. Durchtrittsblutung); Austritt von Blutbestandteilen durch die äußerlich intakte Gefäßwand infolge Hämostase bzw. bei hämorrhagischer Diathese*; **Symptome:** bei äußerer B. sichtbar: **1.** arterielle B.: helles, pulssynchron spritzendes Blut; **2.** venöse B.: dunkelrotes fließendes Blut; **3.** parenchymatöse B. bei flächenhaften Schnitt- od. Risswunden mit B. aus allen eröffneten Gefäßen; bei innerer B. (z. B. gastrointestinale B.) Blutdruckabfall infolge von Volumenverlust, Tachykardie, Hämoglobinabfall, evtl. hämorrhagischer Schock; **4.** bei chronischer B. Anämie als Leitsymptom; **Therapie:** u. a. **1.** Phytotherapie: (volkstümlich) u. a. Acacia* catechu, Achillea* millefolium, Hydrastis* canadensis, Sanguisorba* officinalis, Vaccinium* myrtillus; **2.** Homöopathie: u. a. Achillea* millefolium, Arnica* montana, Bellis* perennis, Conyza* canadensis, Crocus* sativus, Ferrum metallicum (s. Eisen), Ferrum* phosphoricum, Phosphorus (s. Phosphor), Sulfur (s. Schwefel), Strychnos* nux-vomica; **3.** Chinesische Medizin: u. a. Rhei* radix et rhizoma, Rubia* cordifolia, Scutellariae* radix.

Blut|untersuchung, kapillar|dynamische: Kaelin-Test; Form der Steigbildmethode*; Verfahren der Anthroposophischen Medizin*, mit dem bestimmte Krankheitstendenzen erkannt werden sollen; **Durchführung:** Auf spezielles Fließpapier aufgebrachtes Blut steigt durch kapilläre Saugwirkung auf u. die entstandenen Formen werden nach Trocknung durch eine nachsteigende Metallsalzlösung sichtbar gemacht u. intuitiv sowie durch Erfahrung insbesondere hinsichtlich einer Krebsdisposition gedeutet. Beispiele für derartige Phänomene sind rundliche, harmonische u. pflanzenähnliche, „tierähnliche u. dramatischere“, verzerrte, bizarre u. chaotische sowie „typisch bösartige“ Formen. Neben Zeitpunkt u. Art des Durchbruchs durch die sog. primäre Blutlinie sollen v. a. die Unregelmäßigkeiten bei der Auflösung dieser Blutlinie zur Interpretation von Organmustern u. Lokalisation von Tumoren bzw. deren Präkanzerosen wichtig sein. **Hinweis:** Die Methode ist bisher nicht validiert.

Blut|wäsche nach Wehrli (Frederico W., Arzt, Locarno): s. Oxidationstherapie, hämatogene.

Blut|weiderich: s. Lythrum salicaria.

Blut|wurz: s. Potentilla erecta.

Blut|wurzel, Kanadische: s. Sanguinaria canadensis.

BMI: Abk. für **B**ody*-**m**ass-**I**ndex.

Bobath-Kon|zept (Karel B., Neurologe, London, 1905–1991; Bertie B., Physiotherapeutin, London, 1907–1991; lat. concipere, conceptus aufnehmen) *f*: neurologisch begründeter, interdisziplinär anwendbarer Ansatz zur Befunderhebung, Therapie u. Hilfe für die Bewältigung des Alltags bei Menschen, deren Fähigkeit zur Teilhabe am täglichen Leben durch eine neurologische (z. B. Hemiparese) od. Entwicklungsstörung eingeschränkt ist; berücksichtigt motorische, sensorische, perzeptive, kognitive, kommunikative, emotionale u. soziale Funktionen in ihrer Wechselwirksamkeit. **Technik:** Gebrauchsbewegungsschulung auf neurophysiologischer Grundlage unter Vermeidung spastischer Muster; Erleichterung der Einbeziehung von Stell- u. Gleichgewichtsreflexen über sog. Schlüsselpunkte (Nacken, Schulter-, Beckengürtel) durch: **1.** Beeinflussung des Muskeltonus (Hypo- bzw. Hypertonus) durch fazilitierende Bewegungen u. Stellungen zur verbesserten Funktion, Haltungskontrolle u. selektiven Bewegung; **2.** Bahnung physiologischer Bewegungsabläufe im sensomotorischen Lernprozess; **Anwendung:** bei Kindern mit angeborenen u. erworbenen Hirnschäden, inzwischen auch eingesetzt zur Behandlung/Rehabilitation von Erwachsenen mit erworbenen zentralen sensomotorischen Regulationsstörungen (z. B. Hemiparese nach Schlaganfall). Vgl. Kabat-Methode; Vojta-Methode.

Bocks|horn|klee, Griechischer: s. Trigonella foenum-graecum.

Bodan|wurzel: s. Bergenia crassifolia.

Body|building (engl. für Körperformung): (physiotherapeutisch) Krafttraining an speziell entwickelten Geräten od. mit Hanteln, das auf die Entwicklung bestimmter Muskeln od. Muskelgruppen ausgerichtet ist.

Body-mass-Index (engl. für Körpermassenzahl) *m*: Abk. BMI; syn. Quetelet-Index; Verhältniszahl zur Beurteilung des relativen Körpergewichts; **Bestimmung:** Ermittlung durch Berechnung:

$$\text{BMI} = \frac{\text{Körpergewicht [kg]}}{(\text{Körperlänge [m]})^2}$$

od. mit Hilfe eines Nomogramms (s. Abb. 1); **Referenzbereich:** alters- u. geschlechtsabhängig; **1.** junge Erwachsene: nach WHO zwischen 18,5 u. $<25\,\text{kg/m}^2$ (s. Tab.); cave: zunehmende BMI-Grenzwerte in hohem Lebensalter (z. B. sind bereits BMI-Werte unter $20\,\text{kg/m}^2$ im Alter prognostisch ungünstig u. als Untergewicht zu werten); **2.** Kinder u. Jugendliche: BMI-Werte über der 10. u. unter der 90. alters- u. geschlechtsspezifischen Perzentile (s. Abb. 2). Vgl. Normalgewicht; waist-hip ratio.

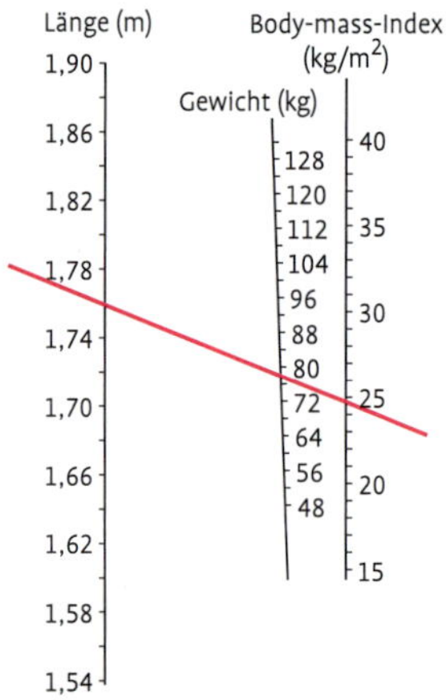

Body-mass-Index Abb. 1: Nomogramm zur Ermittlung des BMI durch Verlängerung einer Geraden, die sich durch Körperlänge u. -gewicht ergibt

Body|work (engl. Körperarbeit): Sammelbez. für Maßnahmen der physikalischen Medizin, die im Wesentlichen zur Entspannung eingesetzt werden; z. B. Alexander*-Technik.

Bogomoletz-Verfahren (Alexander Alexandrowitsch B., Physiologe, Kiew, 1881–1946): therapeutisches Verfahren zur Steigerung der körper-

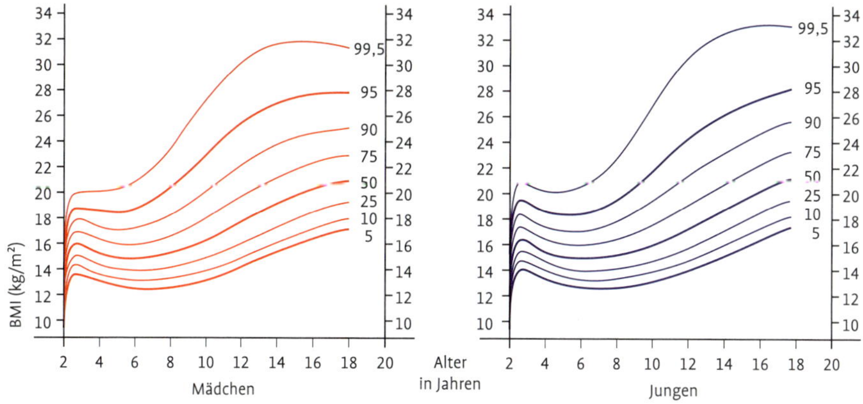

Body-mass-Index Abb. 2: alters- u. geschlechtsspezifische Perzentile

Body-mass-Index
Einteilung in Unter-, Normal- und Übergewicht bei jungen Erwachsenen (WHO-Klassifikation)

Kategorie	BMI (kg/m²)
Untergewicht	<18,5
Normalgewicht	18,5 – <25
Übergewicht	≥25
Präadipositas	25 – <30
Adipositas	≥30
Grad I	30 – <35
Grad II	35 – <40
Grad III (Adipositas per magna)	≥40

eigenen Abwehr mit einem Serum (Bogomoletz-Serum), das nach Verabreichung verschiedener menschlicher Gewebe (z. B. Milz, Knochenmark) an Tiere (z. B. Esel, Kaninchen) aus deren Serum gewonnen wurde; wurde früher mit großem Erfolg gegen Infektionen u. zur Wundheilung eingesetzt; später wurden die (bis heute wissenschaftlich nicht belegten) regenerativen u. revitalisierenden Funktionen beschrieben, die insbesondere von F. Wiedemann weiterentwickelt wurden (s. Wiedemann-Kur). Das B.-V. hat nur noch historische Bedeutung.

Bo-He: s. Menthae herba.

Bohne: s. Phaseolus vulgaris.

Boldo *f*: s. Peumus boldus.

Bolen-Heitan-Test *m*: syn. Trockenblutmuster*.

Bombax gossypium *n*: s. Cochlospermum religiosum.

Borago officinalis L. *m*: Boretsch, Borretsch, Gurkenkraut; Pflanze aus der Familie der Boraginaceae (Rauhblattgewächse); **Arzneidroge:** Borretschsamenöl (Oleum boraginis semen); **Inhaltsstoffe:** Linolsäure, γ-Linolensäure; **Wirkung:** antiphlogistisch, immunmodulierend; **Verwendung:** (volkstümlich) bei atopischem Ekzem; **Dosierung:** therapeutische Effekte bei 240–320 mg Öl pro Tag; oral, lokale Anwendung, für mindestens 4 Wochen; **Nebenwirkungen:** keine bekannt; **Kontraindikation:** keine bekannt; **Wechselwirkung:** keine bekannt.

Borax: Natriumtetraborat, Natrium tetraboracicum; $Na_2B_4O_7 \cdot 10\,H_2O$; harte weiße Kristalle od. kristallines Pulver; sehr leicht löslich in siedendem Wasser u. Glycerol, unlöslich in Ethanol; frühere med. Verwendung zu Mundspülungen od. zum Betupfen der Mundschleimhaut obsolet; antibakterielle Wirkung fraglich; **Homöopathie:** Anwendung entsprechend dem homöopathischen Arzneimittelbild, z. B. bei Erkrankungen der Mundschleimhaut u. der Haut, Acne vulgaris, Ekzemen, Psoriasis, Nephrolithiasis, Fluor, Galaktorrhö, Schmerzen der Brustdrüse, nervöser Überempfindlichkeit bei Kindern, Schwindel durch Abwärtsbewegung.

Boretsch: s. Borago officinalis.

Boswellia serrata Roxb. ex Colebr. *f*: Indischer Weihrauch, Salaibaum, Salaiguggul-Baum; Baum aus der Familie der Burseraceae (Balsambaumgewächse); **Arzneidroge:** Spezialextrakt aus dem Gummiharz (Olibanum indicum, Indischer Weihrauch), gewonnen durch Einschnitte in die Bäume; Monographie: WHO; handelsüblich in Form der sog. Harztränen; **Inhaltsstoffe:** Harzsäuren, v. a. ca. 50 % Boswelliasäuren (u. a. 11-Keto-β-Boswelliasäure) in der Harzfraktion (50–70 %); 4–8 % ätherisches Öl mit Monoterpenen; **Wirkung:** antiphlogistisch, analgetisch, immunsuppressiv, antimikrobiell, Hemmung der Komplementaktivierung; **Verwendung: 1.** (med.) standardisierte Fertigarzneimittel mit mindestens 400 mg Indischem Weihrauch-Trockenextrakt in der Einzeldosis u. konstantem Mindestgehalt an Boswelliasäuren; zur unterstützenden Behandlung bei rheumatoider Arthritis, Colitis ulcerosa u. Enteritis regionalis Crohn; Hinweis: Phytotherapeutische Weihrauchpräparate sind in Deutschland nicht zugelassen. **2.** Verwendung in der Anthroposophischen Medizin: (homöopathisierte Präparate) i. R. der Palliativmedizin zur Entspannung u. Beruhigung; **Dosierung:** 1–3-mal täglich 400 mg standardisierter Weihrauch-Trockenextrakt; **Nebenwirkungen:** selten gastrointestinale Beschwerden, allergische Reaktionen; **Wechselwirkung:** keine bekannt.

Bothmer-Gymnastik (Fritz Graf von B., 1883–1941) *f*: Bewegungsschulung auf der Grundlage der anthroposophischen Menschenkunde; von Bothmer entwickelte Form der Gymnastik, bei der der Übende von der Architektur der menschlichen Gestalt ausgehend lernt, die Entfaltung seiner Bewegung im Raum zu beobachten, zu führen u. weiterzuentwickeln.

Brassica alba *f*: s. Sinapis alba.

Brassica nigra (L.) Koch *f*: Schwarzer Senf; Pflanze aus der Familie der Brassicaceae (Kreuzblütler); **Arzneidroge:** gemahlene, entölte schwarze Senfsamen (Sinapis nigrae semen, Senfmehl); **Inhaltsstoffe:** Senfölglykoside (Glukosinolate, Sinigrin); beim Zerreiben der Pflanze entsteht durch das Enzym Myrosinase (Thioglukosidase) aus ca. 1 % Sinigrin auf hydrolytischem Weg etwa 0,7 % flüchtiges Allylsenföl; fettes Öl, Schleim, Eiweiß; **Wirkung:** hyperämisierend, antimikrobiell, hautreizend; **Verwendung:** (volkstümlich) als starkes Hautreizmittel, z. B. in Form von Senfwickel* od. Senfbad bei Pneumonie*, Pleuritis, Arthritis*, Lumbago; **Dosierung:** Senfpflaster: 100 g mit wenig warmem Wasser mischen, auf Leinen auftragen u. für 10 Minuten auf die betroffene Region auflegen; nicht länger als 2 Wochen anwenden; **Nebenwirkungen:** Bläschenbildung, Hautnekrosen, selten Kontaktallergien; Husten, Niesreiz u. Asthmaanfälle durch Kontakt mit Senfmehl, Reizung des Magen-Darm-Trakts; **Kontraindikation:** Nierenerkrankungen (Senföl wird durch die Haut resorbiert); keine Anwendung bei Kindern unter 6 Jahren; **Homöopathie:** Anwendung entsprechend dem homöopathischen Arzneimittelbild, z. B. bei Reizungen der oberen Atemwege u. des Magen-Darm-Trakts.

Brassica oleracea L. **convar. capitata** (L.) Alef **var. capitata** *f*: Kopfkohl; zweijährige bis ausdauernde (in manchen Kulturformen auch einjährige) Pflanze aus der Familie der Brassicaceae (Kreuzblütler); als Rot- (rubra) u. Weißkohl (alba) kultiviert; **Arzneidroge:** frisch ausgepresster Kohlsaft (Brassicae oleraceae extractum); **Inhaltsstoffe:** S-Methylmethionin (Antiulkus-Faktor, schützt Magenschleimhaut), Glukobrassicin; **Wirkung:** antiulzerogen; **Verwendung:** (volkstümlich) bei Magengeschwüren, Hepatopathie u. Pankreasfunktionsstörungen; **Dosierung:** 1 l pro Tag in mehreren Portionen zwischen den Mahlzeiten trinken, über 4–5 Wochen; **Nebenwirkungen:** selten allergische Reaktionen auf Kohl; **Kontraindikation:** nicht bekannt; **Wechselwirkung:** nicht bekannt; **Homöopathie:** Verwendung des frischen, blühenden Krautes entsprechend dem homöopathischen Arzneimittelbild, z. B. bei Hypothyreose.

Braun|algen: s. Laminaria; Fucus.

Braun̲eria angusti|fọlia *f*: s. Echinacea angustifolia.

Braun|wurz: s. Scrophularia nodosa.

Brech|mittel: syn. Emetika*.

Brech|nuss: s. Strychnos nux-vomica.

Brech|verfahren: s. Verfahren, emetisches.

Brech|wurz: s. Psychotria ipecacuanha.

Brei|kost: **1.** Lebensmittelzubereitung von dickflüssiger Konsistenz (gekocht od. ungekocht) aus ganzen od. zerkleinerten Lebensmitteln, z. B. Getreide (Reis, Mais, Hafer, Hirse, Buchweizen), Obst od. Gemüse; Vorteil: kein Kauen nötig; Verwendung z. B. bei Zahnerkrankungen od. sehr stark geschwächten Patienten; **2.** Beikost* i. R. der Säuglingsernährung.

Breit|wegerich: s. Plantago major.

Brenn|kraut, Indisches: s. Acalypha indica.

Brenn|nessel: s. Urtica.

Brenn|wert, physio|lo̲gischer: syn. biologischer Brennwert; für den Organismus verfügbarer Energiegehalt* der Hauptnährstoffe u. von Alkohol; beträgt für 1 g Protein 17,5 kJ (bzw. 4,2 kcal), für 1 g Kohlenhydrat 17,5 kJ (bzw. 4,2 kcal), für 1 g Fett 38,5 kJ (bzw. 9,2 kcal) u. für 1 g Alkohol (Ethanol) 30 kJ (bzw. 7,1 kcal). Vgl. Grundumsatz.

Breuss-Krebs|kur (Rudolf B., Heilpraktiker, 1900–1990; Kur*) *f*: syn. Krebskur total nach Breuss; Fastenkur, bei der Krebspatienten ca. 42 Tage fasten u. in dieser Zeit (neben einer unbegrenzten Menge an Kräutertee) nur den Saft roter Bete, Möhren, Sellerie, Rettich u. Kartoffeln erhalten; die Theorie der Behandlung geht davon aus, dass der Krebs „ausgehungert" werden soll. Spekulatives u. wissenschaftlich widerlegtes Verfahren.

Brigitte-Diät (Diät*) *f*: von Helga Köster (geb. 1939) entwickelte Reduktionsdiät*; energiereduzierte Mischkost* mit 4200, 5000 od. 5900 kJ/d (bzw. 1000, 1200 od. 1400 kcal/d).

Broca-Formel (Pierre P. B., Anthropologe, Chirurg, Paris, 1824–1880): Formel zur orientierenden Bestimmung des Normalgewichts* bei Erwachsenen (in kg): Körperlänge (in cm) minus 100; die physiologische Variationsbreite des Körpergewichts* wird mit 10–20 % angegeben. Heute ist der Body*-mass-Index gebräuchlicher, da die B.-F. nur bei mittlerer Größe u. mittlerem Fettanteil geeignet ist.

Brombeere: s. Rubus fruticosus.

Bromela̲in *n*: s. Ananas comosus (L.) Merrill .

Bronchia̲l|asthma (gr. βρόγχος Luftröhre; ἆσθμα schweres Atemholen, Atemnot) *n*: s. Asthma bronchiale.

Bronchi̲tis (↑; -itis*) *f*: durch verschiedene exogene Reize (infektiös, allergisch, chemisch-irritativ, toxisch) ausgelöste Entzündung der Bronchialschleimhaut; **Formen: 1. akute B.:** a) infektiös meist in Verbindung mit Rhinitis, Laryngitis u. Tracheitis i. R. einer viralen Infektion; bakterielle B. häufig infolge bakterieller Superinfektion einer vorbestehenden B., selten primär; Vorkommen auch i. R. von Masern, Pertussis, Varizellen, Scharlach, Diphtherie, Typhus abdominalis; B. durch Pilze (z. B. Candida) v. a. bei Immunsuppression; b) nichtinfektiös: allergisch, toxisch (Inhalation von z. B. Schwefeldioxid, nitrosen Gasen, Ozon, Kohlenwasserstoffen) od. durch akute Linksherzinsuffizienz (Stauungsbronchitis); **2. chronische B.:** nach WHO (1966) Husten u. Auswurf an den meisten Tagen während mindestens je 3 Monaten in 2 aufeinander folgenden Jahren; Ursache: insbesondere Rauchen, auch berufliche od. umweltbedingte Noxen; **Therapie:** u. a. **1.** Phytotherapie: a) (med.) u. a. Hedera* helix, Pelargonium* sidoides, Pinus* sylvestris, Polygala* senega, Primula* veris, Thymus* vulgaris; b) (volkstümlich) u. a. Acalypha* indica, Allium* sativum, Angelica* archangelica, Antennaria* dioica, Aspidosperma* quebracho-blanco, Cinchona* pubescens, Curcuma* longa, Ferula* moschata, Grindelia*, Ilex* aquifolium, Iris*, Marrubium* vulgare, Piper* nigrum, Plantago* afra, Quillaja* saponaria, Raphanus* sativus, Sanguinaria* canadensis, Sanicula* europaea, Teucrium* scorodonia, Thymus* serpyllum; **2.** Homöopathie: u. a. Agrimonia* eupatoria, Alpinia* officinarum, Arsen*, Cetraria* islandica, Dorema* ammoniacum, Myrtus* communis, Psychotria* ipecacuanha, Tussilago* farfara, Zinn*; **3.** Hydrotherapie: u. a. Abklatschung*, Brustguss*, Brustwickel*, Hauffe*-Schweninger-Armbad, Oberkörperwaschung*, Senfwickel*; **4.** Akupunktur* nach den Vorgaben der Chinesischen Medizin; **5.** Ayurveda: u. a. Curcuma* zedoaria, Justicia* adhatoda, Piper* longum; **6.** Chinesische Medizin: u. a. Angelicae* sinensis radix; **7.** physikalische Therapie: u. a. Hochfrequenztherapie*; **8.** Physiotherapie: u. a. Segmentmassage*; **9.** Mind*-Body-Medizin: Meditation*, progressive Muskelrelaxation*, kognitive Restrukturierung*, Stressreduktion, Tai*-Ji-Quan, Yoga*. Vgl. Atemwegserkrankungen; Asthma bronchiale; Pneumonie.

Bronze-Mensch: bronzenes Modell des menschlichen Körpers, das in der Schrift „Tong-Ren Shu-Xue Zhen-Jiu Tu-Jing“ (Illustrierte Aku-Moxi-Monographie über die Löcher auf dem Bronze-Menschen von Wang Wei-Yi, 987–1067) beschrieben wird (s. Abb.); das Modell zeigt insgesamt 303 paarige u. 51 unpaarige Akupunkturpunkte*, die als Löcher ausgespart sind; die Vorderseite des Rumpfes ist aufklappbar, so dass die inneren Organe sichtbar werden. Für Prüfungen von Medizinstudenten wurde die Figur mit Wachs überzogen u. das Innere mit Wasser gefüllt. Hatte der Kandidat die verlangten Akupunkturpunkte richtig getroffen, lief das Wasser aus dem Inneren des Modells aus. Vgl. Akupunktur; Medizin, chinesische.

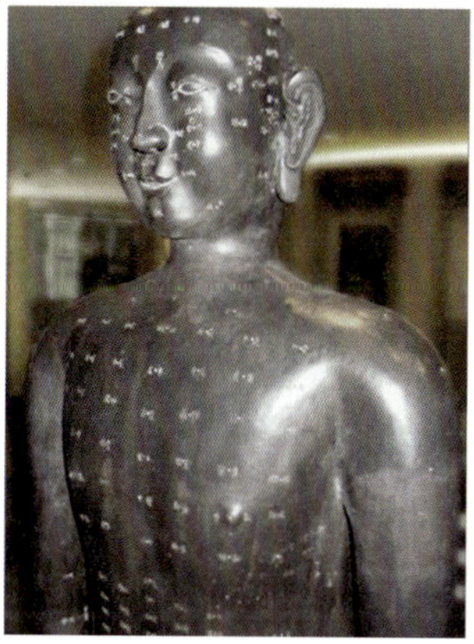

Bronze-Mensch [3]

Brot|diät (Diät*) *f*: von Erich Menden u. Waltraute Aign entwickelte Reduktionsdiät*; energiereduzierte Mischkost* mit hohem Brotanteil (ca. 250 g/d).

Brot|einheit: Abk. BE; syn. Berechnungseinheit; Maßeinheit zur Ermittlung des Gesamtkohlenhydratgehalts in Lebensmitteln; enthält 12 g (Deutschland), 10–12 g (Österreich) bzw. 10 g (Schweiz) an Kohlenhydraten (Monosaccharide, verdauliche Oligo- u. Polysaccharide) od. Zuckeralkoholen; der glykämische Index* der Lebensmittel wird nicht berücksichtigt. **Anwendung:** Hilfsmittel zur Portionierung kohlenhydrathaltiger Lebensmittel; erleichtert den Austausch Blutzucker wirksamer u. Energie zuführender Kohlenhydrate bei insulinpflichtigem Diabetes mellitus i. S. eines ausgewogenen u. abwechslungsreichen Speiseplans; **Hinweis:** In letzter Zeit wird zunehmend die Kohlenhydrateinheit* (= 10 g Kohlenhydrate) verwendet.

BRT: Abk. für **B**io**r**esonanz**t**herapie*.

Bruch|kraut: s. Herniaria.

Brügger-Therapie (Alois B., Neurologe, Zürich; Therapie*) *f*: Methode der funktionellen Bewegungsschulung; **Grundlagen:** Im Mittelpunkt steht das Gelenk-Muskel-System, das bei chronischen Fehlbelastungen (endogen u. exogen) reflektorisch mit Schmerzen als Warnsignal reagiert (sog. arthromuskuläres Schmerzsyndrom; auch schmerzbedingter Blockierungsreflex). Primär resultieren daraus Funktionsstörungen, die bei Nichtbehandlung zu Strukturveränderungen führen. **Ziel:** physiologische Beanspruchung des Bewegungssystems, speziell die Einnahme einer physiologischen Körperhaltung, der sog. Brügger-Haltung (aufrechte Körperhaltung u. Belastungshaltung), die der sternosymphysealen Belastung entgegenwirkt u. somit die Funktionsstörung beseitigt; durch die Korrektur der Fehlhaltung können durch Integration der aufrechten Körperhaltung in den Alltag Belastungen physiologisch toleriert werden. **Prinzip:** Elemente der B.-Th. sind Anamnese (Analyse des Alltagsverhaltens), Inspektionsbefund, Funktionsdiagnostik, Funktionstests u. Behandlungsmaßnahmen (z. B. Korrektur der Fehlhaltung, Automatisieren u. Konditionieren der Entlastungshaltung, Haltungsschulung, Wiederherstellung des muskulären Gleichgewichts).

Bruker-Kost (Max-Otto B., Arzt, Reutlingen, 1909–2001): syn. Vollwertkost*.

Brunkow-Stemm|führung (Roswitha B., Physiotherapeutin): physiotherapeutische Behandlungstechnik, bei der die Extremitäten aus einer speziellen Grundstellung in verschiedene Richtungen gegen einen gedachten Widerstand gerichtet od. gestemmt werden; die aufgebaute Spannung setzt sich bis in den Rumpf fort, so dass eine isometrische Ganzkörperanspannung als Grundspannung resultiert, welche die Aufrichtung des Körpers unterstützt. **Anwendung:** bei Haltungsinsuffizienz, degenerativen Erkrankungen der Wirbelsäule bei zentraler Fehlsteuerung; bei konstitutioneller Hypermobilität mit daraus resultierender Muskelschwäche.

Brunnen|kresse: s. Nasturtium officinale.

Brust|guss: Guss* nach Sebastian Kneipp im Brustbereich; **Durchführung:** wird warm od. kalt von unten beim vornübergebeugt stehenden Patienten auf die Brust gebracht; meist nach vorhergehendem Armguss*; **Anwendung:** bei koronarer Herzkrankheit (unter ärztlicher Aufsicht), Tachykardie, chronischer Bronchitis u. Schwangerschaft sowie als thermisches Regulationstraining; **Nebenwirkungen:** Durch die üblicherweise vornübergeneigte Haltung bei der Anwendung kann es zu zerebraler Durchblutungsstörung, Stauungszuständen im Halsbereich u. Rückenbeschwerden kommen. **Kontraindikation:** für den kalten B. Angina pectoris.

Brust|lattich: s. Tussilago farfara.

Brust|wickel: straff bei mittlerer Atemstellung angelegter Wickel* aus 2 Tüchern von den Achselhöhlen bis unter den Rippenbogen; das Innentuch wird vorher in kaltes Wasser getaucht u. ausgewrungen. Je nach Dauer der Anwendung wirkt der B. wärmeentziehend (bis ca. 20 Min.), wärmestauend (45–90 Min.) od. schweißtreibend (90–120 Min.). **Anwendung:** bei Atemwegserkrankungen (Bronchitis, Pneumonie), auch mit Zusatz von Senf (Senfwickel*) od. Salben mit ätherischen Ölen, sowie bei Pleuritis u. Interkostalneuralgie.

Bryonia *f*: Zaunrübe; Pflanzen aus der Familie der Cucurbitaceae (Kürbisgewächse); Bryonia alba L. (Weiße Zaunrübe) u. Bryonia cretica L. ssp. dioica (Jaqu.) Tutin (Rotbeerige Zaunrübe); s. Abb.; **Arzneidroge:** getrocknete rübenförmige Wurzeln (Radix Bryoniae, Bryoniae radix); Negativmonographie Kommission E; **Inhaltsstoffe:** Cucurbitacine (hochoxidierte Triterpene) u. andere Triterpene; **Wirkung:** drastisch laxierend, hypoglykämisch, tumorhemmend, zytotoxisch; **Verwendung:** Aufgrund der toxikologischen Risiken wird

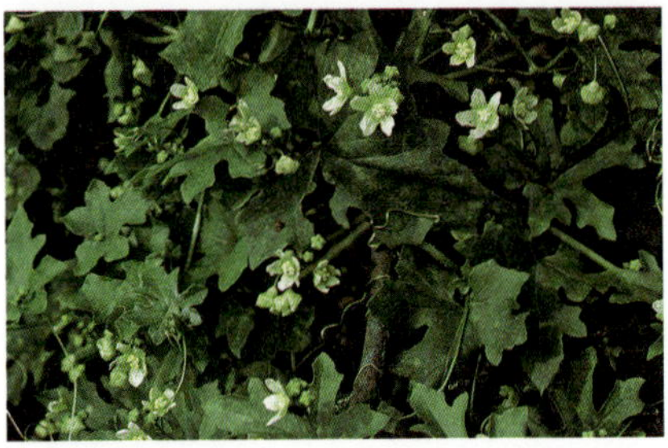

Bryonia: Pflanze [7]

von einer therapeutischen Verwendung der Droge bzw. daraus hergestellter Zubereitungen dringend abgeraten. **Nebenwirkungen:** bereits bei geringer Überdosierung evtl. Schwindel, Erbrechen, Koliken, starke Diarrhö, Nierenschäden, Abort, Erregungszustände, Krämpfe; **Homöopathie:** Verwendung der Zubereitungen aus der frischen, vor der Blütezeit geernteten Wurzel von Bryonia cretica entsprechend dem homöopathischen Arzneimittelbild, z. B. bei akuten Entzündungen der Atemwege od. der Leber, Pleuritis, Peritonitis, akutem u. chronischem Rheumatismus.

BT: Abk. für **B**eschäftigungs**t**herapie; s. Ergotherapie.

Bucco: s. Agathosma betulina.

Buchen|teer: s. Pflanzenteere.

Buchinger-Fasten (Otto B., deutscher Arzt, 1878–1966): s. Heilfasten.

Buch|weizen, Echter: s. Fagopyrum esculentum.

Budwig-Diät (Johanna B., deutsche Chemikerin, Apothekerin, 1908–2003; Diät*) *f*: syn. Leinöl*-Quark-Diät.

Bürsten|bad: Bad zur mechanischen u. thermischen Reizung der Haut; Bürsten von Rücken, Flanken u. Beinen des in einem warmen Halbbad sitzenden Patienten mit nachfolgendem kühlem Rückenguss* od. Vollguss*. Vgl. Trockenbürsten.

Bulbus *m*: Zwiebel; Bez. für einen meist unterirdischen, stark verkürzten Spross, der an der Oberseite die fleischig verdickten Zwiebelblätter u. an der Unterseite die Wurzeln trägt; der stark verkürzte Stamm verlängert sich zum Blüten tragenden Stängel. In der neuen pharmazeutischen Nomenklatur für Arzneidrogen wird die Bez. des Pflanzenteils hinter den Pflanzennamen gestellt (z. B. Fritillariae* bulbus; früher vorangestellt, z. B. Bulbus Fritillariae).

Bulimia nervosa (gr. βουλιμία Heißhunger) *f*: s. Essstörungen.

Bupleuri radix *f*: Radix Bupleuri; chin. Chai-Hu; Droge der Chinesischen Medizin*; Wurzeln von Bupleurum* chinense DC. u. Bupleurum scorzonerifolium Willd. aus der Familie der Apiaceae (Doldengewächse); **Eigenschaften:** bitter, scharf, leicht kalt, kehrt in Leber u. Gallenblase ein; **Wirkung:** drängt Hitze* zurück u. reguliert erleichternd die inneren Organe, baggert die Leber aus (d. h. stellt den Fluss der Emotionen wieder her), löst Depression*, hebt das Yang an u. unterstützt das Absinken des Qi* (physiologisch für Lunge, Leber u. Magen); **Anwendung:** bei von außen zugezogener Hitze od. Wechselfieber, bei Leber*-Depression u. Qi*-Stagnation, bei Qi*-Leere mit nach unten einsinkendem Qi (pathologisch für die Milz).

Bupleurum chinense DC. *n*: Chinesisches Hasenohr; 30–70 cm hohe Staude aus der Familie der Apiaceae (Doldengewächse); **Arzneidroge:** Wurzeln (Bupleuri radix, Chinesische Hasenohrwurzel); **Inhaltsstoffe:** ätherisches Öl, Triterpensaponin (u. a. Saikosaponine A–F); **Wirkung:** Drogenzubereitungen wirken anti-inflammatorisch, antiviral, leberprotektiv u. reduzieren Cholesterol u. Triglyceride im Blut. **Verwendung:** in der Chinesischen Medizin: s. Bupleuri radix; **Dosierung:** keine bekannt; **Nebenwirkungen:** keine bekannt; **Kontraindikation:** keine bekannt; **Wechselwirkung:** keine bekannt.

Burn|out-Syn|drom (gr. σύνδρομος mitlaufend, begleitend) *n*: Zustand emotionaler Erschöpfung mit Gefühl von Überforderung, reduzierter Leistungszufriedenheit u. evtl. Depersonalisation infolge der Diskrepanz zwischen Erwartung u. Realität; Endzustand eines Prozesses von idealistischer Begeisterung über Desillusionierung, Frustration u. Apathie; Gefühl, der beruflichen Aufgabe nicht mehr gewachsen zu sein; geschätzte Häufigkeit ca. 10 % der Arbeitnehmer mit entsprechenden psychisch belastenden Berufen, v. a. Pflegekräfte, Lehrer, Ärzte (vgl. Helfersyndrom); 20–30 % aller Arbeitnehmer gefährdet; **Symptome:** psychosomatische Störung (z. B. Weichteilrheumatismus), Depressivität od. Aggressivität, erhöhte Suchtgefahr; **Therapie:** u. a. **1.** Phytotherapie: u. a. Hypericum* perforatum, Lavandula* angustifolia; **2.** Homöopathie: u. a. Anamirta* cocculus, Phosphorsäure, Strychnos* nux-vomica; **3.** Identifizierung der Stressoren, Erlernen neuer Bewältigungsstrategien, Entspannungsmethoden*, eine der Überforderung entgegen wirkende realistische Zeitplanung, ggf. Veränderung der Situation (z. B. Arbeitsplatzwechsel); **4.** Psychotherapie*, Ordnungstherapie*. Vgl. Stressbewältigungstraining.

Bursae pastoris herba *f*: s. Capsella bursa-pastoris.

Busch|meister: s. Lachesis muta.

Butter|milch: nach weitgehender Entfettung (Buttergewinnung) aus saurer Milch verbleibende Flüssigkeit (Fettgehalt weniger als 1 %); der bei der Herstellung von Süßrahmbutter verbleibenden Flüssigkeit müssen Milchsäurebakterien zugegeben werden, um B. zu erhalten. **Verwendung:** als Heilnahrung* zur Schonung des Darms mit Deckung des Eiweißbedarfs, z. B. bei Dyspepsie; **cave:** Bei ausschließlicher Anwendung über mehr als 4 Wochen kann es zu Mangelerscheinungen der fettlöslichen Vitamine (insbesondere Vitamin* A) kommen.

Butter|nuss: s. Juglans cinerea.

Butyrum Cacao *n*: s. Theobroma cacao.

C

C: s. Centesimalpotenz.

Cacao oleum *n*: s. Theobroma cacao.

Cacao semen *n*: s. Theobroma cacao.

Cactus grandi|florus *m*: s. Selenicereus grandiflorus.

Cadmium (gr. καδμεία Galmei) *n*: chemisches Element, Symbol Cd, OZ 48, rel. Atommasse 112,4; zur Zinkgruppe gehörendes, silberweißes, bei ca. 321 °C schmelzendes Schwermetall; **Vorkommen in Nahrungsmitteln:** als Umweltnoxe besonders hohe Konzentration in Austern, Leber u. Nieren; außerdem sehr hoher Gehalt in Zigarettenrauch; **Intoxikation:** Cd gelangt über industrielle Prozesse in die Umwelt u. kann bei Anreicherung zu Osteomalazie, schweren Nierenfunktionsstörungen, Beeinflussung des Stoffwechsels u. der Funktionen essentieller Spurenelemente wie Zink, Eisen, Mangan, Kupfer, Selen u. Calcium führen. **Referenzbereich:** 2,9–24,3 nmol/l Vollblut; **Verwendung:** nur homöopathisch; **Homöopathie:** Anwendung entsprechend dem homöopathischen Arzneimittelbild, z. B. bei psychischen u. körperlichen Schwächezuständen.

Calgua *f*: s. Cyclanthera pedata.

Caje|put|baum *m*: s. Melaleuca cajuputi.

Calami rhizoma *n*: s. Acorus calamus.

Calci|ferole *n pl*: s. Vitamin D.

Calcium (lat. calx, calcis Kalk) *n*: ältere Nomenklatur Kalzium; chemisches Element, Symbol Ca, OZ 20, rel. Atommasse 40,08; mit Sauerstoff u. Wasser heftig reagierendes, an der Luft unbeständiges, weiches, silberweiß glänzendes, 2-wertiges Erdalkalimetall; der Calciumbestand wird im Blut durch das Zusammenwirken von Parathormon, Vitamin* D u. Calcitonin normalerweise in engen Grenzen konstant gehalten. Ca macht ca. 1,5 % des Körpergewichts aus. **biochemische Funktion:** Bestandteil von Knochen u. Zähnen (Stützfunktion); wichtig für die Blutgerinnung u. bei der neuromuskulären Erregbarkeit; beeinflusst die Durchlässigkeit der Zellmembranen; hat Signalfunktion bei der Zellaktivierung (z. B. Biosynthese u. Sekretion von Stoffen); Aktivator von Enzymen (z. B. Glukokinase, Renin); **Vorkommen in Nahrungsmitteln:** Besonders calciumreiche Lebensmittel sind Milch u. Milchprodukte, aber auch einige Gemüsearten wie Broccoli, Spinat u. Grünkohl. Bedarf für Erwachsene (D-A-CH 2008): ab 19 Jahren ca. 1000 mg/d; **Mangelerscheinungen:** Tetanie, Entkalkung der Knochen, Osteoporose durch einseitige Ernährung, Resorptionsstörungen bei Vitamin-D-Mangel, hormonale Störungen (Hypoparathyroidismus); **Intoxikation:** bei Hyperparathyroidismus, Vitamin-D-Intoxikation od. Hypophosphatämie Auftreten von Übelkeit, Erbrechen, Müdigkeit, Obstipation, Nierenfunktionsstörungen, Polyurie, Hypopathie, Harnsteinbildung, mentale Störungen; **Referenzbereich:** Erwachsene 2,20–2,55 mmol/l Serum, Kinder 1,75–2,70 mmol/l Serum; **Verwendung:** Calciumsalze in Kombination mit anderen Substanzen bei Osteoporose.

Calcium carbonicum *n*: Calciumcarbonat; kohlensaures Calcium, Kalk; $CaCO_3$; Vorkommen als Kalkstein, Kreide, Marmor, Aragonit, Kalkspat, Muschelschalen, Eierschalen, Korallen, Krebssteine, Sepiaknochen; **Verwendung:** (med.) meist in Kombination mit Aluminium- od. Magnesiumhydroxid u. a. bei Gastritis, Diarrhö, als Antazidum (hohe Säurebindungskapazität); zur Calciumsubstitution bei Mangelsituationen od. erhöhtem Bedarf; Dosierung: 0,5–2 g zur Calciumsubstitution, individuell als Antazidum; **Homöopathie:** Verwendung der inneren weißen Teile zerbrochener Schalen der Auster Ostrea edulis (Calcium carbonicum Hahnemanni) entsprechend dem homöopathischen Arzneimittelbild, z. B. bei Kalkstoffwechselstörungen, chronischen Haut- u. Schleimhauterkrankungen, proliferativen Schleimhautprozessen.

Calcium|hydro|gen|phosphat *n*: s. Calcium phosphoricum.

Calcium phosphoricum *n*: Calciumhydrogenphosphat; $CaHPO_4$; feines weißes, geruch- u. geschmackloses Pulver; in Wasser u. Ethanol praktisch unlöslich, leicht löslich in verdünnter Salz- u. Salpetersäure; **Verwendung:** (med.) zur Prophylaxe eines Calciummangels, bei erhöhtem Bedarf (z. B. Wachstumsalter, Schwangerschaft u. Stillzeit); **Homöopathie:** Konstitutionsmittel; Verwendung entsprechend dem homöopathischen Arzneimittelbild, z. B. bei Lymphatismus, Erschöpfungszuständen, Appetitstörungen, Calciummangelzuständen, Wirbelsäulenerkrankungen.

Calcium sulfuratum Hahnemanni *n*: s. Hepar sulfuris.

Calendula officinalis L. *f*: Gartenringelblume, Ringelblume, Studentenblume; Pflanze aus der Familie der Asteraceae (Korbblütler); s. Abb.; **Arzneidroge:** Zungenblüten od. Blütenköpfe (Calendulae flos, Ringelblumenblüten); Monographie: HMPC, ESCOP, WHO, Kommission E; **Inhaltsstoffe:** 2–10 % Triterpenglykoside (Saponoside A–F, Triterpenaglyka), Flavonoide, Carotinoide (insbesondere Lutein), Triterpenalkohole (z. B. Faradiol), ätherisches Öl (z. B. α-Cadinol); **Wirkung:** wässrig-alkoholische Auszüge: wundheilungsfördernd, angiogenetisch, antibakteriell, antiviral, anti-inflammatorisch, immunmodulierend; **Verwendung:** zerkleinerte Droge zur Bereitung von Infusen sowie anderen galenischen Zubereitungen zur lokalen Anwendung; **1.** (med.) bei Wunden, auch mit schlechter Heilungstendenz, Ulcus* cruris, entzündlichen Veränderungen im Mund- u. Rachenraum (ESCOP, Kommission E); **2.** (traditionell) äußerlich zur Heilung von leichten Entzündungen der Haut, bei Wunden u. zur Behandlung von leichten Entzündungen der Mund- u. Rachenschleimhaut (HMPC); **3.** (volkstümlich) auch als Tee gegen Leber- u. Gallenbeschwerden, Menstruationsstörungen u. Krämpfe; **Dosierung:** 1–2 g Droge auf 150 ml Wasser; Tinktur: 1–2 TL auf 0,25–0,5 l Wasser zu Spülungen, Umschlägen u. zum Gurgeln; Salben entsprechend 2–5 g Droge/100 g, auf Schleimhäuten: 1–2 g Droge in 100 g Salbe; Hinweis: die Selbstherstellung von Zubereitungen wird nicht empfohlen. **Nebenwirkungen:** keine bekannt; **Kontraindikation:** bekannte Korbblütlerallergie; **Wechselwirkung:** keine bekannt; **Homöopathie:** Verwendung der frischen, zur Blütezeit gesammelten oberirdischen Teile der Pflanze entsprechend dem homöopathischen Arneimittelbild; z. B. bei Hauteiterungen u. schlecht heilenden Wunden, Quetsch-, Riss- u. Defektwunden, Erfrierungen u. Verbrennungen der Haut.

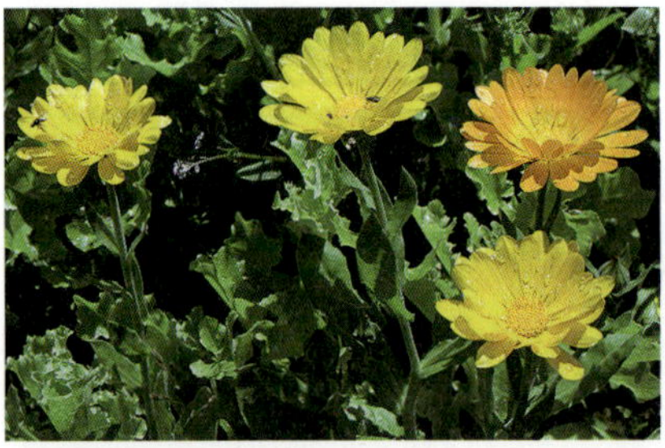

Calendula officinalis: Pflanze [5]

Calligaris-Methode (Giuseppe C., Neuropathologe, 1876–1944) *f*: diagnostisches u. therapeutisches Verfahren, das ein System waagerechter u. senkrechter sog. Linearketten auf der Hautoberfläche des Menschen beschreibt, welches wechselseitige Reflexbeziehungen u. a. zu Organen, Funktionen, Energiehaushalt, Gefühlen u. Gedanken unterhalten soll; Calligaris bezeichnete dieses Phänomen als Dermo-Mental-Reflex. Die Linearketten werden zur Diagnostik u. Therapie genutzt. Vielfach werden Symptome als wichtige Prozesse der geistigen Entwicklung betrachtet u. nicht antagonistisch behandelt, sondern unterstützt. Therapeutisch werden die Linearketten durch Elektrizität, Magnetismus u. kinetische Energien behandelt. Wissenschaftlich nicht gesichertes, umstrittenes Verfahren. Vgl. Heilmagnetismus; Okkultismus.

Calluna vulgaris (L.) Hull *f*: Besenheide; Zwergstrauch aus der Familie der Ericaceae (Heidekrautgewächse); **Arzneidroge:** zur Blütezeit gesammeltes Kraut (Callunae vulgaris herba, Heidekraut, Erika); Negativmonographie Kommission E; **Inhaltsstoffe:** Arbutin, Quercitrin u. Myricitrin (Flavonglykoside) sowie Quercetin u. Myricetin (Aglykone), Ericodin u. Ericodinin, Saponine, Gerbstoffe; **Verwendung:** (volkstümlich) innerlich bei Erkrankungen u. Beschwerden der ableitenden Harnwege, bei Vergrößerung der Prostata, zur Prophylaxe bei Nephrolithiasis; bei Erkrankungen des Magen-Darm-Trakts, als Adstringens bei Diarrhö, Koliken, zur Entwässerung, auch gegen Schlaflosigkeit; äußerlich zur Wundbehandlung. Die Wirksamkeit der Droge bei den beanspruchten Anwendungsgebieten ist derzeit nicht belegt. **Dosierung:** innerlich als Dekokt, 1,5 g Droge auf 250 ml Wasser, ca. 3 Min. kochen lassen; 3 Tassen täglich zwischen den Mahlzeiten trinken; **Nebenwirkungen:** nicht bekannt; **Kontraindikation:** nicht bekannt; **Wechselwirkung:** nicht bekannt.

Calo|tropis gigantea (L.) Aiton f. *f*: Kronenblume; Staudenpflanze aus der Familie der Apocynaceae (Immergrüngewächse); zusammen mit Calotropis procera (Ait.) Aiton f. Stammpflanze der Droge; **Arzneidroge:** Rinde (Cortex Calotropidis radicis, Madarwurzelrinde); im Ayurveda Wurzelrinde, Blüten u. Milchsaft; **Inhaltsstoffe:** Cardenolide (z. B. Calotropin, Calactin u. Uscharidin), Harz (Milchsaft); **Verwendung:** im Ayurveda Calotropis gigantea gegen Entzündungen, Hauterkrankungen, Wurmbefall, Juckreiz sowie als Laxans; **Dosierung:** Tagesdosen: **1.** 0,5–1 g des Pulvers aus der Wurzelrinde auf 1–2 Einzeldosen verteilt; **2.** 0,25–0,75 g des Milchsaftes auf 1–2 Einzeldosen verteilt; **Nebenwirkungen:** Bei Überdosierung des Pulvers aus der Wurzelrinde kann es zu Reizungen der Magenschleimhaut u. Erbrechen kommen. **Homöopathie:** Verwendung der im April u. Mai gesammelten, getrockneten Wurzelrinde entsprechend dem homöopathischen Arzneimittelbild, z. B. bei Fettleibigkeit.

Camellia sinensis (L.) O. Kuntze *f*: Thea sinensis L.; Teestrauch; Strauch aus der Familie der Theaceae; **Arzneidroge:** fermentierte u. getrocknete jüngere Blätter neben Blattknospen (Folia Theae, Theae folium); je nach Behandlung werden grüner Tee

(Theae viridis folium) od. schwarzer Tee (Theae nigrae folium) unterschieden; **Inhaltsstoffe:** je nach Herkunft, Aufbereitung u. Alter der Teeblätter variierend: 2,5–4,5 % Purinalkaloide (Methylxanthine: Coffein, Theobromin, Theophyllin), 10–25 % Gerbstoffe (Catechin, Epicatechin, Epigallocatechin, Gallocatechin), 0,5–1 % ätherisches Öl, Triterpensaponine vom Oleanantyp, Mineralstoffe (v. a. Kalium- u. Magnesiumsalze); **Wirkung:** zentral anregend, leicht diuretisch, antidiarrhoisch, kardiotonisch, antioxidativ; bei äußerlicher Anwendung adstringierend, antiphlogistisch; **Verwendung:** zerkleinerte Droge für wässrige Infuse u. Dekokte; (volkstümlich) innerlich zur Anregung bei geistiger u. körperlicher Ermüdung, bei unspezifischer Diarrhö, chronischer funktioneller Diarrhö, Urolithiasis, Arterioskleroseprophylaxe; äußerlich bei nässender Dermatitis, subakutem u. chronischem Ekzem, Sonnenbrand. Für die genannten Anwendungen liegen Hinweise auf Wirksamkeit vor. **Dosierung:** zur Anregung 3-mal täglich 1 TL schwarzen od. 1/2 TL grünen Tee als Infus; bei Diarrhö bis 5-mal täglich 1 TL schwarzen od. 1/2 TL grünen Tee als Dekokt; **Nebenwirkungen:** Bei magenempfindlichen Personen ist Magenreizung nach Verwendung von Dekokten möglich. **Kontraindikation:** keine bekannt; **Wechselwirkung:** Bei gerbstoffreichen Teezubereitungen ist eine Beeinflussung der Resorption von Arzneistoffen denkbar. **Homöopathie:** Verwendung der fermentierten, getrockneten jungen Zweigspitzen mit Blättern u. Blüten entsprechend dem homöopathischen Arzneimittelbild, z. B. bei Magenstörungen, Herz-Kreislauf-Schwäche, Kopfschmerz, Erregungs- u. Verstimmungszuständen.

Campher *m*: s. Cinnamomum camphora.

Camphora *f*: s. Cinnamomum camphora.

Cancerometrie nach Vernes (lat. cancer Krebs; gr. μέτρον Maß) *f*: Bez. für einen Krebstest, der Aussagen über das Vorliegen einer Krebs(früh)erkrankung machen soll; umstrittenes Verfahren ohne praktische Bedeutung. Vgl. Krebs.

Candela *f*: Abk. cd; SI-Einheit der Lichtstärke*.

Candida-Diät (lat. candidus glänzend weiß): s. Anti-Pilz-Diät.

Cang-Zhu: s. Atractylodis rhizoma.

Cannabis sativa L. *f*: (Indischer) Hanf; Pflanze aus der Familie der Cannabinaceae; s. Abb.; **Arzneidroge:** harzhaltige Blüten u. Triebspitzen der weiblichen Pflanzen (Herba Cannabis indicae, Cannabis); **Marihuana** ist die lateinamerikanische Bez. für die getrockneten, blühenden Zweigspitzen; als **Haschisch** wird das Harz der (weiblichen) Pflanzen bezeichnet; Marihuana u. Haschisch dienen als halluzinogenes Rauschmittel u. werden in verschiedenen Zusammensetzungen gegessen, getrunken, geschnupft u. geraucht. **Inhaltsstoffe:** verschiedene Cannabinoide, z. B. Cannabidiol, Δ^9-Tetrahydrocannabinol (Abk. THC), Cannabinol; **Wirkung:** führt individuell unterschiedlich zu Dämmerzuständen, Euphorie, Unruhe, veränderter Wahrnehmung bis zu kurzzeitigen Halluzinationen* u. erhöhter sexueller Erregbarkeit; die halluzinogenen Eigenschaften werden allein dem THC zugeschrieben. Die anderen Inhaltsstoffe, die biosynthetische Vorstufen od. (Abbau-)Produkte von THC darstellen, sollen sedierend bzw. antibiotisch wirken. Dazu gehören Cannabidiolcarbonsäure, Cannabidiol (Abk. CBD, antibiotisch wirksam) u. das durch Aromatisierung von THC entstehende Cannabinol. Werden C.-Produkte geraucht, werden einige der nicht halluzinogen wirkenden Substanzen in das halluzinogene THC umgewandelt. Die Rauschsymptome umfassen Euphorie u. verschiedene angenehme u. unangenehme Symptome. **Verwendung:** als Rauschmittel traditionell im Orient u. in Afrika geraucht; früher Hypnotikum, Antineuralgikum, Antispasmodikum bei Asthma* bronchiale, Neuralgie, Pertussis, Gicht; synthetisch hergestellte Cannabinoide sollen erfolgreiche Antiemetika u. Antiepileptika sein. **Nebenwirkungen:** anhaltender Missbrauch führt zur Abnahme der körperlichen u. geistigen Leistungsfähigkeit, zu Motivationsabbau, Interesselosigkeit, Apathie u. schließlich zum psychischen Verfall (Amotivationssyndrom). Cannabinoide besitzen eine immunsuppressive Wirkung u. hemmen verschiedene endokrine Systeme (z. B. Spermiogenese).

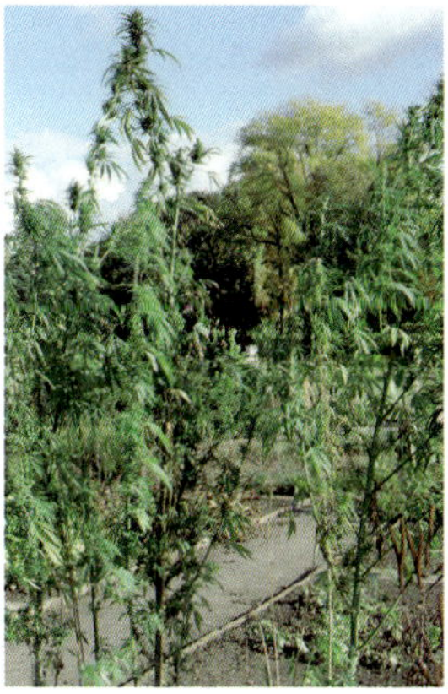

Cannabis sativa: Pflanze [7]

Cantharidin *n*: chemische Verbindung (Benzofuran), die in verschiedenen Ölkäferarten (Meloidae) vorkommt, v. a. in Lytta vesicatora (syn. Cantharis vesicatoria, sog. spanische Fliege); **Wirkung:** starkes Reiz- u. Nervengift; beim Menschen an der Haut Blasen u. Nekrosen auslösend, bei oraler Einnahme hepato- u. nephrotoxisch (ab 5 mg); **Verwendung: 1.** i. R. der ausleitenden Therapie* z. B. als Cantharidinpflaster*; **2.** (volkstümlich) früher als Aphrodisiakum (obsolet); **Homöopathie:** Anwendung entsprechend dem homöopathischen Arzneimittelbild, z. B. bei Nierenentzündung.

C

Cantharidin|pflaster: auch Cantharidenpflaster, Kantharidenpflaster; Verfahren der ausleitenden Therapie*; ein mit Cantharidin* beschichtetes Pflaster wird auf eine Hautfläche von maximal 6 cm Durchmesser aufgetragen u. im Normalfall für ca. 8–12 Std. dort belassen; nach Entstehung einer Blase wird das Blasensekret abpunktiert (s. Vesikation). **Wirkung:** analgetisch, durchblutungsfördernd, Lymphabfluss beschleunigend; **Anwendung:** v. a. bei schmerzhaften u. entzündlichen akuten sowie chronischen Prozessen, insbesondere im Bereich großer Gelenke; **Nebenwirkungen:** Abheilung der Blase evtl. mit Hyperpigmentierung, Narbenbildung; Reizung der ableitenden Harnwege durch nephrotoxische Wirkung des Cantharidins. Vgl. Fontanelle.

Capsella bursa-pastoris (L.) Medik. *f*: Hirtentäschel; Pflanze aus der Familie der Brassicaceae (Kreuzblütler); s. Abb.; **Arzneidroge:** oberirdische, blüten- u. fruchttragende Teile (Bursae pastoris herba, Hirtentäschelkraut); Monographie: Kommission E; **Inhaltsstoffe:** Flavonoide, biogene Amine (z. B. Acetylcholin, Tyramin), Phenylcarbonsäuren; **Wirkung:** positiv inotrop u. chronotrop, lokal hämostyptisch; **Verwendung:** zerkleinerte Droge für Infuse u. Tinkturen; **1.** (med.) zur symptomatischen Behandlung leichterer Menorrhagie u. Metrorrhagie, zur lokalen Anwendung bei Nasenbluten; äußerlich bei oberflächlichen blutenden Hautverletzungen (Kommission E); **2.** (volkstümlich) auch als blutstillendes Mittel u. bei Dysmenorrhö; **Dosierung:** mittlere Tagesdosis 10–15 g Droge, für die lokale Anwendung 3–5 g Droge auf 150 ml Infus; Hinweis: Tinkturen müssen stets frisch zubereitet werden; **Nebenwirkungen:** keine bekannt; **Kontraindikation:** keine bekannt; **Homöopathie:** Anwendung entsprechend dem homöopathischen Arzneimittelbild, z. B. bei Nephrolithiasis, Gebärmutter- u. Schleimhautblutungen.

Capsicum *n*: Pflanze aus der Familie der Solanaceae (Nachtschattengewächse); Capsicum frutescens L. s. l. (Cayennepfeffer, Scharfer Paprika); s. Abb.; **Arzneidroge:** wässrig-alkoholische od. ölige Zubereitungen aus Cayennepfefferfrüchten (Capsici fructus acer): Capsaicin-Zubereitungen; Monographie: ESCOP, Kommission E; **Inhaltsstoffe:** Capsaicinoide, insbesondere Capsaicin: in Paprika 0,01–0,2 %, Cayenne-Pfeffer 0,3–1 %; außerdem Carotinoide, Flavonoide, Steroidsaponine (Gemisch = Capsicidin); **Wirkung:** Freisetzung von Substanz P (Capsaicin), dadurch Reizung von Schmerz-Sensoren, die nachfolgend desensibilisiert werden; positiver Wirksamkeitsnachweis bei mehr als 10 kontrollierten Studien zu postherpetischer u. postoperativer Neuralgie, diabetischer Polyneuropathie u. Erkrankungen des rheumatischen Formenkreises mit Capsaicin-Creme (mehrheitlich 0,075 %ig); **Hinweis:** Die schmerzstillenden Effekte können Stunden bis Wochen anhalten. **Verwendung: 1.** (med.) **a)** bei schmerzhaftem Muskelhartspann im Schulter-Arm-Bereich sowie im Bereich der Wirbelsäule bei Erwachsenen u. Schulkindern (Kommission E); **b)** zur Linderung von Muskelschmerzen, z. B. bei degenerativen Gelenkerkrankungen, Rückenschmerzen, rheumatoider Arthritis, zur Behandlung von Neuralgien, die z. B. infolge eines Zosters od. bei schmerzhafter Neuropathie auftreten können, sowie gegen Juckreiz verschiedener Ursache (ESCOP); **2.** (volkstümlich) in Form von Tinkturen, Pflastern, Salben als Hautreizmittel bei Arthritis, Frostbeulen u. Erkrankungen des rheumatischen Formenkreises; **Dosierung:** äußerlich anzuwendende halbfeste Zubereitungen (0,02–0,05 % Capsaicinoide), flüssige Zubereitungen (0,005–0,01 % Capsaicinoide) u. Capsicum-Pflaster; **Nebenwirkungen:** Initialreaktionen wie Erythem, Schmerz u. Wärmegefühl

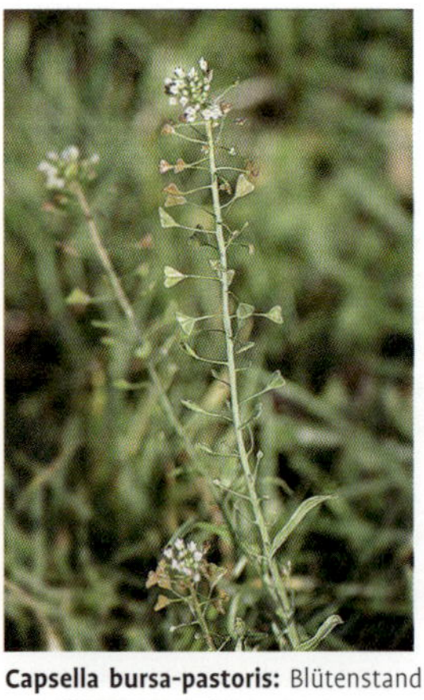

Capsella bursa-pastoris: Blütenstand mit Blüten u. Früchten [11]

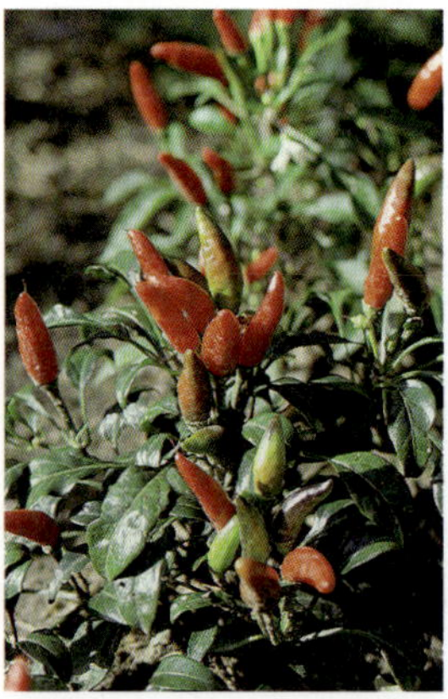

Capsicum: Pflanze [5]

klingen nach wenigen Stunden ab; gelegentlich Brennen, Stechen, entzündliche Reaktionen, selten urtikarielles Ekzem od. starke Schleimhautreizung; bei wiederholter Anwendung am gleichen Applikationsort sind eine Dermatitis u. Schädigung sensibler Nerven möglich. Es sollten gleichzeitig keine Wärmeanwendungen vorgenommen werden. **Kontraindikation:** Anwendung auf geschädigter Haut, Schleimhäuten; Überempfindlichkeit gegenüber Paprikazubereitungen; **Homöopathie:** Verwendung entsprechend dem homöopathischen Arzneimittelbild, z. B. bei Entzündung des Processus mastoideus, Otitis media, Schleimhautentzündung von Mund u. Rachen, Magen-Darm-Trakt, Harnblase od. Harnröhre.

Carbo medicinalis (lat. carbo Kohle) *m*: s. Aktivkohle.

Carbo vegetabilis (↑) *m*: s. Holzkohle.

Carcino|chrom|re|aktion (gr. καρκίνος Krebs; Chrom*; Reaktion*) *f*: Abk. CCR; sog. Präkanzerosetest (Gutschmid, 1965); spekulativer Krebstest, der Farbstoffveränderungen im Harn von Krebspatienten untersucht; **Durchführung:** 18 ml Morgenurin des Patienten u. 2 ml (dem Nachweis von Eiweißspaltprodukten dienendes) Reagenz werden für 24 Std. bei Zimmertemperatur aufbewahrt, dann 10 Min. bei 40 °C mehrmals durchgeschüttelt u. mit 3 ml Pentanol überschichtet. Rosa- bis Dunkelrotfärbung bedeutet positiven Befund. Wissenschaftlich bereits falsifiziertes Verfahren. Vgl. Krebs.

Cardamomi fructus *m*: s. Elettaria cardamomum.

Cardio|spermum halicacabum L. *n*: Cardiospermum, Ballonrebe, Herzsame; einjährige tropische Schlingpflanze aus der Familie der Sapindaceae (Seifenbaumgewächse); **Arzneidroge:** getrocknete Blätter (Cardiospermum-halicacabum-Blätter, Ballonrebenkraut); **Inhaltsstoffe:** Halicarsäure, Phytosterole (β-Sitosterol, Campesterol, Stigmasterol), Saponine (Triterpenglykoside), Tannine, Alkaloide, Quebrachit, Flavonoide, pentacyclische Triterpene; **Wirkung:** antiphlogistisch, juckreizlindernd, feuchtigkeitsspendend; **Verwendung:** **1.** (volkstümlich) bei juckenden, ekzematösen Hauterkrankungen, atopischem Ekzem (Intervallbehandlung), Insektenstichen, allergischem u. kumulativ-toxischem Kontaktekzem. Die Wirksamkeit bei den beanspruchten Anwendungsgebieten ist derzeit nicht eindeutig belegt. **2.** im Ayurveda gemahlene Wurzeln bei Dysurie, Amenorrhö u. Lumbago; **Dosierung:** **1.** (volkstümlich) Zubereitungen aus 10 %iger homöopathischer Urtinktur (z. B. Salben) mehrmals täglich dünn auftragen; **2.** im Ayurveda Tagesdosis 2–4 g, auf 2–3 Einzeldosen verteilt; **Nebenwirkungen:** keine bekannt; **Kontraindikation:** keine bekannt; **Homöopathie:** Anwendung entsprechend dem homöopathischen Arzneimittelbild, z. B. bei Entzündungen der Atemwege u. der Haut, Erkrankungen des rheumatischen Formenkreises.

Carduus benedictus *m*: s. Centaurea benedicta.

Carduus marianus *m*: s. Silybum marianum.

Carex arenaria L. *m*: Sandriedgras; Pflanze aus der Familie der Cyperaceae (Riedgräser); **Arzneidroge:** im Frühjahr gesammelter u. getrockneter Wurzelstock (Caricis rhizoma, Sandriedgraswurzelstock); Negativmonographie Kommission E; **Inhaltsstoffe:** Saponine, ätherisches Öl (Methylsalicylat, Cineol), Flavonoide, Tannine; **Wirkung:** diuretisch, diaphoretisch; **Verwendung:** getrockneter Wurzelstock für Teezubereitungen zur innerlichen Anwendung; (volkstümlich) zur Prophylaxe von Gicht, bei rheumatischen Beschwerden, Hauterkrankungen sowie als schweiß- u. harntreibendes Mittel; die Wirksamkeit bei den beanspruchten Anwendungsgebieten ist derzeit nicht belegt. **Dosierung:** Tagesdosis: 3 g Droge als Teeaufguss; **Nebenwirkungen:** Aufgrund des Saponingehalts sind lokale Reizungen möglich. **Kontraindikation:** Salicylatallergie; Schwangerschaft u. Stillzeit; **Wechselwirkung:** keine bekannt.

Caricae fructus *m*: s. Ficus carica.

Carica papaya L. *f*: Melonenbaum, Papaya; Staude aus der Familie der Caricaceae (Melonenbaumgewächse); **Arzneidroge:** Milchsaft der frischen Früchte (Caricae papayae fructus, Melonenbaumfrüchte, Papayafrüchte) kurz vor der Reife (Papainum crudum, Papain); **Inhaltsstoffe:** Rohpapain (hauptsächlich Papain, zudem Chymopapain A u. B, Papayapeptidase A); **Wirkung:** ödemreduzierend, proteolytisch (verdauungsfördernd); **Verwendung:** (med.) gereinigtes Papain (auf internationale Enzymeinheiten, sog. FIP-Einheiten, standardisiert) in Fertigarzneimitteln (magensaftresistente Tabletten, Dragees, Kapseln) bei Verdauungsbeschwerden als Folge exogener Pankreasinsuffizienz, traumatischen u. postoperativen Ödemen; **Dosierung:** Verdauungsbeschwerden: 50 mg Papain zu jeder Mahlzeit; Ödeme: mehrmals täglich 230 mg Papain; **Nebenwirkungen:** in seltenen Fällen allergische Reaktionen; Verstärkung der Blutungsneigung bei Gerinnungsstörungen möglich; **Kontraindikation:** Gerinnungsstörungen, Blutungsneigung, Schwangerschaft; **Wechselwirkung:** Verstärkung der Wirkung von Antikoagulanzien möglich; **Homöopathie:** Anwendung entsprechend dem homöopathischen Arzneimittelbild, z. B. bei Harnröhrenreizung.

Carlina acaulis L. *f*: Eberwurz, Silberdistel; distelartige mehrjährige Staude aus der Familie der Asteraceae (Korbblütler); wild lebende Populationen sind besonders geschützt (§ 1 Satz 1 Bundesartenschutzverordnung). **Arzneidroge:** im Herbst gesammelte u. getrocknete Wurzel (Carlinae radix); **Inhaltsstoffe:** 1–2 % ätherisches Öl mit 80–90 % des Acetylenderivats Carlinaoxid; ca. 20 % Inulin; **Wirkung:** antibakteriell; **Verwendung:** (volkstümlich) als Infus od. andere galenische Zubereitung bei dyspeptischen Beschwerden, Gallenblasenbeschwerden, als Diuretikum, Diaphoretikum, Stomachikum; äußerlich bei bakteriell bedingten Hauterkrankungen u. Wunden. Die Wirksamkeit bei den beanspruchten Anwendungsgebieten ist derzeit nicht hinreichend belegt.

Carnitin *n*: wasserlösliche, stark hygroskopische, am Stickstoff-Atom alkylierte Hydroxycarbonsäure; gehört zu den sog. Non*-Vitaminen; **biochemische Funktion:** Cofaktor beim Transport langkettiger Fettsäuren durch die innere Mitochondrienmembran; bei Gesunden ist dieser Transport nichtlimitierend für die anschließende Fettsäurenoxidation, C. wird dabei nicht verbraucht. **Vorkommen in Nahrungsmitteln:** in Schaf-, Rind- u. Schweinefleisch; auch in Milch(produkten), Obst, Gemüse u. Vollkornerzeugnissen; **Bedarf:** errechneter Wert für einen 70 kg schweren Erwachsenen: 0,23 mg/kg Körpergewicht; tägliche Aufnahme mit der Nahrung ca. 32 mg; **Intoxikationen:** nicht bekannt; jedoch ist nicht auszuschließen, dass der Körper bei einer Tagesmenge von 5 g über 4 Wochen die Eigensynthese einschränkt od. einstellt. **Verwendung:** bei Herz-Kreislauf-Erkrankungen, degenerativen Lebererkrankungen, Kachexie (Krebs, Aids), Alzheimer-Krankheit u. Niereninsuffizienz; als Schlankheitsmittel od. zum Fettabbau bei Übergewicht in Form von sog. Nahrungsergänzungsmitteln* angeboten (entbehrt jeglicher wissenschaftlicher Grundlage).

Carotine *n pl*: Karotine; fettlösliche Pflanzenfarbstoffe aus der Gruppe der Carotinoide*; ungesättigte Kohlenwasserstoffe; Provitamine des Vitamin* A sind α-, β- u. γ-Carotin.

Carotinoide *n pl*: Isoprenderivate, die 8–9 konjugierte Doppelbindungen enthalten u. daher intensiv rot od. gelb gefärbt sind; **Einteilung: 1.** Carotine: hitzestabil, sauerstofffrei (z. B. Lycopin in Tomaten, α- u. β-Carotin in Karotten u. Aprikosen); **2.** Xanthophylle: gelb, hitzelabil, oxygeniert (z. B. Lutein in grünen blättrigen Gemüsearten); C. werden ausschließlich von höheren Pflanzen (als Photoprotektoren der grünen Pflanzenteile u. als Farbstoffe von Blüten, Früchten, Samen u. Wurzeln) u. Mikroorganismen synthetisiert. Als Provitamin A werden sie im tierischen u. menschlichen Organismus in Retinol umgewandelt. Die wichtigsten Provitamin-A-C. sind α-, β- u. γ-Carotin, wobei β-Carotin die höchste Vitamin-A-Wirksamkeit aufweist. **Wirkung:** gesundheitsfördernd, z. B. antioxidativ, Stimulation der Immunantwort, Hemmung von Tumorentwicklung u. Mutagenese, Verhinderung von Zellkernschädigung u. lichtabhängigen Hautveränderungen. Einige C. werden als Lebensmittelfarbstoffe (s. Farbstoffe, Tab. dort) verwendet. Vgl. Vitamin A.

Carthami flos *m*: Flos Carthami; chin. Hong-Hua; Droge der Chinesischen Medizin* u. des Ayurveda*; Blüten von Carthamus tinctorius L. (Färberdistel) aus der Familie der Asteraceae (Korbblütler); **Eigenschaften:** in der Chinesischen Medizin: scharf, warm, kehrt in Herz u. Leber ein; **Wirkung:** in der Chinesischen Medizin: belebt das Blut u. vertreibt Stasen, fördert die Menstruation u. stillt Schmerzen; **Anwendung: 1.** in der Chinesischen Medizin bei Schmerzen aufgrund von Blut*-Stase, bei düsterfarbenen Ekzemen durch Hitze-Akkumulation u. Blut-Stase, bei Angina pectoris bei koronarer Herzkrankheit, Thrombangiitis obliterans u. Erythema multiforme; **2.** im Ayurveda als Lebertonikum, bei Hauterkrankungen u. Entzündungen.

Carum carvi L. *n*: Kümmel, Wiesenkümmel; mehrjährige Pflanze aus der Familie der Apiaceae (Doldengewächse); s. Abb.; **Arzneidroge:** Spaltfrüchte (Carvi fructus, Kümmelfrüchte) u. daraus gewonnenes ätherisches Öl (Carvi aetheroleum); Monographie: ESCOP, Kommission E; **Inhaltsstoffe:** 3–7 % ätherisches Öl mit 50–65 % (D)-(+)-Carvon u. a. Monoterpenen; **Wirkung:** spasmolytisch, karminativ, antibakteriell; Hinweis: Kümmel gehört zu den stärker wirksamen karminativ wirkenden Drogen. **Verwendung:** Teeaufguss aus frisch zerquetschten Früchten sowie andere galenische Zubereitungen; **1.** (med.) zum Einnehmen bei dyspeptischen Beschwerden (z. B. leichte Spasmen, Flatulenz, Völlegefühl), nervösen Herz-Magen-Beschwerden, Verdauungsbeschwerden bei Kindern (ESCOP, Kommission E); **2.** (volkstümlich) innerlich Kümmelfrüchte u. ätherisches Öl zur Appetitanregung, zur Unterstützung der Verdauungsfunktion; äußerlich ätherisches Öl zum Einreiben des Abdomens bei Blähungen, v. a. bei Kindern; **Dosierung:** Tagesdosis 1,5–6 g Droge, allein od. mit anderen karminativ wirkenden Drogen, 3–6 Tropfen ätherisches Öl auf Zucker; äußerlich als 10 %ige Salbe od. Ölzubereitung; **Nebenwirkungen:** keine bekannt; **Kontraindikation:** keine bekannt; **Wechselwirkung:** keine bekannt.

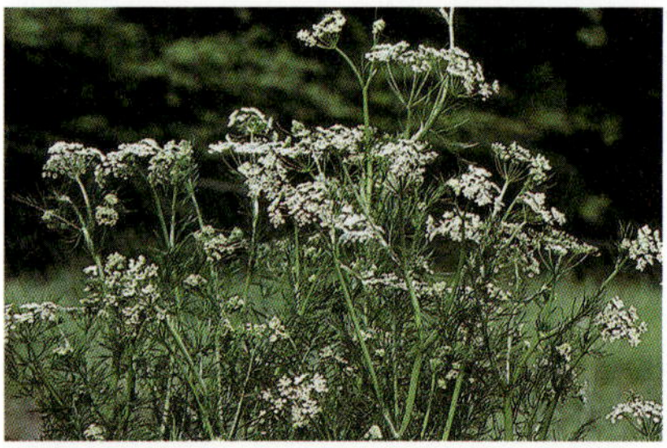

Carum carvi [7]

Carvi aetheroleum *n*: s. Carum carvi.

Carvi fructus *m*: s. Carum carvi.

Caryo|phylli floris aether|oleum *n*: s. Syzygium aromaticum.

Cascara|rinde: s. Frangula purshiana.

Cascarilla clutia *f*: s. Croton eluteria.

Cashew|baum: s. Anacardium occidentale.

Cassia angusti|folia *f*: s. Cassia senna.

Cassia fistula L. *f*: 10–15 m hoher Baum aus der Familie der Fabaceae (Schmetterlingsblütler); **Arzneidroge:** schwarzbraune, runde, bis 60 cm lange

Früchte (Hülsen), innen mit zahlreichen Querwänden u. schwarzem, säuerlich schmeckendem Fruchtfleisch (Fructus Cassiae fistulae, Röhrenkassie, Manna, Purgierkassie); **Inhaltsstoffe:** ca. 60 % Zucker, Pektin, Gerbstoffe, Zitronensäure, Anthrachinonderivate; **Wirkung:** laxierend, antimikrobiell; **Verwendung:** im Ayurveda, der Tibetischen Medizin u. in der Unani*-Medizin wird das extrahierte u. eingedickte Fruchtmus (Pulpa Cassiae) als Laxans benutzt, im Ayurveda auch bei Hauterkrankungen, in der Tibetischen Medizin auch bei Lebererkrankungen. **Dosierung:** Tagesdosis im Ayurveda: 5–10 g des Fruchtmuses, auf 1–2 Einzeldosen verteilt; **Nebenwirkungen:** keine bekannt; **Kontraindikation:** keine bekannt; **Wechselwirkung:** keine bekannt.

Cassia senna L. *f*: Cassia acutifolia Del.; Alexandriner Sennespflanze, Khartum Sennespflanze; Strauch aus der Familie der Fabaceae (Schmetterlingsblütler); s. Abb.; zusammen mit Cassia angustifolia Vahl (Tinnevelly-Sennespflanze) Stammpflanze der Droge; **Arzneidroge:** Fiederblättchen (Sennae folium, Sennesblätter); Früchte (Sennae fructus, Sennesfrüchte, Sennesschoten); Monographie: HMPC, ESCOP, WHO, Kommission E; **Inhaltsstoffe:** Blätter über 3 %, Früchte mindestens 3,4 % bis zu 5 % Anthranoide (insbesondere Sennoside A–F); **Wirkung:** laxierend, peristaltikanregend, hydragog, antiabsorptiv; **Verwendung:** geschnittene Droge, Drogenpulver od. Trockenextrakte für Infuse, Dekokte od. Kaltmazerate, flüssige od. feste Darreichungsformen zum Einnehmen; **1.** (med.) **a)** bei Obstipation (Kommission E); **b)** für eine kurzfristige Behandlung bei gelegentlich auftretender Obstipation (HMPC, ESCOP); **2.** (volkstümlich) Erkrankungen, bei denen ein erleichterter Stuhlgang erwünscht ist (z. B. Analfissuren, Hämorrhoiden), zur Darmreinigung vor Röntgenuntersuchungen, vor u. nach rektal-analen u. Bauchoperationen; **Dosierung:** Tagesdosis 20–30 mg Hydroxyanthracenderivate; Anwendungsdauer maximal 2 Wochen; Kaltauszüge sind besser verträglich als Infuse; **Nebenwirkungen:** in Einzelfällen krampfartige Magen-Darm-Beschwerden; bei längerer Anwendung Elektrolytverluste (insbesondere Kalium) mit dadurch möglicher Muskelschwäche u. Störung der Herzfunktion, Albuminurie, Hämaturie, reversible Melanosis coli; Dauereinnahme kann zu Verstärkung der Darmträgheit führen; **Kontraindikation:** Ileus jeder Genese, akute entzündliche Darmerkrankungen, Enteritis regionalis Crohn, Colitis ulcerosa, Appendizitis, abdominale Schmerzen unbekannter Ursache, Kinder unter 12 Jahren, Schwangerschaft u. Stillzeit; **Wechselwirkung:** bei Kaliummangel Verstärkung der Wirkung von herzwirksamen Glykosiden sowie Beeinflussung der Wirkung von Antiarrhythmika möglich; Kaliumverluste können durch Thiaziddiuretika, Nebennierenrindensteroide u. Glycyrrhiza* glabra (Wurzeln) verstärkt werden.

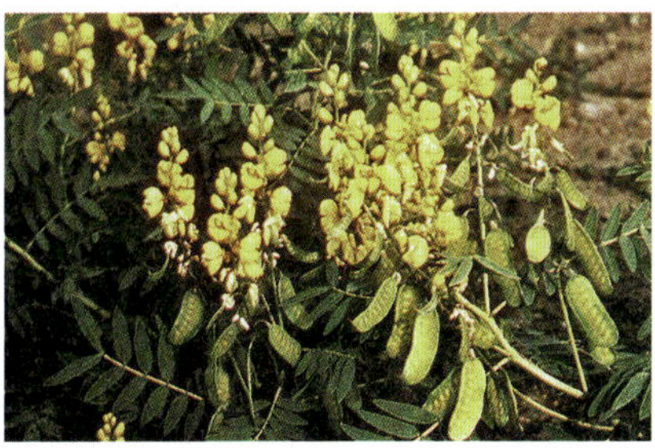

Cassia senna: Pflanze [7]

Castanea sativa Mill. *f*: Castanea vesca, Castanea vulgaris; Edelkastanie; Baum aus der Familie der Fagaceae (Buchengewächse); **Arzneidroge:** im Herbst gesammelte u. getrocknete Laubblätter (Castaneae folium); Negativmonographie Kommission E; **Inhaltsstoffe:** 6–8 % Gerbstoffe (z. B. die Ellagitannine Tellimagrandin I u. II) u. Flavonole (Quercetin- u. Myricetinglykoside); **Wirkung:** adstringierend; **Verwendung:** Infuse der Droge u. Fluidextrakte; (volkstümlich) früher bei Erkrankungen im Bereich der Atemwege, bei Beinbeschwerden u. Durchblutungsstörungen sowie Diarrhö u. als Gurgelmittel. Die Wirksamkeit bei den beanspruchten Anwendungsgebieten ist derzeit nicht belegt. **Homöopathie:** Verwendung der frischen Blätter entsprechend dem homöopathischen Arzneimittelbild, z. B. bei Krampfhusten od. Entzündungen des Enddarms.

Castor equi *m*: Pferdewarze; warzenartiges Gebilde an der Innenseite der Vorder- u. Hinterfüße des Pferdes; **Homöopathie:** Verwendung entsprechend dem homöopathischen Arzneimittelbild, z. B. bei Mastitis, Kokzygodynie, Knochenhautreizung u. -entzündung.

Catechu *n*: **1.** s. Acacia catechu; **2.** s. Uncaria gambir.

Catha edulis *f*: s. Kat.

Cathin *n*: s. Kat.

Caulis Akebiae *m*: s. Akebiae caulis.

Caulis Spatholobi *m*: s. Spatholobi caulis.

Causa (lat. Ursache) *f*: homöopathische Bez. für die auslösende Ursache (C. occasionalis) einer Erkrankung od. Beschwerde, die nicht in einem bekannten pathophysiologischen Zusammenhang mit dieser stehen muss u. physischer, emotionaler od. geistiger Art sein kann; die C. ist für die Arzneimittelwahl* von besonderer Bedeutung, wenn Ursache u. Auswirkung in keinem angemessenen Verhältnis stehen od. die Art der Reaktion sehr ungewöhnlich für die Ursache ist.

Causticum Hahnemanni *n*: Ätzmittel aus frisch gebranntem Kalk aus Marmor, verarbeitet mit doppeltsaurem schwefelsaurem Kalium; **Homöopathie:** Anwendung entsprechend dem homöopathischen Arzneimittelbild, z. B. bei Erkrankungen der Atem- u. Harnwege, chronischen Ekzemen, chronischen Erkrankungen des rheumatischen Formenkreises, Krampfleiden, Lähmungen, Verstimmungszuständen.

Cayenne|pfeffer: s. Capsicum.

CCR: Abk. für **C**arcino**c**hrom**r**eaktion*.

Ceanothus americanus L. *m*: Säckelblume; Pflanze aus der Familie der Rhamnaceae (Faulbaumgewächse); **Arzneidroge:** getrocknete Blätter u. Wurzelrinde (Ceanothi folium, Ceanothi radicis cortex); **Inhaltsstoffe:** Ceanothensäure, Ceanothsäure (Blatt), Ceanothin B, D u. E (blutdrucksenkende Alkaloide), Harz (Wurzelrinde), Flavonoide, Gerbstoffe; **Wirkung:** adstringierend; **Verwendung:** (volkstümlich) Blätter früher gegen Aphthen, Tonsillitis, Diphtherie, Dysenterie; die Indianer Nordamerikas empfehlen die Droge zur Behandlung von Blutungen in der Lunge; Wurzel früher zur Blutstillung, gegen Fieber, Gonorrhö u. Syphilis; die Wirksamkeit der Drogen bei den beanspruchten Anwendungsgebieten ist derzeit nicht belegt. **Homöopathie:** Verwendung von Zubereitungen aus den getrockneten Blättern entsprechend dem homöopathischen Arzneimittelbild, z. B. bei Splenomegalie.

Cembuya orientalis *f*: s. Kombucha.

Centaurea benedicta (L.) L. *f*: Cnicus benedictus L., Carduus benedictus; Kardobenedikte; einjähriges, distelartiges Kraut aus der Familie der Asteraceae (Korbblütler); **Arzneidroge:** während der Blütezeit gesammelte u. getrocknete oberirdische Teile (Cnici benedicti herba, Benediktenkraut); Monographie: Kommission E; **Inhaltsstoffe:** 0,25 % Bitterstoffe (z. B. Cnicin), Lignanlactone, Flavonoide, 0,3 % ätherisches Öl; **Wirkung:** Förderung von Speichel- u. Magensaftsekretion; **Verwendung:** zerkleinerte Droge u. Trockenextrakte für Infuse, bitter schmeckende galenische Zubereitungen; **1.** (med.) bei Appetitlosigkeit u. dyspeptischen Beschwerden; **2.** (volkstümlich) auch bei Diarrhö, Ulcus ventriculi et duodeni; **Dosierung:** mittlere Tagesdosis 4–6 g Droge, Zubereitungen entsprechend; **Nebenwirkungen:** allergische Reaktionen; **Kontraindikation:** Allergie gegenüber C. b. od. anderen Korbblütlern; **Wechselwirkung:** keine bekannt; **Homöopathie:** Verwendung der frischen, zur Blütezeit gesammelten Teile entsprechend dem homöopathischen Arzneimittelbild, z. B. bei chronischen Lebererkrankungen.

Centaurea cyanus L. *f*: Kornblume; einjährige Pflanze aus der Familie der Asteraceae (Korbblütler); **Arzneidroge:** getrocknete, von Blütenboden u. Hüllkelch abgetrennte Röhrenblüten od. gesamter getrockneter Blütenstand (Cyani flos, Kornblumenblüten); Negativmonographie Kommission E; **Inhaltsstoffe:** Anthocyane (v. a. Centaurocyanin) u. Flavonoide; **Wirkung:** keine bekannt; **Verwendung:** als Teeaufguss, meistens in Kombination, als Schmuckdroge; (volkstümlich) bei Fieber, Menstruationsstörungen u. Obstipation sowie als harntreibendes u. schleimlösendes Mittel, zur Anregung des Appetits u. der Leber- u. Gallenfunktion; **Dosierung:** 1 g pro Tasse; **Nebenwirkungen:** allergische Reaktionen; **Kontraindikation:** Schwangerschaft, Stillzeit, bei bekannter Allergie gegen Korbblütler; **Wechselwirkung:** keine bekannt.

Centaurium erythraea Rafn. *n*: Centaurium minus Moench, Centaurium umbellatum Gilibert; (Echtes) Tausendgüldenkraut; Pflanze aus der Familie der Gentianaceae (Enziangewächse); s. Abb.; wild lebende Populationen sind besonders geschützt (§ 1 Satz 1 Bundesartenschutzverordnung). **Arzneidroge:** getrocknete oberirdische Teile blühender Pflanzen (Centaurii herba, Tausendgüldenkraut); Monographie: HMPC, ESCOP, Kommission E; **Inhaltsstoffe:** Bitterstoffe vom Typ der Secoiridoidglykoside (Gentiopikrosid, Swertiamarin, Swerosid u. a.), Xanthone, Flavonoide, Phenolcarbonsäuren (p-Cumarsäure, Ferulasäure u. a.); **Wirkung:** Steigerung der Magensaftsekretion, appetitanregend; **Verwendung:** zerkleinerte Droge für Infuse u. a. bitter schmeckende Zubereitungen zum Einnehmen; (med./traditionell) bei Appetitlosigkeit, dyspeptischen Beschwerden (HMPC, ESCOP, Kommission E); **Dosierung:** mittlere Tagesdosis 6 g Droge, Extrakt 1–2 g, Zubereitungen entsprechend; **Nebenwirkungen:** keine bekannt; **Kontraindikation:** Magen-Darm-Geschwüre; **Wechselwirkung:** keine bekannt; **Homöopathie:** Verwendung der frischen, ganzen Pflanze entsprechend dem homöopathischen Arzneimittelbild, z. B. bei Magenbeschwerden.

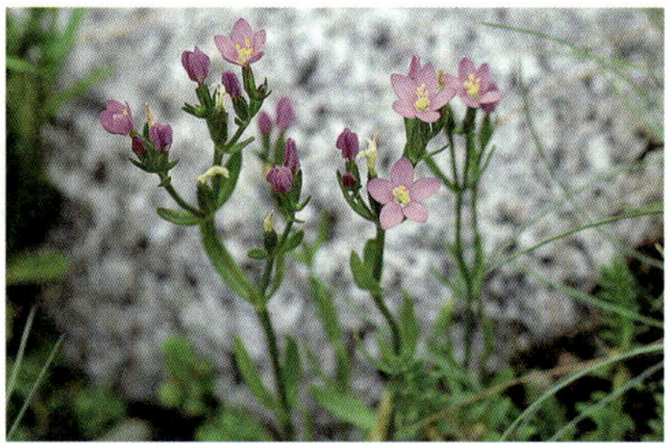

Centaurium erythraea: Blüte [7]

Centella asiatica L. (Urb.) *f*: Hydrocotyle asiatica L.; Asiatischer Wassernabel, Indischer Wassernabel; Pflanze aus der Familie der Apiaceae (Doldengewächse); **Arzneidroge:** oberirdische Teile (Centellae asiaticae herba, Wassernabelkraut); Monographie: WHO; **Inhaltsstoffe:** 1–8 % Saponine (Asiaticosid, Derivate der Triterpensäuren Asiatsäure, Madecassia-Säure u. Madiatsäure), ätherisches Öl, Flavonoide, Flavonderivate, Sesquiterpene, Stigmasterol, Sitosterol; **Wirkung:** antiphlogistisch, antibiotisch, antibakteriell, antimykotisch, wundheilungsfördernd; **Verwendung:** wässriges Infus (1 : 10) od. ethanolisch-wässrige Tinktur (1 : 10) zur Herstellung von Teilbädern od. Umschlägen, Salben mit ethanolisch-wässriger

Tinktur; **1.** (volkstümlich) bei Störungen der Wundheilung, leichten Verbrennungen, Ekzemen, Geschwüren, hypertrophen Narben, adjuvant bei Venenerkrankungen, Psoriasis, Dermatomykose; Untersuchungen zur Wirksamkeit bei diesen Indikationen liegen vor. **2.** im Ayurveda bei Ekzemen u. zur Stärkung des Gedächtnisses; **3.** in der ostafrikanischen Volksmedizin z. B. bei Hauterkrankungen, zur Entwässerung, Wundbehandlung, als Adjuvans in der Leprabehandlung; **Dosierung: 1.** 1-mal täglich Teilbad mit einem wässrigen Infus od. bis zu 3-mal täglich Umschläge mit ethanolisch-wässriger Tinktur; **2.** im Ayurveda zur Gedächtnisstärkung innerlich 10–20 ml des aus den Blättern ausgepressten Saftes; **Nebenwirkungen:** gelegentlich Kontaktallergie, Hautbrennen; **Kontraindikation:** keine bekannt; **Wechselwirkung:** keine bekannt; **Homöopathie:** Anwendung entsprechend dem homöopathischen Arzneimittelbild, z. B. bei Endometritis, Hauterkrankungen mit Verdickungen u. Juckreiz.

Centesimal|potenz (lat. centesima Hundertstel; Potenz*) *f*: Kurzbez. C-Potenz; homöopathisches Arzneimittel, dessen Verdünnungsverhältnis bei jedem Potenzierungsschritt 1 : 100 beträgt (s. Potenzierung).

Cephaelis ipecacuanha *m*: s. Psychotria ipecacuanha.

Ceratonia siliqua L. *f*: Ceratonia coriacea Salisb.; Johannisbrotbaum; 6–10 m hoher, walnussähnlicher Baum aus der Familie der Fabaceae (Schmetterlingsblütler); **Arzneidroge:** reife, getrocknete Hülsenfrüchte, meist vom Samen befreit (**Ceratoniae fructus**, Johannisbrot); **Inhaltsstoffe:** 30–70 % Zucker (davon ca. 50 % Saccharose, 20 % Glukose, 17 % Fruktose, 2–3 % Xylose, Primverose, Ceratose u. a.), ca. 35 % Stärke, 0,5 % Fett, 3 % Schleim, 4 % Proteine, Pektine, Cellulose, Hemicellulosen, Lektine (Concanavalin A), Saponine, Gerbstoffe, Flavonoide, Isobuttersäure (für den Geschmack der Früchte verantwortlich); **Wirkung:** antidiarrhoisch; **Verwendung: 1.** (volkstümlich) als Dekokt bei Diarrhö (v. a. bei Kindern); **2.** Nahrungsmittel, auch als Kaffee-Ersatz (Carobenkaffee); **Dosierung:** Tagesdosis 3–7,5 g Droge pro kg KG; **Nebenwirkungen:** keine bekannt; **Kontraindikation:** keine bekannt; **Wechselwirkung:** keine bekannt; **Arzneidroge:** gepulvertes Schleimendosperm (**Johannisbrotkernmehl**); **Inhaltsstoffe:** Schleim, zu 90 % aus Carubin, einem Galaktomannan; **Verwendung: 1.** (volkstümlich) zu Diätmitteln bei der Behandlung akuter Ernährungsstörungen, bei Zöliakie, gegen Erbrechen bei Säuglingen; auch Abmagerungsmittel, da geringer Nährwert u. Herabsetzung des Hungergefühls; **2.** Verdickungsmittel (z. B. für Lebensmittel).

Cer-Therapie (lat. Ceres Fruchtbarkeitsgöttin; Therapie*) *f*: therapeutischer Einsatz des zu den Lanthanoiden gehörenden chemischen Elements Cer; es wird aufgrund seiner stoffwechselkatalytischen Wirkungen i. R. der antihomotoxischen Therapie (s. Homotoxikologie) eingesetzt u. ist auch Bestandteil der Elementartherapie*. Wissenschaftlich umstrittenes Verfahren.

Cetraria islandica (L.) Ach. *f*: Isländisches Moos; Flechte aus der Familie Parmeliaceae; s. Abb.; **Arzneidroge:** Flechtenthallus (Lichen islandicus); Monographie: ESCOP, WHO, Kommission E; **Inhaltsstoffe:** ca. 50 % schleimartige Glukane (Lichenin, Isolichenin), bitter schmeckende Flechtensäuren (Cetrarsäure, Fumarprotocetrarsäure), Bitterstoffe; **Wirkung:** reizlindernd, schwach antimikrobiell; **Verwendung: 1.** (med.) als Teeaufguss od. Mazerat (4–6 g/d, 1,5 g pro Tasse) bei Schleimhautreizungen im Mund- u. Rachenraum, Appetitlosigkeit, trockenem Reizhusten, Dyspepsie (ESCOP, Kommission E); **2.** (volkstümlich) als Roborans u. äußerlich bei schlecht heilenden Wunden; **Nebenwirkungen:** keine bekannt; **Kontraindikation:** keine bekannt; **Wechselwirkung:** keine bekannt; **Homöopathie:** Anwendung entsprechend dem homöopathischen Arzneimittelbild, z. B. bei Bronchitis.

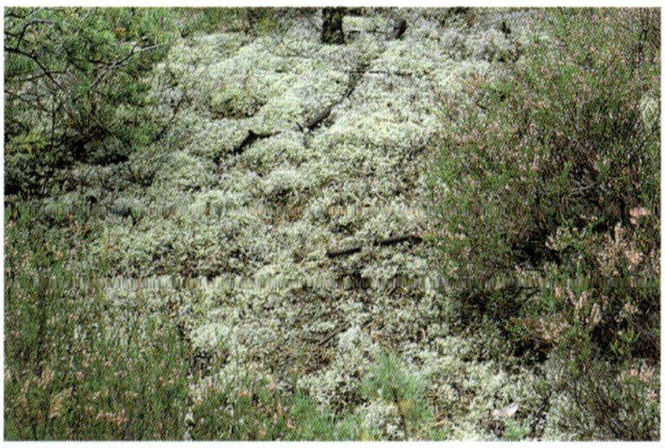

Cetraria islandica: Pflanze [7]

Chai-Hu: s. Bupleuri radix.

Chakra (cakra, Sanskrit Kreis, Rad) *n*: im Tantra* u. im Hatha-Yoga (s. Yoga) Bez. für besondere sog. Knotenpunkte im menschlichen Körper, die dem Meditierenden als kreisförmige Zentren erscheinen; von der Basis der Wirbelsäule kopfwärts werden 7 Chakren der Reihe nach beschrieben: **1.** Mūladhāra-Ch. am Damm; **2.** Svādhiṣṭhāna-Ch. im Unterbauch; **3.** Maṇipūra-Ch. am Nabel; **4.** Anāhata-Ch. in der Herzgegend; **5.** Viśuddha-Ch. am Hals; **6.** Ājña-Ch. zwischen den Augenbrauen; **7.** Sahasrāra-Ch. an der Wurzel des Gaumens. Durch die 7 Ch. verläuft ein als Suṣumnā bezeichneter Kanal, welcher den Lebensodem enthält; um diese Achse winden sich 2 weitere Kanäle. An der Wurzel dieser Kanäle, im Mūladhāra-Ch., befindet sich die sog. Schlangenkraft (Kuṇḍalinī), die durch Übung von Yoga erweckt werden soll u. dann durch die 7 Ch. hindurch aufsteigt, um sich im Sahasrāra-Ch. mit dem höheren Selbst zu vereinigen. Zu den Ch.-Therapien zählen meist esoterische Versuche der Erweckung der schöpferischen Kraft im menschlichen Leib. In diesem Sinn sind Ch. Lebensenergiezentren, Energiekörper u. Ver-

C

bindungsstellen für Energien, die von nichtphysischen (z. B. Ätherleib; s. Lebensleib) zu physischen Existenzebenen des Menschen fließen sollen. Topographische Vorstellungen gehen davon aus, dass diese Ch. auf der Oberfläche des Ätherleibs liegen u. dynamische Gebilde mit unterschiedlichen Farben u. Formen sein sollen. Das Energiesystem der Ch. wird verschiedenen Organen, Drüsen, Eigenschaften, Elementen u. Funktionen zugeordnet. Unterschiedliche alternative Heilverfahren bedienen sich der Vorstellungen von Ch. (z. B. Mentaltherapie*) u. haben mit der ursprünglichen Bedeutung meist nichts mehr gemein. Vgl. Esoterik.

Chamaelirium luteum (L.) A. Gray *n*: Helonias dioica Pursh.; Falsches Einkorn; ausdauernde, getrenntgeschlechtliche, krautige Pflanze aus der Familie der Melanthiaceae (Schwarzblütengewächse); **Arzneidroge:** getrocknete Rhizome u. Wurzeln (Radix Heloniadis dioicae, Heloniaswurzel, Teufelsbisswurzel); **Inhaltsstoffe:** Diosgenin, Chamaelirin (Diosgeninglykosid); **Verwendung:** (volkstümlich) z. B. bei Fieber, zur Vermehrung der Harnmenge, bei schmerzhafter od. unregelmäßiger Regelblutung; die Wirksamkeit bei den beanspruchten Anwendungsgebieten ist derzeit nicht belegt. **Dosierung:** 1–2 g Droge als Infus, 3-mal täglich; **Nebenwirkungen:** Bei hoher Dosierung kann es zu Erbrechen u. Schwindel kommen. **Kontraindikation:** keine bekannt; **Wechselwirkung:** keine bekannt; **Homöopathie:** Verwendung der frischen, unterirdischen Teile entsprechend dem homöopathischen Arzneimittelbild, z. B. bei Nierenentzündung, Descensus uteri, Erschöpfungs- u. Verstimmungszuständen.

Chamaemelum nobile (L.) All. *n*: Anthemis nobilis L.; Römische Kamille; Staude aus der Familie der Asteraceae (Korbblütler); **Arzneidroge:** getrocknete Blütenköpfchen der kultivierten, gefülltblütigen Varietät (Chamomillae romanae flos), Negativmonographie Kommission E; aus den Blütenköpfchen gewonnenes ätherisches Öl (Chamomillae romanae aetheroleum); **Inhaltsstoffe:** 0,6–2,4 % ätherisches Öl (v. a. Ester von Angelica- bzw. Tiglinsäure), Sesquiterpenlactone vom Germacranolid-Typ (Nobilin u. a.), Hydroperoxide, Polyphenole (Flavonoide, Cumarine), Polyine u. Triterpene; **Wirkung:** schwach antimikrobiell (grampositive Bakterien), leicht spasmolytisch, sedativ, anti-inflammatorisch; **Verwendung:** getrocknete Droge als Teeaufguss u. a. galenische Zubereitungen (insbesondere zur topischen Anwendung); (volkstümlich) zur symptomatischen Behandlung von Verdauungsbeschwerden; bei Dysmenorrhö, Nervosität; äußerlich zu Wundspülungen, bei Hautreizungen u. bei Schleimhautentzündungen im Mundbereich; **Dosierung:** innerlich 1–4 g Droge in 150 ml heißem Wasser, 3-mal täglich; **Nebenwirkungen:** innerlich: bei Asthma bronchiale Exazerbation möglich, größere Mengen können Erbrechen verursachen; äußerlich: allergische Hautreaktionen bei bis zu 20 % der Anwender; allergische Reaktionen bei Allergie gegen Asteraceen, allergische Rhinitis bei Beifußallergie; **cave:** Ch. n. sollte wegen seines hohen allergischen Potentials u. der schlecht belegten Wirksamkeit nicht verwendet werden. **Kontraindikation:** Allergie gegen Ch. n. od. andere Asteraceen; Schwangerschaft u. Stillzeit; **Wechselwirkung:** keine bekannt; **Homöopathie:** Verwendung der frischen, oberirdischen Teile blühender Pflanzen entsprechend dem homöopathischen Arzneimittelbild, z. B. bei nervösen Störungen, Magen-Darm-Störungen.

Chamomilla recutita *f*: s. Matricaria recutita.

Chaos|theorie *f*: mathematische Systemtheorie, die Chaos als ein spezielles, unvorhersagbar erscheinendes u. instabiles Verhalten komplexer nichtlinearer dynamischer Systeme definiert; Ch. wird von verschiedenen alternativen Medizinsystemen zur Erklärung der Krankheitsentstehung u. zur Begründung der Wirkung insbesondere von nicht nachweisbaren, sog. niedrigenergetischen Therapieformen (z. B. Bioresonanztherapie*, Homöopathie*) herangezogen. Vgl. Enthalpie; Entropie.

Chavica roxburghii *f*: s. Piper nigrum.

Chelat|therapie (gr. χηλή Krebsschere; Therapie*) *f*: therapeutischer Einsatz von Chelaten (stabile Komplexe von Metallen mit organischen Verbindungen infolge einer ringförmigen Bindung; Ähnlichkeit der Formeldarstellung mit einer Krebsschere); **Anwendung:** bei Schwermetallintoxikation aufgrund der hohen Bindungsaffinität von Metallen zum Chelatbildner (z. B. DMPS u. Ca-EDTA); für die Anw. der Ch. bei Arteriosklerose zur Bindung von Calcium aus den Kalkablagerungen der Gefäßwände gibt es keinen Wirksamkeitsnachweis. **Nebenwirkungen:** Verlust anderer essentieller Spurenelemente (Eisen, Kupfer, Zink); Mobilisation von Calcium aus den Knochen (Osteoporose), Beeinträchtigung der Nierenfunktion, Allergie, Knochenmarkdepression, Blutgerinnungsstörungen. Chelate sind ausschließlich für die Therapie von Schwermetallintoxikationen zugelassen; bei allen anderen Indikationen (Off-Label-Use) ist immer eine kritische Nutzen-Risiko-Abwägung vorzunehmen. Hinweise auf positive Wirkungen resultieren v. a. aus Erfahrungsberichten.

Chelidonium majus L. *n*: Schöllkraut; Staude aus der Familie der Papaveraceae (Mohngewächse); s. Abb.; **Arzneidroge:** zur Blütezeit gesammelte od. geerntete oberirdische Teile (Chelidonii herba, Schöllkraut); Monographie: ESCOP, Kommission E; **Inhaltsstoffe:** bis 1 % Alkaloide, vorwiegend vom Benzylisochinolintyp (z. B. Coptisin, Chelidonin, Berberin, Protopin), sowie Chelidonsäure u. Kaffeesäurederivate; **Wirkung:** leicht spasmolytisch im oberen Verdauungstrakt, antiphlogistisch; **Verwendung:** alkoholische Auszüge (Tinktur 1 : 10) u. standardisierte Trockenextrakte für flüssige u. feste Darreichungsformen; **1.** (med.) **a)** innerlich bei krampfartigen Beschwerden im

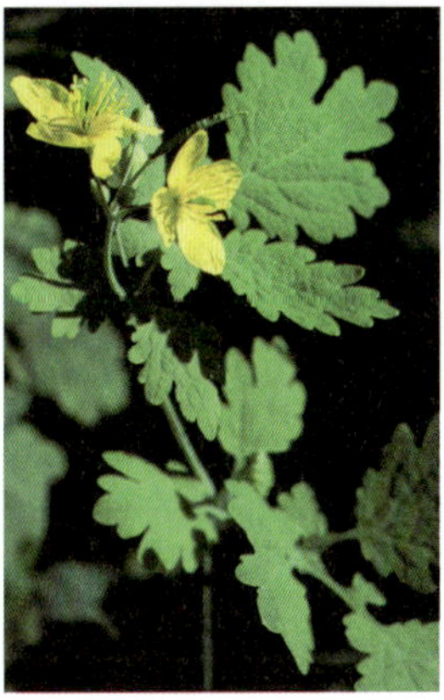
Chelidonium majus: Pflanze [5]

Bereich der Gallenwege u. des Magen-Darm-Trakts (Kommission E); **b**) innerlich zur symptomatischen Behandlung leichter Krämpfe im oberen Magen-Darm-Trakt u. bei leichten Gallenbeschwerden sowie bei dyspeptischen Beschwerden wie Blähungen (ESCOP); **2.** (volkstümlich) innerlich zur Behandlung von Gallen- u. Lebererkrankungen, äußerlich der Milchsaft zur Bekämpfung von Warzen; **Dosierung**: in flüssigen od. festen Extrakten 8–15 mg Gesamtalkaloide, berechnet als Chelidonin; z. B. 30–45 Tropfen Tinktur. Hinweis: Frischpflanzenpresssäfte sind nur in der ersten Monaten nach ihrer Herstellung wirksam. **Nebenwirkungen:** Einzelfälle von leichten bis massiven Anstiegen von Leberfunktionswerten, daher 4-wöchige Kontrolle der Funktionswerte bei langfristiger Einnahme zu empfehlen; **Kontraindikation**: bestehende od. anamnestisch bekannte Lebererkrankungen, Verschluss der Gallenwege, gleichzeitige Anwendung hepatotoxischer Stoffe, Schwangerschaft u. Stillzeit, Kinder unter 12 Jahren; bei Gallensteinleiden nur unter ärztlicher Aufsicht anwenden; **Wechselwirkung:** keine bekannt; **Homöopathie:** Anwendung entsprechend dem homöopathischen Arzneimittelbild, z. B bei Entzündungen, Steinbildungen u. chronischen Erkrankungen des Leber-Galle-Systems, Entzündungen der Atemorgane u. des Rippenfells, Erkrankungen des rheumatischen Formenkreises.

Chemo|therapie nach bio|logischen Grund|sätzen (Therapie*) *f*: s. Revici-Krebskontrolle.

Chen-Pi: s. Citri tangerinae pericarpium.

Chi: s. Qi.

Chili: s. Capsicum

China|baum: s. Cinchona pubescens.

China-Restaurant-Syn|drom (gr. σύνδρομος mitlaufend, begleitend) *n*: umgangssprachliche Bez. für eine reversible Glutamatintoxikation nach dem Verzehr von Speisen, die Natriumglutamat als Geschmacksverstärker* enthalten (besonders in chinesischen Gerichten); **Symptome:** u. a. Herzklopfen, Schweißausbruch, Muskelzuckungen, Übelkeit, Schwächegefühl, Tränenfluss, Hitze- u. Engegefühl sowie Missempfindungen (Kribbeln) im Halsbereich.

China|rinde: s. Cinchona pubescens.

Chinesische Medizin *f*: s. Medizin, chinesische.

Chinidin *n*: dextroisomere Verbindung von Chinin* mit direkter Membranwirkung an Herzmuskelzellen u. parasympatholytischer u. alphasympatholytischer Wirkung; **Verwendung:** bei Herzrhythmusstörungen (Extrasystolen, paroxysmale Tachykardien); **Dosierung**: 200–300 mg p. o. 3–4-mal täglich; höchste Tagesdosis 2 g; **Nebenwirkungen:** Hautreaktionen, Urtikaria, Schwindel, Kopfschmerz, Seh- u. Hörstörungen, Übelkeit, Erbrechen, Diarrhö; **Kontraindikation**: AV-Block II. u. III. Grades, Bradykardie, Erregungsleitungsstörungen, Digitalisüberdosierung.

Chinin *n*: Chinolinderivat (Alkaloid aus der Chinarinde; s. Cinchona pubescens) mit blutschizontozider Wirkung; **Verwendung:** in Form von löslichen Hydrochloriden parenteral bei Malaria tropica mit chloroquin- bzw. multiresistenten Plasmodien; **Dosierung**: Tagesdosis 20–25 mg/kg Körpergewicht i. v. in 3 Dosen stark verdünnt über 7–10 Tage; Chininsulfat dient p. o. appliziert (650 mg 3-mal täglich für 10–14 Tage) ebenfalls zur Behandlung (nicht Prophylaxe!) von Malaria tropica, häufig in Kombination mit Pyrimethamin, Tetracyclinen od. Sulfonamiden. **Nebenwirkungen:** gastrointestinale Störungen, Neurotoxizität (Sehstörungen), Hautreaktionen (skarlatiniforme Exantheme); in sehr hoher Dosierung Vergiftung mit Netzhautgefäßspasmen u. Optikusschädigung bis zur Erblindung, Schwindel, Ohrensausen, Erregungszuständen, Zyanose, Herztod; **Kontraindikation**: Schwangerschaft, Chininallergie.

Chionanthus virginicus L. *m*: Chionanthus latifolia Ait.; Giftesche, Virginischer Schneeflockenbaum; bis 3 m großer, sommergrüner Baum aus der Familie der Oleaceae (Ölbaumgewächse); **Arzneidroge:** Rinde (Cortex Chionanthi virginici (radicis), Gifteschenwurzelrinde); **Inhaltsstoffe:** Aus der Wurzelrinde wurden 1–2 % eines Rohsaponingemischs isoliert; nähere Angaben zur Zusammensetzung liegen nicht vor. **Wirkung:** keine bekannt; **Verwendung:** (volkstümlich) z. B. als Leber- u. Gallenmittel bei Gallensteinen u. Leberentzündungen, äußerlich bei Wunden u. Quetschungen; **Dosierung**: 2–4 g Droge, 3-mal täglich einnehmen; **Nebenwirkungen:** keine bekannt; **Kontraindikation**: keine bekannt; **Wechselwirkung:** keine bekannt; **Homöopathie:** Verwendung der frischen Wurzelrinde mit anhängenden Seitenwurzeln entsprechend dem homöopathischen Arzneimittelbild, z. B. bei Migräne u. anderen Formen von Kopfschmerz, Erkrankungen des Leber-Galle-Systems u. des Pankreas, allgemeinen depressiven Verstimmungszuständen.

C

Chiro|praktik (gr. χείρ Hand; πρακτικός tätig, wirksam) *f*: sog. Rucksen; Bez. für eine in Deutschland nur von Heilpraktikern u. v. a. in den USA (nach D. D. Palmer) ausgeübte Therapiemethode zur Behandlung von schmerzhaften Funktionsstörungen (u. a. von Blockierungen*) der Wirbel- u. Extremitätengelenke; **cave:** bei unsachgemäßer Ausführung Gefahr der Verletzung nervaler, knöcherner u. muskulärer (ligamentärer) Strukturen. Vgl. Chirotherapie.

Chiro|therapie (↑; Therapie*) *f*: auch Manuelle Medizin; von Ärzten u. Physiotherapeuten (jeweils spezielle Ausbildung erforderlich) ausgeübte Handgrifftechnik zur Diagnostik u. Therapie reversibler Funktionsstörungen der Wirbel- u. Extremitätengelenke; prinzipiell werden mobilisierende u. manipulierende Techniken unterschieden: **1.** Mobilisationen beeinflussen reflektorische Fehlspannungen der Muskulatur (u. der Weichteile) u. damit das gestörte Gelenkspiel. **2.** Weichteiltechniken (z. B. postisometrische Relaxation, Triggerpunktlöschungen) regulieren muskuläre Dysbalancen u. Dysfunktionen. **3.** Manipulationen (sog. harte Technik, Impulsstoß) verbessern gezielt die gestörte Gelenkbewegung u. dürfen nur unter Beachtung strenger Ein- u. Ausschlusskriterien (z. B. Osteoporose, Knochentumoren, Fehlbildungen) durch einen speziell ausgebildeten Arzt (Zusatzbezeichnung „Chirotherapie/Manuelle Medizin“) durchgeführt werden. Physiotherapeuten mit der Zusatzbezeichnung „Manuelle Therapie“ dürfen Extremitätengelenke, nicht aber Gelenke der Wirbelsäule manipulieren. Eine fachgerechte Manipulation an der Wirbelsäule setzt eine Röntgendiagnostik voraus. Auffällige Befunde (z. B. Dens odontium, Erosionen od. Blockwirbelbildung, Arteriosklerose) sind im Vorfeld auszuschließen; dabei sind Manipulationen nicht gestattet. Vgl. Chiropraktik; Osteopathie.

Chlor (gr. χλωρός grünlich-gelb) *n*: chemisches Element, Symbol Cl, OZ 17, rel. Atommasse 35,45; 1-, 3-, 5- u. 7-wertiges, stechend riechendes (schleimhautreizendes), gelbgrünes, gasförmiges Halogen, das in der Natur nur in Verbindungen (z. B. als Chlorwasserstoff od. Natriumchlorid) vorliegt; **biochemische Funktion:** als wichtigstes Anion des Extrazellulärraums an der Aufrechterhaltung des osmotischen Drucks u. der Elektroneutralität beteiligt; Bestandteil der Magensalzsäure u. des Liquors; wichtig für den Säure-Basen-Haushalt; **Vorkommen in Nahrungsmitteln:** allgemein in tierischen Lebensmitteln in höherer Konzentration als in pflanzlichen; Bedarf für Erwachsene (D-A-CH 2008): geschätzter täglicher Mindestbedarf ca. 830 mg Chlorid; **Mangelerscheinungen:** Wachstumsstörungen, Muskelschwäche, hypochlorämische Alkalose mit Magentetanie durch starke Diarrhö, Schwitzen, Erbrechen, Chlorid-Diarrhö-Syndrom; **Referenzbereich:** 95–105 mmol/l Serum; **Verwendung:** keine therapeutische bekannt.

Chojilla *f*: s. Croton lechleri.

Chol-: Wortteil mit der Bedeutung Galle; von gr. χολή.

Chol|agogum (↑; -agoga*) *n*: Arzneimittel zur Behandlung funktioneller Störungen im Bereich der Gallenwege, die häufig durch eine fettreiche Mahlzeit verstärkt werden; pflanzliche Cholagoga sind meist Kombinationen, die folgende Drogen bzw. Zubereitungen enthalten: Curcuma* xanthorrhiza, Zingiber* officinale (Gewürzwirkung); Cynara* cardunculus ssp. flavescens, Gentiana* lutea, Centaurea* benedicta, Taraxacum* officinale, Achillea* millefolium, Centaurium* erythraea, Artemisia* absinthium (Bittermittel); Chelidonium* majus, Carum* carvi, Mentha* x piperita, Matricaria* recutita (spasmolytische Wirkung); Valeriana* officinalis, Berberis* vulgaris (Wurzelstammrinde), Peumus boldus*, Acorus* calamus, Silybum* marianum u. a. (unterschiedliche Wirkungsmechanismen); die Einteilung in Choleretikum u. Cholekinetikum ist nicht einheitlich.

Chole|calci|ferol *n*: s. Vitamin D.

Chole|kinetika (Chol-*; gr. κινεῖν bewegen) *n pl*: Substanzen, welche die Bewegung der extrahepatischen Gallengänge u. die Entleerung der Gallenblase fördern; s. Cholagogum.

Chol|eretika (↑; gr. ἐρέθειν reizen) *n pl*: Substanzen, welche die Leberzellen zu vermehrter Sekretion von Gallensäuren (Cholerese) anregen; z. B. Dehydrocholsäure, Ursodeoxycholsäure; vgl. Cholagogum.

Choleriker (↑) *m*: s. Temperament.

Chole|sterin *n*: s. Cholesterol.

Chole|sterol *n*: Cholesterin; Steroidalkohol, der in allen tierischen Zellen vorkommt; kann sowohl mit der Nahrung aufgenommen (v. a. in Eidotter u. tierischem Fett) als auch endogen synthetisiert werden (bei Mischkost jeweils ca. 50 %) u. wird vom Organismus zu freien Fetten (Lipoiden) verstoffwechselt; **Vorkommen:** Ch. ist Bestandteil der Zellmembranen tierischer Zellen, von Myelinscheiden u. Lipoproteinen, Grundbaustein von Steroidhormonen, Gallensäuren u. Calciferolen (s. Vitamin D) u. Hauptbestandteil von Gallensteinen. **Hinweis:** Durch falsche Ernährung, Bewegungsmangel, Stress, bestimmte Krankheiten, Arzneimittel od. Enzymstörungen kann eine Hypercholesterolämie (pathologisch erhöhter Serum-Ch.-Spiegel) entstehen u. Mitursache von Arteriosklerose* sein.

C4-Homöo|pathie (Homöopathie*) *f*: neuere (ca. seit 1994) u. eher selten angewendete Richtung der Homöopathie*, u. a. von Jürgen Becker u. Witold Ehrler entwickelt, bei der statt der bei der Potenzierung* sonst üblichen Verreibung bis zur C3-Potenz eine Stufe weiter verrieben wird; diese Verreibung kann, besonders in Gruppen durchgeführt, auch als Arzneimittelprüfung* durchgeführt werden. Die Verreibenden geben die während der Verreibung bei ihnen auftretenden Symptome an. Dabei werden i. d. R. bei der C1-Potenz mehr körperliche, bei der C2-Potenz emotionale, bei der C3-Potenz geistige u. bei der C4-Potenz spirituelle Aspekte hervortreten. Diese spirituelle Dimension ist neu u. von vielen Homöopathen nicht akzeptiert.

Chondro|dendron tomentosum Ruiz et Pav. *n*: Behaarter Knorpelbaum; bis 30 m hohe Kletterpflanze mit behaarten Trieben aus der Familie der Menispermaceae (Mondsamengewächse); **Arzneidroge:** Wurzeln (Radix Pareirae bravae, Grieswurzel, Pareirawurzel); **Inhaltsstoffe:** 0,5–3 % Alkaloide wie Pelosin, Tubocurarin, Curin (L-Bebeerin), Chondocurin, Isochondodendrin, β-Bebeerin u. a.; Gerbstoffe, Pelamin (Bitterstoff); **Wirkung:** keine bekannt; **Homöopathie:** Verwendung der getrockneten Wurzel entsprechend dem homöopathischen Arzneimittelbild, z. B. bei Harnblasenentleerungsstörungen, Harnwegsentzündungen, Vergrößerung der Prostata.

Christ|dorn|blätter: s. Ilex aquifolium.

Chrom (gr. χρῶμα Farbe) *n*: chemisches Element, Symbol Cr, OZ 24, rel. Atommasse 52,0; zur Chromgruppe gehörendes, 2-, 3- u. 6-wertiges, unedles Schwermetall; essentielles Spurenelement*; biocyclische Anreicherung in der aquatischen (in Fischen bis zu 200-fache Konzentration) u. terrestrischen Nahrungskette* (Pflanze → Milch) u. Konzentration beim Menschen in Gehirn u. Lunge; **biochemische Funktion:** Bestandteil des Glukose-Toleranzfaktors, Cofaktor für die Reaktion des Insulins mit seinen Rezeptoren auf den Zellmembranen; **Vorkommen in Nahrungsmitteln:** besonders in Fleisch, Bierhefe, Käse, Vollkornprodukten u. Honig in standortabhängiger Konzentration; Bedarf für Erwachsene (D-A-CH 2008): Schätzwert 30–100 μg/d; **Mangelerscheinungen:** verminderte Glukosetoleranz, erhöhte Insulinkonzentration, Hyperglykämie, Gewichtsverlust u. periphere Neuropathien durch parenterale Ernährung; **Intoxikation:** alimentär nicht bekannt; bei Inhalation von Chromstaub Diarrhö, Leber- u. Nierenschäden sowie Hämolyse; **Referenzbereich:** <5 μg/l Serum; **Verwendung:** nur homöopathisch; **Homöopathie:** (Chromium oxydatum) Anwendung entsprechend dem homöopathischen Arzneimittelbild, z. B. bei Tumoren der Haut u. Schleimhaut.

Chrono|bio|logie (gr. χρόνος Zeit; Bio-*; -logie*) *f*: Forschungsgebiet, das sich mit der wissenschaftlichen Untersuchung biologischer Rhythmen* befasst; am intensivsten wurden die rhythmischen Abläufe im menschlichen Organismus während eines Tag-Nacht-Zyklus (24 Stunden) sowie zirkadiane Schlaf-Wach-Störungen z. B. bei Schicht- od. Nachtarbeitern untersucht. Durch ein fortwährendes Lichtdefizit kann es zu Schlaf- u. Essstörungen, Energielosigkeit bis hin zu schweren Depressionen kommen. I. R. chronobiologischer Aspekte werden daher in der Medizin Therapieformen wie z. B. die Lichttherapie* eingesetzt. Vgl. Biorhythmus; Adaptationsphysiologie.

Chrono|bio|logie, chinesische (↑; ↑; ↑) *f*: in der antiken Chinesischen Medizin* entwickelte Systematik der zeitlichen Ordnung von Krankheitserscheinungen u. therapeutischen Maßnahmen; eine wesentliche Rolle spielen Analogien (wie die Eigenschaften der 5 Grundelemente Erde, Holz, Feuer, Metall u. Wasser) u. zyklische Abläufe (z. B. die 12 Doppelstunden des Tages od. die Mondphasen), die auf Basistheoreme wie die Yin-Yang-Dualität (s. Yin-Yang-Lehre), die Systematische* Entsprechung der Fünf Wandlungsphasen, die Sechs Winde, die Acht Trigramme, die Zehn Himmelsstämme u. die Zwölf Erdzweige bezogen werden. Vgl. Akupunktur; Chronobiologie.

Chrysanthemum cinerariae|folium *n*: s. Tanacetum cinerariifolium.

Chrysanthemum parthenium *n*: s. Tanacetum parthenium.

Chrysanthemum tanacetum *n*: s. Tanacetum vulgare.

Chrysanthemum vulgare *n*: s. Tanacetum vulgare.

Chuan-Bei-Mu: s. Fritillariae bulbus.

Chuan-Xin-Lian: s. Andrographis paniculata.

Cichorium intybus L. **var. intybus** *n*: Cichorium intybus L. var. sylvestre Visiani; Zichorie, Gemeine Wegwarte; Pflanze aus der Familie der Asteraceae (Korbblütler); s. Abb.; **Arzneidroge:** im Herbst gesammelte u. getrocknete Wurzeln (Cichorii radix, Cichorii intybi radix, Wegwartenwurzel); Monographie: Kommission E; **Inhaltsstoffe:** Bitterstoffe, Cichoriumsäure, Inulin, Pentosane; **Wirkung:** schwach choleretisch; **Verwendung:** zerkleinerte Droge für Infuse sowie andere bitter schmeckende Zubereitungen zum Einnehmen; **1.** (med.) bei Appetitlosigkeit, dyspeptischen Beschwerden (Kommission E); **2.** Cichorium intybus var. sativum liefert eine Wurzel, aus der nach Rösten u. Mahlen der coffeinfreie Zichorienkaffee als Kaffee-Ersatz hergestellt wird. **Dosierung:** mittlere Tagesdosis 3 g Droge, Zubereitungen entsprechend; **Nebenwirkungen:** selten allergische Hautreaktionen; **Kontraindikation:** Allergie gegen C. i. u. andere Korbblütler; bei Gallensteinleiden nur nach Rücksprache mit einem Arzt anwenden. **Wechselwirkung:** keine bekannt; **Homöopathie:** Verwendung der frischen, unterirdischen Teile von C. i.

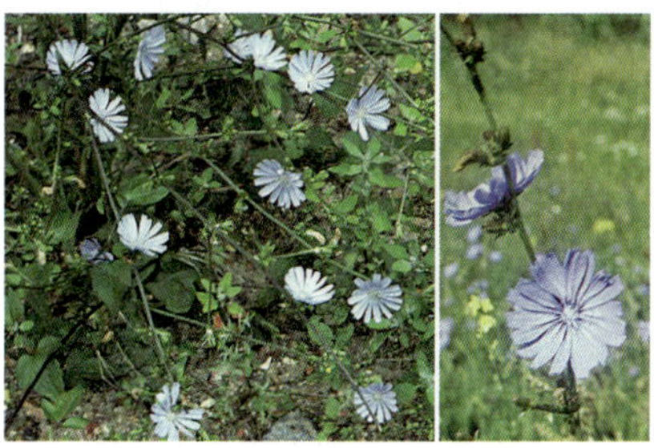

Cichorium intybus var. intybus: Pflanze u. Blüte [7]

var. sativum entsprechend dem homöopathischen Arzneimittelbild, z. B. bei Obstipation.

Cimicifuga racemosa *f*: s. Actaea racemosa.

Cinchona pubescens Vahl *f*: Cinchona ledgeriana Moens ex Trimen; (Roter) Chinabaum; Baum aus der Familie der Rubiaceae (Rötegewächse); **Arzneidroge:** getrocknete Rinde von C. p. od. deren Varietäten (Cinchonae cortex, Chinarinde); Monographie: Kommission E; **Inhaltsstoffe:** 5–15 % bitter schmeckende Alkaloide (mindestens 30 bis maximal 60 % vom Typ des Chinins), Gerbstoffe, Bitterstoffe vom Triterpentyp; **Wirkung:** Förderung der Magensaft- u. Speichelsekretion; **Verwendung: 1.** (med.) bei Appetitlosigkeit, dyspeptischen Beschwerden (Kommission E); **2.** (volkstümlich) auch gegen Malaria, Pneumonie, Bronchitis, Neuralgien; die Wirksamkeit bei den volkstümlichen Anwendungsgebieten ist derzeit nicht belegt. **Dosierung:** 1–3 g Droge, 0,6–3 g Chinafluidextrakt mit 4–5 % Gesamtalkaloiden, Zubereitungen entsprechend; **Nebenwirkungen:** gelegentlich Überempfindlichkeitsreaktionen (Hautallergien, Fieber), selten Thombozytopenie; **Kontraindikation:** Schwangerschaft, Überempfindlichkeit gegenüber Cinchona-Alkaloiden; **Wechselwirkung:** Wirkungsverstärkung von Antikoagulanzien; **Homöopathie:** Verwendung der getrockneten Rinde jüngerer Stämme u. älterer Zweige entsprechend dem homöopathischen Arzneimittelbild, z. B. bei Fieberanfällen, Sepsis, Entzündungen der Atemwege, akuter Diarrhö, Verdauungsinsuffizienz, Gallenkoliken, Schleimhautblutungen, Anämie, allgemeiner Entkräftung, Hautausschlag, Neuralgie.

Cineol *n*: syn. Eucalyptol; Monoterpen; häufigster Inhaltsstoff ätherischer Öle; Hauptbestandteil des Eucalyptusöls (70 %; s. Eucalyptus globulus); **Verwendung:** Sekretolytikum.

Cinis|prä|parate *n pl*: in der Anthroposophischen Medizin* verwendete Arzneimittel aus veraschten (bei 500–700 °C) Heilpflanzen nach APC*.

Cinnamomi cortex *m*: **1.** Cortex Cinnamomi; chin. Rou-Gui; Droge der Chinesischen Medizin*; Rinde von Cinnamomum* aromaticum Nees aus der Familie der Lauraceae (Lorbeergewächse); **Eigenschaften:** scharf, süß, heiß, kehrt in Milz, Niere u. Herz ein; **Wirkung:** füllt das Feuer* auf u. unterstützt das Yang, zerstreut Kälte* u. stillt Schmerzen, wärmt die Leitbahnen* u. macht die Gefäße durchgängig; **Anwendung:** bei unzureichendem Nieren-Yang, bei Qi*-Stagnation od. Blut*-Stase aufgrund von einfrierender Kälte, bei schlecht heilenden Wunden od. Hautläsionen v. a. im Genitalbereich aufgrund von Leere-Kälte. **2.** s. Cinnamomum aromaticum.

Cinnamomi ramulus *m*: Ramulus Cinnamomi; chin. Gui-Zhi; Droge der Chinesischen Medizin*; Zweige von Cinnamomum* aromaticum Nees aus der Familie der Lauraceae (Lorbeergewächse); **Eigenschaften:** scharf, süß, warm, dringt in Herz, Lunge u. Harnblase ein; **Wirkung:** treibt Schweiß, löst die Oberfläche*, wärmt Leitbahnen* u. Gefäße u. macht sie durchgängig, befördert das Yang u. wandelt das Qi*; **Anwendung:** bei Wind-Kälte (s. Wind) an der Oberfläche, bei Blut*-Stase durch einfrierende Kälte*, bei Palpitationen u. thorakalem Völlegefühl durch Schleim*, Miktionsstörungen u. Ödemen.

Cinnamomum aromaticum Nees *n*: Cinnamomum cassia Blume; Chinesischer Zimtbaum; immergrüner Baum aus der Familie der Lauraceae (Lorbeergewächse); **Arzneidroge:** durch Destillation aus den Blättern u. jungen Zweigen gewonnenes u. rektifiziertes ätherisches Öl (Cinnamomi cassiae aetheroleum, Cassia-Öl); ganze od. teilweise geschälte, getrocknete Rinde dünner Zweige (Cinnamomi chinensis cortex, Chinesische Zimtrinde); Monographie: WHO, Kommission E; **Inhaltsstoffe:** 0,5–2,5 % ätherisches Öl (mit 42–68 % Zimtaldehyd u. 4–10 % Eugenol, phenolischen Terpenen u. Terpenkohlenwasserstoffen), bis 2 % Gerbstoffe, bis 10 % Polysaccharide; **Wirkung:** antibakteriell, fungistatisch, motilitätsfördernd; **Verwendung:** zerkleinerte Droge für Teeaufgüsse; ätherisches Öl u. a. galenische Zubereitungen zum Einnehmen; **1.** (med.) bei Appetitlosigkeit, dyspeptischen Beschwerden wie Völlegefühl u. Blähungen (Kommission E); **2.** in der Chinesischen Medizin: s. Cinnamomi cortex; Cinnamomi ramulus; **Dosierung:** Tagesdosis 2–4 g Droge, 0,05–0,2 g ätherisches Öl, Zubereitungen entsprechend; **Nebenwirkungen:** häufig allergische Haut- u. Schleimhautreaktionen, Allergien vom Typ IV; **Kontraindikation:** Überempfindlichkeit gegen Zimt, Tolu- u. Perubalsam, Schwangerschaft; **Wechselwirkung:** keine bekannt. Vgl. Cinnamomum verum.

Cinnamomum camphora (L.) J. Presl *n*: Kampferbaum; Baum aus der Familie der Lauraceae (Lorbeergewächse); **Arzneidroge:** Camphora (Campher, Kampfer): durch Wasserdampfdestillation aus dem Holz gewonnener u. anschließend durch Sublimation gereinigter (rechtsdrehend) od. partialsynthetischer (optisch inaktives Racemat) Wirkstoff; Monographie: Kommission E; **Inhaltsstoffe:** natürlicher Campher (D(+)-Campher): Cineol, Borneol, andere Monoterpene; **Wirkung:** äußerlich: bronchosekretolytisch, hyperämisierend; innerlich: kreislauftonisierend, bronchospasmolytisch; **Verwendung:** flüssige od. halbfeste Zubereitungen; **1.** (med.) äußerlich bei Myalgien, funktionellen Herzbeschwerden, Katarrhen der Atemwege; innerlich bei Katarrhen der Atemwege, hypotoner Kreislaufregulationsstörung (Kommission E); **2.** (volkstümlich) bei stumpfen Verletzungen; **Dosierung:** innerlich: Tagesdosis 30–300 mg, Einzeldosis 10–20 mg; äußerlich: maximale Konzentration 25 %, bei Säuglingen u. Kleinkindern maximal 5 %; halbfeste Zubereitungen 10–20 %, Campherspiritus (Spiritus camphoratus) 1–10 %; **Nebenwirkungen:** gelegentlich Kontaktekzem bei äußerlicher Anwendung; **Kontraindikation:** äußerlich: geschädigte Haut; bei Säuglingen u.

Kleinkindern nicht im Bereich des Gesichts auftragen: Erstickungsgefahr! **Wechselwirkung:** keine bekannt; **Homöopathie:** (Camphora) Anwendung entsprechend dem homöopathischen Arzneimittelbild, z. B. bei Erkältungskrankheiten, Kollapszuständen. Vgl. Spiritus camphoratus.

Cinnamomum verum J. Presl *n*: Cinnamomum ceylanicum Blume; Ceylon-Zimtbaum; immergrüner Baum aus der Familie der Lauraceae (Lorbeergewächse); s. Abb.; **Arzneidroge:** getrocknete, vom äußeren Kork u. dem darunter liegenden Parenchym befreite Rinde junger Zweige u. Schösslinge (Cinnamomi cortex, Cinnamomi ceylanici cortex, Zimtrinde) u. aus der Rinde gewonnenes ätherisches Öl (Cinnamomi corticis aetheroleum, Zimtöl); Monographie: ESCOP, WHO, Kommission E; **Inhaltsstoffe:** bis zu 5 % ätherisches Öl (65–75 % Zimtaldehyd, ca. 1–5 % Eugenol u. Zimtacetat) sowie Phenolcarbonsäuren; **Wirkung:** antibakteriell, fungistatisch, motilitätsfördernd, anti-inflammatorisch; in einer Studie wurde eine günstige Wirkung von 1–6 g Zimtrinde bei Diabetes mellitus Typ 2 beschrieben; **Verwendung: 1.** (med.) bei Appetitlosigkeit, dyspeptischen Beschwerden wie leichten krampfartigen Beschwerden im Magen-Darm-Bereich, Völlegefühl u. Blähungen (ESCOP, Kommission E); **2.** (volkstümlich) insbesondere bei Erbrechen bei Kindern, bei Erkältung, Grippe u. Wurmbefall; **Dosierung:** Tagesdosis 2–4 g Droge, auch als Tee, 0,05–0,2 g ätherisches Öl pro Tag, Zubereitungen entsprechend; **Nebenwirkungen:** häufig allergische Haut- u. Schleimhautreaktionen (Zimtaldehyd), Allergien vom Typ IV; **Kontraindikation:** Überempfindlichkeit gegenüber Zimt, Tolu- od. Perubalsam, Schwangerschaft; **Homöopathie:** Verwendung der von den äußeren Teilen befreiten Rinde junger Schösslinge entsprechend dem homöopathischen Arzneimittelbild, z. B. bei Gebärmutterblutungen, nervösen Störungen. Vgl. Cinnamomum aromaticum.

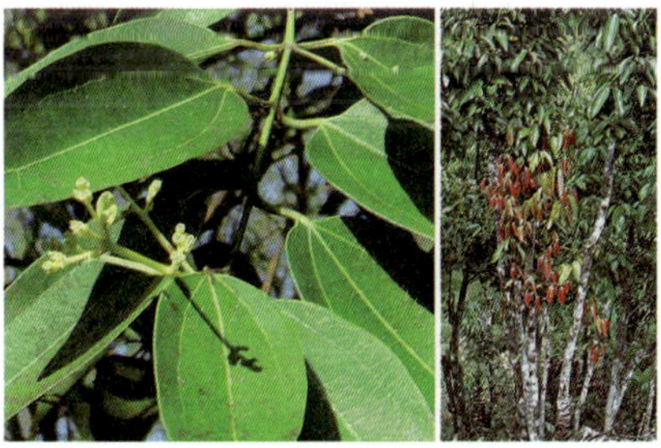

Cinnamomum verum: Pflanze, Blätter u. Blüten [11] [7]

Citri reticulatae viride peri|carpium *n*: Pericarpium Citri reticulatae viride; chin. Qing-Pi; Droge der Chinesischen Medizin*; getrocknete Schale der unreifen Früchte von Citrus reticulata Blanco aus der Familie der Rutaceae (Rautengewächse); **Eigenschaften:** bitter, scharf, warm, kehrt in Leber, Gallenblase u. Magen ein; **Wirkung:** baggert die Leber aus (d. h. stellt den Fluss der Emotionen wieder her) u. bricht die Qi*-Stagnation auf, zerstreut Zusammenballungen*, treibt Stagnation zurück; **Anwendung:** bei unterdrücktem u. verknotetem Leber-Qi (s. Qi), bei Menstruationsstörungen wie Dysmenorrhö mit Brustspannung.

Citri sinensis peri|carpium *n*: s. Citrus sinensis.

Citri tangerinae peri|carpium *n*: Pericarpium Citri tangerinae; chin. Ju-Pi, Chen-Pi; Droge der Chinesischen Medizin* u. des Ayurveda*; getrocknete Schale der reifen Früchte von Citrus reticulata Blanco aus der Familie der Rutaceae (Rautengewächse); **Eigenschaften:** in der Chinesischen Medizin: scharf, bitter, warm, kehrt in Milz u. Lunge ein; **Wirkung:** in der Chinesischen Medizin: ordnet das Qi*, reguliert die Mitte, trocknet Feuchtigkeit* ein, wandelt Schleim* um; **Anwendung: 1.** in der Chinesischen Medizin bei Qi*-Stagnation von Milz u. Magen, bei produktivem Husten durch Feuchtigkeit-Schleim od. Kälte-Schleim; **2.** im Ayurveda bei Wurmerkrankungen, galliger Diarrhö u. Dyspepsie.

Citronell|gras: s. Cymbopogon winterianus.

Citrullus colo|cynthis (L.) Schrad. *m*: Koloquinthe; Pflanze aus der Familie der Cucurbitaceae (Kürbisgewächse); **Arzneidroge:** von der äußeren harten Schicht der Fruchtwand befreite reife Früchte (Fructus Colocynthidis, Colocynthidis fructus); Negativmonographie Kommission E; **Inhaltsstoffe:** Bitterstoffe (bis zu 3 % Cucurbitacine); **Wirkung:** drastisches Laxans, zytotoxisch, antimitotisch; **Verwendung:** Die phytotherapeutische Verwendung von Zubereitungen aus der Droge ist aufgrund der Nebenwirkungen obsolet. **Nebenwirkungen:** Die teilweise Resorption von Cucurbitacinen kann zu Nierenschädigung u. hämorrhagischer Zystitis führen. **Kontraindikation:** Schwangerschaft, Stillzeit; **Homöopathie:** (Colocynthis) Verwendung der geschälten, entkernten Früchte entsprechend dem homöopathischen Arzneimittelbild, z. B. bei schmerzhaften Krämpfen des Magen-Darm-Trakts, des Gallensystems, der Harnorgane, Neuritis u. Neuralgien (besonders des Gesichts), Ischiasschmerz.

Citrus aurantium L. **ssp. aurantium** *m*: Citrus aurantium L. ssp. amara Engler; Pomeranzenbaum, Bitterorange; Pflanze aus der Familie der Rutaceae (Rautengewächse); **Arzneidroge:** von der weißen Schicht befreite Fruchtwand (Aurantii pericarpium, Aurantii amari epicarpium et mesocarpium; Pomeranzenschale); Monographie: Kommission E; **Inhaltsstoffe:** bis zu 2 % ätherisches Öl mit (+)-Limonen als Hauptbestandteil, Furocumarine (Bergamottin), Bitterstoffe, bitter schmeckende Flavonoide (z. B. Naringenin, Neohesperidin), 1–6 % Synephrin, Pektin; **Wirkung:** appetitanregend, Steigerung der Magensaftsekretion, leicht spasmolytisch, antimikrobiell; **Verwendung:** zerkleinerte getrocknete Droge in Teemischungen,

C

Kombinationspräparaten u. als bitter schmeckende Tinktur; **1.** (med.) bei Appetitlosigkeit, dyspeptischen Beschwerden (Kommission E); **2.** (volkstümlich) als Tonikum, gegen Flatulenz; **Dosierung:** mittlere Tagesdosis 4–6 g Droge, 2–3 g Tinktur, 1–2 g Trockenextrakt, Zubereitungen entsprechend; Hinweis: Zubereitungen, bei denen Synephrin (kardiotoxisch) angereichert wurde, sollten gemieden werden. **Nebenwirkungen:** selten Photosensibilisierung, insbesondere bei hellhäutigen Personen; häufiger Kontakt mit der Schale kann Erytheme, Bläschen u. Pigmentflecken verursachen; Zubereitungen, in denen Synephrin angereichert wurde, können zu Hypertonie führen; Kinder: bei Überdosierung sind intestinale Krämpfe, Krampfanfälle u. Todesfall möglich; **Kontraindikation:** Schwangerschaft, Stillzeit; **Wechselwirkung:** Verstärkung der stimulierenden Wirkung von Coffein, coffeinhaltigen Getränken, Ephedra, Guarana, Mate; **Homöopathie:** Verwendung der frischen Schale der reifen Früchte entsprechend dem homöopathischen Arzneimittelbild, z. B. bei Zahnfleischblutungen, auszehrenden Krankheiten.

Citrus limon (L.) Burm. f. *m*: Zitronenbaum; Pflanze aus der Familie der Rutaceae (Rautengewächse); **Arzneidroge:** ätherisches Öl (Limonis aetheroleum, Zitronenöl); **Inhaltsstoffe:** (+)-Limonen; **Verwendung:** Geschmackskorrigens; **Homöopathie:** Verwendung der frischen, reifen Früchte entsprechend dem homöopathischen Arzneimittelbild, z. B. bei Zahnfleischblutungen, auszehrenden Krankheiten.

Citrus sinensis (L.) Pers. *m*: Citrus aurantium ssp. sinensis (L.) Engl., Citrus aurantium dulcis; Orangenbaum, Apfelsinenbaum; Baum aus der Familie der Rutaceae (Rautengewächse); **Arzneidroge:** äußere, vom schwammigen, weißen Gewebe befreite Schicht der Fruchtwand (Citri sinensis pericarpium, Aurantii dulcis flavedo recens; frische Orangenschale); Monographie: Kommission E; **Inhaltsstoffe:** ätherisches Öl, bitter schmeckende Flavonoide (z. B. Naringin, Neohesperidin), Pektin; **Wirkung:** appetitanregend; **Verwendung:** zerkleinerte Droge für Teeaufgüsse sowie andere, bitter schmeckende galenische Zubereitungen; **1.** (med.) bei Appetitlosigkeit (Kommission E); **2.** (volkstümlich) als Tonikum, gegen Flatulenz, bei Dyspepsie, Husten u. Erkältung; **Dosierung:** Tagesdosis 10–15 g, Zubereitungen entsprechend; Hinweis: besonders für Kinder geeignet; **Nebenwirkungen:** ätherisches Öl: sehr geringes Allergierisiko bei topischer Anwendung; **Kontraindikation:** Schwangerschaft; **Wechselwirkung:** keine bekannt.

CLA: Abk. für (engl.) *conjugated linoleic acid*; s. Linolsäure, konjugierte.

Clavi|ceps purpurea *f*: s. Secale cornutum.

Clematidis radix *f*: Radix Clematidis; chin. Wei-Ling-Xian; Droge der Chinesischen Medizin*; Wurzeln von Clematis chinensis Osbeck, Clematis hexapetala Pall. u. Clematis terniflora DC. var. mandshurica (Rupr.) Ohwi aus der Familie der Ranunculaceae (Hahnenfußgewächse); **Eigenschaften:** scharf, salzig, warm, kehrt in die Harnblase ein; **Wirkung:** vertreibt Wind* u. Feuchtigkeit*, macht Leitbahnen* u. Netzgefäße durchgängig; **Anwendung:** bei Schmerzen bei Wind-Feuchtigkeit-Bi (s. Bi-Syndrome), bei verschluckter Fischgräte im Hals, Rachenschmerzen.

Clematis recta L. *f*: Aufrechte Waldrebe; Pflanze aus der Familie der Ranunculaceae (Hahnenfußgewächse); **Arzneidroge:** Waldrebenkraut (Herba clematidis, Clematidis herba); **Inhaltsstoffe:** Protoanemonin; **Wirkung:** antiphlogistisch, hautreizend; **Verwendung:** Die Verwendung ist aus toxikologischen Gründen (Protoanemonin) obsolet. **Homöopathie:** Anwendung entsprechend dem homöopathischen Arzneimittelbild, z. B. bei Hautausschlägen, Lymphdrüsenschwellung, Blepharitis, Konjunktivitis, Zystitis, Urethritis, Orchitis, Mastitis.

Cluster|medizin (↑) *f*: Abk. CM; aus der Heinz*-Spagyrik entwickeltes, komplexes System zur Erkennung der Hintergründe pathologischer Prozesse u. deren Therapie; **Grundlagen:** Durch Mustererkennung von Ergebnissen aus verschiedenen Zugangsquellen (Körpersubstanzen u. Fingerabdrücke des Patienten sowie graphische Formen, Zeichnungen u. Fotografien, die der Patient aus einer Reihe von Vorschlägen auswählt) u. Vergleich mit einem vorhandenen Datenbestand werden alle Muster zusammengefasst, die zu dem Patientenbild eine hohe Ähnlichkeit haben (Prinzip der analogen Wahrscheinlichkeit). Das diagnostisch identifizierte Störmuster soll mit Hilfe sog. laborantischer Prozesse über Aufschluss- u. biologische Stressprogramme an Wasser als Informationscluster gebunden u. in Form eines Interferenzmittels als persönliches Arzneimittel hergestellt werden. Schulmedizinisch nicht anerkannte u. wissenschaftlich nicht nachvollziehbare Methode.

CM: Abk. für **C**luster**m**edizin*.

Cnicus benedictus *m*: s. Centaurea benedicta.

Cobal|amin *n*: s. Vitamin B_{12}.

Cobalt *n*: früher Kobalt; chemisches Element, Symbol Co, OZ 27, rel. Atommasse 58,93; zur Eisengruppe gehörendes 2- u. 3-, seltener 1- u. 4-wertiges Schwermetall; **biochemische Funktion:** essentielles Spurenelement*; Zentralatom von Vitamin* B_{12}; Aktivator der Glukokinase; Bestandteil einiger Metalloenzyme (z. B. Aldehydoxidase, Zytochrom-c-Oxidase, Tyrosinase); **Vorkommen in Nahrungsmitteln:** in unterschiedlicher Menge in fast allen Lebensmitteln; das Co enthaltende Vitamin B_{12} stammt fast ausschließlich aus tierischen Produkten. Bedarf für Erwachsene: nicht bekannt; **Mangelerscheinungen:** In Verbindung mit Vitamin-B_{12}-Mangel kann eine perniziöse Anämie auftreten. **Intoxikation:** Appetitlosigkeit, Polyzythämie, Hyperplasie des Schilddrüsengewebes, Herzmuskelschäden; **Homöopathie:** Verwendung von metallischem Cobalt entsprechend dem homöopathischen Arzneimittelbild, z. B. bei Schmerzen der Lendenwirbelsäule, Lähmung der Beine.

Cocain *n*: Cocainum; Methylester des Benzoylecgonins, wirksames Alkaloid der Blätter des Cocastrauchs (Erythroxylum coca);**Wirkung:** (Cocainum hydrochloricum, salzsaures C.) lokale Anästhesie, zentral euphorisierend u. stimulierend; **Verwendung:** wegen der (auch bei lokaler Anwendung bestehenden) Suchtgefahr heute nur noch selten zur Oberflächenanästhesie in der HNO-Praxis u. bei Operationen am Auge; Verordnung u. Abgabe unterstehen der Betäubungsmittel-Verschreibungsverordnung. **Nebenwirkungen:** bei suchtmäßigem Gebrauch Appetitlosigkeit, Abmagerung, Blässe, Entzündungen der Applikationsstellen, Schlafstörungen, Tremor, Kopfschmerz, psychische Störungen sowie geistiger u. körperlicher Verfall.

Cocculi fructus *m*: s. Anamirta cocculus.

Cochlearia armoracia *f*: s. Armoracia rusticana.

Cochlearia officinalis L. *f*: Bitterkresse, Löffelkraut, Skorbutkraut; zwei- bis mehrjährige, wintergrüne Pflanze aus der Familie der Brassicaceae (Kreuzblütler); wild lebende Populationen sind besonders geschützt (§ 1 Satz 1 Bundesartenschutzverordnung). **Arzneidroge:** getrocknete, im ersten Jahr geerntete grundständige Blätter od. im zweiten Jahr kurz vor od. während der Blüte geerntete oberirdische Teile (Cochleariae herba, Löffelkraut, Scharbockskraut, Skorbutkraut); **Inhaltsstoffe:** Senfölglykosid Glukocochlearin, das sekundäres D-Butylsenföl abspaltet; Bitterstoffe, Gerbstoffe; reich an Vitamin C (0,4–1 % im wasserfreien Kraut); **Wirkung:** hautreizend; **Verwendung:** (volkstümlich) z. B. bei Skorbut, Erkrankungen des rheumatischen Formenkreises u. Lebererkrankungen sowie als Diuretikum u. Stomachikum; auch äußerlich zu Einreibungen; **Dosierung:** keine bekannt; **Nebenwirkungen:** keine bekannt; **Kontraindikation:** keine bekannt; **Wechselwirkung:** keine bekannt; **Homöopathie:** Verwendung der frischen, zu Beginn der Blütezeit gesammelten, oberirdischen Teile entsprechend dem homöopathischen Arzneimittelbild, z. B. bei Augenentzündungen, Magenstörungen.

Cochlo|spermum religiosum (L.) Alston *n*: Cochlospermum gossypium (L.) DC, Bombax gossypium L.; Baum aus der Familie der Bixaceae (Annattogewächse); **Arzneidroge:** pathologische Absonderung des Baumes (Kutira-Gummi, Cochlospermum-Gummi); **Inhaltsstoffe:** ca. 75 % Schleim: mit Essigsäure verestertes Polysaccharid mit den Bausteinen D-Galakturonsäure (ca. 40 %), D-Galaktose (ca. 15 %) u. L-Rhamnose (ca. 15 %); **Wirkung:** keine bekannt; **Verwendung:** (volkstümlich) bei Darmträgheit u. Obstipation; **Dosierung:** keine bekannt; **Nebenwirkungen:** keine bekannt; **Kontraindikation:** keine bekannt; **Wechselwirkung:** keine bekannt.

Cocos nucifera L. *n*: Kokospalme; Baum aus der Familie der Arecaceae (Palmengewächse); **Arzneidroge:** durch Auspressen des getrockneten festen Teils des Endosperms gewonnenes Fett (Oleum Cocos, Kokosnussöl, Kokosfett); **Inhaltsstoffe:** Triglyceride mit relativ hohem Gehalt an freien Fettsäuren (3–5 %) u. niedrigem Gehalt an ungesättigten Fettsäuren (44–51 % Laurinsäure, 13–19 % Myristinsäure, 7–11 % Palmitinsäure, 5,4–9,5 % Caprylsäure, 5–8 % Ölsäure, 4,5–10 % Caprinsäure, 1–3,7 % Stearinsäure, 1–2,6 % Linolsäure u. 0–0,8 % Capronsäure); das charakteristische Kokosnussaroma beruht auf δ-Lactonen von 5-Hydroxyfettsäuren (z. B. δ-Octalacton); **Wirkung:** atherogen durch Laurinsäure; tumorhemmend; **Verwendung:** (volkstümlich) in Afrika äußerlich bei Hautinfektionen; in Südostasien bei schlecht heilenden Wunden sowie Zahnerkrankungen (Wirksamkeit bei diesen Anwendungsgebieten nicht belegt); außerdem zur Seifenproduktion u. im Haushalt zum Kochen u. Braten (Kokosfett ist auch Bestandteil von Margarine).

Codein *n*: Methylmorphin; aus Papaver* somniferum gewonnenes Phenanthrenalkaloid mit opiatantagonistischen Eigenschaften u. zentral analgetischer u. antitussiver Wirkung; **Verwendung:** (in Kombinationen) bei mäßig starken Schmerzen, als Antitussivum bei Reizhusten; **Nebenwirkungen:** initial u. U. Übelkeit u. Erbrechen, häufig Obstipation, leichter Kopfschmerz, leichte Somnolenz; **Kontraindikation:** akuter Asthmaanfall, Koma, Ateminsuffizienz; **cave:** bei Opiatabhängigkeit; Abhängigkeitspotential.

Codex Alimentarius *m*: Sammlung von Empfehlungen für international anerkannte Lebensmittelstandards, die von einer von der Food and Agriculture Organization of the United Nations (Abk. FAO) u. WHO gemeinsam gebildeten Kommission erarbeitet werden; enthält z. B. Regelungen für die Kennzeichnung von Nahrungsmitteln aus biologischem Anbau od. gentechnisch hergestellten Lebensmitteln, für Nahrungsergänzungsmittel od. Rückstände aus der Landwirtschaft.

Codonopsis pilosula (Franch.) Nannf. *f*: Dang-Shen-Glockenwinde; bis 1 m hoch wachsende Staude aus der Familie der Campanulaceae (Glockenblumengewächse); **Arzneidroge:** Wurzeln (Codonopsitis radix); **Inhaltsstoffe:** Sterole u. Triterpene (u. a. Spinasterol, Stigmasterol, Taraxerol, Friedelin), Sesquiterpene (u. a. Atractylenolid II), Phenole (u. a. Syringin), Perlolyrin (Carbolinalkaloid), Polyine; **Wirkung:** keine bekannt; **Verwendung:** in der Chinesischen Medizin: s. Codonopsitis pilosulae radix; **Dosierung:** keine bekannt; **Nebenwirkungen:** keine bekannt; **Kontraindikation:** keine bekannt; **Wechselwirkung:** keine bekannt.

Codonopsitis pilosulae radix *f*: Radix Codonopsitis pilosulae; chin. Dang-Shen; Droge der Chinesischen Medizin*; Wurzeln von Codonopsis* pilosula (Franch.) Nannf. aus der Familie der Campanulaceae (Glockenblumengewächse); **Eigenschaften:** süß, ausgeglichen, kehrt in Milz u. Lunge ein; **Wirkung:** füllt die Mitte auf, mehrt das Qi*, lässt Körpersäfte entstehen, nährt das Blut; **Anwendung:** bei Abgeschlagenheit u. Kraftlosigkeit bei Milz*-Leere, bei Lungen-Qi-Leere (s. Lungen-Leere), bei Schädigung des Qi u. der Körpersäfte durch Hitze-Erkrankung (s. Hitze), bei Schwindel durch Blut*-Leere.

C

Co|enzym Q10 *n*: s. Ubichinone.

Coffea *f*: Kaffeestrauch; Sträucher aus der Familie der Rubiaceae (Rötegewächse); Coffea arabica L. sine latiore (Bergkaffee), Coffea liberica Bull ex Hiern (Liberiakaffee), Coffea canephora Pierre ex Froehner (Coffea robusta Lind., Kongokaffee, Robustkaffee) u. a.; s. Abb.; **Arzneidroge:** gemahlene, bis zur Schwarzbräunung u. Verkohlung der äußeren Samenpartien geröstete, grüne, getrocknete Samen (Coffeae carbo, Kaffeekohle); Monographie: Kommission E; **Inhaltsstoffe:** 0,8–1 % Coffein* neben Karamelisierungsprodukten; **Wirkung:** adsorbierend, adstringierend; **Verwendung:** gemahlene Kaffeekohle sowie deren Zubereitungen zum Einnehmen sowie zur lokalen Anwendung; (med.) innerlich bei unspezifischer, akuter Diarrhö, lokal bei leichten Entzündungen der Mund- u. Rachenschleimhaut (Kommission E); **Dosierung:** mittlere Tagesdosis 9 g, Zubereitungen entsprechend; **Nebenwirkungen:** keine bekannt; **Kontraindikation:** keine bekannt; **Wechselwirkung:** Aufgrund des Adsorptionsvermögens der Kaffeekohle kann die Resorption anderer, gleichzeitig verabreichter Arzneimittel beeinträchtigt werden. **Homöopathie:** Verwendung der von der Samenschale weitgehend befreiten, reifen, getrockneten, ungerösteten Samen entsprechend dem homöopathischen Arzneimittelbild, z. B. bei Schlafstörungen, Neuralgien.

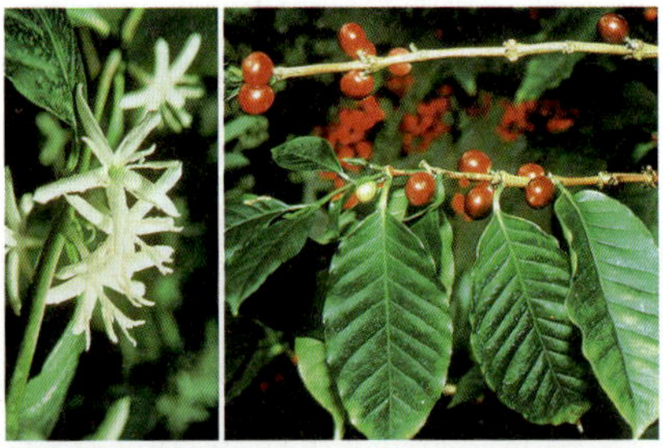

Coffea: Blüte u. Frucht [5]

Coffein *n*: Koffein; 1,3,7-Trimethylxanthin; Purinderivat (Xanthin: 2,6-Dihydroxypurin); leicht wasserlösliche weiße Kristallnadeln mit schwach bitterem Geschmack, enthalten in den Samen von Arten der Gattung Coffea* u. in den Blättern von Camellia* sinensis (dort früher als Thein bezeichnet, Thein ist mit C. chemisch identisch), ferner in Ilex* paraguariensis (Mateblätter), Cola* nitida (Kolasamen), Theobroma* cacao (Samen) u. Paullinia* cupana (Guarana); 1 Tasse Kaffee enthält ca. 100 mg, 1 Tasse Tee ca. 30 mg u. 1 l Colagetränk ca. 120 mg C.; **Wirkung:** Stimulation des Zentralnervensystems, Beschleunigung der Herztätigkeit, Bronchodilatation, Steigerung der Diurese, Vasodilatation (aber Tonussteigerung der Meningealgefäße, daher Einsatz von C. in der Migränetherapie); **Verwendung:** therapeutisch zur Abschwächung bzw. Unterdrückung eines Migräneanfalls, in Kombinationspräparaten z. B. mit Analgetika. Vgl. Theobromin.

Coicis semen *n*: Semen Coicis; chin. Yi-Yi-Ren; Droge der Chinesischen Medizin* u. des Ayurveda*; Samen von Coix lacryma-jobi L. var. ma-yuen (Rom. Caill.) Stapf aus der Familie der Poaceae (Süßgräser); **Eigenschaften:** in der Chinesischen Medizin: süß, mild, etwas kalt, kehrt in Milz, Magen u. Lunge ein; **Wirkung:** in der Chinesischen Medizin: fördert die Diurese u. saugt Feuchtigkeit* auf, stärkt die Milz, vertreibt Bi*-Syndrome, klärt Hitze*, treibt Eiter aus; **Anwendung: 1.** in der Chinesischen Medizin bei Milz*-Leere mit Feuchtigkeit-Überfluss, bei Bi-Syndromen mit Feuchtigkeit-Überfluss, bei fulminanten Infektionserkrankungen von Lunge u. Darm; **2.** im Ayurveda bei Erkrankungen der Lunge sowie als allg. Stärkungsmittel in der Rekonvaleszenz.

Cola nitida (Vent.) Schott et Endlicher *f*: Cola acuminata; Kolabaum; Baum aus der Familie der Sterculiaceae (Sterkuliengewächse); zusammen mit anderen Cola-Arten Stammpflanze der Droge; **Arzneidroge:** von der Samenschale befreite, getrocknete Samenkerne, Keimlinge (Colae semen, Kolasamen); Monographie: Kommission E; **Inhaltsstoffe:** mindestens 1,5 % Methylxanthine (1,5–3 % Coffein*, ca. 0,1 % Theobromin), bis 0,4 % Catechingerbstoffe; **Wirkung:** analeptisch, Förderung der Magensäureproduktion, lipolytisch, motilitätssteigernd; im Vergleich zu Coffein schwächere diuretische u. positiv chronotrope Wirkung; **Verwendung:** Drogenpulver u. a. galenische Zubereitungen zum Einnehmen; (med.) bei geistiger u. körperlicher Ermüdung (Kommission E); **Dosierung:** Tagesdosis 2–6 g Kolasamen, 0,25–0,75 g Kola-Extrakt, 2,5–7,5 g Kolafluid-Extrakt, 10–30 g Kola-Tinktur; **Nebenwirkungen:** Einschlafstörungen, Übererregbarkeit, nervöse Unruhezustände, Magenbeschwerden; **Kontraindikation:** Ulcus ventriculi bzw. Ulcus duodeni; **Wechselwirkung:** Wirkungsverstärkung durch psychoanaleptisch wirksame Arzneimittel u. coffeinhaltige Getränke; **Homöopathie:** Verwendung der reifen, getrockneten Samen ohne Samenschale verschiedener coffeinhaltiger Arten der Gattung Cola (besonders von Cola nitida) entsprechend dem homöopathischen Arzneimittelbild, z. B. bei Schwächezuständen nach körperlicher Überanstrengung.

Colchicin *n*: Kolchizin; nichtbasisches Alkaloid (Säureamid) aus Colchicum* autumnale, besonders in Knollen u. Samen; starkes Mitosegift; **cave:** Letaldosis bei Erwachsenen ca. 20 mg.

Colchicum autumnale L. *n*: Herbstzeitlose; Pflanze aus der Familie der Colchicaceae (Herbstzeitlosengewächse); s. Abb.; **Arzneidroge:** Samen (Colchici semen), Knollen (Colchici tuber) u. Blüten (Colchici flos); Monographie: Kommission E; **Inhaltsstoffe:** mindestens 0,4 % Colchicin* u. 20 Nebenalkaloide; **Wirkung:** antichemotaktisch, antiphlogistisch, mitosehemmend; **Verwendung:** galenische Zubereitungen mit exakt eingestelltem Colchicingehalt; **1.** (med.) bei akutem Gichtanfall, familiärem Mittelmeerfieber (Kommission E); **2.** (volkstümlich) bei Erkrankungen des rheumatischen Formenkreises; **3.** in der Anthroposophischen Medizin (substanziell bzw. in homöopathisierten Verdünnungen) bei Struma od. Erkrankungen des rheumatischen Formenkreises; Begleittherapie bei Tumorerkrankungen; **Dosierung**: phytotherapeutisch im akuten Anfall Anfangsdosis entsprechend 1 mg Colchicin, gefolgt von 0,5–1,5 mg alle 1–2 Stunden, bis zum Abklingen der Schmerzen; Tagesdosis: nicht mehr als 8 mg Colchicin; keine Wiederholung der Behandlung innerhalb von 3 Tagen; zur Behandlung des familiären Mittelmeerfiebers orale Zubereitungen entsprechend 0,5–1,5 mg Colchicin täglich; **Nebenwirkungen:** Diarrhö, Übelkeit, Erbrechen, Bauchschmerzen, Leukopenie; bei längerer Anwendung Hautveränderungen, Agranulozytose, aplastische Anämie, Myopathie, Alopezie; **cave:** bei Kindern Vergiftungsmöglichkeit durch Aufnahme geringster Mengen an Samen (Kapseln mit den Samen reifen im Frühjahr) u. anderer Pflanzenteile; **Kontraindikation**: Schwangerschaft, Vorsicht bei alten u. geschwächten Patienten, Herz-, Nieren- od. gastrointestinalen Erkrankungen; **Wechselwirkung:** keine bekannt; **Homöopathie:** Verwendung der frischen, im Frühjahr gesammelten Knollen entsprechend dem homöopathischen Arzneimittelbild, z. B. bei akuter u. chronischer Gicht, akutem Gelenkrheumatismus, Sehnenscheidenentzündung, Ergüssen in Körperhöhlen, Nierenentzündung, Entzündungen des Magen-Darm-Trakts.

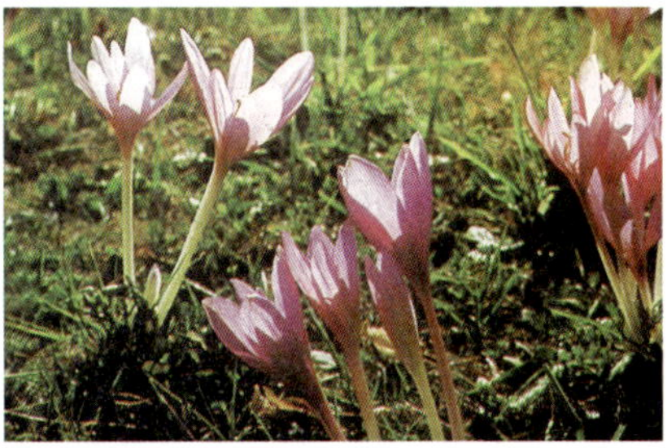

Colchicum autumnale: Blüte [5]

Coley-Toxin (gr. τοξικόν φάρμακον Gift) *n*: Bez. für ein bereits 1892 von William B. Coley verwendetes Bakterienlysat, das als Fiebervakzine für die Behandlung von Sarkompatienten eingesetzt wurde; es handelt sich um eine Mischung aus abgetöteten Keimen von Streptococcus Gruppe A u. Bacillus prodigiosum (heute: Serratia marcescens). Vgl. Fiebertherapie, aktive.

Collinsonia canadensis L. *f*: Collinsonia punctata Ell.; Kanadische Collinsonie; ausdauerndes Kraut aus der Familie der Lamiaceae (Lippenblütler); **Arzneidroge:** im Herbst gesammelte, getrocknete Wurzeln u. Wurzelstöcke (Collinsoniae radix, Collinsoniae canadensis rhizoma, Collinsoniawurzel); **Inhaltsstoffe:** Tannin, Harz, ätherisches Öl, Säuren, Saponine, Rosmarinsäure; **Wirkung:** keine bekannt; **Verwendung:** (volkstümlich) z. B. bei Nephrolithiasis, gastrointestinalen Störungen; die Wirksamkeit bei den beanspruchten Anwendungsgebieten ist derzeit nicht belegt. **Dosierung**: innerlich 1–4 g Droge als Infus; **Nebenwirkungen:** Bei Einnahme größerer Mengen kann es im Magen-Darm-Bereich zu Entzündungsreaktionen kommen, die sich in kolikartigen Schmerzen manifestieren können; berichtet wird auch von Schwindel, Harndrang u. Schwächegefühl. **Kontraindikation:** keine bekannt; **Wechselwirkung:** keine bekannt; **Homöopathie:** Verwendung des frischen, im Frühjahr gesammelten Wurzelstocks entsprechend dem homöopathischen Arzneimittelbild, z. B. bei Hämorrhoiden, Obstipation.

Colo|cynthidis fructus *m*: s. Citrullus colocynthis.

Colo|cynthis *f*: s. Citrullus colocynthis.

Colombo radix *f*: s. Jateorhiza palmata.

Colon|hydro|therapie (gr. κῶλον Darm; ὕδωρ Wasser; Therapie*) *f*: meist mehrmalige Spülung des Dickdarms mit warmem Wasser (25–41 °C) unter geringem Druck mittels Einführung eines kurzen, sterilen Kunststoffröhrchens in die Analöffnung; Ein- u. Ausleitung über ein abgeschlossenes Rohrsystem (keine Geruchsbelästigung); ggf. auch Zugabe von Arzneimitteln (z. B. Kamillenlösung, Kaffeekohle); **Anwendung:** bei Obstipation, bakteriellen u. viralen Infektionen, Mykosen, Erkrankungen des rheumatischen Formenkreises, atopischem Ekzem, Akne, Migräne, Allergien, Flatulenz u. Depressionen od. auch i. R. einer ausleitenden Therapie*, als allg. Umstimmung*, insbesondere während der Fastentherapie (s. Fasten). Vgl. Darmbad; Darmreinigung.

Colon|massage (↑; Massage*) *f*: Spezialmassage des Bauches (nach P. Vogler, H. Krans), bei der 5 festgelegte Punkte des Dickdarms (s. Abb. 1) mit im Uhrzeigersinn vibrierender Tast- u. Druckbehandlung in Richtung der Darmperistaltik unter Beachtung des Atemrhythmus massiert werden (s. Abb. 2); **Anwendung:** zur Anregung der gestörten Peristaltik (sog. Reflextherapie; kein mechanisches Verschieben des Darminhalts); bei Reizdarmsyndrom, Obstipation u. Meteorismus; auch zum Anlernen als Selbstbehandlung geeignet. Vgl. Reflexzonenmassage.

Colophonium *n*: s. Terebinthina.

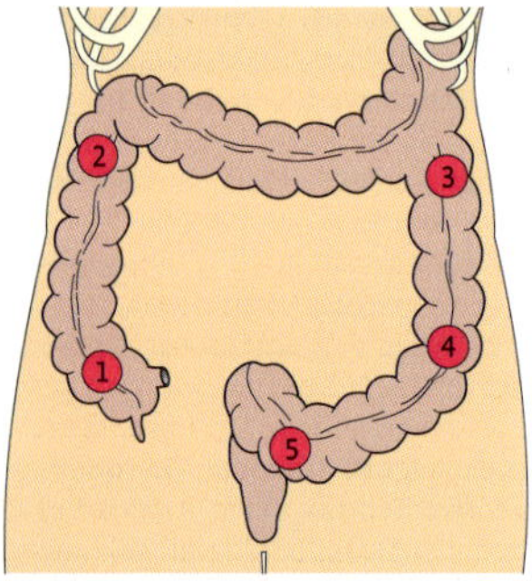

Colonmassage Abb. 1: Behandlungspunkte am Colon

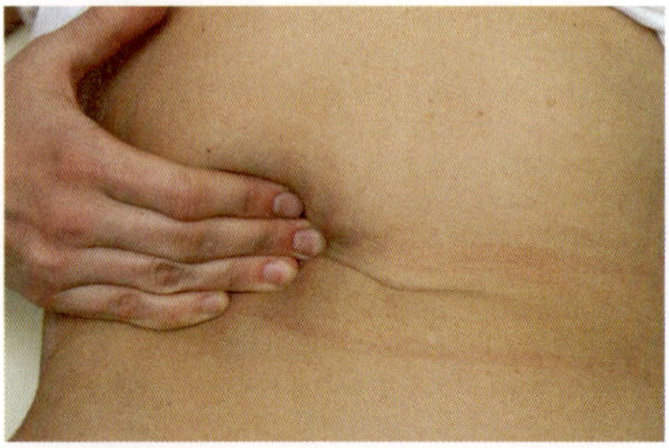

Colonmassage Abb. 2: an Massagestelle 1 u. 2 mit der Ausatmung in die Tiefe zirkulieren [9]

Color|therapie (lat. color Farbe; Therapie*) *f*: syn. Farbtherapie*.

Combucha *f*: s. Kombucha.

Commi|phora africanum (Arn.) Engl. *f*: Commiphora pilosa Engl.; Baum aus der Familie der Burseraceae (Balsambaumgewächse); zusammen mit Commiphora mukul (Hook. ex Stocks) Engl. Stammpflanze der Droge; **Arzneidroge:** Bdelliumharz (Bdellium indicum, Falsche Myrrhe); Monographie: WHO; **Inhaltsstoffe:** 0,4 % ätherisches Öl, Harz, Gummi; **Verwendung:** im Ayurveda u. in der Tibetischen Medizin Anwendung des Harzes von Commiphora mukul bei Gelenkrheumatismus u. zur Schmerzlinderung bei Gelenkbeschwerden; **Dosierung**: Commiphora mukul: Tagesdosis im Ayurveda: 2–4 g des Pulvers aus dem getrockneten u. in Kuhmilch ausgekochten Harz, auf 2–3 Einzeldosen verteilt; **Nebenwirkungen:** Commiphora mukul: bei zu hoher Dosierung od. nicht (ausreichend) in Kuhmilch ausgekochtem Harz ggf. Schädigung von Leber od. Lunge, allergische Reaktionen; **Kontraindikation:** Mundtrockenheit, Augenerkrankungen.

Commi|phora molmol Engl. *f*: Myrrhenbaum; Baum aus der Familie der Burseraceae (Balsambaumgewächse); zusammen mit Commiphora schimperi u. Commiphora abyssinica Stammpflanze der Droge; **Arzneidroge:** durch Verletzung der Rinde ausgetretenes u. an der Luft getrocknetes Gummiharz (Myrrha, Gummi Myrrha; Myrrhe); Monographie: ESCOP, WHO, Kommission E; **Inhaltsstoffe:** 2–10 % ätherisches Öl mit Sesquiterpenkohlenwasserstoffen, -alkoholen u. -lactonen (Commiferin u. a.), Furanosesquiterpenen u. Monoterpenen; ethanollösliches Harz, Proteine, Kohlenhydrate (als Gummianteil); **Wirkung:** adstringierend, antibakteriell, anti-inflammatorisch; **Verwendung:** gepulverte Droge, Tinktur (1:5 Ethanol 90 %) sowie andere galenische Zubereitungen zur lokalen Anwendung; (med.) **1.** bei leichten Entzündungen der Mund- u. Rachenschleimhaut (Kommission E); **2.** bei Stomatitis aphthosa, Pharyngitis, Tonsillitis, kleinen Hautentzündungen u. Wunden (ESCOP); **Dosierung**: 2–3-mal täglich Tinktur unverdünnt bei Entzündungen der Mund- u. Rachenschleimhaut, zum Spülen u. Gurgeln mehrmals täglich 5–10 Tropfen pro Glas Wasser; Zahnpulver: 10 % gepulverte Droge; **Nebenwirkungen:** bei unverdünnter Anwendung von Myrrhentinktur können vorübergehend leichtes Brennen u. Geschmacksirritationen auftreten. **Kontraindikation**: Schwangerschaft; **Wechselwirkung:** keine bekannt.

Compliance (engl. Einwilligung, Bereitschaft): Akzeptanzverhalten des Patienten od. eines Ratsuchenden gegenüber medizinischen Maßnahmen; Ratschläge, Empfehlungen u. Vorschriften bezüglich der Therapie werden von Patienten od. Bevölkerungsgruppen in verschiedenem Ausmaß befolgt bzw. nicht befolgt (**Non-Compliance**). C. ist von der Einsicht in die fachliche Notwendigkeit geprägt, wird vom Vertrauen in die Kompetenz des Therapeuten getragen u. ist u. a. abhängig von Persönlichkeit, Krankheitsverständnis, Leidensdruck u. kulturellem Hintergrund des Patienten, Arzt-Patient-Beziehung, Anzahl u. Schwierigkeit der Anweisungen, Art der Therapie u. evtl. erforderlichen Verhaltensänderungen. In der Ethnomedizin* wird diese Problematik als Resultat unterschiedlicher Erklärungsmodelle* von Experten u. Laien gedeutet. Vgl. Krankheitskonzept; Krankheitsverhalten.

Con|durango cortex *m*: s. Marsdenia condurango.

Coniin *n*: s. Conium maculatum.

Conium maculatum L. *n*: Gefleckter Schierling; ein- bis zweijährige Pflanze aus der Familie der Apiaceae (Doldenblütler); **Arzneidroge:** Schierlingskraut (Conii herba); **Inhaltsstoffe:** Alkaloide: Coniin (Koniin), Conicein, Polyine, Furanocumarine; **Wirkung:** sehr stark giftig, verursacht motorische Lähmung durch Ausschalten von Nicotin-Rezeptoren, Tod durch Atemlähmung (Giftbecher des Sokrates); **Verwendung:** Wegen der möglichen Vergiftungsgefahren ist der Gebrauch der Droge heute abzulehnen. **Homöopathie:** Verwendung des frischen, blühenden Krautes entsprechend dem homöopathischen Arzneimittelbild, z. B. bei Verkalkung der Hirngefäße, Lähmung u.

Lähmigkeit, Drüsenschwellung, Neubildung in verschiedenen Organen, Verstimmungszuständen.

Con|solida regalis S. F. Gray *f*: Delphinium consolida L.; Rittersporn; Pflanze aus der Familie der Ranunculaceae (Hahnenfußgewächse); **Arzneidroge:** getrocknete Blüten (Flores Calcatrippae, Delphinii flos, Calcatrippae flos); Negativmonographie Kommission E; **Inhaltsstoffe:** Anthocyanglykoside, Alkaloide, Flavonoide; **Wirkung:** kardiotoxisch u. curareartige zentrale Atemlähmung; **Verwendung:** (volkstümlich) als Diuretikum, Anthelminthikum, appetitanregendes Mittel; als Schmuckdroge (weniger als 1 %) in Teemischungen sowie zum Färben von Zuckerwaren u. Wolle. Die Wirksamkeit bei den beanspruchten Anwendungsgebieten ist nicht belegt, von einer Verwendung ist dringend abzuraten. **Nebenwirkungen:** Bradykardie, Hypotonie, Herzstillstand, Atemstillstand.

Contraria contrariis curentur (lat.): „Gegensätzliches werde mit Gegensätzlichem behandelt"; therapeutische Grundregel (Galen) vieler Richtungen auch der Medizin zu Zeiten Samuel Hahnemanns sowie der heutigen Schulmedizin; in der frühen Homöopathie* zur Abgrenzung von ihrer eigenen Methode (s. Similia similibus curentur) gebraucht u. mit der Palliation* u. anschließender Verschlimmerung von Symptomen assoziiert; vgl. antipathisch.

Con|vallaria majalis L. *f*: Maiglöckchen; ausdauernde Giftpflanze aus der Familie der Convallariaceae (Maiglöckchengewächse); s. Abb.; **Arzneidroge:** oberirdische blühende Teile (Convallariae herba, Maiglöckchenkraut); Monographie: Kommission E; **Inhaltsstoffe:** herzwirksame Glykoside (z. B. Convallatoxin, Convallatoxol, Convallosid; s. Digitalisglykoside); **Wirkung:** positiv inotrop auf das Arbeitsmyokard, Ökonomisierung der Herzarbeit, venentonisierend, diuretisch; **Verwendung:** in auf Wirkwert von Convallatoxin eingestelltem Maiglöckchenpulver in Fertigarzneimitteln, insbesondere Kombinationsarzneimitteln; (med.) bei Herzinsuffizienz (NYHA-Stadium II), chronischem Cor pulmonale (Kommission E); **cave:** Aufgrund des unsicheren pharmakokinetischen Verhaltens der Convallariaglykoside u. der daraus resultierenden therapeutischen Unsicherheiten sind Convallariazubereitungen nicht empfehlenswert. **Dosierung:** nach Angaben des Herstellers; **Nebenwirkungen:** Übelkeit, Erbrechen, Herzrhythmusstörungen; **Kontraindikation:** Therapie mit Digitalisglykosiden, Kaliummangelzustände; **Wechselwirkung:** Wirkungs- u. Nebenwirkungssteigerung bei gleichzeitiger Einnahme von Antiarrhythmika, Calcium, Laxanzien, bei Langzeittherapie mit Glukokortikoiden; **Homöopathie:** Verwendung der blühenden, oberirdischen Teile entsprechend dem homöopathischen Arzneimittelbild, z. B. bei Herzrhythmusstörungen, Herzinsuffizienz.

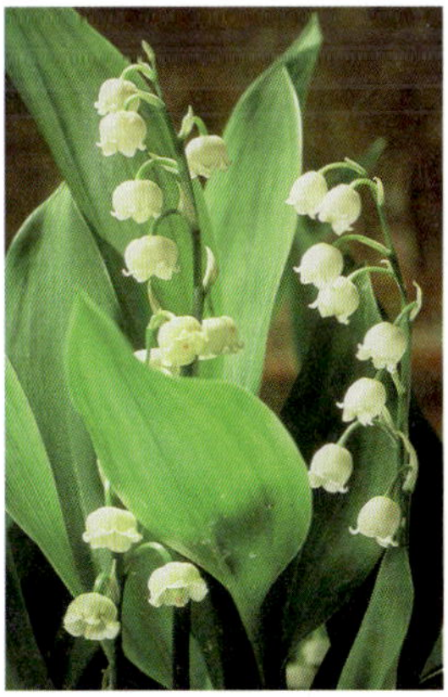

Convallaria majalis: Pflanze [5]

Convenience-Food (engl. für „bequeme" Kost): Bez. für meist industriell hergestellte, vorgefertigte u. haltbar gemachte Lebensmittel zur Vereinfachung der Vorratshaltung u. Verkürzung der Zubereitungszeit; z. B. Fertiggerichte. Vgl. Fast-Food; Junk-Food.

Con|volvulus turpethum *m*: s. Operculina turpethum.

Conyza canadensis (L.) Cronq. *n*: Erigeron canadensis; Kanadisches Berufkraut; ein- od. zweijährige Pflanze aus der Familie der Asteraceae (Korbblütler); **Arzneidroge:** Kraut (Herba Erigeronis canadensis, Kanadisches Berufkraut); **Inhaltsstoffe:** 0,3–0,6 % ätherisches Öl (Hauptbestandteil D-Limonen), Gerbstoffe, Gallussäure, Flavon, Cholin; **Wirkung:** entzündungshemmend; **Verwendung:** (volkstümlich) bei Diarrhö, zur Wundheilung, Blutstillung u. gegen Würmer. Die Wirksamkeit bei den beanspruchten Anwendungsgebieten ist nicht belegt. **Dosierung:** 1 gehäufter TL Droge auf 1 Tasse Wasser, 2 Min. lang kochen lassen u. dann nach 10 Min. abseihen; 3-mal täglich 1 Tasse nach den Mahlzeiten trinken; **Nebenwirkungen:** keine bekannt; **Kontraindikation:** keine bekannt; **Wechselwirkung:** keine bekannt; **Homöopathie:** Verwendung des frischen, blühenden Krautes entsprechend dem homöopathischen Arzneimittelbild, z. B. bei Metrorrhagie, Blutungen der Harnblase, Blutungen bei Hämorrhoiden, Entzündungen des Magens, der Leber u. der Gallenblase.

Copalchi-Rinde: s. Croton niveus; Hintonia latiflora.

Coping (engl. to cope fertig werden mit): Begriff aus der Stressforschung, der die Fähigkeit zu adaptivem Verhalten beschreibt; in Medizin u. Psychologie bezeichnet C. die psychische Bewältigung von Erkrankung u. Erkrankungssituation, die in verschiedenen Phasen verläuft (nach Lazarus primäre u. sekundäre Bewertung sowie Neubewertung). I. R. einer Theorie der Humanmedizin (von Uexküll) bekommt C. den Charakter eines umfas-

C

senden Krankheits- u. Gesundheitsmodells. C. ist die Antwort des Individuums auf die Situation Erkrankung auf der physischen, psychischen u. sozialen Ebene. I. R. der Ethnomedizin* wird dieser Zusammenhang wichtig, da C. als Gesamtheit der Reaktionen auf Kranksein* ganz wesentlich in den jeweiligen kulturellen Bedeutungssystemen verankert ist. C. beinhaltet Wahrnehmung von Erkrankung, Labeling*, das Bereitstellen von Erklärungsmodellen* u. Durchführung von Therapie, schließt aber auch die Auseinandersetzung mit den Resultaten der Therapie ein. Für den interkulturellen Vergleich sind dies die Variablen der kulturgebundenen Reaktion auf Erkrankung.

Coptidis rhizoma *n*: Rhizoma Coptidis; chin. Huang-Lian; Droge der Chinesischen Medizin* u. des Ayurveda*; Wurzelstock von Coptis chinensis Franch., Coptis deltoidea C. Y. Cheng et P. K. Hsiao u. Coptis teeta Wall. aus der Familie der Ranunculaceae (Hahnenfußgewächse); **Eigenschaften:** in der Chinesischen Medizin: bitter, kalt, kehrt in Herz, Leber, Magen u. Dickdarm ein; **Wirkung:** in der Chinesischen Medizin: klärt Hitze*, trocknet Feuchtigkeit* aus, drainiert Feuer*, löst Gift auf; **Anwendung: 1.** in der Chinesischen Medizin bei Feuchtigkeit-Hitze-Gastroenteritis, bei Unruhe bei hohem Fieber, bei Magen*-Feuer, bei Abszessen u. Geschwüren aufgrund von Feuchtigkeit-Hitze (s. Feuchtigkeit); **2.** im Ayurveda die gemahlene Wurzel von Coptis teeta als Augentherapeutikum (Auflage bei Konjunktivitis, in Augentropfen u. als Kollyrium bei Sehschwäche), aus dem Pulver hergestellte Auflage bei Vitiligo u. anderen Hauterkrankungen.

Coriandrum sativum L. *m*: Koriander; Pflanzen aus der Familie der Apiaceae (Doldengewächse); die Varietäten Coriandrum sativum var. vulgare Alefeld (var. macrocarpum De Candolle) u. var. microcarpum De Candolle sind Stammpflanzen der Droge; **Arzneidroge:** getrocknete reife Früchte (Coriandri fructus, Korianderfrüchte); Monographie: Kommission E; **Inhaltsstoffe:** bis zu 1 % ätherisches Öl (Coriandri aetheroleum, 60–70 % D-(+)-Linalool u. weitere Monoterpene), 20 % fettes Öl, 15 % Eiweiß, Kaffeesäurederivate; **Wirkung:** leicht spasmolytisch, karminativ, appetitanregend, Förderung der Magensaftsekretion; **Verwendung:** vor Gebrauch zerquetschte u. pulverisierte Droge u. a. galenische Zubereitungen zum Einnehmen, insbesondere in Kombinationen; **1.** (med.) bei dyspeptischen Beschwerden, Appetitlosigkeit (Kommission E); **2.** Die fein gemahlenen Früchte od. auch die frischen Blätter sind Bestandteil von Currygewürz-Mischungen u. Gewürz bei der Zubereitung von Soßen, Fleisch- u. Wurstwaren, Fisch, Gemüse, Brot, Lebkuchen, kandierten Früchten u. Bonbons sowie zur Aromatisierung von Aperitifs, Schnäpsen u. Likören. **Dosierung:** mittlere Tagesdosis 3 g Droge, Zubereitungen entsprechend; **Nebenwirkungen:** gelegentlich allergische Reaktionen, Photosensitivität, Kontaktdermatitis; **Kontraindikation:** keine bekannt; **Wechselwirkung:** keine bekannt.

Corni fructus *m*: Fructus Corni; chin. Shan-Zhu-Yu; Droge der Chinesischen Medizin*; Früchte von Cornus officinalis Sieb. et Zucc. aus der Familie der Cornaceae (Hartriegelgewächse); **Eigenschaften:** sauer, leicht warm, kehrt in Leber u. Niere ein; **Wirkung:** mehrt die Einflüsse von Leber u. Niere u. füllt sie auf, zieht zusammen u. festigt; **Anwendung:** bei Leber*- u. Nieren*-Leere, bei chronischem Leere-Schweiß, zur Blutstillung.

Cortex (lat.) *m*: Rinde, Schale; äußerster Teil der Sprossachse u. der Wurzeln von Dikotylen (zweikeimblättrige Pflanzen) mit sekundärem Dickenwachstum; in der neuen pharmazeutischen Nomenklatur für Arzneidrogen wird die Bez. des Pflanzenteils hinter den Pflanzennamen gestellt (z. B. Cinnamomi* cortex; früher vorangestellt, z. B. Cortex Cinnamomi). Vgl. Lignum.

Corydalis cava (L. emend. Mill.) Schweigg. et Koerte *f*: Corydalis tuberosa DC.; Hohler Lerchensporn; ausdauernde Pflanze aus der Familie der Papaveraceae (Mohngewächse); **Arzneidroge:** Wurzelstock (Rhizoma Corydalidis, Lerchenspornwurzel); **Inhaltsstoffe:** Alkaloide: Corydalin, Corybulbin, Isocorybulbin, Corypalmin, Isocorypalmin (Corydalingruppe); Bulbocapnin, Corydin, Isocorydin, Corytuberin (Bulbocapningruppe); Corycavin (Methylprotopin, wirkt blutdrucksenkend u. erregend auf motorische Zentren), Corycavidin, Corycavamin (Protoniumgruppe) sowie eine Anzahl weiterer Alkaloide wie Dehydrocorydalin, D-Tetrahydropalmatin, D-Canadin, Glaucin u. a. (Gesamtalkaloidgehalt der trockenen Knollen ca. 5–6 %); gelber Farbstoff; **Wirkung:** Nachvollziehbare pharmakologische Untersuchungen sind nicht dokumentiert. **Verwendung:** (volkstümlich) äußerlich z. B. bei schlecht heilenden Wunden u. Ulzera, innerlich bei Eingeweidewürmern u. Menstruationsstörungen. Die Wirksamkeit der Droge bei den beanspruchten Anwendungsgebieten ist derzeit nicht belegt; von einer Anwendung der Droge od. von Drogenzubereitungen wird abgeraten. **Homöopathie:** Verwendung der frischen, vor der Blüte gesammelten Knolle entsprechend dem homöopathischen Arzneimittelbild, z. B. bei Schleimhautentzündungen des Auges u. der Atemwege, Verdauungsinsuffizienz, Herzklopfen, Erkrankungen des rheumatischen Formenkreises, Heißhunger, Diarrhö, Furunkulose.

Corylus avellana L. *n*: Corylus silvestris Salisb.; Haselnussstrauch, Waldhaselstrauch; 1–4 m hoher Strauch aus der Familie der Betulaceae (Birkengewächse); **Arzneidroge:** Blätter (Folia Coryli avellanae, Haselnussblätter); Rinde (Cortex Coryli avellanae, Haselnussrinde); **Inhaltsstoffe:** Blätter: 0,04 % ätherisches Öl, Saccharose, Taraxerol, Flavonoide, Gerbstoffe; Rinde: ätherisches Öl, Gerbstoffe, Phlobaphene, Harzsäuren; **Wirkung:** keine bekannt; **Verwendung:** (volkstümlich) Blätter z. B. bei Varikose, Schwellungen in den Beinen,

Dermatosen, Hämorrhoiden; Rinde wie Hamamelidis cortex (s. Hamamelis virginiana) bei Varikose u. Thrombophlebitis; **Dosierung:** keine bekannt; **Nebenwirkungen:** keine bekannt; **Kontraindikation:** keine bekannt; **Wechselwirkung:** keine bekannt.

Corynanthe johimbe *f*: s. Pausinystalia johimbe.

Coué-Methode *f*: Verfahren zur positiven Selbstbeeinflussung u. Autosuggestion nach E. Coué; Variante des Autogenen* Trainings, die auf der körperlichen, seelischen u. geistigen Ebene mit dem Ziel Gesundheit, Harmonie, Klarheit im Denken u. mentale Stärke wirken soll; mit Gedankenkraft sollen sich Veränderungswünsche im Bereich des Möglichen erfüllen können. Vgl. Suggestion.

Counter|irritation (engl. Gegenreizung): s. Kontrairritation.

C-Potenz (Potenz*) *f*: Kurzbez. für **C**entesimalpotenz*.

Crabtree-Ef|fekt (lat. efficere effectus hervorbringen) *m*: von Crabtree (1929) beobachteter u. beschriebener Effekt, bei dem sich durch Glukosezufuhr zu Tumorgewebe eine Verringerung des Sauerstoffverbrauchs der Tumorzellen u. damit eine Verringerung der Krebszellatmung einstellen soll; die Atmungsintensität soll der Vermehrungsrate der Tumorzellen (sog. Virulenz) umgekehrt proportional sein, d. h., je höher z. B. die Glukosekonzentration in dem die Körperzellen umgebenden Milieu (auch im Blut) sowie in den Zellen selbst ist, desto geringer ist die Zellatmung u. desto höher ist das Tumorwachstum.

Cranio-Sacral-Therapie (lat. cranium Schädel; Os sacrum Kreuzbein; Therapie*) *f*: Abk. CST; auch Kranio-Sakral-Therapie; Diagnose- u. Therapieverfahren, das von dem amerikanischen Osteopathen William Garner Sutherland (1873–1954) zuerst in den 30er Jahren des 20. Jahrhunderts beschrieben u. von dem amerikanischen Chirurgen John E. Upledger 1970 weiterentwickelt wurde; **Grundlagen:** Grundlage dieser Form von Osteopathie* ist die Annahme, dass sich der knöcherne Schädel rhythmisch in seiner anterio-posterioren Ausdehnung verkürzt u. gleichzeitig lateralwärts ausdehnt; anschließend kehrt sich der Bewegungsvorgang um. Dieser kraniale Bewegungsrhythmus soll sich 8–14-mal pro Minute ereignen; er wird auf einen primären Atemrhythmus zurückgeführt, der alle Körperzellen in der oben beschriebenen Weise verändern soll. Volumen u. Druck in den Zellen werden dabei nicht verändert. Als treibende Kraft für diesen Rhythmus wird die Fluktuation des Liquor cerebrospinalis beschrieben. Zu dem kranio-sakralen System gehören v. a. die Meningen u. ihre verbundene Umgebung sowie der Liquor cerebrospinalis. **Ziel:** Behebung von Ungleichgewichten u. Störungen des Rhythmus durch bestimmte osteopathische Behandlungstechniken; **Durchführung:** vorwiegend passive Lösung von Gewebespannungen mit Techniken, die aus feinen Manipulationen u. Stellungskorrekturen bestimmter Schädelknochen bestehen; diagnostisch leistet der Therapeut die Feststellung auf Normabweichungen des kranio-sakralen Rhythmus u. lokalisiert die entsprechenden Knochenelemente. **Wirkung:** Beeinflussung der Hypophyse durch die Bewegung des Keilbeins (Störungen in diesem Bereich sollen zu endokrinen Beschwerden führen); ebenso soll die Kiefergelenkfunktion durch CST beeinflussbar sein (Beziehungskette zwischen Okklusion, Kiefergelenk u. Os temporale); Entspannung der Körperfaszien, Verbesserung der Blutversorgung; **Anwendung:** Schmerzen im posturalen System (Halte- u. Bewegungsapparat), Trigeminusneuralgie, Depression, hyperkinetisches Syndrom, nervöser Tic, unklarer Schwindel u. a.; **Kontraindikation:** Schädelfrakturen, intrakraniale Blutungen. Wirksamkeit im Bereich von Placeboeffekten.

Crataegi fructus *m*: Fructus Crataegi; chin. Shan-Zha; Droge der Chinesischen Medizin*; Früchte von Crataegus cuneata Sieb. et Zucc., Crataegus pinnatifida Bunge aus der Familie der Rosaceae (Rosengewächse); **Eigenschaften:** sauer, süß, leicht warm, kehrt in Milz, Magen u. Leber ein; **Wirkung:** löst die Speisen auf u. wandelt Zusammenballungen* um, belebt das Blut u. zerstreut Stasen*; **Anwendung:** bei Stagnation von Speisen im Verdauungstrakt, bei postpartalen abdominalen Schmerzen u. übermäßigen Lochien aufgrund von Blut*-Stase, bei arterieller Hypertonie, koronarer Herzkrankheit u. Hyperlipidämie.

Crataegus *m*: Weißdorn; Sträucher aus der Familie der Rosaceae (Rosengewächse); s. Abb.; Crataegus laevigata (Poiret) De Candolle (Crataegus oxyacantha L., Zweigriffeliger Weißdorn, Gemeiner Weißdorn), Crataegus monogyna Jaquin emend. Lindmann (Eingriffeliger Weißdorn) u. a.; **Arzneidroge:** Weißdornblätter mit Blüten (Crataegi folium cum flore), Monographie: ESCOP, Kommission E; Weißdornfrüchte (Crataegi fructus), Monographie: ESCOP, Negativmonographie Kommission E; **Inhaltsstoffe:** 1–2 % Flavonoide (u. a. Hyperosid, Vitexin-4′-rhamnosid, Rutin, Vitexin), 0,4–1 % oligomere Procyanidine, biogene Amine, Catechine, Triterpensäuren; **Wirkung:** positiv inotrop, chronotrop u. dromotrop sowie negativ bathmotrop;

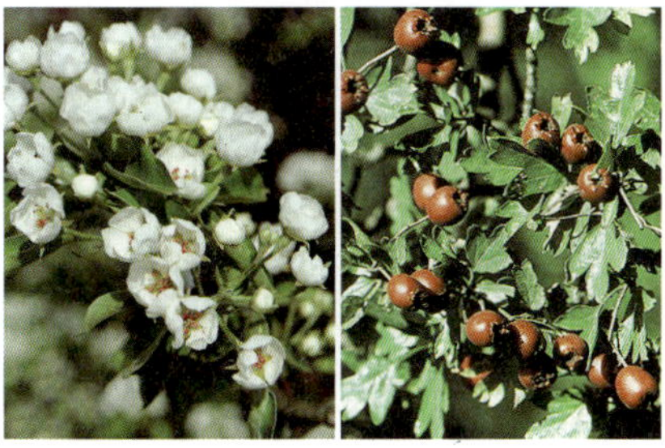

Crataegus: Blüte u. Frucht [5]

Zunahme der Koronar- u. Myokarddurchblutung, Senkung des peripheren Gefäßwiderstands, Besserung der subjektiven Beschwerden der Herzinsuffizienz im NYHA-Stadium II; **Verwendung:** in flüssigen od. festen Darreichungsformen zum Einnehmen; **I.** (med.) **1.** Weißdornblätter mit Blüten: **a)** bei Herzinsuffizienz im NYHA-Stadium II (ESCOP, Kommission E); **b)** bei funktionellen Herzbeschwerden u. zur Unterstützung der Herz- u. Kreislauffunktion (ESCOP); **2.** Weißdornfrüchte: bei funktionellen Herzbeschwerden u. zur Unterstützung der Herz- u. Kreislauffunktion (ESCOP); **II.** in der Chinesischen Medizin: s. Crataegi fructus; **Dosierung:** Tagesdosis 300–900 mg nativer, wässrig-alkoholischer Auszug (Ethanol 45 % od. Methanol 70 %; Droge-Extrakt-Verhältnis 4–7 : 1 mit definiertem Flavonoid- od. Procyanidin-Gehalt entsprechend 30–168,7 mg oligomere Procyanidine od. 3,5–19,8 mg Flavonoide in 2 od. 3 Einzeldosen; die Anwendungsdauer sollte mindestens 6 Wochen betragen; **Nebenwirkungen:** keine bekannt; **Kontraindikation:** keine bekannt; **Wechselwirkung:** keine bekannt; **Homöopathie:** Verwendung der frischen, reifen Früchte der Stammpflanzen entsprechend dem homöopathischen Arzneimittelbild, z. B. bei Herz- u. Kreislaufstörungen (u. a. Herzinsuffizienz, Altersherz, Herzrhythmusstörungen, Angina pectoris), Störungen des Blutdrucks.

Craving (engl. to crave dringend benötigen, verlangen): Bez. für das subjektive Erleben eines sehr starken Verlangens nach Einnahme eines Arznei- od. Suchtmittels bei Abhängigkeit* od. im Zusammenhang mit Heißhungerattacken, bei denen hastig große Nahrungsmengen verschlungen werden (s. Essstörungen); als Ursachen werden neurobiologische u. psychologische Gründe angenommen. Die Beeinflussung des C. durch psychotherapeutische u. pharmakologische Maßnahmen ist Bestandteil der Therapie.

Crocus sativus L. *m*: Safran-Krokus, Safran; Pflanze aus der Familie der Iridaceae (Schwertliliengewächse); s. Abb.; wild lebende Populationen sind besonders geschützt (§ 1 Satz 1 Bundesartenschutzverordnung). **Arzneidroge:** durch ein kurzes Griffelstück zusammengehaltene Narbenschenkel der im Herbst blühenden Pflanze (Crocus, Croci stigma, Safran); Monographie: WHO; Negativmonographie Kommission E; **Inhaltsstoffe:** 0,4–1,3 % ätherisches Öl mit α- u. β-Pinen, 1,8-Cineol u. dem typischen Duftstoff Safranal, der erst bei der Trocknung der geruchlosen Narben aus dem bitter schmeckenden Terpenglukosid Picrocrocin gebildet wird; bis 2 % Carotinoide (Crocetin, Crocin); **Wirkung:** zytotoxisch, antitumoral, sedierend; **Verwendung: 1.** (volkstümlich) als Nervenberuhigungsmittel bei Krämpfen u. Asthma bronchiale; innerlich zur Regulation des Menstruationszyklus; bei dyspeptischen Beschwerden u. als Stomachikum (Bestandteil der sog. Schwedenkräutermischungen); bei Hustenanfällen u. Bronchospasmen; äußerlich bei Zahn- u. Zahnfleischschmerzen, Kopfschmerz, Hämorrhoiden u. Schlangenbissen. Die Wirksamkeit bei den beanspruchten Anwendungsgebieten ist derzeit nicht belegt. **2.** Verwendung in der Kosmetik als Färbemittel, im Haushalt als Gewürz (Safranreis, Fleischbrühen, Fischgerichte) u. zur Herstellung von Likören, Magentonika u. Wermutweinen. **Nebenwirkungen:** bei einer maximalen Tagesdosis von 1,5 g keine Risiken; in größeren Mengen abortiv, Blutungen, Erbrechen, Schwindel, thrombozytopenische Purpura; Rhinokonjunktivitis, allergisches Asthma bronchiale, anaphylaktischer Schock wurden beschrieben; **Kontraindikation:** Schwangerschaft; **Homöopathie:** Verwendung der getrockneten Narbenschenkel entsprechend dem homöopathischen Arzneimittelbild, z. B. bei Blutungen, Neigung zu schmerzhaften Krämpfen u. rasch wechselnden Verstimmungszuständen.

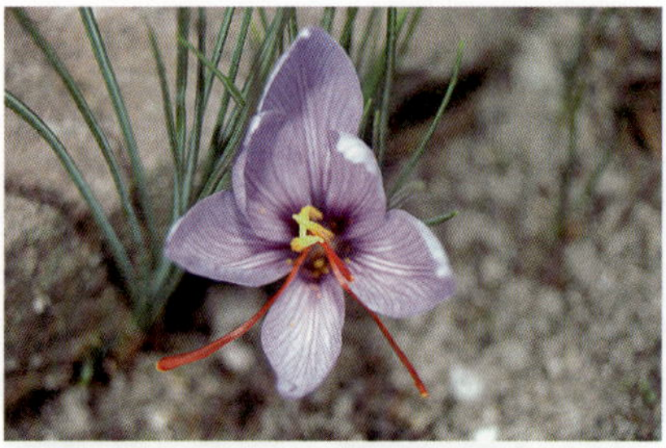

Crocus sativus: Blüte mit gelben Staubgefäßen u. roten Narben [11]

Croton eluteria (L.) W. Wright *n*: Cascarilla clutia Woodvile; Kaskarillabaum; Strauch od. Baum aus der Familie der Euphorbiaceae (Wolfsmilchgewächse); **Arzneidroge:** getrocknete Ast- u. Stammrinde (Cascarillae cortex, Cascarillrinde, Falsche Fieberrinde); **Inhaltsstoffe:** Cascarillin (Bitterstoff), Gerbstoffe, 1,5–3 % ätherisches Öl mit Cascarillsäure; Harz (15 %); **Wirkung:** keine bekannt; **Verwendung:** in Form von Sirup, Tinktur od. Extrakt; (volkstümlich) innerlich z. B. bei Appetitlosigkeit, dyspeptischen Beschwerden, Unruhezuständen, äußerlich zur Mund- u. Zahnpflege. Die Wirksamkeit bei den beanspruchten Anwendungsgebieten ist derzeit nicht belegt. **Dosierung:** je nach Zubereitung; **Nebenwirkungen:** keine bekannt; **Kontraindikation:** keine bekannt; **Wechselwirkung:** keine bekannt; **Homöopathie:** Verwendung der getrockneten Rinde entsprechend dem homöopathischen Arzneimittelbild, z. B. bei Verdauungsstörungen.

Croton lechleri Müller Arg. *n*: Drachenblut, Sangre de Drago, Chojilla, Choquilla; Baum aus der Familie der Euphorbiaceae (Wolfsmilchgewächse); **Arzneidroge:** Latex (Latex crotonidis): aus Verletzungen der Rinde gewonnenes Harz; **Inhaltsstoffe:** Proanthocyanidine (Antioxidanzien), Tannine,

Lignan (Dimethylcedrusin), Alkaloide (u. a. Taspin), Phenole, Diterpene; **Wirkung:** antiseptisch, antiviral, antibakteriell, blutstillend, wundheilungsfördernd, unterstützt die Heilung vernarbten Zellgewebes; **Verwendung:** Harzlösung; (volkstümlich) äußerlich bei Ekzemen, Insektenstichen, zur Vaginalspülung bei Infektionen, innerlich bei Hämorrhoiden, Aphthen, Tonsillitis, Magengeschwüren, Verdauungsproblemen, Erkrankungen des rheumatischen Formenkreises; **Dosierung:** ca. 5 ml Harz in 150 ml lauwarmem Wasser od. Milch lösen, ab 20 Tropfen pro Tag (keine genaueren Angaben erhältlich); **Nebenwirkungen:** keine bekannt; **Kontraindikation:** Schwangerschaft; **Wechselwirkung:** keine bekannt.

Croton niveus Jacquin. *n*: Croton pseudochina Schlechtendal, Croton guatemalensis; Copalchi; strauchartiger Baum aus der Familie der Euphorbiaceae (Wolfsmilchgewächse); **Arzneidroge:** getrocknete Rinde der Zweige u. Äste (Cortex Copalchi, Copalchi cortex; Copalchi-Rinde, Mexikanische Fieberrinde, Pseudochinarinde); vgl. Hintonia latiflora; **Inhaltsstoffe:** Bitterstoff Copalchin, ätherisches Öl, Alkaloide, Quercetinglukoside; **Wirkung:** fiebersenkend, zur unterstützenden Therapie bei Diabetes mellitus (nicht ausreichend belegt); **Verwendung:** (volkstümlich) Dekokt innerlich bei chronischer Diarrhö u. Dysenterie, äußerlich zur Behandlung von Hämorrhoiden; innerlich in den Ursprungsländern besonders bei Malaria, auch als Bittermittel bei Magen- u. Darmstörungen, als Roborans, als Ersatz für Chinarinde (s. Cinchona pubescens); äußerlich bei Hämorrhoiden, Lähmungen u. rheumatischen Beschwerden; **Dosierung:** keine bekannt.

Croton|öl: Oleum crotonis; Krotonöl; Öl aus Samen des tropischen Wolfsmilchgewächses Croton tiglium; sehr starkes Laxans; die Anwendung ist wegen der kokanzerogenen Wirkung obsolet.

CST: Abk. für **C**ranio*-**S**acral-**T**herapie.

Cucurbita pepo L. *f*: Gartenkürbis, Ölkürbis, Gewöhnlicher Kürbis; Pflanze aus der Familie der Cucurbitaceae (Kürbisgewächse); s. Abb.; **Arzneidroge:** Samen von C. p. u. Kulturvarietäten (Cucurbitae semen, Cucurbitae peponis semen, Kürbissamen); Monographie: ESCOP, WHO, Kommission E; **Inhaltsstoffe:** Δ7-Phytosterole u. deren Glukoside, β- u. γ-Tocopherol, Mineralstoffe (Kalium), Spurenelemente (Selen), fettes Öl mit bis zu 64 % Linolsäure, Cucurbitin u. weitere 24 Aminosäuren; **Wirkung:** antiphlogistisch u. antikongestiv am Prostatagewebe, diuretisch, prostatotrop; **Verwendung:** ganze od. grob zerkleinerte Samen sowie andere galenische Zubereitungen; **1.** (med.) bei überaktiver Harnblase, Miktionsbeschwerden bei benignem Prostatasyndrom Stadium I u. II (ESCOP, Kommission E); **2.** (volkstümlich) bei Enuresis nocturna u. diurna; früher als Spul- u. Bandwurmmittel; **Dosierung:** mittlere Tagesdosis 10 g Samen, Zubereitungen entsprechend; **Nebenwirkungen:** keine bekannt; **Kontraindikation:** keine bekannt; **Wechselwirkung:** keine bekannt; **Homöopathie:** Verwendung der frischen, reifen Samen entsprechend dem homöopathischen Arzneimittelbild, z. B. bei Erbrechen.

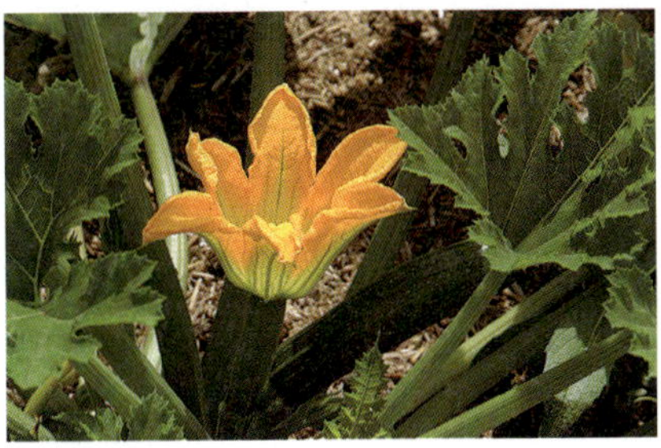

Cucurbita pepo: Pflanze mit Blüte u. Frucht [11]

Cuminum cyminum L. *n*: Mutterkümmel; einjährige Pflanze aus der Familie der Apiaceae (Doldengewächse); **Arzneidroge:** getrocknete, reife Früchte (Cumini fructus, Mutterkümmel, Römischer Kümmel, Kreuzkümmel); aus den reifen Früchten gewonnenes ätherisches Öl (Cumini aetheroleum, Kreuzkümmelöl); **Inhaltsstoffe:** Früchte: fettes u. ätherisches Öl, Harz, Gummi, Gerbstoffe, Flavonoide; **Wirkung:** Das ätherische Öl wirkt antibakteriell, antimykotisch u. larvizid. **Verwendung:** **1.** (volkstümlich) Kreuzkümmel bei Magenbeschwerden, Koliken, Diarrhö, Kreuzkümmelöl bei Blähungen; die Wirksamkeit bei den beanspruchten Anwendungsgebieten ist derzeit nicht belegt. **2.** als Gewürz; **Dosierung:** keine bekannt; **Nebenwirkungen:** keine bekannt; **Kontraindikation:** keine bekannt; **Wechselwirkung:** keine bekannt.

Cun: **1.** in der Chinesischen Medizin* verwendetes individuelles Körpermaß zur genauen Lokalisation der Verläufe der Leitbahnen* u. der Akupunkturpunkte*; entspricht an den Extremitäten der Daumenbreite bzw. der Länge des mittleren Mittelfingerglieds des Patienten (gemessen von der distalen zur proximalen Beugefalte); an Rumpf u. Kopf werden bestimmte Strecken zwischen anatomischen Landmarken in eine bestimmte Anzahl gleich großer Unterabstände eingeteilt (z. B. von der Nabelmitte zur Symphysenoberkante in der Medianlinie = 5 Cun). **2.** Zoll; chin. Längenmaß (ca. 3,33 cm), z. B. zur Längenangabe von Akupunkturnadeln*.

Cuprum (lat.) *n*: s. Kupfer.

Curare *n*: Kurare; Sammelbez. für Pfeilgifte, die aus wässrigen eingedickten Extrakten von Rinden (evtl. auch Blättern) südamerikanischer Lianen bestehen; **Einteilung:** **1.** Tubocurare aus Chondrodendron tomentosum u. a. Menispermaceenarten; enthält als Hauptkomponente (+)-Tubocurarin, das als Chlorid zur Muskelrelaxation bei chirurgischen Eingriffen, insbesondere im Bauch- u. Thoraxraum, sowie bei Elektroschock u. Tetanus ver-

C

wendet wird; **2.** Calebassencurare aus Strychnosarten; enthält Strychnosalkaloide (Toxiferin, dessen partialsynthetisches Abwandlungsprodukt Alcuroniumchlorid als Muskelrelaxans bei chirurgischen Eingriffen u. Tetanus angewendet wird). Das Fleisch der Beutetiere, die durch C. bewegungsunfähig werden, ist genießbar, da orale Aufnahme von C. beim Menschen keine Wirkung zeigt.

Curcuma domestica *f*: s. Curcuma longa.

Curcumae radix *f*: Radix Curcumae; chin. Yu-Jin; Droge der Chinesischen Medizin* u. des Ayurveda*; Wurzelknolle von Curcuma aromatica Salisb., Curcuma* zedoaria (Christm.) Rosc., Curcuma* longa L. u. Curcuma kwangsiensis S. K. Lee et C. F. Liang aus der Familie der Zingiberaceae (Ingwergewächse); **Eigenschaften: 1.** in der Chinesischen Medizin: scharf, bitter, kalt, kehrt in Herz, Leber u. Gallenblase ein; **2.** im Ayurveda: scharf u. bitter im Geschmack, scharf in der Nachverdauung u. wärmend in der Potenz; **Wirkung:** in der Chinesischen Medizin: belebt das Blut u. stillt Schmerzen, bewegt das Qi* u. löst Depression* auf, kühlt das Blut u. klärt das Herz u. treibt den Ikterus zurück; **Anwendung: 1.** in der Chinesischen Medizin bei Qi*-Stagnation u. Blut*-Stase, bei fieberhaften Erkrankungen mit trübem Schleim, bei Blut*-Hitze; **2.** im Ayurveda gemahlene Wurzelknollen von Curcuma longa u. Curcuma aromatica als Hauttherapeutikum, äußerlich in Hautpflegemitteln u. als Bestandteil von Hämostatika.

Curcuma longa L. *f*: Curcuma domestica Valeton; Gelbwurz, Kurkuma; Pflanze aus der Familie der Zingiberaceae (Ingwergewächse); s. Abb.; **Arzneidroge:** gebrühter u. getrockneter Wurzelstock (Curcumae longae rhizoma); Monographie: HMPC, ESCOP, WHO, Kommission E; **Inhaltsstoffe:** 2–7 % ätherisches Öl (60 % Sesquiterpene, 25 % Zingiberen), 3–5 % Dicinnamoylmethan-Derivate (Curcumin), Ferulasäure, Kaffeesäure; **Wirkung:** cholagog, verdauungsfördernd, lipidsenkend, antioxidativ; **Verwendung:** Drogenpulver od. Teezubereitung; **1.** (med.) **a)** bei dyspeptischen Beschwerden (Kommission E); **b)** zur symptomatischen Therapie leichter Verdauungsbeschwerden u. leichter Leber-Gallen-Beschwerden (ESCOP); **2.** (traditionell) zur symptomatischen Therapie dyspeptischer Beschwerden (HMPC); **3.** (volkstümlich) auch bei Diarrhö, Bronchitis u. Gelbsucht sowie Wurmbefall; äußerlich bei Prellungen sowie bei entzündlichen u. septischen Erkrankungen von Haut u. Auge; **4.** in der Chinesischen Medizin: s. Curcumae radix; **5.** gepulvertes Rhizom als Gewürz (Hauptbestandteil des sog. Curry), zum Färben von Lebensmitteln u. zum Fernhalten von Vorratsschädlingen; **Dosierung:** 1,5–3 g Drogenpulver pro Tag, Extrakt: ab 170 mg/d; **Nebenwirkungen:** Mundtrockenheit, Blähungen, Magenreizung; **Kontraindikation:** Verschluss der Gallenwege, bei Cholezystolithiasis nur nach Rücksprache mit dem Arzt anwenden. Vgl. Curcuma xanthorrhiza.

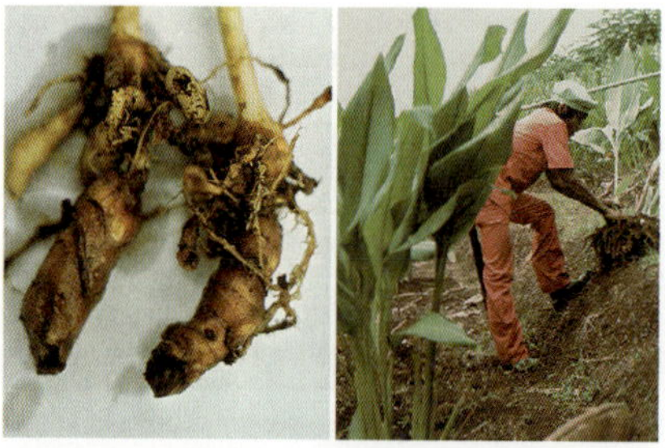

Curcuma longa: Wurzel u. Ernte der Planze [7]

Curcuma xanthor|rhiza Roxburgh *f*: Javanische Gelbwurz, Javanische Kurkuma; indonesische Bez. Temoe lawak; Pflanze aus der Familie der Zingiberaceae (Ingwergewächse); **Arzneidroge:** in Scheiben geschnittener, getrockneter Wurzelstock (Curcuma xanthorrizae rhizoma, Temoe lawak); Monographie: ESCOP, Kommission E; **Inhaltsstoffe:** 6–11 % ätherisches Öl mit 1-Cyclo-Isoprenmyrcen (bis zu 85 %), Xanthorrhizol (β-Curcumen; bis zu 20 %) u. Sesquiterpenen; 0,8–2 % Curcuminoide; Ferulasäure, Kaffeesäurederivate; 30–40 % Stärke; **Wirkung:** choleretisch, cholekinetisch, antibakteriell, antiphlogistisch, hepatoprotektiv; **Verwendung:** zerkleinerte Droge für Infuse u. a. Zubereitungen; **1.** (med.) **a)** bei dyspeptischen Beschwerden (Kommission E); **b)** zur symptomatischen Therapie leichter Verdauungsbeschwerden u. leichter Leber-Gallen-Beschwerden (ESCOP); **2.** (volkstümlich) auch bei entzündlichen Erkrankungen der Gallenblase u. der Gallenwege, zur Appetitsteigerung, gegen Flatulenz; **Dosierung:** mittlere Tagesdosis 2 g Droge, Zubereitungen entsprechend; **Nebenwirkungen:** bei längerem Gebrauch Magenbeschwerden; **Kontraindikation:** Verschluss der Gallenwege, bei Gallensteinleiden nur nach Rücksprache mit einem Arzt anwenden; **Wechselwirkung:** keine bekannt.

Curcuma zedoaria (Christm.) Rosc. *f*: Zitwer; ausdauernde, krautige Pflanze aus der Familie der Zingiberaceae (Ingwergewächse); **Arzneidroge:** getrocknete knollige Teile des Wurzelstocks (Zedoariae rhizoma, Zitwerwurzelstock); Negativmonographie Kommission E; **Inhaltsstoffe:** 1–1,5 % ätherisches Öl mit ca. 48 % Sesquiterpenalkoholen u. Sesquiterpenketonen (Zingiberen, Tumerone, α-Pinen, Camphen, Cineol u. a.), Curcuminoide, 50 % Stärke, 10–13 % Rohprotein; **Wirkung:** choleretisch, spasmolytisch, anti-inflammatorisch; **Verwendung:** gepulverte Droge für Dekokte; **1.** (volkstümlich) bei Verdauungsinsuffizienz, Koliken; die Wirksamkeit bei den beanspruchten Anwendungsgebieten ist derzeit nicht belegt. **2.** im Ayurveda bei Bronchitis u. Asthma bronchiale; **3.** in der Tibetischen Medizin wie im Ayurveda, außerdem zur Entgiftung, bei Harnwegsinfekten u. Harnblasenschwäche; **4.** in der Chinesischen

Medizin: s. Curcumae radix; **Dosierung: 1.** (volkstümlich) 1–1,5 g Droge als Dekokt 3-mal täglich; **2.** im Ayurveda Tagesdosis 3–6 g Droge, auf 3 Einzeldosen verteilt; **Nebenwirkungen:** keine bekannt; **Kontraindikation:** Hypermenorrhö, Schwangerschaft u. Stillzeit; **Wechselwirkung:** keine bekannt.

Cuscutae semen *n*: Semen Cuscutae; chin. Tu-Si-Zi; Droge der Chinesischen Medizin* u. des Ayurveda*; Samen von Cuscuta chinensis Lam. aus der Familie der Convolvulaceae (Windengewächse); **Eigenschaften:** in der Chinesischen Medizin: süß, warm, kehrt in Leber, Niere u. Milz ein; **Wirkung:** in der Chinesischen Medizin: füllt die Niere auf, festigt das Jing*, nährt die Leber u. erhellt das Auge, stillt Diarrhö, sichert die Leibesfrucht; **Anwendung: 1.** in der Chinesischen Medizin bei Nieren*-Leere, bei unzureichenden Einflüssen der Leber u. Niere, bei Diarrhö bei Milz*- u. Nieren-Leere, bei drohendem Abort bei unzureichenden Einflüssen von Leber u. Niere, bei Diabetes mellitus vom Nieren-Leere-Typ; **2.** im Ayurveda der Saft aus Samen u. anderen Anteilen (Blätter, Stängel) gegen Diarrhö u. als Tonikum für die Augen.

Cusparia angostura *f*: s. Galipea officinalis.

Cyclanthera pedata Schardt. *f*: Caigua, Caihua, Inkagurke (Achokcha); einjährige Rankpflanze aus der Familie der Curcurbitaceae (Kürbisgewächse), heimisch in Amazonien; **Arzneidroge:** Blätter, Früchte mit Kernen (Cyclanterae folium et fructus cum semen); **Inhaltsstoffe:** Phytosterole (u. a. Sitosterol), Triterpensaponine, 3-β-D-Glukosid, Dihydroxytryptamin, Galakturonsäure, Pektin, Peptin, Pikrin, Thiamin, L-Ascorbinsäure, Lipide, schwefelhaltige Nährstoffe; **Wirkung:** diuretisch, anti-inflammatorisch, lipidsenkend (insbesondere LDL), Blutglukose senkend, anthelminthisch; **Verwendung:** Teeaufguss, gemahlene Droge u. andere Zubereitungen; (volkstümlich) innerlich bei Diabetes mellitus, bei Atmungsproblemen, bei Fettstoffwechselstörungen, zur Arterioskleroseprävention, als Anthelminthikum, als Antiphlogistikum bei Tonsillitis, Otitis; äußerlich als Antiphlogistikum bei Hautverletzungen, zur Zahnreinigung; die Wirksamkeit bei den beanspruchten Anwendungsgebieten ist derzeit nicht belegt. **Dosierung:** 300–900 mg gemahlene Droge pro Tag; **Nebenwirkungen:** keine bekannt; **Kontraindikation:** keine bekannt; **Wechselwirkung:** keine bekannt.

Cydonia oblonga Mill. *f*: Cydonia vulgaris Del.; Quitte; bis 8 m hoher Baum aus der Familie der Rosaceae (Rosengewächse); **Arzneidroge:** Samen (Cydoniae semen, Quittenkerne, Quittensamen); **Inhaltsstoffe:** bis zu 22 % Schleimstoffe (hauptsächlich Pentosane, die bei Hydrolyse Arabinose u. Xylose liefern), ca. 0,4 % Amygdalin, Emulsin, 15 % fettes Öl; **Wirkung:** keine bekannt; **Verwendung:** (volkstümlich) z. B. schleimige Mixturen gegen Husten, bei aufgesprungener u. entzündeter Haut (Lippen, Brustwarzen); Quittenschleim als reizlose, fettfreie Salbengrundlage; **Dosierung:** keine bekannt; **Nebenwirkungen:** keine bekannt; **Kontraindikation:** keine bekannt; **Wechselwirkung:** keine bekannt.

Cymbopogon citratus (DC.) Stapf *n*: syn. Andropogon citratus DC.; Lemongras, Zitronengras; ausdauernde Pflanze aus der Familie der Poaceae (Gramineae, Süßgräser); zusammen mit Cymbopogon flexuosus (Nees ex Steud.) W. Wats (Malabargras) u. Cymbopogon nardus (L.) W. Wats (Citronellgras) Stammpflanze der Citronellöle; **Arzneidroge:** getrocknete oberirdische Teile (Cymbopogonis citrati herba, Lemongras) u. aus diesen gewonnenes ätherisches Öl (Cymbopogonis citrati aetheroleum, Lemongrasöl); Negativmonographie Kommission E; **Inhaltsstoffe:** 0,2–0,4 % ätherisches Öl (65–85 % Citral, 12–20 % Myrcen, Geraniol, Limonen, α-Pinen, α-Terpineol), pentacyclische Triterpene (Cymbopogon, Cymbopogonol), Flavonoide; **Wirkung:** Infus antipyretisch, antibakteriell, harntreibend, krampflösend u. verdauungsfördernd; Lemongrasöl antibakteriell, analgetisch; **Verwendung:** innerlich als Infus; äußerlich als Teeaufguss u. Öl; (volkstümlich) **1.** innerlich bei Appetitlosigkeit, Magen-Darm-Beschwerden mit Flatulenz u. Krämpfen, nervöser Unruhe, Schmerzen, Erbrechen, Husten, Erkrankungen des rheumatischen Formenkreises, Fieber, Erkältung, Erschöpfung; **2.** Öl äußerlich bei Kopfschmerz, abdominalen Beschwerden, Scabies, Läusen, Erkrankungen des rheumatischen Formenkreises; zur sog. Aromamassage. Die Wirksamkeit bei den beanspruchten Anwendungsgebieten ist derzeit nicht belegt. **Dosierung:** 1–2 TL der getrockneten Droge in 150 ml kochendem Wasser; Kurzzeitanwendung bis 2 Wochen; ÖL nur verdünnt anwenden; **Nebenwirkungen:** bei äußerlicher Anwendung selten allergische Reaktionen; **Kontraindikation:** Schwangerschaft u. Stillzeit; **Wechselwirkung:** keine bekannt.

Cymbopogon flexuosus (Nees ex Steud.) W. Wats. *n*: Andropogon flexuosus Nees ex Steud.; Ostindisches Zitronengras, Malabargras; s. Cymbopogon citratus.

Cymbopogon nardus (L.) Rendle *n*: Andropogon nardus L., Cymbopogon afronardus Stapf, Cymbopogon validus (Stapf) Burtt Davy; Ceyloncitronell, Citronellgras, Nardusgras; s. Cymbopogon citratus.

Cymbopogon winterianus Jowitt *n*: Cymbopogon nardus var. mahapangiri; Java-Citronellgras, Java-Zitronengras, Maha-Pengiri-Gras; ausdauernde Pflanze aus der Familie der Poaceae (Süßgräser); **Arzneidroge:** getrocknete oberirdische Teile (Cymbopogonis winteriani herba) u. aus diesen gewonnenes ätherisches Öl (Cymbopogonis winteriani aetheroleum, Oleum citronellae, Citronellöl, sog. Indisches Melissenöl); **Inhaltsstoffe:** ätherisches Öl mit 32–45 % Citronellal, 12–18 % Geraniol, 11–15 % Citronellol, 3–8 % Geranylacetat u. 2–4 % Citronellylacetat; **Wirkung:** motilitätshemmend, insektenrepellent; **Verwendung:** Kraut als

C

leichtes Adstringens; Öl in Kombinationen, z. B. in Karmelitergeist, Melissengeist; (volkstümlich) bei innerer Unruhe, nervösen Befindlichkeitsstörungen, Magen-Darm-Beschwerden, Myalgie, Neuralgie, Erkältungskrankheiten, Erschöpfungszuständen; als Insektenabwehrmittel eingenommen od. unverdünnt (nur im Freien) auf die Haut aufgetragen. Die Wirksamkeit bei den beanspruchten Anwendungsgebieten ist derzeit nicht belegt. **Nebenwirkungen:** Bei äußerlicher Anwendung sind allergische Reaktionen möglich, innerlich (Inhalation) bei höheren Dosen toxische Alveolitis. **Kontraindikation:** Schwangerschaft, Stillzeit, orale Anwendung bei Kindern.

Cynara cardunculus L. **ssp. flavescens** Wikl. *f*: Cynara scolymus L.; Echte Artischocke; ausdauerndes Kraut aus der Familie der Asteraceae (Korbblütler); s. Abb.; **Arzneidroge:** ganze od. geschnittene, getrocknete Blätter (Cynarae folium, Artischockenblätter); Monographie: ESCOP, WHO, Kommission E; **Inhaltsstoffe:** bis 1,45 % Kaffeoylchinasäurederivate (z. B. Cynarin), bis zu 6 % Bitterstoffe (z. B. Cynaropikrin) u. Flavonoide; **Wirkung:** choleretisch, cholesterolsenkend (Hemmung der Cholesterolbiosynthese), antioxidativ, spasmolytisch; Wirksamkeitsnachweis: in klinischen Studien konnte nach jeweils sechswöchiger Therapiedauer bei Hypercholesterolämie eine cholesterolsenkende Wirkung (ca. −18,5 %) nachgewiesen werden. **Verwendung:** als Trockenextrakt; **1.** (med.) **a)** bei dyspeptischen Beschwerden, v. a., wenn sie auf Störungen des Leber-Galle-Systems zurückzuführen sind (Kommission E); **b)** unterstützend zur Senkung erhöhter Blutfettwerte, bei Verdauungsstörungen u. Störungen des Leber-Galle-Systems (ESCOP); **2.** (volkstümlich) zur Leberprotektion, als Medizinalwein (Vinum cynarae) bei Verdauungsbeschwerden u. als Roborans in der Rekonvaleszenz; **Dosierung:** mittlere Tagesdosis: 6 g Droge (entsprechend ca. 1320 mg wässrigem Trockenextrakt, mindestens 300 mg Trockenextrakt in der Einzeldosis), Frischpflanzenpresssaft: 2–3-mal täglich 1 EL; **Nebenwirkungen:** selten leichte gastrointestinale Beschwerden; **Kontraindikation:** Allergie gegen Korbblütler, Verschluss der Gallenwege; bei Gallensteinleiden nur nach Rücksprache mit einem Arzt verwenden; **Wechselwirkung:** keine bekannt; **Homöopathie:** Verwendung der frischen, zur Blütezeit geernteten, oberirdischen Teile entsprechend dem homöopathischen Arzneimittelbild, z. B. bei chronischen Erkrankungen des Leber-Galle-Systems.

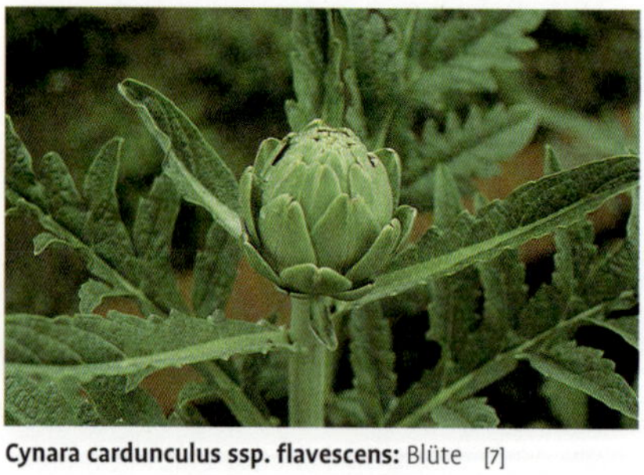

Cynara cardunculus ssp. flavescens: Blüte [7]

Cynosbati fructus *m*: s. Rosa canina.

Cypri|pedium calceolus L. **var. pubescens** (Willd.) Correll *m*: Cypripedium pubescens; Amerikanischer Frauenschuh; Pflanze aus der Familie der Orchidaceae (Knabenkrautgewächse); **Arzneidroge:** getrocknete Rhizome u. Wurzeln (Cypripedii radix/rhizoma); **Inhaltsstoffe:** ätherisches Öl, Harz, Gerbstoffe; **Wirkung:** sedativ; **Verwendung:** (volkstümlich) bei Schlaflosigkeit, Erregungszuständen u. emotionaler Spannung; in Nordamerika bei Nervosität u. hysterischen Affektionen. Die Wirksamkeit bei den beanspruchten Anwendungsgebieten ist derzeit nicht belegt. **Homöopathie:** Verwendung der frischen, im Herbst geernteten, unterirdischen Teile entsprechend dem homöopathischen Arzneimittelbild, z. B. bei Schlaflosigkeit.

Cyriax-Therapie (James C., englischer Arzt; Therapie*) *f*: Bez. für spezielle Grifftechniken aus der Manuellen Medizin* zur Diagnostik u. Therapie von Weichteilläsionen; beinhaltet u. a. eine Massageform, die quer zur betroffenen Struktur (Sehne, Muskel, Band) ausgeführt wird (Querfriktion, deep friction nach Cyriax); **Wirkung:** Ausschüttung von Gewebehormonen (Hyperämie), Lösung verklebter Strukturen.

Cytisus scoparius (L.) Link *m*: Sarothamnus scoparius; Besenginster; Pflanze aus der Familie der Fabaceae (Schmetterlingsblütler); **Arzneidroge:** im Frühjahr u. Herbst gesammelte, getrocknete, oberirdische Teile (Cytisi scoparii herba, Besenginsterkraut); Monographie: Kommission E; **Inhaltsstoffe:** 0,8–1,5 % Chinolizidinalkaloide (insbesondere (−)-Spartein bis zu 90 %), Phenylalaninderivate (Tyramin, Dopamin, Methyloxytyramin), Flavonoide (Scoparin) u. Isoflavonoide (Orobol); **Wirkung:** antiarrhythmisch, leicht negativ inotrop, Erhöhung des venösen Drucks; mit einer Wirkung von Spartein ist aufgrund des sehr geringen Gehalts in der Droge nicht zu rechnen; **Verwendung:** **1.** (med.) standardisierte Auszüge bei funktionellen Herzbeschwerden (Kommission E); **2.** (volkstümlich) als Infus od. Fluidextrakt bei Erkrankungen des rheumatischen Formenkreises, Cholelithiasis u. Nephrolithiasis sowie als Herzstärkungsmittel; **Dosierung:** standardisierte Auszüge (maximal 1 mg Spartein/ml) entsprechend 1–1,5 g Droge pro Tag; **Nebenwirkungen:** vereinzelt Kopfschmerz, Schwindel, Pupillenerweiterung; **Kontraindikation:** Hypertonie, Schwangerschaft; **Wechselwirkung:** Aufgrund des Tyramingehalts kann eine gleichzeitige Therapie mit Monoaminoxidase-Hemmern zu einer Blutdruckkrise führen; therapeutische Anwendung wegen des möglichen Risikos nicht empfohlen. **Homöopa-**

thie: Verwendung der frischen, abgestreiften Blüten zusammen mit den bei der Blütenernte anfallenden Blättern (jedoch ohne Zweige) entsprechend dem homöopathischen Arzneimittelbild, z. B. bei Herzinsuffizienz, Herzrhythmusstörungen, entzündlichen ekzematösen Hauterkrankungen.

D

D: s. Dezimalpotenz.

DAB: Abk. für **D**eutsches **A**rznei**b**uch; s. Arzneibuch.

DAC: Abk. für **D**eutscher **A**rzneimittel-**C**odex; s. Arzneibuch.

Da-Huang: s. Rhei radix et rhizoma.

Damiana *f*: s. Turnera diffusa.

Dampf|bad: Bad in Heißluft mit hohem Feuchtigkeitsgehalt (>70 %); **Formen: 1. Vollbad:** russisch-römisches Bad; Raumtemperatur 40–50 °C; Wirkung: Hyperämie, leichte Hyperthermie, starkes Schwitzen, Schleimhauttoilette des Nasen-Rachen-Raums u. der Atemwege, Lockerung verspannter Muskeln; **2. Teilbäder: a)** z. B. als Kopfdampfbad zur Inhalation bei entzündlichen Erkrankungen der oberen Atemwege, evtl. mit Zusatz von Sole, Kräutern bzw. Extrakten (Kamille, Pfefferminze, Lindenblüte); **b)** Dampfstrahler (Dampfdusche) richten Dampf mit adäquatem Druck aus 1–3 m Entfernung auf bestimmte Körperregionen (cave: Verbrennungen) zur lokalen Hyperämie u. Detonisierung der Muskulatur. Vgl. Heißluftbad; Hydrotherapie; Sauna.

Dampf|kom|presse (lat. comprimere, compressus zusammendrücken) *f*: sehr heißer Wickel* bzw. Kompresse*; **Anwendung:** z. B. bei Kolik i. R. einer Cholelithiasis.

Dang-Gui: s. Angelicae sinensis radix.

Dang-Shen: s. Codonopsitis pilosulae radix.

Dang-Shen-Glocken|winde: s. Codonopsis pilosula.

Dan-Shen: s. Salviae miltiorrhizae radix.

Darm|bad: auch subaquales Darmbad (Kurzbez. Sudabad); selten verwendete, intensive Einlaufbehandlung mit Spülung auch höherer Darmabschnitte durch 20–30 l Wasser in einem Vollbad; durch die Resorption von Wasser im Darm kommt es neben der gründlichen Darmreinigung* zu einer verstärkten Diurese. **Anwendung:** bei Obstipation u. Nephrolithiasis (entspannende Wirkung auf die glatte Muskulatur der Harnleiter) sowie i. R. der ausleitenden Therapie* u. der Umstimmungstherapie*; **Kontraindikation:** entzündliche u. bösartige Darmerkrankungen (Perforationsgefahr), unklare anatomische Verhältnisse mit Verletzungsgefahr beim Einführen des Darmrohrs. Vgl. Colonhydrotherapie.

Darm|reinigung: Darmspülung zur Entleerung des Colons bzw. Rektums; **Formen: 1.** retrograde Instillation von Flüssigkeit in das Rektum (sog. Darmeinlauf) mit Darmrohr u. Irrigator od. durch gebrauchsfertige Instillationsflüssigkeiten (Klistiere bzw. Klysmen), z. B. vor Röntgenuntersuchungen, Endoskopie, Entbindung, bei Obstipation; **2.** Darmspülung: **a)** retrograd (sog. hoher Schwenkeinlauf) unter Verwendung von ca. 1–2 l Spülflüssigkeit zur Reinigung größerer Darmabschnitte vor Operationen; **b)** als sog. Colonlavage orthograd per os durch Trinken von bis zu 3 l einer Lösung aus Polyethylenglycol, selten auch über eine Duodenalsonde mit Einleitung von bis zu 10 l physiologischer Kochsalzlösung. **Anwendung:** in der Naturheilkunde Teil der ausleitenden Therapie* (s. Darmbad; Colonhydrotherapie), ähnlich der Verwendung von Laxanzien* (Karlsbader* Salz od. Natriumsulfat* bei Mayr*-Kur u. Fasten*) od. den Darm entlastenden Diäten, bei denen wenig sog. Verdauungsgifte anfallen (s. Ableitungsdiät, milde); Anwendung auch bei infolge gestörter Darmfunktion auftretenden reflektorischen Störungen des Bewegungsapparats u. der Kreislaufregulation sowie zur Verhinderung einer Resorption schädlicher Stoffe bei gestörter Mukosabarriere.

Darm|sanierung: s. Symbioselenkung.

Darm|spülung: s. Darmbad; Darmreinigung; Klistier.

Daseins|an|alyse (gr. ἀναλύειν auflösen) *f*: psychotherapeutisches Konzept (L. Binswanger, M. Boss), das sich an der Phänomenologie E. Husserls u. der ontologischen Anthropologie M. Heideggers orientiert u. der traditionellen Subjekt-Objekt-Beziehung (Therapeut-Patient-Beziehung) ein Partnerschaftsverhältnis auf gleicher Ebene entgegensetzt (die sog. Gemeinsamkeit des Daseins); im Mittelpunkt der D. steht der sog. Daseinsvollzug des Einzelnen in seinen vielfältigen Beziehungen zur Welt. Um eine psychopathologische u. psychiatrische Etikettierung zu vermeiden, wird z. B. darauf verzichtet, von Symptomen u. Krankheitsverlauf zu sprechen. **Anwendung:** bei neurotischen, psychosomatischen u. psychotischen Störungen. Vgl. Psychotherapie.

D

DASH-Diät (Diät*) *f*: Abk. für (engl.) ***D**ietary **A**pproaches to **S**top **H**ypertension;* Diätanleitung zur Senkung des Blutdrucks bei Hypertonie; Reduktionsdiät* (sog. High-Carb-Diät), die zur Abnahme des Körpergewichts u. zur Senkung eines erhöhten Blutdrucks beitragen soll; **Prinzip:** Kochsalzrestriktion (<3 g/d); Kalorienzufuhr pro Tag: ca. 8400 kJ (bzw. 2000 kcal), ggf. ca. 7500 kJ (bzw. 1800 kcal) od. 6300 kJ (bzw. 1500 kcal); erlaubt sind pro Tag 7–8 Portionen Kohlenhydrate (1 Portion: z. B. eine Scheibe Brot od. ein halbes Brötchen), 4–5 Portionen Obst (1 Portion: z. B. eine mittelgroße Frucht od. ein Glas Saft), 4–5 Portionen Gemüse (1 Portion: ca. 100 g), ≤2 Portionen mageres Fleisch od. Fisch (1 Portion: ca. 90 g), 2–3 Portionen fettarme Milchprodukte (1 Portion: z. B. ein Glas Milch, 40 g fettarmer Käse od. 2 kleine Becher fettarmer Joghurt), 2 Portionen Fett (1 Portion: 1 TL Öl, Margarine, Butter od. Mayonnaise), pro Woche 4–5 Portionen Nüsse (1 Portion: z. B. 75 g Nüsse, 100 g Hülsenfrüchte od. 80 g Tofu) u. 5 Portionen Süßigkeiten (1 Portion: z. B. 1 TL Zucker, Marmelade, Gelee, Honig, 10 g Süßigkeiten od. 1 Glas Limonade); **ernährungsphysiologische Bewertung:** ausreichende Nährstoffzufuhr bei hohem Kalium-, Calcium- u. Magnesiumgehalt; als Dauerkost geeignet.

Datura stramonium L. *f*: Weißer Stechapfel; Pflanze aus der Familie der Solanaceae (Nachtschattengewächse); **Arzneidroge:** Blätter (Stramonii folium) u. Samen (Stramonii semen); Negativmonographie Kommission E; **Inhaltsstoffe:** Alkaloide, insbesondere L-Scopolamin (L-Hyoscyamin); **Verwendung:** (volkstümlich) als Spasmolytikum bei Asthma bronchiale, Pertussis, gelegentlich als Expektorans bei Bronchitis; Räucherpulver u. Asthmazigaretten zur inhalativen Anwendung; zur Basistherapie der Somatisierungsstörung. Die therapeutische Verwendung der Blätter u. Samen ist angesichts der Risiken sowie nicht ausreichend belegter Wirksamkeit nicht vertretbar. **Nebenwirkungen:** anticholinerge Symptome wie Pupillenerweiterung, extremer Durst, Tachykardie, Erbrechen, Schluckschwierigkeiten, Hyperthermie, Hypertonie, Anfälle, Verwirrtheit, Koma, Harnverhalt; Vergiftungsfälle mit tödlichem Ausgang; **cave:** Missbrauchs- u. Abhängigkeitspotential; **Homöopathie:** Verwendung des frischen Krautes mit Blüten entsprechend dem homöopathischen Arzneimittelbild, z. B. bei hochfieberhaften Infektionen, Krampfzuständen, Erkrankungen mit psychischen Beeinträchtigungen, Entzündung der Augen.

Daucus carota L. *m*: Möhre, Gelbe Rübe, Karotte; 50–80 cm hohe, krautige Pflanze aus der Familie der Apiaceae (Doldengewächse); **Arzneidroge:** Früchte (Dauci fructus, Möhrenfrüchte, Möhrensamen, Karottensamen), Wurzeln (Dauci radix, Mohrrübe); **Inhaltsstoffe:** Früchte: ätherisches Öl mit Asaron; Wurzeln: ätherisches Öl, Phytosterole, Enzyme, Asparagin, Lecithin, Glutamin, Zucker, Pektinstoffe, α-, β- u. γ-Carotin (Provitamin A), die Vitamine B_1, B_2 u. Vitamin C; **Wirkung:** keine bekannt; **Verwendung:** (volkstümlich) Früchte als harntreibendes u. krampflösendes Mittel, Wurzeln gegen Oxyuren u. als wichtiger Vitaminträger sowie wegen des Gehalts an Pektin als Bestandteil von Nahrungsmitteln, die bei Ernährungsstörungen von Kleinkindern empfohlen werden; **Dosierung:** keine bekannt; **Nebenwirkungen:** keine bekannt; **Kontraindikation:** keine bekannt; **Wechselwirkung:** keine bekannt.

DCI: Abk. für **D**iagnostik* **c**hronischer **I**rritationen.

De|ad|aptation (lat. de- von - weg; adaptare anpassen) *f*: Rückbildung eines Adaptats* durch Ausbleiben von regelmäßigen Reizen od. eingeschränkter Fähigkeit des Organismus, Reize zu beantworten (z. B. Reduktion von Muskelmasse durch Ruhigstellung), mit einhergehender morphologischer Veränderung u. Funktionsbeeinträchtigung; therapeutisch z. T. notwendig zur Unterstützung von Heilungsprozessen (z. B. bei Entzündungen od. Verletzungen des Bewegungsapparats) od. zur Korrektur von Fehl- od. Überanpassungen. Vgl. Adaptation.

De|coder|dermo|graphie (gr. δέρμα Haut; γράφειν schreiben) *f*: von Bergsmann u. Jahnke entwickeltes Verfahren, das mit 3 Elektrodenpaaren (jeweils beidseitig an Stirn, Hand u. Fuß) Messungen an der Haut vornimmt; als Weiterentwicklung der Impulsdermographie* anzusehen; **Prinzip:** automatisierte Untersuchung von 7 Messstrecken mit zunächst negativer, dann positiver 10-Hz-Impulsreizung u. Registrierung der Speicherkapazität der Haut sowie Veränderungen der Potentialdifferenzen; das Verfahren soll einen Überblick über den Regulationszustand des Organismus geben. Als Reaktionsformen werden unterschieden: normerg, hyperergisch, anerg. Wissenschaftlich umstrittenes Verfahren. Vgl. Diagnostik chronischer Irritationen.

deep dry needling: s. dry needling.

deep friction: s. Cyriax-Therapie.

De|kokt (lat. decoctum das Abgekochte) *n*: Abkochung; wässriger Drogenauszug, bei dem die Droge mit kaltem Wasser angesetzt, zum Sieden gebracht, 5–10 Min. auf Siedetemperatur gehalten u. dann abgeseiht wird; besonders gebräuchliche Zubereitung bei Drogen mit harter Konsistenz, z. B. Holz, Wurzel, Rinde.

Delphinium con|solida *n*: s. Consolida regalis.

Delphinium staphisagria L. *n*: Stephanskraut; Pflanze aus der Familie der Ranunculaceae (Hahnenfußgewächse); **Arzneidroge:** getrocknete reife Samen (Staphisagriae semen); **Inhaltsstoffe:** Diterpenalkaloide (Delphinin, Staphisagrin u. a.), fettes Öl, ätherisches Öl; **Wirkung:** emetisch, laxierend, spasmolytisch; **Verwendung:** obsolet; **Nebenwirkungen:** Entzündungen des Magen-Darm-Trakts, Übelkeit, Harn- u. Stuhldrang, Atemnot, Kollaps; lokal: Hautentzündungen, Ekzeme, Hautrötung; **Homöopathie:** (Staphisagria)

Anwendung entsprechend dem homöopathischen Arzneimittelbild, z. B. bei Hautausschlägen, Entzündungen der Augen, Zahnerkrankungen, Verdauungsinsuffizienz, Reizzuständen der ableitenden Harnwege u. Geschlechtsorgane, Neuralgien, Koliken, Schmerzen u. Folgezuständen nach Verletzungen u. Operationen, Verhaltensstörungen u. Verstimmungszuständen.

De|mulzens (lat. demulcere streicheln) *n*: linderndes Mittel.

de|plethorisch (lat. de- von, weg; gr. πλῆθος Fülle, Masse): flüssigkeitsverschiebend, ausleitend; z. B. Massage im Bereich von Blut- u. Lymphbahnen; s. Lymphdrainagetherapie, manuelle.

De|pression (lat. deprimere, depressus niederdrücken, herabziehen) *f*: **1.** (psychologisch) affektive Störung, die insbesondere durch gedrückte Stimmung, Interessenverlust, Antriebslosigkeit u. verminderte Leistungsfähigkeit gekennzeichnet ist; **Einteilung: A.** aktuell: **I. primäre** D.: **a)** nach Phänomenologie: unipolare D. (D. ohne Episoden von Manie), bipolare D.: bipolare affektive Störung; **b)** nach Verlauf: meist episodisch (depressive Episode), einmalig od. rezidivierend (rezidivierende depressive Störung; saisonal: saisonal-affektive Störung*) od. chronisch (Dysthymie); **c)** nach Schweregrad: leicht, mittelgradig, schwer (mit od. ohne psychotische Symptome); **d)** nach Ausprägung der Symptome: somatisch, psychotisch; **II. sekundäre** D. als Folge eines medizinischen Krankheitsfaktors od. einer anderen psychischen Störung: z. B. **a)** symptomatische D. (syn. exogene D.): Begleitdepression bei (v. a. extrazerebralen) Erkrankungen: postinfektiös, hämodynamisch, toxisch, endokrin, pharmakologisch, postoperativ u. a.; **b)** organische D.: altersbedingte Veränderungen mit od. ohne Demenz, posttraumatisch, bei Hirntumoren, Epilepsie, Meningitis, Enzephalitis u. a.; **c)** schizoaffektive Psychose; **B.** traditionell (d. h. veraltet, klinisch noch verwendet): nach angenommener Ursache, z. B. somatogene, psychogene, endogene, neurotische u. reaktive D.; **Symptome: a)** emotionale Symptome: gedrückte Stimmung, Freudlosigkeit, Niedergeschlagenheit, Hilflosigkeit, Traurigkeit, Hoffnungslosigkeit, Schuldgefühle, Angst u. a.; **b)** kognitive Symptome: Grübeln, Konzentrationsstörungen, negative Sicht auf die eigene Person, die Vergangenheit u. Zukunft, logische Fehler (z. B. Generalisierung, übersteigertes Verantwortungsbewusstsein, Personifizierung, Katastrophisieren), Suizidgedanken u. a.; **c)** somatische Symptome: verminderter od. gesteigerter Appetit, Libidoverlust, Ein- u. Durchschlafstörungen, Früherwachen, leichte Ermüdbarkeit, unspezifische Schmerzen u. a.; **d)** psychomotorische Symptome: allg. Aktivitätsminderung bis zum Stupor, Agitiertheit u. a.; **e)** motivationale Symptome: Antriebslosigkeit, Interessenlosigkeit, Entschlussunfähigkeit, Vermeidung, Rückzug bis zum Suizid u. a.; **Therapie:** u. a. **a)** Phytotherapie: u. a. Ginkgo* biloba, Hypericum* perforatum, Lavandula* angustifolia; **b)** Homöopathie: u. a. Gold*, Actaea* racemosa, Chionanthus* virginicus, Sepia* officinalis; **c)** Anthroposophische Medizin: u. a. Gold, Heileurythmie*; **d)** Colonhydrotherapie*; **e)** Autogenes* Training, Cranio*-Sacral-Therapie, Farbtherapie*, posturale Integration*, Lichttherapie*, Psychodrama*, Simonton*-Methode, Tanztherapie*; **f)** Psychotherapie*; **cave:** Bei jeder Form von D. besteht ein Suizidrisiko. Vgl. Störung, saisonal-affektive; Syndrom, depressives. **2.** in der Chinesischen Medizin* Bez. für die Unterdrückung physiologischer Impulse; meist als Aggressionshemmung, auch als Anhedonie (eingeschränkte od. fehlende Fähigkeit, Freude u. Lust zu empfinden). Vgl. Bupleuri radix; Curcumae radix; Menthae herba; Prunellae spica.

De|pression, saisonal abhängige (↑) *f*: s. Störung, saisonal-affektive.

De-Qi (chin. Erreichen des Qi) *n*: in der Literatur der westlichen Welt zur Akupunktur* meist als Nadelgefühl bezeichnete Sensation des Druckes, der Anschwellung, der Wärme, der Ausstrahlung u. anderer Parästhesien, die von der genadelten Stelle ausgehen; das Auftreten des Nadelgefühls korreliert nach chin. Vorstellungen mit dem Therapieeffekt; vereinzelte Hinweise aus klinischen, neurophysiologischen u. neuropsychologischen Untersuchungen stützen diese Vorstellungen.

De|rivat (lat. derivare ableiten) *n*: chemischer Abkömmling; Verbindung, die sich aus einer chemischen Grundsubstanz ableiten od. herstellen lässt.

De|rivation (↑) *f*: Bez. für Mittel u. Methoden der ableitenden Therapie* u. ausleitenden Therapie* mit starker Hautreizung; z. B. Baunscheidt*-Verfahren, Fontanelle*, Kauterisation*, Rubefazienzien*, Schröpfen*, Vesikation*.

Dermatitis (gr. δέρμα Haut; -itis*) *f*: Bez. für eine primär die obere Dermis u. Epidermis erfassende, entzündliche Hautreaktion auf einen chemischen, physikalischen, mikrobiellen od. parasitären Reiz sowie i. R. anderer Hauterkrankungen (z. B. atopisches Ekzem*, Psoriasis*); **Therapie:** u. a. **1.** Phytotherapie: **a)** (med.) u. a. Avena* sativa, Agrimonia* eupatoria, Commiphora* molmol, Hamamelis* virginiana, Juglans* regia, Lamium* album, Matricaria* recutita, Plantago* lanceolata, Quercus*, Syzygium* cumini; **b)** (traditionell) u. a. Calendula* officinalis, Hypericum* perforatum, Salvia* officinalis; **c)** (volkstümlich) u. a. Aloe*, Camellia* sinensis, Grindelia*; **2.** Homöopathie: u. a. Acidum* nitricum, Cardiospermum* halicacabum, Euphorbia* resinifera, Lachesis* muta; **3.** Akupunktur* nach den Vorgaben der Chinesischen Medizin; **4.** Chinesische Medizin: u. a. Violae* herba; **5.** Heilerde*, Milch*-Molke-Bad, Quarkauflage*; **6.** Eigenurin-*, Eigenbluttherapie*. Vgl. Ekzem; Exanthem.

Derma|tom (↑; gr. τομή Schnitt, Abschnitt) *n*: **1.** (neurologisch) sensibel versorgtes Hautareal mit Bezug zum Rückenmarksegment u. dem zugehörigen Spinalnerven (s. Abb.); die einzelnen benach-

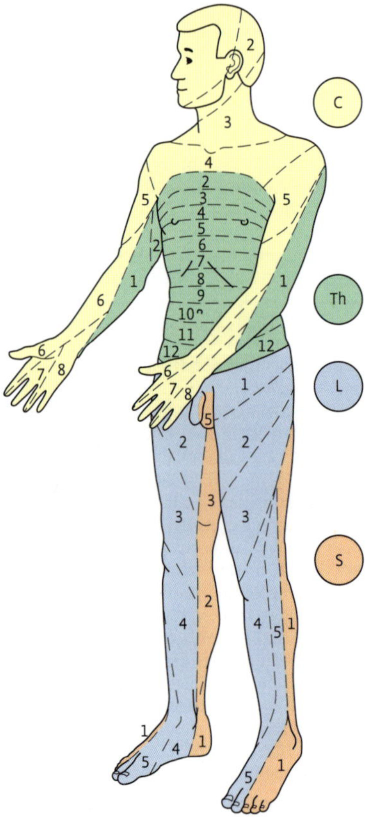

Dermatom: sensible Versorgung der Körperoberfläche (radikuläre Innervation); zervikale (C), thorakale (Th), lumbale (L) u. sakrale (S) Spinalnervenwurzeln

barten D. überlappen sich (von proximal nach distal geringer). Der Ausfall einer Hinterwurzel führt daher nur zur segmentbezogenen Abnahme der Empfindlichkeit (Hypästhesie). Es gibt zervikale (8), thorakale (12), lumbale (5), sakrale (4) u. kokzygeale (1) D., die bei Irritation der Hinterwurzelregion als sog. Hautkennzone diagnostische Wertigkeit bezüglich der Segmentzugehörigkeit (Höhe der Schädigung) besitzen. Vgl. Head-Zonen; Ursegmente. **2.** (chirurgisch) Instrument zur Gewinnung von Epidermis- u. Epidermis-Kutis-Lappen in einstellbarer Dicke als Hauttransplantat.

De|sensibilisierung, systematische (lat. de- von -weg; sensus Empfindung, Gefühl): psychotherapeutisches Verfahren (J. Wolpe, 1958), das Patienten bei gleichzeitiger aktiver Entspannung graduell mit Angst* auslösenden Reizen konfrontiert; **Prinzip:** entsprechend der individuellen Angsthierarchie systematische Konfrontation unter Anwendung zuvor erlernter Entspannungsmethoden mit Angst auslösenden Situationen (primär Konfrontation in sensu, nachfolgend in vivo); systematischer Abbau (Gegenkonditionierung) unerwünschter Angstreaktionen durch Kombination aversiver Reize mit einer Reaktion, die mit diesen unvereinbar ist (Entspannung); **Ziel:** angstfreie Begegnung mit der ehemals Angst auslösenden Situation; **Anwendung:** bei Phobie* u. anderen Angststörungen. Vgl. Logotherapie; Konfrontationstherapie; Flooding.

Designer-Food: s. Lebensmittel, funktionelle.

Des|orientiertheit (lat. de- von-weg; oriens aufgehende Sonne): Orientierungsstörungen in Bezug auf Ort, Zeit, Datum u./od. zur eigenen Person; **1.** reversible D.: z. B. bei hohem Fieber od. im Delir; **2.** irreversible D.: z. B. bei Demenzerkrankungen.

De|toxikation (lat. de- von - weg, ab, herab; gr. τοξικόν φάρμακον Gift, Pfeilgift) *f*: s. Entgiftung.

Deutsche Gesellschaft für Ernährung: Abk. DGE; 1953 gegründeter Verein mit Sitz in Bonn mit dem Ziel, ernährungswissenschaftliche Forschungsergebnisse zu sammeln u. auszuwerten sowie durch Anleitung zur richtigen u. vollwertigen Ernährung* dazu beizutragen, Gesundheit* u. Leistungsfähigkeit der Bevölkerung zu erhalten, zu fördern od. wiederherzustellen; die DGE gibt regelmäßig Empfehlungen zur Nährstoffzufuhr heraus. Zusammen mit Ernährungsgesellschaften der Schweiz u. Österreich werden gemeinsame deutschsprachige Zufuhrempfehlungen herausgegeben (zuletzt D-A-CH 2008). Vgl. Ernährungskreis.

Deutsches Arznei|buch: s. Arzneibuch.

Dezimal|potenz (Potenz*) *f*: Kurzbez. D-Potenz; homöopathisches Arzneimittel, dessen Verdünnungsverhältnis bei jedem Potenzierungsschritt 1 : 10 beträgt; die Einführung der D. basiert auf der Übernahme eines materiellen Dosierungskonzepts (s. Dosis, materielle) in die frühe Homöopathie, bei dem die Stärke der Arzneimittelwirkung als abhängig von der Menge der verabreichten Arzneisubstanz u. die Potenzierung* als ausschließlicher Verdünnungsvorgang betrachtet werden. Die Menge des Wirkstoffs sollte in kleineren Abständen als den üblichen 1 : 100-Schritten (s. Centesimalpotenz) abstufbar sein.

Dezi|meter|wellen: s. Hochfrequenztherapie.

DGE: Abk. für **D**eutsche* **G**esellschaft für **E**rnährung.

Dhatu (dhātu, Sanskrit Gewebe, Bestandteil) *m*: im Ayurveda* Bez. für Gewebe; s. Physiologie, ayurvedische.

Dia|betes mellitus (gr. διαβαίνειν hindurchgehen; lat. mellitus mit Honig versüßt) *m*: Abk. DM; Zuckerkrankheit; Glukosestoffwechselstörung unterschiedlicher Ätiologie u. Symptomatik mit relativem od. absolutem Mangel an Insulin u. Hyperglykämie als gemeinsamen Kennzeichen; ein (klinisch manifester) D. m. liegt vor bei einer Konzentration der venösen Nüchtern-Plasmaglukose (d. h.

mindestens 8 Std. nach letzter Kalorienzufuhr) ≥7,0 mmol/l (≥126 mg/dl) od. Plasmaglukosekonzentration >11,1 mmol/l (>200 mg/dl) bei gelegentlicher Messung bzw. 2 Std. nach oraler Belastung mit 75 g Glukose. **Formen: 1. D. m. Typ 1:** zunehmender bis absoluter Insulinmangel infolge Zerstörung der Betazellen des Pankreas, beim Typ 1A immunologisch, beim Typ 1B idiopathisch bedingt; Erstmanifestation meist im Kindes-, Jugend- od. frühen Erwachsenenalter; bisweilen Assoziation mit weiteren Autoimmunerkrankungen (am häufigsten Autoimmunthyroiditis); **2. D. m. Typ 2:** Folge von Insulinresistenz u. Insulinsekretionsstörung mit Erhöhung der Blutglukose über definierte Grenze, ohne autoimmunologische Beeinträchtigung der Inselzellen; relative Insulinresistenz bei Manifestation, im Krankheitsverlauf bei Erschöpfung der Inselzellfunktion, im Langzeitverlauf Erschöpfung der Betazellen u. Übergang in absoluten Insulinmangel möglich; polygenetische Prädisposition mit hoher Penetranz, zunehmender Manifestation im höheren Lebensalter; frühere Manifestation bei Adipositas u. Bewegungsmangel od. Schwangerschaft als Gestationsdiabetes; oft assoziiert mit metabolischem Syndrom; **3.** andere spezif. Diabetestypen; **4.** Gestationsdiabetes. **Symptome:** Blutglukoseerhöhung, Zuckerausscheidung im Harn, Durst, große Harnmengen, Gewichtsabnahme trotz gesteigerter Nahrungsaufnahme, Mattigkeit u. Kraftlosigkeit, Neigung zu Dermatosen (Pruritus, Ekzem), Furunkulosen, Parodontopathien, Wundheilungsstörungen, chronischen Harnwegsinfektionen, Potenz- u. Menstruationsstörungen. Die Symptomatik kann von leichteren, z. T. uncharakteristischen Formen bis zum diabetischen Koma reichen. **Komplikationen:** diabetische Retinopathie, diabetische Nephropathie, diabetische Neuropathie, diabetischer Fuß, Arteriosklerose* (mit erhöhtem Risiko für Herzinfarkt, Schlaganfall u. periphere arterielle Verschlusskrankheit); **Therapie:** u. a. **1.** Phytotherapie: u. a. Cinnamomum* verum, Trigonella* foenum-graecum; (volkstümlich) u. a. Croton* niveus, Cyclanthera* pedata, Dioscorea* opposita, Hintonia* latiflora, Momordica charantia, Smallanthus* sonchifolius, Theobroma* cacao; **2.** Ayurveda: u. a. Phytotherapie, Manualtherapie, Massage*, Ernährungstherapie, Yoga*, Meditation*; **3.** Chinesische Medizin: u. a. Anemarrhenae* rhizoma, Astragali* radix, Cuscutae* semen, Ginseng* radix, Lycii* fructus, Lycii* radicis cortex; **4.** ausleitende Verfahren: Aderlass*; **5.** Ernährungstherapie* bzw. Diät*, ggf. Reduktionsdiät*, mediterrane Ernährung*, Ornish*-Diät, vegetarische Kost, therapeutisches Fasten*, Entlastungstage (ausschließliche Ernährung mit Reis od. Obst od. Hafer, maximal 420 kJ bzw. 100 kcal/d, kein Salz); **6.** Bewegungstherapie: aerobes Ausdauertraining, Tai*-Ji-Quan, Yoga*; **7.** Mind*-Body-Medizin: Meditation*, progressive Muskelrelaxation*, kognitive Restrukturierung*, Stressreduktion, Tai*-Ji-Quan, Yoga*; **8.** bei Durchblutungsstörungen u. a. Biofeedback*, Orgontherapie*.

Diät (gr. δίαιτα Lebensweise) *f*: diagnostisch, therapeutisch od. präventiv indizierte Kostform; **Formen: 1.** adaptierte Vollkost*: z. B. reduzierter Purin- bzw. Harnsäuregehalt bei Gicht*; Kochsalzrestriktion bei Hypertonie*; **2.** energiedefinierte D.: z. B. Reduktionsdiät* zur Senkung des Körpergewichts, bei Adipositas*, Diabetes* mellitus Typ 2; **3.** protein- u. elektrolytdefinierte D.: z. B. bei Niereninsuffizienz (proteinarm) od. Protein-Energie-Mangelsyndrom (proteinreich); **4.** Sonderdiäten: **a)** gastroenterologische Basisdiät* (z. B. bei Malassimilation* od. postoperativem Kostaufbau); **b)** Diät bei speziellen Systemerkrankungen (z. B. Erkrankungen* des rheumatischen Formenkreises); **c)** seltene Diätformen (z. B. mit definiertem Gehalt an Aminosäuren bei Phenylketonurie); **d)** diagnostische Diät (Eliminationsdiät*, z. B. bei Verdacht auf Nahrungsmittelallergie*). Vgl. Ernährungstherapie; Grunddiät-System; Krankenernährung.

Diät|as|sistent (↑) *m*: geschützte Berufsbezeichnung, die nach 3-jähriger Ausbildung an einer staatlich anerkannten Fachschule verliehen wird; Ausbildung u. Prüfung sind geregelt im „Gesetz über den Beruf der Diätassistentin und des Diätassistenten“ (DiätAssG vom 8.3.1994, BGBl. I S. 446, zuletzt geändert am 2.12.2007, BGBl. I S. 2686) sowie in der Ausbildungs- u. Prüfungsverordnung für Diätassistentinnen u. Diätassistenten (DiätAss-AprV vom 1.8.1994, BGBl. I S. 2088, zuletzt geändert am 2.12.2007, BGBl. I S. 2686). **Aufgaben:** u. a. Leitung von Diätküchen, Beratung von Ärzten u. Patienten in Ernährungsfragen sowie eigenverantwortliche Durchführung diättherapeutischer u. ernährungsmedizinischer Maßnahmen auf ärztliche Anordnung od. im Rahmen ärztlicher Verordnung. Vgl. Diät; Krankenernährung.

Diät, bilanzierte (↑) *f*: bilanzierte Ernährung; Ernährung mit genau definierter Nährstoffzusammensetzung, deren Bestandteile fast ausschließlich industriell hergestellt werden (z. B. nährstoff- u. chemisch definierte Formeldiäten); an spezielle Ernährungserfordernisse angepasste Anwendung i. R. eines Diätplans u./od. unter ständiger ärztlicher Kontrolle; Verwendung von Fertignahrung in flüssiger, gebrauchsfertiger sowie Pulver- od. Granulatform z. B. bei akuten Darmerkrankungen od. Störungen des Aminosäurestoffwechsels (diätetische Lebensmittel i. S. der Diätverordnung). Vgl. Ernährung, künstliche.

Diätetik (↑) *f*: Lehre von den verschiedenen Ernährungsformen für Gesunde u. Kranke; vgl. Ernährungswissenschaft; Diät.

Diät, oligo|anti|gene (↑) *f*: zur Behandlung einer Nahrungsmittelallergie* eingesetzte Kost, bestehend aus einer Sorte Obst u. Fleisch, einem kohlenhydratreichen Lebensmittel u. wenigen Gemüsesorten, die möglichst zu einer Pflanzenfamilie gehören; nach jeweils 1 Woche Symptomfreiheit wird ein neues Nahrungsmittel in den Kostplan eingeführt u. täglich verzehrt. Vgl. Additionsdiät.

Dia|gnose, homöo|pathische (gr. διάγνωσις Entscheidung) *f*: s. Homöopathie; Anamnese, homöopathische.

Dia|gnostik, anthropo|sophische (gr. διαγνωστικός fähig zu unterscheiden) *f*: umfasst neben der Diagnostik des Stoffleibes* (messbare Vorgänge entsprechend der konventionellen Medizin) die Vitalität (s. Lebensleib), den Ausdruck des Seelenlebens (s. Seelenleib) sowie die körperliche u. geistige Ich-Präsenz (s. Ich-Organisation); **Kriterien: 1.** für den Lebensleib u. a. Zahnwachstum u. -status, Wachstumsdynamik des Körpers, Eindruck von Leichte od. Schwere, Kurz- od. Weitsichtigkeit, Schlafqualität, Appetitvorlieben, Körpersprache; **2.** für den Seelenleib Stimmung, Antrieb u. Grad der körperlichen u. seelischen Anspannung; **3.** für die Ich-Organisation Augenausdruck, Selbstbewusstsein, Initiativkraft u. Geistesgegenwart. Neben der Erfassung des allgemeinen Zustands der Wesensglieder (s. Medizin, anthroposophische) geht es darum, durch eine entsprechende Schulung deren Dislokation bzw. zu starke u. zu schwache Tätigkeit in den verschiedenen Organsystemen zu erfassen.

Dia|gnostik, ayur|vedische (↑) *f*: diagnostische Maßnahmen (Befragung, Inspektion u. körperliche Untersuchung des Patienten) i. R. von Ayurveda*; man unterscheidet die Untersuchung des Patienten von der Untersuchung der Krankheit. Bei der Untersuchung des Patienten wird zunächst die Konstitution eines Menschen eingeschätzt (s. Konstitutionslehre, ayurvedische): Der Zustand der Gewebe, der Körperbau, die Körpermaße, der Kräftezustand, die Verdauungskraft, die Verträglichkeit von Speisen, die psychische Stabilität u. die Altersstufe (biologisches Alter) werden untersucht. Die allg. Untersuchung des Patienten umfasst die Einschätzung der Physiognomie, des Sehvermögens, der Stimmlage u. des Hauttyps, Zungen-* u. Pulsdiagnostik* sowie die Untersuchung des Harns u. des Stuhls. Der Krankheitszustand wird bestimmt durch Klärung, welche Doshas* aus dem Gleichgewicht geraten u. vermehrt sind, in welchem Maße die Gewebe (Dhātu*) beeinträchtigt wurden u. ob Störungen der Srotas (s. Physiologie, ayurvedische) festzustellen sind. Dann erfolgt die Bestimmung der Krankheit. Dabei werden die Krankheitszeichen u. Symptome, die Prodromi u. die ursächlichen Faktoren ermittelt bzw. erfragt. Zuletzt werden das Krankheitsstadium u. die Linderungsmittel festgestellt. Vgl. Therapie, ayurvedische.

Dia|gnostik chronischer Ir|ritationen (↑) *f*: Abk. DCI; veraltet Herddiagnostik; Oberbegriff für diagnostische Verfahren, durch die Grad u. Ausmaß einer gestörten neurovegetativen u. sensomotori-

Diagnostik chronischer Irritationen Tab. 1
Schwerpunkte der Anamneseerhebung, der körperlichen Untersuchung und der apparativen Diagnostik

Anamnese und körperliche Untersuchung
rezidivierende oronasale Infektionen, urogenitale Erkrankungen
Verletzungen, Operationen, Intoxikationen
Gelenk- und Muskelschmerzen
zahnärztlicher Status, zahnärztliche Operationen, Zahnentfernung, Wurzelbehandlung
körperliche Untersuchung, v. a. Inspektion und Palpation von Haut- und Bindegewebeturgor, bindegewebigen Zonen, Triggerpunkten der Muskulatur, Muskeltonus, Kibler-Falten, Lymphknotenstatus, Adler-Druckpunkten, Narben)
weitere klinische Diagnostik
bildgebende Verfahren, z. B. Orthopantomographie, Computertomographie der Nasennebenhöhlen
Labordiagnostik, v. a. chronisch-entzündlich bedingte Veränderungen

Diagnostik chronischer Irritationen Tab. 2
Übersicht über die verschiedenen Reiz-Reaktions-Testverfahren

Art der Provokation	Verfahren
elektrische Reizung	Elektrohauttest*, Impulsdermographie*, Decoderdermographie* Segmentelektrographie*, Elektroneuraldiagnostik*, Elektroakupunktur* nach Voll (und Modifikationen)
thermische Reizung	Regulationsthermographie*
chemische Reizung	Elektrohauttest (galvanische Reizung) Reaktionsweisebestimmungen nach Perger
bioinformationelle Verfahren	angewandte Kinesiologie*, Physioenergetik* nach van Assche, Medikutantests (Elektroakupunktur nach Voll, bioelektronische Funktionsdiagnostik*, VRT*-Vegatest), Bioresonanztherapie* (z. B. Mora-Therapie)

schen Regulation* mit ihrem veränderten Reaktionsverhalten u. den vorliegenden Irritationssymptomen (Projektionssymptom*, reflektorische Krankheitszeichen) festgestellt sowie die Art u. Lokalisation der zugrunde liegenden chronischen Irritation* i. S. eines chronischen Irritationszentrums* identifiziert werden sollen; die klinische Klärung durch Anamnese, Statuserhebung u. konventionelle Ausschlussdiagnostik steht im Vordergrund. Weitere apparative Reaktionstestverfahren haben additiven Charakter u. werden trotz meist ungenügender Validierung zur weiteren Klärung od. Verlaufsdiagnostik eingesetzt (s. Tab. 1 u. 2). **Anwendung:** zur Klärung einer Begünstigung durch ein chronisches Irritationszentrum* bei chronisch-rezidivierenden Infekten (s. Herderkrankung); bei chronischen Schmerzzuständen unklarer Genese, chronischen Befindlichkeitsstörungen i. S. vegetativer Dystonien u. präventiv. Vgl. Funktionsdiagnostik, bioelektronische.

Dia|gnostik der Tibetischen Medizin (↑) *f*: neben der allg. klinischen Diagnostik spezielle diagnostische Verfahren der Tibetischen Medizin* zur Bestimmung der individuellen Konstitution (s. Konstitutionslehre der Tibetischen Medizin) sowie akuter u. chronischer Störungen des Gleichgewichts der 3 Säfte/Prinzipien (s. Physiologie der Tibetischen Medizin); Einteilung in allgemeine (3 Säfte) u. spezielle Diagnostik (z. B. Organsysteme); **Formen: 1.** visuelle Diagnostik: Zungendiagnostik* u. Urinanalyse*; **2.** Pulsdiagnostik* (bei Kleinkindern Ohrvenendiagnostik*); **3.** Befragung. Vgl. Therapie der Tibetischen Medizin.

Dia|gnostik, psycho|logische (↑) *f*: syn. Psychodiagnostik; Prozess, mit dem unter Einsatz verschiedener Verfahren systematische Informationen über psychische (psychologische) Merkmale einer Person ermittelt werden; **Methode:** v. a. psychologische Tests*, Erhebung der Anamnese, diagnostische Interviews, explorative Gespräche, Verhaltensbeobachtung. Vgl. Psychopathologie.

Dia|gonal|netz (gr. διά hindurch; γωνία Winkel, Ecke): s. Globalnetz.

Dian-Xue: s. Akupunkturpunktmassage.

Dia|phoretika (gr. διαφορεῖν verbreiten) *n pl*: syn. Hidrotika, Sudorifera; schweißtreibende Mittel; bestimmte Parasympathomimetika (Pilocarpin, Muscarin u. a.) u. Phytotherapeutika, z. B. Teeaufgüsse aus Holunder- od. Lindenblüten, evtl. auch schwarzer Tee od. Zitronenwasser, die in reichlicher Menge möglichst heiß getrunken werden sollen; Wärmezufuhr von außen begünstigt die Wirkung; **Anwendung:** v. a. bei beginnender Erkältung; **Kontraindikation:** Herz-Kreislauf-Erkrankungen, Diabetes mellitus, Hyperthyreose, hohes Lebensalter.

Diar|rhö (gr. διάρροια das Durchfließen) *f*: Durchfall; mehr als 3 dünnflüssige Stühle pro Tag u. Stuhlmasse >200 g/d; **Einteilung: 1.** akute D.: z. B. Reisediarrhö, Lebensmittelvergiftung; meist wenige Tage andauernd, häufig selbstlimitierend; **2.** chronische D. (z. B. Zöliakie); Dauer >14 Tage (auch chronisch-rezidivierend); **Therapie:** u. a. **1.** Phytotherapie: **a)** (med.) u. a. Agrimonia* eupatoria, Alchemilla* vulgaris, Coffea*, Hamamelis* virginiana, Plantago* afra, Plantago* ovata, Potentilla* anserina, Potentilla* erecta, Quercus*, Rubus* fruticosus, Syzygium* cumini, Vaccinium* myrtillus, Xysmalobium* undulatum; **b)** (volkstümlich) u. a. Acacia* catechu, Aegle* marmelos, Althaea* officinalis, Bergenia* crassifolia, Calluna* vulgaris, Camellia* sinensis, Centaurea* benedicta, Ceratonia* siliqua, Conyza* canadensis, Croton* niveus, Cuminum* cyminum, Curcuma* longa, Dioscorea* opposita, Equisetum* arvense, Foeniculum* vulgare, Fragaria* vesca, Geranium* maculatum, Glechoma* hederacea, Lythrum* salicaria, Malus* domestica, Mentha* crispa, Mentha* spicata, Myrtus* communis, Nepeta* cataria, Pistacia* lentiscus, Plantago* major, Pterocarpus* marsupium, Ribes* nigrum, Rubus* idaeus, Stachys* officinalis, Theobroma* cacao, Ulmus* minor, Uncaria* gambir, Usnea*, Viburnum* prunifolium, Vitis* vinifera, Zanthoxylum* fraxineum, Zanthoxylum* piperitum; **2.** Homöopathie: u. a. Alchemilla vulgaris, Arsen*, Cinchona* pubescens, Corydalis* cava, Oenothera* biennis, Plantago* major, Rheum* palmatum, Ricinus* communis, Robinia* pseudoacacia, Sanguisorba* officinalis, Sanicula* europaea, Veratrum* album, Zingiber* officinale; **3.** Anthroposophische Medizin: u. a. Antimonium* crudum, Quecksilber*; **4.** Akupunktur* nach den Vorgaben der Chinesischen Medizin; **5.** Chinesische Medizin: u. a. Alismathis* rhizoma, Amomi* fructus, Atractylodis* macrocephalae rhizoma, Cuscutae* semen, Evodiae* fructus, Myristicae* semen, Nelumbinis* semen, Puerariae* radix, Saposhnikoviae* radix, Schisandrae* fructus; **6.** Calcium* carbonicum, Gerbstoffe*, Heilerde*, Honig*, Pektine*, Probiotika, Saccharomyces boulardii, Symbioselenkung*, Ton*, Trinkmoor*; **7.** Ernährungstherapie*, therapeutisches Fasten*; **8.** Mind*-Body-Medizin: Meditation*, progressive Muskelrelaxation*, kognitive Restrukturierung*, Stressreduktion, Tai*-Ji-Quan, Yoga*. Vgl. Dyspepsie, funktionelle.

Dia|thermie (gr. διά hindurch; θερμός Wärme) *f*: Wärmeerzeugung im Körper durch elektrischen Strom i. R. der Hochfrequenztherapie* mit Kurz-, Dezimeter- od. Mikrowellen; bei Therapie mit Kurzwellen befinden sich die behandelten Körperteile im elektromagnetischen Feld der Spule bzw. des Kondensators, bei Therapie mit Dezimeter- od. Mikrowellen im Strahlenfeld; früher auch chirurgische Anwendung zur Elektrokoagulation.

Dia|these (gr. διάθεσις Neigung) *f*: angeborene od. erworbene Neigung des Organismus zu einem spezifischen pathophysiologischen Reaktionsmuster, das bereits durch schwache endo- od. exogene Reize in Gang gesetzt wird u. immer in ähnlicher Form abläuft (z. B. allergische D., hämorrhagische D.); in der Homöopathie werden nach Hahnemann die D. Psora*, Syphilis* u. Tuberkulose, nach Dorcsi lymphatische, lithämische u. destruktive D. unterschieden. Vgl. Disposition; Konstitution.

Dickungs- und Gelier|mittel: auch Bindemittel; hochmolekulare, fadenförmige Moleküle, die miteinander zu lockeren Gerüsten mit sehr starkem Wasserbindungsvermögen verknäulen (z. B. Agar*, Alginsäure, Carrageen, Pektin*, Xanthan); erhöhen die Viskosität u. führen zum Aufquellen u. Gelatinieren von Lebensmitteln.

Di|gestion (lat. digerere, digestus trennen, teilen) *f*: s. Mazerat.

Digitalis *f*: Fingerhut; Pflanzen aus der Familie der Scrophulariaceae (Rachenblütler); Digitalis lanata Ehrh. (Wolliger Fingerhut), Digitalis purpurea L. (Roter Fingerhut); s. Abb.; **Arzneidroge:** getrocknete Laubblätter der im ersten Jahr gebildeten Blattrosette (Digitalis lanatae folium, Digitalis purpureae folium); **Inhaltsstoffe:** Cardenolidglykoside (s. Digitalisglykoside), in Digitalis lanata bis zu 1,5 % (mehr als 60 Einzelsubstanzen, Lanatosid C als Hauptkomponente), in Digitalis purpurea bis zu 0,6 % (mehr als 30 Einzelsubstanzen, Purpureaglykosid A bzw. das daraus entstehende Sekundärglykosid Digitoxin als Hauptkomponente); außerdem herzunwirksame Digitanolglykoside u. Steroidsaponine; **Wirkung:** positiv inotrop, negativ dromotrop, chronotrop; **Verwendung:** Cardenolidglykoside werden wegen der geringen therapeutischen Breite ausschließlich in Form der Reinsubstanz bzw. der partialsynthetisch abgeänderten Glykoside als Fertigarzneimittel verwendet; bei Herzinsuffizienz ab NYHA-Stadium III, tachykarden Arrhythmieformen, Vorhofextrasystolen; **Homöopathie:** Verwendung der frischen Blätter entsprechend dem homöopathischen Arzneimittelbild, z. B. bei Herzinsuffizienz, Migräne.

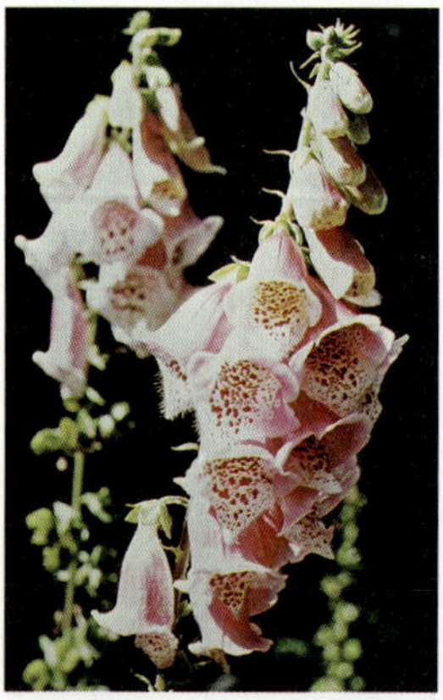

Digitalis: Blüte [7]

Digitalis|glykoside *n pl*: herzwirksame Glykoside*; Substanzen, die die Kontraktionskraft der Herzmuskulatur fördern (wirken positiv inotrop); **Vorkommen:** insgesamt sind ca. 200 D. in verschiedenen Arten der Gattung Digitalis* bekannt, die sich in ihrer grundsätzlichen Wirkung (Pharmakodynamik) nicht unterscheiden; **1.** in Digitalis lanata (Wolliger Fingerhut) v. a. die genuinen Lanataglykoside Lanatosid A, B, C, D u. E (am gebräuchlichsten ist Lanatosid C), aus denen durch hydrolytische Abspaltung von Zucker (Glukose u. Digitoxose) Aglykone od. Genine (z. B. Digitoxigenin, Gitoxigenin, Digoxigenin) entstehen; **2.** in Digitalis purpurea (Roter Fingerhut) v. a. die genuinen Purpureaglykoside A u. B, aus denen durch hydrolytische Abspaltung von Glukose u. Digitoxose die Aglykone Digitoxigenin u. Gitoxigenin entstehen. **Wirkung:** Hemmung der Membran-ATPase des Herzens. Die fast ausschließliche Wirkung auf das Herz wird damit erklärt, dass sich D. an bestimmte Rezeptorproteine der Herzmuskelzellmembran binden. Mit den D. konkurriert Kalium um dieselben Rezeptoren, d. h. es besteht geringe Digitalisempfindlichkeit bei hoher Kaliumkonzentration u. erhöhte Empfindlichkeit bei niedriger Kaliumkonzentration im Blut. Neben der Hauptwirkung (positive Inotropie) reduzieren die D. die AV-Überleitung u. wirken direkt auf die Sinusknotenfrequenz hemmend (negativ dromotrop u. chronotrop). **Pharmakokinetik:** Die verschiedenen D. unterscheiden sich hinsichtlich ihrer Resorption, Serumeiweißbindung u. Ausscheidung erheblich; allen gemeinsam ist ihre geringe therapeutische Breite u. die individuell zu ermittelnde Höhe der therapeutisch wirksamen Konzentration. **Anwendungsgebiete** sind alle Formen der Herzinsuffizienz (ab NYHA-Stadium II), tachykarde Arrhythmieformen, Vorhofextrasystolen. **Digitalisvergiftung:** toxische Digitaliswirkung infolge Überdosierung von D. bei ca. 10–15 % aller Behandlungen, z. B. aufgrund von Dosierungsfehlern, unterschiedlicher individueller Empfindlichkeit (gesteigert bei chronischer Hypoxie, Myokarditis, Hypokaliämie) od. verminderter Ausscheidung der Glykoside bei Niereninsuffizienz; Symptome: **1.** kardial (90 %): Herzrhythmusstörungen (Bigeminie, Bradykardie, AV-Blockierungen, paroxysmale Vorhoftachykardien, Vorhofflimmern bzw. -flattern, Kammerflimmern); **2.** gastrointestinal (70 %): Übelkeit, Erbrechen, Diarrhö; **3.** neurozerebral (15 %): Reizbarkeit, Kopfschmerz, Verwirrtheit, Neuralgien, Augenflimmern, Wolkensehen, Rot-Gelb-Grün-Sehen.

Digitaloide *n pl*: Bez. für die in bestimmten Pflanzen (Adonis* vernalis, Convallaria* majalis, Nerium* oleander, Urginea* maritima) enthaltenen herzwirksamen Glykoside der sog. II. Ordnung, die den Digitalisglykosiden* chemisch sehr ähnlich sind.

Di-Gu-Pi: s. Lycii radicis cortex.

Dill: s. Anethum graveolens.

Di|lution (lat. diluere auflösen) *f*: (homöopathisch) **1.** Arzneimittel in flüssiger Form; **2.** veraltete Bez.

für Potenz, die auf das Konzept eines ausschließlichen Verdünnens der Arzneisubstanz bei der Potenzierung* zurückgeht.

Dioscoreae rhizoma *n*: **1.** Rhizoma Dioscoreae; chin. Shan-Yao; Droge der Chinesischen Medizin*; getrockneter Wurzelstock von Dioscorea* opposita aus der Familie der Dioscoreaceae (Schmerwurzgewächse); **Eigenschaften:** süß, ausgeglichen, kehrt in Milz, Lunge u. Niere ein; **Wirkung:** stärkt Milz u. Magen, füllt die Lunge auf, mehrt die Einflüsse der Niere u. festigt das Jing*; **Anwendung: a)** Qi*-Leere von Milz u. Magen mit Appetitlosigkeit, Abgeschlagenheit, breiigen Stühlen, chronischer Diarrhö u. Leukorrhö; Schädigung der Körpersäfte bei fieberhaften Erkrankungen od. Yin*-Leere von Milz u. Magen mit Appetitlosigkeit, Durst, trockener Zunge u. Abmagerung; **b)** chronischer Husten bei Lungen*-Leere, chronischer Husten u. Dyspnoe bei Lungen- u. Nieren*-Leere; **c)** Enuresis, Sexualfunktionsstörungen, Harndrang u. Leukorrhö bei Nieren-Leere; **2.** s. Dioscorea opposita.

Dioscorea opposita Thunb. *f*: Dioscorea oppositifolia L.; Yams, Chinesische Kartoffel, chin. Shan-Yao od. Shu-Yu, jap. Naga-imo; einjährige, in Südostasien u. Westafrika beheimatete u. angebaute Kletterpflanze aus der Familie der Dioscoreaceae (Schmerwurzgewächse); **Arzneidroge:** im Winter gesammelter u. getrockneter Wurzelstock (Dioscoreae rhizoma, Shan-Yao, Yamswurzel); **Inhaltsstoffe:** 2 % Diosgenin, Saponine, Cholin, Stärke, Glykoproteine, d-Abscisin II, Mannan; Hinweis: Dehydroepiandrosteron (Abk. DHEA) u. a. Steroidhormone entstehen aus der Droge im menschlichen Organismus nicht. **Wirkung:** antidiarrhoisch, antitussiv, blutzuckersenkend, blutdrucksenkend, antibiotisch; **Verwendung: 1.** (volkstümlich) die Droge hauptsächlich bei Diarrhö, Asthma bronchiale, Polyurie u. Diabetes mellitus; **2.** in der Chinesischen Medizin: s. Dioscoreae rhizoma. Die unterirdischen Sprossknollen werden wie Kartoffeln gekocht verzehrt. **Dosierung:** keine bekannt; **Nebenwirkungen:** Erbrechen bei höheren Dosierungen; **Kontraindikation:** Harnverhalt bei bakteriellen Harnwegsinfekten, östrogensensitive Erkrankungen wie Brust-, Gebärmutter- u. Eierstockkrebs, Endometriose, Uterusmyome, Schwangerschaft u. Stillzeit; **Wechselwirkung:** keine bekannt.

Dioscorea villosa L. *f*: Wilde Yamswurzel, Zottiger Yams; mehrjährige Rankpflanze aus der Familie der Dioscoreaceae (Schmerwurzgewächse); **Arzneidroge:** getrockneter Wurzelstock ohne Wurzeln (Dioscoreae villosae rhizoma); **Inhaltsstoffe:** Saponine (u. a. Diosgenin), ca. 80 % Stärke; **Wirkung:** spasmolytisch, expektorierend, anti-inflammatorisch, antiphlogistisch u. cholagog; **Verwendung:** der in Wasser eingeweichte u. danach gekochte Wurzelstock als Nahrungsmittel; (volkstümlich) als Expektorans u. bei Erkrankungen des rheumatischen Formenkreises; **Homöopathie:** Verwendung der frischen, im September gesammelten Wurzelstöcke entsprechend dem homöopathischen Arzneimittelbild, z. B. bei Koliken des Magen-Darm-Trakts.

Diospyros kaki L. *f*: sommergrüner Baum aus der Familie der Ebenaceae (Ebenholzgewächse); **Arzneidroge:** Kakipflaume; **Inhaltsstoffe:** Die Früchte enthalten Zucker, Flavonoide, Proteine, Fette, Vitamin C u. Iod; im unreifen Zustand auch Gerbstoffe. **Wirkung:** keine bekannt; **Verwendung:** (volkstümlich) bei leichten Schilddrüsenerkrankungen; außerdem als Obst; **Dosierung:** keine bekannt; **Nebenwirkungen:** keine bekannt; **Kontraindikation:** keine bekannt; **Wechselwirkung:** keine bekannt.

Dis|position (lat. dispositio planmäßige Anordnung) *f*: Krankheitsbereitschaft; angeborene od. erworbene Anfälligkeit eines Organsystems od. umschriebener Organsysteme für Erkrankungen; vgl. Diathese.

Dis|soziation, kulturelle (lat. dissociatio Trennung) *f*: (ethnomedizinisch) Bez. für eine Störung des kulturellen Umfelds einer Person; kann den Prozess des Copings* beeinträchtigen, aber auch neue Behandlungsmöglichkeiten eröffnen.

Dis|torsion (lat. distorsio Verdrehung, Verrenkung) *f*: Verstauchung, Zerrung; häufig durch indirekte Gewalteinwirkung (z. B. Umknicken des Fußes, Verdrehung des Kniegelenks, Stauchung der Hand) entstehende Mikro- bis Makroläsionen im Bandapparat; **Symptome:** Schwellung, Hämatom, Funktionseinschränkung, Schmerz; **Therapie:** u. a. **1.** Phytotherapie: u. a. Arnica* montana, Hamamelis* virginiana, Melilotus*, Symphytum* officinale, Symphytum* x uplandicum; **2.** Homöopathie: u. a. Ledum* palustre, Ruta* graveolens; **3.** Hydrotherapie: u. a. Fußbad*; **4.** Akupunktur* nach den Vorgaben der Chinesischen Medizin; **5.** Tonerde*; **6.** energetisch niedrige Lasertherapie*; **7.** Manuelle Medizin*; **8.** Hirudo* medicinalis.

Di|uretika (gr. διά hindurch; οὖρον Harn; ἐρέθειν reizen) *n pl*: Arzneimittel, die durch direkte Wirkung an der Niere die Ausscheidung von Natriumchlorid od. Natriumbicarbonat sowie Wasser steigern u. gleichzeitig zu einer Abschwächung der pressorischen Wirkung von Noradrenalin u. Angiotensin II führen; **Anwendung:** zur Ausschwemmung von Ödemen bei Herzinsuffizienz, Leberzirrhose, Eiweißmangel u. Hirnödem; (primäre) arterielle Hypertonie; Niereninsuffizienz u. drohendes Nierenversagen; Therapie von Vergiftungen.

Divinator (lat. divinatio Gabe der Weissagung) *m*: Wahrsager; Diagnostiker mit der Fähigkeit übersinnlicher Wahrnehmung; i. R. eines magisch-religiösen Weltbilds sucht er v. a. nach der Ursache der Störung von Wohlbefinden u. Kranksein (u. a. Gott, Götter, Geister, Ahnen, Hexer). Die diagnostischen Fragen lauten: Wer steht dahinter? Was beabsichtigen sie? Wie kann die Störung wieder behoben werden? Der D. bedient sich verschiede-

D

Dosha Einige typische Kennzeichen von Dosha-Verstärkungen		
Vāta-Verstärkung	Pitta-Verstärkung	Kapha-Verstärkung
Trockenheit der Haut und der Schleimhäute	Gelbverfärbung der Haut und der Schleimhäute	Blässe
Obstipation und Meteorismus	weicher heller Stuhlgang, Diarrhö	Appetitlosigkeit
(Ein-)Schlafstörung	Durchschlafstörung mit Erwachen im zweiten Drittel der Nacht	vermehrtes Schlafbedürfnis
innere Unruhe und Schwäche	Reizbarkeit, Zorn	Trägheit, Schweregefühl
Sensibilitätsstörungen	entzündliche Erkrankungen	schleimige (Atemwegs-)Erkrankungen

ner Techniken; handelt es sich um Ekstase*, Intuition od. Träume, wird der D. auch als Seher bezeichnet; geht es um ein Auslegen (Lesen) von materiell vorhandenen Mustern (z. B. ausgeworfenen Knochenstückchen), kann der D. Orakelpriester od. auch Orakelsteller sein. Vgl. Heiler.

Doesch-Test *m*: spekulativer Krebs(früh)erkennungstest, bei dem im Serum von Karzinompatienten bei Kontakt mit einzelligen Testalgen (Ankistrodesmus braunii u. Euglena gracilis) ein algenwirksamer Faktor mit hoher Aktivität (soll dem Properdinsystem zugehörig sein) als Indikator für die Krebserkrankung vorhanden sein soll; da sich der Algenfaktor als affin für bösartiges Gewebe auszeichnen soll, wird auch die Möglichkeit einer Art Carrier-Funktion (z. B. für Zytostatika) postuliert. Wissenschaftlich widerlegtes Verfahren. Vgl. Krebs.

Doppel|mittel: homöopathische Bez. für 2 Arzneimittel, die gleichzeitig verabreicht werden u. mit ihren Prüfungssymptomen*, jede von einer anderen Seite, den Krankheitssymptomen ähnlich sein sollen; die Verwendung von D. wird in der klassischen Homöopathie* allgemein abgelehnt. Vgl. Einzelmittel; Komplexmittel.

Dorema ammoniacum D. Don *f*: krautige Pflanze aus der Familie der Apiaceae (Doldengewächse); **Arzneidroge:** Milchsaft, der entweder spontan od. nach Verwundung durch Insekten aus den Blattstielen ausfließt u. an der Luft erhärtet (Ammoniacum, Gummi Ammoniacum, Ammoniakgummi, Armenisches Gummi); **Inhaltsstoffe:** 60–70 % Harz (Salicylsäureester), 11 % Gummi, ätherisches Öl; **Wirkung:** harntreibend, schweißtreibend, krampflösend, menstruationsfördernd, auswurffördernd; experimentelle Belege fehlen meist. **Verwendung:** (volkstümlich) früher innerlich bei Bronchitis u. Asthma bronchiale sowie äußerlich zur Wundbehandlung u. als hautreizendes Pflaster bei Glieder- u. Ischiasschmerzen; **Dosierung:** keine bekannt; **Nebenwirkungen:** keine bekannt; **Kontraindikation:** keine bekannt; **Wechselwirkung:** keine bekannt; **Homöopathie:** (Ammoniacum) Verwendung des Gummiharzes entsprechend dem homöopathischen Arzneimittelbild, z. B. bei Bronchitis.

Dorf|gesundheits|arbeiter: Person, die nach dem Muster des chinesischen Barfußarztes die Gesundheitsversorgung der gesamten Bevölkerung durch einfachste Technologie sicherstellen soll; die WHO machte den D. 1973 zu einem wichtigen Element von Primary Health Care (Abk. PHC), der globalen Strategie zum Erreichen des Ziels „Gesundheit für alle im Jahre 2000“. Aus Sicht der Ethnomedizin* stellt die PHC einen Medizintransfer* riesigen Ausmaßes dar. Inzwischen mussten auch Gesundheitsplaner u. Ärzte konstatieren, dass die Strategie der PHC weder leicht umsetzbar noch kostengünstig ist. D. sind ebenso wie das gesamte PHC-Konzept 1995–2005 selten zu verwirklichen gewesen, eine Alternative liegt allerdings bisher nicht vor. Vgl. Heiler; Medizintransfer.

Dosha (doṣa, Sanskrit Makel, Verderber) *n*: i. R. von Ayurveda* Bez. für biologische Kräfte im Menschen; man unterscheidet die 3 D. (Sanskrit Tridoṣa) **Vāta** (Wind), **Pitta** (Galle) u. **Kapha** (Schleim). Diese können aus unterschiedlichen Perspektiven betrachtet werden: **1.** D. regulieren normale physiologische Vorgänge (s. Physiologie, ayurvedische). **2.** Die individuelle Dosha-Konstellation bei Geburt bestimmt die Konstitution (s. Konstitutionslehre, ayurvedische). **3.** Geraten die D. aus dem (individuellen) Gleichgewicht, können sie Beschwerden hervorrufen u. einen Krankheitsprozess initiieren (s. Tab.). Darüber hinaus werden **Rajas** (Aktivität, Leidenschaft) u. **Tamas** (Schwere, Dumpfheit) als „geistige Doshas“ bezeichnet, die psychische Abnormalitäten hervorrufen können; s. Pathogenese, ayurvedische. Vgl. Physiologie, ayurvedische; Pulsdiagnostik.

Dosis, materielle (gr. δόσις Gabe) *f*: (homöopathisch) Bez. für eine Arzneimittelgabe, in der noch eine pharmakologisch aktive Menge der Ausgangssubstanz (z. B. Urtinktur*) enthalten ist; die Grenze der m. D. ist abhängig von der Stärke der biologischen Wirkung der Substanz u. liegt immer

D

Drei-Ebenen-Modell Erkrankungen in den Seinsebenen in abnehmender Bedeutung		
körperliche Ebene (betroffene Organe)	emotionale Ebene	geistige Ebene
Zentralnervensystem	Depression mit Selbstmordtendenz	vollständige Geistesverwirrung
Herz	Apathie, Unlust	destruktives Delirium
Endokrinum	Traurigkeit, Schwermut	paranoide Vorstellungen, Zwänge
Leber	qualvolle Angst	Sinnestäuschungen
Lunge	Kummer	Lethargie
Urogenitalsystem	Phobien	Stumpfsinn
Knochen	Angst	Konzentrationsschwäche
Muskeln	Reizbarkeit	Vergesslichkeit
Haut	Unzufriedenheit	Zerstreutheit

deutlich unterhalb einem der Avogadro*-Konstante entsprechenden Verdünnungsgrad, d. h. unterhalb der Potenzen D23 od. C12 (sog. Tiefpotenz). Im Bereich der m. D. wird eine Überlagerung der biochemischen Wirkungsweise mit dem ungeklärten Wirkungsmechanismus von homöopathischen Potenzen angenommen; vgl. Potenzierung.

Dost: s. Origanum vulgare.

D-Potẹnz (Potenz*) *f*: Kurzbez. für **D**ezimalpotenz*.

Drachen|blut: s. Croton lechleri.

Dragee (franz. überzogene Tablette) *n*: Arzneiform* mit zusätzlichen Überzugsstoffen (Zucker, Fette, Glasur) zur oralen od. peroralen Anwendung.

Drainage (franz. Entwässerung) *f*: **1.** Ableitung von Flüssigkeitsansammlungen wie Wundsekret, Blut od. Eiter aus Operationswunden, Körper- od. Wundhöhlen; **2.** (homöopathisch) Bez. für die Anregung der Reaktionsfähigkeit eines Organs bzw. Organsystems mit einem homöopathischen Arzneimittel, i. d. R. in tiefen Potenzen; häufig gebrauchte Drainagemittel: Crataegus* für das Herz-Kreislauf-System, Silybum* marianum, Chelidonium* majus, Taraxacum* officinalis für Leber u. Galle, Strychnos* nux-vomica, Okoubaka* aubrevillei für Magen-Darm-Trakt u. Pankreas, Hydrastis* canadensis für Haut u. Schleimhäute, Berberis* vulgaris, Solidago* für Niere u. ableitendes Harnsystem, Pulsatilla pratensis (s. Anemone pratensis) für Lunge u. Lymphsystem sowie Rhus* radicans für das Bindegewebe. Vgl. Therapie, ausleitende.

Drạstika (gr. δραστήριος tatkräftig) *n*: Arzneimittel, die i. d. R. innerhalb von 1–2 Stunden zu zahlreichen wässrigen Stuhlentleerungen führen; z. B. Extrakt aus Citrullus* colocynthis u. Bryonia*.

Dreck|im|munisierung (lat. immu̲nis frei, verschont, unberührt): Begriff, der auf die im Mittelalter bekannte Schmutz- u. Dreckapotheke Bezug nimmt (Anwendung von Faeces, Harn) u. z. T. auf die historischen Bezüge des Prinzips der modernen naturheilkundlichen Immunmodulation* abzielt.

Drei-Ebenen-Modẹll *n*: von G. Vithoulkas in die Homöopathie eingeführtes Modell zur Erklärung der Bewegungsrichtung von Symptomen bei Heilung u. Unterdrückung sowie zu deren Gewichtung bei der Hierarchisierung*; Symptome u. Erkrankungen werden 3 sog. Seinsebenen des Menschen (geistig, seelisch, körperlich) zugeordnet u. nach ihrer Bedeutung aufgelistet (s. Tab.). Kognitive Symptome können die höchste Bedeutung haben, körperliche die niedrigste, da der geistige Bereich als die eigentliche Heimat des Menschen u. somit dem Wesenskern des Menschen als näher liegend angesehen werden kann als der Körper. Als zugrunde liegendes Kriterium für die Bewertung u. Anordnung der Symptome u. Erkrankungen innerhalb der Seinsebenen gilt die Einschränkung der schöpferischen Freiheit u. Ausdrucksfähigkeit des Patienten, wobei neben der Lage des Schwerpunkts der Symptomatik bezüglich der Seinsebenen auch die Intensität u. Schwere der Symptome beachtet wird. Im Verlauf einer Heilung soll der Patient an Freiheit u. Kreativität gewinnen, d. h., der Schwerpunkt der Symptomatik bewegt sich vom geistigen Bereich zum körperlichen sowie innerhalb der Ebenen zu weniger einschränkenden Erkrankungen. Ein entgegengesetzter Verlauf mit einer weiteren Einschränkung der Kreativität entspricht einer Unterdrückung. Vgl. Hering-Regel.

Drei|eck|impuls (lat. impẹllere, impu̲lsus anstoßen, antreiben) *m*: niederfrequenter Stromimpuls in Dreieckform (s. Abb.); wird v. a. in der Reizstromdiagnostik u. auch in der Reizstromtherapie (insbesondere in der Niederfrequenztherapie*; vgl.

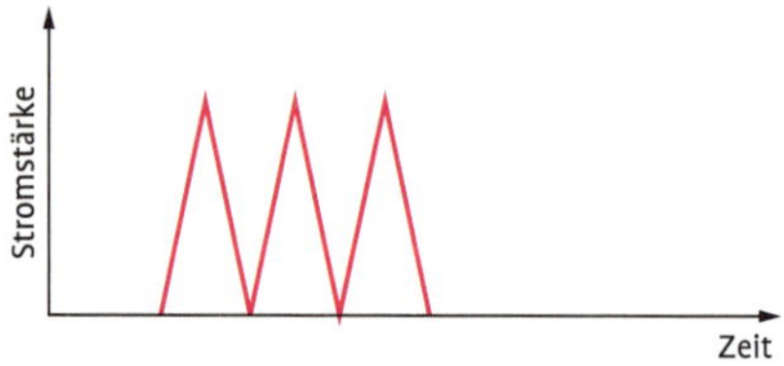

Dreieckimpuls

Elektrotherapie; Reizstrom) geschädigter Nerven u. zur Muskelkräftigung eingesetzt.

Drei Erwärmer: chin. San-Jiao, Drei-Gebrannt; in der Chinesischen Medizin* Bez. für ein Organ, das sich aus den 3 Leibeshöhlen Brustkorb (Oberer Erwärmer), Ober- u. Mittelbauch (Mittlerer Erwärmer) u. Unterbauch u. Becken (Unterer Erwärmer) zusammensetzt; soll physiologische Funktionen ausüben, die von den anderen in der Chinesischen Medizin beschriebenen Organen (Fünf* Speicherorgane, Sechs* Durchschleusungsorgane u. Außerordentliche* Leibesresidenzen) nicht übernommen werden (z. B. Verteilung von Qi* u. Wasser im gesamten Organismus u. Abstimmung zwischen den einzelnen Organen), u. eine zusammenfassende Sicht der in der jeweiligen Leibeshöhle ablaufenden Prozesse darstellen („der obere Erwärmer ist wie ein Nebel, der mittlere Erwärmer wie ein Komposthaufen u. der untere Erwärmer wie ein Drainagefeld").

Drei|fach|messung: auf K. Windstosser (1974) zurückgehende Bez. für die bioelektronische Bestimmung von 3 Basalwerten (pH, spezifischer Widerstand u. Redoxpotential) im durchströmten Blut; die gewählten Parameter sind dieselben wie in der Bioelektronik* nach Vincent; sie werden auch in der Harnelektronik nach Kirchgässner zur Frühdiagnostik von Krebserkrankungen verwendet (Interpretation der 3 Parameter nach Höhe u. Verhältnis zueinander hinsichtlich Krebsgefährdung u. Gesamtstoffwechsel des Materialspenders). Spekulatives u. wissenschaftlich nicht gesichertes Verfahren.

Drei|gliederung, funktionelle: von Rudolf Steiner dargestellte Funktionsgliederung der polar wirkenden Nerven-/Sinnestätigkeiten u. der Stoffwechsel-/Bewegungstätigkeiten, die durch rhythmische Vorgänge ständig in einem gesunden Gleichgewicht gehalten werden; im **Nerven-Sinnessystem** (Abk. NSS), in dem die Grundlage für das Wachbewusstsein liegt, dominieren Ruhe, Symmetrie u. herabgesetzte Regenerationsfähigkeit. Im **Stoffwechsel-Bewegungssystem** (Abk. StBS) herrschen Bewegungsvorgänge, Chaos (Asymmetrie), Stoffumsatz u. hohe Regenerationsfähigkeit vor. Vom NSS wirken Abbautätigkeiten auf den Leib, die Form- u. Gestaltbildner sind; das StBS ist der aufbauende Stoffpol. Beide Tätigkeitsfelder werden durch das **rhythmische System** (Abk. RhS), das sein Zentrum in der Atmung u. Zirkulation hat, in einem nach Organen differenzierten gesunden Gleichgewicht gehalten. Das RhS ist die Grundlage für das Gefühlsleben u. verkörpert das Prinzip der Selbstheilung. Dominanz eines Systems bedeutet Ungleichgewicht od. Einseitigkeit u. ist Anlass zum Kranksein. Vgl. Medizin, anthroposophische; Ernährung, anthroposophische.

Drei-Säfte-Lehre: s. Physiologie der Tibetischen Medizin.

Drei|viertel|bad: Form des Teilbads*; Wannenbad, bei dem der Wasserspiegel bis zum Zwerchfell reicht; **Anwendung:** entsprechend den verwendeten Badezusätzen; in der Kneipp*-Therapie, besonders bei älteren Patienten wegen einer gegenüber dem Vollbad* geringeren Kreislaufbelastung ohne intrathorakalen Druckanstieg; **Kontraindikation:** größere Hautverletzungen, akute unklare Hauterkrankungen, schwere fieberhafte u. infektiöse Erkrankungen; für warmes od. heißes D. schwere chronisch-venöse Insuffizienz.

Drimia maritima *f*: s. Urginea maritima.

Droge (franz. drogue) *f*: ursprünglich Bez. für getrocknete Arzneipflanzen od. deren Teile, die direkt od. in verschiedenen Zubereitungen als Heilmittel verwendet od. aus denen die Wirkstoffe isoliert werden; es werden darunter auch zu Abhängigkeit führende Arzneimittel, die (meist illegalen) sog. Rauschdrogen u. Alkohol verstanden.

Drosera *f*: Sonnentau; fleischfressende Pflanzen aus der Familie der Droseraceae (Sonnentaugewächse); s. Abb.; Drosera rotundifolia L. (Rundblättriger Sonnentau), Drosera ramentacea Burch ex Harv. et Sond. (Marokkanischer Sonnentau), Drosera longifolia L. p.p. (Langblättriger Sonnentau) u. Drosera intermedia Hayne (Mittlerer Sonnentau); die in Mitteleuropa vorkommenden Drosera-Arten D. rotundifolia, D. longifolia u. D. intermedia sind besonders geschützt (§ 1 Satz 1 Bundesartenschutzverordnung); sie scheiden heute als Drogenlieferanten aus. Die im Handel angebotene Droge besteht hauptsächlich aus Drosera madagascariensis DC. **Arzneidroge:** oberirdische Teile (Droserae herba, Sonnentaukraut); Monographie: Kommission E; **Inhaltsstoffe:** 0,14–0,22 % 1,4-Naphthochinonderivate (v. a. 7-Methyljuglon so-

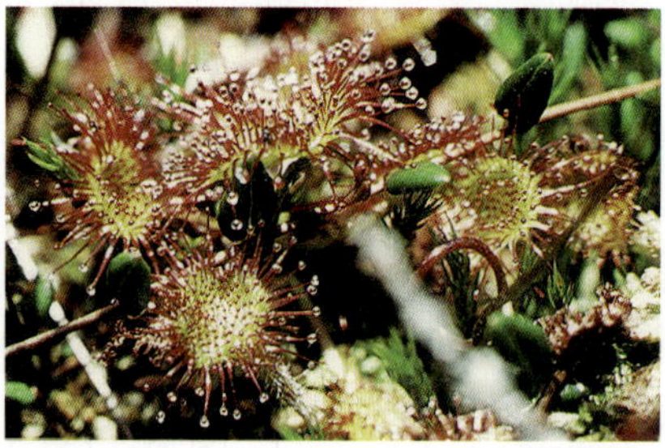

Drosera: Blüte [5]

wie Plumbagin u. Droseron), Flavonoide, Schleimstoffe; **Wirkung:** bronchospasmolytisch, antitussiv, antibakteriell; **Verwendung:** flüssige u. feste Darreichungsformen äußerlich u. innerlich; **1.** (med.) bei Reiz- u. Krampfhusten (Kommission E); **2.** (volkstümlich) bei schlecht heilenden oberflächlichen Wunden; **Dosierung:** 3–10 g Droge in Zubereitungen; Extractum Droserae fluidum (Normdosis 0,5 g); **Nebenwirkungen:** keine bekannt; **Kontraindikation:** keine bekannt; **Wechselwirkung:** keine bekannt; **Homöopathie:** Verwendung der ganzen, frischen, zu Beginn der Blüte gesammelten Pflanze entsprechend dem homöopathischen Arzneimittelbild, z. B. bei Entzündungen der Atemwege u. besonders bei Pertussis.

DRT: Abk. für **d**iagnostische **R**esonanz**t**herapie*.

Druck|strahl|massage (Massage*) *f*: s. Unterwassermassage.

dry needling: auch deep dry needling; Behandlungskonzept für myofasziale Triggerpunkte*; wurde aus Beobachtungen entwickelt, dass bei der Infiltration von Triggerpunkten lokale Reaktionen (spontane Zuckung; engl. local twitch response) od. therapeutische Effekte (Detonisierung des Muskels, Auflösung von Myogelosen, Schmerzlinderung) allein durch den Nadel-(Kanülen-)Stich in das Triggerareal (d. h. dry, ohne Injektion einer pharmakologischen Substanz) ausgelöst werden. Dieses Prinzip wurde von Chan Gunn als einem der ersten Anwender systematisiert u. als eigenständige Behandlungsmethode propagiert.

Duft|therapie (Therapie*) *f*: syn. Aromatherapie*.

Du-Huo: s. Angelicae pubescentis radix.

Dulc|amara *f*: s. Solanum dulcamara.

Dulc|amarae stipites *fpl*: s. Solanum dulcamara.

Durch|blutungs|störung: mangelnde Durchblutung eines bestimmten Gefäßbezirks (z. B. koronar, zerebral, peripher) mit Ischämie; am häufigsten sind Arterien der unteren Extremität betroffen. **Ursache:** v. a. durch Arteriosklerose*, auch Angiopathie, Angioneuropathie (z. B. bei Diabetes* mellitus), Thrombose, Embolie, Gefäßspasmus, Tumor; **Therapie:** s. Arteriosklerose; außerdem Kohlensäurebad. Vgl. Angina pectoris.

Durch|fall: s. Diarrhö.

Dusche: Wasseranwendung, die als Ersatz für Wechselgüsse* durch regelmäßiges Wechselduschen (warm – kalt – warm – kalt) zur Abhärtung* führen kann; je nach Wasserdruck, Düsenöffnung u. -anordnung werden Regenbad, Fallbad, Ringdusche u. a. unterschieden. Vgl. Guss.

Du-Zhong: s. Eucommiae cortex.

Dynamis (gr. δύναμις Kraft, Macht) *f*: s. Lebenskraft.

Dynamisierung (↑): s. Potenzierung.

Dynamo|meter (↑; gr. μέτρον Maß) *n*: Gerät zur Messung von Muskelkraft.

Dys-: Wortteil mit der Bedeutung Miss-, Un-; von gr. δυσ-.

Dys|bakterie (↑; gr. βακτηρία Stab, Stock) *f*: Verschiebung im Spektrum der bakteriellen Besiedlung der Schleimhäute verschiedener Organe, v. a. von Darm, Mund-Rachen-Raum u. Scheide; auch Besiedlung mit unphysiologischen bzw. fakultativ od. obligat pathogenen Bakterien; durch Phytotherapie*, Ernährungstherapie* u. mikrobiologische Therapie* wird eine Normalisierung zur Eubakterie* angestrebt; häufig (nicht korrekt) synonym gebraucht mit dem (älteren) Begriff Dysbiose*.

Dys|biose (↑; Bio-*; -osis*) *f*: Bez. für ein gestörtes Gleichgewicht der mikrobiologischen Besiedlung der Schleimhäute verschiedener Organe, v. a. von Darm, Mund-Rachen-Raum u. Scheide; **Formen:** **1.** Verminderung der gesamten physiologischen Standortflora; **2.** relative Verschiebungen innerhalb der physiologischen Standortflora; **3.** Vermehrung fakultativ od. obligat pathogener Bakterien od. Hefepilze; **Ursache:** verschiedene Arzneimittel (z. B. Antibiotika, Kortikoide, Kontrazeptiva), Umweltgifte (z. B. Blei*, Cadmium*), Darminfektionen durch Bakterien, Viren, Hefepilze, Protozoen, Würmer, funktionelle Störungen, anatomische Ursachen, Fehlernährung u. Nahrungsgifte. Eine D. wird für viele Störungen u. Krankheiten (v. a. Infektanfälligkeit, Erschöpfung, chronische Dermatosen, Allergien, Reizdarmbeschwerden) (mit-)verantwortlich gemacht. **Therapie:** mikrobiologische Therapie*, Ballaststoffe* u. Ernährungsumstellung. Vgl. Dysbakterie.

Dys|krasie (↑; gr. κρᾶσις Mischung) *f*: Begriff aus der Humoralpathologie* u. Homöopathie*, der eine falsche Zusammensetzung von Körpersäften i. S. der alten Humores beschreibt; vgl. Eukrasie.

Dys|menor|rhö (↑; gr. μήν Monat; -rhö*) *f*: sog. Algomenorrhö; primär (seit der Menarche) od. sekundär schmerzhafte Menstruation (z. T. kolik- bzw. wehenartig); i. d. R. nur bei ovulatorischen Zyklen; **Ursache:** **1.** organisch: z. B. Endometriose, Tumor, Entzündung, Zervixstenose, Uterusfehlbildung, genitale Hypoplasie, Intrauterinpessar; **2.** funktionell: v. a. hormonale u. vegetative Störungen, Pelvipathia vegetativa; **Therapie:** u. a. **1.** Phytotherapie: u. a. Actaea* racemosa, Alchemilla* vulgaris, Capsella* bursa-pastoris, Chamaemelum* nobile, Matricaria* recutita, Potentilla* anserina, Viburnum* prunifolium; **2.** Homöopathie: u. a. Magnesium* phosphoricum, Viburnum* opulus, Zanthoxylum* fraxineum; **3.** Hydrotherapie: u. a. Fußbad*, Sitzbad*; **4.** Akupunktur* u. Moxibustion* nach den Vorgaben der Chinesischen Medizin; **5.** Ayurveda; **6.** Chinesische Medizin: u. a. Angelicae* sinensis radix, Citri* reticulatae viride pericarpium; **7.** Bindegewebemassage*, Neuraltherapie*; **8.** Mind*-Body-Medizin: Meditation*, progressive Muskelrelaxation*, kognitive Restrukturierung*, Stressreduktion, Tai*-Ji-Quan, Yoga*.

Dys|pepsie, funktionelle (↑; gr. πέψις Verdauung) *f*: sog. Reizmagen; Bez. für eine funktionelle Störung im Oberbauch mit Völle-, Druck- u. vorzeitigem Sättigungsgefühl, Blähungen, Sodbrennen, epigastrischen Schmerzen, Übelkeit, selten Erbre-

D

chen; **Vorkommen:** zeitweiliges Auftreten bei ca. einem Drittel der Bevölkerung; **Ursache:** unklar; evtl. Hyperazidität, Speisenunverträglichkeit, Helicobacter-pylori-Infektion, psychische Störungen, Motilitätsstörungen od. gestörte viszerale Sensibilität; **Therapie:** u. a. **1.** Phytotherapie: **a)** (med.) Achillea* millefolium, Alpinia* officinarum, Anethum* graveolens, Angelica* archangelica, Artemisia* absinthium, Carum* carvi, Centaurea* benedicta, Centaurium* erythraea, Cetraria* islandica, Chelidonium* majus, Cichorium* intybus, Cinchona* pubescens, Cinnamomum* aromaticum, Cinnamomum* verum, Citrus* aurantium ssp. aurantium, Coriandrum* sativum, Curcuma* longa, Curcuma* xanthorrhiza, Cynara* cardunculus ssp. flavescens, Elettaria* cardamomum, Foeniculum* vulgare, Gentiana* lutea, Harpagophytum* procumbens, Harungana* madagascariensis, Helichrysum* arenarium, Iberis* amara, Illicium* verum, Juniperus* communis, Lavandula* angustifolia, Marrubium* vulgare, Menyanthes* trifoliata, Peumus* boldus, Pimpinella* anisum, Raphanus* sativus, Rosmarinus* officinalis, Salvia* officinalis, Silybum* marianum, Taraxacum* officinale, Zingiber* officinale; **b)** (volkstümlich) u. a. Acorus* calamus, Aletris* farinosa, Allium* sativum, Allium* ursinum, Carlina* acaulis, Citrus* sinensis, Crocus* sativus, Croton* eluteria, Honig*, Juglans* cinerea, Malus* domestica, Marsdenia* condurango, Pistacia* lentiscus, Thymus* serpyllum, Thymus* vulgaris, Zanthoxylum* piperitum; **2.** Akupunktur* u. Moxibustion* nach den Vorgaben der Chinesischen Medizin; **3.** Ayurveda; **4.** Buttermilch*, Gerbstoffe*; **5.** Symbioselenkung*, Probiotika; **6.** Ernährungstherapie*, therapeutisches Fasten*. Vgl. Reizdarmsyndrom.

Dys|tonie (↑; gr. τόνος Spannung) *f*: **1.** (allg.) fehlerhafter Tonus, z. B. von Muskeln u. Gefäßen, in der Komplementärmedizin auch des vegetativen Nervensystems; **2.** (neurologisch) extrapyramidale Bewegungsstörung mit lang anhaltenden, unwillkürlichen tonischen Muskelkontraktionen, die zu verzerrenden Bewegungen, abnormer Körperhaltung od. Fehlstellungen von Körperteilen führen; vgl. Eutonie.

E

EAV: Abk. für Elektroakupunktur* nach Voll.

Eber|esche: s. Sorbus aucuparia.

Eber|raute: s. Artemisia abrotanum.

Eber|wurz: s. Carlina acaulis.

Echinacea angusti|folia DC. Cronq. *f*: Brauneria angustifolia Heller; Schmalblättriger Sonnenhut, Igelkopf, Kegelblume; ausdauernde, 10–50 cm hohe, krautige Pflanze aus der Familie der Asteraceae (Korbblütler); **Arzneidroge:** ganze od. geschnittene, getrocknete, unterirdische Teile der Pflanze (Echinaceae angustifoliae radix, Sonnenhutwurzel); Negativmonographie Kommission E; **Inhaltsstoffe:** Echinacosid u. a. Kaffeesäureester, z. B. Cichoriensäure od. Cynarin; Polyine u. Polyene mit Säureamidfunktion (Alkamide bzw. Alkylamide); Inulin u. a. Polysaccharide (v. a. Heteropolysaccharide, sollen auf das Immunsystem wirken); Flavonoide, Spuren von (nichttoxischen) Pyrrolizidinalkaloiden; Phytomelan; **Wirkung:** Geeignete perorale u. parenterale Zubereitungen (Presssäfte u. a.) sollen die Anzahl der Leukozyten u. der Milzzellen u. somit die Phagozytose steigern. **Verwendung:** (volkstümlich) zur Resistenzsteigerung, z. B. bei akuten u. chronischen Infektionen, Eiterungen, Entzündungen, bei infizierten Schleimhautwunden; äußerlich bei schlecht heilenden, eitrigen Wunden, Ulcus cruris, Ekzemen u. a.; altes indianisches Heilmittel bei Schlangenbissen u. Wunden; **Dosierung:** Teezubereitung: ca. 1 g Wurzeldroge mit 150 ml heißem Wasser übergießen u. nach 10 Min. durch ein Teesieb geben; mehrmals täglich 1 Tasse Tee zwischen den Mahlzeiten trinken; **Nebenwirkungen:** Bei parenteraler Anwendung sind allergische Reaktionen möglich. **Kontraindikation:** keine bekannt; **Wechselwirkung:** keine bekannt; **Homöopathie:** Verwendung der frischen, blühenden Pflanze mit Wurzeln entsprechend dem homöopathischen Arzneimittelbild, z. B. zur unterstützenden Behandlung schwerer u. fieberhafter Infektionen.

Echinacea pallida (Nutt.) Nutt. *f*: Blassfarbene Kegelblume, Blasser Sonnenhut, Blasser Igelkopf; Pflanze aus der Familie der Asteraceae (Korbblütler); **Arzneidroge:** frische od. getrocknete, im Herbst gesammelte Wurzeln (Echinaceae pallidae radix, Echinacea-pallida-Wurzel); Monographie: HMPC, ESCOP, WHO, Kommission E; **Inhaltsstoffe:** langkettige Ketoalkane u. Ketoalkamine, Kaffesäurederivate (u. a. ca. 1 % Echinacosid), 0,2 bis über 2 % ätherisches Öl, Polyine; **Wirkung:** phagozytosestimulierend, immunmodulierend, antiviral; **Verwendung:** **1.** (med.) zur unterstützenden Prophylaxe u. Therapie grippeartiger Infekte (ESCOP, Kommission E); **2.** (traditionell) zur unterstützenden Therapie von Erkältungskrankheiten (HMPC); **Dosierung:** Tagesdosis 900 mg Droge; Tinktur (1 : 5) u. a. galenische Zubereitungen; Anwendungsdauer auf 14 Tage beschränken; Fertigarzneimittel verwenden; von Teeaufgüssen ist abzuraten. **Kontraindikation:** progrediente Systemerkrankungen wie Tuberkulose, Multiple Sklerose, AIDS, HIV-Infektion, Autoimmunerkrankungen.

Echinacea purpurea (L.) Moench *f*: (Purpur-)Roter Sonnenhut, Purpurfarbene Kegelblume, Purpur-Sonnenhut, Purpur-Rudbeckia; Pflanze aus der Familie der Asteraceae (Korbblütler); s. Abb.; **Arzneidroge:** frische, zur Blütezeit geerntete oberirdische Pflanzenteile (Echinaceae purpureae herba, Purpurfarbenes Sonnenhutkraut), Monographie: HMPC, ESCOP, WHO, Kommission E; frische od. getrocknete, im Herbst gesammelte Wurzeln (Echinaceae purpureae radix, Purpursonnenhutwurzel), Monographie: HMPC, ESCOP; **Inhaltsstoffe:** 1,3–3,1 % Cichoriensäure, ätherisches Öl (bis 0,32 %), Polyine, Alkamide (Echinacein, Echinolon u. Echinacosid), Polysaccharide; **Wirkung:** Förderung der Wundheilung; phagozytosestimulierend; in klinischen Studien wurde bei innerli-

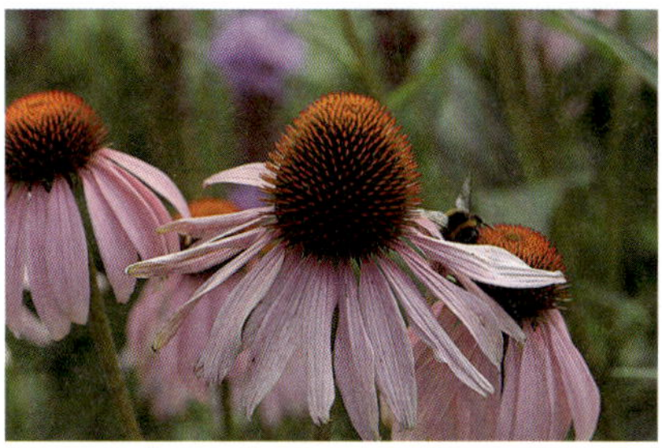

Echinacea purpurea: Blütenköpfchen [11]

cher Anwendung eine signifikante Besserung von Symptomen bei Erkältungskrankheit nachgewiesen; **Verwendung:** **I.** Purpursonnenhutkraut: **1.** (med.) **a)** innerlich zur unterstützenden Therapie rezidivierender Infektionen im Bereich der Atemwege u. der ableitenden Harnwege (ESCOP, Kommission E); **b)** äußerlich bei schlecht heilenden, oberflächlichen Wunden (ESCOP); **c)** Frischpflanzenzubereitung innerlich zur kurzzeitigen Prophylaxe u. Therapie von Erkältungskrankheiten (HMPC); **2.** (traditionell) äußerlich zur Behandlung kleiner, oberflächlicher Wunden (HMPC); **II.** Purpursonnenhutwurzel: **1.** (med.) innerlich zur unterstützenden Therapie rezidivierender Infektionen im Bereich der Atemwege u. der ableitenden Harnwege (ESCOP); **2.** (traditionell) innerlich zur unterstützenden Therapie von Erkältungskrankheiten (HMPC); **Dosierung:** Tagesdosis 6–9 ml Frischpflanzenpresssaft, Tinkturen entsprechend 3-mal 300 mg Droge od. andere galenische Zubereitungen aus dem Kraut, ethanolisch-wässriger Trockenextrakt; bei äußerlicher Anwendung halbfeste Zubereitungen mit mindestens 15 % Presssaft; die Dauer der Anwendung ist auf 14 Tage zu begrenzen; Fertigarzneimittel verwenden; von Teezubereitungen wird abgeraten. **Nebenwirkungen:** bei oraler Anwendung keine bekannt; **Kontraindikation:** Allergie auf Korbblütler; aus grundsätzlichen Erwägungen chronisch-progrediente Systemerkrankungen wie Tuberkulose, Kollagenosen, Multiple Sklerose u. a. Autoimmunerkrankungen, Leukosen, HIV-Infektion, Schwangerschaft; **Homöopathie:** Anwendung entsprechend dem homöopathischen Arzneimittelbild, z. B. zur adjuvanten Therapie schwerer u. fieberhafter Infektionen.

Ecliptae herba *f*: Herba Ecliptae; chin. Han-Lian-Cao; Droge der Chinesischen Medizin* u. des Ayurveda*; oberirdische Teile von Eclipta prostrata (L.) L. aus der Familie der Asteraceae (Korbblütler); **Eigenschaften:** in der Chinesischen Medizin: süß, sauer, kalt, kehrt in Leber u. Niere ein; **Wirkung:** in der Chinesischen Medizin: füllt das Yin von Leber u. Niere auf, kühlt u. stillt das Blut; **Anwendung:** **1.** in der Chinesischen Medizin bei Yin-Leere von Leber (s. Leber-Leere) u. Niere (s. Nieren-Leere), bei Yin*-Leere u. Blut*-Hitze; **2.** im Ayurveda u. a. bei Lebervergrößerung, Entzündungen, Appetitlosigkeit, Magenbeschwerden, Hauterkrankungen sowie äußerlich (als Bestandteil von Haarölen) zur Förderung des Haarwuchses u. zur Prophylaxe frühzeitigen Ergrauens.

Edel|kastanie: s. Castanea sativa.

Edel|stein|therapie (Therapie*) *f*: ungenaue Sammelbez. (da keine eigenständige Behandlungsform) für die Verwendung von Edelsteinen in diagnostischen u. therapeutischen Zusammenhängen, z. B. in verschiedenen bioinformativen Heilverfahren (s. Bioinformation) wie Multicom*-Therapie, Neobioelektronik* nach Schramm u. dem elektromagnetischen Bluttest*; gemeinsame Wirkungshypothese ist die elektromagnetische Informationsübertragung der Edelsteine auf den Menschen, die jedoch wissenschaftlich nicht belegt ist.

Edu-Kin|ästhetik (engl. education Erziehung; gr. κινεῖν bewegen; αἴσθησις Empfindung) *f*: Weiterentwicklung der angewandten Kinesiologie* in Richtung einer Bewegungspädagogik; geistige u. körperliche Übungsprogramme sollen u. a. zur Balance beider Gehirnhälften führen u. damit auch intellektuelle Fähigkeiten positiv beeinflussen. Wissenschaftlich umstrittenes Verfahren ohne Wirksamkeitsnachweis.

Efeu: s. Hedera helix.

Effleurage (franz. effleurer streifen) *f*: syn. Streichung*.

EFT: Abk. für (engl.) ***E**motional **F**reedom **T**echniques;* geschützte Bez. für ein von Gary Craig entwickeltes natürliches Heilverfahren zur Selbstbehandlung, durch das Energieblockaden als Ursache körperlicher Krankheitssymptome od. emotionaler Probleme gelöst werden sollen; **Prinzip:** Durch Konzentration auf ein bestimmtes Problem u. das gleichzeitige Beklopfen einer Serie von 12 Akupunkturpunkten* soll blockierte Energie wieder zum Fließen gebracht werden können u. so eine Befreiung von emotionalen u. körperlichen Störungen zur Folge haben.

Ehren|preis: s. Veronica officinalis.

EHT: Abk. für **E**lektro**h**aut**t**est*.

Eibe: s. Taxus baccata; Taxus brevifolia.

Eibisch, Echter: s. Althaea officinalis.

Eiche: s. Quercus.

Eichen|rinde: s. Quercus.

Eichhornia crassipes (Mart.) Solms-Laub *f*: Eichhornia speciosa Kunth; Wasserhyazinthe; schwimmende Rosettenpflanze aus der Familie der Pontederiaceae (Wasserhyazinthengewächse); **Arzneidroge:** Kraut (Eichhorniae herba); **Inhaltsstoffe:** Alkaloide, Gerbstoffe, Triterpene; **Wirkung:** keine bekannt; **Verwendung:** (volkstümlich) im Orinokogebiet bei Verdauungsstörungen; die Wirksamkeit bei dem beanspruchten Anwendungsgebiet ist derzeit nicht belegt. **Dosierung:** keine bekannt; **Nebenwirkungen:** keine bekannt; **Kontraindikation:** keine bekannt; **Wechselwirkung:** keine bekannt; **Homöopathie:** Verwendung der ganzen, frischen Pflanze entsprechend dem homöopathischen Arzneimittelbild, z. B. bei Verdauungsinsuffizienz.

Eicho|therm-Behandlung (gr. θερμός Wärme, Hitze): Bez. für eine von dem Gerätebauer Helmut Eich propagierte Lichttherapie* mit einer Bestrahlungsdauer von 30–40 Min. u. einer bestimmten Bestrahlungsfolge von Hellorangelicht, UV-B- u. UV-C-Strahlen; **Wirkung:** Die Hauttemperatur soll sich unter der Therapie von durchschnittlich 32 °C auf 39 °C erhöhen. Es werden sowohl lokale als auch sog. photo-neuro-endokrine Effekte diskutiert; über eine sog. Energie-Potential-Erhöhung beim Menschen sollen Durchblutung, Ausscheidung, Entgiftung, Regulation u. photochemische Fermentbildung positiv beeinflusst werden. **Anwendung:** bei einem breiten Spektrum von Erkrankungen, z. B. bei atopischem Ekzem, Schmerzen unterschiedlicher Genese, Sportverletzungen, zur Prävention. Nachweise über die Wirksamkeit liegen nicht vor. Während die Wirksamkeit bei atopischem Ekzem durch die Lichttherapie u. bei chronischen Schmerzen durch lokal thermische Effekte plausibel erscheint, wirken die Behauptungen über sog. Energie-Potential-Erhöhung beim Menschen u. die positive Beeinflussung von Entgiftung, Regulation u. photochemischer Fermentbildung spekulativ.

Eier|kur (Kur*) *f*: s. Max-Planck-Diät; Mayo-Diät.

Eigen|blut, aktiviertes: Bez. für eine durch Aqua bidestillata hämolysierte Blutmenge von 2 ml, die nach Hinzugabe von 0,5 ml 3 %igem Wasserstoffperoxid durch apparative Elektrolyse, UV-Bestrahlung u. Verschüttelung mit einem von dem Arzt Victor Höveler entwickelten Gerät (sog. Hämoaktivator) „aktiviert" werden soll; **Anwendung:** therapeutisch als Modifikation der Eigenbluttherapie*; zur allg. Leistungssteigerung im Alter, bei Allergien*, Durchblutungsstörungen*, Infektanfälligkeit, Stoffwechselstörungen; **Kontraindikation:** s. Eigenbluttherapie. Wissenschaftlich umstrittenes Verfahren.

Eigen|blut|therapie (Therapie*) *f*: syn. Autohämatotherapie; zu immunmodulativen Zwecken (sog. immunogene Umstimmung*) durchgeführte Entnahme u. Reinjektion von Eigenblut, z. T. mit Modifikationen des Blutes vor der Reinjektion; gegeben werden i. d. R. 0,5–5 ml Blut in 8–12 (meist) intramuskulären Einzelinjektionen u. 2–5-tägigen Abständen (Applikation gelegentlich subkutan an Akupunkturpunkten* od. segmentalen Maximalpunkten); **Formen:** **1.** Anwendung von Eigenblut mit pharmakologischen Zusätzen (Homöopathika, Phytotherapeutika, EDTA, Aqua bidestillata), z. B. Autosanguis*-Stufentherapie; **2.** Anwendung von Eigenblut als potenzierte Nosode* (v. a. bei Kindern, oral); **3.** Gegensensibilisierung*; **4.** hämatogene Oxidationstherapie*; **5.** Anwendung von Eigenblut mit UV-Bestrahlung (Havlicek-Verfahren); **6.** Ozontherapie*; **7.** Anwendung von aktiviertem Eigenblut*; **8.** autohomologe Immuntherapie*; **Wirkung:** Die E. mit intramuskulärer Reinjektion erzeugt eine sterile, lokale Entzündungsreaktion mit systemischer Leukozytose, Erhöhung der Körpertemperatur, gesteigertem Stoffwechsel u. Immunreaktionen sowie eine vegetative Umstimmung. Diese wurde von F. Hoff (1930, 1957) als „vegetative Gesamtumschaltung" bezeichnet u. in einem Zwei- bzw. Dreiphasenreaktionsmodell beschrieben. Den speziellen Formen liegen z. T. spekulative Erklärungsansätze zugrunde. **Anwendung:** bei allg. Abwehrschwäche, chronischen Entzündungen, Infektionen, allergischen Erkrankungen u. a.; **Nebenwirkungen:** Erstverschlimmerung* der Symptome, Herdreaktivierung; **Kontraindikation:** Gerinnungsstörungen, gleichzeitige immunsuppressive Medikation, Hyperthyreose, schwere Leber- u. Nierenschäden. Vgl. Immunmodulation.

Eigen|harn|behandlung: syn. Eigenurintherapie*.

Eigen|impf|stoff: s. Autovakzine.

Eigen|urin|therapie (gr. οὖρον Urin; Therapie*) *f*: syn. Eigenharnbehandlung, Autourotherapie; therapeutische Anwendung von Eigenurin; **Formen:** **1.** intramuskuläre Applikation von ca. 0,5 ml steril filtriertem od. mit Phenol versetztem Eigenurin; weitere Verabreichung nur bei therapeutischer Notwendigkeit (Steigerung der Dosierung z. B. in 0,1 ml-Stufen bis maximal 3–5 ml; Zeitintervall zwischen den Applikationen 2–3 Tage); weniger als die Eigenbluttherapie* verbreitete, zur immunogenen Umstimmung* durchgeführte Methode; als Wirkungsfaktoren werden spasmolytische, endokrin-aktive u. immunogene Ausscheidungskomponenten diskutiert. Die Gabe von durch den Harn regelmäßig ausgeschiedenen Antigenen in niedriger Dosierung soll eine Immuntoleranz auslösen; die Denaturierung der Eiweiße im Harn soll eine stärkere Antigenität des Eigenimpfstoffs bewirken. **Anwendung:** bei Infektanfälligkeit, chronischen Harnwegsinfekten, Gestosen im Anfangsstadium, Allergien*, Migräne, Klimakterium; **Kontraindikation:** konsumierende Erkrankungen, schwere Leber-, Nieren- u. Herz-Kreislauf-Erkrankungen; **2.** Trinken von Eigenurin (meist kurmäßig Morgenurin od. die gesamte Tagesmenge) in therapeutischer Absicht (Stoffwechselaktivierung, Entgiftung, Umstimmung); **Anwendung:** bei einem breiten Spektrum von Befindlichkeitsstörungen, Erkrankungen u. zur Prävention, z. B. im Rahmen einer Fastenmaßnahme od. Entlastungsdiät, bei chronischer Infektanfälligkeit od. allergischer Disposition; **3.** äußerliche Anwendungen (z. B. bei Hauterkrankungen), Spülungen, Einläufe mit Eigenurin; **Nebenwirkungen:** u. a. Ekelgefühl, Diarrhö, Kopfschmerz, Müdigkeit, Schlafstörungen; **Kontraindikation:** u. a. Geschlechtskrankheiten, entzündliche Erkrankungen der Nieren u. ableitenden Harnwege, Nierenfunktionsstörungen. Wissenschaftlich u. ethisch umstrittenes Verfahren.

Eignungs|wert: s. Lebensmittelqualität.

Ein|glas|potenz (Potenz*) *f*: s. Korsakoff-Potenz.

Ein|korn, Falsches: s. Chamaelirium luteum.

Ein|lauf: Darmeinlauf; s. Darmreinigung.

Einzel|mittel: homöopathische Bez. für die Verabreichung nur eines, meist hochpotenzierten Arzneimittels; vor einer erneuten Gabe wird das Ende seiner Wirkung abgewartet. Die Verwendung von E. wird gefordert, da die beobachtete Wirkung eindeutig auf das Arzneimittel zurückzuführen sein soll, als Entscheidungsgrundlage für die weitere Therapie sowie zur Erweiterung u. Verifizierung der bestehenden Materia* medica. Die Verschreibung von E. erfordert im Gegensatz zu Komplexmitteln* i. d. R. eine aufwendigere u. genauere Arzneimittelwahl*. Vgl. Doppelmittel.

Eisen: chemisches Element, Symbol Fe (Ferrum), OZ 26, rel. Atommasse 55,85; silberweißes, an der Luft leicht oxidierbares, in Säuren lösliches, 2- u. 3-wertiges (als Fe^{2+} im Magen-Darm-Trakt resorbierbares), unedles Schwermetall der Eisengruppe; essentielles Spurenelement*; **biochemische Funktion:** Bestandteil der Hämoproteine Hämoglobin u. Myoglobin sowie einiger Metalloenzyme (z. B. Zytochrome, Katalasen, Peroxidasen); **Vorkommen in Nahrungsmitteln:** in tierischen u. pflanzlichen Lebensmitteln, z. B. Fleisch u. Fleischprodukten, Getreide u. Gemüse (Wirsing, Spinat, Bohnen, Erbsen); die deutlich schlechtere Eisenresorptionsrate aus pflanzlichen Lebensmitteln kann durch gleichzeitigen Verzehr von Vitamin-C-reichen Lebensmitteln, Fleisch u. Fisch bis zu vervierfacht werden. Bedarf für Erwachsene (D-A-CH 2008): 10 mg/d; menstruierende, schwangere od. stillende Frauen 15 mg/d; **Mangelerscheinungen:** Müdigkeit, Erschöpfung, Störungen der Erythrozytopoese bis zur hypochromen mikrozytären Anämie, bei Kindern Wachstumsstörungen u. verringerte Infektionsabwehr durch Absorptionsstörungen (z. B. Diarrhö, Malabsorption, Magen- u. Dünndarmresektionen), unzureichende Zufuhr, gesteigerte Eisenverluste (z. B. Hypermenorrhö, chirurgische Eingriffe, Ulcus ventriculi), erhöhten Bedarf (z. B. Schwangerschaft, verschiedene Krankheitszustände); **Intoxikation:** Genetische Disposition (Hämochromatose), überhöhte Eisenaufnahme (z. B. bei Alkoholkrankheit) u. häufige Blutübertragungen bei übersteigertem Erythrozytenabbau können zu pathologischer Eisenspeicherung in Form von Hämosiderin mit Gewebeschäden in Leber (Zirrhose), Pankreas (Diabetes mellitus) u. Herzmuskel (Herzinsuffizienz) führen. **Referenzbereich:** Frauen: 6–26 μmol/l, Männer: 10–28 μmol/l Serum; **Verwendung:** in der Anthroposophischen Medizin spezielle pharmazeutische Zubereitungen zur Stärkung der Willenskräfte u. besseren Integration der Ich*-Organisation (s. Metalltherapie); **Homöopathie:** (Ferrum metallicum) Verwendung von metallischem Eisen entsprechend dem homöopathischen Arzneimittelbild, z. B. bei Blutungen, Anämie, Kreislaufstörungen, Verdauungsstörungen, Neuralgien, Entzündungen der Atemwege.

Eisenhut, Blauer: s. Aconitum napellus.

Eisen|kraut: s. Verbena officinalis.

Eisen(III)-phosphat *n*: s. Ferrum phosphoricum.

Eis|packung: Packung* mit Eis od. chemischen Kältequellen zur starken Abkühlung der Hautoberfläche; **Anwendung:** in Abhängigkeit vom therapeutischen Ziel: **1.** Kurzzeitbehandlung (3 Min.) zur Analgesie mit reaktiver Hyperämie od. als Vorbehandlung zur Physiotherapie (Analgesie u. Muskeltonisierung); **2.** Langzeitbehandlung (8–30 Min.) zur Entzündungsbeeinflussung. E. werden auch zur Desensibilisierung von Amputationsstümpfen eingesetzt. **cave:** Bei Gewebetemperaturen unter 10 °C können Ödeme ausgelöst werden. Vgl. Kryotherapie.

Eiweiß, strukturiertes pflanzliches: s. textured vegetable protein.

Ek|stase (gr. ἔκστασις Verzückung, das Aus-sich-Heraustreten) *f*: Ausnahmezustand, der dem Einwirken von Göttern, Geistern, Seelen der Verstorbenen, Heiligen u. a. zugeschrieben wird; E. ist oft in komplexe Rituale eingebunden, z. T. auch durch berauschende Substanzen gefördert u. somit durch die kulturellen Umstände sehr stark geprägt. Es kommen völlig unterschiedliche äußere Erscheinungen (z. B. starke Erregung, Trance* od. die bewegungslose Versunkenheit der Kontemplation bzw. Meditation*) zustande; auch Deutung u. Bedeutung variieren; so soll z. B. im Kontext mystischer monotheistischer Strömungen (z. B. christlicher Neuplatonismus, islamischer Sufismus, jüdischer Chassidismus) u. des Buddhismus E. die Ichhaftigkeit des Menschen verdrängen, damit das Göttliche von ihm Besitz ergreifen kann. Im Kontext des Schamanismus (s. Schamane) wird E. als die Kontaktaufnahme mit der übersinnlichen Welt interpretiert. In Variationen ist dies ebenso in den weit verbreiteten afrikanischen u. karibischen Besessenheitskulten* der Fall. Das am Individuum zu beobachtende Phänomen kann aus einer psychologisch-psychiatrischen Perspektive folgendermaßen beschrieben werden: Es handelt sich um einen psychischen Ausnahmezustand, psychiatrisierend als Dissoziation, Depersonalisation od. Derealisation gedeutet, der bei relativer Unempfindlichkeit für weitere Außenreize mit Veränderungen im Gesamtverhalten u. Bewusstsein sowie von Sinnesempfindungen, Mimik, Sprache u. Grobmotorik einhergeht. Das Individuum kann sich als „entrückt" erleben, die Grenzen des Ichs werden überschritten. Es gibt verschiedene Techniken zum Erreichen von E., die auf unterschiedlichen Elementen von Bewegung u. Musik, Atmung u. mentalen Konzentrations- od. Entleerungsübungen beruhen. E. kann bewusst herbeigeführt u. beendet werden; seltener kann sie aber auch überraschend erfolgen bzw. unbeherrschbar sein. Der Begriff E. umfasste ursprünglich auch psychische Erkrankungen u. wurde oft auch syn. mit Raserei gebraucht. Die Rezeption von E. durch die wissenschaftliche Medizin isolierte den individuellen Aspekt vom gemeinschaftlichen Ritual u. Mythos. E. als subjektive Hervorbringung wurde als schwere neurotische od. psychotische Entgleisung klassifiziert; erst Ende der 30er Jahre des 20. Jahrhunderts wurde diese einseitige Perspektive kritisiert u. modifiziert.

Ek|zem (gr. ἐκζέιν aufkochen) *n*: sog. Juckflechte; Bez. für eine nichtkontagiöse Entzündungsreaktion der Haut mit Juckreiz; **Einteilung: 1.** nach Verlauf: **a)** akutes E. mit Rötung, Ödem*, Bläschen, Blasen, Erosionen u. Krusten; **b)** chronisches E. mit Schuppung, Lichenifikation, Hyperkeratosen, Rhagaden; **2.** nach auslösenden Faktoren:

a) exogenes E.: Kontaktekzem (allergisch od. toxisch bedingt); b) endogenes E.: atopisches Ekzem*, dyshidrotisches, mikrobielles, nummuläres od. seborrhoisches Ekzem sowie Lichen simplex chronicus circumscriptus. **Therapie:** u. a. **1.** Phytotherapie: **a)** (med.) u. a. Pflanzenteere*, Solanum* dulcamara, Steinkohlenteer*, Trigonella* foenum-graecum; **b)** (volkstümlich) u. a. Aloe*, Arctium*, Azadirachta* indica, Camellia* sinensis, Centella* asiatica, Croton* lechleri, Echinacea* angustifolia, Lawsonia* inermis, Lycopodium* clavatum, Lythrum* salicaria, Malus* domestica, Nigella* sativa, Saponaria* officinalis, Scrophularia* nodosa, Stellaria* media, Tabebuia* impetiginosa, Taraxacum* officinale; **2.** Homöopathie: u. a. Arsen*, Borax*, Causticum* Hahnemanni, Fumaria* officinalis, Graphit*, Nerium* oleander, Pinus* sylvestris, Schwefel*, Vinca* minor, Viola* tricolor; **3.** Anthroposophische Medizin: u. a. Betula*; **4.** Ayurveda: u. a. Azadirachta* indica; **5.** Chinesische Medizin: u. a. Carthami* flos; **6.** Heilerde*, energetisch niedrige Lasertherapie*, mikrobiologische Therapie*, Thymol*; **7.** Eigenurintherapie*; **8.** Mind*-Body-Medizin: Meditation*, progressive Muskelrelaxation*, kognitive Restrukturierung*, Stressreduktion, Tai*-Ji-Quan, Yoga*. Vgl. Allergie.

Ek|zem, a|topisches (↑) *n*: syn. endogenes Ekzem, Neurodermitis atopica; chronische od. chronisch-rezidivierende entzündliche Hauterkrankung, bedingt durch verschiedene immunologische Faktoren (u. a. Reaktionen gegen exogene od. endogene Allergene*, insbesondere gegen Milbenproteine in Hausstaub u. Tierepithelien, Störung des Immunsystems mit Überwiegen der Immunantwort von TH2-Zellen u. a.) u. durch nichtimmunologische Faktoren (v. a. psycho- u. neurovegetative Störungen, Fettstoffwechselstörungen der Haut, bakterielle Infektionen ekzematöser Hautpartien, hautirritierende Kleidung, trockenes, kühles Klima); tritt bei einem Teil der Patienten in Kombination mit verschiedenen Formen der Atopie auf. Die Disposition wird wahrscheinlich polygen vererbt. **Symptome:** Beginn meist im frühen Kleinkindesalter mit Pruritus*, Rötung, Schuppung, Nässen u. Krustenbildung v. a. an den Wangen u. dem behaarten Kopf (sog. Milchschorf); im Kindesalter sind meist Gelenkbeugen u. Gesäß, beim Erwachsenen neben den Gelenkbeugen v. a. Gesicht, Hals, Nacken, Schulter u. Brust die häufigsten Lokalisationen der Hautveränderungen. Die Haut ist insgesamt durch eine Unterfunktion der Talg- u. Schweißdrüsen glanzlos u. trocken, ihr Oberflächenrelief vergröbert. Die Nägel sind häufig durch ständiges Kratzen abgenutzt u. glänzend, die Augenbrauen seitlich ausgedünnt. Beeinflussung des Krankheitsbildes durch psychische (z. B. Stress) u. Umweltfaktoren (Allergene, Pseudoallergene, Verschlechterung im Winter u. Frühjahr). Mit zunehmendem Alter nimmt die Intensität des a. E. ab; es verschwindet oft vollkommen um das 30. Lebensjahr. **Therapie:** u. a. **1.** Phytotherapie: **a)** (med.) u. a. Hamamelis* virginiana, Oenothera* biennis; **b)** (volkstümlich) u. a. Avena* sativa, Borago* officinalis, Cardiospermum* halicacabum, Nigella* sativa; **2.** Hydrotherapie: u. a. Colonhydrotherapie*, Solebad*, Vollbad* mit Zusätzen (u. a. Haferkleie, Eichenrinde); **3.** Akupunktur* nach den Vorgaben der Chinesischen Medizin; **4.** Steinkohlenteer*; **5.** Heliotherapie*, Lichttherapie*; **6.** mikrobiologische Therapie*, Probiotika, Symbioselenkung*; **7.** Ernährungstherapie*: u. a. Identifizieren von Nahrungsmittelunverträglichkeiten, Vollwert*-Ernährung, Entlastungstage (ausschließliche Ernährung mit Reis od. Obst od. Hafer, maximal 420 kJ bzw. 100 kcal/d, kein Salz), vegetarische Ernährung, Mayr*-Kur, therapeutisches Fasten*; **8.** Mind*-Body-Medizin: Meditation*, progressive Muskelrelaxation*, kognitive Restrukturierung*, Stressreduktion, Tai*-Ji-Quan, Yoga*. Vgl. Allergie.

Elektro|aku|punktur (gr. ἤλεκτρον Bernstein, an dem zuerst elektrostatische Kräfte beobachtet wurden; Akupunktur*) *f*: **1.** Elektrostimulationsakupunktur; Weiterentwicklung der manuellen Akupunktur*, bei der die eingestochenen Nadeln durch verschiedene Formen von Wechselströmen stimuliert werden; vgl. Neurostimulation; **2. E. nach Voll** (Abk. EAV): diagnostisches Verfahren ohne unmittelbare Beziehung zur Chinesischen Medizin, das auf der Applikation eines Reizstroms u. der Messung des Hautwiderstands an festgelegten Punkten beruht, die nicht ausschließlich mit den klassischen Akupunktur-Foramina identisch sind; Voll entdeckte in der Akupunktur neue, der klassischen A. unbekannte Leitbahnen (z. B. den sog. Lymphmeridian) u. ordnete seinen neuen Punkten Funktionen u. Organe zu. Die Messung erfolgt an diesen Punkten mit einem Gerät, das die Leitfähigkeit des Gewebes in physikalisch definierten Einheiten misst. Der eingesetzte Gleichstrom* beträgt ca. 1 V (0,1–2) u. 9 mA (5,5–11); verwendet wird die Spezialskala eines mA-Meters, dem 0–100 Teilstriche zugeordnet werden. 50 Teilstriche werden als Norm definiert. Werte unter 50 sollen auf degenerative Prozesse in den untersuchten Organen u. Geweben, Werte über 50 auf entzündliche Veränderungen hinweisen. Ein Zeigerabfall, d. h. ein auf der Skala rückläufiger Messwert, ist ein entscheidender Hinweisgeber für eine schlechte Organfunktion u. Regulationsfähigkeit, den es auszugleichen gilt. Dies ist z. B. durch einen Arzneimitteltest nach Voll möglich, bei dem das zum Patienten individuell passende Arzneimittel mit entsprechender Dosierung in den Messkreis zwischen Geräteelektroden u. Patienten in sog. Metallwaben eingebracht wird, wobei versucht wird, den festgelegten Normwert annäherungsweise zu erreichen. Dabei können auch mehrere Arzneimittel (Homöopathika, Organpräparate, Nosoden) gleichzeitig zur Anwendung kommen, wenn der Arzneimitteltest dies als indiziert ergibt. **Anwendung:** zum Auffinden von Entzündungsherden (s. Irritationszentrum, chronisches), bei chronischen Befindlichkeitsstörungen, Schmerzsyndromen; **Kontraindikation:** u. a. substitutionspflichtige Erkrankungen, zerstörte Gewebe, chirurgische u. psychiatrische Erkrankungen. Das Verfahren gilt als wissenschaftlich nicht gesichert. Vgl. VRT-Vegatest; Funktionsdiagnostik, bioelektronische.

Elektro|bad (↑): hydroelektrisches Bad; Bad zur therapeutischen Nutzung des elektrischen Stroms (Gleichstrom*), das hyperämisierend u. analgetisch wirken soll; **Formen: 1.** Teilbad (s. Zellenbad); **2.** Vollbad (s. Stanger-Bad); Anwendung auch zum vermehrten perkutanen Transport von Badezusätzen (s. Iontophorese).

Elektrode (↑) *f*: Kontaktpunkt od. -fläche eines elektrischen Leiters; mit einer E. wird Strom auf die Haut appliziert bzw. von ihr abgeleitet. **Formen:** Metall-, Weichgummi-, Klebeelektroden. Vgl. Anode; Kathode.

Elektro|dia|gnostik (↑; gr. διαγνωστικός fähig zu unterscheiden) *f*: Bez. für diagnostische Verfahren zur Registrierung körpereigener neuromuskulärer Aktionspotentiale (s. Elektromyographie) od. zur Untersuchung insbesondere von Muskel- u. Nervenaktionen durch elektrischen Strom, um Aussagen zu myo- od. neurogenen Schädigungen machen zu können; **Prinzip:** Prüfung der Muskelantwort (Kontraktion) auf einen elektrischen Reiz, der als Gleichstromstoß (galvanischer Strom) od. in Form von Einzelstromstößen (faradischer Strom) direkt am Muskel od. indirekt am versorgenden Nerven appliziert wird. Zu beachten ist, dass der Muskel einen 10–100-fach höheren Reizzeitbedarf (Chronaxie) als der Nerv (<1 ms) hat.

Elektro|fokal|test (↑; lat. focus Herd, Brennpunkt) *m*: s. Elektrohauttest.

Elektro|gymnastik (↑) *f*: Erzeugung rhythmischer Kontraktionen quergestreifter Muskulatur mit transkutan applizierten niederfrequenten Impulsen (geschwellt od. ungeschwellt); **Anwendung:** unterstützend zur Physiotherapie* bei Inaktivitätsatrophie od. denervierter (reinnervierter) Muskulatur; alleinige E. kann eine Muskelatrophie (z. B. bei Parese) nicht verhindern, deshalb immer Kombinationstherapie.

Elektro|haut|test (↑) *m*: Abk. EHT; von Gehlen u. Standel entwickelter galvanischer Reizstromtest mit Gleichstrom*, basierend auf der Annahme, dass ein (z. B. durch ein funktionsgestörtes inneres Organ) reflektorisch angesprochenes Hautareal auf einen Testreiz anders reagiert als seine Umgebung; als Reizelektrode dient ein Dachshaarpinsel, der mit Wasser getränkt wird, bzw. Rollelektroden aus Silber. Die indifferente Handelektrode ist aus Edelstahl. Die EHT-Reaktion besteht in einer Rötung der Haut über einem sog. regulatorisch vorbelasteten Areal (chronisches Irritationszentrum*), z. B. über einem Entzündungsprozess in den Kieferhöhlen. Die Störung wird allerdings nicht differenziert. Wissenschaftlich nicht gesichertes Verfahren. Der E. wurde praxisnah von Glaser u. Türk weiterentwickelt u. leicht modifiziert zur Sonderform **Elektrofokaltest**, v. a. zur Detektierung von chronischen Irritationszentren (foci) im Kieferbereich. Vgl. Diagnostik chronischer Irritationen; Decoderdermographie; Impulsdermographie.

Elektro|kinese (↑; gr. κινεῖν bewegen) *f*: Bez. für Prozesse, die am Stromtransport beteiligt sind; dazu gehören Kataphorese u. Anaphorese (polabhängige Ionenwanderung dissoziierter Moleküle), Elektrophorese (polabhängige Wanderung geladener, nichtdissoziierter Moleküle, die sich Ladungsträgern anheften) u. Elektroosmose (Flüssigkeitsverschiebungen durch Einfluss von Gleichstrom). Vgl. Galvanisation.

Elektro|medizin (↑; lat. ars medicina ärztliche Kunst) *f*: Teilgebiet der medizinischen Technik, das sich v. a. mit elektrischen Geräten u. deren diagnostischem u. therapeutischem Einsatz am Patienten beschäftigt.

Elektro|myo|graphie (↑; gr. μῦς Muskel; γράφειν schreiben) *f*: Abk. EMG; Methode zur Registrierung der spontan od. bei Willkürinnervation auftretenden od. durch elektrische Stimulation provozierbaren bioelektrischen Phänomene im Muskelgewebe u. von einzelnen Muskelaktionspotentialen (Abk. MAP); **Prinzip:** Ableitung mit Hilfe von in den Muskel eingestochenen Nadelelektroden od. über dem Muskel platzierten Oberflächenelektroden; die Potentiale werden verstärkt, optisch u. akustisch wiedergegeben u. aufgezeichnet. **Formen: 1. Nadel-EMG:** Differenzierung von neurogenen u. myogenen Schädigungen (s. Abb.);

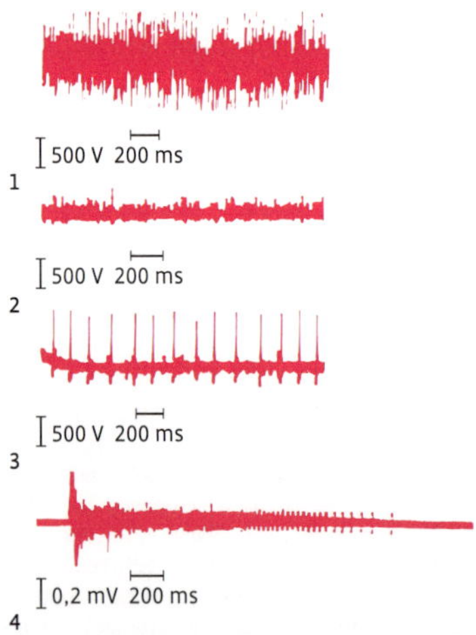

Elektromyographie: 1: normales Innervationsmuster bei maximaler Willküraktivität (Interferenzmuster); 2: Innervationsmuster bei myogener Schädigung; 3: Innervationsmuster bei neurogener Schädigung; 4: myotone Reaktion

2. Oberflächen-EMG: Aussage zur gestörten Muskelkoordination (Dysbalance, gestörte Stereotype) u. Beurteilung von muskulärem Ermüdungsverhalten; bei Normierung der momentanen Amplituden auf die bei maximaler willkürlicher Kontraktionsstärke erreichten Amplituden (engl. maximum voluntary contraction, Abk. MVC) sind Aussagen zu dem aktuellen Beanspruchungsgrad möglich.

Elektro|neural|dia|gnostik (↑; Neur-*; gr. διαγνωστικός fähig zu unterscheiden) *f*: elektrischer Funktionstest nach Croon, bei dem an ca. 200 punktförmigen Stellen der Körperoberfläche (meist Akupunkturpunkten* entsprechend) mit Elektroden eine Reizung mit Wechselstrom (0,05 mA, 900 Hz) durchgeführt wird; elektrischer Widerstand u. Kapazität werden gemessen u. in ein Somatogramm eingetragen. Diagnostische Hinweise auf reflektorische Krankheitszeichen sollen sich insbesondere in Seitendifferenzen zwischen den Körperhälften u. Mittelwertabweichungen in den Messwerten finden. Die Therapie (s. Elektroneuraltherapie) erfolgt ausschließlich an der pathologisch veränderten Reaktionsstelle* der Haut. Die Methode ist wissenschaftlich umstritten u. heute kaum noch verbreitet.

Elektro|neural|therapie (↑; ↑; Therapie*) *f*: Abk. ENTH; Behandlung von bei der Elektroneuraldiagnostik* als pathologisch verändert diagnostizierten Reaktionsstellen* zur Änderung des elektrischen Hautwiderstands u. der Kapazität definierter Hautpunkte (i. S. einer Verschiebung in Richtung der Norm) mit Dreieck- od. Exponentialstromimpulsen (0,5–2,0 mA, 400–1000 Hz); **Anwendung:** bei chronisch-degenerativen Erkrankungen, chronischen Schmerzzuständen, neurovegetativen Erschöpfungszuständen; **Kontraindikation:** akute Entzündungen, Hyperthyreose, Herzschrittmacher.

Elektrono|graphie (↑; gr. γράφειν schreiben) *f*: Sammelbez. für diagnostische Verfahren, bei denen durch Anlegen hochfrequenter Ströme Entladungsreaktionen (kontrollierte Elektronenemission) erzeugt u. als Bild dargestellt werden; die E. hebt die elektrischen Oberflächenphänomene (elektrodermale Aktivitäten wie Widerstand, Kapazität, Potential u. Leitfähigkeit) hervor u. reflektiert gleichzeitig die Wechselwirkung zwischen dem elektromagnetischen Feld des Impulses u. den elektromagnetischen Feldern der verschiedenen Organe u. Gewebe. Aktivierte elektrodermale Punkte zeigen sich als leuchtende Zonen, die aus konzentrischen Linien gebildet werden u. ein Emissionsspektrum gegen starkes Rot u. Infrarot aufweisen. Bei der Anwendung elektrischer Hochfrequenzfelder werden Lumineszenzen sichtbar, die photographisch dargestellt werden können. Beispiele hierfür sind die Kirlian*-Photographie sowie die energetische Terminalpunktdiagnostik*. Vgl. Hochfrequenzdiagnostik.

Elektro|schlaf (↑): durch Strom induzierter Schlaf; Gleichstrom* wird mit Elektroden transkutan am Schädel appliziert. **Anwendung:** selten bei Schlafstörungen, Depressionen, Neurosen.

Elektro|stimulations|an|algesie (↑; lat. stimulare anstacheln; gr. ἀ (privativum) Un-, -los; -algie*) *f*: s. Neurostimulation.

Elektro|therapie (↑; Therapie*) *f*: therapeutische Anwendung des elektrischen Stroms; Verwendung von konstant fließendem frequenzlosem Gleichstrom (Galvanisation*), niederfrequenten (Niederfrequenztherapie*) u. mittelfrequenten Stromimpulsen (Interferenzstromtherapie*) sowie Wechselstrom hoher Frequenz (Hochfrequenztherapie*); **Wirkung:** abhängig von der Frequenz: **1.** Niederfrequenz (<1000 Hz): direkte neuromuskuläre Reizwirkung u. analgetische Wirkung; **2.** Mittelfrequenz (>1000 Hz bis <300 kHz): direkte muskuläre Reizwirkung u. geringe analgetische Wirkung; **3.** Hochfrequenz (>300 kHz): selektive thermische Wirkung (Durchblutungsförderung, Muskelrelaxation, Schmerzlinderung). **cave:** Die elektrolytische Wirkung unter der Anode ist eine saure Reaktion, die bei unsachgemäßem Gebrauch (direkte Auflage der Elektrode auf der Haut ohne Unterpolsterung) eine Koagulationsnekrose auslösen kann; früher z. T. gewünschtes Therapieziel z. B. zur Epilation, Entfernung von Warzen, Polypen. Vgl. Kontrairritation.

Elementar|therapie (lat. elementum Grundstoff; Therapie*) *f*. Bez. für die therapeutische Verwendung von Elementen des Periodensystems; es werden Einzelelemente, Elementkombinationen, organische Verbindungen u. andere galenische Aufbereitungen eingesetzt. Die E. unterscheidet Mengenelemente, die in größeren Mengen essentiell am Stoffwechsel beteiligt sein sollen (anorganische Hauptelemente; s. Mineralstoffe), Spurenelemente* mit kleinerem Mengenanteil (50 mg/kg Körpergewicht, z. B. Mangan*, Magnesium*, Selen*; vgl. Cer-Therapie) u. die umweltbedingten (toxischen) Metalle sowie Struktur- u. Funktionselemente. **Anwendung:** bei Mangelzuständen u. Überschusserkrankungen; bei klinischen Hinweissymptomen od. zur Prophylaxe. Keine methodische Systematik erkennbar; häufig wissenschaftlich umstrittener Einsatz der Einzelpräparate.

Element|therapie (↑; ↑) *f*: Bez. für Verfahren, die sich überwiegend od. ausschließlich der natürlichen Elemente Licht, Luft, Wasser u. Erde bedienen; z. B. Hydrotherapie*, Heliotherapie*, Thalassotherapie*.

Elettaria cardamomum (L.) Maton *f*: Kardamom, Malabarkardamome; Pflanze aus der Familie der Zingiberaceae (Ingwergewächse); **Arzneidroge:** von der Kapselhülle befreite Samen (Cardamomi fructus, Kardamomenfrüchte), Monographie: WHO, Kommission E; aus den Samen destilliertes ätherisches Öl (Oleum Cardamomi, Cardamomi aetheroleum), Monographie: Kommission E; **Inhaltsstoffe:** 4–9 % ätherisches Öl (26–41 % 1,8-Ci-

E

neol u. bis 34 % α-Terpineol); **Wirkung:** virostatisch, cholagog; **Verwendung:** zerkleinerte Samen u. a. galenische Zubereitungsformen; **1.** (med.) bei dyspeptischen Beschwerden (Kommission E); **2.** (volkstümlich) bei Appetitlosigkeit; **Dosierung:** mittlere Tagesdosis 1,5 g Droge, für Tinkturen Tagesdosis 1–2 g, Zubereitungen entsprechend; **Nebenwirkungen:** keine bekannt; **Kontraindikation:** Gallensteinleiden; **Wechselwirkung:** keine bekannt.

Eleuthero|coccus senticosus (Rupr. et Maxim. ex Maxim.) Maxim *m*: Acanthopanax senticosus; Russischer Ginseng, Sibirischer Ginseng; Strauch aus der Familie der Araliaceae (Efeugewächse); **Arzneidroge:** ganze od. geschnittene, getrocknete unterirdische Organe aus Rhizomen u. Wurzeln (Eleutherococci radix, Taigawurzel); Monographie: HMPC, ESCOP, Kommission E; **Inhaltsstoffe:** Oleanolsäureglykoside (Eleutheroside I–M), Phenylpropanderivate (Eleutherosid B, syn. Syringin), Cumarine (Eleutherosid B_1), Lignane (Eleutherosid D, Sesamin), Eleutherosid A u. E, β-Sitosterolglukosid, Polysaccharide; **Wirkung:** adaptogen, Steigerung der Anzahl der T-Lymphozyten; **Verwendung: 1.** (med.) innerlich bei Müdigkeit u. Schwächegefühl, nachlassender Leistungs- u. Konzentrationsfähigkeit, Rekonvaleszenz (ESCOP, Kommission E); **2.** (traditionell) innerlich bei Symptomen allgemeiner Kraftlosigkeit wie Erschöpfung u. Schwäche (HMPC); **3.** (volkstümlich) bei hypochondrischen Zuständen, Somatisierungsstörung, zur Unterstützung der Anpassungsfähigkeit des Organismus vor belastenden Situationen; **Dosierung:** Tagesdosis 2–3 g Droge (als Drogenpulver, für Teeaufgüsse, wässrig-alkoholische Auszüge); Anwendungsdauer auf 3 Monate begrenzen, erneute Anwendung ist nach 2 Monaten möglich; **Nebenwirkungen:** keine bekannt; **Kontraindikation:** Hypertonie (keine dokumentierten Fälle); **Wechselwirkung:** keine bekannt. Vgl. Panax ginseng.

E|liminations|diät (lat. eliminare entfernen; Diät*) *f*: syn. Weglassdiät, Auslassdiät; bei Nahrungsmittelallergie* bzw. Nahrungsmittelintoleranz* empfohlene Diät*; besteht meist aus (nicht aromatisiertem) schwarzem Tee, Mineralwasser, Traubenzucker, gekochten Kartoffeln, gekochtem Reis, evtl. milchfreier Margarine od. Maiskeimöl u. Salz zur Zubereitung; Durchführung (nach Rücksprache mit dem Arzt) möglichst bis zu weitgehender Symptomfreiheit. E. ist nur kurzfristig anwendbar, da die geringe Nahrungsmittelauswahl zu Mangelernährung* führen kann. Meist erfolgt im Anschluss eine Additionsdiät*. Bei unveränderten Beschwerden nach 2-wöchiger E. ist eine Nahrungsmittelallergie bzw. -intoleranz unwahrscheinlich.

Eluat (lat. eluere, elutus auswaschen, tilgen) *n*: durch Herauslösen von adsorbierten Stoffen gewonnene Flüssigkeit.

Elymus repens *m*: s. Agropyron repens.

EMB: Abk. für **e**lektro**m**agnetischer **B**luttest*.

EMDR: Abk. für (engl.) ***E**ye **M**ovement **D**esensitization and **R**eprocessing;* i. R. der Verhaltenstherapie* von F. Shapiro (1988) entwickelte psychotherapeutische Methode v. a. zur Behandlung posttraumatischer Belastungsstörungen*, die auf der Annahme beruht, dass durch den Fokus auf ein traumatisches Erleben u. die damit verbundenen emotionalen, kognitiven u. somatischen Erfahrungen sowie die gleichzeitige Stimulierung verschiedener Gehirnareale die Verarbeitung u. Integration des Traumas gelingt; **Prinzip:** bilaterale Stimulation des Patienten, indem dieser den Fingerbewegungen des Therapeuten folgend die Augen bewegt, während er sich auf die traumatische Erinnerung konzentriert; alternativ rhythmisches Berühren beider Hände od. Beine od. wechselseitiges Beschallen beider Ohren; **Anwendung:** insbesondere bei posttraumatischer Belastungsstörung, aber auch anderen psychischen Störungen (u. a. Angst- u. Anpassungsstörungen).

Emesis (gr. ἐμεῖν sich erbrechen) *f*: s. Erbrechen.

Emetika (↑) *n pl*: syn. Brechmittel; Arzneimittel, die Erbrechen bewirken; z. B. Psychotria* ipecacuanha; vgl. Verfahren, emetisches.

Emetin *n*: Methylcephaelin; Alkaloid aus der Wurzel von Psychotria* ipecacuanha; Protoplasma- u. Kapillargift mit emetischer u. expektorativer Wirkung; früher gebräuchlich bei Infektion mit Entamoeba histolytica; hohe Toxizität.

EMG: Abk. für **E**lektro**m**yo**g**raphie*.

Em|men|agogum (gr. ἔμμηνος monatlich; -agoga*) *n*: die Menstruation regulierendes u. den Beginn der Blutung förderndes Mittel; volkstümlich verwendete Drogen sind z. B. Myristica* fragrans, Syzygium* aromaticum (Caryophylli flos), Rosmarinus* officinalis (Rosmarini folium), Pimpinella* anisum, Crocus* sativus, Sinapis* alba sowie Drogen mit thujon- (z. B. Thuja* occidentalis, Tanacetum* vulgare) u. apiolhaltigen Ölen (Petroselinum* crispum), die in höherer Dosierung abortiv wirken; **cave:** Die Verwendung dieser Drogen in Dosierungen, die emmenagog wirken, ist wegen toxischer Effekte abzulehnen. Vgl. Verfahren, emmenagoges.

Emodine *n pl*: Anthranoide; Hydroxyanthracenderivate; Derivate des 1,8-Dihydroxy-9,10-anthrachinons, die Bestandteil vieler pflanzlicher Laxanzien (u. a. Aloe*, Frangula* alnus, Rheum officinale, Rheum* palmatum, Cassia* senna) sind; E. entstehen autooxidativ od. unter Einwirkung pflanzeneigener Peroxidasen od. Oxidasen aus Emodinanthronen u. verursachen nach erfolgter Spaltung der Glykosidbindung die laxierende Wirkung durch Verstärkung der Dickdarmperistaltik.

E|mollientia (lat. emollire weich machen) *n pl*: hauterweichende Mittel; z. B. warme Umschläge, Massagetechniken, Seifen, Glycerol; **Anwendung:** u. a. bei lokalen Entzündungen od. Hautausschlägen.

E|motion (lat. emovere, emotus herausbringen, erschüttern) *f*: auf der psychischen u. physischen Ebene durch äußere u. innere Reize od. durch Kognitionen hervorgerufene Empfindung; diese führt zu zentralnervösen, neuromuskulären, neurohumoralen u. autonomen Körperreaktionen, die als emotionale Erregung bezeichnet werden. Die emotionale Erregung ist gekennzeichnet durch kurzfristige, intensive Gefühle, einen emotionalen Ausdruck (Mimik bzw. nonverbale Äußerungen), eine Orientierung an den emotional erregenden Gegenstand u. damit verbunden eine Unterbrechung der momentanen Tätigkeit. Menschen, von denen angenommen wird, dass sie Gefühle bei sich nicht wahrnehmen können, werden als alexithym bezeichnet. Besonders starke bzw. nicht wahrgenommene od. verdrängte Gefühle werden als Ursache vieler psychosomatischer Störungen angesehen. Vgl. Affekt.

Emotional Freedom Techniques: s. EFT.

Empowerment (engl. Befähigung): lebensweltlich-ökologisch orientiertes psychotherapeutisches Konzept für den Umgang mit Team- u. Gruppenmitgliedern, Klienten u. Patienten, nach dem die Eigenverantwortlichkeit des Einzelnen ermöglicht, bestärkt u. gefördert wird mit dem Ziel, Fähigkeiten zu entwickeln u. zu verbessern, um die eigene soziale Lebenswelt zu gestalten u. zu kontrollieren; E. geht davon aus, dass sich Menschen Problemen stellen u. diese in vorgefundenen od. erst zu schaffenden gesellschaftlichen Handlungsräumen lösen. Angestrebt werden dabei die Förderung von Selbstorganisation u. Teilhabe an Ressourcen sowie Entwicklung u. Erlernen neuer Kompetenzen in lebensweltlichen Strukturen. E. beschreibt Prozesse von Einzelnen, Gruppen u. Strukturen hin zu größerer gemeinschaftlicher Stärke u. Handlungsfähigkeit (z. B. Selbsthilfe*). Durch gegenseitige Unterstützung u. soziale Aktion sollen diskriminierende bzw. widrige Lebensbedingungen überwunden werden. Ergebnis dieser Prozesse ist meist Aufhebung von Ohnmacht u. ein gestärktes Selbstbewusstsein für die Betroffenen. **Methode:** Entwicklung eines positiven u. aktiven Gefühls des In-der-Welt-Seins; Aufbau von Fähigkeiten, Strategien u. Ressourcen, um aktiv u. gezielt individuelle u. gemeinschaftliche Ziele zu erreichen; **Anwendung:** z. B. in der Diabetologie od. bei Asthma bronchiale i. R. von Patientenschulungen, in denen die Patienten lernen, sich selbstverantwortlich in der Krankheit zu verhalten u. sich z. B. als Diabetiker entsprechende Insulindosen zu verabreichen.

Emser Salz: durch Verdampfen von Thermalwasser gewonnenes Salz; zeichnet sich durch eine Vielzahl von Mineralien, v. a. aber einen hohen Gehalt an Bicarbonat-Ionen aus, die als Puffer von bei Entzündungsprozessen entstehenden Säuren wirksam sein können; **Verwendung:** als Aerosol bei Atemwegsinfektionen zur Schleimlösung, Verbesserung des Schleimtransports u. Entzündungshemmung, als Nasenspray bei Rhinitis allergica od. als Lutschpastillen bei Pharyngitis. Vgl. Sal Ems factitium.

E|mulgatoren (lat. emulgere, emulsus ausschöpfen) *m pl*: grenzflächenaktive Stoffe, die die Bildung einer Emulsion* bewirken bzw. fördern u. deren Stabilität erhöhen; die Moleküle bestehen aus einem hydrophoben u. einem hydrophilen Anteil u. setzen daher die Oberflächenspannung in den kleinen Partikeln der dispersen Phase herab. Die Emulgierung von Nahrungsfetten durch Gallensäuren (als E.) ist die Voraussetzung für ihre Resorbierbarkeit im wässrigen Milieu der Darmmukosa. **Verwendung:** in der Lebensmittelverarbeitung*: **1.** natürlicherweise in Lebensmitteln vorkommende E., z. B. Mono- u. Diglyceride von Speisefetten, Lecithin u. Stearin; **2.** synthetische E., z. B. mit Essig-, Milch-, Zitronen- od. Weinsäure veresterte Mono- u. Diglyceride; E. verbessern plastische Eigenschaften von Lebensmitteln, z. B. die Streichfähigkeit von Margarine od. die Fettverteilung in Schokolade. Lebensmittelrechtlich zählen die E. zu den Lebensmittelzusatzstoffen*; Art, Verwendung, Höchstmengenbegrenzungen u. Kenntlichmachung sind in der Zusatzstoff-Zulassungsverordnung geregelt.

E|mulsion (↑) *f*: Dispersion (instabile physikalische Mischung) von 2 od. mehr ineinander nichtlöslichen Flüssigkeiten, von denen eine im Allg. wässrig ist; unterschieden werden **1.** Öl-in-Wasser-E., deren innere, disperse Phase von hydrophoben Substanzen gebildet wird (v. a. Fette) u. deren äußere Phase (das Dispersionsmittel) eine wässrige Lösung bildet, **2.** Wasser-in-Öl-E. mit umgekehrten Verhältnissen. Vgl. Emulgatoren.

Encounter-Gruppe (engl. encounter Begegnung): psychotherapeutische od. präventive Form der Selbsterfahrungsgruppe* von Patienten od. Gesunden mit dem Ziel der Persönlichkeitsentwicklung, z. B. Gestalten von persönlichen Beziehungen u. Umgehen mit Problemen; die Teilnehmer streben positive Veränderung u. die Verbesserung interpersonaler Kommunikation durch den Erfahrungsprozess innerhalb der Gruppe an. Das unmittelbare Hier u. Jetzt steht im Vordergrund der Gruppendynamik; eine ganzheitliche Sichtweise sowie das Bemühen um authentisches Verhalten u. Interaktion werden praktiziert. E.-G. finden i. d. R. unter professioneller Leitung statt, die jedoch nur minimal (in strukturierender Weise) eingreift; **cave:** E.-G können durch Mobilisierung negativer Affekte u. Erinnerungen bei den Teilnehmern zu massiven Belastungen u. unbeabsichtigten negativen emotionalen Reaktionen führen.

Enderlein-Dia|gnostik (Günther E., Zoologe, 1872–1968; gr. διαγνωστικός fähig zu unterscheiden) *f*: Form der Dunkelfelddiagnostik des Bluts, mit dessen Hilfe Enderlein festzustellen glaubte, dass alles „Lebendige" einer Symbiose unterliegt u. dass bestimmten Strukturen im Blut, die nur im Dunkelfeldmikroskop erkennbar sind, diagnostische Bedeutung zukommt; eine zentrale Stellung nehmen bei der E.-D. die Endobionten* ein, die als korpuskuläre Partikel in Erythrozyten erkennbar sind; aus der Anzahl, Größe u. Gestalt der Endobionten, der übrigen Strukturen sowie der Form u. Anordnung der zellulären Blutbestandteile werden diagnostische Schlüsse gezogen. So sollen Symbiosestörungen u. Hinweise z. B. auf Störungen des Immunsystems, Krebserkrankungen, Darm- u. Lebererkrankungen bereits im Vorfeld der Manifestation erkennbar sein. Umstrittenes Verfahren mit geringer Verbreitung u. eher historischer Bedeutung. Vgl. Bakterienzyklogenie.

Endo|bionten (Bio-*) *m pl*: von G. Enderlein geprägte Bez. für die angenommenen pflanzlichen Urkeime in den Erythrozyten; hierzu sollen die Mitochondrien bzw. pflanzliche Mikroorganismen zählen. Die Normalfunktion der E. u. ihre fermentative u. hormonale Tätigkeit sollen Gesundheit garantieren. Auf der Grundlage einer Blutuntersuchung mit Dunkelfeldmikroskopie (s. Enderlein-Diagnostik) werden 3 unterschiedliche morphologische Erscheinungsformen von E. beschrieben. E. sollen eine milieuabhängige Weiterentwicklungsfähigkeit besitzen u. auf jeder Entwicklungsstufe stehen bleiben können (Pleomorphismus). Bei Symbiosestörungen kann es zur Zerstörung der Erythrozyten kommen. Höher entwickelte Formen von E. werden nach Ansicht der E.-Theorie mit der Entstehung von Tumorerkrankungen in Verbindung gebracht. Therapeutisch wird die Rückführung höher entwickelter E.-Stufen in niedrigere Stufen angestrebt (spekulative Betrachtungsweise). Vgl. Bakterienzyklogenie.

En|ergie|bedarf (gr. ἐνέργεια Tätigkeit, Wirksamkeit): (ernährungsphysiologisch) Menge an Nahrungsenergie, die als ausreichend für den spezifischen Bedarf eines Menschen in Abhängigkeit von Geschlecht, Alter, Gesundheitszustand, körperlicher Leistung u. bestimmten Umweltfaktoren angesehen wird; der Gesamtenergiebedarf setzt sich aus Grundumsatz*, Leistungsumsatz* u. nahrungsinduzierter Thermogenese* zusammen. Ermittlung des E. durch Verzehrerhebungen u. Messungen des Energieverbrauchs; die Angabe über die empfohlene Höhe des E. erfolgt in Joule* (Abk. J).

En|ergie|bilanz (↑) *f*: Verhältnis von Energieaufnahme zu Energieverbrauch; vgl. Energieumsatz; Grundumsatz.

En|ergie|dichte (↑): Bez. für den Energiegehalt* eines Lebensmittels pro Volumeneinheit (kJ/cm^3) od. Mengeneinheit (kJ/100 g).

En|ergie|fluss (↑): Bez. für die Vorstellung einer sog. fließenden Energie im Körper (s. Lebenskraft), die sowohl in östlichen Behandlungssystemen (z. B. im Ayurveda*), in der Rezeption der Chinesischen Medizin* in Europa u. Nordamerika (s. Qi; Yoga) als auch in den dortigen Behandlungssystemen (Körpertherapie*, Anthroposophische Medizin*) zu finden ist; häufig gehen diese unterschiedlichen Heilsysteme von einem longitudinalen Fließen der Energie aus (Kopf – Füße; z. B. in der Orgontherapie*). Daneben werden auch horizontale energetische Strukturen beschrieben. Modernere Deutungen beschreiben den Energiefluss als die vegetative Ansteuerung eines Gewebes, Organs od. Körperteils. Bislang in den modernen Naturwissenschaften nicht anerkannte Modellvorstellung.

En|ergie|gehalt (↑): Menge der für den Organismus verwertbaren Energie in einem Lebensmittel, die sich aus energieliefernden Nährstoffen (Protein, Fett, Kohlenhydraten u. a. organischen Verbindungen) zusammensetzt; direkte Messung mit Hilfe der Kalorimeterbombe od. Berechnung aus dem E. der einzelnen Bestandteile. Vgl. Brennwert, physiologischer.

En|ergie|medizin (↑; lat. ars medicina ärztliche Kunst) *f*: syn. Quantenmedizin; Bez. für eine Richtung in der Medizin, die davon ausgeht, dass sich alle basalen Lebensprozesse im materielosen Vakuum vollziehen; **Grundlagen:** In allen organischen Zellen sollen sog. bioelektromagnetische Vakuumfelder wirken, die nach den Gesetzen der Quantenphysik erklärt u. verstanden werden. Dabei wird der menschliche Körper als Energiefeld aufgefasst, wobei Krankheiten durch Störungen energetischer Ströme entstehen (vgl. Orgontherapie; Analyse, bioenergetische). Die Psyche spielt bei der E. eine zentrale Rolle, da davon ausgegangen wird, dass die Vakuumenergie des Organismus hauptsächlich durch Außeneinflüsse u. den Geist beeinflusst wird; der Geist nutzt das Bewusstsein zur Informationsübermittlung ebenso, wie das Elektron durch Quanten od. Photonen Kräfte überträgt. Um alle energetischen Regulationsebenen besser einbeziehen zu können, sollen bereits bekannte Verfahren (z. B. Elektro-* u. Magnetfeldtherapie*), aber auch Forschungen zu Chinesischer Medizin* (v. a. Akupunktur*), bioenergetischer Analyse, Hypnose* u. Bio-* bzw. Neurofeedback energiemedizinisch weiterentwickelt werden. Erste klinische Erfolge sind im Bereich der Magnetfeldtherapie bei Knochendefekten u. Gefäßstörungen sowie mit der transkranialen Magnetstimulation im neuropsychologischen Bereich belegt. **Ziel:** Therapeutisches Ziel von Behandlungstechniken, die auf der Energiemedizin beruhen, ist die Beeinflussung von energetischen Zuständen der Organe möglichst vor Entstehen, aber auch bei Bestehen eines organischen Schadens. Vgl. Enthalpie; Entropie.

En|ergie|quotient (↑) *m*: Abk. EQ; Quotient aus der Zufuhr an Nahrungsenergie (gemessen in Joule*) u. dem Körpergewicht*.

En|ergie|umsatz (↑): Abk. EU; ernährungsphysiologische Bez. für den Verbrauch bzw. Umsatz von Energie pro Zeiteinheit bei bestimmten Arbeitsleistungen; setzt sich aus Grundumsatz* u. Leistungsumsatz* zusammen; der EU pro Tag beträgt bei leichter Betätigung 10 000–11 000 kJ (bzw. 2300–2500 kcal), bei schwerer körperlicher Arbeit

Energieumsatz
Energieumsatz beim Ausüben bestimmter Sportarten

Sportart	Geschwindigkeit		Energieverbrauch pro 1/2 Stunde in kJ (kcal)		Abbau von Fettgewebe in g
Gehen	3	km/Std.	370	(88)	13
	4,5	km/Std.	420	(100)	14
Wandern	6	km/Std.	546	(130)	19
Dauerlauf	9	km/Std.	1399	(334)	48
	12	km/Std.	1491	(356)	51
Radfahren	9	km/Std.	525	(125)	19
	15	km/Std.	798	(191)	27
	21	km/Std.	1281	(306)	44
Gymnastik					
Dehnübungen			441	(105)	15
Konditionsgymnastik			987	(236)	34
Schwimmen	20	m/Min.	651	(156)	22
Skilanglauf	9	km/Std.	1323	(316)	45
Rudern	3	km/Std.	538	(129)	18
	6	km/Std.	1365	(326)	46
Tennis			756	(181)	26

15 000–17 000 kJ (bzw. 3500–4000 kcal; s. Tab.); Messung durch Bestimmung der Arbeitsleistung (z. B. mit Ergometer) u. der Wärmeproduktion (mit Kalorimeter) od. indirekt mit Spirometer.

Energy-Drinks: Sammelbez. für kalte Getränke mit großen Mengen Coffein*; die meisten E.-D. enthalten außerdem leicht resorbierbare Zucker in hoher Konzentration. E.-D. sind nicht als Sportgetränk geeignet, da Coffein entwässernde u. entmineralisierende Wirkung hat, als Dopingwirkstoff eingestuft wird u. der hohe Zuckergehalt zu einer Hyperglykämie mit nachfolgender reaktiver Hypoglykämie führen kann. Vgl. Paullinia cupana.

Engel|wurz: s. Angelica archangelica.

Engel|wurz, Sibirische: s. Angelica dahurica.

Entgegen|gesetztes Mittel: s. Arzneimittelbeziehung.

Entgiftung: **1.** Detoxikation; (physiologisch) Unschädlichmachen endogen entstandener toxischer Substanzen; meist durch Umwandlung in leichter ausscheidbare Stoffe, v. a. in der Leber durch Abbau, Umbau od. Koppelung an andere Substanzen; **2.** (toxikologisch) Verfahren zur mechanischen Entfernung exogen zugeführter Gifte (primäre E.), zur Inaktivierung von Giften od. zur Verminderung der Giftresorption (sekundäre E.) sowie zur beschleunigten Giftelimination (tertiäre E.); vgl. Entschlackung; **3.** Neutralisation der Giftwirkung durch die Gabe von Gegengiften (z. B. Antihomotoxika*, Homöopathika); **4.** auf humoralpathologischen Vorstellungen beruhende naturheilkundliche Verfahren, z. B. Aschner*-Methode, Anwendung homöopathischer u. phytotherapeutischer Arzneimittel, physikalische Verfahren zur Stoffwechselsteigerung, Anregung der Verdauungstätigkeit, Fasten*; **5.** s. Entzugsbehandlung.

ENTH: Abk. für **E**lektro**n**eural**th**erapie*.

En|thalpie (gr. ἐν in - hinein, innerhalb; θάλπος Wärme) *f*: Begriff aus der Thermodynamik, der die Energieveränderungen von Systemen unter konstantem Druck beschreibt; die Reaktionsenthalpie ist der Betrag an Energie, der bei einer chemischen Reaktion frei wird od. zugeführt werden muss; wird in der Bioresonanztherapie*, Chaostheorie* u. Energiemedizin* auch für die Beschreibung angeblicher Energie- bzw. Ordnungszustände des gesunden u. kranken Organismus verwendet, um sog. niedrigenergetische Methoden zu begründen.

Entmüdungs|massage (Massage*) *f*: Massagetechnik zur schnellen Regeneration nach körperlicher Belastung (v. a. im Sport); umfasst herzwärts gerichtete Streichungen, Schüttelungen u. Griffe aus der manuellen Lymphdrainagetherapie*.

En|tropie (gr. ἐν in - hinein, innerhalb; τρόπος Richtung) *f*: Begriff aus der Thermodynamik, der ein Maß für den Ordnungsgrad eines Systems darstellt; nach dem zweiten Hauptsatz der Thermodynamik streben in einem abgeschlossenen System alle Vorgänge einem Zustand möglichst geringer Ordnung, d.h. maximaler E. zu. In offenen Systemen mit Stoff- u. Energieaustausch kann die E. auch abnehmen. In Verbindung mit der Bioresonanztherapie*, der Chaostheorie* u. der Energiemedizin* wird E. auch für die Beschreibung angeblicher Energie- bzw. Ordnungszustände im gesunden u. kranken Organismus u. deren Beeinflussung durch sog. niedrigenergetische Methoden verwendet.

E

Entschlackung: Ausscheidung abgelagerter Zwischen- od. Endprodukte des Stoffwechsels u.a. Substanzen (s. Verschlackung) durch therapeutische Umkehr der Stoffwechselrichtung, z.B. durch Fasten*, Anregung von Verdauungstätigkeit u. Diurese, langzeitigen Verzehr von Rohkost od. andere naturheilkundliche Ernährungstherapien (Schroth*-Kur, Mayr*-Kur, Molkekur*) in Verbindung mit viel Bewegung in sauerstoffreicher Luft; unterstützende Wirkung durch Tees, Schwitzpackungen, Sauna*, Moorbäder* u. Fangobäder bzw. -packungen (s. Fango). Vgl. Entgiftung.

Entspannung, funktionelle: Abk. FE; von der Gymnastiklehrerin Marianne Fuchs begründete, auch präventiv eingesetzte psychosomatische Behandlungsmethode mit dem Schwerpunkt des eigenen Körpererlebens durch Erlernen differenzierter Selbstwahrnehmung u. Auffinden eines Eigenrhythmus von Wahrnehmung u. Bewegen, An- u. Entspannung, Ein- u. Ausatmung; damit sollen vorliegende neurovegetative Fehlsteuerungen selbst erspürbar sein, Veränderungen im Körpererleben verbalisiert u. ins Gespräch gebracht werden u. damit ein Zugang zu psychosomatischen Zusammenhängen, Konflikten u. Fehlverhalten eröffnet werden. Konfliktaufdeckung u. Verarbeitung bieten dann eine Chance zur Überwindung körperlich-funktioneller sowie seelischer Störungen. FE ist als Therapieverfahren weitgehend anerkannt. Vgl. Autogenes Training; Atmungstherapie; Bewegungstherapie, konzentrative; Muskelrelaxation, progressive.

Entspannungs|methoden *f*: Sammelbez. für physio- u. psychotherapeutische Verfahren zur Beeinflussung autonom gesteuerter Körperfunktionen (z.B. Atmung, Herzfrequenz, Muskeltonus, Gefäßtonus, Darmmotilität) mit dem Ziel allgemeiner u. spezifischer Beruhigung u. Körperwahrnehmung; häufig Bestandteil komplexer psychotherapeutischer Methoden zur Behandlung von chronischen Schmerzen, Angst- u. Schlafstörungen*, Stress, primärer Hypertonie*. Vgl. Atemtherapie nach Middendorf; Autogenes Training; Bewegungstherapie, konzentrative; Biofeedback; Eutonie; Hypnose; Muskelrelaxation, progressive; Yoga; Zen-Meditation.

Entstauungs|therapie, kom|plexe physikalische (Therapie*) *f*: Abk. KPE; syn. physikalische Ödemtherapie; von J. Asdonk 1973 entwickelte Therapieform zur Behandlung von Lymphödemen; umfasst **1.** manuelle Lymphdrainagetherapie*; **2.** Kompressionsverfahren (Bandagierung od. Kompressionsstrumpf); **3.** Hautpflege; **4.** spezielle Bewegungsübungen zur Aktivierung der Muskelpumpe u. die Vasomotion unterstützende physikalische Therapie (Hydrotherapie*, Elektrotherapie*).

Entwöhnungs|behandlung: Bez. für medizinisches, psychologisches u. sozialtherapeutisches Behandlungsangebot bei Abhängigkeit* im Anschluss an die Entzugsbehandlung*, um Suchtmittelabhängigen eine zufriedene Suchtmittelabstinenz u. (Wieder-)Teilhabe am Arbeitsleben u. in der Gemeinschaft zu ermöglichen; wird in Deutschland als interdisziplinäre, medizinische Rehabilitationsmaßnahme (sog. Postakutbehandlung) in stationären Suchtfachkliniken, ambulanten Suchtberatungsstellen od. teilstationären Settings durchgeführt. Behandlungsdauer u. Behandlungsschwerpunkte werden den individuellen Erfordernissen des Patienten angepasst. **Prinzip:** v.a. psychotherapeutische Behandlung mit Psychoedukation, Rückfallmanagement, Selbstsicherheitstraining*, Verhaltenstherapie*, psychodynamischer Psychotherapie, u.U. auch biologisch-medizinische Therapie (Anti-Craving-Arzneimittel, Psychopharmakotherapie); evtl. erst i.R. einer stationären Therapie, dann langfristig ambulant od. in therapeutischen Einrichtungen, möglichst wohnortnah u. unter Einbeziehung von Freunden, Angehörigen, Selbsthilfegruppen od. einer Beratungsstelle. Patienten mit häufigen Rückfällen u. schweren Folgeschäden benötigen häufig zusätzlich spezielle Übergangseinrichtungen, betreutes Wohnen u. geschützte Arbeitsplätze zur Stabilisierung des Therapieerfolgs. Vgl. Suchttherapie.

Entzugs|behandlung: auch Entgiftung; bei Abhängigkeit* von psychotropen Substanzen kontrollierte Vorenthaltung (meist stationär) der Substanzen, die abrupt (Alkohol, illegale Drogen) od. schleichend (Arzneimittel) abgesetzt werden; zur Vermeidung eines Entzugssyndroms (Kopfschmerz, Hyper- od. Hypotonie, Hitzegefühl, Schweißausbruch, Tremor, Schlafstörung, Angst, Unruhe, tonisch-klonische Krämpfe, Halluzinationen, apathisch-depressive Verstimmung, evtl. Suizidneigung; ggf. Entwicklung eines Entzugsdelirs) i.d.R. pharmakologisch u. psychotherapeutisch unterstützt, ggf. auch sog. kalter Entzug ohne Arzneimittel bei Drogenabhängigkeit (bewusstes Erleben der Entzugssymptomatik als Rezidivprophylaxe, Prävention psychischer Bindung an andere psychotrope Arzneimittel); nachfolgend zur Stabilisierung möglichst längere Phase der Entwöhnungsbehandlung*.

Enzian, Gelber: s. Gentiana lutea.

En|zym|therapie (gr. ἐν in-hinein, innerhalb; ζύμη Sauerteig; Therapie*) *f*: Behandlung von Erkrankungen mit Enzymen, die nach oraler Gabe teilweise unverändert ins Blut aufgenommen werden sollen; die proteolytische Wirkung der Enzyme soll zur Auflösung von Immunkomplexen, großmolekularen Stoffen u. Gerinnungsprodukten (die verschiedene Antigenstrukturen vor der Immunabwehr schützen sollen) genutzt werden; daraus sollen sich die pharmakologischen Wirkungen auf Entzündungen mit Ödembildung (antientzündlich, antiödematös), auf das Gerinnungssystem (Verbesserung der Blutrheologie) u. auf immunologische Parameter erklären. Zur Anwendung kommen Enzyme pflanzlicher (z. B. Bromelain, Papain) od. tierischer Herkunft (z. B Trypsinderivate) als Einzel- od. Kombinationspräparate. **Anwendung:** in der Traumatologie, bei Gefäßerkrankungen (arteriell, venös, lymphathisch), bei Organentzündungen wie Bronchitiden u. Sinusitiden, bei Erkrankungen des rheumatischen Formenkreises, Virusinfektionen, Autoimmunkrankheiten; zur adjuvanten Tumortherapie; **Kontraindikation:** Gerinnungsstörungen, fortgeschrittene Leber- u. Nierenfunktionsstörungen, gleichzeitige Gabe von Antikoagulanzien; Schwangerschaft (relative Kontraindikation); **Nebenwirkungen:** u. U. allergische Reaktionen, Diarrhö. Wissenschaftliche Wirksamkeitsnachweise: Einige kleinere Studien zeigen positive Effekte bei posttraumatischen Schwellungszuständen der Nase u. Nasennebenhöhlen u. in der adjuvanten u. palliativen Tumortherapie (z. B. Linderung von mit Strahlentherapie u. Chemotherapie assoziierten Beschwerden wie Mukositis, Ödembildung); Langzeitstudien fehlen. Die postulierte Eigenschaft therapeutisch zugeführter Enzyme, nur schadhaftes Gewebe u. Vorgänge „anzugreifen“, bleibt unplausibel. Vgl. Organotherapie.

Eph|edrae herba *f*: **1.** Herba Ephedrae; chin. Ma-Huang; Droge der Chinesischen Medizin*; oberirdische Teile von Ephedra* sinica Stapf, Ephedra intermedia Schrenk et C. A. Mey u. Ephedra equisetina Bunge aus der Familie der Ephedraceae (Meerträubelgewächse); **Eigenschaften:** scharf, etwas bitter, warm, kehrt in Lunge u. Harnblase ein; **Wirkung:** treibt Schweiß, löst die Oberfläche*, weitet die Lunge, besänftigt Keuchen, fördert die Diurese u. vertreibt Ödeme; **Anwendung:** bei äußerer Wind-Kälte (s. Wind), bei Fülle-Asthma (s. Fülle), bei Wind* mit Wasseransammlung u. Zeichen einer Oberflächenstörung, bei Wind-Kälte-Bi (s. Bi-Syndrome). **2.** s. Ephedra sinica.

Eph|edra sinica Stapf *f*: Meerträubel; Rutenstrauch aus der Familie der Ephedraceae (Meerträubelgewächse); **Arzneidroge:** junge Rutenzweige verschiedener Ephedra-Arten (Ephedrae herba, Meerträubelkraut); Monographie: WHO, Kommission E; **Inhaltsstoffe:** 1–2 % Alkaloide, insbesondere L-Ephedrin; **Wirkung:** antitussiv, indirekt sympathomimetisch, zentral stimulierend; **Verwendung:** **1.** (med.) bei Atemwegserkrankungen mit leichtem Bronchospasmus bei Erwachsenen u. Schulkindern (Kommission E); **2.** in der Chinesischen Medizin: s. Ephedrae herba; **3.** durch die Flüchtigkeit des Ephedrins Anwendung auch als Räucherpulver; **Nebenwirkungen:** Schlaflosigkeit, Bewegungsdrang, Reizbarkeit, Kopfschmerz, Übelkeit, Erbrechen, Störungen beim Wasserlassen, beschleunigter Herzschlag, in höherer Dosierung drastischer Blutdruckanstieg, Herzrhythmusstörungen, Entwicklung einer Abhängigkeit; **Kontraindikation:** Angst- u. Unruhezustände, arterielle Hypertonie, Engwinkelglaukom, Hirndurchblutungsstörungen, Prostataadenom mit Restharnbildung, Phäochromozytom, Thyreotoxikose; **Wechselwirkung:** in Kombination mit herzwirksamen Glykosiden od. Halothan Herzrhythmusstörungen, mit Guanethidin Verstärkung der sympathomimetischen Wirkung, mit MAO-Hemmstoffen Potenzierung der sympathomimetischen Wirkung, mit Oxytocin Entwicklung von Hypertonie. **Hinweis:** Ephedrin-haltige Arzneimittel sind Bestandteil der Dopingliste des Internationalen Olympischen Komitees u. des Deutschen Sportbunds. Wegen des ungünstigen Nutzen-Risiko-Verhältnisses ist vom Gebrauch abzuraten.

Ephedrin *n*: s. Ephedra sinica.

Epi|lobium *n*: Weidenröschen; Stauden aus der Familie der Onagraceae (Nachtkerzengewächse); Epilobium angustifolium L. (Schmalblättriges Weidenröschen), Epilobium parviflorum Schreb. (Kleinblütiges Weidenröschen) u. a.; **Arzneidroge:** kurz vor od. während der Blüte gesammelte u. getrocknete oberirdische Teile (Epilobii herba), zur Blütezeit geerntete u. getrocknete Wurzeln (Epilobii radix); **Inhaltsstoffe:** Kraut: ca. 1,5 % Flavonolglykoside, Gerbstoffe, Sterole (β-Sitosterol u. β-Sitosterolester); Wurzel: nur ca. 0,35 % Flavonolglykoside; **Verwendung:** Droge od. Auszüge; (volkstümlich) innerlich bei Miktionsstörungen infolge benigner Prostatahyperplasie (Stadium I u. II). Die Wirksamkeit ist nicht belegt u. die Verwendung obsolet.

EQ: Abk. für **E**nergie**q**uotient*.

Equisetum arvense L. *n*: Ackerschachtelhalm, Schachtelhalm, Zinnkraut; Pflanze aus der Familie der Equisetaceae (Schachtelhalmgewächse); s. Abb.; **Arzneidroge:** getrocknete, grüne, sterile Sprosse (Equiseti herba, Schachtelhalmkraut); Monographie: HMPC, Kommission E; **Inhaltsstoffe:** bis 10 % Kieselsäure, aliphatische Säuren (z. B. Shikimisäure, Meso-Weinsäure), Derivate der Hydroxyzimtsäure (z. B. Chlorogensäure), Flavonoide (v. a. Kämpferol- u. Quercetinglykoside); **Wirkung:** schwach diuretisch; **Verwendung:** zerkleinerte Droge als Teeaufguss u. andere galenische Zubereitungen zum Einnehmen, Dekokt u. andere galenische Zubereitungen für äußerliche Anwendung; **1.** (med.) innerlich bei posttraumatischem u. statischem Ödem, zur Durchspülungstherapie bei bakteriellen u. entzündlichen Erkrankungen der ableitenden Harnwege, Nierengrieß; äußerlich zur unterstützenden Behandlung schlecht heilender Wunden (Kommission E); **2.** (traditionell) bei leichten Harnwegsbeschwerden zur Erhöhung der

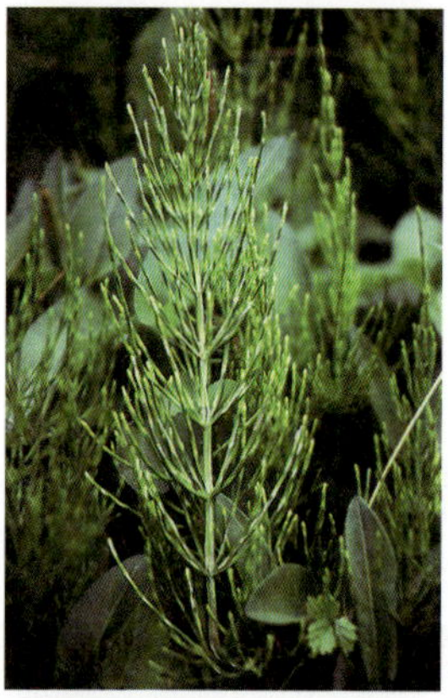

Equisetum arvense: steriler Laubtrieb [11]

Harnmenge zwecks Durchspülung der ableitenden Harnwege (HMPC); **3.** (volkstümlich) bei leichten Katarrhen der oberen Atemwege, zur Wundbehandlung, bei Blähungen, Diarrhö; **Dosierung:** innerlich: Tagesdosis 6 g Droge, Zubereitungen entsprechend; äußerlich für Umschläge 10 g Droge auf 1 l Wasser; Hinweis: Bei einer Durchspülungstherapie ist eine Flüssigkeitszufuhr von mindestens 2 l Flüssigkeit pro Tag erforderlich. **Nebenwirkungen:** keine bekannt; **Kontraindikation:** keine Durchspülungstherapie bei Ödemen infolge eingeschränkter Herz- od. Nierentätigkeit; **Wechselwirkung:** keine bekannt; **Homöopathie:** Verwendung der frischen, im Spätsommer gesammelten Pflanze mit sterilen Stängeln entsprechend dem homöopathischen Arzneimittelbild, z. B. bei Nieren- u. Harnwegserkrankungen.

Erbrechen: Emesis, Vomitus; komplexer Vorgang, bei dem nach Verschluss des Pylorus u. Relaxation von Fundus u. Kardia Magen- (evtl. auch Ösophagus-)Inhalt durch Kontraktionen der Bauch- u. Zwerchfellmuskulatur entleert wird; Koordinierung des Ablaufs durch das Brechzentrum; **Ursache: 1.** reflektorisch bei gastrointestinalen Erkrankungen, Peritonitis, Meningitis, erhöhtem Hirndruck, Infektion; **2.** sog. Überlauferbrechen durch Stenosen im (oberen) Magen-Darm-Trakt od. bei Insuffizienz des Magenverschlusses; **3.** induziertes E. bei Essstörungen* od. bei Intoxikation als therapeutische Maßnahme (Emetika); **Therapie:** u. a. **1.** Phytotherapie: (volkstümlich) u. a. Ceratonia* siliqua, Cinnamomum* verum, Cymbopogon* citratus, Mentha* x piperita, Vaccinium* myrtillus; **2.** Homöopathie: u. a. Cucurbita* pepo; **3.** Aurikulotherapie*; **4.** Akupunktur* u. Akupunkturpunktmassage* nach den Vorgaben der Chinesischen Medizin; **5.** Chinesische Medizin: u. a. Amomi* fructus, Eriobotryae* folium, Phragmitis* rhizoma, Pinelliae* rhizoma, Zingiberis* rhizoma; **6.** Hypnose*.

Erd|beere: s. Fragaria vesca.

Erd|birne: s. Smallanthus sonchifolius.

Erd|efeu: s. Glechoma hederacea.

Erd|magnetismus *m*: Bez. für die magnetische Eigenschaft der Erde; Inhomogenitäten im nach dem magnetischen Nordpol ausgerichteten Erdmagnetfeld sollen, ähnlich den Erdstrahlen*, die Entstehung von Krankheiten fördern. Dagegen spricht die Beobachtung, dass viel stärkere künstliche Magnetfelder keine biologischen Auswirkungen erkennen lassen.

Erd|rauch: s. Fumaria officinalis.

Erd|strahlen: Strahlen, die durch unterirdische Wasseradern* od. tektonische Verwerfungslinien zustande kommen u. v. a. an ihren Kreuzungen schädliche Effekte auf den Organismus ausüben sollen; besonders auf E. sensible Personen glauben, mit Hilfe von Wünschelrute* od. Pendel* diese Bereiche erfassen zu können, indem die E. mit ihnen in Resonanz kommen. Ein physikalischer Nachweis konnte bislang nicht erbracht werden. E. sollen insbesondere bei regelmäßiger Exposition über mehrere Stunden (z. B. Schlaf- u. Arbeitsplatz) schädlich auf den menschlichen Organismus wirken. Vgl. Geopathie.

Erfahrungs|heil|kunde: Sammelbez. für verschiedene Verfahren der praktizierten Medizin, deren Inhalte u. Aussagen derzeit mehr auf Erfahrung als auf naturwissenschaftlicher Grundlagenforschung u. anerkannter klinischer Evaluation beruhen; die theoretischen Grundlagen stützen sich auf tradierte Modelle (z. B. Ethnomedizin*, Humoralpathologie*), Geisteswissenschaft (z. B. Anthroposophische Medizin*) u. Spekulation.

Ergänzungs|kost: zur normalen Ernährung zusätzlich verabreichte, meist proteinreiche Nahrung, die einen ernährungsbedingten quantitativen bzw. qualitativen Mangel beheben od. ihm vorbeugen soll; eingesetzt werden normale Lebensmittel (z. B. zusätzlich Früchtequark bei Eiweißmangel) od. z. B. Nährlösungen bei allgemeiner Kachexie (s. Diät, bilanzierte).

Ergebnis, therapeutisches: Ergebnis einer Therapie, das in der völligen Wiederherstellung von Gesundheit (restitutio ad integrum), unterschiedlichen Graden von chronischem Leiden od. dem Tod liegen kann; es muss mit Erwartungen u. Anforderungen von Patient u./od. Therapeut in Einklang gebracht werden, um zu einer Heilung* zu führen. Therapeuten können ihre Ziele sehr eng an ihrer Tätigkeit definieren u. damit u. U. für den Patienten nur sehr ausgewählte Teilbereiche abdecken.

Ergo|calci|ferol *n*: s. Vitamin D.

Ergo|metrie (gr. ἔργον Arbeit; μέτρον Maß) *f*: Messung der Arbeitsleistung bestimmter Muskelgruppen u. der dabei auftretenden Veränderungen verschiedener autonomer Parameter der Herz- u. Kreislauffunktion u. Atmung unter dosierbarer

Belastung mit Hilfe eines Ergometers (z. B. Fahrrad-, Handergometer).

Ergot|alkaloide *n pl*: syn. Mutterkornalkaloide, Secalealkaloide; von Secale* cornutum u. a. verwandten Species produzierte Indolalkaloide, die als Grundgerüst das tetracyclische Ringsystem Ergolin aufweisen; Unterteilung in Lysergsäure- u. Clavinalkaloide; Verwendung von natürlichen E. (z. B. Ergometrin, Ergotamin), halbsynthetischen Analoga (z. B. Dihydroergotamin, Bromocriptin, Methylergometrin, Methysergid) u. synthetischen Derivaten (z. B. Nicergolin, Lisurid); **Wirkung:** je nach Wirkstoff sehr unterschiedlich bezüglich der Angriffspunkte u. Stärke; **1.** Vasokonstriktion der Widerstands- u. Kapazitätsgefäße (z. B. Ergotamin); Anwendung zur Anfallkupierung der Migräne; **2.** Vasokonstriktion v. a. der Kapazitätsgefäße (z. B. Dihydroergotamin); Anwendung bei orthostatischer Dysregulation, chronisch-venöser Insuffizienz, Intervallbehandlung der Migräne u. anderen vaskulär bedingten Kopfschmerzes; **3.** Vasodilatation der Widerstandsgefäße (z. B. Dihydroergotoxin); bei Hypertonie u. Kreislaufzentralisation; **4.** Uteruskontraktion (z. B. Methylergometrin); Anwendung als Uterotonikum in der Nachgeburtsperiode; **5.** Prolaktinsuppression (z. B. Bromocriptin) bei hyperprolaktinämisch-anovulatorischem Syndrom, Laktationshemmung, Mastitis, Prolaktinom; **6.** dopaminerge Effekte (z. B. Bromocriptin) bei Parkinson-Syndrom; **7.** äquilibrierende Wirkung auf die neurochemische Erregungsübertragung im Zentralnervensystem mit positiven Auswirkungen auf die Mikrozirkulation (z. B. Dihydroergotoxin); Anwendung bei Hirnleistungsstörungen; **Nebenwirkungen:** insbesondere bei Überdosierung Zyanose, Taubheitsgefühl u. Parästhesien der Akren (Gefäßspasmen), evtl. Gangrän, Lähmungen u. Kontrakturen der Muskulatur, vegetative (Magen-Darm-Störungen) u. zentralnervöse Symptome (Kopfschmerz, Schwindel, Bewusstseinsstörungen, Krämpfe); **Kontraindikation:** periphere arterielle Gefäßerkrankungen, koronare Herzkrankheit, Leber- u. Nierenschäden, Sepsis, schwere Hypertonie, Schwangerschaft, Stillzeit; Psychosen; **Hinweis:** Aufgrund des ungünstigen Nutzen-Risiko-Verhältnisses werden natürliche Ergotalkaloide nur noch selten verwendet.

Ergot|amin (INN) *n*: s. Ergotalkaloide.

Ergo|therapeut (gr. ἔργον Arbeit; Therapie*) *m*: früher Beschäftigungs- u. Arbeitstherapeut; aufgrund einer 3-jährigen Ausbildung zur Durchführung der Ergotherapie* befähigte u. zur Führung der geschützten Berufsbezeichnung E. berechtigte Person; Ausbildung u. Prüfung sind geregelt in der „Ausbildungs- und Prüfungsverordnung für Ergotherapeutinnen und Ergotherapeuten" vom 2.8.1999 (BGBl. I S. 1731), zuletzt geändert am 2.12.2007 (BGBl. I S. 2686), sowie in weiteren landesrechtlichen Vorschriften.

Ergo|therapie (↑; ↑) *f*: zusammenfassende Bez. für Beschäftigungs- u. Arbeitstherapie; **Anwendung:** zur Therapie von Störungen der Hand- u. Armmotorik sowie der Sensomotorik, der Sinnesorgane u. der geistigen u. psychischen Fähigkeiten; **Inhalt:** **1. Beschäftigungstherapie:** Schulung u. Ausführung von primär manuellen Geschicklichkeiten im therapeutischen Konzept bei geistigen od. schweren körperlichen Einschränkungen; **2. Arbeitstherapie:** Anwendung von Arbeit als therapeutisches Verfahren z. B. bei psychisch Kranken i. S. eines Trainings von (Einzel-)Fertigkeiten u. sozialer Kompetenz (s. Selbstsicherheitstraining) zur Vorbereitung des Erkrankten auf das Leben in der Gesellschaft; dient als Brücke zwischen Klinik u. Alltag, Belastungserprobung u. Mittel zur Rückerlangung von Selbstwertgefühl u. Identität. Ziel der Arbeitstherapie ist eine berufliche Rehabilitation auf verschiedenen Stufen, (Wieder-)Herstellung der Arbeitsfähigkeit; es bestehen unterschiedliche Angebote im stationären, teilstationären u. ambulanten Bereich (z. B. Werkstätten für Behinderte, geschützte Einzelarbeitsplätze, Selbsthilfefirmen). Der Ergotherapeut* übt (je nach Defiziten, Fähigkeiten u. Motivation der Patienten) mit den Patienten Essen, Waschen, Ankleiden, Schreiben, den Umgang mit anderen Menschen sowie die Belastbarkeit am Arbeitsplatz, im täglichen Leben u. im Beruf.

Ergo|toxin *n*: Gemisch aus Ergotalkaloiden*.

Erhaltungs|umsatz: syn. Grundumsatz*.

Erigeron canadensis *n*: s. Conyza canadensis.

Eriobotryae folium *n*: Folium Eriobotryae; chin. Pi-Pa-Ye; Droge der Chinesischen Medizin*; Blätter von Eriobotrya japonica (Thunb.) Lindl. aus der Familie der Rosaceae (Rosengewächse); **Eigenschaften:** bitter, etwas kalt, kehrt in Lunge u. Magen ein; **Wirkung:** klärt die Lunge u. wandelt Schleim um, stillt Husten, senkt das umgekehrte Qi* ab u. stillt Übelkeit; **Anwendung:** bei Husten, bei Übelkeit u. Erbrechen bei Magen*-Hitze.

Eriodictyon californicum (Hook. et Arn.) Torr. *n*: Eriodictyon glutinosum Benth.; Santakraut; bis 2 m hoher Strauch aus der Familie der Boraginaceae (Rauhblattgewächse); zusammen mit weiteren Eriodictyon-Arten Stammpflanze der Droge; **Arzneidroge:** Blätter (Eriodictyonis folium, Eriodictyonblätter, Santakraut); **Inhaltsstoffe:** Flavonoide wie Eriodictyol u. Homoeriodictyol, Chrysoeriol u. a.; **Wirkung:** keine nachvollziehbaren pharmakologischen Wirkungen beschrieben; **Verwendung:** (volkstümlich) innerlich bei Erkrankungen der oberen Atemwege, äußerlich bei stumpfen Verletzungen; die Wirksamkeit bei den beanspruchten Anwendungsgebieten ist derzeit nicht belegt. **Dosierung:** keine bekannt; **Nebenwirkungen:** keine bekannt; **Kontraindikation:** keine bekannt; **Wechselwirkung:** keine bekannt; **Homöopathie:** Verwendung der frischen, oberirdischen Teile blühender Pflanzen entsprechend dem homöopathischen Arzneimittelbild, z. B. bei Erkrankungen der Atemwege u. des Rippenfells.

Erklärungs|modell *n*: Bez. für die kulturspezifische Ausdrucksweise (Idiom) der Erfahrung von Kranksein*, die das Wissen erkrankter Personen u./od. ihrer Familienmitglieder über Ursache bzw. Begründungszusammenhang, Bedeutung u. Auswirkungen der Erkrankung beinhaltet; v. a. von A. Kleinman 1980 ausgearbeiteter Begriff, der wissenssoziologische Erkenntnisse für die Ethnomedizin* nutzbar macht u. zu einem ihrer Grundbegriffe geworden ist; E. müssen im Gegensatz zu einer wissenschaftlichen Theorie für einen Außenstehenden weder logisch noch unbedingt zusammenhängend od. rational sein; sie können von vornherein auch ein Wissen über die Behandlung od. den Weg, der zur Behandlung einzuschlagen ist, beinhalten, ohne überhaupt bewusst artikuliert werden zu müssen. E. haben eine Auswirkung auf das Erleben typischer Symptome u. psychologischer Prozesse; die typischen sozialen Probleme, die eine Erkrankung mit sich bringt, sind durch E. vorstrukturiert. Die E. sind Ergebnis der praktischen u. theoretischen Auseinandersetzung mit der jeweiligen Lebenswelt. Welches E. zur Interpretation der eigenen Erfahrung u. als Möglichkeit, das eigene Verhalten zu orientieren, benutzt wird, ist eine Frage der Kräfte, die auf den Einzelnen einwirken. Auch die professionellen E. sind eine kulturelle Konstruktion u. immer auch Ausdruck sozialer Kräftekonstellationen. Das Wissen des Patienten über sein Kranksein erscheint dem Arzt oft als ein Glaube, nicht als eine selbständige Beschreibung von der Wirklichkeit der Krankheit. Die professionellen E. erscheinen dem Laien im Alltag (in der ärztlichen Praxis) oft als Beschreibung von natürlichen Gegebenheiten. Damit stellen sie für den Patienten zwar eine Autorität u. Orientierung dar, trotzdem werden sie nicht vollständig übernommen. Die Mehrheit der Patienten entwickelt eigene Vorstellungen über ihre Erkrankung; sie wählen aus der Vielzahl von möglichen Bedeutungen den Teil aus, der ihr Kranksein bestmöglich repräsentiert. Vgl. Compliance; Labeling.

Erkrankung: **1.** (ethnomedizinisch) Oberbegriff zu den beiden komplementären, durchaus auch widersprüchlichen Aspekten von Kranksein* u. Krankheit*; E. wird auch verwendet zur Analyse der Soziogenese von Krankheit. **2.** (allg.) s. Krankheit.

Erkrankungen des rheumatischen Formen|kreises: Sammelbez. für ätiologisch heterogene Erkrankungen des Stütz- u. Bindegewebes des Bewegungsapparats, häufig mit systemischer Beteiligung des Bindegewebes innerer Organe; nach WHO Bez. für Erkrankungen des Bindegewebes u. schmerzhafte Störungen des Bewegungsapparats, die zur Ausbildung chronischer Symptome führen können; **Einteilung:** **1.** nach Ätiologie (infektiös, metabolisch, autoimmun); **2.** pathologisch-anatomisch (entzündlich, degenerativ, funktionell); **3.** topographisch (rheumatische Erkrankungen der Gelenke, Bänder, Sehnen, Muskeln, Faszien, Wirbelsäule, Knochen); **4.** nach ACR-Kriterien (Abk. für American College of Rheumatology); **5.** Internationale Klassifikation der muskuloskelettalen Erkrankungen der internationalen Rheumaliga; **Formen:** **1.** entzündlich-rheumatische Erkrankungen (rheumatische Erkrankungen i. e. S.) mit Immunreaktionen im mesenchymalen Gewebe, z. T. mit Autoimmunphänomenen, z. B. Kollagenosen, Vaskulitiden u. Entzündungen an Gelenken u. Wirbelsäule (z. B. rheumatoide Arthritis*, Spondylitis ankylosans, akutes rheumatisches Fieber, Psoriasis-Arthritis); **2.** degenerativ-rheumatische Erkrankungen (rheumatische Erkrankungen i. w. S.), gekennzeichnet durch primär regressive Veränderungen an Knorpeln u. Zwischenwirbelscheiben sowie durch reparativen Knochenumbau (z. B. Arthrose*, Spondylosis deformans, Spondylarthrose, Osteochondrose); **3.** extraartikuläre rheumatische Erkrankungen (sog. Weichteilrheumatismus): nichtentzündliche, schmerzhafte u. die Funktion beeinträchtigende Erkrankungen in den Weichteilen des Bewegungsapparats, oft einhergehend mit Schlafstörungen u. depressiver Verstimmung; Vorkommen bei primärem Fibromyalgiesyndrom, Burnout-Syndrom od. sekundär i. R. chronischer Erkrankungen; **Symptome:** unspezifisch; Schmerz, Funktionsbehinderung, Steifigkeit, Deformierung der Gelenke; z. T. Organmanifestation (z. B. an Herz, Gefäßen, Lunge, Leber, Darm, Zentralnervensystem); **Therapie:** abhängig von Grunderkrankung, Krankheitsstadium u. Beschwerdebild u. a.: **1.** Phytotherapie: **a)** (med.) u. a. Arnica* montana, Betula*, Boswellia* serrata, Eucalyptus* globulus, Guaiacum*, Heublumen*, Larix* decidua, Pinus* sylvestris, Ribes* nigrum, Rosmarinus* officinalis, Salix*, Sinapis* alba, Taraxacum* officinale, Terebinthina*, Urtica*; **b)** (volkstümlich) u. a. Actaea* racemosa, Agathosma* betulina, Allium* sativum, Anacyclus* x officinarum, Anemone* pratensis, Apium* graveolens, Arctium*, Artemisia* annua, Avena* sativa, Capsicum*, Carex* arenaria, Cochlearia* officinalis, Colchicum* autumnale, Croton* lechleri, Croton* niveus, Cymbopogon* citratus, Cytisus* scoparius, Dioscorea* villosa, Filipendula* ulmaria, Fragaria* vesca, Fraxinus* excelsior, Grindelia*, Hedera* helix, Herniaria*, Ilex* aquifolium, Ilex* paraguariensis, Juniperus* communis, Kombucha*, Lavandula* angustifolia, Ledum* palustre, Lycopodium* clavatum, Magnolia* grandiflora, Melaleuca* cajuputi, Melaleuca* viridiflora, Melilotus*, Nasturtium* officinale, Oenothera* biennis, Olea* europaea, Ononis* spinosa, Orthosiphon* stamineus, Paeonia* officinalis, Pinus* mugo, Phaseolus* vulgaris ssp. vulgaris var. vulgaris, Plantago* afra, Populus*, Ptychopetalum*, Rhododendron* chrysanthum, Rhododendron* ferrugineum, Solanum* dulcamara, Solidago*, Sorbus* aucuparia, Stellaria* media, Tanacetum* parthenium, Tanacetum* vulgare, Uncaria* tomentosa, Vaccinium* vitis-idaea, Verbena* officinalis, Veronica* officinalis, Zanthoxylum* fraxineum, Zea* mays; **2.** Homöopathie: u. a. Actaea racemosa, Allium sativum, Anemone pratensis, Antimonium* crudum, Apium graveolens, Arctium, Artemisia* abrotanum, Asclepias* tuberosa, Bellis* perennis, Berberis* vulgaris, Bryonia*, Cardiospermum* halicacabum, Causticum* Hahnemanni, Chelidonium* majus, Colchicum autumnale, Corydalis* cava, Eupatorium* perfoliatum, Ferrum* phosphoricum, Filipendula ulmaria, Frangula* purshiana, Fraxinus excelsior, Galipea* officinalis, Guaiacum*, Harpagophytum* procumbens, Hedera helix, Kalmia* latifolia, Kalium* bichromicum, Lac* caninum, Lachesis* muta, Ledum palustre, Natriumsulfat*, Nerium* oleander, Nickel*, Panax* ginseng, Petroleum*, Phosphor*, Phytolacca* americana, Pinus* sylvestris, Polygonum* aviculare, Quecksilber*, Rhododendron chrysanthum, Rhododendron ferrugineum, Ruta* graveolens, Sanguinaria* canadensis, Schwefel*, Silybum* marianum, Smilax* regelii, Stellaria* media, Strychnos* nux-vomica, Thuja* occidentalis; **3.** Anthroposophische Medizin: u. a. Betula*, Colchicum autumnale, Zinn*; **4.** Hydrotherapie: u. a. feucht-kalte Wickel*, Heublumensack*, Moorbad*, Moorpackung*, Peloid*, Radonbad*, Schwefelbad*, Solebad*, Thermalquelle*; **5.** lokale Auflagen: Quarkauflage*, Kohlblätter, Trigonella* foenum-graecum; **6.** Akupunktur* nach den Vorgaben der Chinesischen Medizin; **7.** Ayurveda: u. a. Aśvagandhā, Commiphora* africanum, Operculina* turpethum, Semecarpus* anacardium, Yogāraja guggulu, Nārāyaṇa Taila (s. Pharmakotherapie, ayurvedische, Tab. dort); **8.** Chinesische Medizin: u. a. Tripterygium wilfordii; **9.** physikalische Therapie: u. a. Klimakammer*, Kryotherapie*, manuelle Lymphdrainagetherapie*, Sandbad*, Stanger*-Bad, systemische Hyperthermie, Rheumabad*, Ultraschall*; **10.** Apitherapie*, Gelenkpflege*, Enzymtherapie*; **11.** Symbioselenkung*, mikrobiologische Therapie*; **12.** Ernährungstherapie: therapeutisches Fasten*, mediterrane Ernährung*, vegetarische arachidonsäurearme Kost, essentielle Fettsäuren* (Omega-3-Fettsäuren), Punica* granatum, Selen*, Vitamin* C, Vitamin* E, Wintergrünöl (aus Gaultheria procumbens), Zingiber* officinale; **13.** Autogenes* Training.

Erkrankung, inter|kurrente: Bez. für eine akute Erkrankung, die während der Behandlung einer chronischen Erkrankung auftritt; in der Homöopathie* muss die i. E. von einer Heilreaktion (s. Hering-Regel; Drei-Ebenen-Modell) mit vorübergehender Wiederkehr alter Symptome (v. a. bei erst kürzlich erfolgter Gabe eines hochpotenzierten Arzneimittels auftretend) abgegrenzt werden, da diese unterschiedlich behandelt werden. Eine evtl. erforderliche Therapie kann in der Wiederholung des Konstitutionsmittels* (zu häufige Dosierung kann allerdings, besonders bei Hochpotenzen, zu Prüfungssymptomen* führen) od. im Wechsel zu einem Konstitutionsmittel bestehen, das die akute Symptomatik neben der vorbestehenden mit abdeckt; symptomatisch kann mit einem nur zu den intensivsten Symptomen ähnlichen Akutmittel* in Tiefpotenz od. mit einem Allopathikum behandelt werden.

Erlen|rinde: s. Alnus glutinosa.

Ernährung: Verzehr von Lebensmitteln zur Bereitstellung von Nähr- u. Wirkstoffen sowie Flüssigkeit zum Aufbau u. zur Erhaltung der körperlichen u. geistigen Leistungsfähigkeit des Organismus sowie zum Genuss u. zur Bedürfnisbefriedigung; **bedarfsgerechte E.** erfolgt durch Aufnahme von Nahrungsmitteln* u. Flüssigkeit entsprechend dem Energiebedarf*.

E

Ernährung, anthropo|sophische: Ernährungsform i. S. der Anthroposophie*, die neben Gesunderhaltung u. Heilung des Körpers zur Bewusstseinsentwicklung u. zu einem bewussten Leben mit der Natur beitragen soll; Grundlage ist eine hohe Nahrungsmittelqualität, bestimmt durch den Gehalt an ätherischen Bildekräften*, die Geschmack, Bekömmlichkeit u. Nährwert der Nahrungsmittel ausmachen. Vorwiegend lakto-vegetabile Kost (s. Vegetarismus) mit Vollgetreide als Nahrungsgrundlage; bevorzugt werden regionale, saisonale u. „individuell" geeignete Nahrungsmittel aus biologisch-dynamischem Anbau, denen ein hoher Gehalt an ätherischen Bildekräften zugeschrieben wird. Dreigliederung der Nahrungspflanzen in Wurzel, Blatt/Stängel u. Blüte/Frucht analog der funktionellen Dreigliederung* beim Menschen in Nerven/Sinne, Herz/Lunge u. Fortpflanzung/Stoffwechsel; entsprechend der Zuordnung heilende od. auch anregende Wirkungen der jeweiligen Pflanzenteile auf die menschlichen Körpersysteme; bei Obst- u. Gemüseauswahl Berücksichtigung der Ausgewogenheit der Dreigliedrigkeit. Gemieden werden v. a. Fertigprodukte u. Alkohol. **Ernährungsphysiologische Bewertung:** Ausreichende Nährstoffzufuhr ist möglich; als Dauerkost geeignet.

Ernährung, ayurvedische: Ernährungsform im Ayurveda*, bei der neben den Nahrungsmitteln selbst auch die Art u. Weise der Nahrungsaufnahme, soziale u. psychische Faktoren der Ernährung sowie die Individualität des jeweiligen Menschen berücksichtigt werden; **Einteilung:** Nahrungsmittel werden entsprechend ihrer vorherrschenden Geschmacksrichtung einer von **6 Geschmacksrichtungen** zugeteilt: süß, sauer, salzig, scharf, bitter u. adstringierend (s. Tab. 1). Es sollen grundsätzlich alle 6 Geschmacksrichtungen in der Ernährung zu finden sein; je nach Jahreszeit, vorherrschendem Dosha* in der Konstitution (s. Konstitutionslehre, ayurvedische) u. Erkrankung können aber einzelne Geschmacksrichtungen stärker betont werden. **Essensregeln:** u. a. nur essen, wenn Hunger besteht u. ohne sich völ-

Ernährung, ayurvedische Zuordnung von Nahrungsmitteln zu den Geschmacksrichtungen	Tab. 1
Geschmacksrichtung	Nahrungsmittel (Beispiele)
süß	Rohrzucker, Milch, Weizen, süßes Obst
sauer	Zitrone, Sauerampfer, Sauermilchprodukte
salzig	Steinsalz, Kräutersalz
scharf	(Schwarzer) Pfeffer, Ingwer, Rettich
bitter	Chicorée, Endivien
adstringierend	Schlehe, Muskat, Salbei

lig satt zu essen, mittags die Hauptmahlzeit u. abends leichte Kost zu sich nehmen; in ruhiger Umgebung u. nie in erregtem Zustand essen, während des Kauens nicht sprechen. Heute ist ayurvedische Kost überwiegend lakto-vegetarisch (s. Vegetarismus). Historisch gesehen u. auch aus prinzipiellen Erwägungen ist der Genuss von Fleisch u. Fisch i. R. von Ayurveda nicht verboten, z. B. wird bei Erkrankungen, die mit einer starken Auszehrung einhergehen, der Genuss von Fleisch u. Fleischbrühe sogar als therapeutische Maßnahme empfohlen. Unter den Getränken spielen Milch u. Milchprodukte (z. B. Buttermilch od. sog. Lassi, ein Joghurtgetränk) eine große Rolle; auch Fruchtsäfte u. alkoholische Getränke (in Maßen u. angepasst an Konstitution u. Erkrankung) werden empfohlen. Als vorzügliches Getränk gilt Wasser. Im Allg. wird empfohlen, zwischen Essen u. Trinken einen Abstand von ca. einer halben Stunde einzuhalten, aber auch diese Empfehlung muss je nach Konstitution u. Erkrankung individuell angepasst werden. Der angemessene Einsatz von Gewürzen unterstützt den Organismus bei der Nahrungsverwertung u. gilt als prophylaktische Maßnahme (s. Tab. 2). Das kurze Anrösten der Gewürze in geklärtem Butterfett (sog. Ghi) wird empfohlen, damit die ätherischen Öle der Gewürze richtig zur Geltung kommen. **Ernährungsphysiologische Bewertung:** als Dauerkost geeignet. Vgl. Gesundheitsförderung, ayurvedische; Physiologie, ayurvedische.

Ernährung, bilanzierte: s. Diät, bilanzierte.

Ernährung der Tibetischen Medizin: Ernährungsform i. S. der Tibetischen Medizin*; eine ausgewogene Ernährung hat für Gesundheit u. Prävention eine Schlüsselfunktion. Aus der Einteilung aller Nahrungsmittel nach ihrer Zusammensetzung aus den 5 Elementen (Erde, Wasser, Feuer, Wind, Raum) u. den sich daraus ergebenden 6 Geschmacksrichtungen (süß, sauer, salzig, scharf, bitter, adstringierend) ergibt sich ihre spezielle

Ernährung, ayurvedische Auswahl einiger Gewürze aus ayurvedischer Sicht			Tab. 2
Gewürz	botanischer Name	verwendeter Bestandteil	Wirkung/Einsatz
Asa foetida („Teufelsdreck“, Stinkasant)	Ferula assa-foetida	gemahlener eingetrockneter Milchsaft der Wurzeln	bei Obstipation und Blähungen
Curcuma (Gelbwurz)	Curcuma* longa	gemahlene Wurzel	bei Reizmagensyndrom, Störungen des Galleflusses und bei Hauterkrankungen
Ingwer	Zingiber* officinale	Wurzelrhizom	appetitanregend; bei Erkältung und Übelkeit
Kardamom	Elettaria* cardamomum	„Schoten“ mit Körnern darin	Hustenreiz dämpfend; wirkt gegen Brennen
Koriander	Coriandrum* sativum	Samen (auch gemahlen)	dämpft übermäßigen Durst; gegen Diarrhö und Harnwegsinfekte
Kreuzkümmel (Cumin)	Cuminum* cyminum	Samen	appetitanregend; gegen Völlegefühl und Blähungen
Pfeffer, schwarz	Piper* nigrum	(gemahlene) Körner	appetit- und stoffwechselanregend; bei Rhinitis
Zimt	Cinnamomum* verum	(gemahlene) Zimtrinde	schleimlösend; gegen Mundgeruch

Wirkungsweise im Organismus; die daraus resultierenden 3 nach-verdaulichen (aus der Verdauung entstandenen) Geschmacksrichtungen (süß, sauer, bitter) nähren der Reihenfolge entsprechend die 3 Säfte/Prinzipien (Bädken, Tripa, rLung) u. deren Körperbestandteile (s. Physiologie der Tibetischen Medizin). Die ideale Ernährung beinhaltet alle 6 Geschmacksrichtungen in ausgewogener Weise bei regelmäßiger maßvoller Nahrungsaufnahme. Der Schwerpunkt der Ernährungstherapie in der Tibetischen Medizin liegt jedoch auf einer individuellen Ernährungsberatung, angepasst an die jeweilige Konstitution, den aktuellen Gesundheitszustand, die humorale Störung u. das spezifische Krankheitsbild sowie an Jahreszeit u. Lebensalter. Vgl. Therapie der Tibetischen Medizin.

Ernährung, enterale: s. Ernährung, künstliche.

Ernährung, hyper|kalorische: über dem individuellen Energiebedarf* liegende Nahrungsaufnahme; vgl. Überernährung.

Ernährung, hypo|kalorische: unter dem individuellen Energiebedarf* liegende Nahrungsaufnahme; vgl. Unterernährung.

Ernährung, künstliche: therapeutische Maßnahmen zur Zufuhr adäquater Nahrungsmengen bei Unfähigkeit des Patienten zu physiologischer Nahrungsaufnahme; **Formen: 1.** enterale Ernährung meist über eine Sonde, z. B. bei Hirnoperationen, Schlaganfall, Zwangsernährung; Verwendung weitgehend industriell hergestellter sog. bilanzierter Diäten*: **a)** nährstoffdefinierte Formeldiäten bei intakter Verdauung u. Resorption; **b)** chemisch definierte Formeldiäten bei gestörter Verdauung, aber intakter Resorption; **2.** parenterale Ernährung unter Umgehung des Magen-Darm-Trakts (intravenös) bei stark eingeschränkter od. fehlender Funktion des Magen-Darm-Trakts, z. B. nach Operationen.

Ernährung, makro|biotische: s. Makrobiotik.

Ernährung, mediterrane: Mittelmeerkost; Ernährungsform in den Mittelmeerländern, die reich an verschiedenen Gemüsesorten, Getreideerzeugnissen, Obst u. pflanzlichen Ölen (v. a. Olivenöl) ist u. einen relativ geringen Anteil an tierischen Fetten u. Fleisch hat; m. E. wird häufig zur Prophylaxe von Koronarerkrankungen u. bestimmten Krebserkrankungen (besonders Dickdarm- u. Brustkrebs) empfohlen, da in epidemiologischen Studien gezeigt werden konnte, dass die genannten Erkrankungen in den Mittelmeerländern seltener als in Mittel- u. Nordeuropa bzw. Nordamerika vorkommen. Die präventive Wirkung wird auf den hohen Gehalt an Antioxidanzien*, wasserlöslichen Ballaststoffen (z. B. Pektin), Omega-3-Fettsäuren (s. Fettsäuren, essentielle), sekundären Pflanzenstoffen* sowie den in Olivenöl in hoher Konzentration vorkommenden, einfach ungesättigten Fettsäuren (besonders Ölsäure) bei relativ niedriger Zufuhr von Arachidonsäure aus tierischen Fetten zurückgeführt. Vgl. Ernährung, präventive.

Ernährung, par|enterale: s. Ernährung, künstliche.

Ernährung, prä|ventive: Ernährung, die durch eine optimale Zufuhr aller Nährstoffe dazu beitragen soll, soweit wie möglich alle ernährungsbedingten Risikofaktoren zu beseitigen u. nicht ernährungsbedingte Risikofaktoren möglichst auszugleichen, um so der Gesunderhaltung zu dienen; im Gegensatz dazu wird die Ernährungstherapie* bei bereits bestehenden Erkrankungen eingesetzt. Im Vergleich zur deutschen (sog.) Durchschnittskost wird eine höhere Zufuhr an Ballaststoffen*, Antioxidanzien*, sekundären Pflanzenstoffen*, einfach ungesättigten Fettsäuren (besonders Ölsäure, zu 75 % in Olivenöl enthalten) u. mehrfach ungesättigten Fettsäuren (besonders die Omega-3-Fettsäure Eicosapentaensäure) empfohlen: Steigerung des Getreide-, Obst- u. Gemüseverzehrs (auch als Rohkost), regelmäßiger Verzehr von Kaltwasserfischen (z. B. Hering, Makrele, Lachs), Erhöhung der Zufuhr an pflanzlichen Ölen, verminderte Zufuhr an tierischen Fetten sowie Fleisch u. Fleischprodukten. Vgl. Ernährung, vollwertige; Ernährung, mediterrane; Vollwert-Ernährung; Five-a-day-Programm.

Ernährungs|beratung: Vermittlung von ernährungswissenschaftlichen u. ernährungsmedizinischen Erkenntnissen u. Hinweisen bzw. Anleitung zur langfristigen gesundheitsfördernden Ernährungsweise durch Diätassistenten* bzw. Ernährungswissenschaftler; **Ziel:** Ernährungsprobleme lösen u. über Ernährungsfehlverhalten aufklären, um ernährungsabhängige Erkrankungen od. Fehlernährung (Über- od. Unterernährung) zu vermeiden od. zu behandeln; **Anwendung:** Die E. richtet sich an Gesunde u. an Kranke, die aufgrund der Krankheit ihre Ernährung umstellen sollen bzw. müssen (z. B. bei Diabetes* mellitus). Sie ist eine wichtige Grundlage der Ernährungstherapie* sowie der Ernährungsschulung, in der z. B. Lehrküche, Einkaufstraining od. verhaltenstherapeutische Gruppen angeboten werden. Sie hat in Prävention, Therapie u. Rehabilitation einen besonderen Stellenwert. **Hinweis:** Heute sollte keine E. ohne Berücksichtigung ernährungspsychologischer Aspekte erfolgen (s. Ernährungspsychologie). Die niedrige Compliance* bei der Umsetzung diätetischer Hinweise ist u. a. darauf zurückzuführen, dass individuelle Abneigungen, Vorlieben u. Vorurteile zu wenig berücksichtigt werden.

Ernährungs|formen, alternative: Alternativkost, alternative Kostformen; von der üblichen Ernährung abweichende Kost, die neben gesundheitlichen Aspekten weitergehende ganzheitliche Ziele verfolgt (z. B. Erhaltung der Umwelt, soziale Gerechtigkeit, persönliche Bewusstseinsentwicklung); häufige gemeinsame Merkmale der a. E. (Beispiele: s. Tab.) sind Bevorzugung pflanzlicher Lebensmittel u. Produkte aus ökologischer Landwirtschaft, Ablehnung übertriebener Lebensmittelverarbeitung, Vermeidung von Lebensmittelzusatzstoffen u. Bevorzugung regionaler u. saisona-

Ernährungsformen, alternative Auswahl
Bircher*-Benner-Kost
anthroposophische Ernährung*
ayurvedische Ernährung*
traditionelle chinesische Ernährung*
Evers*-Diät
Grunddiät*-System
Hay*-Trennkost
Makrobiotik*
Mazdaznan*-Ernährung
Reform*-Ernährung
Rohkost*-Ernährung
Schnitzer*-Kost
Vegetarismus*
Vollwert*-Ernährung
Vollwertkost*
Waerland*-Kost

ler Produkte. Im Gegensatz zur Reduktionsdiät* u. Ernährungskur* werden die a. E. über einen längeren Zeitraum angewendet.

Ernährungs|kreis: Orientierungshilfe für eine Lebensmittelauswahl, z. B. entsprechend den Empfehlungen der Deutschen Gesellschaft für Ernährung (Abk. DGE); der DGE-Ernährungskreis besteht aus 7 Kreissegmenten, die die empfohlenen prozentualen Anteile der entsprechenden Lebensmittelgruppen in der täglichen Ernährung sowie die Vielfalt in den einzelnen Gruppen darstellen (s. Abb.; s. Tab.). Vgl. Ernährung, vollwertige.

Ernährungs|kur (Kur*) *f*: Ernährungstherapie* von begrenzter Dauer mit Durchführung einer bestimmten Ernährungsweise zur Wiederherstellung der Gesundheit (z. B. Mayr*-Kur, Schroth*-Kur) bzw. zur Reduktion des Körpergewichts (s. Reduktionsdiät).

Ernährungs|medizin (lat. ars medicina ärztliche Kunst) *f*: Teilgebiet der Medizin, das sich mit der Prävention, Diagnostik u. Therapie ernährungsabhängiger od. -bedingter Erkrankungen beschäftigt; s. Ernährungstherapie; vgl. Ernährungswissenschaft.

Ernährungs|öko|logie (gr. οἶκος Haus; -logie*) *f*: interdisziplinäres Teilgebiet der Ernährungswissenschaft*, das sich mit den Wechselwirkungen zwischen Ernährung, dem einzelnen Menschen, der Umwelt u. der Gesellschaft befasst, um realisierbare, zukunftsweisende Ernährungskonzepte zu entwickeln, die sich durch hohe Gesundheits-, Umwelt- u. Sozialverträglichkeit auszeichnen; vgl. Vollwert-Ernährung.

Ernährungs|physio|logie (gr. φύσις Natur; -logie*) *f*: Teilgebiet der Ernährungswissenschaft*, das sich mit den normalen Lebensvorgängen u. Funktionen des menschlichen Organismus wie Nahrungsaufnahme, Verdauung, Resorption u. Ausscheidung von Nahrungsinhaltsstoffen sowie mit dem Stoffwechsel befasst.

Ernährungs|psycho|logie (Psych-*; -logie*) *f*: Teilgebiet der Ernährungswissenschaft*, das sich mit den psychischen Aspekten der Ernährung beschäftigt; untersucht werden psychosomatische Zusammenhänge (s. Psychosomatik) zwischen Appetit u. seinen hormonalen Regelungsprozessen, dem psychischen Befinden der betroffenen Person u. dem manifesten Essverhalten; hierbei spielen Beweggründe der Nahrungsaufnahme (z. B. Triebe, Bedürfnisse, Motive) u. Ernährungsgestaltung eine besondere Rolle. Vgl. Ernährungsberatung; Essstörungen.

Ernährungs|pyramide *f*: Orientierungshilfe für eine ausgewogene Lebensmittelauswahl; besteht aus 4 aufeinander aufbauenden Stufen, die den empfohlenen Anteil der entsprechenden Nahrungsmittel in der täglichen Ernährung symbolisieren sollen: **1.** unterste Stufe: Vollkornprodukte (z. B. Brot, Cerealien, Reis u. Nudeln) als Basis der täglichen Ernährung; **2.** zweite Stufe: Obst u. Gemüse; **3.** dritte Stufe: Milch-, Fleisch- u. Fischprodukte; **4.** oberste Stufe: Fett, Öle u. Süßigkeiten, von denen nur wenig gegessen werden sollte; ersetzt durch den Ernährungskreis*.

Ernährungs|störungen: Störung der Ernährungsfunktionen (Nahrungsaufnahme, Verdauung, Resorption, intermediärer Stoffwechsel) als Folge von quantitativ bzw. qualitativ unzureichender Ernährung; vgl. Zöliakie; Essstörungen.

Ernährungs|system *n*: Weg eines Lebensmittels vom Anbau über Ernte, Lagerung, Verarbeitung, Verpackung, Vermarktung u. Transport, Zubereitung u. Verzehr sowie Entsorgung (organische Reste u. Verpackungsmüll), besonders bezüglich der Einflüsse auf Umwelt u. Gesellschaft; **ökologisches E.:** Konzept eines E., das u. a. anerkannt ökologische Landwirtschaft, Regionalisierung der Märkte u. Vollwert*-Ernährung miteinander verbindet; Ziel ist die Produktion von gesundheitlich zuträglichen Lebensmitteln mit umwelt- u. sozialverträglicher Technologie.

Ernährungs|therapie (Therapie*) *f*: Behandlung definierter organischer Erkrankungen u. Stoffwechselstörungen durch Veränderung der Ernährung auf Dauer od. als Ernährungskur*; **Beispiele:** **1.** Nahrungskarenz bei Verdauungsinsuffizienz, angepasste Kohlenhydratzufuhr bei Diabetes* mellitus, Vermeidung bestimmter Nahrungsmittel bei Unverträglichkeiten od. ausreichende Zufuhr bei Fehl- od. Mangelernährung (s. Zivilisati-

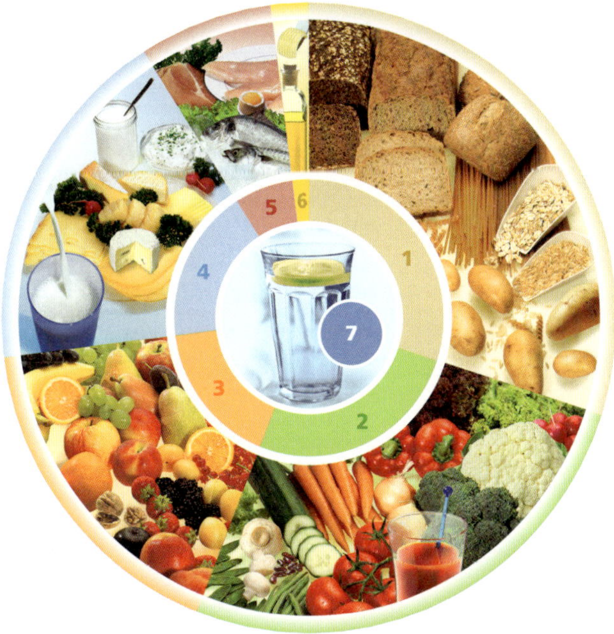

Ernährungskreis: nach Empfehlungen der Deutschen Gesellschaft für Ernährung (DGE-Ernährungskreis) mengenmäßige Verteilung der 7 Lebensmittelgruppen: Gruppe 1: Getreide, Getreideprodukte (z. B. Brot, Nudeln, Müsli), Kartoffeln; Gruppe 2: Gemüse u. Salat; Gruppe 3: Obst; Gruppe 4: Milch u. Milchprodukte; Gruppe 5: Fleisch, Wurst, Fisch u. Ei; Gruppe 6: Öle u. Fette; Gruppe 7: Getränke, v. a. Mineralwasser, Obstsäfte mit Wasser gemischt, Kräuter- u. Früchtetee [1]

onskrankheiten); **2.** i. R. von Naturheilverfahren, die einen Zusammenhang zwischen Nahrungsmittelaufnahme u. Erkrankung postulieren, Versuch der Beeinflussung von Organsystemen durch therapeutisches Fasten* u. naturheilkundliche Ernährungstherapien (z. B. Mayr*-Kur, Schroth*-Kur, Molkekur*).

Ernährungs|wissenschaft: Wissenschaft von der Nahrung u. den darin enthaltenen Nährstoffen u. a. Bestandteilen, deren Wirkung, Interaktion u. Bilanz im Verhältnis zu Gesundheit u. Krankheit sowie die Lehre von den im Organismus bei der Verdauung ablaufenden biochemischen Prozessen; die E. befasst sich außerdem mit den wirtschaftlichen, toxikologischen, mikrobiologischen, kulturellen, psychologischen u. ökologischen Zusammenhängen der Ernährung. Vgl. Ernährungsmedizin; Ökotrophologie.

Ernährung, traditionelle chinesische: chin. Yao-Shan, medizinische Kost; Diätetik i. S. der Chinesischen Medizin* (Yi-Shi-Tong-Yuan: Medizin u. Essen sind gleichen Ursprungs); Einteilung der Nahrungsmittel nach Kriterien, wie sie in der chinesischen Materia* medica üblich sind; die 4 Hauptaspekte sind **1.** Temperaturverhalten, d. h. subjektives Empfinden bei der Verköstigung u. objektivierbare psychovegetative Reaktionen i. S. einer Unterscheidung nach heißer, warmer, kühlender u. kalter Natur des Nahrungsmittels; **2.** Geschmacksrichtung, d. h. sauer, bitter, süß, scharf, salzig; **3.** Bezug zu einem inneren Organ; **4.** Einfluss auf die Bewegung des Qi*, d. h. steigend, schwebend, sinkend, fallend. In der Zusammenstellung u. Zubereitung von Speisen spielen auch die Farben der Bestandteile eine Rolle: Die den Fünf Wandlungsphasen (s. Systematische Entsprechung der Fünf Wandlungsphasen) entsprechenden Farben Lindgrün, Scharlachrot, Ockergelb, Weiß/glasig u. Schwarz sollten harmonisch verteilt vertreten sein.

Ernährung, voll|wertige: auf Erkenntnissen der Ernährungswissenschaft* u. Ernährungsmedizin* basierende, von der Deutschen* Gesellschaft für Ernährung (Abk. DGE) empfohlene Ernährungsform, die alle essentiellen Nährstoffe in bedarfsgerechter Menge enthält; als Leitlinien dienen die 10 Regeln der DGE: **1.** vielseitig, aber nicht zuviel; **2.** weniger Fett u. fettreiche Lebensmittel; **3.** würzig, aber nicht salzig; **4.** wenig Süßes; **5.** mehr Vollkornprodukte; **6.** reichlich Gemüse, Kartoffeln u. Obst; **7.** weniger tierisches Eiweiß; **8.** Trinken mit Verstand; **9.** öfters kleinere Mahlzeiten;

E

Ernährungskreis
Verzehrempfehlungen der Deutschen Gesellschaft für Ernährung

Gruppe	Mengenvorschläge zur Orientierung	
1	Getreide, Getreideprodukte[1], Kartoffeln (täglich)	Brot (200–300 g, entsprechend 4–6 Scheiben) **oder** Brot (150–250 g, entsprechend 3–5 Scheiben) und Getreideflocken (50–60 g)
		Kartoffeln (200–250 g, gegart) **oder** Teigwaren (200–250 g, gegart) **oder** Reis (150–180 g, gegart)
2	Gemüse und Salat (täglich)	mindestens 400 g Gemüse
		Gemüse (300 g, gegart) und Rohkost/Salat (100 g) **oder** Gemüse (200 g, gegart) und Rohkost/Salat (200 g)
3	Obst (täglich)	mindestens 2–3 Portionen Obst (200–250 g)
4	Milch- und Milchprodukte[2] (täglich)	Milch oder Joghurt (200–250 g)
		Käse (50–60 g)
5	Fleisch[2], Wurst[2], Fisch und Eier (wöchentlich)	Fleisch und Wurst (300–600 g)
		Fisch: fettarmer Seefisch (80–150 g) und fettreicher Seefisch (70 g)
		Ei: bis zu 3 Stück (einschließlich verarbeitetes Ei)
6	Fette und Öle (täglich)	Butter, Margarine (15–30 g)
		Öl, z. B. Raps-, Soja-, Walnussöl (10–15 g)
7	Getränke[3] (täglich)	mindestens 1,5 l Flüssigkeit

[1] Produkte aus Vollkorn bevorzugen;
[2] fettarme Produkte bevorzugen;
[3] energiearme Getränke bevorzugen

10. schmackhafte u. nährstoffschonende Zubereitung. Ergänzend erfolgt eine Einteilung der Nahrungsmittel in 7 Lebensmittelgruppen (s. Ernährungskreis). Vgl. Vollkost; Vollwert-Ernährung.

Erschöpfungs|hitze: s. Yin-Leere.

Erschöpfungs|zustände: Sammelbez. für allgemeine geistige u. körperliche Ermüdungserscheinungen, Abgeschlagenheit, Konzentrationsmangel u. Schwäche; **Therapie:** u. a. **1.** Phytotherapie: **a)** (med.) Cola* nitida, Eleutherococcus* senticosus, Panax* ginseng, Paullinia* cupana, Pollen*; Rhodiola rosea; **b)** (traditionell) u. a. Hypericum* perforatum, Ilex* paraguariensis; **c)** (volkstümlich) u. a. Allium* sativum, Avena* sativa, Camellia* sinensis, Cymbopogon* citratus, Cymbopogon* winterianus, Gentiana* lutea, Lepidium* meyenii, Turnera* diffusa var. aphrodisiaca; **2.** Homöopathie: u. a. Acidum* muriaticum, Aletris* farinosa, Avena sativa, Cadmium*, Calcium* phosphoricum, Chamaelirium* luteum, Kalium* phosphoricum, Kava*-Kava, Mangan*, Phosphor*, Schwefel*, Scrophularia* nodosa, Selen*, Semecarpus* anacardium, Sepia* officinalis, Silber*, Silicium*, Tanacetum* vulgare, Zink*, Zinn*; **3.** Hydrotherapie: u. a. Armguss*, Leibauflage*, Senfmehlfußbad*, Teilbad*, Vollbad*, Wechselguss*; **4.** Akupunktur* u. Moxibustion* nach den Vorgaben der Chinesischen Medizin; **5.** Chinesische Medizin: u. a. Aconiti* lateralis praeparata radix, Anemarrhenae* rhizoma, Artemisiae* annuae herba, Asparagi* radix, Codonopsitis* pilosulae radix, Ecliptae* herba, Ligustri* lucidi fructus, Lycii* radicis cortex, Moutan* cortex radicis, Panacis* quinquefolii radix, Rehmanniae* radix, Stellariae* radix; **6.** Hyperthermie, Kältekammer (s. Kryotherapie), Klimatherapie*, Heliotherapie*; **7.** Vitamin* C; **8.** moderate Bewegungstherapie, Terrain*-Kur; **9.** Mind*-Body-Medizin: Meditation*, progressive Muskelrelaxation*, kognitive Restrukturierung*, Stressreduktion, Tai*-Ji-Quan, Yoga*; **10.** psychosomatische Therapie. Vgl. Burnout-Syndrom.

Erst|re|aktion (Reaktion*) *f*: s. Erstverschlimmerung.

Erst|verschlimmerung: syn. Erstreaktion; Verschlechterung der Symptome u. des Krankheitszustands nach Beginn der Therapie (vgl. Kurkrise); in der **Homöopathie*** häufig erwartet u. als Zeichen für die richtige Auswahl des Mittels gedeutet; je nach Akuität bzw. Chronizität der Erkrankung u. Reaktionsfähigkeit (Vitalität) des Organismus kann die E. innerhalb von Minuten od. Stunden einsetzen u. abklingen od. bis zu 14 Tage verzögert beginnen u. sich über mehrere Wochen erstrecken. In akuten Fällen erscheint sie im Vergleich zur Krankheitssymptomatik sehr schwach u. wird i. d. R. nicht bemerkt. Eine E. wird als prognostisch günstig beurteilt, weil sich einerseits nur Symptome verschlimmern, die bereits beim Patienten vorhanden waren u. daher auf eine hohe Übereinstimmung des gewählten Arzneimittels zum Patientenzustand hinweisen, u. sich andererseits der Organismus für eine Heilung als hinreichend reaktionsfähig erweist. Die E. wird als eine die natürliche Krankheit überlagernde Kunstkrankheit* betrachtet, die sich wegen der minimalen Dosierung nicht in zusätzlich auftretenden Symptomen äußert, od. als Übersteuerung körpereigener Regulationsvorgänge mit Anregung der Gegenregulation erklärt. Eine zu heftige E. kann ein Zeichen von bereits manifesten, gravierenden Gewebezerstörungen od. falscher (i. d. R. zu niedriger) Potenzwahl sein. Das Auftreten völlig neuer Symptome nach Gabe des Simile* deutet auf einen notwendigen Wechsel des Arzneimittels od. eine Arzneimittelprüfung* hin. Der Begriff wird gelegentlich auch i. R. einer Therapie mit anderen Naturheilmitteln gebraucht.

Erucae semen *n*: s. Sinapis alba.

Erwärmer: s. Drei Erwärmer.

Erythrina piscipula *n*: s. Piscidia piscipula.

Erythr|oxylum coca Lam. *n*: s. Cocain.

Erythro|zyten|lauf|bild (gr. ἐρυθρός rot, rötlich; κύτος Zelle): Bez. für einen spekulativen optischen Bluttest nach Desel zur Krebs(früh)erkennung; die Formen des Blutlaufbilds (Dichtigkeit des Blutes, Abrinnspuren, Verteilungsrichtung, Musterbildung u. a.) sollen i. S. einer holistischen Systembeziehung des Blutes mit seinem Träger Hinweise auf eine Krebserkrankung liefern. Vgl. Krebs; Trockenblutmuster.

Erythro|zyten|test, optischer (↑; ↑) *m*: Abk. OET; von dem Arzt A. Linke entwickeltes Verfahren zur Krebs(früh)erkennung, bei dem speziell präparierte u. gefärbte Blutausstriche unter dem Phasenkontrastmikroskop beurteilt werden; **Prinzip:** Das Verfahren basiert auf der Annahme, dass sich i. R. einer neoplastischen Entwicklung auf der Erythrozytenoberfläche verschiedenste Proteine aus Fremd- u. Zellzerfallsprodukten adsorptiv binden; diese verändern die Erythrozyten so sehr, dass sie in der Milz abgebaut werden. Durch die Entwicklung bestimmter Untersuchungsindikatoren (Phasenkontrastwert, Erythrozytenveränderungsindex) u. anhand eines Klassifikationssystems sollen Aussagen über die immunologische Aktivität u. die Existenz von intoxikations- u. strahlenbedingten Fremdproteinen sowie von proliferativen Prozessen möglich sein. Wissenschaftlich nicht gesichertes, umstrittenes Verfahren. Vgl. Krebs.

ESA: Abk. für **E**lektro**s**timulations**a**nalgesie; s. Neurostimulation.

Esche: s. Fraxinus excelsior.

Eschscholzia californica Cham. *f*: Eschscholtzia californica; Goldmohn, Kalifornischer Mohn; Pflanze aus der Familie der Papaveraceae (Mohngewächse); **Arzneidroge:** zur Blütezeit gesammelte u. getrocknete oberirdische Teile (Eschscholtziae herba, Eschscholzienkraut); Negativmonographie Kommission E; **Inhaltsstoffe:** Alkaloide vom Protopin-Typ mit Californidin als Hauptalkaloid; **Wirkung:** sedativ, anxiolytisch, spasmolytisch; **Verwendung:** (volkstümlich) Extrakte innerlich zur Behandlung von Schlafstörungen, Neuropathien, nervöser Übererregbarkeit u. Enuresis nocturna bei Kindern sowie bei Leber- u. Gallenerkrankungen; Dekokt äußerlich gegen Kopfläuse; die Wirksamkeit bei den beanspruchten Anwendungsgebieten ist derzeit nicht belegt. **Homöopathie:** Verwendung der frischen blühenden Pflanze entsprechend dem homöopathischen Arzneimittelbild, z. B. bei Schlafstörungen. Vgl. Papaver somniferum.

Escin *n*: s. Aesculus hippocastanum.

ESCOP: Abk. für (engl.) ***E**uropean **S**cientific **C**ooperative **o**n **P**hytotherapy*; 1989 gegründeter Zusammenschluss vieler nationaler Fachgesellschaften für Phytotherapie auf der europäischen Ebene; Hauptziele des europäischen Dachverbands sind die Förderung u. Erarbeitung des wissenschaftlichen Status u. die Harmonisierung des regulatorischen Status pflanzlicher Arzneimittel in Europa. Ein Fachkomitee der ESCOP erarbeitet regelmäßig Drogenmonographien; diese enthalten detaillierte Angaben zur jeweiligen Droge, zu Inhaltsstoffen, Pharmakologie, klinischen Studien u. Toxikologie. Vgl. HMPC; Kommission E; WHO.

Esoterik (gr. ἐσώτερος innerer) *f*: allgemeine Bez. für Geheimlehren, die nur Eingeweihten zugänglich sind; heute meist Sammelbez. für ein breites Spektrum verschiedenartiger Weltanschauungen, welche die spirituelle Entwicklung des Individuums betonen, jedoch keine organisierte Religion i. e. S. sind; der „Eingeweihtenstatus" ist häufig bei esoterischen Sekten u. einzelnen Behandlungsverfahren anzutreffen. Im Gegensatz hierzu steht die antike exoterische Philosophen-Schule, die auch von Außenstehenden verstanden werden konnte. Vgl. Okkultismus.

essentiell (lat. essentia Wesen): **1.** idiopathisch, wirklich, selbständig; z. B. als Attribut eines Krankheitsbilds ohne erkennbare Ursache; **2.** (physiologisch) lebensnotwendige Nahrungsstoffe, die dem Organismus zugeführt werden müssen, da er sie nicht od. nur unzureichend selbst synthetisieren kann; z. B. Vitamine*, Mineralstoffe, Wasser, bestimmte Aminosäuren u. Fettsäuren.

Essenz (↑) *f*: **1.** flüssiger Ausgangsstoff (Urtinktur) aus dem Saft von frischen, ganzen Pflanzen od. Pflanzenteilen, versetzt mit 90 %igem Alkohol, zur Herstellung homöopathischer Arzneimittel; **2.** Bez. für eine Art der abstrahierten Arzneimittelbeschreibung i. S. eines Wesenskerns eines Arzneimittels in der Homöopathie*; die idealtypische Darstellung der Arzneimittelbilder u. der dazugehörigen Menschentypen beruht auf klinisch häufig beobachteten Charakteristika z. B. bezüglich Lebensgefühl, Persönlichkeit, Körperbau, charakteristischen Symptomen, betroffenen Organen. Die E. umfasst verschiedene Stufen arzneimitteltypischer Krankheitsverläufe; vgl. Hering-Regel; Drei-Ebenen-Modell.

E

Essig: Acetum; 5–15 %ige Lösung von Essigsäure* (mit verschiedenen Zusatz- u. Aromastoffen) in Wasser, die durch Vergären von alkoholhaltigen Flüssigkeiten mit Essigsäurebakterien (Gärungsessig) od. durch Verdünnen konzentrierter Essigsäure (Essenzessig) gewonnen wird; **Verwendung:** als Würz- u. Konservierungsmittel; seit dem Altertum auch als Arzneimittel bei einer Vielzahl von Indikationen; klinische Wirksamkeitsnachweise liegen nicht vor.

Essig-Rose: s. Rosa damascena.

Essig|säure: Acidum aceticum; CH_3COOH; organische Säure, stechend riechende, farblose Flüssigkeit; kristallisiert in konzentrierter Form (Eisessig) bei niedriger Temperatur; Schmelzpunkt: +16,7 °C, Siedepunkt: 118 °C; Salze: Acetate; Gewinnung durch aerobe Essiggärung alkoholischer Flüssigkeiten sowie durch Holzdestillation (Holzessig) od. Synthese aus Acetylen bzw. Methanol u. Kohlenmonoxid. Die E. ist in Form von sog. aktivierter E. (Acetyl-CoA) wichtiges Zwischenprodukt des intermediären Stoffwechsels. **Anwendung:** äußerlich als Ätzmittel bei Warzen u. Hühneraugen (konzentrierte E.), zu Umschlägen bei Entzündung u. Quetschung (5–6 %ig), als Hyperämisierungsmittel, zu Abreibungen bei Nachtschweiß u. als Antidot bei Laugenverätzung (1–3 %ig); innerlich als Antidot (1–2 %ig) u. Antiseptikum (1–5 %ig). Vgl. Essig.

Ess|störungen: Oberbegriff für psychische Störungen, die durch gestörtes Essverhalten gekennzeichnet sind; **Einteilung: 1. Anorexia nervosa:** auch Magersucht; E. mit beabsichtigtem, selbst herbeigeführtem Untergewicht mit Body*-mass-Index ≤17,5 kg/m²; ausgeprägte Angst vor einer Gewichtszunahme (od. davor, dick zu werden), Körperschemastörung, übermäßiger Einfluss von Körpergewicht u. Figur auf das Selbstwertgefühl; **2. Bulimia nervosa:** E., bei der Essattacken mindestens 3 Monate lang mindestens 2-mal pro Woche vorkommen u. unangemessene, einer Gewichtszunahme entgegensteuernde Maßnahmen eingesetzt werden, z. B. induziertes Erbrechen, Missbrauch von Laxanzien, Diuretika od. anderen Arzneimitteln, Fasten od. übermäßige körperliche Betätigung; Figur u. Körpergewicht haben einen übermäßigen Einfluss auf die Selbstbewertung; **3. Binge-Eating-Störung:** E. mit Essattacken an mindestens 2 Tagen pro Woche über mindestens 6 Monate, bei der im Gegensatz zur Bulimia nervosa keine regelmäßigen, einer Gewichtszunahme entgegensteuernden Maßnahmen erfolgen; nach den Essattacken häufig Schuld- od. Ekelgefühle; Auftreten häufig in Kombination mit Übergewicht* od. Adipositas* u. depressiver Episode; **4. nicht näher bezeichnete Essstörung:** wird diagnostiziert, wenn einige Symptome einer anderen Essstörung vorliegen, die diagnostischen Kriterien aber nicht vollständig erfüllt sind, z. B. wenn Essattacken seltener od. über einen kürzeren Zeitraum als bei Bulimia nervosa auftreten od. eine normalgewichtige Person nach dem Verzehr normaler Nahrungsmengen selbst Erbrechen induziert; **Ursache: 1.** soziokulturell vorgegebenes Schlankheitsmodell, irrationale kognitive Schemata, familiäre Rollenmodelle bezüglich Essverhalten u. Körperkonzept, Lernerfahrung mit Nahrungsaufnahme, genetische Faktoren; **2.** auslösende Faktoren: kritische Lebenssituationen wie Trennung, Verluste, neue Lebensanforderungen, körperliche Krankheiten; **3.** aufrechterhaltende Faktoren: Diätverhalten, geringe Selbstwirksamkeitserwartung, negatives Körper- u. Selbstkonzept, Fasten u. Essattacken zur Spannungsreduktion. Vgl. Orthorexia nervosa.

ET: Abk. für **e**lektrophysiologische **T**erminalpunktdiagnostik*.

ETD: Abk. für **e**nergetische **T**erminalpunkt**d**iagnostik*.

Ethno|medizin (gr. ἔθνος Volk; lat. ars medicina ärztliche Kunst) *f*: Begriff, der wörtlich der im 19. Jahrhundert aufgekommenen Bez. Volksmedizin*, der im Volk überlieferten Heilkunde, entspricht; entstand aus dem Interesse von Ärzten an der Medizin kolonisierter Völker (die als primitive Medizin bezeichnet wurde) u. der einheimischen Volksmedizin. Die linear-evolutionistische Auffassung der Entwicklung von einer primitiven Medizin zur sog. modernen Medizin geriet in den 50er Jahren des 20. Jahrhunderts in die Kritik u. wurde durch die Untersuchung von Medizinsystemen* in den 70er Jahren des 20. Jahrhunderts abgelöst. Der Begriff E. hat in Deutschland weite Verbreitung gefunden, obwohl Herkunft u. Standort keineswegs abschließend geklärt sind. Während in den USA u. England die medical anthropology u. in Frankreich die anthropologie médicale in der universitären Forschung u. Lehre vertretene sozialwissenschaftliche Fachrichtungen sind, konnte die E. in Deutschland bisher nicht als eigenständiges Fach allgemeine Anerkennung finden. Aus dem Blickwinkel der Medizin heraus u. in enger inhaltlicher Anlehnung an die Konzepte der US-amerikanischen medical anthropology wurde der Terminus „kulturvergleichende medizinische Anthropologie" (Abk. KMA) geprägt. Von ethnologischer Seite aus wird die Bez. Medizinethnologie

favorisiert, die gleichzeitig die inhaltliche u. methodische Bestimmung durch die Ethnologie als Sozialwissenschaft u. die Notwendigkeit der Kombination verschiedener wissenschaftlicher Perspektiven betont. Daneben findet sich auch der Begriff Medizinanthropologie od. medizinische Anthropologie. So bleibt E. in Deutschland ein interdisziplinäres Arbeitsfeld, das von unterschiedlichen Disziplinen aus definiert u. mit unterschiedlichen Schwerpunkten betrieben wird. Inhaltlich geht es in der E. nicht mehr nur um alle „Formen der Heilkunde außerhalb der akademischen Medizin" (Hauschild, 1976); in den letzten Jahren wird auch die akademische Medizin selbst zum Untersuchungsgegenstand der E. (s. Syndrom, kulturgebundenes). Damit hat E. sich über die Untersuchung des Umgangs mit Gesundheit u. Krankheit in der anderen, fremden Kultur hinaus entwickelt. Die Grundlage dafür ist ihre methodische Verankerung in den Kulturwissenschaften. Heute untersucht die E. alle Medizinsysteme in ihren biologischen u. kulturellen Dimensionen. Durch die Unterscheidung von Krankheit* u. Kranksein* stellt sie das kulturell Spezifische einer Erkrankung heraus: Die psychosoziale Erfahrung u. Bedeutung der wahrgenommenen Erkrankung sind Ausdruck der jeweils spezifischen Wirklichkeit des Menschen. So entstehen Konzeptionen von Gesundheit u. Erkrankung (s. Erklärungsmodell), welche die Vorstellungen u. Aktivitäten des Menschen leiten u. die innerhalb eines gewachsenen Medizinsystems sinnvoll sind. Daher zielt E. nicht auf Wertung einzelner Medizinsysteme, v. a. nicht im Hinblick auf die Effizienz eines naturwissenschaftlich-technischen Ansatzes. Heilung* ist eine Funktion des Medizinsystems als Ganzem; Coping* bezeichnet die Fähigkeit des Einzelnen, sein Erkrankungsproblem bewältigen zu können.
Auf dieser Basis kritisiert E., insbesondere die kulturvergleichende medizinische Anthropologie, eine kulturblinde Gesundheitserziehung, speziell im Zusammenhang mit medizinischen Interventionen in den sog. Entwicklungsländern, wo Medizintransfer* zum Zusammentreffen von Medizinsystemen auf verschiedenen Ebenen führt. Vgl. Dissoziation, kulturelle.

Ethno|psychiatrie (↑; Psych-*; gr. ἰατρός Arzt) *f*: syn. transkulturelle Psychiatrie*.

Ethno|psycho|ana|lyse (↑; ↑; gr. ἀναλύειν auflösen) *f*: Zweig der Psychoanalyse*, der zentrale Themen wie Macht, Sexualität u. Aggression in einem kulturtheoretisch reflektierten Zusammenhang betrachtet; vgl. Ethnomedizin; Ethnopsychologie.

Ethno|psycho|logie (↑; ↑; -logie*) *f*: syn. kulturvergleichende Psychologie, transkulturelle Psychologie; eng mit der Ethnomedizin* u. der transkulturellen Psychiatrie* verbundene Fachrichtung, die sich „mit Unterschieden u. Ähnlichkeiten des individuellen psychosozialen Handelns in verschiedenen Kulturen u. ethnischen Gruppen" (Kagitcibasi/Berry, 1989) beschäftigt; ebenso wie die Ethnomedizin geht die E. von der kulturspezifischen Rationalität (dem, was in einer gegebenen Kultur als rational, vernünftig, stimmig, passend angesehen wird) der von ihr untersuchten Phänomene aus; dazu gehören Konzepte von Emotion*, Verhalten, Personentwicklung (kulturabhängige, typische Stadien, z. B. Kindheit, Jugend, Erwachsenenalter, Alter) u. Gesundheit, Konzepte von psychischen Störungen, psychologische Diagnostik*, Therapieformen u. Heilungsrituale in anderen Kulturen. Viele Themen, z. B. kulturgebundenes Syndrom*, Schamanismus (s. Schamane), Ekstase* od. Psychotherapie*, werden sowohl in der E. als auch in der Ethnomedizin u. in der transkulturellen Psychiatrie untersucht.

Eto|posid (INN) *n*: semisynthetisches Derivat des Podophyllotoxins (Bestandteil von Podophyllin; s. Podophyllum peltatum) mit antimitotischen u. antineoplastischen Eigenschaften; **Verwendung:** bei Bronchialkarzinom, Lymphogranulomatose, Non-Hodgkin-Lymphomen u. a.; **Kontraindikation:** u. a. akute Infektionen, akute Knochenmarkdepression.

Eu-: Wortteil mit der Bedeutung gut, normal; von gr. εὖ.

EU: Abk. für **E**nergie**u**msatz*.

Eu|bakterie (Eu-*; gr. βακτηρία Stab, Stock) *f*: in der mikrobiologischen Therapie* angenommene bakterielle Besiedlung der Schleimhäute von Organen, v. a. von Darm, Mund-Rachen-Raum u. Scheide, die keine krankmachenden Auswirkungen auf die Gesundheit des Menschen hat; es existiert bislang keine genaue Beschreibung der vermutlich sehr individuellen E. (z. B. aus Dickdarm-Biopsaten). Vgl. Dysbakterie; Symbioselenkung.

Eu|calyptus globulus Labill. *m*: Eukalyptus, Gewöhnlicher Fieberbaum, Baum aus der Familie der Myrtaceae (Myrtengewächse); s. Abb.; **Arzneidroge: 1.** Laubblätter älterer Bäume (Eucalypti folium, Eukalyptusblätter), Monographie: WHO, Kommission E; **2.** Eukalyptusöl aus frischen Blättern od. Zweigspitzen (Eucalypti aetheroleum), Monographie: ESCOP, WHO, Kommission E; **Inhaltsstoffe:** 1,3–3,5 % ätherisches Öl (mit 70–80 % 1,8-Cineol*), Gerbstoffe, Flavonoide; **Wirkung:** sekretomotorisch, expektorierend, schwach spas-

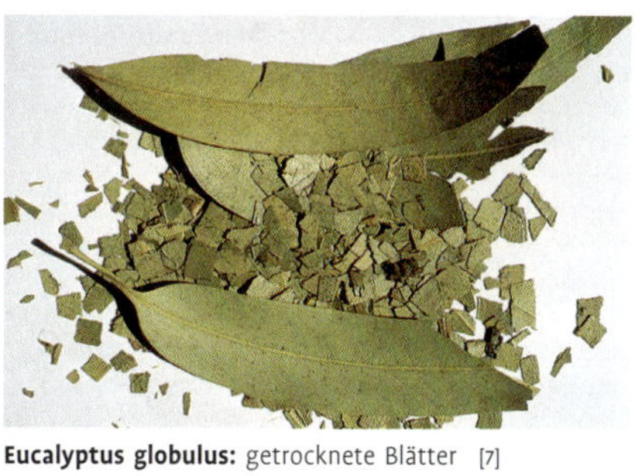

Eucalyptus globulus: getrocknete Blätter [7]

molytisch; **Verwendung: 1.** (med.) **a)** Eucalypti folium: innerlich bei Erkältungskrankheiten der Atemwege (Kommission E); **b)** Eucalypti aetheroleum: innerlich u. äußerlich bei Erkältungskrankheiten der Atemwege, äußerlich bei Erkrankungen des rheumatischen Formenkreises (ESCOP, Kommission E); **2.** (volkstümlich) Eucalypti aetheroleum auch als Hautreizmittel zu Einreibungen bei Erkrankungen des rheumatischen Formenkreises; auch als Antiseptikum bei Zystitis; **Dosierung:** Tagesdosis 4–6 g Droge, Zubereitungen entsprechend; Tagesdosis der Tinktur 3–9 g; **Nebenwirkungen:** selten Übelkeit, Erbrechen, Diarrhö; **cave:** Eucalyptus-Zubereitungen bei Säuglingen u. Kleinkindern nicht im Bereich des Gesichtes, speziell der Nase auftragen, da es zu Erstickungsanfällen kommen kann; **Kontraindikation:** bei innerer Anwendung: entzündliche Erkrankungen im Bereich der Gallenwege u. des Magen-Darm-Trakts, schwere Lebererkrankungen; **Wechselwirkung:** Eukalyptusöl bewirkt eine Induktion des Enzymsystems der Leber; die Wirkung anderer Arzneimittel kann deshalb abgeschwächt bzw. verkürzt werden. **Homöopathie:** Verwendung der getrockneten Blätter entsprechend dem homöopathischen Arzneimittelbild, z. B. bei Entzündungen der Atemwege, der Nieren u. der ableitenden Harnwege.

Eucommiae cortex *m*: Cortex Eucommiae; chin. Du-Zhong; Droge der Chinesischen Medizin*; Rinde von Eucommia ulmoides Oliv. aus der Familie der Eucommiaceae; **Eigenschaften:** süß, warm, kehrt in Leber u. Niere ein; **Wirkung:** füllt die Leber u. die Niere auf, stärkt die Sehnen u. Knochen, sichert die Leibesfrucht; **Anwendung:** bei unzureichenden Einflüssen von Leber u. Niere, bei drohendem Abort mit uteriner Blutung od. habituellem Abort, bei arterieller Hypertonie vom Yin-Leere-Typ (s. Yin-Leere).

Eugenia caryo|phyllata *f*: s. Syzygium aromaticum.

Eugenol *n*: Hauptinhaltsstoff des Nelkenöls; s. Syzygium aromaticum.

Eu|kalyptus *m*: s. Eucalyptus globulus.

Eu|krasie (Eu-*; gr. κρᾶσις Mischung) *f*: Bez. der Humoralpathologie* für die ausgeglichene Verteilung u. Zusammensetzung der Körpersäfte; vgl. Dyskrasie.

Eupatorium perfoliatum L. *n*: Wasserdost; Pflanze aus der Familie der Asteraceae (Korbblütler); **Arzneidroge:** Wasserdostenkraut (Eupatorii perfoliati herba); **Inhaltsstoffe:** zytotoxische Sesquiterpenlactone, Flavone; **Wirkung:** Amarum*, diaphoretisch; **Homöopathie:** Verwendung des frischen, blühenden Krautes entsprechend dem homöopathischen Arzneimittelbild, z. B. bei Grippe, grippeähnlichen fieberhaften Erkrankungen, fieberhaften Erkrankungen des Leber-Galle-Systems, Erkrankungen des rheumatischen Formenkreises.

Euphorbia resinifera Berger *f*: Pflanze aus der Familie der Euphorbiaceae (Wolfsmilchgewächse); **Arzneidroge:** eingetrockneter Milchsaft aus Stamm u. Zweigen (Euphorbium, Gummiresina Euphorbium); **Inhaltsstoffe:** Euphorbole (Triterpenderivate), Harz, Kautschuk, Bitterstoff, Säuren; **Wirkung:** giftig, kokanzerogen (Phorbole); **Homöopathie:** Verwendung des erhärteten Milchsafts entsprechend dem homöopathischen Arzneimittelbild, z. B. bei akuten Entzündungen der Haut, Entzündungen der Atemwege.

Euphorbium *n*: s. Euphorbia resinifera.

Euphrasia officinalis L. *f*: Euphrasia rostkoviana Hayne; Augentrost; einjähriges Kraut aus der Familie der Orobanchaceae (Sommerwurzgewächse); s. Abb.; **Arzneidroge:** während der Blüte gesammelte u. getrocknete oberirdische Teile (Euphrasiae herba); Negativmonographie Kommission E; **Inhaltsstoffe:** Iridoidglykoside (z. B. Aucubin, Ixorosid), Phenolcarbonsäuren; **Wirkung:** adstringierend; **Verwendung:** Teeaufgüsse u. a. galenische Zubereitungen; (volkstümlich) äußerlich zu Waschungen, Umschlägen sowie innerlich bei Husten, Rhinitis, trockenen Nasenschleimhäuten u. Hauterkrankungen; außerdem als Magenmittel. Die Wirksamkeit bei den beanspruchten Anwendungsgebieten ist derzeit nicht belegt. **Homöopathie:** Verwendung der ganzen, frischen, blühenden Pflanze entsprechend dem homöopathischen Arzneimittelbild, z. B. bei Entzündungen der Augen u. der oberen Atemwege.

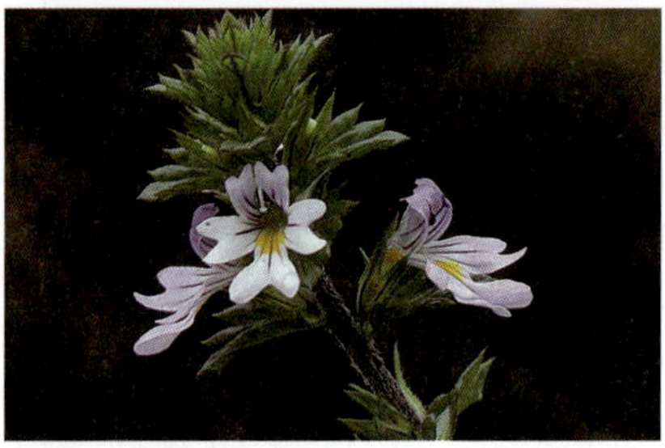

Euphrasia officinalis: Blüten [11]

Euphrasia rostkoviana *f*: s. Euphrasia officinalis.

European Scientific Cooperative on Phytotherapy: s. ESCOP.

Euryangium sumbul *n*: s. Ferula moschata.

Eu|rythmie (Eu-*; gr. ῥυθμός Gleichmaß, Takt) *f*: Bewegungskunst, die von Rudolf Steiner (1861–1925) auf den Grundlagen der Anthroposophie* entwickelt wurde; Modifikationen als Bühnenkunst, pädagogische E. (Waldorfschulen) u. Heileurythmie*.

Eu|spongia officinalis *f*: Badeschwamm; Spongidae; pharmazeutisch verwendeter Teil: Hornkieselschwamm aus dem Meer mit elastisch-weichem Skelett (Spongia marina); **Inhaltsstoffe:** Skleroprotein Spongin, 0,4–0,5 % Brom u. 0,5–1,2 % Iod sowie Einlagerungen von Kieselsäure- u. Kalkkristallen; **Homöopathie:** Verwendung des gerösteten Meerschwamms (mindestens 0,4 % Iod) entsprechend dem homöopathischen Arzneimittelbild, z. B. bei Entzündungen u. Krampfzuständen der Atemorgane, Vergrößerung u. Verhärtung drüsiger Organe (u. a. Lymphdrüsen, Schilddrüse, Hoden, Nebenhoden), Entzündungen des Herzens, der Herzkranzgefäße u. der Aorta, Herzinsuffizienz.

Eu|tonie (Eu-*; gr. τόνος Spannung) *f*: **1.** ausgeglichener somatischer u. psychischer Spannungszustand (Tonus) des Organismus; Entspannungsmethoden* u. Lösungstherapie* zielen auf diesen harmonischen Zustand (psychophysischer Tonus) ab u. sind bei Fehlspannung (Dystonie) indiziert. **2.** auch Alexander*-Technik; vgl. Psychotonik.

Evers-Diät (Joseph E., deutscher Arzt, 1894–1975; Diät*) *f*: ursprünglich zur Behandlung der Multiplen Sklerose empfohlene Diät unter der Annahme, dass der Mensch aufgrund seiner Gebissbeschaffenheit von Natur aus ein Früchte- u. Wurzelesser ist u. daher vorwiegend rohe (nicht erhitzte), naturbelassene pflanzliche Lebensmittel verzehrt werden sollen; heute Ernährungsform, bei der die Gesunderhaltung des Organismus u. die Behandlung ernährungsabhängiger Erkrankungen im Mittelpunkt stehen; **Formen: 1.** E.-D. bei schweren Stoffwechselerkrankungen: 100 % Rohkost; erlaubt sind rohe Früchte, rohe Wurzeln, Nüsse, grobe Haferflocken, Vollkornbrot, gekeimter Roggen u. Weizen, Wurzelgemüse u. Knollen, rohe Milch, Sahne, Butter, Quark, Eier u. Honig; gelegentlich Wein u. Bier; streng verboten sind raffiniertes Fett, rohes u. gekochtes Blatt-, Stängel- u. Krautgemüse, Kartoffeln, Kaffee, Kakao, Tee, Zucker, Salz, Essig, Senf, Pfeffer u. Süßstoff; bei Verbesserung des Krankheitsbildes (maximal 1-mal wöchentlich) roher Schinken u. roher Speck, Spiegeleier, leicht angebratenes Fleisch u. Fisch; **2.** E.-D. für Geheilte u. Gesunde: 80 % Rohkost, 20 % ausgewählte erhitzte Vollwertnahrungsmittel; Verzehr von Früchten, Wurzeln, Milch u. Milchprodukten (0,5 1 l/d) immer in rohem Zustand; in kleinen Mengen rohes od. leicht angebratenes Fleisch, mäßiger Verzehr von Kartoffeln, Blatt-, Stängel- u. Krautgemüse bei nährstoffschonender Zubereitung; gelegentlich erlaubt sind Kaffee u. Alkohol; strikt zu meiden sind denaturierte Produkte wie Auszugsmehl, Zucker, erhitzte Milch u. Margarine. **Ernährungsphysiologische Bewertung:** Ausreichende Nährstoffzufuhr ist möglich; als Dauerkost geeignet. Vgl. Ernährungsformen, alternative.

Evodiae fructus *m*: **1.** Fructus Evodiae; chin. Wu-Zhu-Yu; Droge der Chinesischen Medizin*; Früchte von Evodia* rutaecarpa (Juss.) Benth. aus der Familie der Rutaceae (Rautengewächse); **Eigenschaften:** scharf, bitter, heiß, leicht toxisch, kehrt in Leber, Milz, Magen u. Niere ein; **Wirkung:** zerstreut Kälte* u. stillt Schmerzen, wärmt die Mitte, stillt Übelkeit, unterstützt das Yang u. stoppt Diarrhö; **Anwendung:** Kälte friert die Leber-Gefäße ein; Leber u. Magen harmonisieren nicht; bei Diarrhö durch Leere-Kälte; als Pulver in Essig lokal auf den Fußsohlen gegen Aphthen; bei arterieller Hypertonie. **2.** s. Evodia rutaecarpa.

Evodia rutae|carpa (Juss.) Benth. *f*: krautige Pflanze aus der Familie der Rutaceae (Rautengewächse); **Arzneidroge:** Früchte (Evodiae fructus); **Inhaltsstoffe:** Alkaloide (u. a. Evodiamin, Rutaecarpin, Evocarpin) u. Bitterstoffe (z. B. Limonin); **Wirkung:** Rutaecarpin zeigt im Tierversuch eine uterustonisierende Wirkung; Evodiamin wirkt blutdrucksenkend. **Verwendung:** in der Chinesischen Medizin: s. Evodiae fructus; **Dosierung:** keine bekannt; **Nebenwirkungen:** keine bekannt; **Kontraindikation:** keine bekannt; **Wechselwirkung:** keine bekannt.

Ex|anthem (gr. ἐξανθεῖν aufblühen) *n*: entzündlicher Hautausschlag auf großen Bereichen der äußeren Haut mit einem bestimmten zeitlichen Ablauf (Beginn, Höhepunkt, Ende), währenddessen verschiedene Effloreszenzen hervortreten können; die klassischen Exantheme der Kindheit sind Masern, Röteln, Scharlach, Exanthema subitum u. Erythema infectiosum acutum. Bei unklaren Exanthemen ist immer auch an Arzneimittelexantheme zu denken. **Therapie:** u. a. **1.** Phytotherapie: (volkstümlich) u. a. Bellis* perennis, Fragaria* vesca, Plantago* major, Rubus* fruticosus, Rubus* idaeus; **2.** Ayurveda: u. a. Azadirachta* indica; **3.** Chinesische Medizin: u. a. Carthami* flos; **4.** Heilerde[A], energetisch niedrige Lasertherapie[A], mikrobiologische Therapie*, Thymol*; **5.** Eigenurintherapie*; **6.** Mind*-Body-Medizin: Meditation*, progressive Muskelrelaxation*, kognitive Restrukturierung*, Stressreduktion, Tai*-Ji-Quan, Yoga*.

Ex|orzist (gr. ἐξορκιστής Beschwörer) *m*: Bez. für eine Person, die mit einem religiösen od. magischen Verfahren versucht, dämonische Mächte aus einem Menschen, Ort od. Gegenstand auszutreiben (in der Funktion als Heiler*) od. anderes Unglück zu beseitigen; im ethnomedizinischen Kontext treibt der E. Geister, negative Kräfte od. auch bestimmte Partikel aus dem Klienten heraus. Es gibt vielfältige Verfahren, bei denen Gebete, Befehle, heilige Gegenstände, Besprechen von Körperstellen, Bespucken od. Heraussaugen von imaginären od. materialisierten Gegenständen (sog. Extraktionszauber) eine Rolle spielen. Der E. betreibt seine Tätigkeit häufig mit der Hilfe von Göttern od. Geistern; das Austreiben der negativen Kräfte gestaltet sich als Kampf. Wegen der einseitig negativen Interpretation der behandelten Auffälligkeiten u. der ausgeprägten Möglichkeit von Drohung u. Betrug ist der Exorzismus ein religiös u. therapeutisch besonders umstrittenes Gebiet. Vgl. Priesterheiler; Besessenheitskult.

Ex|pektoranzien (lat. ex aus, heraus; pectus Brust) *n pl*: auswurffördernde Mittel; in der Phytotherapie* mukotrope Substanzen (besonders mit ätherischen Ölen*, z. B. in Piceae folium) u. Detergenzi-

E

en (v. a. Saponindrogen, z. B. Hedera helix, Primulae radix); außerdem fördern große Trinkmengen u. Inhalation* von Kochsalzlösungen das Abhusten. Als sog. reinigende Arzneimittel sind E. auch Mittel der ausleitenden Therapie*.

Experiencing (engl. experience Erfahrungswissen, Erlebnis): s. Focusing.

Ex|ploration (lat. explorare erproben) *f*: Erkundung, Untersuchung; **1.** Bez. für die eingehende Befragung des Patienten zur Erkundung seiner Lebensgeschichte u. psychischen Erlebensweise sowie zur Erfassung psychopathologischer Auffälligkeiten; **2.** Bez. für bestimmte körperliche Untersuchungen (z. B. rektale, vaginale E.) i. S. einer Austastung.

Ex|ponential|strom (lat. exponere herausstellen, darstellen): Stromform, die durch niederfrequente Einzelimpulse mit exponentiell ansteigender Stromstärke u. unterschiedlich langer Impulsdauer (i. d. R. 300–800 ms) gekennzeichnet ist; **Anwendung:** zur Reizung denervierter bzw. regenerierender quergestreifter Muskulatur (s. Abb.); die Schwere der Schädigung bestimmt die Stromparameter Impulsdauer u. Frequenz: Je geschädigter der Muskel ist, desto länger ist die Impulsdauer, desto niedriger die Frequenz u. desto flacher der Anstieg der Stromstärke. Vgl. Schwellstrom; Elektrotherapie.

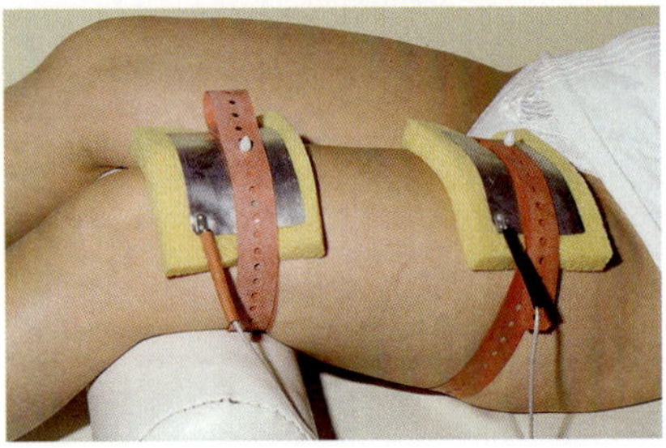

Exponentialstrom: Übungsaufbau zur Kräftigung des atrophierten Musculus quadrizeps femoris mit additiver elektrotherapeutischer Anwendung des Exponentialstroms [9]

Ex|positions|therapie (lat. expositio Aussetzung, Darstellung; Therapie*) *f*: syn. Konfrontationstherapie*.

Ex|tensions|gerät (lat. extendere ausdehnen): Gerät zur passiven generalisierten Traktion verschiedener Körperabschnitte (Halswirbelsäule, Lendenwirbelsäule, Hüftregion); früher z. B. Glisson*-Schlinge.

Ex|tractum (lat. extrahere, extractum herausziehen) *n*: s. Extrakt.

Ex|trakt (↑) *m*: Pflanzenauszug; **Formen: 1.** Fluidextrakt (Extractum fluidum): durch Perkolation* hergestellter, gießbarer Drogenauszug, bei dem in einem bis maximal 2 Teilen E. die Extraktivstoffe aus einem Teil Droge enthalten sind; **2.** Dickextrakt (Extractum spissum): mikrobiologisch instabile, zähflüssige, plastische Masse, deren Wirkstoffgehalt durch Zusatz indifferenter Hilfsstoffe eingestellt werden kann; **3.** Trockenextrakt (Extractum siccum): durch weiteres Einengen u. Trocknen gewonnener E., der i. d. R. mit einem indifferenten Hilfsstoff auf einen bestimmten Wirkstoffgehalt eingestellt wird. Die Zusammensetzung der Extraktivstoffe ist von der Art der Lösungsmittel (Ethanol-Wasser-Gemische) abhängig. E. werden meist zur Herstellung von Fertigarzneimitteln verwendet.

Ex|traktions|zauber (↑): s. Exorzist.

Eye Movement Desensitization and Reprocessing: s. EMDR.

F

Fächer|blatt|baum: s. Ginkgo biloba.

Färber|ginster: s. Genista tinctoria.

Färber|röte: s. Rubia tinctorum.

Faex medicinalis (lat. faex, faecis Hefe) *f*: medizinische Hefe, Bierhefe; ausgewaschene, entbitterte, untergärige Hefe von Saccharomyces cerevisiae Meyen emend. Hansen; Monographie: Kommission E; **Inhaltsstoffe:** Vitamine (speziell der B-Gruppe), Glukane, Mannane, 2–3 % Lipide, Phytosterole, Proteine; **Wirkung:** antibakteriell, phagozytosestimulierend; **Verwendung:** (med.) bei Appetitlosigkeit, als Zusatztherapie bei chronischen Formen von Acne vulgaris u. Furunkulose (Kommission E); schwaches Laxans; **Dosierung:** Tagesdosis 6 g; Zubereitungen entsprechend; bei Vitamin-B-Mangel 10–20 g/d; **Nebenwirkungen:** in seltenen Fällen migräneartiger Kopfschmerz; gelegentlich Blähungen; **Kontraindikation:** keine bekannt; **Wechselwirkung:** Bei gleichzeitiger Einnahme von Monoaminoxidase-Hemmstoffen ist Blutdruckerhöhung möglich.

Fago|pyrum esculentum Moench *n*: Echter Buchweizen; einjährige, 15–60 cm hohe Pflanze aus der Familie der Polygonaceae (Knöterichgewächse); **Arzneidroge:** zur Blütezeit geerntete u. getrocknete Blätter u. Blüten (Fagopyri herba, Buchweizenkraut); **Inhaltsstoffe:** bis zu 6 % Flavonoide (davon bis zu 90 % Rutin), Kaffeesäurederivate, Phenylcarbonsäurederivate; **Wirkung:** Verbesserung der Mikrozirkulation in Kapillaren u. Venolen, antioxidativ; **Verwendung:** (volkstümlich) zur Besserung des Befindens bei müden Beinen, bei venösen Stauungen u. Varizen; die Wirksamkeit der Droge bei den beanspruchten Anwendungsgebieten ist derzeit nicht belegt. **Dosierung:** mindestens 150 mg Rutin pro Tag in Tee od. Fertigarzneimitteln; **Nebenwirkungen:** selten Kopfschmerz, Photosensibilisierung nach Sonneneinstrahlung; **Kontraindikation:** keine bekannt; **Homöopathie:** Verwendung der frischen, nach der Blüte u. vor der Fruchtreife geernteten, oberirdischen Teile entsprechend dem homöopathischen Arzneimittelbild, z. B. bei Kopfschmerz, Haut- u. Lebererkrankungen mit Juckreiz.

Faktor, anti|nutritiver *m*: Substanz, die wichtige Vorgänge des Stoffwechsels hemmt od. blockiert; z. B. Blausäure, Protease-Inhibitoren, Hämagglutinine, Saponine, Allergene*, Aflatoxine.

Fall|aufnahme: syn. Symptomerhebung; umfasst neben der homöopathischen Anamnese* den Gesamteindruck, die körperliche Untersuchung u. labormedizinische Untersuchungen (z. B. Harn u. Stuhl) od. die Auswertung als Hilfsmittel eingesetzter standardisierter Fragebögen; bei der F. sollte neben der Arzneimittelwahl* das Behandlungskonzept (mögliche Folgemittel*, Miasmen usw.) erstellt werden.

Fall, verwirrter: Bez. in der Homöopathie* für einen Krankheitsfall, bei dem die charakteristischen Symptome durch allopathische od. homöopathische Arzneimittel beseitigt wurden, ohne dass der Gesamtzustand verbessert (s. Heilung) od. verschlechtert (s. Unterdrückung) wurde; der Mangel an prägnanten Symptomen erschwert die Wahl eines den Gesamtzustand erfassenden Arzneimittels (vgl. Arzneimittelwahl), so dass auf die Aufzeichnungen der Erstanamnese u. auf frühere Symptome zurückgegriffen werden muss.

Familien|ana|mnese (gr. ἀνάμνησις Erinnerung) *f*: s. Anamnese, homöopathische.

Familien|therapie (Therapie*) *f*: Abk. FT; Form der Psychotherapie* bei psychisch od. psychosomatisch Erkrankten, bei denen dysfunktionale familiäre Interaktionen als Ursache eines individuellen Problems od. Symptoms gesehen werden u. daher die Familie in den therapeutischen Prozess einbezogen wird; innerhalb der FT gibt es verschiedene Schulen mit konzeptionell unterschiedlichen Schwerpunkten: **1.** psychoanalytische FT: arbeitet an den „Schnittstellen von äußeren u. inneren Konflikten" unter besonderer Berücksichtigung ihrer Entstehung im Zeitverlauf (A. Massing); **2.** systemische Therapie*; **3.** integrative FT: verbindet u. a. strukturelle, kommunikationstheoretische u. entwicklungsorientierte Ansätze (V. Satir). Zentrales Anliegen u. zugleich wichtigste Methode der FT ist es, aus der Analyse der Bedingungen u. Triebkräfte der familiären Beziehungen die einzelnen Familienmitglieder zu Veränderungen ihrer Einstellungen, Wahrnehmungen u. Verhaltensweisen untereinander, insbesondere aber zum psychisch Erkrankten, zu veranlassen, oft mit bedeutenden positiven Veränderungen der Symptomatik des Patienten.

Fang-Feng: s. Saposhnikoviae radix.

Fango (italienisch Schmutz, Schlamm) *m*: Mineralschlamm aus heißen Quellen vulkanischen Ursprungs (z. B. Eifelfango); bindet als feinpulverisierte Masse Wasser, ist ein guter Wärmeträger u. wird kalt, körperwarm od. heiß zu Packungen* od. Bädern* verwendet; **Anwendung:** meist heiß äußerlich (Dauer ca. 20–30 Min. mit Nachruhe) bei Schmerzen, rheumatischen Beschwerden u. Entzündungen. Vgl. Schlammbad.

F

Faradisation (Michael Faraday, Physiker, London, 1791–1867) *f*: kurzdauernde (1 ms), niederfrequente Reizstrombehandlung (s. Reizstrom) zur Dauerkontraktion einzelner Muskeln bei inkompletter Denervation; vgl. Elektrogymnastik; Galvanisation.

Farb|aku|punktur (Akupunktur*) *f*: s. Farbtherapie.

Farb|licht|therapie (Therapie*) *f*: syn. Farbtherapie*.

Farb|stoffe: (ernährungswissenschaftlich) Lebensmittelzusatzstoffe*, die zum Färben u. Erzielen von Farbeffekten bei bestimmten Lebensmitteln eingesetzt werden; **1.** natürliche F.: z. B. β-Carotin (s. Carotinoide), Curcuma* longa, Vitamin B_2, Chlorophylle, Zuckercouleur (s. Tab.); **2.** naturidentische F.: in der Natur vorkommend, jedoch chemisch synthetisiert; **3.** synthetische F.: chemisch synthetisiert; Art, Verwendung, Höchstmengenbegrenzungen u. Kenntlichmachung sind in der Zusatzstoff-Zulassungsverordnung geregelt.

Farbstoffe Natürliche Farbstoffe
Carotinoide
Polyenkohlenwasserstoffe
Polyenalkohole
Polyenketone
Polyenepoxide
Polycarbonsäuren und Polycarbonsäureester
Chinonfarbstoffe
Benzochinone
Naphthochinone
Anthrachinonfarbstoffe
γ-Pyronfarbstoffe
Flavone
Flavonole
Xanthone
Anthocyane
Pyrrolfarbstoffe
Porphyrine
eisenhaltige Pyrrolfarbstoffe
magnesiumhaltige Pyrrolfarbstoffe
andere Pyrrolfarbstoffe
andere Farbstoffe
Betacyane
Flavine
Phenoxazonfarbstoffe
Curcuma longa

Farb|therapie (Therapie*) *f*: syn. Colortherapie, Farblichttherapie; therapeutischer Einsatz von Farben; **1.** in der konventionellen Medizin Anwendung von z. B. Rot- u. Blaulicht i. S. einer Wärme- u. UV-Behandlung sowie Nutzung der psychologischen Wirkungen von Farben; **2.** Im Bereich unkonventioneller medizinischer Verfahren soll die biologische Information bestimmter Schwingungsfrequenzen des Farblichts genutzt werden, um z. B. tonisierende (Gelb, Orange, Rot) od. sedierende (Blau, Grün, Violett) Wirkungen zu erreichen. Bei der Mora-Colortherapie (s. Mora-Therapie) werden Farbschwingungen zu Heilzwecken eingesetzt. Bevorzugte Applikationsstellen des Farblichts sind Akupunkturpunkte*, wobei den Farben eine energetische Wirkung an diesen Punkten zugesprochen wird (z. B. Farbakupunktur nach Peter Mandel od. Farb-Lo-Punkt-Behandlung mit den Frequenzen der Klänge u. Spektralfarben zugeordneten, spezifischen Frequenzen, den sog. Schwebungsfrequenzen). Zur Farbapplikation werden spezielle Geräte verwendet. Ebenso wird eine Verbindung zwischen Farben u. den Chakren* hergestellt; bestimmte Yoga-Positionen sollen die Farben der Chakren beeinflussen. **Anwendung:** v. a. in der Schmerztherapie* u. bei Depressionen*, bei Allergien*, Schlafstörungen, chronischen Entzündungen. Wissenschaftlich umstrittenes, klinisch nicht anerkanntes Verfahren.

Farfarae folium *n*: s. Tussilago farfara.

Fasten: freiwilliger Verzicht auf Nahrung u. Genussmittel für begrenzte Zeit mit Deckung des Energie- u. Substratbedarfs aus körpereigenen Depots (Energieaufnahme 0–1300 kJ bzw. 0–300 kcal); unverzichtbar sind reichliche Flüssigkeitszufuhr, Förderung aller Ausscheidungsvorgänge sowie ein ausgewogenes Verhältnis von Bewegung u. Ruhe. **Formen:** Wasserfasten*, Teefasten*, Molkekur*, Saftfasten*, Schleimfasten*, modifiziertes Fasten*, Nulldiät*, Heilfasten* (z. B. kombiniertes Fasten nach Buchinger mit Gemüsebrühe am Mittag; s. Fasten, therapeutisches), religiös od. politisch motiviertes F.; sog. **F. für Gesunde** als erlebnisstarke Form der Erwachsenenbildung zur Gesundheitsförderung u. Verhaltensänderung mit Training zum Konsumverzicht u. Auftakt zur Ernährungsumstellung (Kurzzeitfasten von 5–10 Tagen); **Kontraindikation:** s. Tabelle. Vgl. Fastenkrise.

Fasten|krise (gr. κρίσις Entscheidung, Trennung) *f*: Bez. für während des Fastens* auftretende Symptome wie Reizbarkeit, depressive Verstimmung,

Fasten Kontraindikationen
hämolytische Anämien
insulinpflichtiger Diabetes mellitus
manifeste Herzinsuffizienz
Hyperthyreose
schwere Leberfunktionsstörungen
akute Magen-Darm-Ulzera
Malignome
Myokarditis
Nebenniereninsuffizienz
chronische Niereninsuffizienz
Krankheiten mit negativer Stickstoffbilanz
psychische Störungen
Rekonvaleszenz
Schwangerschaft
Kinder unter 10 Jahren
Personen über 65 Jahren mit altersbedingten Erkrankungen

Fasten, therapeutisches

Indikationen[1]	Anmerkungen und Empfehlungen
Adipositas*	als Einstieg zur Gewichtsreduktion
Diabetes* mellitus	nicht bei Diabetes mellitus Typ 1
Hypertonie*	Medikation ggf. reduzieren
Hyperurikämie	vorübergehender Anstieg möglich; Laborkontrolle nötig
akute Gichtanfälle	1–3-tägiges Tee-, Heilbrunnen- oder Saftfasten, keine Nulldiät

[1] Therapieerfolge möglich bei chronisch gestörtem Gewebestoffwechsel (z. B. Furunkulose), Haut- und Schleimhauterkrankungen (Allergie), Erkrankungen des rheumatischen Formenkreises, atopischem Ekzem u. a. Entzündungskrankheiten, chronischer Hepatitis, rezidivierender Lymphangitis, psychosomatischen Beschwerden, Prader-Labhart-Willi-Syndrom

flüchtiges Krankheitsgefühl, die am nächsten Tag meist einem auffälligen Wohlbefinden weichen; wird vermutlich durch subtoxische Stoffe, die meist aus dem Bindegewebe mobilisiert werden, hervorgerufen. Vgl. Entschlackung.

Fasten, modifiziertes: auch proteinsubstituiertes Fasten; in den USA entwickelte Methode des Fastens* zur Reduktion von Übergewicht*, bei der täglich 33–50 g biologisch hochwertiges Eiweiß (z. B. aus Ei od. Molke), 25–45 g Kohlenhydrate, 1–7 g Fett, 2–3 l Flüssigkeit sowie die empfohlene Menge an Vitaminen u. Mineralstoffen als Formelprodukte aufgenommen werden; nicht empfehlenswert für Kinder u. Jugendliche, da gefährliche Hypoglykämien auftreten können. Vgl. Nulldiät; Reduktionsdiät.

Fasten, therapeutisches: medizinisch indizierte Form des Langzeitfastens (5–32 Tage; s. Fasten) zur Therapie od. Prävention von Erkrankungen od. zur Linderung von Symptomen; Durchführung meist als stationäres Heilverfahren in spezialisierten Kliniken; **Anwendung:** bei metabolischem Syndrom, ernährungsabhängigen chronischen Erkrankungen u. Allergien*, Herz- u. Gefäßerkrankungen (s. Tab.). Vgl. Ernährungstherapie; Heilfasten.

Fasten, totales: s. Nulldiät.

Fast-Food (engl. schnelles Essen): Bez. für von der Gastronomie als Haupt- od. Zwischenmahlzeit standardisiert angebotene Gerichte, die sich durch Schnelligkeit in der Zubereitung u. einen relativ niedrigen Preis auszeichnen; erhältlich meist im sog. Schnellrestaurant od. Schnellimbiss mit hoher Besucherfrequenz u. schnellem Service. Nachteil von F.-F. ist die oft fettreiche u. ballaststoffarme Zusammensetzung. Regelmäßiger Konsum ist eine häufige Ursache für Fehl- u. Überernährung (Adipositas) in den Industrienationen. Vgl. Convenience-Food; Junk-Food.

Faul|baum: s. Frangula alnus; Frangula purshiana.

Faul|baum|rinde, Amerikanische: s. Frangula purshiana.

Fazilitation, proprio|zeptive neuro|muskuläre (lat. facilitas Leichtigkeit) *f*: s. PNF.

FE: Abk. für funktionelle Entspannung*.

Fehl|ernährung: relativer od. absoluter Mangel bzw. Überschuss eines od. mehrerer Nährstoffe* od. der Nahrungsenergie (s. Energiebedarf) durch Überernährung* od. Unterernährung*, wobei die Nahrungszufuhr so stark vom ernährungsphysiologischen Optimum abweicht, dass es zu vorübergehenden Veränderungen im Stoffwechsel u. schließlich zu einer Beeinträchtigung der Gesundheit bzw. Leistungsfähigkeit kommt; vgl. Mangelernährung.

Feigen|baum: s. Ficus carica.

Feld, bio|energetisches: syn. Aura*.

Feldenkrais-Methode (Moshé F., Physiker, Tel Aviv, 1904–1984) *f*: Form der Körpertherapie* zur Verbesserung der Körperwahrnehmung u. indirekt der gesamtheitlichen Selbstwahrnehmung durch passives u. aktives Ausführen von Bewegungsabfolgen („Bewusstheit durch Bewegung"); **Prinzip:** Körperliche u. geistige Einschränkungen sollen erkannt u. durch Einzel- u. Gruppenunterricht sowie später ohne Anleitung durch einen

F

Feldenkrais-Lehrer als sog. Selbstentwicklung überwunden werden. Zu Verkrampfung führende Bewegungsabläufe werden abgelegt, gesundheitsfördernde aufgespürt u. erlernt. **Anwendung:** u. a. bei körperlichen Behinderungen, bei Verletzungen des Nervensystems, bei Multipler Sklerose (Verringerung von Stress u. Angstgefühlen nachgewiesen).

Feld|rüster: s. Ulmus minor.

Feld|thymian: s. Thymus serpyllum.

Felke-Kur („Erdmann" Leopold Emanuel F., Pfarrer, Naturheiler, Sobernheim, 1856–1926; Kur*) *f*: Kurform nach dem biblischen Grundsatz „Erde muss aus Erde kommen" mit Anwendung von Lehmpackungen u. -wickeln, Massagen, Wasserbehandlungen, Gymnastik sowie Rohkost*, vegetarischer Kost (s. Vegetarismus) od. Fasten* u. ggf. auch homöopathischen Komplexmitteln.

Fenchel: s. Foeniculum vulgare ssp. vulgare var. vulgare; Foeniculum vulgare ssp. vulgare var. dulce.

Fenchel|öl: s. Foeniculum vulgare ssp. vulgare var. vulgare.

Fen-Fang-Ji: s. Stephaniae tetrandrae radix.

Fermentation (lat. fermentum Sauerteig, Gärungsmittel) *f*: durch Enzyme (Fermente) bewirkte chemische Umwandlung bzw. Zerlegung bestimmter Stoffe (biochemische Reaktionen); spezielles Gärungsverfahren, das Beschaffenheit, Geschmack, Nährwert u. Aroma von Lebensmitteln verändert; vorwiegend anaerober, enzymatischer Kohlenhydratabbau durch Gärungserreger (Bakterien, Hefen, Schimmelpilze); z. B. alkoholische Gärung, Milchsäure- u. Essigsäuregärung (Herstellung von Essig z. B. aus Wein, Bier od. Malz; Herstellung von Sauerteig). Vgl. Miso.

Fern|dia|gnose (gr. διάγνωσις Entscheidung) *f*: Diagnose, die i. d. R. von Personen gestellt wird, die den Menschen als Schwingungs- u. Strahlungsphänomen betrachten u. seine Krankheit trotz geographischer Entfernung (z. B. durch Pendeln*) erkennen bzw. heilen (s. Fernheilen) wollen; u. U. werden Telefon, Fernseher, andere Utensilien u. Kartenmaterialien benutzt, um einen Kontakt zu den Klienten herzustellen. Als Erklärungsansätze werden u. a. Okkultismus*, Radiästhesie*, Telepathie*, Astrologie* od. der Glaube herangezogen. Wissenschaftlich betrachtet ist die F. eine Form des modernen Okkultismus.

Fern|heilen: Behandlungsform, die Krankheiten u. Beschwerden anderer Lebewesen (Menschen, Tiere) trotz geographischer Entfernung heilen will; oft werden Medien (Fotografien, Briefe, biologisches Material von dem zu heilenden Patienten) angefordert od. mit Gebeten od. okkulten Ritualen F. veranlasst. Moderne Form des Okkultismus*. Vgl. Geistheilung; Ferndiagnose.

Fern|störung: syn. Fernwirkung; Bez. für ein Projektionssymptom*, das von einem lokalen, subklinischen u. chronischen Prozess i. S. eines chronischen Irritationszentrums* in einem oft weit entfernten Körperareal unterhalten wird; z. B. Schläfenkopfschmerz bei symptomlosem Gallenblasenstein, funktionelle Herzbeschwerden bei Restostitiden im 5. Zahnfach, die in sog. energetischer Beziehung zum Herz stehen sollen. Diese Sichtweise ist wissenschaftlich nicht anerkannt; theoretische Grundlage für sehr weit verbreitete u. in der Praxis bewährte Verfahren wie z. B. Neuraltherapie* od. Akupunktur*. Vgl. Diagnostik chronischer Irritationen; Irritation, chronische.

Fern|wirkung: **1.** syn. Fernstörung*; **2.** (physiotherapeutisch) Auswirkung von therapeutischen Maßnahmen an Reflexzonen, Somatotopien* u. Leitbahnen* (z. B. Reflexzonenmassage*, Bindegewebemassage*, Ganglienblockade, Nutzung der konsensuellen Gefäßreaktion; kontralaterale Behandlung) auf Körperbereiche, die sich nicht unmittelbar im Behandlungsfeld befinden; vgl. Reflexzonentherapie; Segmentmassage; Fernheilen.

Ferrum (lat.) *n*: s. Eisen.

Ferrum phosphoricum *n*: Eisen(III)-phosphat, Eisenoxidphosphat, phosphorsaures Eisenoxid; $FePO_4 \cdot 4\,H_2O$; gelblich-weißes Pulver, unlöslich in Wasser u. Ethanol, löslich in Säuren; **Homöopathie:** Anwendung entsprechend dem homöopathischen Arzneimittelbild, z. B. bei fieberhaften, entzündlichen Erkrankungen der Atemorgane, Blutungen u. deren Folgen, Erkrankungen des rheumatischen Formenkreises in Wirbelsäule u. Schultergelenk.

Fertig|arznei|mittel: im Voraus hergestellte, abgepackte Arzneimittel (Spezialitäten u. Generika*) mit charakteristischer Aufmachung u. beigelegter Gebrauchsinformation (Packungsbeilage mit Angaben über enthaltene Arzneistoffe, Indikation, Kontraindikation, Dosierung, Hinweise); F. müssen vom Bundesinstitut für Arzneimittel u. Medizinprodukte zugelassen sein.

Fertig|gerichte: s. Convenience-Food.

Ferula galbaniflua *f*: s. Ferula gummosa.

Ferula gummosa Boiss. *f*: Ferula galbaniflua Boiss. et Buhse; mehrjährige, bis 1 m hohe Pflanze aus der Familie der Apiaceae (Doldengewächse); zusammen mit anderen Ferula-Arten Stammpflanze der Droge; **Arzneidroge:** Gummiharz aus den Sekretbehältern der Stängel (Galbanum, Gummiresina Galbanum, Galbensaft, Mutterharz); **Inhaltsstoffe:** ca. 70 % Harz, ca. 20 % Gummi, 10–20 % ätherisches Öl mit Cadinen, Pinen u. a.; **Wirkung:** antimikrobiell; **Verwendung:** **1.** (volkstümlich) früher in Pflastern z. B. bei Erkrankungen des rheumatischen Formenkreises, Erkältungskrankheiten; **2.** in der Parfümerie als ausgezeichnetes Fixativ sowie Geruchskomponente in Herrenparfüms; **Dosierung:** keine bekannt; **Nebenwirkungen:** keine bekannt; **Kontraindikation:** keine bekannt; **Wechselwirkung:** keine bekannt.

Ferula moschata (Reinsch) Kozo-Polj. *f*: Ferula sumbul (Kauffm.) Hook. f., Euryangium sumbul Kauffm., Sumbulus moschatus; 1–2 m hohe, dick bewurzelte Pflanze aus der Familie der Apiaceae (Doldengewächse); **Arzneidroge:** Wurzeln (Sumbuli radix, Sumbulwurzel, (Persische) Moschuswurzel); **Inhaltsstoffe:** bis 1 % ätherisches Öl, nach Moschus riechendes Harz, Angelicasäure, Bitterstoffe, fettes Öl, Umbelliferon u. a. Hydroxycumarine; **Verwendung: 1.** (volkstümlich) z. B. bei Bronchitis od. Brechdurchfällen; die Wirksamkeit bei den beanspruchten Anwendungsgebieten ist derzeit nicht belegt. **2.** in der Parfümerie als Ersatz für Moschus; **Dosierung:** keine bekannt; **Nebenwirkungen:** keine bekannt; **Kontraindikation:** keine bekannt; **Wechselwirkung:** keine bekannt; **Homöopathie:** Verwendung der getrockneten, unterirdischen Teile entsprechend dem homöopathischen Arzneimittelbild, z. B. bei funktionellen Herzbeschwerden.

Ferula sumbul *f*: s. Ferula moschata.

Fetisch (portugiesisch feitiço Zaubermittel) *m*: (ethnomedizinisch) Gegenstand, dem eine bestimmte Kraft innewohnt, die durch Geschenke od. Opfer aktiviert werden kann; das Objekt entfaltet helfende od. schützende Kräfte od. kann anderen Schaden bringen; allein ist es wert- u. machtlos. Vgl. Amulett.

Fetischeur (franz. féticheur) *m*: Heiler*, der sich auf das Herstellen von Fetischen* versteht; ihm wird große Macht zugeschrieben, denn er muss bewirken, dass höhere Mächte einen Teil ihrer Kräfte in das Objekt inkorporieren. Vgl. Priesterheiler.

Fett|ersatz|stoffe: Substanzen, die tierisches u. pflanzliches Nahrungsfett in Nahrungsmitteln ersetzen u. akalorisch od. wesentlich brennwertärmer als Fett sind; **Formen:** nach ihrer Herstellung: **1.** mikropartikulierte Eiweiße, die aus Eiweiß u. Eiweißmischungen hergestellt werden; aufgrund ihrer Hitzeempfindlichkeit nur begrenzt einsetzbar (z. B. in Milchprodukten, Mayonnaisen od. Brotaufstrichen); gesundheitlich nicht bedenklich (Zulassung nicht erforderlich); werden als „Milcheiweiß" deklariert; **2.** Hydrolyseprodukte mit Gelcharakter auf Kohlenhydratbasis (z. B. in Backwaren, Dips, Eiscremes, Salatsoßen), ebenfalls unbedenklich; werden als „Stärke" deklariert; **3.** künstlich hergestellte Verbindungen aus Zucker u. Fettsäuren (Saccharose-Polyester), die aufgrund ihrer Unverdaulichkeit energetisch nicht verwertbar sind; aufgrund noch nicht abschätzbarer gesundheitlicher Folgen (z. B. Auswirkungen auf die Aufnahme anderer Nährstoffe) in Deutschland nicht zugelassen.

Fett|säuren, essentielle: Bez. für mehrfach ungesättigte Fettsäuren, die im Organismus nicht synthetisiert werden können u. daher mit der Nahrung zugeführt werden müssen; höher ungesättigte Fettsäuren (Polyensäuren) können im Körper in sehr geringer Menge durch Umwandlung niederer Homologe gebildet werden; z. B. kann Docosahexaensäure (6-fach ungesättigt) durch eine Desaturase aus Eicosapentaensäure (5-fach ungesättigt) u. Arachidonsäure aus Linolsäure gebildet werden; Vorkommen der e. F.: v. a. in Gonaden u. ZNS, in Strukturlipiden von Zellen u. in der Membran von Mitochondrien. Von besonderer Bedeutung sind die **Omegafettsäuren**, die bei entsprechender Zufuhr die Konzentration der Triglyceride im Serum senken u. prophylaktisch gegen Thrombose wirken. **Vorkommen in Nahrungsmitteln:** Fischöl von Kaltwasserfischen wie Hering od. Lachs (Omega-3-Fettsäuren Eicosapentaensäure, Docosahexaensäure), pflanzliche Öle, v. a. Leinöl (Omega-3-Fettsäure α-Linolensäure; auch im Portulak), Distel-, Sonnenblumenöl (Omega-6-Fettsäure Linolsäure), Olivenöl (Omega-9-Fettsäure Ölsäure); **Mangel** an e. F. tritt v. a. infolge fettfreier Diät od. fettfreier parenteraler Ernährung auf u. kann insbesondere beim Fehlen von Arachidonsäure, Linolensäure u. Linolsäure zu Hautveränderungen (Hyperkeratose, Alopezie), Thrombozytopenie u. Wachstumsstörungen führen. **Anwendung:** bei Ekzemen, Psoriasis, Verbrennungen, Furunkeln sowie in der Kosmetik. Omega-3-Fettsäuren u. die entsprechenden Fischöle werden zur Prophylaxe von Herz-Kreislauf-Erkrankungen u. Störungen des Fettstoffwechsels empfohlen u. wirken sich positiv auf das Krankheitsbild der rheumatoiden Arthritis aus.

Fett|sucht: s. Adipositas.

Feuchtigkeit: äußerer krankheitsauslösender Faktor in der Chinesischen Medizin*; Krankheitszeichen sind Schweregefühl, Wetterabhängigkeit, Schwellungen, Bewegungseinschränkung mit Zähegefühl, Blasenbildung der Haut, Trübung von Sekreten u. Ausfluss; F. kann in Kombination mit anderen Krankheitszeichen auftreten: **1. Feuchtigkeit-Hitze:** Krankheitszeichen der F. kombiniert mit Hinweisen auf entzündliche Prozesse; **2. Feuchtigkeit-Schleim:** Krankheitszeichen der F. kombiniert mit denen des Schleims*; **3. Feuchtigkeit-Stagnation:** Krankheitszeichen der F. kombiniert mit diffusen Schmerzen mit dem Gefühl der Distension; **4. Feuchtigkeit-Überfluss:** anhaltende Krankheitszeichen der F.; **5. Wasser-Feuchtigkeit:** Krankheitszeichen sind Lidödeme, Ödeme der Extremitäten, Lungenödem, Aszites; **6. Kälte-Feuchtigkeit:** Krankheitszeichen der F. kombiniert mit denen der Kälte*.

Feuer: 1. äußerer krankheitsauslösender Faktor in der Chinesischen Medizin*; Krankheitszeichen sind entzündliche Veränderungen wie Rötung u. Überwärmung, Fieber, vermehrter Durst, Brenngefühl, beschleunigter Puls u. Atem, gelber bis bräunlich-schwarzer Zungenbelag, dunkler Harn. Vgl. Hitze. **2.** Bez. für Krankheitszustände in der Chinesischen Medizin, die in die Kategorie Hitze* (meist Leere-Hitze; syn. Yin*-Leere) gehören, aber durch eine sehr heftige Symptomatik gekennzeichnet sind (z. B. Magen*-Feuer).

Fichte, Gemeine: s. Picea abies.

Ficus carica L. *m*: Feigenbaum; Baum aus der Familie der Moraceae (Maulbeergewächse); **Arzneidroge:** reife, getrocknete Fruchtstände (Caricae fructus, Feigen); Negativmonographie Kommission E; **Inhaltsstoffe:** Früchte: Furanocumarine (Psoralen, Bergapten); Carotinoide, Lipide, Vitamine B u. C, Glykosylflavone; **Wirkung:** laxierend; **Verwendung:** Früchte allein od. zusammen mit Manna, Sennesfrüchten od. Rizinusöl als mildes Laxans; die Wirksamkeit ist nicht ausreichend belegt. Getrocknet, geröstet u. pulverisiert liefert F. c. den Feigen- od. Gesundheitstee (Caricae tostae) u. das Karlsbader Kaffeegewürz. **Nebenwirkungen:** selten allergische Reaktionen.

F

Fieber: Erhöhung der Körpertemperatur als Folge einer Sollwertverstellung im hypothalamischen Wärmeregulationszentrum (im Unterschied zur Hyperthermie*); **Einteilung:** bis 38 °C subfebrile Temperatur, bis 39 °C mäßiges F., über 39 °C hohes F.; F. steigt selten über 41 °C. **Formen:** **1.** Febris continua (Continua): meist über 39 °C u. nicht um mehr als 1 °C schwankend während Tagen; z. B. bei Typhus abdominalis, epidemischem Fleckfieber, Brucellose, infektiöser Endokarditis, Virusinfektionen; **2.** Febris remittens (remittierendes F.): stärker schwankend, aber stets über Normaltemperatur; Hinweis auf Lokal- od. Hohlrauminfektionen; z. B. Sinusitis, Harnwegsinfektion, Segmentpneumonie; **3.** Febris intermittens (intermittierendes F.): Fieberspitzen wechselnd mit Unter- od. Normaltemperatur; Hinweis auf pyogene Infektionen, evtl. schubweise Toxin- od. Erregereinschwemmung in das Blut (septisches F., Abszessfieber); **4.** Relapsfieber: kurze Fieberperioden, unterbrochen von einem bis mehreren fieberfreien Tagen; z. B. bei Malaria, Rückfallfieber. **Symptome:** unter raschem Fieberanstieg bei Infektion ggf. epileptische Anfälle bei Säuglingen u. Kleinkindern (Fieberkrampf); bei älteren Kindern Fieberanstieg mit Frösteln, kühlen Gliedern u. Kreislaufzentralisation; bei Erwachsenen Schüttelfrost; nach Erreichen der sog. Fieberhöhe gelegentlich Bewusstseins- u. Sinnestrübung (Fieberdelir); Fieberabfall: langsam (lytisch) im Verlauf von Tagen; schnell (kritisch) im Verlauf von Std., evtl. mit Kreislaufdysregulation; **Therapie:** u. a. **1.** Phytotherapie: **a)** (med.) u. a. Salix*; **b)** (volkstümlich) u. a. Alcea* rosea, Artemisia* annua, Azadirachta* indica, Berberis* vulgaris, Bergenia* crassifolia, Centaurea* cyanus, Chamaelirium* luteum, Cymbopogon* citratus, Ilex* aquifolium, Nepeta* cataria, Olea* europaea, Pastinaca* sativa, Quassia* amara, Rubus* idaeus, Sambucus* nigra, Tabebuia* impetiginosa, Tanacetum* parthenium, Tilia*, Tussilago* farfara; **2.** Homöopathie: u. a. Artemisia* cina, Cinchona* pubescens, Datura* stramonium, Echinacea* angustifolia, Echinacea* purpurea, Eupatorium* perfoliatum, Ferrum* phosphoricum, Menyanthes* trifoliata, Phytolacca* americana, Pimpinella* major, Rhus* radicans, Solanum* dulcamara, Strychnos* nux-vomica; **3.** Apfelessiggetränk*, Kalium* chloratum, Saftfasten*, Teefasten*; **4.** Wadenwickel*; **5.** Ayurveda: u. a. Pterocarpus* santalinus; **6.** Chinesische Medizin: u. a. Anemarrhenae* rhizoma, Artemisiae* annuae herba, Bupleuri* radix, Curcumae* radix, Forsythiae* fructus, Isatidis* radix, Gypsum* fibrosum, Ligustri* lucidi fructus, Lonicerae* flos, Lycii* radicis cortex, Menthae* herba, Moutan* cortex radicis, Phellodendri* cortex, Phragmitis* rhizoma, Puerariae* radix, Rehmanniae* radix, Salviae* miltiorrhizae radix, Stellariae* radix.

Fieber|baum: s. Eucalyptus globulus.

Fieber|klee: s. Menyanthes trifoliata.

Fieber|rinde, Falsche: s. Croton eluteria.

Fieber|rinde, mexikanische: s. Croton niveus; Hintonia latiflora.

Fieber|therapie, akti̲ve (Therapie*) *f*: Verabreichung von fiebererzeugenden Stoffen (s. Pyretika) zu therapeutischen Zwecken; **Ziel:** Nutzung der (patho-)physiologischen Funktionen des Fiebers* bei der Bewältigung von Erkrankungen wie chronischen Infektionen, Krebserkrankungen, atopischem Ekzem u. a.; **Prinzip:** Als Wirkungsprinzip wird einerseits die immunogene u. vegetative Umstimmungsreaktion des Organismus, andererseits die allg. Stoffwechselsteigerung u. thermische Auswirkung z. B. auf Tumorzellen diskutiert. Als fiebererzeugende Mittel werden meist Bestandteile von Bakterien (z. B. Lipopolysaccharide, Coley*-Toxin) od. Pflanzenextrakte (z. B. aus Echinacea* angustifolia od. Viscum* album) verwendet; die Präparate selbst sollen i. d. R. keine pyrogene Wirkung besitzen, sondern nur helfen, die endogene Pyrogenaktivität zu induzieren. **Anwendung:** in der Onkologie; bei Colitis ulcerosa, Enteritis regionalis Crohn, chronischer Bronchitis, allergischen Erkrankungen (chronische Urtikaria, atopisches Ekzem), chronischen Infektionskrankheiten; **Nebenwirkungen:** grippeähnliche Kopf- u. Rückenschmerzen, Übelkeit u. Erbrechen, Schüttelfrost, Kreislaufkomplikationen, Thrombosen, Lungenembolie, allergische Reaktionen; **Kontraindikation:** akute Infektionen, Herz-Kreislauf-Insuffizienz, Zustand nach Herzinfarkt, arterielle Hypertonie, Schwangerschaft. Wissenschaftlich umstrittenes Verfahren ohne Wirksamkeitsnachweis. Hinweise auf Verbesserung der Lebensqualität von Tumorpatienten durch Gabe von Mistelpräparaten bei Kältegefühl (s. Misteltherapie). Vgl. Hyperthermie, künstliche.

Filipẹndula ulma̲ria (L.) Maxim. *f*: Spiraea ulmaria L.; Echtes Mädesüß, Geißbart; ausdauernde Pflanze aus der Familie der Rosaceae (Rosengewächse); s. Abb.; **Arzneidroge:** getrocknete Blüten (Filipendulae ulmariae flos, Mädesüßblüten); oberirdische Teile blühender Pflanzen (Filipendulae ulmariae herba, Mädesüßkraut), Monographie: ESCOP, Kommission E; **Inhaltsstoffe:** ätherisches Öl (mit ca. 75 % Salicylaldehyd), bis 5 % Flavonoide (u. a. Spiraeosid), Phenylglykoside (Glykoside des Salicylaldehyds u. des Salicylsäuremethylesters), Gerbstoffe; **Wirkung:** antiphlogistisch, adstringierend, antipyretisch; **Verwendung:** zerkleinerte Droge als Teeaufguss u. a. galenische Zubereitungen;

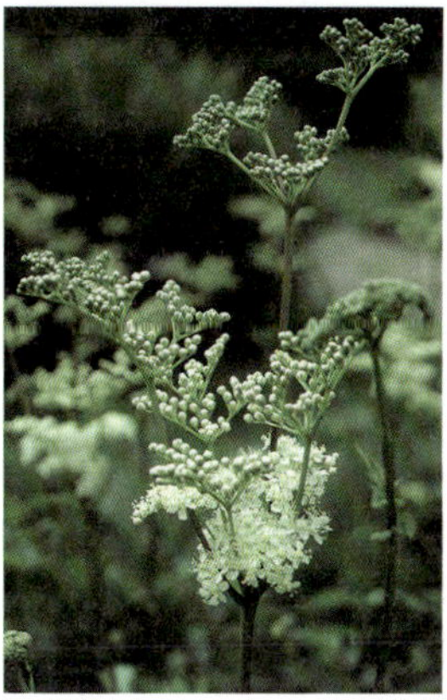

Filipendula ulmaria: Blüte [7]

1. (med.) adjuvant bei Erkältungskrankheiten (ESCOP, Kommission E); **2.** (volkstümlich) als schweißtreibendes Mittel, auch bei rheumatischen Beschwerden; **Dosierung:** Tagesdosis 2,5–3,5 g Mädesüßblüten bzw. 4–5 g Mädesüßkraut (Erwachsene u. Kinder ab 10 Jahren), Zubereitungen entsprechend; Hinweis: Mädesüßblüten wirken stärker als Mädesüßkraut; auch für Kinder ab 1 Jahr geeignet; **Nebenwirkungen:** keine bekannt; **Kontraindikation:** bekannte Salicylatüberempfindlichkeit; **Wechselwirkung:** keine bekannt; **Homöopathie:** Verwendung der frischen, unterirdischen Teile blühender Pflanzen entsprechend dem homöopathischen Arzneimittelbild, z. B bei Erkrankungen des rheumatischen Formenkreises, Schleimhautentzündungen.

Fincke Verfahren: s. Fluxionsverfahren.

Finger|hut: s. Digitalis.

Fisch|öl: fettes Öl von Hochseefischen; reich an essentiellen Omega-3-Fettsäuren (Eicosapentaensäure, Docosahexaensäure); **Wirkung:** Regulation der Serumlipidkonzentration, Verminderung der Thrombozytenaggregation; **Verwendung:** in Form von Konzentraten (z. B. Lachsölkonzentrat) zur Senkung v. a. einer erhöhten Triglyceridkonzentration im Blut, falls diätetische Maßnahmen nicht ausreichen; **Nebenwirkungen:** bei hoher Dosierung Aufstoßen u. Erbrechen; **Kontraindikation:** Erkrankungen von Leber, Gallenblase u. Bauchspeicheldrüse, Störungen der Fettverdauung.

Fit for Life: syn. Sonnenkost; von Harvey u. Marilyn Diamond ursprünglich zur Gewichtsabnahme entwickelte gemäßigte Form der Rohkost*-Ernährung, basierend auf den Grundlagen der Natural* Hygiene zur Pflege, Gesunderhaltung u. Entgiftung des Körpers von sog. Schlacken; **Prinzip:** Einhaltung natürlicher Körperzyklen, d. h. Beachtung von je 8-stündigen Funktionsphasen (Nahrungsaufnahme, Ausnutzung u. Ausscheidung); getrennter Verzehr von kohlenhydrat- u. proteinreichen Lebensmitteln (vgl. Hay-Trennkost); vorwiegend vegetabile Kost (vgl. Vegetarismus) mit einem hohen Anteil an Rohkost; ca. 70 % der Nahrung aus sog. Sonnenkost (Obst, Gemüse, Salate) mit Obst als Hauptnahrungsmittel, die übrigen 30 % aus konzentrierter Nahrung (alles außer Obst, Gemüse u. Salate); zu meiden sind Milch, Fleisch, denaturierte Produkte, Kaffee, Tee u. Alkohol. **Ernährungsphysiologische Bewertung:** zum großen Teil falsche, wissenschaftlich nicht haltbare Aussagen; als Dauerkost nicht empfehlenswert, da der hohe Rohkostanteil für viele Menschen auf Dauer nicht gut verträglich ist u. die Nachteile einer veganen Ernährung (s. Veganer) auftreten (z. B. Vitamin D- u. Vitamin B_{12}-Mangel). Vgl. Schlackenkost.

Fitzgerald-Zonen (William H. F., amerikanischer Arzt, 1872–1942; gr. ζώνη Gürtel, Streifen) *fpl*: je-

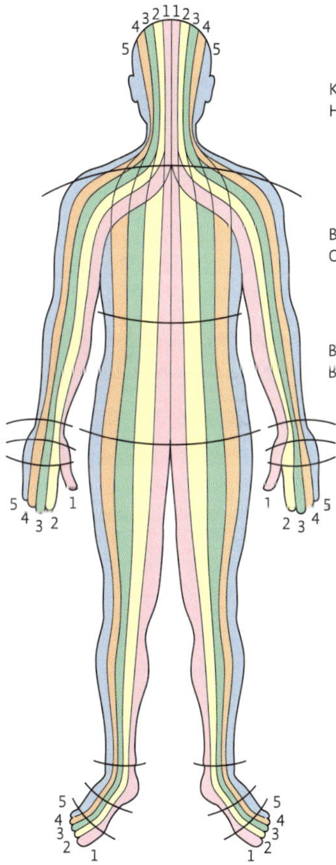

Fitzgerald-Zonen: 5 Längszonen pro Körperhälfte, 3 Querzonen de Körperhälfte ist in 5 Längszonen eingeteilt, die vom Kopf bis in die Finger- bzw. Fußspitzen verlaufen (s. Abb.); zusätzlich gibt es 3 Querzonen (Kopf u. Hals, Brust u. Oberbauch, Bauch u. Becken), die ihre Entsprechungen an Händen u. Füßen haben. Durch Reizung der Haut sollen die zu der jeweiligen Zone gehörenden Organe beeinflussbar sein. Im Gegensatz zu den Head*-Zonen entbehrt die Systematik neurologischer Grundlagen. Ausweitung des Konzepts durch Eunice Ingham auf die Fußreflexzonentherapie*. Vgl. Somatotopie.

Five-a-day-Pro|gramm *n*: Fünf-am-Tag-Programm; Bez. für eine aus den USA stammende staatliche Kampagne zur Ernährungsaufklärung, deren einzige Regel es ist, 5-mal täglich Obst u. Gemüse zu verzehren (evtl. auch in Form von Säften, jedoch maximal 1-mal täglich), ohne jegliche andere Einschränkungen (s. Tab.); Ziel ist es, der Bevölkerung eine präventive Ernährung* näherzubringen; **Grundlage:** Das Five-a-day-Programm beruht auf der Annahme positiver Effekte durch den hohen Gehalt an Antioxidanzien, sekundären Pflanzeninhaltsstoffen u. Ballaststoffen u. darauf, dass durch den hohen Wassergehalt von Obst u. Gemüse Sättigungseffekte erzielt u. so andere Lebensmittel verdrängt werden. Ergebnisse über den Erfolg des Programms (Reduktion ernährungsabhängiger Krankheiten) liegen bisher nicht vor. Das Five-a-day-Programm wird von der Deutschen* Gesellschaft für Ernährung u. der Deutschen Krebsgesellschaft empfohlen.

Five-a-day-Programm
Verzehrfertige Portionen nach 5 am Tag e. V.

Obst	
Portion Beeren, Kirschen, Mirabellen, Pflaumen, Weintrauben	125 g
Portion Ananas, Grapefruit, Kiwi, Melone	125 g
1 Banane	140 g
1 Apfel	125 g
1 Birne, Pfirsich	120 g
3 Aprikosen	135 g
1 Apfelsine	150 g
3 Mandarinen, Clementinen	120 g
Portion Trockenobst und Nüsse (geschält, ungeröstet, ungesalzen)	25 g
Obstsaft	200 ml
Smoothie	125 ml
Fertiggericht[1] Obst	125 g
Gemüse	
Gemüse, roh	125 g
3 mittelgroße Tomaten	180 g
1/3 Salatgurke	150 g
1 Paprikaschote	150 g
getrocknete Tomaten	25 g
Gemüse, gegart	150 g
Sauerkraut, abgetropft	150 g
sauer eingelegtes Gemüse (z. B. Gurken, Cornichons, Rote Bete)	125 g
Gemüsesaft	200 ml
Smoothie	125 ml
Fertiggericht[1] Gemüse, roh oder gegart	150 g
Fertiggericht mit konzentrierten oder getrockneten Bestandteilen von Gemüse, z. B. Pastasaucen	125 g
Hülsenfrüchte, trocken	60 g

[1] gemäß der Definition des Lebensmittelrechts

Flach|guss: Abgießung mit einem drucklosen Wasserstrahl aus Gefäß, Gieskanne od. weitlumigem Schlauch zur intensiven thermischen Reizung (kalt od. warm) ohne mechanische Hautirritation (im Gegensatz zu Blitzguss* u. Dusche*); besonders entwickelt u. gefördert durch Sebastian Kneipp i. R. der Kneipp*-Therapie als Knie-*, Schenkel-*, Unter-*, Arm-*, Ober-*, Brust-*, Gesichts-*, Voll-* od. Rückenguss*. Vgl. Guss.

Flatulenz (lat. flatus Wind, Blähung) *f*: s. Blähungen.

Flavonoide *n pl*: Bez. für eine Gruppe meist gelb gefärbter, stickstofffreier phenolischer Pflanzenstoffe mit Phenylchroman-Grundgerüst; je nach Oxidationsgrad werden Flavone, Flavonole, Flavanone u. Isoflavone unterschieden; Vorkommen im Pflanzenzellsaft in gelöster, glykosidischer Form, in meist methoxylierter Form als nichtflüchtige Komponenten in Sekretgängen, Holzparenchym od. Blättern; **Verwendung:** bei Venenerkrankungen (Rutosid), koronaren u. peripheren Durchblutungsstörungen (Crataegus-F. u. Ginkgo-F.), Lebererkrankungen (Flavonoidkomplex aus Silybum* marianum); aquaretische (F. aus Betulae folium u. Equiseti herba) u. spasmolytische (F. aus Matricariae flos u. Passiflora* incarnata) Wirkung.

Flechte: **1.** (botanisch) Symbiose aus Algen u. Pilzen (s. Lichen); **2.** (dermatologisch) umgangssprachliche Bez. für verschiedene Dermatosen, z. B. Schuppenflechte (Psoriasis*), Schmetterlingsflechte (chronischer diskoider Lupus erythematodes), Knötchenflechte (Lichen ruber planus).

Fliegen|pilz: s. Amanita muscaria.

Fliege, spanische: s. Cantharidin.

Floh|blume: s. Stachys officinalis.

Floh|samen: s. Plantago afra.

Floh|samen, indische: s. Plantago ovata.

Flooding (engl. flooding Überschwemmung): Reizüberflutung, veraltet Angstüberflutung; Form der Konfrontationstherapie* bei Angst* od. Phobie*, die den Patienten massiv mit realen, Angst auslösenden Reizen konfrontiert, um ein Verhalten der Angstvermeidung i. S. einer operanten Konditionierung (s. Verhaltenstherapie) zu verhindern bzw. eine Abschwächung od. ein Ausbleiben der

Angst besetzten Reiz-Reaktions-Verknüpfung zu erreichen; Beginn der Konfrontation mit Situationen, die mit starken Ängsten verbunden sind; **Anwendung:** bei Phobie* u. anderen Angststörungen. Vgl. Desensibilisierung, systematische; Logotherapie; Therapie, rational-emotive; Verhaltenstherapie, kognitive.

Flores (lat. flos, floris Blume, Blüte) *m pl*: Abk. Flor.; Blüten, Blütenstände, alte, oft noch gebräuchliche, vor den Pflanzennamen gestellte Bez. für als Arzneidroge verwendete Blüten; s. Flos.

Flos (↑) *m*: Abk. Fl.; Blüte; Bez. für Blüten, Blütenstände od. -teile, die als Droge* verwendet werden; in der neuen pharmazeutischen Nomenklatur für Arzneidrogen wird die Bez. des Pflanzenteils im Singular hinter den Pflanzennamen gestellt (z. B. Carthami* flos; früher vorangestellt, z. B. Flos Carthami).

Fluidum (lat. fluidus fließend, flüssig) *n*: Flüssigkeit.

Fluor *n*: chemisches Element, Symbol F, OZ 9, rel. Atommasse 18,998; 1-wertiges, blassgrünes, schwer zu verflüssigendes Gas (Halogen), das in der Natur nur in Verbindungen vorliegt (z. B. Fluorwasserstoff od. Calciumfluorid); **biochemische Funktion:** erhöht die Stabilität von Knochen u. Zähnen; fördert die Remineralisierung der Zahnoberfläche; **Vorkommen in Nahrungsmitteln:** besonders in Meerestieren (z. B. Hering, Makrele, Lachs) u. in Schwarzteeblättern; in unterschiedlicher Konzentration im Trinkwasser; Bedarf für Erwachsene (D-A-CH 2008): Richtwerte zur angemessenen Fluoridgesamtzufuhr (Nahrung, Trinkwasser u. Supplemente) liegen bei 3,1 (Frauen) bzw. 3,8 mg/d (Männer). **Mangelerscheinungen:** bisher nicht bekannt; **Intoxikation:** z. B. durch hohen Fluorgehalt im Trinkwasser bzw. überhöhte Supplementierung Zahnschmelz- u. Skelettfluorose sowie Störungen der Muskel- u. Nierenfunktion; **Verwendung:** keine therapeutische bekannt. Vgl. Fluoride.

Fluoride *n pl*: Salze des chemischen Elements Fluor*; **Verwendung:** zur Kariesprophylaxe u. zur Therapie bei Osteoporose.

Fluss|säure: s. Acidum hydrofluoricum.

Fluxions|verfahren (lat. fluxus das Fließen): syn. Fincke-Verfahren; in Deutschland nicht zugelassenes Verfahren der Flüssigpotenzierung homöopathischer Arzneimittel, bei dem ein kontinuierlicher od. pulsierender Strahl des Verdünnungsmediums durch eine od. mehrere Düsen in das bereits volle Gefäß gepresst wird; die so entstehenden Turbulenzen bewirken den Potenzierungseffekt; das fertige Arzneimittel wird in kontinuierlich steigender Potenz am Überlauf aufgefangen; v. a. bei sehr hohen Potenzen gebräuchlich. Vgl. Potenzierung.

Focusing (engl. focuosing Fokussierung): besondere Art des inneren, gefühlsmäßigen Erlebens (Introspektion), die von E. T. Gendlin (1962) vor dem Hintergrund der Existenzialphilosophie u. der klientenzentrierten Psychotherapie von C. R. Rogers (vgl. Gesprächspsychotherapie) entwickelt wurde; der Patient richtet seine Aufmerksamkeit auf das körperliche Erleben des Problems, um es in seiner ganzen Komplexität zu fühlen u. Veränderungen einzuleiten. Aktivitäten, die zu Persönlichkeitsveränderungen führen sollen, sind: **1.** das individuelle, konkrete Erleben (engl. Experiencing) des unbearbeiteten, aktuell ablaufenden Geschehens; **2.** das Fühlen der körperlichen Qualität (engl. Felt sense) des mit einer Situation od. Person verbundenen Experiencing; **3.** die fokale Komplettierung als Ergänzung der im Experiencing einbezogenen Bedeutungen, um den Lebensprozess voranzutreiben. Patient u. Therapeut sollen ihr eigenes gefühlsmäßiges Erleben fokussieren. Der Therapeut unterstützt den Prozess durch einfühlsames Verstehen, Achten auf Signale des Patienten u. klientenzentriertes Zuhören. F. mobilisiert die Selbstheilungskräfte u. ist in verschiedene Therapieformen integrierbar. Vgl. Körpertherapie.

Föhre: s. Pinus sylvestris.

Foeniculum dulce *n*: s. Foeniculum vulgare ssp. vulgare var. dulce.

Foeniculum vulgare Miller **ssp. vulgare var. vulgare** *n*: Bitterfenchel, Gewöhnlicher Fenchel, Wilder Fenchel; Pflanze aus der Familie der Apiaceae (Doldengewächse); s. Abb.; **Arzneidroge:** Spaltfrüchte (**Foeniculi amari fructus**, Fenchelfrüchte); Monographie: HMPC, ESCOP, WHO, Kommission E; **Inhaltsstoffe:** nach Ph.Eur. mindestens 4,0 % ätherisches Öl, davon mindestens 60,0 % (trans-)Anethol sowie mindestens 15,0 % Fenchon u. maximal 5,0 % Estragol; ca. 20 % fettes Öl (mit antioxidativen Stoffen), ca. 5 % Zucker, ca. 20 % Eiweiß, Flavonoide, Furanocumarine (Spuren); **Wirkung:** spasmolytisch, karminativ u. schwach antimikrobiell, Erhöhung der mukoziliären Aktivität; **Verwendung:** zerkleinerte Droge für Teeaufgüsse, teeähnliche u. a. galenische Produkte; **1.** (med.) innerlich bei dyspeptischen Beschwerden wie leichten krampfartigen Magen-Darm-Beschwerden, Völlegefühl, Blähungen; innerlich u. äußerlich bei Katarrhen der oberen Atemwege (ESCOP, Kommission E); **2.** (traditionell) bei leichten krampfartigen Beschwerden im Magen-Darm-Be-

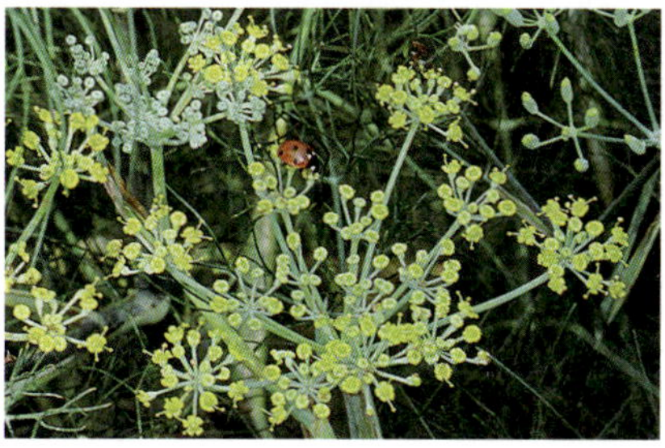

Foeniculum vulgare ssp. vulgare var. vulgare: Blüte [7]

reich (Blähungen), bei leichten menstruationsbedingten Krämpfen sowie als schleimlösendes Mittel bei Husten im Zusammenhang mit Erkältungen (HMPC); **3.** (volkstümlich) bei Appetitlosigkeit, Säuglingsdyspepsie mit Diarrhö; **Dosierung:** Tagesdosis: Tee 5–7 g (2–5 g pro Tasse, Früchte unmittelbar vor Gebrauch anquetschen); Fencheltinktur 5–7,5 g, Zubereitungen entsprechend; **Nebenwirkungen:** in Einzelfällen allergische Reaktionen der Haut u. Atemwege; **Kontraindikation:** als Teezubereitung keine bekannt; aufgrund fehlender Daten zur Unbedenklichkeit wird die Verwendung von Zubereitungen aus den Früchten (auch Teezubereitungen) während Schwangerschaft u. Stillzeit sowie für Kinder unter 4 Jahren nicht empfohlen. **Wechselwirkung:** keine bekannt. **Arzneidroge:** ätherisches Öl, hergestellt aus Foeniculi amari fructus (**Foeniculi amari fructus aetheroleum**, Bitteres Fenchelöl); Monographie: HMPC, Kommission E; **Inhaltsstoffe:** nach Ph.Eur. 55–75 % trans-Anethol (süßer Geschmack), maximal 0,5 % cis-Anethol, 12–25 % D-(+)-Fenchon (bitterer u. campherartiger Geschmack), maximal 6 % Methylchavicol, 1–10 % α-Pinen sowie u. a. Isoanethol, D-Limonen, Phellandren, Foeniculin, Camphen, Anissäure, Anisaldehyd; **Wirkung:** ätherisches Öl sowie galenische Zubereitungen zur Förderung der Magen-Darm-Motilität, sekretolytisch, karminativ u. antimikrobiell; **Verwendung: 1.** (med.) bei dyspeptischen Beschwerden, Katarrhen der oberen Atemwege (Fenchelsirup u. Fenchelhonig in der Kinderheilkunde) (Kommission E); **2.** (traditionell) als Expektorans bei Husten u. Erkältung (HMPC); **Dosierung:** Tagesdosis: 0,2 ml; Fenchelhonig od. -sirup mit 0,5 % Fenchelöl 10–20 g (Säuglinge u. Kinder); **cave:** Fenchelöl sollte ohne Rücksprache mit dem Arzt od. Apotheker nicht länger als 2 Wochen eingenommen werden. Bei Fenchelhonig müssen Diabetiker die Hinweise des Herstellers beachten. **Nebenwirkungen:** in Einzelfällen allergische Reaktionen der Haut u. Atemwege; **Kontraindikation:** reines Fenchelöl nicht während der Schwangerschaft, bei Säuglingen, Kleinkindern; für Fenchelhonig keine bekannt; **Wechselwirkung:** keine bekannt.

Foeniculum vulgare ssp. vulgare var. dulce (Mill.) Batt. et Trab. *n*: Foeniculum dulce Mill.; Süßer Fenchel, Römischer Fenchel, Gewürzfenchel; krautige Pflanze aus der Familie der Apiaceae (Doldengewächse); **Arzneidroge:** getrocknete, reife Früchte (Foeniculi dulcis fructus, Süßer Fenchel); Monographie: HMPC; **Inhaltsstoffe:** 1,5–3 % ätherisches Öl mit 80–95 % trans-Anethol u. ca. 1 % Fenchon (daher nicht bitter bis campherartig schmeckend, sondern süß), sehr wenig andere Monoterpene, ca. 20 % fettes Öl, ca. 30 % Eiweiß, Flavonoide, Furanocumarine (Spuren); **Wirkung:** spasmolytisch, karminativ u. schwach antimikrobiell, Erhöhung der mukoziliären Aktivität; **Verwendung:** (traditionell) innerlich bei leichten krampfartigen Beschwerden im Magen-Darm-Bereich (Blähungen) u. bei leichten menstruationsbedingten Krämpfen sowie als schleimlösendes Mittel bei Husten im Zusammenhang mit Erkältungen (HMPC); **Dosierung: 1.** Teezubereitung für Erwachsene: 1,5–2,5 g zerstoßene Fenchelfrüchte mit 250 ml heißem Wasser übergießen, 10–15 Min. ziehen lassen; 3-mal täglich eine Tasse Tee; **2.** Fenchelfrüchtepulver: Tagesdosis maximal 2 g Droge; 400 mg Pulver, 3-mal täglich; Dosierung für Kinder: innerlich bei leichten krampfartigen Beschwerden im Magen-Darm-Bereich (Blähungen): 3 Monate bis 1 Jahr: 1–2 g zerstoßene Früchte als Infus; 1–4 Jahre: 1,5–3 g zerstoßene Früchte als Infus; 4–12 Jahre: 3–5 g zerstoßene Früchte als Infus; nicht länger als 2 Wochen anwenden; **Nebenwirkungen:** keine bekannt; **Kontraindikation:** bekannte Überempfindlichkeit gegen die wirksamen Inhaltsstoffe des Fenchels, andere Apiaceenfrüchte od. Asteraceae sowie gegen Anethol; aufgrund fehlender Daten zur Unbedenklichkeit wird die Verwendung von Zubereitungen aus den Früchten (auch Teezubereitungen) während Schwangerschaft u. Stillzeit nicht empfohlen. **Wechselwirkung:** keine bekannt.

Foenu|graeci semen *n*: s. Trigonella foenum-graecum.

Fokal|therapie, psycho|dynamische (lat. focus Herd, Brennpunkt; Therapie*) *f*: auf psychoanalytischer Grundlage entwickelte Form der Kurzzeit-Psychoanalyse (M. Balint), bei der frühzeitig ein zu behandelnder aktueller unbewusster Kernkonflikt bestimmt wird, auf den die Konflikt- u. Übertragungsdeutungen aktiv konzentriert werden; die Analyse von Widerstand u. Übertragung tritt in den Hintergrund. Die Stundenzahl der Behandlung beträgt zwischen 15 u. 40, i. d. R. bei einer Frequenz von 1 Stunde wöchentlich od. 14-täglich.

Fokus (↑) *m*: syn. chronisches Irritationszentrum*.

Fol.: Abk. für Folium (Blatt) od. Folia (Blätter) bei Rezepturen.

Folge|mittel: Bez. in der Homöopathie für ein Arzneimittel, das gut auf ein vorangegangenes Mittel folgt, d. h. dieses in seiner Wirkung ergänzt (s. Arzneimittelbeziehung).

Folia (lat.) *n pl*: Abk. Fol.; Blätter; in der alten pharmazeutischen Nomenklatur noch gebräuchliche, vor den Pflanzennamen gestellte Bez. für Pflanzenblätter als Arzneidrogen; s. Folium.

Folium (lat.) *n*: Abk. Fol.; Blatt; oberirdischer Pflanzenteil der Sprosspflanzen, der der Assimilation u. Transpiration dient; in der neuen pharmazeutischen Nomenklatur für Arzneidrogen wird die Bez. des Pflanzenteils im Singular hinter den Pflanzennamen gestellt (z. B. Perillae* folium; früher vorangestellt, z. B. Folium Perillae).

folk illness: Bez. der ethnomedizinischen Forschung der 50er u. 60er Jahre des 20. Jahrhunderts, die Krankheit* als eine Variable des jeweiligen Medizinsystems* u. seiner Subsysteme begreift; die Bez. bezieht sich auf etwas Fremdes (im Gegensatz zum „Eigenen"), das im eigenen Begriff von Krankheit nicht unterzubringen ist. Nach der Definition von Arthur J. Rubel ist f. i. eine Bez. für „Syndrome, an denen Mitglieder einer bestimmten Gruppe behaupten zu leiden u. für die ihre Kultur eine Ätiologie, Diagnostik, präventive Maßnahmen u. Verfahren zur Heilung zur Verfügung stellt". Das Fremde wird nicht von vornherein abgewertet, sondern ernst genommen. F. i. wird wissenschaftlichen Verfahren unterworfen, ohne damit jedoch den Status des Exotischen vollständig zu verlieren. Die Entstehung von f. i. wird aus der Interaktion von individuellem Gesundheitszustand u. sozialen Gruppenerwartungen abgeleitet. Der individuelle Erkrankungsprozess trifft also auf die gesellschaftlichen Rollenerwartungen; damit erhält Krankheit ihre kulturspezifische Ausformung. In den 70er u. 80er Jahren des 20. Jahrhunderts abgelöst durch den Begriff kulturgebundenes Syndrom*.

Fol|säure: syn. Pteroylglutaminsäure; veraltet Vitamin B_9, Vitamin B_C; Sammelbez. für Verbindungen aus einem Pteridinring, p-Aminobenzoesäure u. einem od. mehreren Glutaminsäureresten; hitze- u. lichtempfindliches, wasserlösliches Vitamin; **biochemische Funktion:** Die biologisch aktive Form der F. ist die Tetrahydrofolsäure, die als Coenzym an der Übertragung von C1-Bruchstücken (Methyl-, Formyl-, Formiatreste) sowie an der Nukleinsäuresynthese (Purin, Thymin) beteiligt ist. **Vorkommen in Nahrungsmitteln:** besonders in Bierhefe, Leber, Niere, Hühnerei, grünem Blattgemüse u. anderen Gemüsearten (Spargel, Tomaten); Bedarf für Erwachsene (D-A-CH 2008): 400 μg Folatäquivalent (= 400 μg Nahrungsfolat = 200 μg synthetische Folsäure); vgl. Nährstoffzufuhr, empfohlene; **Mangelerscheinungen:** F. zählt allgemein zu den kritischen Nährstoffen in fast allen Bevölkerungsgruppen. Zu den Risikogruppen zählen besonders Säuglinge, die mit adaptierter Milch ernährt werden, Kinder in der Pubertät, Schwangere, Stillende u. Alkoholkranke. Mangel- u. Fehlernährung, gesteigerter Bedarf u. die Einnahme bestimmter Arzneimittel (z. B. Antikonvulsiva, hormonale Kontrazeptiva, Chemotherapeutika u. Zytostatika) können eine megaloplastische Anämie, Leuko- od. Thrombopenie, erhöhte Homocysteinwerte (Risikofaktor für koronare Herzerkrankungen, Schlaganfall), Schleimhautveränderungen in Mundhöhle u. Magen-Darm-Trakt, Diarrhö, Resorptionsstörungen, neurologische Veränderungen, Wachstums- u. Fortpflanzungsstörungen sowie Fehlbildungen des Fetus u. Frühgeburten hervorrufen. **Hypervitaminose:** alimentär nicht bekannt; bei therapeutischer Anwendung hoher Dosierungen können gastrointestinale Störungen, Schlaflosigkeit, psychische Störungen u. selten Allergien auftreten. Bei Epilepsie können hohe Dosierungen epileptogen wirken bzw. die Wirkung von Antiepileptika abschwächen.

Fontanelle (franz. kleine Quelle) *f*: **1.** Knochenlücke am kindlichen Schädel; **2.** künstlich (mit Cantharidinpflaster* od. Elektrokauter) erzeugte Hautwunde, die mit Salpetersäure gereizt wird u. in der eine Erbse, eine Glaskugel od. ein Steinchen mit einem Klebeband zum Offenhalten (bis zu 3 Monate) befestigt wird; die entstandene Entzündung führt zur Absonderung eitriger Flüssigkeit (sog. Quelle). **Anwendung:** nur noch selten als ausleitende Therapie* bei Erkrankungen, die i. S. der Humoralpathologie* mit Vorhandensein schlechter Säfte interpretiert werden (z. B. rheumatische Entzündungen, lokale Geschwüre), od. als Reiz-* und Reaktionstherapie zur Immunstimulation u. bei Schmerzzuständen, insbesondere verursacht durch Gelenkveränderungen (Arthrose*). Wissenschaftlich nicht anerkanntes, in der Erfahrungsheilkunde häufig angewendetes Verfahren.

Food-Design (engl. Entwicklung von Lebensmitteln): Bereich der Lebensmitteltechnologie, der sich mit der Entwicklung neuartiger Produkte aus isolierten pflanzlichen bzw. tierischen Rohstoffen sowie Hilfsstoffen u. Lebensmittelzusatzstoffen* befasst; vgl. Lebensmittel, neuartige.

Formel|diät (Diät*) *f*: s. Diät, bilanzierte.

Formen|zeichnen: in der anthroposophischen Kunsttherapie (s. Therapie, künstlerische) angewendete Methode geführter Zeichenübungen (z. B. mittelalterlichen Flechtmustern ähnlich) zur Gestaltung einfacher bis komplexer Bewegungsformen mit Graphitstiften, Wachsmalblöcken u. a.; Ziel ist die Förderung der Achtsamkeit; bei Konzentrations- od. Antriebsstörungen soll das lebendige Zusammenspiel zwischen Willenstätigkeit u. der Vorstellung gefördert werden.

Forsythiae fructus *m*: **1.** Fructus Forsythiae; chin. Lian-Qiao; Droge der Chinesischen Medizin*; Früchte von Forsythia* suspensa (Thunb.) Vahl aus der Familie der Oleaceae (Ölbaumgewächse); **Eigenschaften:** bitter, etwas kalt, kehrt in Lunge, Herz u. Gallenblase ein; **Wirkung:** klärt Hitze*, löst Gift auf, treibt eitrige Geschwüre zurück, zerstreut Verklumpungen*, zerstreut Wind-Hitze (s. Wind); **Anwendung:** bei fieberhaften Erkrankungen u. Erkrankungen der Oberfläche* durch Wind-Hitze von außen, bei eitrigen Hauterkrankungen durch Hitze*-Gift, bei Miktionsstörungen. **2.** s. Forsythia suspensa.

Forsythia suspensa (Thunb.) Vahl *f*: Hängende Forsythie, Goldglöckchen; 2–4 m hoher Baum aus der Familie der Oleaceae (Ölbaumgewächse); **Arzneidroge:** Früchte (Forsythiae fructus); **Inhaltsstoffe:** Phenolglykoside (u. a. Forsythosid A), Lignane (u. a. Phillygenin, Pinoresinol, Matairesinol, Arctigenin), Triterpene (Betulin- u. Oleanolsäurederivate), cyclische Alkohole; **Wirkung:** Forsythosid wirkt antibakteriell, Piniresinol u. Piniresinolglukosid hemmen die cAMP-Phosphodiesterase. **Verwendung:** in der Chinesischen Medizin: s. Forsythiae fructus; **Dosierung:** keine bekannt;

Nebenwirkungen: keine bekannt; **Kontraindikation:** keine bekannt; **Wechselwirkung:** keine bekannt.

Forsythie: s. Forsythia suspensa.

Fragaria moschata *f*: s. Fragaria vesca.

Fragaria piperita *f*: s. Zanthoxylum piperitum.

Fragaria vesca L. *f*: (molekulargenetisch) Potentilla vesca (L.) Scop.; Walderdbeere, Erdbeere; mehrjährige Pflanze aus der Familie der Rosaceae (Rosengewächse); zusammen mit Fragaria moschata West. (Moschuserdbeere), Fragaria viridis West. (Hügelerdbeere), Fragaria x ananassa (Duch.) Guedes (Gartenerdbeere) u. a. Fragaria-Arten Stammpflanze der Droge; **Arzneidroge:** während der Blütezeit gesammelte u. getrocknete Laubblätter (Fragariae folium, Erdbeerblätter); Negativmonographie Kommission E; **Inhaltsstoffe:** Salicylsäure, Zimtsäure, Kaffeesäure, Chlorogensäure; Flavonoide (Rutosid), Gerbstoffe (kondensierte oligomere Proanthocyanidine); **Wirkung:** adstringierend, diuretisch u. proteolytisch; **Verwendung:** Dekokt der Blätter; (volkstümlich) äußerlich bei Exanthemen, als Gurgelmittel bei Entzündungen des Halses, innerlich bei leichter Diarrhö, Entzündungen im Magen-Darm-Trakt, Erkrankungen des rheumatischen Formenkreises u. Gicht sowie Lebererkrankungen; die Wirksamkeit bei den beanspruchten Anwendungsgebieten ist derzeit nicht belegt. **Nebenwirkungen:** allergische Reaktionen möglich; **Homöopathie:** Verwendung der reifen Früchte entsprechend dem homöopathischen Arzneimittelbild, z. B. bei Nesselsucht.

Fragaria viridis *f*: s. Fragaria vesca.

Frangula alnus Mill. *f*: Rhamnus frangula L.; Faulbaum; Strauch aus der Familie der Rhamnaceae (Kreuzdorngewächse); **Arzneidroge:** nach dem Abschälen mindestens 1 Jahr gelagerte bzw. künstlich gealterte Rinde (Frangulae cortex, Faulbaumrinde); Monographie: HMPC, ESCOP, WHO, Kommission E; **Inhaltsstoffe:** Enthalten sein müssen mindestens 6 % Hydroxyanthracenderivate (berechnet als Glukofrangulin A) u. Aglykone (Frangula-Emodin, Chrysophanol, Physcion). **Wirkung:** aktive Sekretion von Wasser u. Elektrolyten in das Darmlumen sowie Hemmung ihrer Rückresorption; im Colon laxierend, antiabsorptiv; **Verwendung:** (med.) **1.** bei Obstipation (Kommission E); **2.** zur kurzfristigen Behandlung bei gelegentlich auftretender Obstipation (ESCOP, HMPC). Die Anwendung zur Defäkationserleichterung bei Analfissuren, Hämorrhoiden u. nach anorektalen Eingriffen kann nicht mehr befürwortet werden. **Dosierung:** Tagesdosis 20–30 mg Hydroxyanthracenderivate; die individuell korrekte Dosis ist diejenige, bei der gerade eben weichgeformte Stühle auftreten. Die Einnahmedauer ist auf 1–2 Wochen zu beschränken, eine Daueranwendung kann zur Verstärkung der Darmträgkeit führen; **Nebenwirkungen:** in Einzelfällen krampfartige Magen-Darm-Beschwerden; bei chronischem Gebrauch Elektrolytverluste (v. a. Kalium), dadurch Verstärkung der Obstipation, mögliche Muskelschwäche u. Störung der Herzfunktion, insbesondere bei gleichzeitiger Einnahme von herzwirksamen Glykosiden, Diuretika u. Nebennierenrindensteroiden; Albuminurie, Hämaturie, reversible Pseudomelanosis coli; **Kontraindikation:** Ileus jeder Ursache, akut entzündliche Darmerkrankungen, Enteritis regionalis Crohn, Colitis ulcerosa, Appendizitis, Bauchschmerzen unklarer Ursache, bei Kindern unter 12 Jahren, Schwangerschaft u. Stillzeit; **Wechselwirkung:** bei chronischem Gebrauch durch Kaliummangel mögliche Verstärkung der Wirkung von Antiarrhythmika; herzwirksame Glykoside, Diuretika, Glycyrrhiza glabra u. Nebennierenrindensteroide können die Kaliumverluste verstärken; **Homöopathie:** Verwendung der frischen Rinde von Stämmen u. Zweigen entsprechend dem homöopathischen Arzneimittelbild, z. B. bei Verdauungsinsuffizienz mit Neigung zu Diarrhö.

Frangula purshiana (DC.) J. G. Cooper *f*: Rhamnus purshiana DC.; Amerikanischer Faulbaum; Baum aus der Familie der Rhamnaceae (Kreuzdorngewächse); s. Abb.; **Arzneidroge:** getrocknete ganze od. zerkleinerte Rinde (Rhamni purshianae cortex, Cascararinde, Amerikanische Faulbaumrinde); Monographie: HMPC, ESCOP, WHO, Kommission E; **Inhaltsstoffe:** 1,8-Dihydroxyanthracenderivate (Cascaroside); **Verwendung:** s. Frangula alnus; **Homöopathie:** Verwendung der getrockneten, mindestens 2 Jahre gelagerten Rinde entsprechend dem homöopathischen Arzneimittelbild, z. B. bei Verdauungsstörungen, Erkrankungen des rheumatischen Formenkreises.

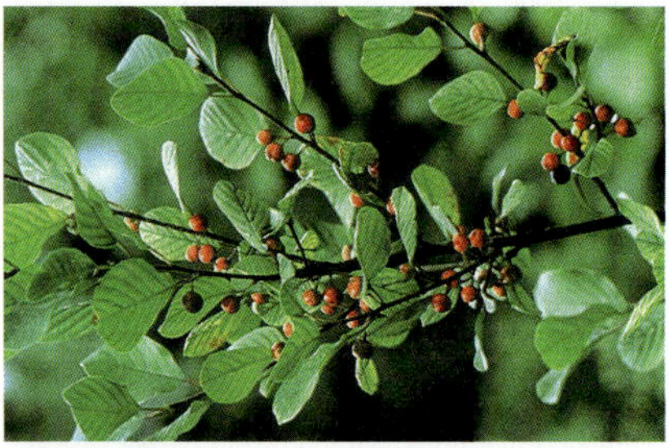

Frangula purshiana: Frucht [5]

Franz|brannt|wein: s. Spiritus Vini gallici.

Franzosen|wurzel: s. Anacyclus pyrethrum.

Frauen|distel: s. Silybum marianum.

Frauen|mantel: s. Alchemilla vulgaris.

Frauen|schuh, amerikanischer: s. Cypripedium calceolus.

Fraxinus excelsior L. *n*: Esche; Baum aus der Familie der Oleaceae (Ölbaumgewächse); **Arzneidroge:** von Mai bis Juni gesammelte, getrocknete Laubblätter (Fraxini folium, Eschenblätter) u. Rinde jüngerer Zweige (Fraxini cortex, Eschenrinde); Negativmonographie Kommission E; **Inhaltsstoffe:** in den Blättern Flavonoide (Rutosid, Kämpferol- u. Quercetinglukoside), Gerbstoffe, Phenolcarbonsäuren, Schleimstoffe, D-Mannitol, Triterpene, Sterole, Alkane u. iridoide Verbindungen; in der Rinde Cumaringlykoside u. a. Cumarinderivate sowie Secoiridoide; **Wirkung: 1.** Blätter: aquaretisch; **2.** Rinde: antiexsudativ, antiphlogistisch u. analgetisch; **Verwendung: 1.** zerkleinerte Blätter als Teeaufguss u. a. galenische Zubereitungen; (volkstümlich) innerlich bei rheumatischen Beschwerden, Gicht, Harnblasenerkrankungen, als Laxans u. Diuretikum; äußerlich bei Wunden u. Ulcus cruris; **2.** Rinde: (volkstümlich) bei rheumatischen Beschwerden; die Wirksamkeit bei den beanspruchten Anwendungsgebieten ist derzeit nicht belegt. **Nebenwirkungen:** evtl. allergische Reaktionen; **Homöopathie:** Verwendung der frischen Rinde entsprechend dem homöopathischen Arzneimittelbild, z. B. bei Weichteilrheumatismus.

Fraxinus ornus L. *n*: Ornus europaea Pers.; Manna-Esche, Blumenesche; Baum aus der Familie der Oleaceae (Ölbaumgewächse); **Arzneidroge:** durch Einschnitte in die Stamm- u. Astrinde gewonnener u. an der Luft getrockneter Saft (**Manna**); Monographie: Kommission E; **Inhaltsstoffe:** ca. 40–90 % D-Mannitol, Glukose, Fruktose, Mannotriose u. a. Zucker, Harz, wenig Fraxin, Schleim; **Wirkung:** laxierend; **Verwendung:** zerkleinerte Droge u. a. galenische Zubereitungen zum Einnehmen; (med.) bei Obstipation u. Erkrankungen, bei denen eine erleichterte Darmentleerung mit weichem Stuhl erwünscht ist, z. B. bei Analfissuren, Hämorrhoiden, nach rektal-analen operativen Eingriffen (Kommission E); **Dosierung:** für Erwachsene 20–30 g Droge, für Kinder 2–16 g Droge; Zubereitungen entsprechend; **Nebenwirkungen:** evtl. Übelkeit u. Blähungen; **Kontraindikation:** Darmverschluss (Ileus); **Wechselwirkung:** keine bekannt.

Fremd|ana|mnese (gr. ἀνάμνησις Erinnerung) *f*: s. Anamnese, homöopathische.

Fremd|stoffe: (ernährungswissenschaftlich) anthropogene Substanzen; Substanzen, die nicht natürlicherweise in Lebensmitteln vorkommen, sondern durch Fremdeinwirkung (meist menschliche) in diese eingebracht werden, mit einer möglichen schädlichen Wirkung auf Menschen, andere Lebewesen, Ökosysteme od. Sachgüter; **Einteilung: 1.** F. aus Lebensmittelzusatzstoffen* u. Rückständen, aus Substanzen, die absichtlich zur Ertragssteigerung in der Tierhaltung od. Lagerung von Lebensmitteln eingesetzt werden (z. B. Verbindungen aus Dünge-, Tierarznei-, Pflanzenschutz- u. Schädlingsbekämpfungsmitteln); **2.** F. aus Verunreinigungen bzw. Kontaminanten, die an die Umwelt abgegeben werden u. ungewollt über Luft, Wasser, Boden, Pflanzen u. Tiere in Nahrungsmittel gelangen (Schwermetalle, Schwefeldioxide, Radionuklide, Organochlorverbindungen aus technischen Prozessen, Nitrate* aus Düngemitteln u. a.). Vgl. Schadstoffe, biogene.

Fremd|sug|gestion (lat. suggestio Eingebung, Einflüsterung) *f*: s. Suggestion.

Friktion (lat. fricere reiben) *f*: spezifischer Massagegriff zur Beeinflussung von sog. Muskelhärten u. zur Therapie eines myofaszialen Triggerpunkts*; zirkulierende Grifftechnik mit an- u. abschwellendem Druck; Ausführung mit Zeige- u. Mittelfingerkuppe u. Daumen. Vgl. Massage.

Frisch|korn|mahl|zeit: erhitzte od. unerhitzte Speise aus entspelzten ganzen od. grob zerkleinerten Getreidekörnern, der bei bestimmten alternativen Ernährungsformen* eine große Bedeutung zukommt (z. B. Bircher*-Benner-Kost, Vollwert*-Ernährung, Vollwertkost*); meist ergänzt mit Obst od. Gemüse, Milch u. Milchprodukten, Nüssen, Ölsamen u. eingeweichtem Trockenobst (s. Frischkornmüsli).

Frisch|korn|müsli: unerhitzte Frischkornmahlzeit* aus geschrotetem od. gequetschtem Getreide, das für 8–12 Std. in Wasser od. Sauermilchprodukten an einem kühlen Ort eingeweicht wird (mit Ausnahme von Hafer, der keine Einweichzeit benötigt); unmittelbar vor dem Verzehr wird das Getreide je nach Wahl mit frischem Obst, Milchprodukten, Nüssen, Samen, eingeweichtem Trockenobst u. Gewürzen angerichtet.

Frisch|kost: syn. Rohkost*.

Fritillariae bulbus *m*: Bulbus Fritillariae; chin. Bei-Mu; Droge der Chinesischen Medizin*; **1.** Fritillariae cirrhosae bulbus (Chuan-Bei-Mu): Zwiebeln von Fritillaria cirrhosae D. Don, Fritillaria unibracteata P. K. Hsiao et K. C. Hsia u. Fritillaria przewalskii Maxim. aus der Familie der Liliaceae (Liliengewächse); **2.** Fritillariae thunbergii bulbus (Zhe-Bei-Mu): Zwiebeln von Fritillariae thunbergii Miq. aus der Familie der Liliaceae (Liliengewächse); **Eigenschaften: 1.** Chuan-Bei-Mu: bitter, süß, etwas kalt; **2.** Zhe-Bei-Mu: bitter, kalt. Beide Species kehren in Lunge u. Herz ein. **Wirkung:** wandelt Schleim* um u. stillt Husten, klärt Hitze* u. zerstreut Verklumpungen*; **Anwendung:** bei Atembeschwerden bei Lungen*-Leere, Wind-Hitze (s. Wind) von außen, Schleim-Feuer, bei eitrigen Infektionen von Lunge u. weiblicher Brust, Hautläsionen u. schlecht heilenden, entzündeten Wunden.

Frucht: s. Fructus.

Fructus (lat.) *m*: Frucht; Bez. für Früchte, die als Droge* verwendet werden; in der neuen pharmazeutischen Nomenklatur für Arzneidrogen wird die Bez. des Pflanzenteils hinter den Pflanzennamen gestellt (z. B. Trichosanthis* fructus; früher vorangestellt, z. B. Fructus Trichosanthis).

Frühlings|adonis|röschen: s. Adonis vernalis.

Frühlings|schlüssel|blume: s. Primula veris.

Früh|re|habilitation (Rehabilitation*) *f*: frühzeitig einsetzende rehabilitationsmedizinische Behandlung von Patienten durch gleichzeitige u. koordinierte akut- u. rehabilitationsmedizinische stationäre Versorgung; **Anwendung:** v. a. bei schweren neurologischen Erkrankungen (z. B. Schlaganfall) bzw. Verletzungen (z. B. Schädel-Hirn-Trauma), Mehrfachverletzungen, schwersten Behandlungsverläufen u. bei geriatrischen Patienten. Vgl. Rehabilitation.

FT: Abk. für **F**amilien**t**herapie*.

Fuchs|kreuz|kraut: s. Senecio nemorensis.

Fucus *m*: Tang; Thallus von Fucus vesiculosus L. (Blasentang) od. Ascophyllum nodosum (L.) Le Jolis (Knotentang) sowie anderer Fucusarten; Algen aus der Familie der Fucaceae (Braunalgen); Negativmonographie Kommission E; **Inhaltsstoffe:** Halogenide (0,015 % Brom, 0,05–0,1 % Gesamtiod sowie mindestens 0,02 % proteingebundenes Iod), Polysaccharide (bis zu 30 % Alginsäure), Fucane u. Fucoidine, polyphenolische Verbindungen, hoher Gehalt an Natriumsalzen u. evtl. Schwermetallen; **Wirkung:** laxierend (Algin); **Verwendung:** als Infus u. a. galenische Zubereitungen; (volkstümlich) Bestandteil von (nicht empfehlenswerten) Schlankheitspräparaten (Wirkung infolge Stimulation der Schilddrüsentätigkeit, Erhöhung des Grundumsatzes, Stoffwechselsteigerung); bei Arteriosklerose, Struma; die Wirksamkeit bei den beanspruchten Anwendungsgebieten ist derzeit nicht belegt. **Nebenwirkungen:** Gefahr einer Induktion bzw. Verschlimmerung einer Hyperthyreose (oberhalb einer Dosierung von 150 mg Iod pro Tag), Verschlimmerung von Akne, Behinderung der Eisenresorption (bei längerer Anwendung), Verschlechterung bei Niereninsuffizienz, Herzinsuffizienz, Hypertonie, Ödemneigung, selten Überempfindlichkeitsreaktionen; **Kontraindikation:** alle Erkrankungen, bei denen eine verminderte Natriumzufuhr erforderlich ist (z. B. Herzinsuffizienz, Niereninsuffizienz, Hypertonie), Hyperthyreose, Akne, Iodallergie, Eisenmangelanämie; **Wechselwirkung:** Verminderung der Wirkung von Diuretika; **Homöopathie:** Verwendung des gereinigten, getrockneten Thallus entsprechend dem homöopathischen Arzneimittelbild, z. B. bei Übergewicht u. Struma. Vgl. Laminaria.

Fucus vesiculosus *m*: s. Fucus.

Fülle: **1.** Bez. aus der Humoralpathologie* u. fernöstlichen Medizinsystemen für einen Zustand, bei dem im gesamten Organismus od. an umschriebenen Stellen (konstitutionelle od. lokale F.) zu viel Blut bzw. Substanz (Übergewicht, Blutstauungen od. umschriebene Gewebevermehrung, z. B. als Pannikulose) u. gleichzeitig eine Plethora* vorliegen; F. disponiert zu Unterdrückung der inneren Wärme, ungesunden Ausscheidungen, Ansammlung roher Säfte, Säfteverderbnis u. Fäulnis, Gefäßverstopfung u. -zerreißungen, Blutungen u. Entzündungen. Im weiteren Verlauf neigen füllige Konstitutionen* zu verhärtenden u. sklerotischen Erkrankungen mit Ähnlichkeiten zum metabolischen Syndrom. Das Gegenteil von F. wird als sog. leere Konstitution (z. B. Ischämie) bezeichnet. **2.** Krankheitskonzept der Chinesischen Medizin*; das Krankheitsgeschehen ist durch die Übermacht äußerer krankheitsauslösender Faktoren (Wind*, Kälte*, Feuchtigkeit*, Trockenheit*, Feuer*, Sommerhitze*) od. das Auftreten von Stauungssituationen (z. B. Qi*-Stagnation od. Blut*-Stase) gekennzeichnet. **Therapie:** ableitende Therapie*, ausleitende Therapie*, diätetische Maßnahmen (Diät*), Anregung zu ausreichender körperlicher Aktivität. Vgl. Leere.

Fülle-Hitze: Hitze-Ansammlung, Hitze-Erkrankung; Krankheitskonzept der Chinesischen Medizin*, das besagt, dass Feuer* als äußerer Krankheitsfaktor in den Körper eingedrungen ist; F.-H. kann sich auch durch Umwandlung aus einem anderen äußeren krankheitsauslösenden Faktor od. bei starker Blockade des Flusses von Blut u. Qi* bilden; typische Krankheitszeichen sind Entzündungszeichen u. Fieber. Vgl. Hitze; Gypsum fibrosum; Moutan cortex radicis; Panacis quinquefolii radix; Scutellariae radix; Stephaniae tetrandrae radix; Trichosanthis radix.

Fünf Speicher|organe (gr. ὄργανον Werkzeug) *n pl*: chin. Wu-Zang, Zang-Organe; in der Chinesischen Medizin* Bez. für Leber, Herz, Milz, Lunge u. Niere (zusätzlich Herzhülle), deren gemeinsame Funktion die Speicherung von Blut (Xue*), Essenz (Jing*) u. Lebenskraft (Qi*) ist; vgl. Außerordentliche Leibesresidenzen; Sechs Durchschleusungsorgane; Systematische Entsprechung der Fünf Wandlungsphasen.

Fu-Ling: s. Poria.

Fumaria officinalis L. *f*: (Gemeiner) Erdrauch; Kraut aus der Familie der Papaveraceae (Mohngewächse); s. Abb.; **Arzneidroge:** während der Blütezeit gesammelte, getrocknete oberirdische Teile (Fumariae herba); Monographie: ESCOP, Kommission E; **Inhaltsstoffe:** ca. 0,13 % Protopin (Fumarin) u. a. Isochinolinalkaloide (nach Ph.Eur. mindestens 0,4 % Gesamtalkaloide berechnet als Protopin, bezogen auf das Trockengewicht), ferner Bitterstoffe, Harz, Schleim, Flavonoide, Fumarsäure; **Wirkung:** spasmolytische Effekte im oberen Magen-Darm-Trakt u. im Bereich der Gallenwege; **Verwendung:** zerkleinerte Droge u. deren galenische Zubereitungen; **1.** (med.) **a)** bei krampfarti-

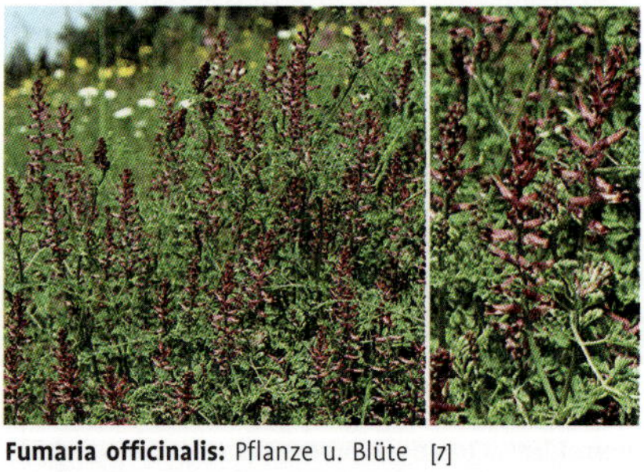

Fumaria officinalis: Pflanze u. Blüte [7]

gen Beschwerden im Bereich der Gallenblase u. Gallenwege sowie des Magen-Darm-Trakts (Kommission E); **b)** bei Verdauungsbeschwerden als Folge einer Störung der Leber-Galle-Funktion (ESCOP); **2.** (volkstümlich) auch bei Obstipation, Lebererkrankungen, Harnblasenerkrankungen, Arthritis u. als Tonikum; **Dosierung:** als Infus u. a. galenische Zubereitungen; 2–4 g/d, Zubereitungen entsprechend; **Nebenwirkungen:** keine bekannt; **Kontraindikation:** keine bekannt; **Wechselwirkung:** keine bekannt; **Homöopathie:** Anwendung entsprechend dem homöopathischen Arzneimittelbild, z. B. bei chronischem, juckendem Ekzem u. Leberstörungen.

Functional-Food (engl.): s. Lebensmittel, funktionelle.

Functional Medicine (engl.): s. Medizin, funktionelle.

Fungus japonicus *m*: s. Kombucha.

Funktions|dia|gnostik, bio|elektronische (lat. functio Verrichtung, Funktion; gr. διαγνωστικός fähig zu unterscheiden) *f*: Abk. BFD; syn. bioelektronische Funktions- (bzw. Regulations-)diagnostik nach Pflaum; diagnostisches Verfahren, das aus der Elektroakupunktur* nach Voll (Abk. EAV) entwickelt wurde in dem Bestreben, die aus der EAV bekannten ca. 300 Messpunkte deutlich zu reduzieren; **Methode:** Die BFD arbeitet mit 58 Messpunkten (sog. Terminalpunkten der Akupunktur* u. einigen wenigen Punkten an Hand u. Fuß) u. orientiert sich am sog. Zeigerendstand, d. h. dem Wert, der sich bei gleichbleibendem Andruck des Testgriffels nicht mehr verändert. Testgriffel u. Handelektrode bestehen aus Silber; Elektrodendruck ca. 250 pond; Messstrom ist ein niederfrequenter Gleichstrom*. Die sog. bioenergetische Regulation wird durch Messung eines Ausgangswerts, der Reaktion auf einen elektrischen Reiz u. der Erholungsphase nach Stimulation bestimmt. Neben der Punktmessung gibt es auch einen Arzneimitteltest, bei dem Arzneimittel in den Messkreis eingebracht werden, um zu prüfen, ob sie geeignet sind, die pathologischen Messwerte zu normalisieren. **Ziel:** Allg. soll über die Punktmessung eine topische Diagnostik* chronischer Irritationen od. ein Einblick in die Regulationsfähigkeit u. Belastbarkeit des Organismus gewonnen werden. Schließlich soll eine Verlaufsbeobachtung von Therapieerfolgen auf die Autoregulation* möglich sein. Technische Probleme: Ortung der Messpunkte, Anpressdruck, Hautfeuchtigkeit. Wissenschaftlich nicht anerkanntes Verfahren. Vgl. Somatotopie; VRT-Vegatest.

Funktions|leib (↑): s. Lebensleib.

Funktions|störungen, sexuelle (↑): sehr häufige od. ständige Störung im Ablauf des sexuellen Reaktionszyklus, die seit mindestens 6 Monaten besteht u. unter welcher der Betroffene leidet; **Ursache:** multifaktoriell; selten ausschließlich organische Ursache (Abklärung erforderlich): vaskuläre, neurogene (selten), hormonale (sehr selten) Erkrankung, Traumen od. toxische Einflüsse; u. U. (reversible) Nebenwirkung von bestimmten Arzneimitteln (z. B. Neuroleptika, Antidepressiva, Tranquilizer, Beta-Rezeptoren-Blocker, Antihypertensiva); psychische Ursache: z. B. Partnerschafts-, Selbstwertprobleme, sexuelle Ängste, Versagensangst; im Vorfeld noch unerkannter (larvierter) depressiver Zustände u. bei endogenen Psychosen finden sich häufig Störungen von sexuellem Verlangen u. Potenz. **Einteilung: 1.** entsprechend den Phasen der sexuellen Reaktionen: z. B. sexuelle Appetenz- od. Erregungsstörungen, Dyspareunie, Vaginismus, Ejakulationsstörungen, Orgasmusstörungen; **2.** nach Ursache: **a)** sexuelle Dysfunktion: Störung mit vorwiegender od. ausschließlich organischer Ursache; **b)** funktionelle Sexualstörung (syn. psychosexuelle Dysfunktion): Störung mit vorwiegender od. ausschließlich psychischer Ursache; **c)** Mischformen; **Therapie:** u. a. **1.** Aufklärung u. Beratung, u. U. verbunden mit Paartherapie*, Sexualtherapie*, individueller Psychotherapie*; **2.** Phytotherapie: s. Aphrodisiaka; **3.** Homöopathie: u. a. Turnera* diffusa; **4.** Ayurveda: u. a. Vājīkaraṇa*; **5.** Autogenes* Training. Vgl. Depression.

F

Fu-Organe *n pl*: s. Sechs Durchschleusungsorgane.

Furcht: s. Angst.

Furunkel (lat. furunculus kleiner Dieb, eitrige Entzündung) *m*: meist aus einer Follikulitis hervorgehende akute eitrige Entzündung (überwiegend durch Staphylococcus aureus) eines Haarfollikels u. seiner Talgdrüse (Perifollikulitis) als schmerzhafter, bis zu einigen Zentimetern großer, geröteter Knoten mit zentralem Eiterpfropf u. starkem Ödem der Umgebung; v. a. an Nacken, Gesäß, Oberschenkelinnenseiten u. im äußeren Gehörgang lokalisiert; häufiger bei Menschen mit geschwächter Abwehrlage (z. B. bei Diabetes mellitus, chronischen Infektions- u. Stoffwechselkrankheiten, Immundefekten) od. Ekzemen; **Therapie:** u. a. **1.** Phytotherapie: **a)** (med.) u. a. Arnica* montana, Larix* decidua, Melaleuca* alternifolia, Trigonella* foenum-graecum; **b)** (volkstümlich) u. a. Melilotus*, Propolis*, Sanicula* europaea; **2.** Homöopathie: u. a. Corydalis* cava, Hepar* sulfuris, Iod*; **3.** Hydrotherapie: u. a. Leinsamenwickel*; **4.** Akupunktur* nach den Vorgaben der Chinesischen Medizin; **5.** Symbioselenkung*, mikrobiologische Therapie*; **6.** Hirudo* medicinalis; **7.** Ernährungstherapie*: u. a. Vollwert*-Ernährung, Entlastungstage (ausschließliche Ernährung mit Reis od. Obst od. Hafer, maximal 420 kJ bzw. 100 kcal/d, kein Salz), Spezialdiäten, Eliminiationsdiät*, vegetarische Ernährung, therapeutisches Fasten*; **cave:** bei Lokalisation im Gesicht (Nase, Oberlippe) Gefahr der Sinusthrombose, Meningitis u. Sepsis (keine Manipulation!).

Fuß|bad: in der Kneipp*-Therapie verwendetes Teilbad* bis handbreit unter die Kniekehle; **Anwendung:** kaltes u. Wechselfußbad bei Varikose, Ödemneigung, Lymphödem, Überhitzung, Kreis-

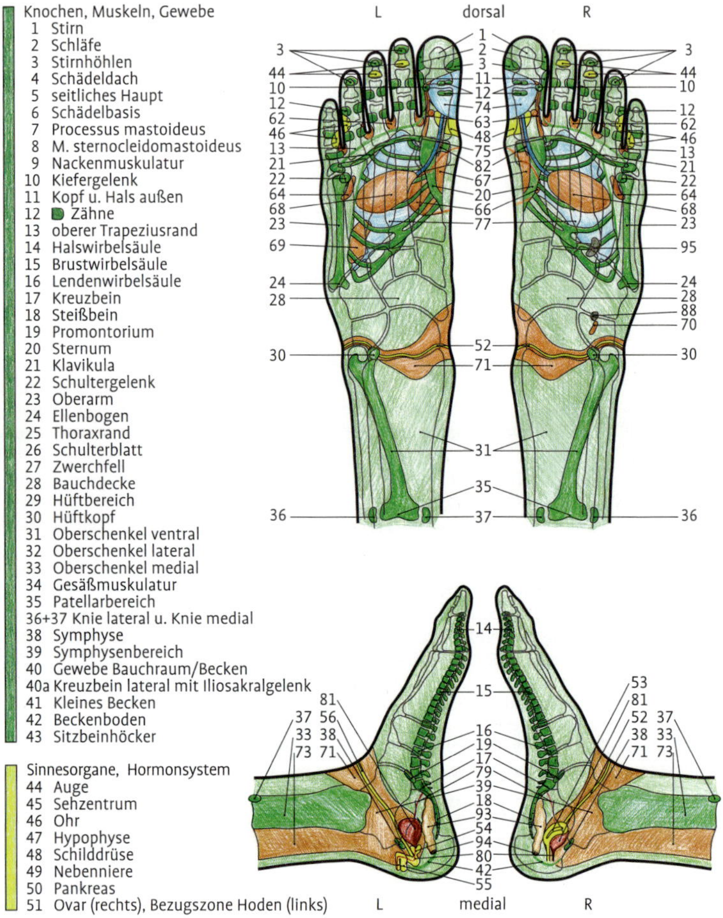

Fußreflexzonentherapie Abb. 1: Übersicht über die Reflexzonen der Füße [10]

laufregulationsstörungen, Fußschweiß, Einschlafstörungen, akutem Gichtanfall u. Distorsion im Fuß- u. Knöchelbereich sowie zur Abhärtung gegen Infektionen; ansteigendes warmes F. bei arterieller Verschlusskrankheit (Stadium I–II), überaktiver Harnblase, kalten Füßen u. beginnenden Infekten; **Kontraindikation:** für das kalte F. akut kalte Füße, überaktive Harnblase, Menstruation, arterielle Verschlusskrankheit (Stadium III–IV) u. akute Erkältungskrankheit, für das warme F. chronisch-venöse Insuffizienz. Vgl. Senfmehlfußbad.

Fuß|blatt: s. Podophyllum peltatum.

Fuß|re|flex|zonen|therapie (lat. reflẹctere, reflẹxus zurückbiegen; gr. ζώνη Gürtel, Streifen; Therapie*) *f*: Reflexzonentherapie* am Fuß nach W. Fitzgerald, weiterentwickelt von H. Marquardt; manuelle Behandlung bestimmter Areale an den Füßen (sog. reflektierende Zonen), die i. S. einer Somatotopie* mit anderen Körperregionen in Beziehung stehen sollen (s. Abb. 1 u. 2), aber bislang nicht über die Wirkung des bekannten Nervensystems nachgewiesen wurden. Die Methode hat sich auf der Grundlage von Jahrtausende altem Wissen in der Neuzeit zu einer weit verbreiteten Therapie weiterentwickelt. Korrespondierende Reflexzonen soll es auch an den Händen geben. Wissenschaftlich nicht belegtes Verfahren. Vgl. Reflexzonenmassage.

Fuß|wickel: Wickel*, der den Fuß (nach Kneipp auch den Unterschenkel) umfasst; Einwicklung mit feuchten Tüchern od. den sog. nassen Socken

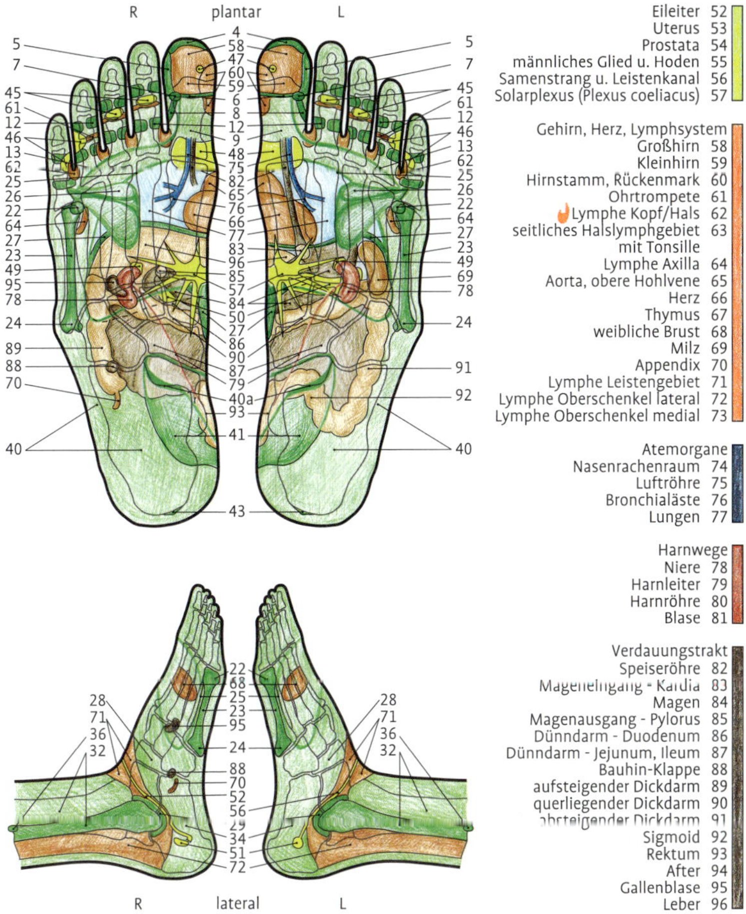

Fußreflexzonentherapie Abb. 2: Übersicht über die Reflexzonen der Füße [10]

(feuchte Leinensocken, über die ggf. trockene Wollstrümpfe gezogen werden); **Anwendung:** als Einschlafhilfe.

Futter|bein|well: s. Symphytum x uplandicum.

Fu-Xiao-Mai: s. Tritici levis fructus.

Fu-Zi: s. Aconiti lateralis praeparata radix.

G

Gänse|blümchen: s. Bellis perennis.

Gänse|finger|kraut: s. Potentilla anserina.

Gärung: s. Fermentation.

Galakt|agoga (gr. γάλα, γάλακτος Milch; -agoga*) *n pl*: syn. Laktagoga; die Milchsekretion fördernde Mittel; traditionell verwendete Drogen sind z. B. die Früchte von Foeniculum* vulgare ssp. vulgare var. vulgare, Pimpinella* anisum u. Carum* carvi.

Galangae rhizoma *n*: s. Alpinia officinarum.

Galbanum *n*: s. Ferula gummosa.

Galben|saft: s. Ferula gummosa.

Galeopsis segetum Neck. *n*: Galeopsis ochroleuca Lamarck; (Gelber) Hohlzahn; Kraut aus der Familie der Lamiaceae (Lippenblütler); **Arzneidroge:** zur Blütezeit gesammelte, getrocknete oberirdische Teile (Galeopsidis herba, Hohlzahnkraut, Lieber-Kräuter); Monographie: Kommission E; **Inhaltsstoffe:** bis 1 % Kieselsäure, ca. 5 % Lamiaceengerbstoffe, Saponine, Iridoide (z. B. Harpagid), Flavonoide; **Wirkung:** adstringierend, expektorierend; **Verwendung:** zerkleinerte Droge für Infuse; **1.** (med.) bei leichten Katarrhen der Atemwege (Kommission E); **2.** (volkstümlich) auch bei leichten Entzündungen der Atemwege u. Blutarmut; **Dosierung:** mittlere Tagesdosis 6 g Droge; **Nebenwirkungen:** keine bekannt; **Kontraindikation:** keine bekannt; **Wechselwirkung:** keine bekannt.

Galgant: s. Alpinia officinarum.

Galipea officinalis Hancock *f*: Angostura cusparia, Cusparia angostura, Cusparia officinalis (Willd.) Engl.; Angosturabaum; Baum aus der Familie der Rutaceae (Rautengewächse); **Arzneidroge:** Rinde (Angosturae cortex, (Echte) Angosturarinde); **Inhaltsstoffe:** ca. 2 % Chinolinalkaloide, 1–2 % ätherisches Öl mit Sesquiterpenen; als Bitterstoff Angosturin; **Wirkung:** sympathomimetisch; **Verwendung:** (volkstümlich) als Stomachikum* u. Amarum*; in der Likörindustrie; früher auch Ersatz für Chinarinde (s. Cinchona pubescens); **Dosierung:** 0,5–1 g Rinde mehrmals täglich; **Nebenwirkungen:** Einnahme größerer Dosen kann zu Übelkeit u. Erbrechen führen. **Kontraindikation:** keine bekannt; **Wechselwirkung:** keine bekannt; **Homöopathie:** Verwendung der getrockneten Zweigrinde entsprechend dem homöopathischen Arzneimittelbild, z. B. bei Erkrankungen des rheumatischen Formenkreises, Muskelkrämpfen u. schmerzhaften Knochenerkrankungen.

Galium odoratum (L.) Scop. *n*: Asperula odorata L.; Waldmeister; Staude aus der Familie der Rubiaceae (Rötegewächse); **Arzneidroge:** frische od. getrocknete, während od. kurz vor der Blütezeit gesammelte oberirdische Teile (Galii odorati herba); Negativmonographie Kommission E; **Inhaltsstoffe:** Cumarin (entsteht beim Verwelken aus o-Cumarsäure bzw. ihrem Glukosid, Melilotosid, mit charakteristischem Geruch), Iridoide, Phenolcarbonsäuren; **Verwendung:** als Aromatikum im Haushalt zur Herstellung von Maibowle; **Nebenwirkungen:** bei übermäßigem Genuss von Waldmeisterzubereitungen Kopfschmerz; Cumarin wirkt im Tierversuch an Ratten kanzerogen; Maibowle sollte einen Cumaringehalt von 5 ppm nicht übersteigen (= 3 g frisches Galium odoratum für 1 l Bowle).

Gallen|kolik (gr. κωλικός am Darm leidend) *f*: plötzlich einsetzende heftige Bauchschmerzen meist im rechten Oberbauch, evtl. mit Ausstrahlung in die rechte Schulter, ausgelöst durch Steinpassage od. Steineinklemmung im Gallenblasenhals bzw. Gallenblasengang; **Therapie:** u. a. **1.** Phytotherapie: **a)** (med.) u. a. Atropa* belladonna, Chelidonium* majus, Fumaria* officinalis, Mentha* x piperita, Scopolia* carniolica; **b)** (volkstümlich) u. a. Alpinia* officinarum, Calluna* vulgaris, Chionanthus* virginicus, Mentha* crispa, Mentha* spicata, Orthosiphon* stamineus; **2.** Homöopathie: u. a. Cinchona* pubescens, Citrullus* colocynthi, Hydrastis* canadensis, Zinn*; **3.** Hydrotherapie: u. a. Dampfkompresse*; **4.** Akupunktur* nach den Vorgaben der Chinesischen Medizin.

Galphimia glauca *f*: s. Thryallis glauca.

Galvanisation (Luigi Galvani, Anatom, Physiker, Bologna, 1737–1798) *f*: Form der Elektrotherapie* mit konstant fließendem Gleichstrom*; **Applikationsformen:** Hautelektroden (Anode, Kathode); Elektroden im Wannenbad: hydroelektrisches Bad als Teil- (Zellenbad*) od. Vollbad (Stanger*-Bad); **Wirkung:** **1.** physikalisch-chemisch: Elektrokinese, Elektrolyse unter den Elektroden (deshalb Unterpolsterung wichtig), Elektrotonus (Hyperpolarisation unter Anode, Depolarisation unter Kathode); **2.** humoral: Depletion von Neurotransmittern (CGRP, Substanz P); **3.** therapeutisch: Analgesie, Hyperämie, Verbesserung der Trophik; **cave:** direkter Hautkontakt der Elektroden (Verätzung); Kontraindikation bei Herzschrittmacher für Teil- u. Vollbad; bei Metallimplantaten im Körper (z. B. Totalendoprothese) sind Teil- u. Vollbäder möglich. Vgl. Faradisation.

Gamander|kraut: s. Teucrium marum.

Gambir: s. Uncaria gambir.

Gan-Cao: s. Glycyrrhizae radix.

Gan-Jiang: s. Zingiberis rhizoma.

Ganzheits|medizin (lat. ars medicina ärztliche Kunst) *f*: **1.** syn. holistische Medizin, medizinischer Holismus; umgangssprachliche Bez. für eine Medizin, die sich um alle Bereiche des Menschen (insbesondere Körper, Geist u. Seele) u. seiner Umwelt bemüht mit der Betonung von Subjektivität u. Individualität; das biopsychosoziale Modell vom Menschen berücksichtigt auch persönliche Lebensgewohnheiten, Ideale u. Wertvorstellungen. **2.** i. e. S. nicht auf Naturwissenschaften basierende Medizinsysteme* (z. B. Ayurveda*, Humoralpathologie*, Anthroposophische Medizin*, Chinesische Medizin*); abzugrenzen von esoterischen Spekulationen des New Age u. spekulativen Übertragungen moderner Physik (z. B. Chaostheorie*, Quantenphysik) auf das Gesundheits- u. Krankheitsverständnis. Vgl. Erfahrungsheilkunde. **3.** auch Bez. für eine Kombination konventioneller (schulmedizinischer) u. unkonventioneller Verfahren, die nicht Teil der universitären medizinischen Lehre sind u. häufig erfahrungs- bzw. naturheilkundlich begründet werden; vgl. Medizin, integrative; **4.** fälschlicherweise auch Bez. für die Anwendung bzw. das Angebot eines möglichst breiten Spektrums verschiedener Heilverfahren.

Ganz|körper|hyper|thermie, extra|korporale (Hyper-*; gr. θερμός Wärme) *f*: von außen bewirkte, kontrollierte Erhöhung der Körperkerntemperatur durch native od. wassergefilterte Infrarotstrahlung* (Infrarot A); **Einteilung: 1.** milde e. G. mit Temperaturerhöhung bis etwa 38,5 °C; **2.** moderate e. G. mit Temperaturerhöhung auf 38,5–40,0 °C; **3.** extreme e. G. mit Temperaturerhöhung bis 41,5 °C; **Anwendung: 1.** milde u. moderate e. G. in der Schmerztherapie u. bei bestimmten Kollagenosen (z. B. Sklerodermie); **2.** moderate u. seltener extreme e. G. in der onkologischen Therapie solider Tumoren aufgrund der direkten antineoplastischen Wirkung der Hyperthermie*, auch in Kombination mit Chemo- od. Strahlentherapie, deren Ansprechraten durch die Verbesserung der Tumordurchblutung u. -oxygenierung erhöht werden. Vgl. Fiebertherapie, aktive; Hyperthermie, künstliche.

Garabato: s. Uncaria tomentosa.

Garten|bohne: s. Phaseolus vulgaris.

Garten|kürbis: s. Cucurbita pepo.

Garten|melde: s. Atriplex hortensis.

Garten|raute: s. Ruta graveolens.

Garten|ringel|blume: s. Calendula officinalis.

Gastritis (gr. γαστήρ Magen, Bauch; -itis*) *f*: histologisch gesicherte Entzündung der Magenschleimhaut; **Formen: 1. Typ A** (ca. 5 % aller G.): Autoimmunkrankheit mit Antikörpern gegen Belegzellen u. Intrinsic-Faktor; evtl. autosomal-dominant erblich; Vorkommen besonders bei Nordeuropäern; diffuse atrophische G. im Bereich von Korpus u. Fundus; führt zu Achlorhydrie u. perniziöser Anämie; gehäuftes Auftreten zusammen mit anderen Autoimmunendokrinopathien (z. B. Hashimoto-Thyroiditis, Addison-Krankheit, Diabetes mellitus Typ 1); wahrscheinlich erhöhtes Karzinomrisiko; **2. Typ B** (ca. 80 % aller G.): chronisch aktive G., verursacht durch Infektion mit Helicobacter pylori; in mehr als 90 % ätiopathogenetischer Faktor für die Entstehung eines Ulcus ventriculi od. Ulcus duodeni; erhöhtes Risiko für die Entwicklung eines Magenkarzinoms od. MALT-Lymphoms; **3. Typ C** (ca. 10 % aller G.): meist durch alkalischen duodenogastralen Gallereflux verursacht; **Symptome:** Völlegefühl, Schmerzen, Brechreiz, Übelkeit bei akuter G., bei chronischer G. oft keine Beschwerden; **Therapie:** u. a. **1.** Phytotherapie: **a)** (med.) u. a. Althaea* officinalis, Glycyrrhiza* glabra, Iberis* amara, Linum* usitatissimum; **b)** (volkstümlich) u. a. Acorus* calamus, Iris*, Valeriana* officinalis; **2.** Homöopathie: u. a. Artemisia* absinthium, Iris, Capsicum*, Colchicum* autumnale; **3.** Akupunktur* nach den Vorgaben der Chinesischen Medizin; **4.** Segmentmassage*; **5.** Calcium* carbonicum; **6.** Rollkur*; **7.** Ernährungstherapie* (u. a. Vollwert*-Ernährung, gastroenterologische Basisdiät*). Vgl. Dyspepsie, funktionelle.

Gastrodiae rhizoma *n*: Rhizoma Gastrodiae; chin. Tian-Ma; Droge der Chinesischen Medizin*; Wurzelstock von Gastrodia elata Bl. aus der Familie der Orchidaceae (Knabenkrautgewächse); **Eigenschaften:** süß, ausgeglichen, kehrt in die Leber ein; **Wirkung:** löscht den Wind* aus u. stoppt Krämpfe, besänftigt die Leber u. stabilisiert das Yang; **Anwendung:** bei sich im Inneren bewegendem Leber*-Wind, bei aufsteigendem Leber*-Yang.

Gauch|heil: s. Anagallis arvensis.

Geburts|system *n*: (ethnomedizinisch) Bez. für denjenigen Anteil eines Medizinsystems*, der nicht nur den Gebärvorgang, sondern den gesamten Verlauf der Geburt sowie dessen Einbettung in das jeweilige kulturelle System beinhaltet; die Geburt im ethnomedizinischen Sinne umfasst also das Ende der Schwangerschaft, das Gebären u. die erste Zeit mit dem Kind. Jede Gesellschaft hat ihre sozialen Organisationen u. Technologien im Umgang mit Geburt. Dazu gehört ein System von Ideen u. Verhalten für das Coping* mit der Lebenskrise Geburt. Medizintransfer* kann zu einer bedenklichen Beeinträchtigung eines G. durch Modernisierung der Geburtsbetreuung führen; die Beschränkung der Geburtshilfe auf den Gebärvorgang gerät in Konflikt mit anderen, kulturell festgelegten Formen des Umgangs mit der Geburt (Sich, 1982).

Gefrier|kost: s. Tiefkühlkost.

Ge-Gen: s. Puerariae radix.

Gegen|sensibilisierung (lat. sensus Empfindung, Gefühl): Abk. GS; syn. Theurer-Therapie; Verfahren der Eigenbluttherapie* nach Karl E. Theurer (1956), bei dem das Eigenblut des Menschen mit Aluminiumhydroxid u. Kieselsäure als sog. Serumaktivator versetzt wird u. daraus potenzierte Eigenblutpräparate (von D2–D12) hergestellt werden; hierbei werden endogene Krankheitsprodukte u. insbesondere Antikörper zu eigener Antigenität verfremdet, so dass es zur Bildung von Antikörpern, Anti-Antikörpern u. Anti-Idiotyp-Antikörpern kommen soll; darüber hinaus sollen Abwehrproteinasen produziert werden. Das Prinzip der Bildung blockierender Antikörper soll zum Desensibilisierungserfolg der Behandlung beitragen u. zur spezifischen Senkung von bereits vorhandenen Antikörpertitern bzw. anderer allergisierender Krankheitsstoffe führen. **Anwendung:** bei Rhinitis allergica, Asthma bronchiale, diversen Hauterkrankungen; Gabe der homöopathisierten Präparate in aufsteigender Dosierung; Applikation entweder subkutan od. oral; **Kontraindikation:** gleichzeitige immunsuppressive Therapie. Wirkungsmechanismus u. klinische Wirkung des Verfahrens sind wissenschaftlich umstritten.

Gegen|übertragung: s. Übertragung.

Geiß|bart: s. Filipendula ulmaria.

Geistes- und Gemüts|sym|ptome (Symptom*) *n pl*: in der Homöopathie Bez. für krankheitsbegleitende Veränderungen im geistig-seelischen Bereich; diese werden manchmal noch vor der körperlichen Manifestation einer Erkrankung wahrnehmbar. Bei deutlicher Ausprägung werden sie wegen ihrer hohen Arzneimittelspezifität bei der Arzneimittelwahl* entsprechend hoch gewichtet (s. Hierarchisierung). Ausnahmen sind Krankheitszustände, deren Schwerpunkt im Geistes- u. Gemütsbereich liegt, bei denen die G.- u. G. trotz deutlicher Ausprägung weniger verwertbar sind. Problematisch in der Bewertung sind die vielfältigen möglichen Interpretationen u. Fehlinterpretationen der G.- u. G. sowie die fehlende Möglichkeit einer objektiven Überprüfung.

Geist|heilung: Heilung durch Geistheiler, die sich als Medium bzw. Vermittler persönlicher (z. B. göttlicher) od. unpersönlicher kosmischer übersinnlicher Kräfte sehen, wobei Formen durch Gebet von solchen magischer Vollmacht zu unterscheiden sind; als spiritual healing in Großbritannien anerkannt; bekannte Formen sind z. B. Handauflegen*, Fernheilen* u. der Kontakt mit Geistern. Vgl. Besessenheitskult; Schamane.

Gelb|wurz: s. Curcuma longa.

Gelb|wurzel, Kanadische: s. Hydrastis canadensis.

Gelb|wurz, Javanische: s. Curcuma xanthorrhiza.

Gelée royale *n*: Weiselfuttersaft, Bienenköniginnenfuttersaft; Sekret der Kopfdrüsen von Honigbienen (Apis* mellifera), das zur Ernährung der Larven u. der Bienenkönigin (Weisel) dient; **Inhaltsstoffe:** 18 % Eiweiß, 5 % Fett, 10–15 % Zucker, Mineralstoffe, Acetylcholin u. Vitamine (Vitamin B, Biotin, Folsäure, Pantothensäure, Vitamin C, Vitamin E) sowie Biopterin u. Neopterin; **Wirkung:** anti-inflammatorisch, antibakteriell, wundheilungsfördernd; **Verwendung:** (volkstümlich) z. B. bei Stoffwechselkrankheiten od. als Stärkungsmittel; äußerlich auch für Kosmetika; **Dosierung:** bei Hyperlipidämie 50–100 mg/d; **Nebenwirkungen:** allergische Reaktionen, insbesondere bei Asthma bronchiale; Hautreizungen, Kontaktallergie; **Kontraindikation:** bekannte Neigung zu allergischen Reaktionen, Asthma bronchiale.

Gelenk|pflege: physiotherapeutische Übungen zur Funktionserhaltung von Gelenken bei Arthrose*, Arthritis* u. zur Kontrakturenprophylaxe*.

Gelidium amansii *n*: s. Agar.

Gelier|mittel: s. Dickungs- und Geliermittel.

Gelose (gr. γελᾶν lachen; -osis*) *f*: **1.** Veränderung des Subkutangewebes v. a. durch degenerative Alterungsprozesse; **2.** in der unkonventionellen Medizin Bez. (H. Schade, 1919) für eine palpable Kolloidveränderung in Haut, Bindegewebe od. Muskeln (Irritation der Verschieblichkeit, Faltbarkeit u. Dehnbarkeit sowie erhöhte Elastizität u. verminderte Eindrückbarkeit, insbesondere am Rücken), die durch fehlerhafte Regulierung der Durchblutung, der Gefäßpermeabilität u. der Stoffwechselvorgänge im Bindegewebe zu Wassereinlagerung (Quellung) od. Wasserabgabe (Einziehung) führt; soll auf einen unausgeglichenen Zustand infolge der Erkrankung eines der jeweiligen Reflexzone (Bindegewebezonen nach Dicke) zugeordneten Organs hinweisen; **Formen:** G. können verschiedene Qualitäten haben: **a) heiße G.** bezeichnen einen Zustand der Fülle* u. treten meist am Anfang einer Erkrankung auf. **b) kalte G.** (leere G.) deuten auf chronische Prozesse od. Schwächezustände hin. Dazwischen liegen die sog. **Übergangsgelosen.** Wenn die G. verhärtete Faserzüge von Skelettmuskulatur u. Faszien (als myofaszialer Maximalpunkt) darstellt, sollte sie als Tendomyose bezeichnet werden. **Therapie:** Überführung des kolloidalen Gelzustands der Gewebe in einen Solzustand durch Massage (Bindegewebemassage*, Gelotripsie*), Wärmeanwendung, ausleitende Therapien* (z. B. Schröpfen*), Neuraltherapie*, Gelopunktur od. Gelosentherapie*. Vgl. Triggerpunkt.

Gelosen|therapie (↑; ↑; Therapie*) *f*: Behandlung einer Gelose* durch Massage od. Stichmanipulation bis zur vollständigen Rückbildung der Tastbefunde; **Anwendung:** bei lokalen Schmerzzuständen, Arthrose, Lumbago, Ischialgie, Kopfschmerz, Somatisierungsstörung*; **Kontraindikation:** infizierte, tumoröse Areale, Gerinnungsstörungen, Antikoagulanzientherapie, bekannte Allergien ge-

G

gen Begleitmedikationen. Vgl. Gelotripsie; Triggerpunkt.

Gelo|tripsie (↑; gr. τρίβειν reiben, abnützen) *f*: von Max Lange eingeführte Methode zur Behandlung einer Gelose*; als technische Hilfe verwendete Max Lange ein stielartiges Holzstück mit abgerundetem Kopf, mit dem er die Gelose zerdrückte. Heute erfolgt die G. durch sterile Nadeln od. lokale, knetende Massage der Punkte. Lange war der Auffassung, dass die Gelosen nicht im Bindegewebe, sondern in der Muskulatur liegen. Inzwischen existieren weiterentwickelte Denkmodelle (s. Triggerpunkt). Vgl. Gelosentherapie.

Gelsemium sempervirens (L.) Jaume St.-Hil. *n*: Falscher Jasmin; Gelber Jasmin, Giftjasmin; Schlingstrauch aus der Familie der Gelsemiaceae; **Arzneidroge:** getrockneter Wurzelstock mit Wurzeln (Gelsemii rhizoma, Gelsemiumwurzelstock); Negativmonographie Kommission E; **Inhaltsstoffe:** Indolalkaloide (Gelsemin, Gelsemicin, Gelsedin, Sempervirin), ätherisches Öl u. Gerbstoffe; **Wirkung:** auf das Zentralnervensystem erst anregend, dann dämpfend; analgetisch; **Verwendung:** Die Verwendung in der Phytotherapie ist obsolet. **Nebenwirkungen:** Intoxikationen durch den Alkaloidgehalt; Anzeichen von Vergiftungserscheinungen sind Kopfschmerz, Lidsenkung, Mydriasis, Doppelbilder, Asthenie, Bradykardie, Depression; Todesfälle wurden berichtet; topisch: Kontaktdermatitis; **Homöopathie:** Verwendung entsprechend dem homöopathischen Arzneimittelbild, z. B. bei Kopfschmerz, nervösen Störungen, Infektionskrankheiten, Lähmungen, Krampfleiden.

Gemeinschaft, therapeutische: (ethnomedizinisch) soziale Gruppe, die Therapiemaßnahmen berät, vorbereitet u. möglicherweise selbst durchführt; hat eine Vermittlerfunktion zwischen Leidendem u. Spezialisten; besondere Bedeutung in nichtwestlichen Kulturen, in denen Krankheit weniger als individuelles denn als kollektives Phänomen aufgefasst wird. In westlichen Medizinsystemen z. B. eine sich i. R. eines sozio- u. milieutherapeutisch ausgerichteten Konzepts bildende soziale Gruppe von Patienten u. Angehörigen aller therapeutischen u. pflegerischen Berufsgruppen, die innerhalb einer therapeutischen Institution zusammen leben u. arbeiten mit dem Ziel, den Reintegrationsprozess in die Gesellschaft zu erleichtern.

Gemma (lat. Knospe) *f*: Bez. für phytotherapeutisch angewendete Blattknospen (z. B. Populi gemmae, Blattknospen der Pappel).

Gemüts|sym|ptome (Symptom*) *n pl*: s. Geistes- und Gemütssymptome.

Generika *n pl*: Fertigarzneimittel*, die unter einem nicht geschützten Freinamen (sog. generic name) im Handel sind; werden hinsichtlich des Wirkstoffs einem Originalpräparat, dessen Patentschutz abgelaufen ist, nachempfunden (identische chemische Struktur u. biologische Wirkung, Bioäquivalenz); können wegen der geringeren Entwicklungskosten i. d. R. preisgünstiger angeboten werden.

Genista tinctoria L. *f*: Spartium tinctorium Roth.; Färberginster; Halbstrauch aus der Familie der Fabaceae (Schmetterlingsblütler); **Arzneidroge:** zur Blütezeit gesammelte u. getrocknete oberirdische Teile (Genistae herba, Färberginsterkraut); **Inhaltsstoffe:** ca. 0,33 % Chinolizidinalkaloide (Cytisin, N-Methylcytisin, Lupanin, Anagyrin), Gerbstoffe, ätherisches Öl; in der Blüte Flavonoide wie Luteolin u. Genistein; **Verwendung:** (volkstümlich) als Diuretikum; früher als gelbes Färbemittel; **Nebenwirkungen:** bei hoher Dosierung Diarrhö od. Cytisinvergiftung; **Homöopathie:** Anwendung entsprechend dem homöopathischen Arzneimittelbild, z. B. bei Kopfschmerz, Verdauungsinsuffizienz, Hautausschlägen.

Genius epidemicus (lat. genius Schutzgeist) *m*: Bez. für eine kleine Auswahl von homöopathischen Arzneimitteln, die sich bei einer gehäuft auftretenden akuten Erkrankung (Epidemie, z. B. Grippe) für die überwiegende Mehrzahl der Fälle als passend erweist; praktisch lässt sich der G. e. ermitteln, indem die Symptome mehrerer Patienten zusammengefasst u. repertorisiert werden (s. Repertorisierung). Diese Art der Arzneimittelwahl* ist v. a. dann sinnvoll, wenn die Krankheitsbilder von klinischen Symptomen ohne nennenswerte individuelle Abweichungen bestimmt sind u. eine konstitutionelle Behandlung nicht beabsichtigt wird. Vgl. Krankheit, festständige; Indikation, bewährte.

Gen|technik (gr. γενής hervorbringend, erzeugend) *f*: s. Lebensmittel, gentechnisch hergestellte.

Gentianae radix *f*: Radix Gentianae; chin. Long-Dan-Cao; Droge der Chinesischen Medizin*; Wurzeln von Gentiana scabra Bunge u. Gentiana triflora Pall. aus der Familie der Gentianaceae (Enziangewächse); **Eigenschaften:** bitter, kalt, kehrt in Leber, Gallenblase u. Harnblase ein; **Wirkung:** klärt Hitze*, trocknet Feuchtigkeit* aus; **Anwendung:** bei Feuchtigkeit-Hitze des Unteren Erwärmers (s. Drei Erwärmer), bei Leber*-Feuer, bei Leber*-Hitze, wenn exzessive Hitze Wind* anstößt.

Gentiana lutea L. *f*: Gelber Enzian; ausdauernde Gebirgspflanze aus der Familie der Gentianaceae (Enziangewächse); s. Abb.; wild lebende Populationen sind besonders geschützt (§ 1 Satz 1 Bundesartenschutzverordnung). **Arzneidroge:** Wurzel u. Wurzelstock (Gentianae radix, Enzianwurzel); Monographie: HMPC, ESCOP, WHO, Kommission E; **Inhaltsstoffe:** 2–3 % Bitterstoffe (Amarogentin, Gentiopikrosid), 5–8 % bitter schmeckende Gentiobiose; Bitterwert ≥10 000; **Wirkung:** Anregung der Speichelsekretion, reflektorische Anregung der Magensaftsekretion, appetitanregend, Beschleunigung der Magenentleerung, choleretisch, roborierend, immunmodulierend; **Verwendung:** als Bittermittel (Teeaufguss, Tinktur, Extrakt); **1.** (med.) bei Appetitlosigkeit, dyspeptischen Beschwerden wie Völlegefühl u. Blähungen

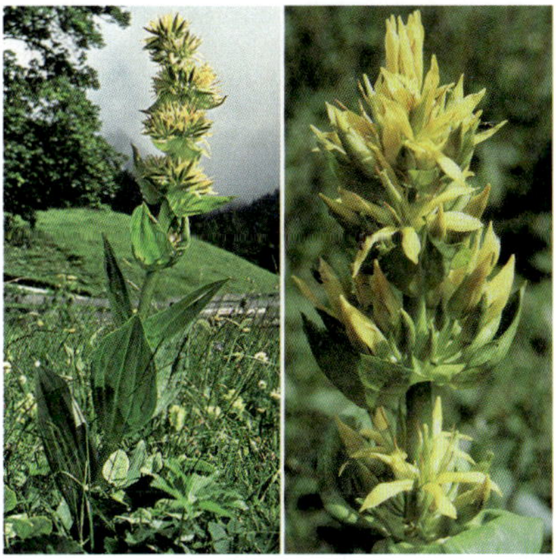

Gentiana lutea: Pflanze u. Blüte [5]

(ESCOP, Kommission E); **2.** (traditionell) bei leichten dyspeptischen Beschwerden, vorübergehender Appetitlosigkeit (HMPC); **3.** (volkstümlich) als Roborans u. Tonikum bei körperlichen u. seelischen Schwächezuständen, mangelnder Magensaftsekretion, leichten Sekretionsstörungen der Bauchspeicheldrüse, Rekonvaleszenz, nach längeren Infektionskrankheiten; **4.** Herstellung von Enzianschnaps durch Destillation der vergorenen Zucker aus fermentierten Wurzeln (enthält keine Bitterstoffe mehr); **Dosierung**: Tagesdosis für Tee 2–4 g getrocknete Droge (Infus od. Kaltansatz), Tinktur 1–3 g (Einzeldosis 0,5–1 g), für Fluidextrakt 2–4 g; **Nebenwirkungen:** selten Kopfschmerz; **Kontraindikation:** gastroduodenales Ulkus*; **Homöopathie:** Verwendung der frischen Wurzeln entsprechend dem homöopathischen Arzneimittelbild, z. B. bei Verdauungsstörungen.

Genuss|mittel: Lebensmittel*, die nicht zur Deckung des Energie- u. Nährstoffbedarfs, sondern aufgrund ihres Geschmacks bzw. wegen ihrer anregenden od. beruhigenden Wirkung konsumiert werden; z. B. Kaffee, Tee, Kakao, alkoholische Getränke u. Tabakwaren; im Zusammenhang mit der Entstehung von Zivilisationskrankheiten* sind insbesondere Nicotin (Tumoren, Herz-Kreislauf-Erkrankungen) u. Alkohol (Lebererkrankungen, Alkoholkrankheit) von Bedeutung, i. w. S. auch Zucker, da die genussorientierte Ernährungsweise (Süßgeschmack) zu überhöhter Nahrungsenergiezufuhr u. Übergewicht führen kann.

Genuss|wert: s. Lebensmittelqualität.

Geo|pathie (gr. γῆ Erde, Boden, Gebiet; -pathie*) *f*: Bez. für ein umfangreiches, physikalisch nicht nachgewiesenes System von Hypothesen zur Einwirkung geologischer Formationen (z. B. sog. Wasseradern*, Erdstrahlen*) auf biologische Systeme u. die Gesundheit des Menschen; vgl. Erfahrungsheilkunde.

Geranium maculatum L. *n*: Gefleckter Storchschnabel; krautige Pflanze aus der Familie der Geraniaceae (Storchschnabelgewächse); **Arzneidroge:** Wurzeln (Radix Geranii maculati, Storchschnabelwurzel) u. Kraut (Herba Geranii maculati, geflecktes Storchschnabelkraut); **Inhaltsstoffe:** Gerbstoffe (bis 30 %), Gallussäure; **Wirkung:** adstringierend, blutstillend, wundheilend; **Verwendung:** (volkstümlich) innerlich z. B. bei Diarrhö, Hämorrhoiden; die Wirksamkeit bei den beanspruchten Anwendungsgebieten ist derzeit nicht belegt. **Dosierung:** 1–2 g getrocknetes Kraut als Pulver od. Infus; 3-mal täglich; **Nebenwirkungen:** keine bekannt; **Kontraindikation:** keine bekannt; **Wechselwirkung:** keine bekannt; **Homöopathie:** Verwendung des frischen Wurzelstocks entsprechend dem homöopathischen Arzneimittelbild, z. B. bei Schleimhautblutungen, Ulcus ventriculi.

G

Gerb|stoffe: Oligo- u. Polyphenole pflanzlicher Herkunft (z. B. in Quercus*, Krameria* triandra, Potentilla* erecta) mit der Eigenschaft, Kollagen zu binden (Gerben von Haut zu Leder); Einteilung medizinisch verwendeter G. in Catechin-G., Tannin-G. u. Lamiaceen-G.; **Wirkung:** Bildung einer Koagulationsmembran auf Schleimhäuten, adstringierend, reizmildernd, antiphlogistisch, antimikrobiell, sekretionshemmend; **Verwendung:** äußerlich zur Wundbehandlung, bei Entzündungen, Hämorrhoiden; innerlich bei dyspeptischen Beschwerden, Diarrhö.

Germer, Weißer: s. Veratrum album.

Gerson-Diät (Max Bernhard G., Arzt, Bielefeld, USA, 1881–1959; Diät*) *f*: Diätform, die zunächst als Therapie der Lungentuberkulose, später als sog. Krebsdiät* zur Entgiftung des Organismus durch salzarme Kost propagiert wurde; Verzehr großer Mengen an frisch u. salzlos zubereiteten Säften aus Früchten, Gemüsen u. Blättern, die bei der Herstellung nicht mit Metallen in Kontakt kommen sollen; Verbot von Fleisch, Fisch, Milch, Eiern, Mehlspeisen, Fett, Kakao u. Kaffee; Therapieerfolge bisher wissenschaftlich nicht nachgewiesen.

Geruchs|kor|rigenzien (lat. corrigere berichtigen, verbessern) *n pl*: Arznei- u. Lebensmitteln* zugesetzte Stoffe zur Verbesserung des Geruchs (u. des Geschmacks); vgl. Aromastoffe.

Gesamtheit der Sym|ptome (Symptom*): auch Totalität der Symptome; Begriff in der Homöopathie* für die Zusammenfassung aller Symptome eines Patienten, insbesondere der seit Beginn einer Erkrankung vorhandenen, neu aufgetretenen od. veränderten; gelegentlich kann auch ein einzelnes, den Fall wesenhaft kennzeichnendes Symptom als G. d. S. verstanden werden. Vgl. Schlüsselsymptom.

Gesamt|thymus|extrakt (gr. θύμος Brustdrüse; Extractum*) *m*: auch THX; erstmals von dem schwedischen Arzt Elis Sandberg 1938 entwickelter Thymusextrakt aus Kalbsthymusdrüsen (von ihm als Nr. X bezeichnet); der G. enthält ca. 30 unterschiedliche Thymusfaktoren (v. a. Polypeptide). **Wirkung:** Verschiedene Thymusfaktoren (syn. Thymuspeptide, Thymosine) sind für die Ausreifung von T-Lymphozyten wichtig u. wirken immunmodulativ; auch endokrine Funktionen werden diskutiert. **Anwendung:** bei Infektionsneigung, Autoimmunerkrankungen, Allergien*, Arthritis*, Arthrose*, in der Geriatrie sowie zur adjuvanten Tumortherapie; **Nebenwirkungen:** lokale Reaktionen, grippeähnliche Symptome, Fieber, allergische Reaktion vom Soforttyp; **cave:** nie intravenös applizieren; **Kontraindikation:** Allergie auf Thymusextrakte, totale Knochenmarkaplasie, Hyperthyreose, Basedow-Krankheit, Neigung zu Hypoglykämie u. Hypokalzämie, Kortikoid- od. Antikoagulanzientherapie; erstes Trimenon der Schwangerschaft. Wissenschaftlich nicht gesichert; Hinweise auf Verbesserung der Lebensqualität von Tumorpatienten in der palliativen Situation (myeloprotektive, antiemetische u. analgetische Effekte).

Geschmacks|stoffe: bei Zimmertemperatur im Allg. nichtflüchtige, sauer, süß, bitter od. salzig schmeckende Verbindungen, die nur mit den Geschmacksknospen wahrgenommen werden; vgl. Aromastoffe.

Geschmacks|verstärker: Lebensmittelzusatzstoffe*, die in geringen Mengen den Eigengeschmack u. die Würzung von Lebensmitteln verstärken od. betonen, ohne selbst einen auffallenden Geschmack zu besitzen; z. B. Natriumglutamat (s. China-Restaurant-Syndrom), Maltol.

Geschwür: s. Ulkus; Ulcus cruris; Ulkus, gastroduodenales.

Gesichts|guss: Guss* nach Kneipp im Gesichtsbereich zur Erfrischung u. Anregung; **Durchführung:** Der von unten kommende Wasserstrahl kreist auf dem vornübergebeugten Gesicht um Nase, Mund u. Augen. **Anwendung:** kalt als thermisches Regulationstraining, zur Abhärtung* gegen Infektionen, bei Kopfschmerz u. Migräne, Müdigkeit sowie beginnender Alterssichtigkeit; warm versuchsweise bei Kopfschmerz u. Migräne; **Kontraindikation:** für den kalten G. akute Erkältungskrankheit.

Gesprächs|psycho|therapie (Psych-*; Therapie*) *f*: **1.** Abk. GT; syn. klientenzentrierte Psychotherapie; Form der Psychotherapie* nach C. R. Rogers, bei der das Verhalten des Therapeuten durch Echtheit (Authentizität), nicht an Bedingungen gebundene Akzeptanz bzw. Wertschätzung des Klienten u. Empathie (einfühlendes Verstehen) gekennzeichnet ist u. die Tendenz zur Entwicklung sowie die Motivation zur Selbstverwirklichung durch die Beziehung zum Therapeuten unterstützt werden sollen; der therapeutische Prozess wird dabei vom Therapeuten auf nichtdirektive Art als Beziehungsangebot eingeleitet. Gelingt die Beziehung, führt sie zu einer Änderung des Selbstkonzepts u. damit zu einer Reduktion bzw. Auflösung eigener Widersprüche u. inkongruenten Erlebens beim Klienten. **Anwendung:** in ambulanten u. stationären Therapiesettings, Seelsorge u. Notfallpsychologie; v. a. bei affektiven Störungen, Angst-, Belastungs- u. psychosomatischen Störungen; **2.** i. w. S. jede Form der Psychotherapie auf der Grundlage eines Gesprächs.

Gestalt|therapie (Therapie*) *f*: von F. S. Perls (1893–1970) entwickelte tiefenpsychologische (s. Tiefenpsychologie) Form der Psychotherapie* mit einem gegenwarts- u. personenzentrierten Ansatz („Hier und Jetzt", „Ich und Du"), einem ganzheitlichen Verständnis von Körper, Geist u. Seele u. der Betonung von Selbstverantwortlichkeit u. Selbstregulierungsfähigkeit des Menschen; über direktes Erleben („Was fühle, denke, tue, vermeide ich jetzt?") sollen Blockierungen im Wahrnehmen, Erleben u. Handeln aufgelöst u. die vorhandenen Potentiale freigesetzt werden (Therapieziel: Selbstbewusstheit). **Anwendung:** als Einzel-, Gruppen-, Paar- u. Familientherapie; u. a. bei neurotischen u. psychosomatischen Störungen u. bei der Therapie von Abhängigkeit.

Gestaltungs|therapie (↑) *f*: s. Therapie, künstlerische.

Gesundheit: **1.** i. w. S. nach der Definition der WHO der Zustand völligen körperlichen, geistigen, seelischen u. sozialen Wohlbefindens; **2.** im sozialversicherungsrechtlichen Sinn der Zustand, aus dem Arbeits- bzw. Erwerbsfähigkeit resultiert; **3.** i. e. S. das subjektive Empfinden des Fehlens körperlicher, geistiger u. seelischer Störungen od. Veränderungen bzw. ein Zustand, in dem Erkrankungen u. pathologische Veränderungen nicht nachgewiesen werden können; **4.** im ethnomedizinischen Kontext ein kulturabhängiger Begriff, der sich jeweils auf spezifische Konzeptionen wie Körper u. Geist bezieht u. als aktiver Prozess definiert wird, in dem die beteiligten Menschen aufgrund ihrer Erfahrungen u. Handlungen eine Bedeutungszuweisung zu den Polen Normalität od. Störung vornehmen; wesentliche Bestandteile des ethnomedizinischen Gesundheitsmodells sind gesundheitsbezogene Überzeugungen u. Haltungen innerhalb eines spezifischen kulturellen od. sozialen Kontexts. Es berücksichtigt subjektive Interpretationen von Gesundheit u. strebt nach einem Verständnis des gesundheitlichen Handelns i. R. von Alltagssituationen. Vgl. Compliance; Gesundheitsrecht; Krankheit.

Gesundheit, essbare: von Michael L. Möller (Arzt, 1937–2002) geprägte Bez. für Rohkost*-Ernährung unter weitgehender Anlehnung an die Instinktotherapie* nach Burger; die Ursachen für die Prägung der Essgewohnheiten werden in der ersten Mahlzeit im Leben eines Menschen (sog. Mutter-Mahl) gesehen. Änderungen der Essgewohnheiten werden danach erschwert, da sie immer eine Auseinandersetzung mit der Mutter bedeuten.

Gesundheits|förderung, ayur|vedische: i. R. von Ayurveda* wird von einem umfassenden Gesundheitsbegriff ausgegangen; nach ayurvedischer Auffassung ist ein Mensch gesund, dessen Doshas* u. Agni* regelrecht funktionieren, dessen Dhātus* im Gleichmaß sind u. der gut ausscheidet (s. Malas). Die Sinne sollen gut funktionieren, der Geist zufrieden sein u. der Mensch glücklich u. geachtet in seinen sozialen Bezügen leben. Gesundheitsförderung ist neben der Behandlung von Krankheiten ein grundsätzliches Ziel des Ayurveda. Die Konzepte zur a. G. werden in 3 Bereichen zusammengefasst: **1. Dinacaryā:** gesunde Lebensführung im Tagesverlauf: beinhaltet u. a. Empfehlungen zu Wachen u. Schlafen im Einklang mit biologischen Rhythmen*, zur Körperpflege (Reinigung der Zunge, regelmäßige Öleinreibung des Körpers vor dem Bad zur allg. Prophylaxe), zur körperlichen Bewegung nach individuellen Möglichkeiten u. Erfordernissen (u. a. werden körperliche Übungen aus dem Yoga*, sog. Āsanas*, u. Atemübungen, sog. Prāṇāyāma*, empfohlen). **2. Ṛtucaryā:** gesunde Lebensführung in den Jahreszeiten: Neben der angemessenen Körperpflege soll auch bei Kleidung u. Leibesübung die Jahreszeit berücksichtigt werden. **3. Sadvṛtta:** rechtes Verhalten bezüglich individueller, gesellschaftlicher u. religiöser Aspekte: Empfohlen werden u. a. Achtung vor allen Lebewesen, Wahrhaftigkeit, Respekt vor anderen Religionen, Pflege der eigenen Spiritualität. In der Ernährung werden sowohl tageszeitliche als auch jahreszeitliche Rhythmen berücksichtigt (s. Ernährung, ayurvedische). Nahrung, Schlaf u. individuell angemessene sexuelle Aktivität gelten im Ayurveda als die 3 Säulen des Lebens. Spezielle Empfehlungen für eine erfüllte Sexualität u. zur allgemeinen Stärkung u. Prophylaxe von Erkrankungen, einschließlich der Verabreichung entsprechender Arzneien, werden unter den Spezialdisziplinen Vājīkaraṇa* u. Rasāyana* entwickelt. Zur spezifischen Gesundheitsförderung dienen außerdem auch regelmäßige Panchakarma-Kuren (s. Panchakarma). Ein Merkmal des Ayurveda ist, dass alle Empfehlungen auf das Individuum mit seiner individuellen Konstitution u. möglichen Imbalancen od. Erkrankungen ausgerichtet werden (s. Konstitutionslehre, ayurvedische): Die Art der körperlichen Übung (Ausdauerbewegung od. dynamische Bewegung) od. die Gewürze, die empfohlen werden, sind immer von der individuellen Situation des Menschen abhängig. Vgl. Physiologie, ayurvedische; Therapie, ayurvedische.

Gesundheits|recht: Bez. für die Gesamtheit der dem Schutz der Volksgesundheit u. des Rechts auf Leben u. körperliche Unversehrtheit nach Artikel 2 Absatz 2 Grundgesetz dienenden Bestimmungen; **1.** die Vorschriften des Zivilrechts (z. B. zu Arzthaftung, Aufklärungspflicht) u. des Strafrechts (z. B. zu Körperverletzung, Schwangerschaftsabbruch, Schweigepflicht, Sterbehilfe), welche die Gesundheit* u. das Selbstbestimmungsrecht des Patienten sowie die Arzt-Patient-Beziehung schützen; **2.** das Recht der Gesetzlichen Krankenversicherung (Abk. GKV) einschließlich des Kassenarztrechts (z. B. Organisations-, Finanzierungs-, Mitgliedschafts- u. Leistungserbringungsrecht; geregelt im SGB V in der Fassung vom 20.12.1988, zuletzt geändert am 22.6.2011, BGBl. I S. 1202); **3.** das Recht der sonstigen Sozialversicherungssysteme; **4.** das Berufszulassungsrecht der Heilberufe; **5.** das Berufsausübungsrecht; **6.** die dem präventiven u. repressiven Gesundheitsschutz dienenden Rechtsnormen (wie Betäubungsmittelgesetz u. Infektionsschutzgesetz) sowie das Recht des öffentlichen Gesundheitswesens; **7.** das Arzneimittel-, Medizinprodukte-, Lebensmittel- u. Diätrecht (geregelt im Arzneimittelgesetz*, Medizinproduktegesetz, Lebensmittel-*, Bedarfsgegenstände- u. Futtermittelgesetz); **8.** das Recht des Arbeitsschutzes; **9.** sonstige Bestimmungen des Straf-, Umwelt- u. Datenschutzrechts von gesundheitsrechtlicher Relevanz (u. a. Atomgesetz, Datenschutzgesetze, Embryonenschutzgesetz, Gentechnikgesetz, Bundes-Immissionsschutzgesetz). Vgl. Medizinrecht.

Gesundheits|training *n*: Schulung, i. d. R. in Gruppen u. mit praktischen Anteilen, die auf den Erhalt u. die Optimierung des individuellen Gesundheitsgefühls sowie der psychophysiologischen Fähigkeiten u. Fertigkeiten des Menschen zur aktiven Gesundheitsförderung im Alltag gerichtet ist; **Ziel: 1.** Verbesserung physiologischer (z. B. Atmung, Bewegung, Ernährung, Entspannung), psychologischer (z. B. Gefühle) sowie sozialer u. kognitiver (z. B. Gesundheitsbewusstsein, Konflikt- u. Stressbewältigung, Umweltverhalten, Lebensorientierung, Umgang mit Genussgiften) Verhaltenskomponenten in Richtung Gesundheit*; **2.** Entwicklung eines praxisbezogenen Lebensstilmanagements für u. mit dem Individuum. Vgl. Autoregulation; Gesundheitsverhalten; Medizin, autoregulative.

Gesundheits|verhalten: Gesamtheit der für die Gesundheit* eines Menschen relevanten Verhaltensweisen (z. B. Ernährungsgewohnheiten, Suchtmittelkonsum, Bewegung, Freizeitgestaltung); bestimmt von individuellen u. kollektiven Normen, vom Informationsgrad (s. Laientheorie), von individuellen Erfahrungen mit eigener od. fremder Krankheit (s. Krankheitskonzept) u. von psychosozialen Rahmenbedingungen sowie durch die Medien u. die Gesundheitspolitik. Vgl. Krankheitsverhalten; Ordnungstherapie.

Gesundheits|verträglichkeit: ernährungsmedizinische Bez. für das Maß zur Bewertung der Auswirkungen der Ernährung auf den körperlichen, geistigen u. seelischen Gesundheitszustand des Menschen in Abhängigkeit von den direkten Einflüssen der verzehrten Nahrung; vgl. Lebensmittelqualität.

Geum urbanum L. *n*: Echte Nelkenwurz, Mauernelkenwurz, Benediktenkraut; Halbrosettenstaude aus der Familie der Rosaceae (Rosengewächse); **Arzneidroge:** getrocknetes blühendes Kraut (Caryophyllatae herba, Gei urbani herba) u. unterirdische Teile (Caryophyllatae rhizoma, Gei urbani rhizoma); **Inhaltsstoffe:** ca. 20 % Gerbstoffe in den Blättern u. 28 % in den Rhizomen (v. a. Gallotannine), Sesquiterpene (Germacranolide) in den Blättern, in den Wurzeln ätherisches Öl, Kohlenhydrate, organische Säuren (Äpfel-, Chlorogen-, Zitronen- u. Kaffeesäure); **Wirkung:** adstringierend; **Verwendung:** (volkstümlich) Antidiarrhoikum u. Adstringens bei Schleimhaut- u. Zahnfleischentzündung, gelegentlich als Tonikum u. Stomachikum; die Wirksamkeit bei den beanspruchten Anwendungsgebieten ist derzeit nicht belegt. **Homöopathie:** Anwendung entsprechend dem homöopathischen Arzneimittelbild, z. B. bei Entzündungen der Harnblase u. Harnröhre.

G

Gewebe|nosode (Nosode*) *f*: aus Gewebeextrakten hergestellte Nosode*, die meist zur Entgiftung* eingesetzt wird; die Elektroakupunktur* nach Voll u. ähnliche Verfahren verwenden häufig Nosoden in aufsteigender Reihenfolge (sog. KUF-Reihen), ebenso die Homotoxikologie*. Vgl. Homöopathie.

Gewichts|re|duktions|pro|gramm (lat. reductio Zurückführung) *n*: s. Reduktionsdiät.

Gewürz|fenchel: s. Foeniculum vulgare ssp. vulgare var. dulce.

Gewürz|nelken|baum: s. Syzygium aromaticum.

Gewürz|sumach *m*: s. Rhus aromatica.

Gicht: in akuten Schüben od. primär chronisch verlaufende Purinstoffwechselstörung, charakterisiert durch Abscheidung von Salzen der Harnsäure an verschiedenen Körperstellen, besonders im Bereich der Gelenke (Arthritis* urtica); **Formen:** **1.** primäre G. (angeborene Stoffwechselanomalie); exogene (manifestationsfördernde, anfallauslösende) Faktoren: purinreiche Nahrung, Alkoholkonsum, körperliche Anstrengung, Unterkühlung; **2.** sekundäre G.: **a)** infolge gesteigerten Purinstoffwechsels z. B. bei Psoriasis od. Tumoren bzw. Erkrankungen des hämatopoetischen Systems (gesteigerter Zelluntergang; besonders bei Polycythaemia vera u. chronischer myeloischer Leukämie); **b)** Verminderung der renalen Harnsäure-Ausscheidung bei Nierenfunktionsstörung (z. B. nach Diuretikatherapie od. Tuberkulosebehandlung mit Pyrazinamid, selten bei primärer Nierenkrankheit) od. Keto- bzw. Laktatazidose; **Klinik:** **1.** asymptomatische Hyperurikämie; **2.** akuter Gichtanfall (primäre Gelenkgicht) mit uncharakteristischen Symptomen; Beginn meist nachts od. frühmorgens mit heftigen Schmerzen, in zwei Dritteln der Fälle im Großzehengrundgelenk (Podagra), seltener im Sprung- od. Fußwurzelgelenk, Knie (Gonagra), Finger- od. Handgelenk (Chiragra), Schulter- (Omagra) u. Sternoklavikulargelenk; betroffenes Gelenk hochrot, oft teigig geschwollen, heiß u. sehr druckschmerzhaft; u. U. Übergreifen der Entzündung auf Umgebung, ggf. auch auf Sehnenscheiden u. Faszien; Frösteln u. mäßiges Fieber (38,5–39 °C); in folgenden Nächten meist Rezidive, u. U. Befall mehrerer Gelenke nacheinander; **3.** interkritische Phase: klinisch symptomlos bei persistierender Hyperurikämie (Rezidivwahrscheinlichkeit 60 % innerhalb von 10 Jahren); **4.** chronisch-tophöse G.: massive extraartikuläre Uratablagerungen; Prädilektionsstellen der Gichttophi: Nieren, Herz, Ohrknorpel, Augenlider, Nasenflügel, Schleimbeutel, Streckseiten der Ellenbogengelenke; Gelenktophi mit irreversiblen Gelenkdestruktionen; **Therapie:** u. a. **1.** Phytotherapie: **a)** (med.) Colchicum* autumnale; **b)** (volkstümlich) u. a. Agathosma* betulina, Anemone* pratensis, Apium* graveolens, Avena* sativa, Betula*, Carex* arenaria, Fragaria* vesca, Fraxinus* excelsior, Hedera* helix, Herniaria*, Ilex* aquifolium, Kombucha*, Menyanthes* trifoliata, Ononis* spinosa, Orthosiphon* stamineus, Paeonia* officinalis, Phaseolus* vulgaris ssp. vulgaris var. vulgaris, Quercus*, Ribes* nigrum, Solanum* dulcamara, Stellaria* media, Taraxacum* officinale, Urtica*, Vaccinium* vitis-idaea, Veronica* officinalis, Zea* mays; **2.** Homöopathie: u. a. Artemisia* abrotanum, Berberis* vulgaris, Colchicum autumnale, Guaiacum*, Ledum* palustre, Urtica; **3.** Hydrotherapie: u. a. Fußbad*, Leibauflage*, Sauna*, Vollbad*; **4.** Akupunktur* nach den Vorgaben der Chinesischen Medizin; **5.** Ayurveda: u. a. Aderlass*, Anagallis* arvensis; **6.** Schwefelquelle*; **7.** Hirudo* medicinalis; **8.** therapeutisches Fasten* (unter ärztlicher Kontrolle).

Giebel-Rohr: Kunststoffrohr aus ineinander steckbaren Segmenten (mit jeweils 100 ml Rauminhalt) zur stufenweisen Vergrößerung des Totraums des Respirationstrakts; Anwendung i. R. der Atmungstherapie*; die Mundatmung durch das Rohr bei verschlossener Nase führt zur Erhöhung des alveolären CO_2-Partialdrucks; dadurch verstärkter Atemantrieb u. Steigerung der Ventilation.

Gift|abwehr|krankheit: syn. Homotoxikose; aus der Homotoxikologie* stammende Bez. für eine Krankheit als Ausdruck einer biologisch zweckmäßigen Abwehrmaßnahme gegen sog. Menschengifte od. eines daraus enstandenen Folgeschadens; die G. entsteht über mehrere unterschiedliche Entwicklungsphasen, die von H.-H. Reckeweg als 6 homotoxische Phasen beschrieben wurden (s. Phasenlehre).

Gift|esche: s. Chionanthus virginicus.

Gift|jasmin: s. Gelsemium sempervirens.

Gift|lattich: s. Lactuca virosa.

Gift|sumach *m*: s. Rhus radicans.

Ginkgo biloba L. *m*: Ginkgobaum, Fächerblattbaum, Silberbaum; zweihäusiger Baum; einzige Art aus der Familie der Ginkgoaceae (Ginkgogewächse); s. Abb.; **Arzneidroge:** aus den getrockneten grünen Blättern (Ginkgo folium) hergestellter Ginkgo-biloba-Extrakt (Ginkgo extractum); Monographie: ESCOP, WHO, Kommission E; **Inhaltsstoffe:** in dem arzneilichen Extrakt (Trockenextrakt (35–67 : 1), extrahiert mit Aceton-Wasser) 22–27 % Flavonolglykoside (bestimmt als Quercetin), 5–7 % Terpenlaktone (davon ca. 2,8–3,4 %

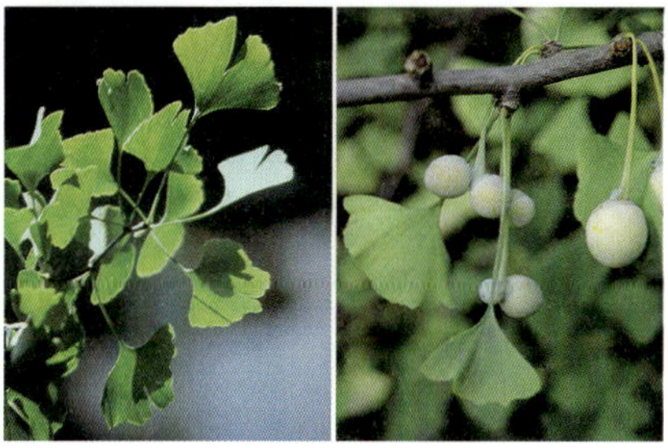

Ginkgo biloba: Blatt u. Frucht [5]

Ginkgolide A, B u. C), 4–10 % Proanthocyanidine sowie 2,6–3,2 % Bilobalid, 0,4–2 % Biflavone, weniger als 5 ppm Ginkgolsäure; **Wirkung:** Steigerung der Hypoxietoleranz v. a. des Hirngewebes, Hemmung der Entwicklung eines traumatisch od. toxisch bedingten Hirnödems, Verminderung des Retinaödems u. von Netzhaut-Läsionen, Steigerung der Gedächtnisleistung u. des Lernvermögens, Förderung der Durchblutung, insbesondere der Mikrozirkulation, Verbesserung der Fließeigenschaften des Blutes, Inaktivierung toxischer Sauerstoffradikale, Hemmung der Thrombozytenaggregation u. -adhäsion, neuroprotektive Wirkung; **Verwendung:** flüssige od. feste Darreichungsformen zum Einnehmen; (med.) symptomatische Behandlung des dementiellen Syndroms bei primär degenerativer od. vaskulärer Demenz sowie Mischformen mit der Leitsymptomatik Gedächtnisstörungen, Konzentrationsstörungen, depressive Verstimmung, Schwindel, Ohrensausen, Kopfschmerz; Verbesserung der schmerzfreien Gehstrecke bei peripheren arteriellen Verschlusskrankheiten im Fontaine-Stadium II i. R. physikalisch-therapeutischer Maßnahmen, insbesondere Gehtraining; Schwindel, Tinnitus aurium vaskulärer od. involutiver Genese (ESCOP, Kommission E); **Dosierung:** bei Hirnleistungsstörungen 120–240 mg Trockenextrakt pro Tag in 2 od. 3 Einzeldosen über mindestens 8 Wochen; nach 3 Monaten ist zu prüfen, ob die Weiterführung der Therapie gerechtfertigt ist; bei peripheren arteriellen Durchblutungsstörungen (über mindestens 6 Wochen), Tinnitus aurium od. Schwindel (über maximal 6 Wochen) 120–160 mg Trockenextrakt pro Tag in 2 od. 3 Einzeldosen; **Nebenwirkungen:** sehr selten leichte Magen-Darm-Beschwerden, Kopfschmerz od. allergische Hautreaktionen; **Kontraindikation:** Überempfindlichkeit gegenüber Ginkgo-biloba-Zubereitungen; **Wechselwirkung:** Ginkgo-Präparate sollten nicht gleichzeitig mit Acetylsalicylsäure od. blutgerinnungshemmenden Arzneimitteln eingenommen werden; der Zusammenhang zwischen Blutungsereignissen u. der Einnahme von Ginkgo-Extrakt ist jedoch nicht gesichert. **Homöopathie:** Verwendung der frischen Blätter entsprechend dem homöopathischen Arzneimittelbild, z. B. bei Tonsillitis, Kopfschmerz, Schreibkrämpfen.

Ginseng *m*: **1.** s. Eleutherococcus senticosus; **2.** s. Panax ginseng.

Ginseng radix *f*: **1.** Radix Ginseng; chin. Ren-Shen; Droge der Chinesischen Medizin*; Wurzeln von Panax* ginseng aus der Familie der Araliaceae (Efeugewächse); **Eigenschaften:** süß, leicht bitter, ausgeglichen, kehrt in Milz, Lunge u. Herz ein; **Wirkung:** füllt stark das Ursprungs-Qi auf, füllt das Qi* von Milz u. Lunge auf, lässt Körpersäfte entstehen, stillt Durst, befriedet den Geist, mehrt die Weisheit; **Anwendung:** bei erheblicher Qi*-Leere, bei Milz*-Leere, bei Lungen-Qi-Leere (s. Lungen-Leere), bei aufgebrauchten Körpersäften durch Diabetes mellitus od. Hitze-Zustände (s. Hitze), bei fehlender Ernährung von Herz u. Geist durch Mangel von Blut u. Qi, bei Blut*-Leere od. kombinierter Leere von Blut u. Qi, bei Impotenz bei Yang*-Leere, zur Stärkung der Widerstandskraft bei auszehrenden Erkrankungen. **2.** s. Panax ginseng.

Gips: s. Gypsum fibrosum.

Gips|kraut: s. Gypsophila.

GL: Abk. für glykämische Last*.

Glaubersalz (Johann R. Glauber, Chemiker, Arzt, Amsterdam, 1604–1668): s. Natriumsulfat.

Glechoma hederacea L. *f*: Gundermann, Gundelrebe, Erdefeu; ausdauerndes Kraut mit kriechendem Stängel aus der Familie der Lamiaceae (Lippenblütler); **Arzneidroge:** während der Blüte gesammelte u. getrocknete oberirdische Teile (Glechomae herba, Gundelrebenkraut); **Inhaltsstoffe:** ca. 0,03–0,06 % ätherisches Öl, 1–2 % Rosmarinsäure, Flavonoide, Triterpensäuren, Hydroxyfettsäure, Polyphenole; **Verwendung:** (volkstümlich) innerlich bei Magen-Darm-Katarrhen, Diarrhö, Husten; äußerlich bei schlecht heilenden Wunden; **Dosierung:** Einzeldosis: innerlich 2–4 g Droge; **Nebenwirkungen:** keine bekannt; **Kontraindikation:** keine bekannt; **Wechselwirkung:** keine bekannt; **Homöopathie:** Verwendung der frischen, zur Blütezeit geernteten, oberirdischen Teile entsprechend dem homöopathischen Arzneimittelbild, z. B. bei Hämorrhoiden, Diarrhö.

Gleich|schall: s. Ultraschall.

Gleich|strom: elektrischer Strom mit konstanter Flussrichtung der Ladungsträger (Elektronen od. Ionen); Reizung von Nerven u. Muskeln besonders beim Ein- u. Ausschalten möglich. Vgl. Galvanisation; Wechselstrom.

Glisson-Schlinge (Francis G., Arzt, Anatom, London, Cambridge, 1597–1677): Vorrichtung zur Entlastung eines erkrankten Wirbelsäulenabschnitts bei Kyphose, Skoliose od. Bandscheibenschaden; besteht aus Kopf- u. Schultergurten, die an einem Flaschenzug befestigt sind u. eine Extension der Wirbelsäule erlauben; früher z. B. vorübergehend angewendet zum Anlegen eines Gipsverbands od. Stützkorsetts bei vertikaler Haltung des Körpers od. für längere Zeit im Sitzen u.

bei Bettlage mit Gegenzug; ersetzt durch manualmedizinische (chirotherapeutische) Techniken (Traktionen), da der Zug nicht struktur- u. funktionsbezogen individuell dosiert werden kann. Vgl. Chirotherapie.

Global|netz (lat. globus Kugel): auch Globalgitternetz; Bez. der Radiästhesie* für ein angenommenes Gitter von Netzlinien (in einem Abstand von 2 m×2,5 m mit einer Breite von 0,3 m) auf der Erdoberfläche in Nord-Süd- bzw. Ost-West-Richtung, in deren Nähe körperliche Reaktionen erfahrbar sein sollen; diagonal dazu soll das **Diagonalnetz** (in einem Abstand von 3,75 m×3,75 m u. einer Linienbreite von 0,1 m) liegen. Den Netzlinien (insbesondere den Kreuzungen) werden pathogene Eigenschaften zugeschrieben. Die Existenz solcher Netze ist nicht nachgewiesen. Vgl. Geopathie; Erdstrahlen*; vgl. Wasserader; Wünschelrute.

G

Globuli (lat. kleine Kugel) *m pl*: Streukügelchen; mit homöopathischen Lösungen imprägnierte Saccharosekügelchen; in der Homöopathie* für hochpotenzierte Arzneimittel gebräuchlichste Darreichungsform; Vorteile gegenüber anderen Formen sind Dosisverkleinerung (ein Tropfen Flüssigpotenz imprägniert viele Globuli), leichte Dosierbarkeit u. keine Weiterpotenzierung durch unbeabsichtigtes Verschütteln beim Transport. Es werden verschiedene Größen verwendet; so enthält 1 g bei der Größe 1 (für Q-Potenzen gebräuchlich) des HAB ca. 500 Globuli, Größe 3 (für C- u. D-Potenzen gebräuchlich) ca. 120 Globuli, die von Hahnemann bevorzugte Größe ca. 1600 Globuli.

Glocken|bilsen|kraut: s. Scopolia carniolica.

Glücks|rute: syn. Wünschelrute*.

Glukosinolate *n pl*: sekundäre Pflanzenstoffe*, die aus einer Glukoseeinheit, einer schwefelhaltigen Gruppierung mit Aglukonrest u. einer Sulfatgruppe bestehen; G. geben Brassicaceen-Gemüse wie Senf, Meerrettich, Kohl u. a. den typischen Geschmack u. sind hitzelabil; biologische Wirkung durch die enzymatischen Abbauprodukte Isothiocyanate, Thiocyanate u. Indole; **Wirkung:** antimikrobiell, antikanzerogen.

Glycine max (L.) Merill *n*: Soja hispida Moench; Sojabohne; einjähriges Kraut aus der Familie der Fabaceae (Schmetterlingsblütler); Sojabohnen enthalten bis zu 25 % Öl, 24 % Kohlenhydrate u. 50 % Protein (Sojaprotein, s. u.); **Arzneidroge:** aus den Samen gewonnenes Phospholipidgemisch bzw. angereicherter Extrakt (Lecithinum ex soja, **Sojalecithin**); Monographie: Kommission E; **Inhaltsstoffe:** 73–79 % (3-sn-Phosphatidyl)-cholin, 7 % Phosphatidylethanolamin u. 5 % Phosphatidylinosit mit überwiegend ungesättigten Fettsäuren (ca. 70 % Linolsäure, 6–8 % Linolensäure, 6–12 % Ölsäure, Tocopherole u. a.); **Wirkung:** lipidsenkend, hepatoprotektiv; **Verwendung:** Fertigarzneimittel: Zubereitungen aus Sojalecithin zum Einnehmen; **1.** (med.) bei leichteren Fettstoffwechselstörungen, insbesondere Hypercholesterolämie, sofern diätetische Maßnahmen allein nicht ausreichen, Verbesserung des subjektiven Beschwerdebilds bei Appetitlosigkeit, Druckgefühl im rechten Oberbauch bei toxisch-nutritiven Leberschäden u. chronischer Hepatitis (Kommission E); **2.** Sojalecithin dient in der Pharmazie u. Kosmetik auch als Emulgator zur Herstellung von Fettemulsionen. **Dosierung:** Tagesdosis 1,5–2,7 g Phospholipide aus Sojabohnen mit 73–79 % (3-sn-Phosphatidyl)-cholin; **Nebenwirkungen:** selten Magenbeschwerden, weicher Stuhl, Diarrhö; **Kontraindikation:** keine bekannt; **Wechselwirkung:** keine bekannt. **Arzneidroge:** aus der rohen Sojabohne durch Entfernung des Fettanteils u. der unverdaulichen Anteile nach einem Anreichungsprozess gewonnenes Protein (**Sojaprotein**); **Inhaltsstoffe:** u. a. alle essentiellen Aminosäuren, 1–3 mg Isoflavonglukoside pro Gramm Protein (die im Jejunum zu den Isoflavonen Genistein, Daidzein u. Glyceollin hydrolysiert werden), 0,5–14 mg Oxalate pro Gramm Protein; **Wirkung:** Glyceollin: vermutlich schwache antiöstrogene Effekte (prämenopausale Frauen), Isoflavone: schwache östrogene Effekte (postmenopausale Frauen), leicht lipidsenkend; **Verwendung:** Zufuhr über Nahrungsmittel (Sojamehl, fermentierte Sojaprodukte, geröstete od. gekochte Sojabohnen, Sojamilch, Sojasoße, Sojapaste u. a.), als Pulver u. als Trockenextrakt mit standardisiertem Isoflavongehalt in verschiedenen arzneilichen Zubereitungsformen zum Einnehmen; z. B. zur unterstützenden Therapie bei Hyperlipidämie, menopausalen Beschwerden, zur Prävention von Osteoporose u. Brustkrebs (vermutlich nur bei Zufuhr bereits in der Pubertät); die unreifen Samen werden in Ostasien als Gemüse gekocht u. zu Tofu* verarbeitet. **Dosierung:** 20–60 mg Sojaproteine/d (entsprechend 34–76 mg Isoflavone/d); Isoflavongehalte von Nahrungsmitteln: Sojamehl 2,6 mg/g, fermentierte Sojabohnen 1,3 mg/g, gekochte Sojabohnen 0,6 mg/g, Sojamilch 0,4 mg/g, Sojapaste 0,4 mg/g, Sojasauce 0,016 mg/g; **Nebenwirkungen:** sojahaltige Nahrungsmittel verursachen sehr häufig gastrointestinale Beschwerden (Obstipation, Blähungen, Übelkeit); allergische Hautreaktionen, Juckreiz, Auslösung von Asthmaanfällen bei Einatmen von Sojastaub, insbesondere der von Kernhüllen; gehäuft Magenkrebs bei hoher Zufuhr von fermentierten Sojaprodukten; Abnahme der Nebenschilddrüsenaktivität bei postmenopausalen Frauen. **Kontraindikation:** Brustkrebs, Zustand nach Brustkrebs, Brustkrebs in der Familie, Therapie mit Tamoxifen, familiär gehäuftes Auftreten von Brustkrebs, zystische Fibrose (Kinder), Nierenstein; Vorsicht bei Hypothyreose, bekannter Allergie gegenüber den Samenschalen u. bei Kuhmilchallergie (Kinder); Schwangerschaft (bei Mengen, die über die in der Ernährung übliche hinausgehen); **Wechselwirkung:** bei gestörter Darmflora nach Antibiotikaeinnahme verminderte Freisetzung der Isoflavone, Störung der Eisenresorption.

Glycyrrhizae radix *f*: Radix Glycyrrhizae; chin. Gan-Cao; Droge der Chinesischen Medizin* u. des Ayurveda*; Wurzeln von Glycyrrhiza uralensis Fisch. ex DC. u. Glycyrrhiza* glabra L. aus der Familie der Fabaceae (Schmetterlingsblütler); **Eigenschaften: 1.** in der Chinesischen Medizin: süß, ausgeglichen, kehrt in Herz, Lunge, Milz u. Magen ein; **2.** im Ayurveda: schwer u. ölig, süß im Geschmack, süß in der Nachverdauung u. kühl in der Potenz; **Wirkung:** in der Chinesischen Medizin: mehrt das Qi* u. füllt die Mitte auf, reguliert die Lunge u. wandelt Schleim* um, klärt Hitze* u. löst Gift auf, lindert Krämpfe u. stillt Schmerzen; **Anwendung: 1.** in der Chinesischen Medizin bei Herz-Qi-Leere (s. Herz-Leere) u. Milz-Qi-Leere (s. Milz-Leere), bei Husten u. Keuchen, bei eitrigen Hauterkrankungen, Racheninfekten u. Arzneimittel- od. Lebensmittelvergiftungen, bei krampfartigen Schmerzen im Bereich der Gliedmaßen od. des Oberbauchs; mäßigt den Effekt u. die Giftigkeit anderer Arzneistoffe; **2.** im Ayurveda schleimlösendes Mittel bei Atemwegserkrankungen, auch bei Heiserkeit u. Übersäuerung des Magens.

Glycyrrhiza glabra L. *f*: Süßholzstrauch; Strauch aus der Familie der Fabaceae (Schmetterlingsblütler); s. Abb.; **Arzneidroge:** Wurzel u. Ausläufer (Liquiritiae radix, Süßholzwurzel); Monographie: ESCOP, WHO, Kommission E; **Inhaltsstoffe:** 2–15 % Triterpensaponine (Glycyrrhizinsäure als Kalium- u. Calciumsalz: Glycyrrhizin), 0,65–2 % Flavonoide (darunter Isoliquiritigenin, Liquiritin), Isoflavone, Polysaccharide, Cumarine, ca. 10 % Phytosterole; **Wirkung:** spasmolytisch, sekretolytisch-expektorierend, antiphlogistisch, antiulzerogen, antiviral; **Verwendung:** klein geschnittene Droge, Drogenpulver, Trockenextrakte für Teeaufgüsse, Dekokte, flüssige u. feste Formen zum Einnehmen; **1.** (med.) **a)** bei Katarrhen der oberen Atemwege, Ulcus ventriculi u. Ulcus duodeni (Kommission E); **b)** zur unterstützenden Behandlung von Gastritis, Ulcus ventriculi u. Ulcus duodeni, als Expektorans bei Husten u. Katarrhen der oberen Atemwege (ESCOP); **2.** in der Chinesischen Medizin: s. Glycyrrhizae radix; **Dosierung:** Tagesdosis 5–15 g Droge, entsprechend 200–600 mg Glycyrrhizin; Tagesdosis Succus* Liquirithiae 0,5–1 g bei Katarrhen der oberen Atemwege, 1,5–3 g bei Ulcus ventriculi od. Ulcus duodeni; Zubereitungen entsprechend; ohne ärztlichen Rat nicht länger als 4–6 Wochen einnehmen; **Nebenwirkungen:** bei längerer Anwendung u. Dosierung von Glycyrrhizin über 600 mg/d (z. B. bei exzessivem Verzehr von Lakritze) mineralokortikoide Effekte mit Ödemen, Natrium- u. Wasserretention, Kaliumverlust mit Hypertonie, Hypokaliämie, selten Myoglobinurie; **Kontraindikation:** Erkrankungen der Leber, Leberzirrhose, arterielle Hypertonie, Hypokaliämie, schwere Niereninsuffizienz, Schwangerschaft; **Wechselwirkung:** Kaliumverluste durch andere Arzneimittel, z. B. Thiazid- u. Schleifendiuretika, können verstärkt werden; Zunahme der Empfindlichkeit gegenüber Digitalisglykosiden.

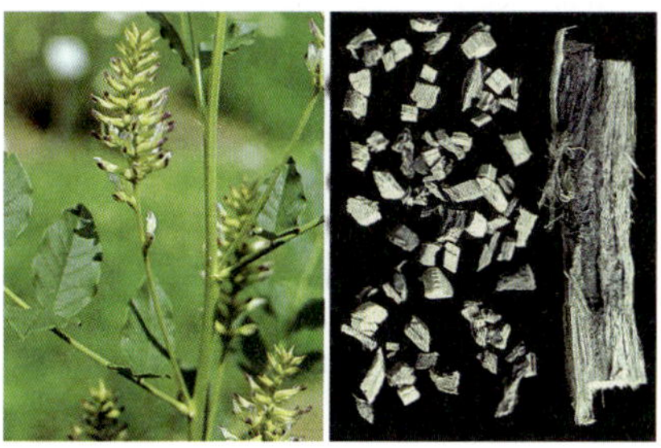

Glycyrrhiza glabra: Pflanze u. Wurzel [7]

Glyko|side *n pl*: Verbindungen, bei denen die halbacetalische Hydroxylgruppe am C-Atom 1 von Monosacchariden mit Hydroxyl- bzw. Aminogruppen glykosidisch (d. h. unter Wasserabspaltung) verknüpft ist; **1.** mit der OH-Gruppe eines anderen Monosaccharids unter Bildung eines Disaccharids (z. B. Saccharose); **2.** mit der OH-Gruppe eines Nicht-Kohlenhydrats unter Bildung eines O-Glykosids (z. B. Strophanthin); **3.** mit einer NH_2-Gruppe unter Bildung eines N-Glykosids (z. B. Nukleotide, Ribonukleinsäure, Desoxyribonukleinsäure); der Nicht-Kohlenhydratanteil in glykosidischen Naturstoffen wird Aglykon od. Genin genannt u. ist die für das Glykosid spezifisch wirksame Gruppe. Weitere wichtige G.: Nicotinamid-Adenin-Dinukleotid (Abk. NAD), Nicotinamid-Adenin-Dinukleotid-Phosphat (Abk. NADP), Flavin-Adenin-Dinukleotid (Abk. FAD), Streptomycin, Digitalisglykoside*.

Gnaphalium arenarium *n*: s. Helichrysum arenarium.

Gnaphalium obtusi|folium L. *n*: Pseudognaphalium obtusifolium (L.) Hilliard et B. L. Burtt, Gnaphalium polycephalum Michx.; Vielköpfiges Ruhrkraut; Pflanze aus der Familie der Asteraceae (Röhrenblütige); **Inhaltsstoffe:** Enolether des Tridecapentainen, cis-trans-isomere Fünfringenolether, Flavonoide; **Wirkung:** diuretisch; **Verwendung:** (volkstümlich) als harntreibendes Mittel; **Homöopathie:** Verwendung entsprechend dem homöopathischen Arzneimittelbild, z. B. bei Lumbago, Ischialgie mit lokalem Taubheitsgefühl.

Gnaphalium poly|cephalum *n*: s. Gnaphalium obtusifolium.

Gold: chemisches Element, Symbol Au (Aurum), OZ 79, rel. Atommasse 196,97; zur Kupfergruppe gehörendes, gelblich glänzendes Edelmetall; außerordentlich widerstandsfähig gegen Luft, Wasser, Säuren u. Basen; löslich in Königswasser od. Kaliumcyanidlösung in Gegenwart von Luftsauerstoff; **Verwendung: 1.** (med.) **a)** in der Zahnmedizin als Legierung mit Silber u. Kupfer für Füllungen, Kronen, Klammern u. Brücken; **b)** systemisch: organische Goldverbindungen (z. B. Natriumaurothiamalat) bei chronischer rheumatoider Arthritis; s. Aureotherapie; **2.** in der Anthroposophischen Medizin entsprechend der Wesensgliederdiagnose z. B. bei Depression od. Herzrhythmusstörungen (s. Metalltherapie); **3.** in der Homöopathie Anwendung entsprechend dem homöopathischen Arzneimittelbild, z. B. bei Schleimhauteiterungen, Ostitis, Periostitis, Hypertonie, Arteriosklerose, Angina pectoris, Verhärtung drüsiger Organe, depressiven Verstimmungszuständen; **Nebenwirkungen:** bei systemischer Anwendung allergische u. toxische Haut- u. Schleimhautreaktionen, Störungen der Hämatopoese, Nieren- u. Leberschäden.

G

Gold|glöckchen: s. Forsythia suspensa.

Gold|mohn: s. Eschscholzia californica.

Gold|rute: s. Solidago.

Gold|therapie (Therapie*) *f*: s. Aureotherapie.

Gomasio (jap. goma Sesam; shio Salz): Mischung aus ungeschälten, gerösteten Sesamsamen u. Meersalz; vgl. Makrobiotik.

Gottes|gnaden|kraut: s. Gratiola officinalis.

Gou-Qi-Zi: s. Lycii fructus.

Gou-Teng: s. Uncariae ramulus cum uncis.

Graminis flos *m*: s. Heublumen.

Graminis rhizoma *n*: s. Agropyron repens.

Granat|apfel|baum: s. Punica granatum.

Graphit *m*: Graphites, Plumbago; Reißblei, Wasserblei, Pottlot; Modifikation von Kohlenstoff; natürliches Vorkommen in grau-schwarzen, amorphen, undurchsichtigen Massen, die sich fettig anfühlen u. einen schwachen Metallglanz haben; kristallisiert hexagonal, Härte 0,5–1; verbrennt in reinem Sauerstoff bei ca. 690 °C; **Homöopathie:** Verwendung von natürlich vorkommendem G. entsprechend dem homöopathischen Arzneimittelbild, z. B. bei Menstruationsstörungen, Verdauungsinsuffizienz, altersbedingten Erkrankungen, Ekzemen u. a. Hauterkrankungen, Schleimhautentzündung.

Gratiola officinalis L. *n*: Gottesgnadenkraut; Kraut aus der Familie der Plantaginaceae (Wegerichgewächse); wild lebende Populationen sind besonders geschützt (§ 1 Satz 1 Bundesartenschutzverordnung). **Arzneidroge:** getrocknete, zur Blütezeit gesammelte oberirdische Teile (Gratiolae herba, Gottesgnadenkraut); **Inhaltsstoffe:** Triterpene (z. B. Gratiosid, Gratiolon, Gratiotoxin, Glykoside der Cucurbitacine E, I u. L, Betulinsäure), Flavonoide u. Phenolcarbonsäuren; **Wirkung:** laxierend; **Verwendung:** (volkstümlich) als Laxans sowie zur Durchspülungstherapie bei Erkrankungen der ableitenden Harnwege; die Wirksamkeit bei den beanspruchten Anwendungsgebieten ist derzeit nicht belegt. **Dosierung:** keine bekannt; **Nebenwirkungen:** keine bekannt; **Kontraindikation:** Schwangerschaft; **Wechselwirkung:** keine bekannt; **Homöopathie:** Verwendung des frischen, blühenden Krautes bzw. der frischen Wurzel als ethanolischer Auszug entsprechend dem homöopathischen Arzneimittelbild, z. B. bei Entzündungen des Magen-Darm-Trakts.

Grau|spieß|glanz: s. Antimonium crudum.

Grindelia *f*: zweijährige Pflanzen aus der Familie der Asteraceae (Korbblütler); Grindelia robusta Nuttal, Grindelia squarrosa (Pursh) Dunal u. a. Grindelia-Arten sind Stammpflanzen der Droge. **Arzneidroge:** während der Blüte geerntete u. getrocknete Stängelspitzen u. Blätter (Grindeliae herba, Grindeliakraut); Monographie: ESCOP, Kommission E; **Inhaltsstoffe:** 0,3 % ätherisches Öl, ca. 20 % Harz (mit Grindeliasäure u. Oxigrindeliasäure, Polyine (z. B. Matricarianol), Triterpensaponine, Gerbstoffe u. Phenolcarbonsäuren, Flavonoide, Bitterstoffe; **Wirkung:** antibakteriell, leicht spasmolytisch, entzündungshemmend; **Verwendung:** zerkleinerte Droge für Teeaufgüsse u. a. galenische Zubereitungen; **1.** (med.) innerlich **a)** bei Katarrhen der oberen Atemwege (ESCOP, Kommission E); **b)** bei produktivem Husten (ESCOP); **2.** (volkstümlich) auch bei Bronchitis u. rheumatischen Beschwerden, äußerlich bei Dermatitis u. Wunden; die Wirksamkeit bei den volkstümlichen Anwendungsgebieten ist derzeit nicht belegt. **Dosierung:** Tagesdosis 4–6 g Droge, 1,5–3 ml Tinktur (1 : 10 od. 1 : 5); **Nebenwirkungen:** selten Reizungen der Magenschleimhaut; **Kontraindikation:** keine bekannt; **Wechselwirkung:** keine bekannt; **Homöopathie:** Verwendung der getrockneten, oberirdischen Teile blühender Pflanzen entsprechend dem homöopathischen Arzneimittelbild, z. B. bei asthmatischen Erkrankungen mit schwer löslichem Schleim.

Grind|kraut: s. Knautia arvensis.

Grippe: s. Influenza.

Grote-Bedeutungs|dia|gnose (gr. διάγνωσις Entscheidung) *f*: s. Bedeutungsdiagnose.

Grounding (engl.): syn. Körpererdung*.

Grund|diät-System (Diät*) *n*: von Helmut Anemueller (Arzt, Ernährungswissenschaftler, 1920–2000) entwickeltes System verschiedener Ernährungstherapien, die jeweils von einer Grunddiät ausgehen u. bei besonderen Indikationen (z. B. Übergewicht, Fettstoffwechselstörungen od. Hypertonie) zu Grunddiät-Varianten abgewandelt werden können (energiereduziert, kohlenhydratdefiniert, fettmodifiziert, natriumarm, purinarm, gastroenterologisch); **Prinzip:** quantitativ u. qualitativ geordnete Nahrung mit Bevorzugung naturbelassener Lebensmittel u. minimalem Verzehr von Zucker, Auszugsmehlen, raffinierten Fetten u. Ölen bei begrenzter Nahrungsenergiezufuhr; **Anwendung:** zur Beeinflussung der physiologischen Grundfunktionen (Stoffwechsel, Kreislauf, Abwehr), zur Prävention u. Therapie ernährungsabhängiger Risikobefunde u. Erkrankungen sowie zur Langzeit-Ernährungstherapie als Naturheilverfahren; **ernährungsphysiologische Bewertung:** ausreichende Nährstoffzufuhr; als Dauerkost geeignet.

Grund|gesetz, bio|logisches: s. Arndt-Schulz-Gesetz.

Grund|regulations|system (Regulation*) *n*: Bez. für ein erstmals 1953 von A. Pischinger als sog. System des Unspezifischen im Gegensatz zur sog. spezifischen Organpathologie beschriebenes System, das anatomisch aus der Funktionseinheit der Zellen des lockeren Bindegewebes, der Kapillaren, der peripheren Nerven u. der Interzellulärsubstanz (Grundsubstanz*) besteht; bildet die Transitstrecke zwischen Kapillaren u. Parenchymzellen u. beeinflusst die Stoffwechselvorgänge (insbesondere die peripher-autonomen Grundfunktionen, z. B. Elektrolythaushalt, Säure-Basen-Haushalt). Aufgrund der gesamtorganismischen Funktionsorientierung des Modells, seiner humoralpathologischen Dimension u. seines deutlichen Bezugs zum Prozess der Entzündung wurde das G. schon bald zum Erklärungsmodell einer Vielzahl komplementärer Heilverfahren, deren am weitesten verbreitetes derzeit die Neuraltherapie* darstellt (wissenschaftliche Weiterentwicklung v. a. durch G. Kellner u. H. Heine). Die z. T. weitreichenden Interpretationen für die klinische Bedeutung des morphologischen Systems u. das oft spekulative Potential der wissenschaftlichen Darstellung werden kontrovers diskutiert.

Grund|substanz (lat. substantia Wesen, Beschaffenheit, Stoff) *f*: Bez. für die Interzellulärsubstanz im Grundregulationssystem*; besteht molekularbiologisch aus einem Netz von Proteoglykanen, die auch (entweder frei od. in Form von Eiweiß- u. Lipidbindungen) den Zuckeroberflächenfilm der Zellen bilden. Die netzförmigen Proteoglykane (s. Abb.), die situationsgerecht von Fibrozyten synthetisiert werden, sind zusammen mit den Strukturglykoproteinen (Kollagen, Elastin, Fibronektin u. a.) für den mechanisch-elastischen Zusammenhalt der Gewebe verantwortlich (nach H. Heine). Ihre Rolle als sog. Molekularsieb u. in Bezug auf den Interzellulärstoffwechsel (z. B. Ionenaustausch, Wasserbindung, Eiweißstoffwechsel) wird kontrovers diskutiert.

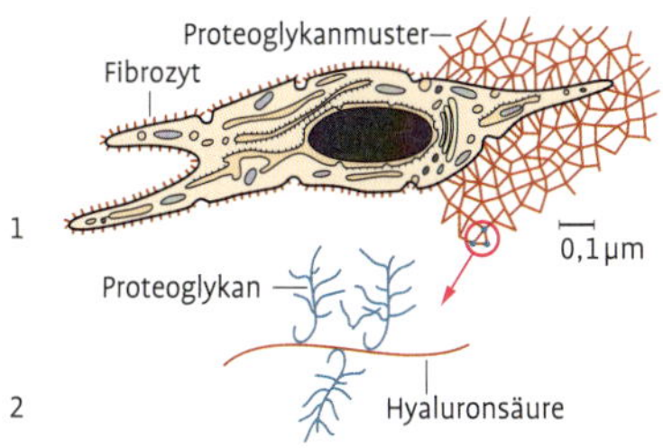

Grundsubstanz: 1: synthetisierender Fibrozyt mit netzförmigem Proteoglykanmuster; 2: Ausschnittvergrößerung des Netzes

Grund|umsatz: Abk. GU; syn. Basalumsatz, Erhaltungsumsatz, Ruheumsatz; durchschnittliche Energiemenge, die bei völliger Ruhe im Liegen, 12 Stunden nach der letzten Nahrungsaufnahme, leicht bekleidet, bei einer Umgebungstemperatur von 20 °C zur Erhaltung der Organfunktionen (Ruhestoffwechsel der Gewebe, Herzarbeit, Atmungstätigkeit, Leistung der Drüsen u. der glatten Muskulatur) notwendig ist; abhängig von Alter, Geschlecht, Körperoberfläche u. -gewicht sowie bestimmten Stoffwechsellagen, z. B. Hormonfunktion (besonders Schilddrüsenhormone); Erhöhung des GU u. a. bei Schwangerschaft, Fieber, Tumoren, Hyperthyreose, Hunger. **Bestimmung:** z. B. direkte Kalorimetrie mit Respirationskalorimeter od. indirekte Kalorimetrie mit Spirometer. Vgl. Energieumsatz; Leistungsumsatz.

Gruppen|dynamik (gr. δύναμις Kraft, Macht) *f*: **1.** Bez. für einen innerhalb der Sozialpsychologie u. Gruppenanalyse entwickelten Forschungsansatz, der sich mit den verschiedenen Formen von Gruppenbildung sowie deren Entstehungsbedingungen u. -ursachen beschäftigt; untersucht auch das Kräftespiel innerhalb eines Gruppenverbands, das Verhalten einer Gruppe selbst u. die Wechselbeziehungen zwischen einzelnen Gruppen (Interaktionen); **2.** Bez. für die Beziehungen u. das Kräftespiel innerhalb einer Gruppe; vgl. Gruppenpsychotherapie.

Gruppen|psycho|therapie (Psych-*; Therapie*) *f*: Form der Psychotherapie* in einer Gruppe, bei der die Gruppendynamik* therapeutisch eingesetzt wird; es gibt geschlossene (8–10 feste Mitglieder) u. offene (wechselnde Mitglieder) sowie homogene (Patienten mit derselben Diagnose) u. heterogene Gruppen; als G. werden z. B. psychoanalytisch orientierte Gruppentherapie, themenzentrierte Interaktion*, Verhaltenstherapie* sowie körperorientierte G. durchgeführt. **Anwendung:** bei somatoformen Störungen, körperlichen Erkrankungen, Essstörungen, affektiven Störungen (insbesondere Depression), Angststörungen, stressbedingten Störungen, Persönlichkeitsstörungen; Anwendung v. a. bei stationärer Psychotherapie. Vgl. Selbsterfahrungsgruppe.

Gruppen|therapie, psycho|dynamische (Therapie*) *f*: Sammelbez. für psychoanalytisch orientierte, in Gruppen stattfindende Formen der Psychotherapie*; **Formen: 1.** Psychoanalyse in Gruppen: Die Reaktion des Einzelnen in der Gruppe ist von vorrangigem Interesse. **2.** Gruppen-Psychoanalyse: Die Entwicklung der Gruppe steht im Vordergrund des therapeutischen Interesses, die einzelnen Gruppenmitglieder können sich unbeeinflusst durch den Therapeuten entwickeln. Mit beiden Formen der p. G. ist beabsichtigt, das Mit- u. Gegeneinander der Gruppenmitglieder im Hier u. Jetzt der Gruppe u. damit eingefahrene Verhaltensweisen u. Abwehrmechanismen wahrnehmbar zu machen u. im Gruppenprozess durchzuarbeiten. Das Ziel besteht darin, mit größerer Einsicht u. Bewusstheit innere Veränderungen zuzulassen.

Vgl. Gruppendynamik; Gruppenpsychotherapie; Psychoanalyse.

GS: Abk. für **G**egen**s**ensibilisierung*.

GT: Abk. für **G**esprächspsycho**t**herapie*.

GU: Abk. für **G**rund**u**msatz*.

Guaiacum *n*: Guajakbaum; Bäume aus der Familie der Zygophyllaceae (Jochblattgewächse); Guaiacum officinale L. u. Guaiacum sanctum L.; **Arzneidroge:** Kern- u. Splintholz (Guaiaci lignum, Guajakholz, Pockholz); Monographie: Kommission E; **Inhaltsstoffe:** 15–25 % Harz, Saponine, 12–15 % Lignane (u. a. (–)-Guajaretsäure, Dihydroguajaretsäure, Dehydroguajalignan), ätherisches Öl, Phytosterole, Triterpene; **Wirkung:** antiphlogistisch, diuretisch (aquaretisch), spasmolytisch; **Verwendung:** zerkleinerte Droge als Dekokt u. a. galenische Zubereitungen; **1.** (med.) adjuvant bei rheumatischen Beschwerden (Kommission E); **2.** (volkstümlich) Bestandteil der diuretischen Mischung „Species Lignorum"; **3.** Guajakharztinktur zum Nachweis von Blut in Harn od. Stuhl (Haemoccult-Test); **4.** als Antioxidans zur Konservierung tierischer Fette; **Dosierung:** mittlere Tagesdosis 4,5 g Droge, für die aquaretische Wirkung 6–12 g Droge, Zubereitungen entsprechend; **Nebenwirkungen:** keine bekannt; **Kontraindikation:** keine bekannt; **Wechselwirkung:** keine bekannt; **Homöopathie:** Verwendung von Zubereitungen aus dem durch Ausschwelen od. natürlich aus dem Kernholz austretenden Harz entsprechend dem homöopathischen Arzneimittelbild, z. B. bei Tonsillitis, Pharyngitis, Entzündungen der Bronchien u. der Lunge, Erkrankungen des rheumatischen Formenkreises, Gicht.

Guajak|baum: s. Guaiacum.

Gua-Lou: s. Trichosanthis fructus.

Guarana *f*: s. Paullinia cupana.

Gua-Sha (chin. Hautrötung herausschaben): in China überlieferte Form einer Hautreiztherapie, bei der ein Plättchen (traditionell aus Büffelhorn) über die Haut gezogen wird; hierdurch entstehen petechienartige Kapillarblutungen, die zu flächenhaften Hautblutungen verschmelzen können u. i. d. R. nach wenigen Tagen verschwinden. **Anwendung:** u. a. bei Beschwerden des Bewegungssystems, Schmerzzuständen, Erkältungskrankheiten u. Erkrankungen des Verdauungstrakts. Die Wirkung ist einer Saugmassage* mit deutlichem Unterdruck od. einer sehr kräftigen Bindegewebemassage* vergleichbar.

Günsel: s. Ajuga reptans.

Gui-Zhi: s. Cinnamomi ramulus.

Gummi arabicum *n*: getrocknetes Sekret, das durch Anritzen des Stamms von Acacia senegal u. a. Acacia-Arten gewonnen wird; **Inhaltsstoffe:** Calcium-, Magnesium- u. Kaliumsalze der Arabinsäure, eines sauren Polysaccharids aus Arabinose, Rhamnose, Galaktose, Glukuronsäure; löst sich in doppelter Menge Wasser zu hochvisköser Flüssigkeit; **Verwendung: 1.** (volkstümlich) als reizmilderndes Mittel (Mucilaginosum) bei Katarrhen der Atmungswege u. des Darmes sowie als Geschmackskorrigens; **2.** (technisch) als Emulgator, Stabilisator, Klebemittel u. Rezepturhilfsmittel.

Gummi|resina *f*: s. Euphorbia resinifera.

Gummi Trag|acantha indica *n*: s. Sterculia urens.

Gundel|rebe: s. Glechoma hederacea.

Gundermann: s. Glechoma hederacea.

Gurken|kraut: s. Borago officinalis.

Guss: Wasseranwendung nach Kneipp mit unterschiedlicher Temperatur (Kalt-, Warm-, Wechselguss) u. Dauer auf verschiedene Körperteile (Knie-*, Schenkel-*, Unter-*, Rücken-*, Arm-*, Brust-*, Ober-*, Gesichts-*, Vollguss*); Ausführung ohne Druck meist als Flachguss*, gelegentlich auch als Blitzguss*. Nach dem kalten bzw. Wechselguss wird das Wasser mit den Händen abgestreift, sofort Kleidung angezogen u. durch Bewegung die Wiedererwärmung gefördert; nach dem warmen Guss ins vorgewärmte Bett begeben; **Anwendung:** als Reiz- u. Regulationstherapie zum Ausgleich vegetativer Störungen, bei Durchblutungsstörungen u. zur Abhärtung*; **Kontraindikation:** für den kalten G. akut kalte Extremitäten, akute Infektionen. Vgl. Kneipp-Therapie.

GVO: Abk. für **g**entechnisch **v**eränderte **O**rganismen; s. Lebensmittel, gentechnisch hergestellte.

Gypsophila *f*: Stauden aus der Familie der Caryophyllaceae (Nelkengewächse); Gypsophila paniculata L. (Schleierkraut, Gipskraut) u. a. Gypsophila-Arten sind Stammpflanzen der Droge. **Arzneidroge:** geschälte, getrocknete Wurzeln mit kurzen Wurzelstöcken (Gypsophilae radix, Saponariae albae radix, Weiße Seifenwurzel); Monographie: Kommission E; **Inhaltsstoffe:** bis zu 20 % Saponine (Triterpensaponine, besonders Gypsosid A); **Wirkung:** schleimhautreizend, expektorierend, antimikrobiell; **Verwendung:** zerkleinerte Droge für Teeaufgüsse u. a. galenische Zubereitungen zum Einnehmen; **1.** (med.) bei Katarrhen der oberen Atemwege (Kommission E); **2.** (volkstümlich) bei Husten; **Dosierung:** Tagesdosis 30–150 mg Droge, 3–15 mg Gypsophila-Saponin; Zubereitungen entsprechend; **Nebenwirkungen:** selten Reizungen der Magenschleimhaut; **Kontraindikation:** keine bekannt; **Wechselwirkung:** keine bekannt.

Gypsum fibrosum *n*: Gips, chin. Shi-Gao; Droge der Chinesischen Medizin* u. des Ayurveda* aus Gypsum ore (gipshaltigem Gestein); **Eigenschaften: 1.** in der Chinesischen Medizin: scharf, süß, sehr kalt, kehrt in Lunge u. Magen ein; **2.** im Ayurveda: kühlend; **Wirkung:** klärt Hitze*, drainiert Feuer*, vertreibt Unruhe, stillt Durst, adstringierend, fördert die Geweberegeneration; **Anwendung: 1.** in der Chinesischen Medizin bei starker Hitze (hohem Fieber) mit lästigem Durst, bei Fülle*-Hitze in der Lunge, bei nach oben schlagendem Magen*-Feuer, bei äußerlicher Anwendung als Adstringenz, zur Förderung der Wundheilung; **2.** im Ayurveda bei Fieber- od. Atemwegserkrankungen sowie zur Stärkung.

Gyü-shi (rGyud-bzhi, tibetisch Vier Tantras): Vier Große Tantras, Vier Medizin-Tantras; klassisches Grundlagenwerk der Tibetischen Medizin*, das in der heute noch verwendeten Form im 12. Jahrhundert von Yuthok Yonten Gampo dem Jüngeren (1126–1202) verfasst wurde; teilt sich in 4 Tantras des „Quintessenz-Nektar der acht Zweige des geheimen mündlichen Transmission-Tantra" mit 156 Kapiteln: **1.** Wurzeltantra (Tsa gyud) mit 6 Kapiteln; Überblick über Grundprinzipien der Tibetischen Medizin in Bezug auf Medizintheorie, Diagnostik u. Therapie; das letzte Kapitel fasst diese 3 Themenkomplexe im Gleichnis vom tibetischen Medizinbaum* zusammen. **2.** Erklärungstantra (Shad-gyud) mit 31 Kapiteln; detaillierte Beschreibung der Medizintheorie (u. a. Bildung des menschlichen Körpers, Anatomie, Physiologie, Ätiologie, Pathogenese, Klassifikation) u. der therapeutischen Prinzipien (v. a. Ernährungs- u. Verhaltenstherapie sowie Materia medica; vgl. Therapie der Tibetischen Medizin); das letzte Kapitel befasst sich mit der Ethik des Arztes. **3.** Tantra der mündlichen Unterweisung (Men-ngag-gyud) mit 92 Kapiteln; Beschreibung der praktischen Anwendung der Medizintheorie in der allgemeinen u. v. a. der speziellen Pathologie (s. Medizin, tibetische); **4.** Abschlusstantra (Chima-gyud) mit 27 Kapiteln; v. a. Beschreibung der wichtigsten diagnostischen Verfahren (Pulsdiagnostik* u. Urinanalyse*, vgl. Diagnostik der Tibetischen Medizin) u. der Therapieformen inklusive der Arzneimittelherstellung (s. Therapie der Tibetischen Medizin). Das G. ist in Dialogform abgefasst; eine Einweisung durch Lehrer u. Kommentarliteratur ist unerlässlich. In Ergänzung zum G. werden seit Jahrhunderten Kommentarliteratur u. praktische Abhandlungen für das Studium der Tibetischen Medizin verfasst. Seit dem 17. Jahrhundert werden die Inhalte des G. bildlich in Form der 79 tibetischen Medizinthangkas* dargestellt. Das G. ist auch heute noch das Fundament des Studiums der Tibetischen Medizin.

H

HAA: Abk. für **h**eterocyclische **a**romatische **A**mine*.

Haar|mineral|ana|lyse (gr. ἀναλύειν auflösen) *f*: diagnostisches Verfahren zum Nachweis von ernährungs- bzw. umweltbedingten Mangelzuständen an Mineralstoffen* u. Spurenelementen* sowie der Exposition gegenüber toxischen Schwermetallen durch (z. B. spektralanalytische) Untersuchung von Haarproben; die Interpretation der Befunde bezüglich ihrer Bedeutung für Diagnostik u. Therapie geht z. T. über die wissenschaftlich akzeptierte Evidenz hinaus.

HAB: Abk. für **H**omöopathisches **A**rznei**b**uch; s. Arzneibuch.

HACA-Krebs|test *m*: spekulativer Labortest von Guettner zur Krebs(früh)erkennung aus dem Harn; vgl. Krebs.

Hämatom (gr. αἷμα, αἵματος Blut; gr. -ωμα Geschwulst) *n*: sog. Bluterguss; durch Trauma, nach operativem Eingriff od. bei Gerinnungsstörungen auch spontan entstandene tiefgehende (evtl. bis ins Muskelgewebe reichende), massive, meist vorwölbende Blutansammlung im Gewebe od. in einer anatomisch präformierten Körperhöhle; bei längerem Bestehen erfolgt eine bindegewebige Umbildung (sog. organisiertes H.). **Therapie:** bei oberflächlichem H. der Haut u. a. **1.** Phytotherapie: (med.) u. a. Aesculus* hippocastanum, Arnica* montana, Hamamelis* virginiana, Heublumen*, Melilotus*; **2.** Akupunktur* nach den Vorgaben der Chinesischen Medizin; **3.** Hirudo* medicinalis, Hirudin*.

Haem|enteria officinalis (↑) *f*: Placobdella officinalis; Blutegel (s. Hirudinea), 5–8 cm lang; **Vorkommen:** Mittelamerika; wird in Mexiko zum Blutschröpfen benutzt; Haementeria ghilianii (größte Art, bis 30 cm) im Amazonasgebiet.

Hämo|aktivator (↑) *m*: s. Eigenblut, aktiviertes.

Hämo|lyse|test, pro|vozierter (↑; gr. λύσις Auflösung) *m*: spekulativer hämatologischer Labortest zur Krebs(früh)erkennung nach Mattei; vgl. Krebs.

Hämor|rhagie (↑; gr. ῥαγῆναι reißen, brechen) *f*: s. Blutung.

Hämor|rhoiden (gr. αἱμορροίδες Blutfluss) *fpl*: knotenförmige, durch erhöhten Pressdruck bei Defäkation, Schwangerschaft od. langer sitzender od. stehender Tätigkeit entstehende Erweiterungen der Äste der Arteria bzw. Vena rectalis superior im Bereich der arteriell u. venös durchbluteten Corpora cavernosa recti; **Einteilung:** in klinische Stadien: **1.** Grad 1: leichte, äußerlich nicht sicht- u. tastbare Vorwölbung; **2.** Grad 2: beim Pressen prolabierende H. mit spontaner Reposition; **3.** Grad 3: Bestehenbleiben des Prolapses, der digital reponiert werden kann; **4.** Grad 4: digital nicht reponibler (permanenter) großer Hämorrhoidalknoten; **Symptome:** v. a. Darmblutungen (helles Blut) u. Juckreiz (Pruritus ani), evtl. schleimige Sekretion (ab Grad 3), dumpfes Druckgefühl, Brennen u. Schmerzen im Rektum; u. U. zusätzlich Analprolaps, Proktitis, Analekzem u. lokale Ulzerationen; **Therapie:** u. a. **1.** Phytotherapie: **a)** (med.) u. a. Fraxinus* ornus, Hamamelis* virginiana, Melilotus*, Myroxylon* balsamum, Plantago* afra, Plantago* ovata, Populus*, Ruscus* aculeatus, Vitis* vinifera ssp. vinifera; **b)** (volkstümlich) u. a. Achillea* millefolium, Cassia* senna, Corylus* avellana, Crocus* sativus, Croton* lechleri, Croton* niveus, Geranium* maculatum, Gerbstoffe*, Hesperidin*, Krameria* triandra, Lythrum* salicaria, Myrtus* communis, Stellaria* media, Vaccinium* myrtillus, **c)** Thymol*; **2.** Homöopathie: u. a. Acidum* muriaticum, Aloe*, Collinsonia* canadensis, Conyza* canadensis, Glechoma* hederacea, Paeonia* officinalis, Schwefel*, Silybum* marianum, Strychnos* nux-vomica; **3.** Hydrotherapie: u. a. Sitzbad*, Unterkörperwaschung*; **4.** Ayurveda: u. a. Operculina* turpethum; **5.** Ernährungstherapie* (u. a. ballaststoffreiche Ernährung, vegetarische Ernährung); **6.** Bewegungstherapie: u. a. Beckenbodentraining, körperliche Aktivität, Atmungstherapie*.

Hänge|birke: s. Betula.

Hafer: s. Avena sativa.

Hagebutte: s. Rosa canina.

Hai-Nan-Sha: s. Amomi fructus.

Halb|bad: Teilbad* nach Kneipp, bei dem das Wasser dem in der Badewanne liegend-sitzenden Patienten bis zur Magengegend reichen soll; **Anwendung:** kaltes H. v. a. zur Abhärtung*, bei Venenbeschwerden u. Einschlafstörungen; **Kontraindikation:** für kaltes H. akut kalte Füße, Menstruation, Harnwegsinfektion, akute Erkältungskrankheit. Vgl. Kneipp-Therapie.

Halluzination (lat. alucinatio Verwirrung) *f*: Sinnestäuschung mit Sinneswahrnehmung ohne (externe) gegenständliche Reizquelle, bei der die Betroffenen von der Realität des Wahrgenommenen überzeugt sind; **Einteilung:** **1.** nach Sinnesgebiet: akustisch, optisch, olfaktorisch, gustatorisch, zönästhetisch (haptisch, vestibulär, kinästhetisch); **2.** nach Komplexität: **a)** elementare (sog. ungestaltete) H.: z. B. Rauschen, Töne od. Lichtblitze; **b)** komplexe (sog. gestaltete) H.: Hören von Stimmen, Sehen von Personen; **Vorkommen:** z. B. bei Schizophrenie u. anderen (auch symptomatischen) Psychosen, Delir, infolge der Wirkung von Halluzinogenen*, als visuelle Aura bei Epilepsie od. Migräne, im hemianopen Gesichtsfeld bei Okzipitallappensyndrom, als UAW von Arzneimitteln. Vgl. Ekstase.

H

Halluzino|gene (↑; gr. γενής hervorbringend, erzeugend) *n pl*: Psychodysleptika, Psychomimetika, Psychotomimetika; psychotrope Substanzen*, die illegal konsumiert werden u. je nach Einzelsubstanz Sinneseindrücke verändern (meist extrem verstärken) od. Sinnestäuschungen hervorrufen, mit starken psychischen Reizen (euphorische od. dysphorische Stimmungslage) bei meist unverändertem Bewusstsein u. Erinnerungsvermögen; u. a. pflanzliche u. halbsynthetische Substanzen wie LSD, Samen (Ololiuqui), Bestandteile von Pilzen (Psilocybin), Kakteen (Mescalin) u. Nachtschattengewächsen (z. B. Scopolamin*) sowie synthetische Substanzen (auch Designerdrogen) wie Methylendioxyamphetamine (Ecstasy) u. Phencyclidin; unterliegen dem Betäubungsmittelgesetz (Anlage I, nicht verkehrsfähig).

Hals|wickel: zirkulär um den Hals angelegter Wickel*, der kalt od. warm angewendet wird; auch mit durchblutungsfördernden u. sekretolytischen Zusätzen, z. B. Eukalyptusöl (s. Eucalyptus globulus), od. als Leinsamenwickel*; **Anwendung:** bei akuten u. chronischen Beschwerden der Atemwege.

Hamamelis virginiana L. *f*: Virginische Zaubernuss; sommergrüner Strauch aus der Familie der Hamamelidaceae (Hamamelisgewächse); s. Abb.; **Arzneidroge:** Wasserdampfdestillat der frisch geschnittenen u. teilweise getrockneten Zweige bzw. Blätter (Hamamelidis aqua, Hamamelidis corticis aqua, Hamameliswasser); getrocknete zerkleinerte Rinde der Stämme u. Zweige (Hamamelidis cortex, Zauberstrauchrinde) u. getrocknete Blätter (Hamamelidis folium, Zauberstrauchblätter); Monographie: HMPC, ESCOP, WHO, Kommission E; **Inhaltsstoffe:** Rinde: 8–12 % Gerbstoffe, v. a. β- u. γ-Hamamelitannin, außerdem Ellagitannin, Catechinderivate, ätherisches Öl; Blätter: 3–10 % Gerbstoffe (v. a. Catechingerbstoffe), Flavonoide, oligomere Proanthocyanidine, Kaffeesäurederivate u. bis 0,5 % ätherisches Öl; Hamameliswasser: ätherisches Öl; **Wirkung:** adstringierend, anti-inflammatorisch, lokal hämostatisch; juckreizstillend, antiviral u. antioxidativ; **Verwendung:** Blätter u. Rinde: zerkleinerte Droge od. Drogenauszüge zur äußerlichen u. innerlichen Anwendung; Hamameliswasser (unverdünnt od. 1 : 3 mit Wasser verdünnt) zur äußerlichen u. innerlichen Anwendung; **1.** (med.) **a)** äußerlich Rinde u. Blätter bei leichten Hautverletzungen, lokalen Entzündungen der Haut u. Schleimhäute, Hämorrhoiden, Varikose (Kommission E); **b)** Blätter innerlich zur symptomatischen Behandlung bei Varikose u. Hämorrhoiden, äußerlich bei Hämatomen, Distorsion u. leichten Hautverletzungen, bei lokalen Entzündungen der Haut u. Schleimhaut, bei Hämorrhoiden sowie zur Linderung der Symptome bei atopischem Ekzem u. gegen schwere Beine; Rinde innerlich zur kurzzeitigen, symptomatischen Behandlung von Diarrhö, äußerlich bei Entzündungen der Mundschleimhaut u. bei Beschwerden im Zusammenhang mit Varikose; Hamameliswasser äußerlich zur Behandlung von leichten Haut- u. Schleimhautentzündungen, Hämatomen, Hämorrhoiden, Hautreizungen, Sonnenbrand u. Insektenstichen (ESCOP); **2.** (traditionell) Rinde u. Blätter äußerlich zur Linderung von leichten Hautentzündungen u. trockener Haut, von Jucken u. Brennen bei Hämorrhoiden, als Mundspülung bei leichten Entzündungen der Mundschleimhaut; Hamameliswasser äußerlich bei leichten Hautentzündungen u. trockener Haut sowie zur Linderung von Augenbeschwerden (z. B. Augentrockenheit durch Wind u. Sonne) (HMPC); **Nebenwirkungen:** gelegentlich Magenreizungen; **Kontraindikation:** keine bekannt; **Wechselwirkung:** keine bekannt. **Homöopathie:** Verwendung der frischen Wurzel u. Zweigrinde entsprechend dem homöopathischen Arzneimittelbild, z. B. bei Varikose, Hämorrhoiden, Haut- u. Schleimhautentzündungen.

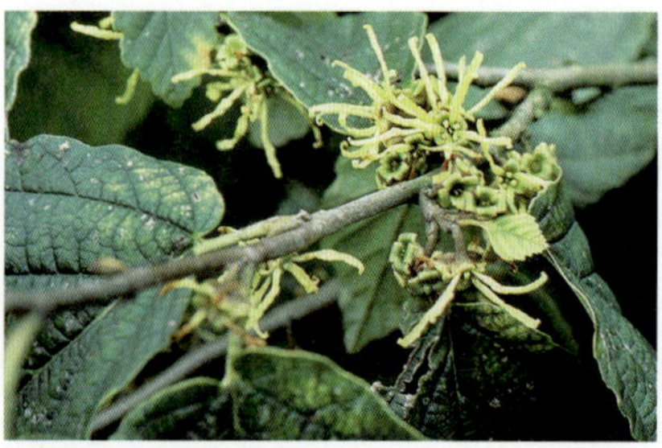

Hamamelis virginiana: Blüte [5]

Hand|auflegen: tradierte Form menschlicher Zuwendung im Krankheitsfall, wodurch vorwiegend Beruhigung u. zärtliche Zuwendung erfolgen; durch professionelles H. sollen Krankheiten (z. B. durch Geistheilung* od. sog. Kraftübertragung) geheilt werden. Vgl. Heilmagnetismus; Reiki; Haptonomie.

Hand|wickel: Wickel* nach Kneipp mit zum Dreieck gefalteten Tüchern (Innentuch feucht-kalt) um Hand u. Handgelenk; **Anwendung:** s. Armbad.

Hanf, Indischer: s. Cannabis sativa.

Han-Lian-Cao: s. Ecliptae herba.

Hapto|nomie (gr. ἅπτειν haften) *f*: von F. Veldman entwickelte Form der Kontaktaufnahme zu anderen Menschen durch Berührung; soll deren Behaglichkeit erhöhen u. eine Bindung zu den Mitmenschen herstellen bzw. erhalten; **Anwendung:** insbesondere in der Geburtshilfe mit Kontaktaufnahme zum ungeborenen Kind (prä- u. postnatale Eltern-Kind-Begleitung), zur Begleitung behinderter od. kranker Menschen (Haptosynesie) u. in der Psychotherapie (Haptopsychotherapie); die haptonomische Begleitung soll von der Pränatalphase bis zum Alter das Gefühl des Willkommenseins, der Einzigartigkeit u. der grundlegenden Sicherheit zur Entwicklung des Selbst unterstützen.

Harmonik (gr. ἁρμονία Einklang, Harmonie) *f*: syn. harmonikale Therapie; von dem Arzt Hans Weiers eingeführte therapeutische Nutzung der harmonikalen Grundlagen von Musik unter Verwendung eines Bioscillators; Grundlage des Verfahrens ist der harmonisch-therapeutische Ausgleich von Krankheitssymptomen mit der Quint-Proportion 2:3, die eine besondere Beziehung zum musikalischen Balance-Empfinden haben soll. Erzeugt wird diese Proportion durch Verwendung zweier in Form od. Frequenz unterschiedlicher Energieformen (z. B. Schwingungen). Beziehungen zu chronobiologischen Grundrhythmen werden diskutiert. **Anwendung:** bei einem breiten Spektrum von Befindlichkeitsstörungen (z. B. Kopfschmerz) bis hin zu schweren Erkrankungen (z. B. maligne Tumorerkrankungen); **Kontraindikation:** Herzschrittmacher. Wissenschaftlich umstrittenes Verfahren mit geringer Verbreitung.

Harn|blasen|entzündung: s. Zystitis.

Harn|blase, über|aktive: früher Reizblase; Symptomenkomplex aus Pollakisurie (häufige Entleerung kleiner Harnmengen), imperativem Harndrang u. Nykturie (vermehrtes nächtliches Wasserlassen) mit od. ohne Dranginkontinenz bei Abwesenheit von Harnwegsinfektion* u. lokalen pathologischen Faktoren; **Therapie:** u. a. **1.** Phytotherapie: **a)** (med.) u. a. Cucurbita* pepo; **b)** (volkstümlich) u. a. Agathosma* betulina, Humulus* lupulus, Rhus* aromatica, Solidago*, Valeriana* officinalis; **2.** Homöopathie: u. a. Petroselinum* crispum; **3.** Hydrotherapie: u. a. Fußbad*, Sitzbad*; **4.** Akupunktur* nach den Vorgaben der Chinesischen Medizin; **5.** Biofeedback*.

Harn|blume: s. Helichrysum arenarium.

Harn|elektronik nach Kirchgässner (gr. ἤλεκτρον Bernstein, an dem zuerst elektrostatische Kräfte beobachtet wurden) *f*: s. Dreifachmessung.

Harn|wegs|in|fektion (lat. inficere hineintun, anstecken) *f*: entzündliche Erkrankung der Harnwege; **Einteilung:** **1.** nach betroffenen Organen: **a)** untere H. (Zystitis*, Urethritis); **b)** obere H. (Pyelonephritis); **2.** nach Risikofaktoren: **a)** komplizierte H.: H. bei Patienten mit Grunderkrankung (z. B. Diabetes mellitus, metabolisches Syndrom, Multimorbidität), strukturellen u./od. funktionellen Abnormalitäten des Harntrakts; H. durch Bakterien mit hoher Virulenz u. Resistenz; jede H. beim Mann; **b)** unkomplizierte H.: H. bei Frauen ohne Risikofaktoren mit strukturell u. funktionell normalem Harntrakt; **Ursache:** v. a. autogene bakterielle Infektion (Enddarm als Keimreservoir), meist aszendierend, selten hämatogen, lymphogen od. per continuitatem; **prädisponierende Faktoren:** Harnabflussbehinderung, weibliches Geschlecht (kurze Harnröhre, bakterielle Besiedlung der Vulva), Urolithiasis, Schwangerschaft, hohes Alter, Diabetes mellitus, Immunsuppression; **Symptome:** schmerzhafte Harnentleerung, Dysurie, Pollakisurie, Eiterbeimischung zum Harn, bei oberer H. auch Schmerzen im Bereich der Nierenloge, Fieber, u. U. Krankheitsgefühl mit Übelkeit u. Erbrechen; **Therapie:** u. a. **1.** Phytotherapie: **a)** (med.) Agropyron* repens, Arctostaphylos* uva-ursi, Armoracia* rusticana, Asparagus* officinalis, Betula*, Echinacea* purpurea, Equisetum* arvense, Juniperus* communis, Levisticum* officinale, Ononis* spinosa, Orthosiphon* stamineus, Petasites* hybridus, Petroselinum* crispum, Santalum* album, Solidago*, Tropaeolum* majus, Urtica*; **b)** (traditionell) u. a. Ribes* nigrum, Taraxacum* officinale; **c)** (volkstümlich) u. a. Agathosma* betulina, Alcea* rosea, Berberis* vulgaris, Calluna* vulgaris, Gratiola* officinalis, Herniaria*, Inula* helenium, Medicago* sativa, Nasturtium* officinale, Propolis*, Pulmonaria* officinalis, Rhododendron* chrysanthum, Rhus* aromatica, Rumex* acetosa, Tussilago* farfara, Vaccinium* vitis-idaea, Veronica* officinalis, Zea* mays; **2.** Homöopathie: u. a. Agathosma betulina, Agropyron repens, Arctostaphylos uva-ursi, Berberis vulgaris, Causticum* Hahnemanni, Chondrodendron* tomentosum, Clematis* recta, Equisetum arvense, Eucalyptus* globulus, Kalium* bichromicum, Petroleum*, Petroselinum crispum, Polygala* senega, Santalum album, Serenoa* repens, Smilax* regelii, Terebinthina*, Turnera* diffusa var. aphrodisiaca, Viola* tricolor, Zea mays; **3.** Hydrotherapie: u. a. Senfmehlfußbad*, heißes Fußbad*, Sitzbad* (mit Thymian, Zingiber* officinale), Wechselbad*, Wechselguss*; **4.** Akupunktur* u. Moxibustion* nach den Vorgaben der Chinesischen Medizin; **5.** Ayurveda; **6.** Chinesische Medizin: u. a. Phragmitis* rhizoma; **7.** Tibetische Medizin: u. a. Curcuma* zedoaria; **8.** Symbioselenkung*, Probiotika, lysierte immunaktive Fraktionen aus E. coli-Stämmen, Harnansäuerung (z. B. mit Methionin); **9.** Neuraltherapie*; **10.** reflektorische Therapie: Schröpfen*.

Haronga madagascariensis *f*: s. Harungana madagascariensis.

Harpago|phytum pro|cumbens DC. ex Meissn. *n*: Südafrikanische Teufelskralle; Pflanze aus der Fa-

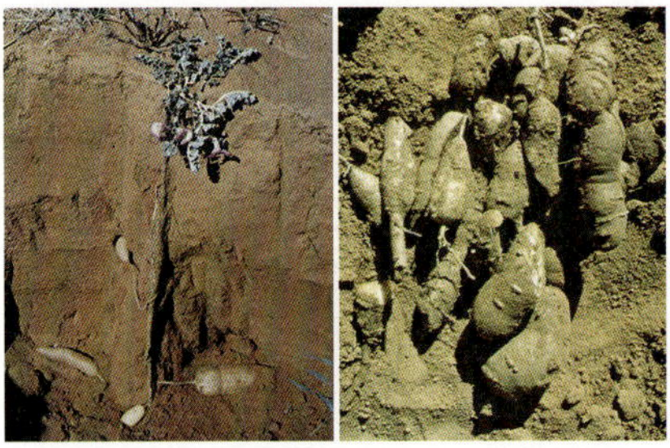

Harpagophytum procumbens: Pflanze u. Wurzel [7]

milie der Pedaliaceae (Sesamgewächse); s. Abb.; **Arzneidroge:** sekundäre Speicherwurzel (Harpagophyti radix, Teufelskrallenwurzel); Monographie: HMPC, ESCOP, WHO, Kommission E; **Inhaltsstoffe:** Bitterstoffe vom Iridoidtyp (0,1–2,0 % Harpagosid, Procumbid), Phenylethylderivate (Verbascosid, Isoacteosid), freie Zimtsäure, Flavonoide; **Wirkung:** appetitanregend, choleretisch, antiphlogistisch, schwach analgetisch, antiödematös; **Verwendung:** zerkleinerte Droge als Teeaufguss, auf Harpagosid standardisierte ethanolisch-wässrige Trockenextrakte, Extrakte in Fertigarzneimitteln; **1.** (med.) **a)** innerlich bei Appetitlosigkeit, dyspeptischen Beschwerden, zur adjuvanten Therapie bei degenerativen Erkrankungen des Bewegungsapparats (ESCOP, Kommission E); **b)** innerlich zur Schmerzbehandlung bei Rückenschmerzen u. Osteoarthritis (ESCOP); **2.** (traditionell) innerlich bei Appetitlosigkeit, zur Besserung von Verdauungsstörungen (z. B. Blähungen), leichten Gliederschmerzen (HMPC); **Dosierung:** Tagesdosis 1,5 g/d bei Appetitlosigkeit, bitterschmeckende Zubereitungen; sonstige Indikationen: 4,5 g Droge mit 300 ml kochendem Wasser übergießen, mehrere Stunden stehen lassen u. über den Tag verteilt trinken; zu bevorzugen sind Fertigarzneimittel mit 800–2400 mg Trockenextrakt entsprechend 50–100 mg Harpagosid pro Tag; **Nebenwirkungen:** keine bekannt; **Kontraindikation:** Ulcus ventriculi u. Ulcus duodeni; bei Gallensteinleiden nur nach Rücksprache mit dem Arzt einnehmen; **Wechselwirkung:** keine bekannt; **Homöopathie:** Verwendung der zerkleinerten u. getrockneten Speicherwurzeln entsprechend dem homöopathischen Arzneimittelbild, z. B. bei chronischen Erkrankungen des rheumatischen Formenkreises.

Harungana madagascariensis Lam. ex Poir. *f*: Haronga madagascariensis Lam. ex Poir.; Harongabaum, Drachenblutbaum; immergrünes Holzgewächs aus der Familie der Hypericaceae (Johanniskrautgewächse); **Arzneidroge:** Rinde u. Blätter (Harunganae madagascariensis cortex/folium, Harongarinde/-blätter); Monographie: Kommission E; **Inhaltsstoffe: 1.** Rinde: Anthranoide (z. B. Harunganin, Harunganol B, Harunmadagascarin A u. B, Madagascin) sowie pentacyclische Triterpene (z. B. Friedelin, Lupeol, Betulinsäure); **2.** Blätter: Anthranoide (z. B. Harunganol A u. B, Madagascarin, Pseudohypericin, Hypericin), Proanthocyanidine, Flavonylglykoside, Epicatechin, wenig ätherisches Öl; **Wirkung:** Steigerung der Sekretion von Magensaft u. Pankreassekret, choleretisch, cholekinetisch, antihepatotoxisch, antimikrobiell; **Verwendung:** Tinktur u. Extrakte zum Einnehmen; (med.) bei dyspeptischen Beschwerden, leichter exokriner Pankreasinsuffizienz (Kommission E); **Dosierung:** Tagesdosis 7,5–15 mg eines ethanolisch-wässrigen Trockenextrakts entsprechend 25–50 mg Droge; andere Zubereitungen entsprechend; nicht länger als 2 Monate anwenden; **Nebenwirkungen:** bei hellhäutigen Personen evtl. Photosensibilisierung; **Kontraindikation:** akute Pankreatitis, akute Schübe einer chronisch rezidivierenden Pankreatitis, schwere Leberfunktionsstörungen, Gallensteinleiden, Verschluss der Gallenwege, Ileus; **Wechselwirkung:** keine bekannt; **Homöopathie:** Anwendung entsprechend dem homöopathischen Arzneimittelbild, z. B. bei Verdauungsinsuffizienz bei Funktionsstörungen des Pankreas.

Harz|tränen: s. Boswellia serrata.

Haschisch (arabisch Kraut) *n*: s. Cannabis sativa.

Hasel|nuss|strauch: s. Corylus avellana.

Hasen|ohr, Chinesisches: s. Bupleurum chinense.

Hatha-Yoga *m*: s. Yoga.

Hauffe-Schweninger-Arm|bad (Georg H., Arzt, Berlin, 1872–1936; Ernst Sch., Arzt, Berlin, 1850–1924): ansteigendes Armbad*, dessen Temperatur in 15–20 Min. von ca. 32 °C auf 39 °C ansteigt; soll reflektorisch zu einer Erweiterung der Koronargefäße führen; **Anwendung:** bei spastischer Bronchitis, arterieller Verschlusskrankheit u. beginnender Infektion.

Hau|hechel, Dornige: s. Ononis spinosa.

Hauschka-Massage (Margarethe H., Ärztin, Boll, 1896–1980; Massage*) *f*: s. Massage, rhythmische.

Haus|wurz: s. Sempervivum tectorum.

Haut|aus|schlag: s. Ekzem; Exanthem.

Haut|entzündung: s. Dermatitis.

Haut|jucken: s. Pruritus.

Haut|verletzung: s. Wunde.

Haut|widerstand|messung: diagnostisches Verfahren, bei dem der elektrische Hautwiderstand in sog. Projektionszonen (d. h. in reflektorisch veränderten Hautzonen) registriert wird; erstmals systematisch von Regelsberger untersucht, der herausgefunden hat, dass der Leitwert der Haut in Reflexzonen erkrankter Organe erhöht (u. damit der Hautwiderstand vermindert) ist; Messung mit Gleichstrom*; Interpretation der Befunde aufgrund vielfältiger Störungsmöglichkeiten (z. B. Tagesschwankungen, bioklimatische u. sonstige Einflüsse) äußerst umstritten.

Hay-Trenn|kost (Howard H., amerikanischer Arzt, 1866–1940): vorwiegend lakto-vegetabile Ernährungsform (s. Vegetarismus); **Prinzip: 1.** Aufgrund der Annahme, dass Kohlenhydrate u. Eiweiß im menschlichen Organismus nicht gleichzeitig verwertet werden können, werden Proteine u. Kohlenhydrate weitgehend getrennt aufgenommen, um zur Entlastung u. Schaffung optimaler Bedingungen für die Verdauungsenzyme, zur Verhinderung der Übersäuerung des Organismus u. zur Erhöhung der Leistungsfähigkeit beizutragen. **2.** Der Verzehr von vorwiegend protein- bzw. kohlenhydratreichen Nahrungsmitteln wird jeweils mit dem neutraler Nahrungsmittel (Gemüse, Obst, Salate, Fette) kombiniert. **3.** Bevorzugung von naturbelassenen, möglichst wenig verarbeiteten Nahrungsmitteln ohne Zusatzstoffe sowie von basenbildender Nahrung; **4.** Meiden von stark verarbeiteten Produkten, getrockneten Hülsenfrüchten, Erdnüssen, Genussmitteln*, scharfen Gewürzen u. verschiedenen anderen Lebensmitteln (z. B. Rhabarber, Preiselbeeren); **ernährungsphysiologische Bewertung:** als Dauerkost geeignet; die Trennung von Kohlenhydraten u. Proteinen ist nicht immer durchführbar u. wissenschaftlich nicht begründet.

HBT: **1.** Abk. für **h**olistischer **B**luttropfen**t**est*; **2.** Abk. für **H**istamin-**B**indehaut-**T**est nach Remky; syn. Remky*-Test .

Head-Zonen (Sir Henry H., Neurologe, London, 1861–1940; gr. ζώνη Gürtel, Streifen) *fpl*: Areale auf der Körperoberfläche, auf die bei Erkrankungen innerer Organe sowie auch der Muskeln u. Gelenke Schmerzen übertragen werden (engl. referred pain); diese Areale liegen im Innervationsgebiet der spinalen Segmente, die über Verschaltungen die nozizeptiven Signale als Afferenzen aus einem (erkrankten) Organ empfangen u. autonome u. motorische Reflexe auslösen (s. Abb.). Sie entsprechen nicht den Dermatomen*, sondern sind dermatomüberschreitend. H.-Z. liefern bei viszeralen Affektionen bedeutsame diagnostische Zusatzinformationen, vermutlich auch als sog. bindegewebige Zonen für die gezieltere Indikation einer Bindegewebemassage*, des Schröpfens* od. anderer ausleitender Verfahren (s. Therapie, ausleitende). Vgl. Fitzgerald-Zonen; Fußreflexzonentherapie; Somatotopie.

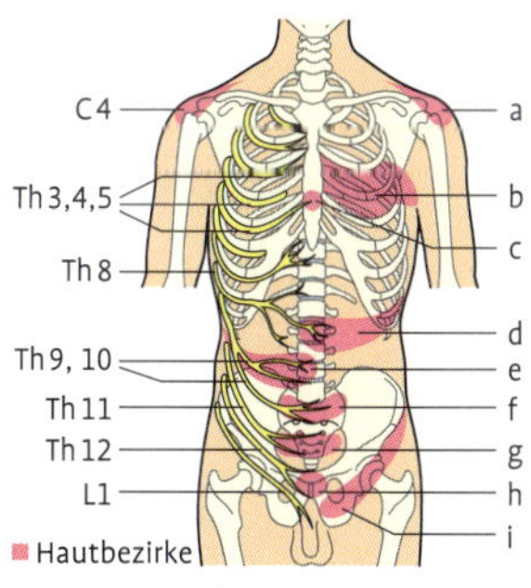

Head-Zonen: segmentale Versorgung einiger innerer Organe (links) u. Hautbezirke, in denen bei Erkrankung dieser Organe durch viszerokutane Reflexe Hyperästhesie u. Hyperalgesie auftreten können; a: Zwerchfell (C 4); b: Herz (C 8, Th 1); c: Speiseröhre (Th 4, Th 5); d: Magen (Th 8); e: Leber u. Gallenblase (Th 8–Th 11); f: Dünndarm (Th 10); g: Dickdarm (Th 11–L 1); h: Harnblase (Th 11–L 1); i: Niere u. Hoden (Th 10–L 1)

Hebamme, traditionelle: Bez. für Frauen, die nach Schätzungen der WHO an 60–80 % aller Geburten in Afrika, Asien u. Lateinamerika teilnehmen, wobei es eine große Variationsbreite in Anschauungen, Vorgehensweisen u. gesellschaftlicher Stellung gibt; oft handelt es sich um ältere Frauen, die selbst Kinder bekommen u. großgezogen u. ihre Fähigkeiten i. R. ihrer Familie erworben haben. Man kann sie als die Expertinnen ihres jeweiligen Geburtssystems* bezeichnen. Neben einer großen Anzahl von unterschiedlichen lokalen Bez. gibt es einige, die weite Verbreitung gefunden haben. In vielen frankophonen Ländern werden t. H. als Matrone bezeichnet, in vielen spanisch sprechenden Ländern als Partera, in Pakistan, Afghanistan, Bangladesh, Indien u. Mauritius als Dai. Die WHO sieht in den t. H. schon seit langer Zeit eine ihrer wichtigsten Zielgruppen zur Verbesserung der Gesundheitsversorgung u. versuchte zwischenzeitlich, sie durch Ausbildungsprogramme als Traditional Birth Attendants (Abk. TBA) in das staatliche Gesundheitswesen einzubinden. Dieses Eingreifen in traditionelle Geburtssysteme ist nicht unproblematisch, da die vorbestehende kulturelle Ordnung verunsichert u. die neue nicht unbeschadet integriert wird (z. B. undifferenzierter Einsatz von Spritzen unter der Geburt in vielen ländlichen Krankenhäusern Afrikas, Asiens u. Lateinamerikas). Vgl. Coping; Medizintransfer.

Hecken|rose: s. Rosa canina.

Hedera helix L. *f*: Efeu; Kletterpflanze aus der Familie der Araliaceae (Efeugewächse); s. Abb.; **Arzneidroge:** Blätter (Hederae helicis folium, Efeublätter); Monographie: ESCOP, Kommission E; **Inhaltsstoffe:** Triterpensaponine (2,5–6 %), insbesondere α-Hederin u. seine Vorstufe Hederacosid C, die als wirksamkeitsbestimmende Inhaltsstoffe gelten; **Wirkung:** expektorierend, sekretolytisch, mukolytisch, spasmolytisch, anti-inflam-

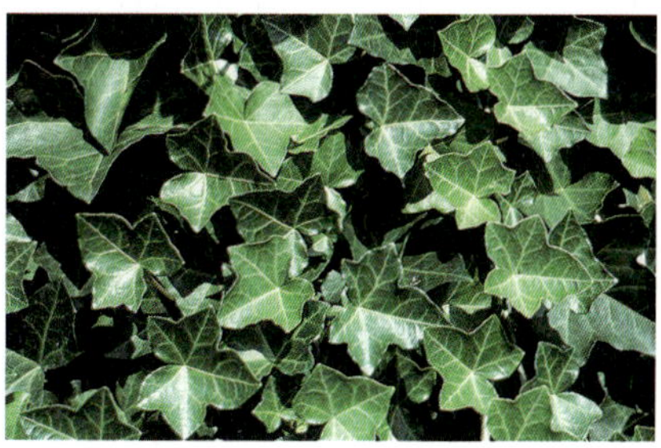

Hedera helix: Pflanze [5]

matorisch; klinische Studien mit positivem Wirksamkeitsnachweis bei Patienten mit chronisch-obstruktiver Bronchitis u. Asthma bronchiale liegen vor. **Verwendung:** Fertigarzneimittel mit standardisiertem Extrakt; **1.** (med.) bei Katarrhen der Atemwege, Husten mit Hypersekretion zähen Schleims sowie zur symptomatischen Behandlung chronisch entzündlicher Bronchialerkrankungen (ESCOP, Kommission E); **2.** (volkstümlich) bei Bronchitis, Pertussis, Erkrankungen des rheumatischen Formenkreises, Gicht, Leber- u. Gallenerkrankungen; **Dosierung:** Tagesdosis: 0,25–0,42 g Droge, Extrakt in äquivalenter Dosierung; **Nebenwirkungen:** Bei Patienten mit empfindlichem Magen können bei hohen Dosen Magenbeschwerden, Brechreiz u. Erbrechen auftreten. **Kontraindikation:** keine bekannt; **Homöopathie:** Verwendung der frischen, unverholzten Triebe entsprechend dem homöopathischen Arzneimittelbild, z. B. bei akuten Entzündungen der Atemwege u. der Verdauungsorgane, Hyperthyreose, Erkrankungen des rheumatischen Formenkreises.

Hefe: s. Faex medicinalis.

Heidel|beere: s. Vaccinium myrtillus.

Heil|an|ästhesie (gr. ἀν- Un-, -los, -leer; αἴσθησις Empfindung) *f*: s. Neuraltherapie.

Heil|dolden|kraut: s. Sanicula europaea.

Heiler: (ethnomedizinisch) Person, die eine kulturspezifische Art des Heilens in ihrem jeweiligen Medizinsystem* ausübt; unterscheidet sich von Laien durch einen höheren Spezialisierungsgrad, auch wenn die Grenze zwischen Laie u. Heiler letztlich fließend ist. H. sind in der ethnomedizinischen u. medizinischen Literatur lange Zeit unter der Perspektive von Arzt-Äquivalenten der westlichen Medizin betrachtet worden; die neuere Literatur versucht, durch neutrale Begriffe inhaltliche Zuschreibungen zu vermeiden. Die Bez. **traditioneller H.** ist als ethnomedizinischer Fachbegriff kritisch zu sehen, auch wenn sie u. die Bez. traditioneller medizinischer Praktiker in die jüngere Gesetzgebung vieler Staaten aufgenommen werden. Traditionell als Gegenbegriff zu modern unterstellt, dass traditionelle Gesellschaften od. traditionelle H. statisch vorzustellen sind. H. sind zwar in ihre spezifische Geschichte u. Kultur (u. in diesem Sinne in ihre Tradition) eingebunden, diese Tradition war u. ist jedoch eine dynamische. Heute gebräuchlich ist auch der allg. Begriff **Experte** (ähnlich: Spezialist, Wissender, Weiser) od. medizinischer Experte. Im Gegensatz zu Begriffen wie Medizinmann* od. Schamane* ist er nicht auf eine spezielle Kultur festgelegt; er beschreibt nur ein besonderes Wissen u. eine besondere soziale Stellung. Die weitere Klärung geht von den Analysen der Funktionen dieses Experten in unterschiedlichen Gruppen aus. Es darf nicht übersehen werden, dass auch der Ausdruck Experte eine Abstraktion des ethnomedizinischen Begriffs von Heilerpersönlichkeit ist u. viele Kulturen keinen entsprechenden Ausdruck kennen, weil ihre H. an ganz spezifische Bedingungen gekoppelt tätig sind. Aus der Perspektive der westlichen Medizin lassen sich die Experten in **Diagnostiker** u. **Therapeuten** unterteilen; diese Aufteilung u. auch die weitere Differenzierung ist in erster Linie analytisch. Vornehmlich Diagnostiker sind Divinator*, Seher u. Orakelpriester; vornehmlich Therapeuten sind Kultführer, Priesterheiler*, Schamane, Fetischeur*, Exorzist*, witch* doctor, Kräuterheiler*, Knochenheiler* u. die traditionelle Hebamme*. In der Realität sind häufig unterschiedliche Funktionen mit einem Heilertypus verknüpft. Die Verknüpfung findet sich auch in den jeweiligen Erklärungsmodellen* der H. wieder: Jedes Medizinsystem hat seine Typen von H., z. B. ist der **Hakim** eine islamische Heilerpersönlichkeit, Spezialist einer auf galenisch-arabischen Traditionen beruhenden Humoraltheorie. Kranksein wird als Überschuss od. Mangel von Körpersäften od. den Qualitäten heiß – kalt, trocken – feucht angesehen; die (pflanzliche) Therapie zielt auf die Wiederherstellung des verlorenen Gleichgewichts. Der **Zima** ist ein Priesterheiler bei den westafrikanischen Songhay. Er führt einen Besessenheitskult* (Folley-Kult) an, bei dem viele schamanistische Elemente zu finden sind. Zeitlich versetzt kann er sich als witch doctor betätigen, u. schließlich kann er Kräuterheiler u. Fetischeur sein. Es gibt Heilerpersönlichkeiten, die Elemente unterschiedlicher medizinischer Systeme verknüpfen, z. B. der Dorfgesundheitsarbeiter* u. der injection* doctor. Als Heilerpersönlichkeiten lassen sich auch die medizinischen Experten der westlichen Medizin beschreiben, z. B. Arzt, Heilpraktiker*, medizinisch-technischer Assistent, Gesundheits- u. Krankenpfleger.

Heil|erde: terrestrisches Peloid* in wechselnder Zusammensetzung mit adsorbierender u. ggf. lokal reizender Wirkung; **Anwendung:** innerlich u. äußerlich, z. B. bei funktionellen u. säurebedingten Magen-Darm-Beschwerden, Durchfallerkrankungen, zur Senkung des Cholesterolspiegels, zur Entgiftung sowie bei Akne, Psoriasis u. anderen nässenden od. entzündlichen Hautveränderungen. Vgl. Trinkmoor.

Heil|eu|rythmie (Eurythmie*) *f*: aus der Bewegungskunst Eurythmie* entwickelte, in der Anthroposophischen Medizin* angewendete Therapie, deren Bewegungselemente aus der kranken Wesenheit des Menschen geisteswissenschaftlich abgelesen wurden u. auf diese zurückwirken; beinhaltet die Übung einzelner Lautgesten von Vokalen od. Konsonanten, Rhythmen, bestimmter Lautfolgen od. Spruchworte in spezifischen Bewegungen, die individuell auf den kranken Menschen abgestimmt werden; **Anwendung:** häufig z. B. bei psychosomatischen Beschwerden, Depression od. chronischen Schmerzen. Vgl. Therapie, künstlerische.

Heil|fasten: **1.** Bez. für unterschiedliche Formen des Fastens unter ärztlicher Kontrolle; s. Fasten, therapeutisches; **2.** nicht religiös motiviertes Fasten* für Gesunde, z. B. als Möglichkeit der Selbsterfahrung; i. e. S. von Otto Buchinger entwickelte tiefgreifende internistische, psychosomatisch orientierte Heilmethode als Langzeitfasten (14–32 Tage) in spezialisierten Fastenkliniken mit umfassendem Fastenverständnis (Impuls zur Veränderung des Lebensstils u. zur Neuorientierung gegenüber der Welt u. Transzendenz); **Kontraindikation:** u. a. Schwangerschaft, Leberzirrhose, Unterernährung, Essstörungen; bei Vorliegen bestimmter Risikofaktoren (u. a. Erkrankungen des rheumatischen Formenkreises, Asthma bronchiale, Herzinsuffizienz, Einnahme bestimmter Arzneimittel, z. B. Antihypertensiva, Antidiabetika, Antikoagulanzien) od. H. über einen längeren Zeitraum sollte H. nur unter fastenärztlicher Begleitung erfolgen. **Hinweis:** Von Seiten der konventionellen Medizin u. der DGE wird H. (u. a. wegen der negativen Eiweißbilanz) kritisch beurteilt. Von naturheilkundlich orientierten Therapeuten werden gerade diese Eiweißverluste als wesentliche Grundlage der erzielten Heileffekte angesehen. Bei kurzzeitigen Fastenverläufen (bis zu 2 Wochen) ist bei normal- od. übergewichtigen Menschen nicht von irreversiblen Eiweiß- od. anderen Nährstoffverlusten auszugehen.

Heil|gase: Bez. für frei aufsteigende Begleitgase des Quellwassers* u. der reinen Gasquellen, soweit der wissenschaftliche Nachweis krankheitsheilender, -lindernder u. -verhütender Qualitäten erbracht ist; balneotherapeutisch werden v. a. Schwefelwasserstoff u. Radon* verabreicht. Vgl. Bad.

Heil|hypnose (Hypnose*) *f*: s. Hypnotherapie.

Heil|klima (Klima*) *n*: besondere atmosphärische Bedingungen, die durch schonende (Schonklima) od. anregende Reize (Reizklima) heilsame Anpassungsreaktionen menschlicher Funktionssysteme vermitteln; biotrop wirken besonders thermische, hygrische, photoaktinische u. luftchemische Wetterfaktoren sowie der Höhenreiz (Sauerstoffpartialdruck). Typische Merkmale eines H. sind z. B. hohe Luftreinheit, geringe zirkadiane Temperaturschwankungen (Mittelgebirge), Abwesenheit von Allergenen u. seltenes Vorkommen von Nebel u. Inversionswetterlagen (oberhalb 300 m). Man unterscheidet Meeresküsten-, Mittelgebirgs- (Höhe bis 1000 m) u. Hochgebirgsklima. Der Nachweis eines H. durch ein meteorologisches Gutachten u. das Vorhandensein bestimmter Kureinrichtungen sind Voraussetzungen für die Anerkennung als Klimakurort*. **Anwendung:** bei Atemwegs- (alle Klimalagen) u. Herz-Kreislauf-Erkrankungen (Mittelgebirge, Meeresküste), Allergien*, neurovegetativen Störungen, Rekonvaleszenz, Erkrankungen des Kindesalters (Mittelgebirge, Meeresküste).

Heil|kost, schleim|freie: von dem Arzt Arnold Ehret (1866–1922) entwickelte vegane (s. Veganer) Rohkost*-Ernährung zur Reinigung des Körpers von sog. verstopfendem Schleim (unverdaute, nicht ausgeschiedene Nahrungsbestandteile); Hauptnahrungsmittel ist rohes Obst, ergänzt durch rohe Salate u. Gemüse. Fleisch, Milch, Milchprodukte u. stärkehaltige Lebensmittel werden gemieden. Kochen wird nicht generell abgelehnt. **Ernährungsphysiologische Bewertung:** einseitige Ernährung, als Dauerkost nicht geeignet. Vgl. Vegetarismus.

Heil|kräuter-Essenz-Therapie (lat. essentia Wesen; Therapie*) *f*: s. Aquarome.

Heil|kunde|system *n*: s. Medizinsystem.

Heil|magnetismus *m*: syn. magnetische Heilung, Magnetopathie, Mesmerismus; Bez. für ein Verfahren, bei dem ein Heilmagnetiseur, der über magnetische Kräfte verfügen soll, durch Handauflegen* od. durch Bestreichen der Haut mit Magneten od. den Händen eine therapeutische Wirkung ausübt; **Grundlagen:** Das Verfahren basiert auf der Annahme F. A. Mesmers, dass ein „tierischer Magnetismus" besteht als „ein das ganze Weltall durchströmendes Fluidum, durch dessen Bewegungen ein tierischer Körper auf einen anderen wirke". Von Reichenbach wurde eine „odischmagnetische Kraft" beschrieben u. der Fundamentalsatz „Alles strahlt" formuliert; diese das gesamte Universum durchdringende Kraft, das Od bzw. das Lebensfluidum, wurde später auch als Lebensaura (s. Aura) bezeichnet. **Durchführung:** Bei der heilmagnetischen Behandlung werden eine positive (tonisierende) u. eine negative (ableitende) Form unterschieden, die durch differenzierte Techniken gekennzeichnet sind. Der Therapeut kann einerseits die pathologischen Schwingungen vom Patienten auf sich ableiten u. anderseits auch Teile seiner Lebensenergie auf den Patienten übertragen. Es werden dabei besondere Striche u. Griffe sowie bestimmte Zusatzbehandlungen verwendet. Bevor mit der eigentlichen Behandlung begonnen wird, führt der Magnetiseur einen sog. Rapport durch, d. h., er wäscht u. trocknet seine Hände u. reibt seine Handinnenflächen gegeneinander, bis sie „heiß" sind; er fixiert seinen Patienten mit seinem sog. odischen Blick u. beginnt dann mit seinen Strichen u. Griffen. **Anwendung:** v. a. bei funktionellen Störungen (z. B. Schmerzen, Durchblutungsstörungen, Appetitlosigkeit*, Schlafstörungen, Menstruationsbeschwerden). H. gilt heute als Vorläufer suggestiver psychotherapeutischer Verfahren, insbesondere der Hypnose*. Vgl. Auramassage; Magnettherapie; Mikromagnetik, medizinische.

Heil|mittel: **1.** historische u. umgangssprachliche Bez. für Arzneimittel*; **2.** im Sprachgebrauch des Sozialgesetzbuchs V Bez. für Mittel zur Behandlung von Krankheiten, insbesondere Maßnahmen der physikalischen Therapie, Podologie, Logopädie u. Ergotherapie (keine Arzneimittel*); vgl. Hilfsmittel.

Heil|mittel|lehre, ayur|vedische: Beschreibung u. Erklärung der Wirkungen von Heilmitteln im Ayurveda*; z. T. geschieht dies in Form von Aufstellungen von Heilmittelgruppen mit Angaben zu Indikationen u. Wirkungen. Nach klassischer ayurvedischer Lehrmeinung kann alles, was über die Sinnesorgane auf den Menschen einwirkt, ein Heilmittel sein, so z. B. auch Farben, Aromen, Klänge u. Berührung, die nach ihrer Wirkung klassifiziert u. ggf. individuell empfohlen werden. Vgl. Pharmakotherapie, ayurvedische; Therapie, ayurvedische.

Heil|mittel, typische: in der Anthroposophischen Medizin* entwickelte Arzneimittel zur Behandlung typischer Krankheiten (s. Krankheitstypus; z. B. Sklerose); t. H. bestehen überwiegend aus Kombinationen von natürlichen Mineralien bzw. Pflanzen u. Pflanzenteilen (Wurzel, Blatt, Blüte u. a.), die in pharmazeutischen Prozessen zu Heilmitteln zusammengefügt werden. Die fertige Arznei wird als neue, in dieser Form in der Natur nicht vorkommende Substanz aufgefasst. Vgl. Pharmazie, anthroposophische.

H

Heil|nahrung: **1.** zu Heilzwecken genutzte Krankenernährung*; **2.** Säuglingsheilnahrung zur Behandlung von Enteritiden, die sich v. a. durch niedrige Osmolalität, teilweise veränderte Proteinanteile (Proteinhydrolysate, Zusatz von Aminosäuren), verminderten Fettgehalt u. Bevorzugung von mittelkettigen Triglyceriden sowie durch Laktosearmut u. Anreicherung mit Ballaststoffen (meist auch Glutenfreiheit) auszeichnet.

Heil|päd|agogik (gr. παῖς Kind; ἀγωγή Erziehung) *f*: Teilgebiet der Pädagogik u. Psychiatrie, das sich mit der Erziehung u. Unterrichtung bzw. Förderung u. Integration von Menschen mit Verhaltensauffälligkeiten, Verhaltensstörungen, sozialen Anpassungsschwierigkeiten od. geistigen, körperlichen u. sprachlichen Beeinträchtigungen bzw. Behinderungen unter Einbeziehung des sozialen Umfelds befasst.

Heil|praktiker (gr. πρακτικός tätig): geschützte Bez. für Personen, die die Heilkunde ohne ärztliche Approbation berufsmäßig mit staatlicher Erlaubnis ausüben; Rechtsgrundlage ist das Heilpraktikergesetz (Abk. HPG) vom 17.2.1939 in der Fassung vom 2.3.1974 (BGBl. I S. 469), zuletzt geändert am 23.10.2001 (BGBl. I S. 2702), u. die entsprechende Durchführungsverordnung vom 18.2.1939 (RGBl. I S. 259), zuletzt geändert am 14.12.2002 (BGBl. I S. 4456). Die gleichzeitige Heilkundeausübung als H. u. als Arzt ist unzulässig; die Berufsordnungen verbieten darüber hinaus das Zusammenwirken von Arzt u. Heilpraktiker. Grundsätzlich darf der H. alle Behandlungs- u. Untersuchungsmethoden ausführen; ausgenommen sind die Behandlung übertragbarer Krankheiten (Infektionsschutzgesetz), Geburtshilfe (Hebammengesetz), Organentnahme (Transplantationsgesetz), Leichenschau, die Verordnung verschreibungspflichtiger Arznei- u. Betäubungsmittel sowie die eigenverantwortliche Anwendung von Röntgenstrahlen (Röntgenverordnung). Der H. hat bei Anwendung ärztlicher (insbesondere invasiver) Methoden grundsätzlich dieselben Sorgfaltsanforderungen zu erfüllen wie ein Arzt; Aufklärungs- u. Dokumentationspflicht bestehen auch für ihn.

Heil|schlaf: durch Arzneimittel (z. B. Tranquilizer), Suggestion* od. elektrische Schlafinduktion bewirkter, meist über einen längeren Zeitraum (Schlafkur über Tage bis Wochen) stattfindender u. nur kurzzeitig (z. B. zu Mahlzeiten od. Körperpflege) unterbrochener Schlaf zu therapeutischen Zwecken; **Anwendung:** v. a. bei psychischen Erkrankungen. Umstrittenes Verfahren.

Heil|seil: Bez. für einen Faden od. Silberdraht, der i. R. einer ausleitenden Therapie* durch eine mit einer Nadel künstlich angelegte Wunde gezogen wird; der sich infizierende u. z. T. über Wochen serös sezernierende u. eitrige Stichkanal wird mit dem H. in dieser Zeit ständig irritiert u. an der Abheilung gehindert. Damit sollen die körpereigenen Schadstoffe ausgeleitet werden u. neben einer immunstimulierenden Wirkung je nach Lokalisation des H. unterschiedliche reflexive Einflüsse zur Geltung kommen. Es werden auch Vorstellungen einer lokalen Lymphdrainage mit dem Verfahren verbunden. Das Heilseilverfahren ist nicht mehr indiziert u. wird kaum noch praktiziert. Vgl. Aschner-Methode.

Heil|stollen|behandlung: Therapie in einem Bergstollen unter Nutzung bestimmter Umgebungsfaktoren (Luftqualität, Temperatur, Feuchtigkeit, Strahlung); vgl. Klimatherapie; Hormesis.

Heilung: **1.** (allgemein) vollständige (Restitutio ad integrum) od. nur teilweise (Defektheilung) Wiederherstellung der körperlichen, seelischen od. geistigen Gesundheit (bzw. des Ausgangszustands) nach einer Erkrankung; die Definition hängt vom jeweiligen Verständnis von Gesundheit u. Krankheit ab. **2.** (homöopathisch) je nach Umfang des Therapieziels Bez. für das Verschwinden einzelner Symptome od. völlige Beschwerdefreiheit; tiefgreifende H. soll i. d. R. einem Verlauf folgen, der durch die Hering*-Regel od. das Drei*-Ebenen-Modell näherungsweise formuliert wird. Vgl. Unterdrückung. **3.** (ethnomedizinisch) Bez. für die Gesamtheit aller Aspekte der Behandlung von Kranksein*; H. ist ein komplexer Prozess, der auf den sehr unterschiedlichen, aber miteinander verwobenen Ebenen von Körper, Geist, Gesellschaft u. Kultur abläuft. Die Suche nach H. basiert auf den zur Verfügung stehenden natürlichen u. gesellschaftlichen Heilmöglichkeiten u. den Erklärungsmodellen* des Erkrankten bzw. der therapeutischen Gemeinschaft* (vgl. Laienwissen). Durch die Interpretation des Krankseins nach Art u. Schwere ergeben sich Konsequenzen, die zum Hinzuziehen eines medizinischen Experten führen können. Schulmedizinisches Handeln i. S. der Behandlung von Krankheit* schränkt oftmals wesentliche Aspekte von H. ein.

Heilung, magnetische: syn. Heilmagnetismus*.

Heilungs|hindernis: in der Homöopathie* häufig beobachteter Einfluss auf den Patienten, dessen Vermeidung erst die durchgreifende Wirkung einer evtl. bereits zuvor mit unbefriedigendem Resultat angewendeten Therapie ermöglicht; H. können allgemeiner Natur (falsche Lebensweise, psychische Belastungen) od. durch chronische Irritationszentren*, Umweltgifte (z. B. Amalgam) od. Arzneimittel bedingt sein. Typische H. sind Impfungen od. gleichzeitige Anwendung von Allopathika mit stark in die Autoregulation des Organismus eingreifender Wirkung sowie von Drogen, Kaffee, Kampfer u. ätherischen Ölen (s. Antidotierung; Arzneimittelbeziehung). Die Bedeutung des H. ist abhängig von seiner Stärke, der allg. Vitalität des Patienten sowie der Arzneimittelwahl u. -dosierung. Eine Lösung des H. erfolgt durch Vermeidung od. Entfernung der hindernden Faktoren od. (z. B. bei Impfungen) durch Anwendung einer Nosode* (s. Impfnosode). **Hinweis:** H. wird in der Naturheilkunde* u. insbesondere in der Neuraltherapie* vergleichbar verstanden, z. B. im Sinne chronischer Irritationszentren im Körper. Vgl. Blockade.

Heil|verfahren, alternative: Sammelbez. für Therapieformen, die außerhalb der konventionellen Medizin (sog. Schulmedizin) stehen u. alternativ zu ihr eingesetzt werden, obwohl sie nur teilweise als gleichwertige u. wissenschaftlich anerkannte Behandlungsmethoden gelten; tendenziöser u. missverständlicher Begriff, der durch andere Bezeichnungen (z. B. komplementäre od. ergänzende Heilverfahren) ersetzt werden sollte. Vgl. Alternativmedizin; Komplementärmedizin; Naturheilkunde; Medizin, integrative.

Heil|wasser: zu Bädern*, Trinkkuren* u. Inhalationen* genutztes natürliches Quellwasser (aus natürlichen od. künstlich geschaffenen Heilquellen), das sich von gewöhnlichem Süßwasser durch einen Mindestgehalt an gelösten Mineralien (mindestens 1 g/l, z. B. Chlorid-, Hydrogencarbonat-, Sulfatquellen; s. Mineralwasser, natürliches), anderen Elementen od. Verbindungen (Eisen*, Arsen*, Iod*, Fluor*, Schwefel*, Radium, Radon*, Kohlensäure) od. eine höhere Temperatur (s. Thermalquelle) unterscheidet; aufgrund der physikalischen Eigenschaften soll H. Heilzwecken dienen; z. T. durch klinische Gutachten nachgewiesen; **Anwendung:** zur Beseitigung, Linderung od. Verhütung von Krankheiten; **Hinweis:** H. ist ein zulassungspflichtiges Arzneimittel u. unterliegt dem Arzneimittelgesetz*. Vgl. Wildwasser.

Heil|ziest *m*: s. Stachys officinalis.

Heinz-Spagyrik (Ulrich Jürgen H., deutscher Heilpraktiker) *f*: diagnostisches u. therapeutisches Verfahren der Spagyrik*, bei dem aus dem Kristallisationsmuster eines spagyrisch behandelten, eingetrockneten Bluttropfens die Erkrankung des Patienten u. das passende Heilmittel abgeleitet werden; wissenschaftlich nicht nachvollziehbare Methode.

Heiß|luft|bad: trockene Heißluftbehandlung als Vollbad (Sauna*); Lufttemperatur 70–90 °C; früher auch als Teilbad mit Heißluftduschen od. -kästen (heute nicht mehr verwendet).

Heiß|luft|dampf|bad: s. Dampfbad.

Hekla lava *f*: Lava vom Hekla-Vulkan (Island); **Inhaltsstoffe:** Aluminium-, Calcium-, Magnesiumsilikate, Eisenoxid; **Homöopathie:** Anwendung entsprechend dem homöopathischen Arzneimittelbild, z. B. bei Knochen- u. Knochenhautentzündungen, Knochenauswüchsen.

Helfer|syn|drom (gr. σύνδρομος mitlaufend, begleitend) *n*: von W. Schmidbauer (1977) auf psychoanalytischer Grundlage beschriebener Komplex psychischer Symptome in sozialen Berufen, der auf unbewusste, übermäßige Kompensation eigener Hilfsbedürftigkeit durch aufopfernde Hilfe zurückgeführt wird; kann zu Gefühlen u. Symptomen der Überlastung führen, deren Ursachen dem Betroffenen oft nicht bewusst sind. Vgl. Burnout-Syndrom.

Heli|chrysum arenarium (L.) Moench *n*: Gnaphalium arenarium; Gelbes Katzenpfötchen, Harnblume, Ruhrkraut, Sandstrohblume; Pflanze aus der Familie der Asteraceae (Korbblütler); wild lebende Populationen sind besonders geschützt (§ 1 Satz 1 Bundesartenschutzverordnung). **Arzneidroge:** kurz vor dem völligen Aufblühen gesammelte u. getrocknete Blütenstände (Helichrysi flos, Ruhrkrautblüten); Monographie: Kommission E; **Inhaltsstoffe:** Flavonoide (Isosalipurposid, Helichrysin A u. B), Phthalide, Phenolcarbonsäuren, Phytosterole; **Wirkung:** antibakteriell, antioxidativ, schwach choleretisch; **Verwendung:** zerkleinerte Droge für Infuse u. a. galenische Zubereitungen; **1.** (med.) bei dyspeptischen Beschwerden (Kommission E); **2.** (volkstümlich) u. a. bei Harnblasen- u. Nierenerkrankungen, zur Unterstützung der Verdauungsfunktion, bei Gallenblasenbeschwerden; die Wirksamkeit bei den beanspruchten volkstümlichen Anwendungsgebieten ist derzeit nicht belegt. **Dosierung:** mittlere Tagesdosis 3 g Droge, Zubereitungen entsprechend; meist in Kombination mit anderen pflanzlichen Cholagoga verwendet; **Nebenwirkungen:** keine bekannt; **Kontraindikation:** Verschluss der Gallenwege, Gallenstein; **Wechselwirkung:** keine bekannt.

Helio|therapie (gr. ἅλιος Sonne; Therapie*) *f*: Behandlung durch Sonnenlicht mit direkter Wirkung auf erkrankte Haut (z. B. bei Acne vulgaris u. atopischem Ekzem) u. indirekter Beeinflussung physiologischer Regelsysteme (z. B. Immunsystem, Endokrinium); vgl. Lichttherapie.

Helminthiasis (gr. ἕλμινς, ἕλμινθος Wurm; -iasis*) *f*: s. Wurmerkrankung.

Helonias dioica *f*: s. Chamaelirium luteum.

Henna|strauch: s. Lawsonia inermis.

Hepar sulfuris (gr. ἧπαρ Leber) *n*: Calcium sulfuratum Hahnemanni; Kalkschwefelleber; Gemisch gleicher Teile des feingepulverten weißen Inneren

H

der Austernschalen u. Schwefelblumen; wird längere Zeit im geschlossenen Tiegel in Weißglühhitze gehalten u. nach dem Erkalten in verschlossenen Gläsern aufbewahrt (bis D3 deutlicher H_2S-Geruch); **Homöopathie:** Anwendung entsprechend dem homöopathischen Arzneimittelbild, z. B. bei eitrigen u. entzündlichen Haut- u. Schleimhauterkrankungen, chronischer Otitis media, Tonsillenabszess, zur Behandlung der lymphatischen Veranlagung, bei nervöser Überempfindlichkeit.

Hepatica nobilis Gars. *f*: (molekulargenetisch) Anemone hepatica L.; Leberblümchen; ausdauernde Staude aus der Familie der Ranunculaceae (Hahnenfußgewächse); wild lebende Populationen sind besonders geschützt (§ 1 Satz 1 Bundesartenschutzverordnung). **Arzneidroge:** frische od. getrocknete oberirdische Teile (Hepaticae nobilis herba, Leberblümchenkraut, Leberkraut); Negativmonographie Kommission E; **Inhaltsstoffe:** Lactonglukoside (Ranunculin, Protoanemonin, Anemonin), Flavonolglykoside, Anthocyane, Hepatisaponin; **Wirkung:** antimikrobiell, fiebersenkend; **Verwendung:** (volkstümlich) innerlich bei Leber- u. Gallenbeschwerden; bei Magen- u. Verdauungsbeschwerden, bei Varikose, zur kardiovaskulären Stimulation, als allgemeines Tonikum u. Sedativum; äußerlich bei Hämorrhoiden. Die Wirksamkeit bei den genannten Anwendungsgebieten ist nicht belegt; **cave:** Wegen des ungünstigen Risiko-Nutzen-Profils wird die Anwendung nicht empfohlen. **Nebenwirkungen:** Das in der frischen Pflanze enthaltene Protoanemonin (wird beim Trocknen zerstört) führt bei Haut- u. Schleimhautkontakt zu heftigen Reizerscheinungen (Harnfußdermatitis), bei innerlicher Anwendung in höherer Dosierung Reizung von Niere u. ableitenden Harnwegen, Diarrhö u. gastrointestinale Störungen einschließlich Koliken; **Kontraindikation:** Schwangerschaft u. Stillzeit; **Wechselwirkung:** keine bekannt; **Homöopathie:** Anwendung entsprechend dem homöopathischen Arzneimittelbild, z. B. bei Rachenkatarrh.

Herba (lat.) *f*: Kraut; Bez. für getrocknete oberirdische Teile meist krautiger Pflanzen; je nach Erntezeit können neben Blättern u. Stängeln auch Blüten od. Früchte enthalten sein. Der Stängelanteil sollte bei Herbadrogen möglichst gering sein. In der neuen pharmazeutischen Nomenklatur für Arzneidrogen wird die Bez. des Pflanzenteils hinter den Pflanzennamen gestellt (z. B. Violae* herba; früher vorangestellt, z. B. Herba Violae).

Herbal Medicinal Products Commitee: s. HMPC.

Herbst|zeitlose: s. Colchicum autumnale.

Herd: syn. chronisches Irritationszentrum*.

Herd|dia|gnostik (gr. διαγνωστικός fähig zu unterscheiden) *f*: s. Diagnostik chronischer Irritationen.

Herd|erkrankung: Konzept, in dem eine chronische Erkrankung als durch einen Herd (s. Irritationszentrum, chronisches) ausgelöst u. unterhalten verstanden wird; das ältere, auch in der konventionellen Medizin bekannte Konzept eines mikrobiologisch aktiven Herdes spielt dabei eine untergeordnete Rolle. Z. B. können neuroendokrine, immunologische u. sensomotorische Regulationsstörungen (u. a. erhöhter Muskeltonus, chronische Entzündung, gestörte Gewebetrophik) Allgemein- u. Fernsymptome verursachen. Häufigste angenommene Herde sind chronische Entzündungen v. a. im Kopfbereich, Urogenitaltrakt u. in der Gallenblase sowie nicht abbaubares Material wie Metalle.

Hering-Regel (Constantin H., Arzt, Philadelphia, 1800–1880): homöopathische Richtlinie zur Beurteilung eines Fallverlaufs; während einer Heilung* bewegt sich der Schwerpunkt der Symptomatik in folgende Richtungen: **1.** von innen nach außen; **2.** von oben nach unten; **3.** von lebenswichtigeren zu unwichtigeren Organen od. Organsystemen; **4.** von zentralen zu peripheren Organteilen u. **5.** in der umgekehrten zeitlichen Reihenfolge zur Krankheitsentwicklung (die Psyche wird in diesem Zusammenhang als lebenswichtiges, zentrales Organ betrachtet). Im Unterschied zum konventionellen Heilungsverständnis wird ein Verschieben der Symptomatik zu immer belangloseren Manifestationen des Krankseins erwartet. Ein sog. Aufarbeiten früherer gesundheitlicher Probleme mit der Wiederkehr alter Symptome (auch im psychischen Bereich) in meist abgeschwächter Form wird besonders positiv bewertet. Die alten Symptome dürfen nicht unterdrückt, sondern nur i. S. einer ganzheitlichen Heilung (z. B. homöopathisch) behandelt werden. Der Patient muss darüber informiert werden, da er das Auftreten dieser Symptome (z. B. Ekzeme) sonst falsch interpretiert u. diese evtl. unterdrückt. Vgl. Drei-Ebenen-Modell.

Herniaria *f*: Bruchkraut; ein- bis mehrjährige Kräuter aus der Familie der Caryophyllaceae (Nelkengewächse); Herniaria glabra L. (Kahles Bruchkraut), Herniaria hirsuta L. (Behaartes Bruchkraut); **Arzneidroge:** während der Blütezeit gesammelte u. getrocknete oberirdische Teile (Herniariae herba, Bruchkraut, Harnkraut, Tausendkorn); Negativmonographie Kommission E; **Inhaltsstoffe:** Triterpensaponine (besonders Glykoside der Medicagen-, Gypsogen- u. 16α-Hydroxymedicagensäure), Flavonoide, Tannine u. Cumarine; **Wirkung:** schwach spasmolytisch, diuretisch, adstringierend; **Verwendung:** (volkstümlich) als Infus u. a. galenische Zubereitungen bei Erkrankungen der Niere, ableitenden Harnwege u. Atemwege, Neuritis, Gicht u. rheumatischen Beschwerden sowie als Blutreinigungsmittel. Die Wirksamkeit bei den beanspruchten Anwendungsgebieten ist derzeit nicht belegt. **Nebenwirkungen:** keine bekannt; **Kontraindikation:** Schwangerschaft, Stillzeit; **Homöopathie:** Verwendung des frischen, blühenden Krautes von Herniaria glabra entsprechend dem homöopathischen Arzneimittelbild, z. B. bei Nephrolithiasis.

Herz|beschwerden, funktionelle: auch nervöse Herzbeschwerden; gehäuft im 4. Lebensjahrzehnt anfallartig auftretende Beschwerden ohne organische Ursache mit thorakalen Schmerzen, Tachykardie u. Angst, die sich bei selbstunsicheren, ängstlichen u. depressiven Persönlichkeiten bis zur Herzneurose verstärken können; **Therapie:** u. a. **1.** Phytotherapie: **a)** (med.) u. a. Cinnamomum* camphora, Crataegus*, Cytisus* scoparius, Leonurus* cardiaca; **b)** (volkstümlich) u. a. Hyoscyamus* niger, Selenicereus* grandiflorus, Valeriana* officinalis; **2.** Homöopathie: u. a. Ferula* moschata, Selenicereus grandiflorus; **3.** Hydrotherapie: u. a. Herzkompresse*; **4.** Akupunktur* nach den Vorgaben der Chinesischen Medizin; **5.** reflektorische Atemtherapie; **6.** Neuraltherapie*; **7.** Biochemie* nach Schüßler: Kalium phosphoricum; **8.** Mind*-Body-Medizin: kognitive Restrukturierung*, Meditation*, progressive Muskelrelaxation*, Stressreduktion; **9.** psychosomatische Therapie. Vgl. Somatisierungsstörung.

Herz|gespann: s. Leonurus cardiaca.

Herz|glykoside *n pl*: ungenaue Bez. für herzwirksame Glykoside, die z. B. in Digitalis-, Strophanthus-, Scilla- u. Convallaria-Arten vorkommen; s. Digitalisglykoside.

Herz|in|suf|fizienz (lat. in un-; sufficiens hinreichend, genügend) *f*: Insufficientia cordis; syn. Myokardinsuffizienz; Herzmuskelschwäche; myokardiale Dysfunktion mit der kardialen Unfähigkeit, eine den Anforderungen entsprechende Förderleistung zu erbringen; **Einteilung:** nach dem betroffenen Herzabschnitt in Rechtsherz-, Linksherz- u. Globalinsuffizienz, nach der Stabilität eines durch physiologische u. therapeutische Mechanismen beeinflussten Gleichgewichts in kompensierte u. dekompensierte H., nach dem zeitlichen Verlauf in akute u. chronische H., nach dem Schweregrad in Ruhe- u. Belastungsinsuffizienz od. nach der New York Heart Association (Abk. NYHA) in 4 Gruppen (NYHA-Stadien I–IV); **Ursache:** koronare Herzkrankheit*, arterielle od. pulmonale Hypertonie*, Herzinfarkt, Kardiomyopathie, angeborener od. erworbener Herzfehler, hämodynamisch relevante Herzrhythmusstörung, Myokarditis, chronische Perikarditis, nichtkardiale Ursachen (z. B. metabolisch od. endokrinologisch); **Klinik:** bei dekompensierter H. Dyspnoe, Tachykardie, Müdigkeit, pathologische Flüssigkeitsretention (periphere Ödeme, Pleuraerguss, Stauungslunge, Lungenödem, Nykturie, Zyanose, Kardiomegalie, stauungsbedingte Hepatosplenomegalie, erhöhter zentraler Venendruck durch Einflussstauung, arterielle Hypotonie bis kardiogener Schock bei akuter H.; Komplikationen: u. a. Pneumonie, plötzlicher Herztod; **Therapie:** u. a. **1.** Phytotherapie: **a)** (med.) u. a. Adonis* vernalis, Crataegus*, Digitalis*, Strophantin*; **b)** (volkstümlich) u. a. Apocynum* cannabinum; **2.** Homöopathie: u. a. Lachesis* muta; **3.** Hydrotherapie: u. a. Leibauflage*, Wechselguss*, Armbad*, Sauna* (bis 80 °C); **4.** Akupunktur* nach den Vorgaben der Chinesischen Medizin; **5.** Heliotherapie*; **6.** reflektorische Atemtherapie; **7.** Ernährungstherapie*: u. a. Vollwert*-Ernährung, Ornish*-Diät, mediterrane Ernährung*, Entlastungstage (ausschließliche Ernährung mit Reis od. Obst od. Hafer, maximal 420 kJ bzw. 100 kcal/d, kein Salz), therapeutisches Fasten*; **8.** Bewegungstherapie; **9.** Mind*-Body-Medizin: kognitive Restrukturierung*, Meditation*, progressive Muskelrelaxation*, Stressreduktion, Tai*-Ji-Quan.

Herz|kom|presse (lat. comprimere, compressus zusammendrücken) *f*: spezieller Wickel* aus einem kleinen angefeuchteten, mehrfach gefalteten Tuch, das mit einem trockenen Leinen- od. Wolltuch bedeckt wird; Auflage auf die linke Brustseite; **Anwendung:** kalte H. v. a. bei Herzklopfen, heiße H. bei Herzschmerzen; **Kontraindikation:** Angina pectoris (kalte H.).

Herz|krankheit, koronare: Abk. KHK; syn. stenosierende Koronarsklerose, ischämische Herzerkrankung; Erkrankung uneinheitlicher Ätiologie, die pathophysiologisch durch unzureichende Durchblutung des Myokards mit konsekutivem Missverhältnis zwischen Bedarf des Herzmuskels an energieliefernden Substraten bzw. Sauerstoff u. tatsächlichem Angebot gekennzeichnet ist; **Ursache:** meist Koronarstenose infolge Arteriosklerose der großen Koronararterien (Koronarsklerose) od. Mikroangiopathie der kleinen Koronararterienäste, seltener Koronarspasmus (Prinzmetal-Angina); kardiovaskuläre **Risikofaktoren:** u. a. Nicotinkonsum, Dyslipidämie, Hypertonie, Diabetes mellitus, Adipositas, Bewegungsmangel, Depression; **Klinik:** **1.** asymptomatische (latente) KHK (sog. stumme Ischämie; Vorkommen v. a. bei Diabetes mellitus); **2.** symptomatische (manifeste) KHK: Angina* pectoris bzw. Akutes Koronarsyndrom (z. B. Herzinfarkt, Herzinsuffizienz*, Herzrhythmusstörungen, akuter Herztod); **Therapie:** s. Arteriosklerose.

Herz-Leere: Krankheitskonzept der Chinesischen Medizin*; **Formen:** **1. Herz-Blut-Leere:** typische Krankheitszeichen sind Gesichts-, Lippen- u. Zungenblässe, Konzentrations-, Merkfähigkeits- u. Schlafstörungen, Palpitationen; **2. Herz-Qi-Leere:** typische Krankheitszeichen sind verminderte körperliche Belastbarkeit mit Dyspnoe, vermehrtem Schwitzen u. Palpitationen; **3. Herz-Yin-Leere:** typische Krankheitszeichen sind innere Unruhe, Konzentrations- u. Merkfähigkeitsstörungen, ausgeprägte Schlafstörungen mit vermehrtem Träumen, Hitzewallungen, Wangenröte, Hektik u. Mundtrockenheit; **4. Herz-Yang-Leere:** typische Krankheitszeichen sind Interessen- u. Antriebslosigkeit bis zur Depression, chronische Kälteempfindlichkeit mit verminderter körperlicher Belastbarkeit u. lästige Missempfindungen in der Herzgegend, die sich durch Wärme u. Druckmassage bessern. Vgl. Glycyrrhizae radix; Poria.

Herz-Qi: s. Qi.

Herz|same: s. Cardiospermum halicacabum.

Hesperidin *n*: Hesperitin-7-rutinosid; Glykosid, z. B. in Zitrusfrüchten (Citrus* sinensis, Citrus* aurantium ssp. aurantium, Citrus* limon) u. Paprikaschoten; **Wirkung:** Steigerung des venösen Tonus, Steigerung der vaskulären Reaktion auf adrenerge Stimulation, anti-inflammatorisch, peripher analgetisch; **Anwendung:** (volkstümlich) bei akuten inneren Hämorrhoiden, zur Behandlung von Varizen u. venöser Stase. Die Wirksamkeit bei den genannten Anwendungsgebieten ist derzeit nicht ausreichend belegt. **Dosierung:** 100–300 mg oral als Nahrungsergänzungsmittel, Anwendungsdauer auf 3 Monate begrenzen; **Nebenwirkungen:** abdominale Schmerzen, Diarrhö, Gastritis, Kopfschmerz; **Kontraindikation:** Schwangerschaft, Stillzeit.

H

Hetero|sug|gestion (gr. ἕτερος anders beschaffen, verschieden; Suggestion*) *f*: s. Suggestion.

Hetero|vakzine (↑; lat. vacca Kuh) *f*: Arzneimittel (Impfstoff) aus patientenfremden, lebenden, abgeschwächten bzw. inaktivierten Krankheitserregern od. inaktivierten Toxinen; **Wirkung:** spezifische Aktivierung des Immunsystems hinsichtlich eines bestimmten Erregers bzw. einer Erregergruppe durch Anregung der Immunreaktionen wie Bildung spezifischer Antikörper, Leukozytose, Steigerung unspezifischer bakterizider Effekte; **Anwendung:** zur Prophylaxe u. Therapie von Infektionskrankheiten. Vgl. Autovakzine.

Heu|blumen: Graminis flos; Blüten von Kleearten u. a. blühenden Wiesenpflanzen, Früchte u. a. oberirdische Teile von Pflanzen aus der Familie der Poacea (Süßgräser); Monographie: Kommission E; **Inhaltsstoffe:** je nach Erntestandort u. enthaltenen Pflanzen ätherische Öle, Gerbstoffe, Cumarin, Furanocumarine; **Wirkung:** lokal hyperämisierend, antiphlogistisch, analgetisch; **Verwendung:** zur lokalen Wärmetherapie (z. B. in der Kneipp*-Therapie) als Heublumensack*; auch als Heublumenbad*; **1.** (med.) bei degenerativen Erkrankungen des rheumatischen Formenkreises (Kommission E); **2.** (volkstümlich) bei stumpfen Verletzungen zur Hämatomresorption; **Dosierung:** 1–2-mal täglich als feucht-heiße Kompresse (42 °C) äußerlich für 40–50 Min. anwenden; **Nebenwirkungen:** sehr selten allergische Hautreaktionen, Heuschnupfen; **Kontraindikation:** offene Verletzungen, akute Entzündungen, akute rheumatische Schübe; **Wechselwirkung:** keine bekannt.

Heu|blumen|bad: Bad unter Verwendung von Badezusätzen mit Extrakten bzw. ätherischen Ölen aus Heublumen*; als traditionell angewendetes Arzneibad* zur Behandlung chronisch-degenerativer Erkrankungen des Bewegungsapparats u. zur Förderung des Stoffwechsels; auch Bez. für den Badezusatz selbst.

Heu|blumen|sack: in der Kneipp*-Therapie häufig angewendete feucht-heiße (42 °C) Packung* mit gedämpften Heublumen* zur lokalen Wärmetherapie; **Durchführung:** Der gefüllte Sack wird leicht angefeuchtet u. in einem Kartoffeldämpfer ca. 30–45 Min. gedämpft. Nach mehrmaligem Aufschütteln wird der heiße Sack vorsichtig direkt auf die zu behandelnde Stelle gelegt, nach einer Weile zur Gewöhnung mit einem Tuch fixiert u. zur Umgebung hin abgedeckt. Der H. bleibt ca. 30–60 Min. liegen (bis zum Nachlassen des Wärmegefühls). **Anwendung:** bei nicht akuten rheumatischen Beschwerden, Erkrankungen der Leber u. Gallengänge, Magen-Darm-Störungen, Verspannungen der Rückenmuskulatur, Ischialgie, Lumbago, spastischen Zuständen im Urogenitalbereich; **Kontraindikation:** stark entzündliche Prozesse.

Heubner-Herter-Krankheit (Otto H., Pädiater, Berlin, Leipzig, 1843–1926; Christian A. H., Pathologe, Pharmakologe, New York, 1865–1910): syn. Zöliakie*.

Hexen|besen: s. Viscum album.

Hexerei: Phänomen, hinter dem ein Vorstellungskomplex steht, der bestimmten Menschen (Hexer, Hexen) einen schädlichen Einfluss auf Menschen, Tiere od. die Umgebung zuschreibt; H. beruht allein auf den Hexen innewohnenden (meist vererbten od. unfreiwillig erworbenen) negativen Kräften. Im Unterschied dazu steht der **Schadenszauber**, bei dem der Schaden mit bewusster Absicht zugefügt wird od. zugefügt werden soll. Die Hexe fügt ebenfalls Schaden zu, allerdings nur aufgrund ihrer Eigenart als Hexe, u. ist daher nicht in vollem Umfang für ihr Handeln verantwortlich zu machen. Z. B. werden Hexen in vielen Gegenden Afrikas heute nur enttarnt u. rituell gereinigt, aber nicht getötet od. anderweitig hart bestraft. H. ist in einen größeren Komplex von Verhaltensweisen wie etwa nächtliche Flüge u. Verwandlungen eingebettet; (Schadens-)Zauberer haben diesen Kontext meist nicht, wobei die Unterscheidung zwischen H. u. Schadenszauberei nicht überall möglich ist. Zur H. gehört, dass ihr eine wichtige Rolle bei der Verursachung einer Erkrankung zugeschrieben wird; als Grundmuster sind dabei häufig folgende Elemente zu finden: Hexer/Hexen lauern Männern, Frauen od. Kindern auf od. dringen nachts in ihre Häuser ein, um sich ihrer zu bemächtigen u. sie aufzufressen. Neben dem Einsatz von magischem od. auch toxikologisch nachweisbarem Gift wird diese Vorstellung über das Doppel, einer bestimmten Art Seele, vermittelt: Hexer/Hexen od. ihr Doppel gehen nachts umher u. fangen das Doppel von Mitmenschen, das im Traum den Körper verlassen hat. Der Mensch wird krank u. ohne Hilfe des witch* doctor stirbt er. In der neueren Ethnologie wird die Fragestellung diskutiert, inwieweit H. auch ein Ventil für soziale Spannungen ist (Zunahme von Hexereibeschuldigungen im kompetitiven Klima der Großstädte); in der westlichen Gesellschaft ist H. ein weitgehend historisches Phänomen.

HF-Dia|gnọstik (gr. διαγνωστικός fähig zu unterscheiden) *f*: Kurzbez. für **Hochfrequenzdiagnostik***.

Hibịscus abel|moschus L. *m*: Abelmoschus moschatus Medik.; einjähriges Kraut aus der Familie der Malvaceae (Malvengewächse); **Arzneidroge:** Samen (Abelmoschi semen, Ambrettekörner, Bisamkörner, Moschuskörner); **Inhaltsstoffe:** 0,2–0,6 % ätherisches Öl, 7–15 % fettes Öl, Schleim, Harz; **Wirkung:** keine eindeutigen Wirkungen bekannt; **Verwendung:** (volkstümlich) z. B. bei Schlangenbissen, Krämpfen, Appetitlosigkeit; die Wirksamkeit bei den beanspruchten Anwendungsgebieten ist derzeit nicht belegt. **Dosierung:** keine bekannt; **Nebenwirkungen:** keine bekannt; **Kontraindikation:** keine bekannt; **Wechselwirkung:** keine bekannt; **Homöopathie:** Verwendung der getrockneten Samen entsprechend dem homöopathischen Arzneimittelbild, z. B. bei Beklemmungsgefühlen im Brustkorb.

Hibịscus sabdariffa L. *m*: Sabdariffeibisch, Hibiskus; einjährige krautige Pflanze aus der Familie der Malvaceae (Malvengewächse); **Arzneidroge:** zur Fruchtzeit geerntete, getrocknete Kelche u. Außenkelche (Hibisci sabdariffae flos, Hibiskusblüten, Malventee); Negativmonographie Kommission E; **Inhaltsstoffe:** 15–30 % Pflanzensäuren (z. B. Zitronen-, Äpfel-, Wein- u. Hibiskussäure; laut Ph.Eur. mindestens 13,5 % Säuren, berechnet als Zitronensäure), Anthocyane, Flavonoide, Phytosterole, Schleimpolysaccharide u. Pektine; **Wirkung:** mild laxierend, schleimlösend; **Verwendung:** als Teeaufguss od. andere galenische Zubereitungen; (volkstümlich) zur Appetitanregung, bei Erkältungen, Entzündungen der oberen Atemwege u. des Magens, zur Schleimlösung, als mildes Laxans u. Diuretikum, bei Kreislaufbeschwerden; die Wirksamkeit bei den beanspruchten Anwendungsgebieten ist derzeit nicht belegt. **Dosierung:** 1,5 g in 150 ml kochendem Wasser 5–10 Min. ziehen lassen; **Nebenwirkungen:** keine bekannt; **Kontraindikation:** Schwangerschaft u. Stillzeit; **Wechselwirkung:** keine bekannt; **Homöopathie:** Verwendung der getrockneten Blüten entsprechend dem homöopathischen Arzneimittelbild, z. B. bei Venenerkrankungen.

Hibịskus: s. Hibiscus sabdariffa.

Hidrọtika (gr. ἱδρώς Schweiß) *n pl*: syn. Diaphoretika*.

Hierarchisiẹrung: homöopathisches Verfahren bei der Arzneimittelwahl* zur Gewichtung der einzelnen Symptome des Patienten; die zugrunde liegenden Kriterien sind der Krankheitswert des jeweiligen Symptoms u. seine Trennschärfe bei der Abgrenzung verschiedener Arzneimittelbilder. Die konkrete Vorgehensweise variiert je nach Autor u. Behandler. Allgemein gilt: ungewöhnliche (trennscharfe), schwerwiegende (eine gesunde Lebensführung beeinträchtigende), intensive, differenzierte u. affektbesetzte Symptome sind von größerem Gewicht. In der Hierarchie für die Arz-

Hierarchisierung
Einteilung der Symptome

1. nach Künzli
- auffallend, ungewöhnlich
  - an sich
  - als Modalität
  - als Empfindung
  - in der Ausbreitung
  - bezüglich Beginn, Ende
  - Kombination konträrer Symptome
  - Fehlen erwarteter Symptome
- Geistes- und Gemütssymptome
- Allgemeinsymptome
  - ganzer Körper
  - Modalitäten
    - Nahrungsmittel: Abneigung, Verlangen
    - Menstruation, Sexualsymptome
    - Schlaf, Träume
    - Wundverhalten
    - Lateralität
- Causa
- Begleitsymptome
- alternierende Symptome, Periodizität
- Lokalsymptome

2. nach Köhler (modifiziert)
- Präzision der Symptome
  - charakteristische, auffallende, ungewöhnliche Symptome
  - spontan und energisch geäußerte Symptome
  - vollständige Symptome
  - lange bestehende und sich verstärkende, besonders konstitutionelle/diathetische Symptome
  - neue, sich verstärkende Symptome
- Bedeutung für die Person
  - Ätiologie
  - ganzheitliche Symptome, Allgemeinsymptome
    - Sensationen und Modalitäten am ganzen Menschen
    - Sexualität, Menstruation
    - Nahrungsmittelverlangen, -abneigungen
    - Beschaffenheit von Ausscheidungen und Absonderungen
    - Schlaf, Träume
  - organgebundene und lokale Symptome

3. nach Vithoulkas
- Allgemeinsymptome
  - geistig
  - emotional

Fortsetzung nächste Seite

Fortsetzung v. S. 191

Hierarchisierung
Einteilung der Symptome

physisch
allgemein, Abneigung, Verlangen
Sexualität
Schlaf
Lokalsymptome

4. nach Jayasurya
Allgemeinsymptome
mental
Wille, Liebe/Hass, Phobien
Auffassung, Erkennen der Realität
Gedächtnis
physisch
Abneigung, Verlangen
Menstruation (Art, Wirkung)
Lokalsymptome
ungewöhnlich, absonderlich
üblich, normal bei der jeweiligen Krankheit
Konstitutionstyp
Miasmen, Familiengeschichte
Modalitäten
körperlicher Befund
allgemein
lokal
Charakter von Absonderungen
Tendenz zu Gewebeveränderungen, erbliche Normabweichungen
Ergebnisse spezieller Untersuchungen

neimittelwahl sind die charakteristischen Symptome (§ 153-Symptome) am bedeutendsten, in absteigender Wertigkeit gefolgt von Geistes- u. Gemütssymptomen, Allgemeinsymptomen u. Lokalsymptomen. Die Ursache der Erkrankung wird je nach Intensität u. eindeutiger Zuordnung in der H. individuell eingeordnet (s. Tab.). Bei chronisch kranken Patienten kann zusätzlich eine Einteilung der Symptome nach ihrem zeitlichen Auftreten in jüngere, noch vorhandene alte u. vergangene alte Symptome erfolgen. Formale Hierarchien stellen nur eine grobe Richtschnur für die Gewichtung der Symptome im konkreten Einzelfall dar, da die Einordnung eines Symptoms erheblich von der Einschätzung seiner Behandlungsbedürftigkeit u. seiner Stellung im Gesamtzusammenhang der übrigen Symptomatik abhängt. Vgl. Drei-Ebenen-Modell.

Hildegard-Medizin (Hildegard von Bingen, Benediktinernonne, 1098–1179; lat. ars medicina ärztliche Kunst) *f*: religiös geprägtes Heilsystem, das die seelisch-leibliche Ganzheit des Menschen berücksichtigt; 6 goldene Lebensregeln (lat. sex rei naturales; s. Tab.) sollen eine Ordnung u. ein Lebensgefühl vermitteln, an denen sich die allg. Lebensführung u. die Behandlung von Krankheiten orientieren sollen. Wissenschaftlich umstrittenes Verfahren mit weiter Verbreitung u. häufiger Selbstanwendung.

Hildegard-Medizin
Die 6 goldenen Lebensregeln

1. Heilmittel aus der Schöpfung: In der gesamten Schöpfung, in den Bäumen, Kräutern, Pflanzen, Tieren, Vögeln, Fischen, ja sogar in den Edelsteinen sind geheime Subtilitäten (Heilungskräfte) verborgen, die man nicht wissen kann, wenn sie uns nicht von Gott geoffenbart werden.
2. Eure Lebensmittel sollen eure Heilkräfte sein.
3. Ruhe und Bewegung zur Bewältigung von Leistungsverlust durch Stress
4. Schlafen und Wachen zur Regeneration des gesamten Organismus
5. Ausleitungsverfahren zum Reinigen schlechter Körpersäfte in Blut und Bindegewebe: Aderlass*, Schröpfen*, Moxibustion*
6. seelische Reinigung zur Wandlung von seelischen Risikofaktoren (Lastern) zu seelischen Heilungskräften (Tugenden)

Hilfs|mittel: sächliche Mittel od. technische Produkte wie Körperersatzstücke, orthopädische od. andere Geräte (einschließlich Hörhilfen sowie Brillen u. a. Sehhilfen) zum Ausgleich od. zur Prophylaxe eines körperlichen Funktionsdefizits od. zur Sicherung des Erfolgs einer Heilbehandlung; vgl. Heilmittel.

Himbeere: s. Rubus idaeus.

Hintonia lati|flora (DC.) Bullock *f*: bis 5 m hoher Busch od. Baum aus der Familie der Rubiaceae (Rötegewächse); **Arzneidroge:** getrocknete Rinde der Zweige u. Äste (Copalchi cortex, Hintoniae latiflorae cortex, Copalchi-Rinde, mexikanische Fieberrinde); vgl. Croton niveus; **Inhaltsstoffe:** Bitterstoffe, ätherisches Öl, Neoflavonoide (z. B. Coutareosid), Cucurbitacine, Phenolcarbonsäuren u. Catechingerbstoffe; entgegen früheren Berichten kommen in der Droge weder Chinin noch Chinidin vor, auch andere Alkaloide wurden nicht nachgewiesen. **Wirkung:** Blutglukose senkend; **Verwendung:** (volkstümlich) innerlich in den Ursprungsländern (Mexiko, Guatemala, Kolumbien) besonders bei Malaria, bei Diabetes mellitus, auch als Bittermittel bei Magen- u. Darmstörungen, als Roborans; in Europa werden Zubereitungen aus Copalchi cortex (Teekonzentrat bzw. Teetrockenkonzentrat) in Form eines bilanzierten diätetischen Lebensmittels unterstützend bei Altersdiabetes eingesetzt; die Droge selbst ist obsolet. **Dosierung:** Fertigpräparat (Teekonzentrat in Form von Kapseln od. Lösung); Dosierung nach Herstellerangaben; **Nebenwirkungen:** keine bekannt; **Kontraindikation:** keine bekannt; **Wechselwirkung:** keine bekannt.

Hippo|castani semen (gr. ἵππος Pferd) *n*: s. Aesculus hippocastanum.

Hippophae rhamnoides L. *fpl*: Sanddorn; Strauch od. Baum aus der Familie der Elaeagnaceae (Ölweidengewächse); Subspecies (ssp.) rhamnoides (im Küstenbereich) u. fluviatilis (in Bergen u. Flusstälern); s. Abb.; **Arzneidroge:** im Zustand der Vollreife geerntete, frische od. getrocknete Früchte (Hippophae rhamnoides fructus; Erntezeit zwischen August u. dem ersten Schnee); Öl aus den Samen (Sanddornöl); auch das Öl aus der Außenfrucht wird verwendet sowie gelegentlich Blüten u. Blätter; **Inhaltsstoffe:** 0,2–0,9 % Vitamin C u. andere Vitamine in den frischen Früchten (besonders in Hippophae rhamnoides ssp. fluviatilis); organische Säuren (Äpfel-, China- u. Essigsäure), Carotinoide (β-Carotin, γ-Carotin, Lycopen), Flavonoide (Kaempherol, Isorhamnetin, Quercetintri- u. -tetraglykoside), Mannit, Quebrachit, Vitamin A, B_1, B_2, B_6, fettes Öl (in der Außenfrucht ca. 7 % mit 47 % gesättigten u. 53 % ungesättigten Fettsäuren); im Samenfett überwiegen mit 79 % die ungesättigten Fettsäuren (39,6 % Linolsäure, 21,8 % Linolensäure, 17,4 % Ölsäure); **Wirkung:** Sanddornöl leberprotektiv, ulkusprotektiv u. -heilend; Verbesserung der Verträglichkeit von Chemotherapien, Extrakte antioxidativ, ulkusprotektiv u. wundheilungsfördernd; Samenöl: hepatoprotektiv; **Verwendung:** fettes Öl der Samen, Blätter für Teeaufgüsse; (volkstümlich) bei Ulcus ventriculi u. als Schutz- u. Heilmittel bei Strahlenschäden u. -behandlungen; die Wirksamkeit bei den beanspruchten Anwendungsgebieten ist derzeit nicht belegt. **Dosierung:** innerlich: täglich 1–2 Tassen Tee aus den Blättern od. 1–3 Kapseln mit 500 mg Sanddornöl od. 3 mal 3–5 ml Sanddornöl; äußerlich: Sanddornöl aus 1–3 Kapseln 3–4-mal täglich auftragen; **Nebenwirkungen:** keine bekannt; **Kontraindikation:** Schwangerschaft u. Stillzeit (Dosierungen höher als bei der Ernährung üblich); **Wechselwirkung:** keine bekannt.

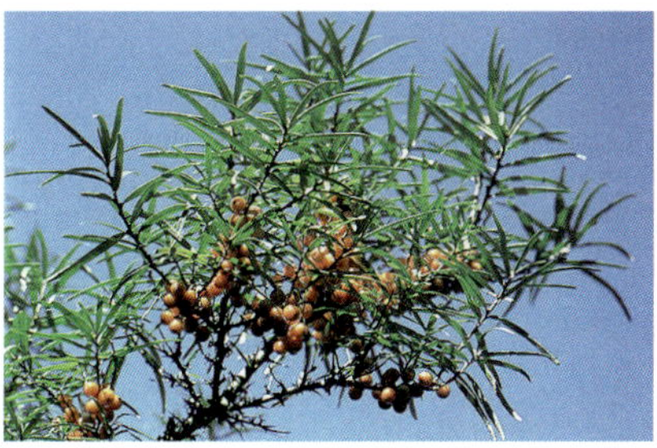

Hippophae rhamnoides: Frucht [5]

Hippo|therapie (gr. ἵππος Pferd; Therapie*) *f*: Therapie auf neurophysiologischer Grundlage mit dem Pferd als Therapiemittel; wird von Physiotherapeuten* mit entsprechender Zusatzausbildung durchgeführt; **Prinzip:** Durch das Pferd werden mehrdimensionale Schwingungen auf den Menschen übertragen, dadurch Schulung von Koordination u. Gleichgewicht sowie Verbesserung von Tonus u. Muskelkraft. **Anwendung:** bei neurologischen Erkrankungen bei Kindern i. R. frühkindlicher Hirnschäden, bei Erwachsenen z. B. nach Schlaganfall; bei psychischen Erkrankungen. Vgl. Reiten, therapeutisches; Bewegungstherapie; Physiotherapie.

Hirten|täschel: s. Capsella bursa-pastoris.

Hirudin (lat. hirudo Blutegel) *n*: ursprünglich aus Blutegeln (s. Hirudo medicinalis) gewonnenes, heute zur therapeutischen Anwendung rekombinant hergestelltes Polypeptid, das die Blutgerinnung hemmt (direkter Thrombin-Inhibitor); **Verwendung:** äußerlich bei oberflächlichen Hämatomen, Thrombophlebitis, Entzündungen im Bereich von Varizen.

Hirudinea (↑) *f*: Blutegel; aquatische od. terrestrische Annelida (Ringelwürmer) mit meist temporär-ektoparasitischer, z. T. auch temporär-endoparasitischer Lebensweise; typisch sind Haftscheiben an beiden Körperenden. **Gattungen:** Hirudo, Haementeria, Haemadipsa, Dinobdella, Limnatis. Vgl. Hirudo medicinalis; Haementeria officinalis.

Hirudo medicinalis (↑) *f*: medizinischer Blutegel; ektoparasitärer, an Mensch u. Tier blutsaugender Ringelwurm (s. Hirudinea); **Verbreitung:** Europa; im Süßwasser, zeitweise in feuchter Erde (Eiablage); **Verwendung:** Das Ansetzen von H. m. soll entstauend, krampflösend u. blutreinigend wirken; früher als Äquivalent zum Aderlass*, heute v. a. als Teil der ableitenden Therapie* od. ausleitenden Therapie* bei umschriebenen Erkrankungen mit der Symptomatik von Fülle* im Bereich der Körperoberfläche, seltener auch zur reflektorischen Einflussnahme bei chronischen Entzündungen innerer Organsysteme; typische Indikationen sind degenerative Erkrankungen des Bewegungsapparats (v. a. Arthrosen u. weichteilrheumatische Erkrankungen, heute seltener auch Thrombophlebitis u. postthrombotisches Syndrom). Bei einer Blutmahlzeit werden 5–8 ml Blut aufgenommen; die Wunde blutet durch das im Speichel enthaltene Hirudin* ca. 2–20 Std. nach, wobei bis zu 40 ml Blut ausgeleitet werden können. **Nebenwirkungen:** Geringe entzündliche Reaktionen (oft mit Juckreiz) an der Bissstelle sind normal. In Einzelfällen dehnen sich diese auf die Umgebung aus u. müssen lokal kühlend, selten antibiotisch behandelt werden.

Hist|amin-Binde|haut-Test *m*: syn. Remky*-Test.

Hitze: Konzept der Chinesischen Medizin* zur Krankheitsentstehung sowie zur Komplikation

Hochfrequenztherapie Übersicht über die technischen Daten				
Bezeichnung	Wellenlänge	Frequenz	Methode	Eindringtiefe
Kurzwellen	11,06 m	27,12 MHz	Kondensatorfeld, Spulenfeld	Subkutis, Muskel (oberflächlich)
Dezimeterwellen	0,69 m	433,92 MHz	Rundstrahler, Muldenelektrode	Muskel (oberflächlich), Muskel (tief)
Mikrowellen	0,124 m	2450 MHz	Strahlenfeld	Muskel (oberflächlich)

H

von Krankheitsverläufen (uneinheitliche Verwendung des Begriffs in der Literatur zur Chinesischen Medizin); als krankheitsauslösender Faktor wird i. d. R. Feuer* angesehen u. der daraus entstehende Krankheitszustand als Hitze (s. Fülle-Hitze) bezeichnet (meist entzündliche Prozesse; „Entzündung" als angezündetes Feuer); typische Krankheitszeichen sind Fieber, Überwärmung u. Rötung, beschleunigter u. voller Puls, beschleunigte Atmung, gelber Zungenbelag, dunkler Harn, vermehrtes Schwitzen u. rotes Gesicht. Krankheitszustände, die Krankheitszeichen der H. imitieren, aber nicht auf Entzündungsprozesse od. Infektionserkrankungen zurückzuführen sind, werden als Leere-Hitze (syn. Yin*-Leere) bezeichnet, Infektionserkrankungen mit hoher Entzündungsaktivität, hohem Fieber, drohender od. bereits bestehender Sepsis i. d. R. als Hitze*-Gift.

Hitze-Gift: Krankheitskonzept der Chinesischen Medizin*; Zustand der Fülle*-Hitze mit Anzeichen der Sepsis. Vgl. Hitze; Forsythiae fructus; Houttuyniae herba; Isatidis radix; Lonicerae flos; Moutan cortex radicis; Phellodendri cortex; Rhei radix et rhizoma; Scutellariae radix; Trichosanthis radix; Violae herba.

HMPC: Abk. für (engl.) ***H****erbal* ***M****edicinal* ***P****roducts* ***C****ommitee;* im Jahr 2004 gegründeter Ausschuss für pflanzliche Arzneimittel mit Sitz bei der Europäischen Zulassungsagentur für Arzneimittel (Abk. EMA); **Aufgabe: 1.** Erarbeitung von Leitlinien zur Bewertung von Qualität, Wirksamkeit u. Unbedenklichkeit von pflanzlichen Arzneimitteln; **2.** Erstellung gemeinschaftlicher Pflanzenmonographien (sog. EU-Monographien) im Hinblick auf Zulassung u. Registrierung pflanzlicher Arzneimittel; die Monographien werden in „well established use" (basierend auf entsprechenden wissenschaftlichen Daten, daher geeignet für ein normales Zulassungsverfahren) u. „traditional use" (ausschließlich basierend auf langjähriger Verwendung, wissenschaftliche Daten fehlen; geeignet für eine einfache Registrierung) eingeteilt. **3.** Erstellung einer Liste traditioneller pflanzlicher Stoffe, Zubereitungen u. Kombinationen daraus zur Verwendung in traditionellen pflanzlichen Arzneimitteln; die Liste muss für jeden pflanzlichen Stoff u. a. das Anwendungsgebiet, die spezifische Stärke u. Dosierung u. den Verabreichungsweg enthalten. Vgl. ESCOP; WHO; Kommission E.

Hoch|frequenz|dia|gnostik (lat. frequentia Häufigkeit; gr. διαγνωστικός fähig zu unterscheiden) *f*: Kurzbez. HF-Diagnostik; Verwendung hochfrequenter elektromagnetischer Signale zur Erzeugung elektromagnetischer Felder zu diagnostischen Zwecken; Verteilung u. Veränderung der elektrischen Wechselfeldstärke u. Wechselfelddichte (entscheidende diagnostische Indikatoren) werden überwiegend durch Leitfähigkeit u. relative Dielektrizitätskonstante bestimmt. Beispiel: Anthroposkopie*. Vgl. Elektronographie.

Hoch|frequenz|therapie (↑; Therapie*) *f*: Form der Elektrotherapie* mit Anwendung hochfrequenter (>100 kHz) elektromagnetischer Wellen u. Felder, die im Körper in Wärme (kinetische Energie) umgewandelt werden (s. Diathermie); **Formen:** s. Tab.; **Anwendung:** zur Behandlung von Schmerzen i. R. von Arthrosen, chronischer Bronchitis, Sinusitis, Prostatitis, Adnexitis; **Kontraindikation:** u. a. Schwangerschaft, Herzschrittmacher, Metallimplantate, Thrombosen, sensible Störungen im Behandlungsfeld. Vgl. Elektrotherapie; Ultraschall.

Höchst|mengen|verordnungen: Verordnungen, die maximale Grenz- u. Belastungswerte für das zulässige Maß an Schadstoffen in od. auf Lebensmitteln, Arzneimitteln, Tabakerzeugnissen od. Kosmetikprodukten festlegen; z. B. Schadstoff-Höchstmengenverordnung, Rückstands-Höchstmengenverordnung, Aflatoxin-Höchstmengenverordnung.

Höllen|stein: s. Silbernitrat.

Hohl|zahn: s. Galeopsis segetum.

Holismus, medizinischer (gr. ὅλος ganz, vollständig) *m*: syn. Ganzheitsmedizin*.

Holunder, Schwarzer: s. Sambucus nigra.

Holz|kohle: Carbo vegetabilis; Herstellung der Arzneidroge (Carbo Ligni pulveratus, gepulverte Holzkohle) durch nochmaliges Glühen gewöhnlicher H. in geschlossenen Gefäßen; **Verwendung:** (volkstümlich) innerlich bei Meteorismus, Flatulenz, infektiösen Darmerkrankungen u. bei Vergiftungen; äußerlich als Wundstreupulver; **Dosierung:** 520–975 mg nach den Mahlzeiten; andere Arzneimittel erst im Abstand von 2 Stunden einnehmen; **Nebenwirkungen:** Verschluss im Magen-Darm-Trakt, verlängerte gastrointestinale Transitzeit, pulmonale Aspiration bei Erbrechen, hypernatriämische Dehydratation; **Kontraindikation:** Verschlüsse im Magen-Darm-Trakt; **Wechselwirkung:** Reduktion bzw. Aufhebung der Resorption vieler Arzneimittel u. von Mikronährstoffen; **Homöopathie:** Verwendung von Zubereitungen aus ausgeglühter Kohle von Rotbuchen- od. Birkenholz entsprechend dem homöopathischen Arzneimittelbild, z. B. bei Entzündungen der Atemwege, Varikose, Heiserkeit, Schwäche der Verdauungsorgane mit Flatulenz, Schleimhautbildung, Herz- u. Kreislaufschwäche.

Homöo|pathie (gr. ὅμοιος gleich, ähnlich; -pathie*) *f*: durch Samuel Hahnemann (1755–1843) begründetes, in seinem „Organon* der Heilkunst" beschriebenes Pharmakotherapieprinzip, das Krankheitserscheinungen nicht durch exogene Zufuhr direkt gegen die Symptome gerichteter Substanzen behandelt (s. antipathisch), sondern bei dem (meist in niedriger Dosierung; s. Potenzierung) Substanzen eingesetzt werden, die in einer homöopathischen Arzneimittelprüfung* den Krankheitserscheinungen ähnliche Symptome verursachen (z. B. Thallium* in niedrigster Dosierung zur Behandlung der Alopezie); dieses sog. Ähnlichkeitsprinzip* (Similia similibus curentur) wird in der klassischen H. ergänzt durch ein komplexes System von Zuschreibungen (s. Miasmenlehre) sowohl im Hinblick auf Patienteneigenschaften (Konstitutionstypen) als auch auf die eingesetzten Arzneimittel (Pflanze, Tier, Mineral), das bei der individuellen Verordnung berücksichtigt wird. Meist wird neben der Heilung akuter od. chronischer Erkrankungen eine Stärkung der Konstitution* angestrebt. Die **Auswahl des homöopathischen Arzneimittels** erfolgt **1.** entsprechend seinem Arzneimittelbild*, das sich aufgrund von homöopathischen Arzneimittelprüfungen, Vergiftungssymptomen u. Beobachtungen unter Behandlung ergibt, sowie **2.** individuell entsprechend der Gesamtheit der Symptome des Patienten, die dem Arzneimittelbild entsprechen sollte u. mit der homöopathischen Anamnese erfasst wird. Die schulmedizinische Diagnose (Krankheitsdiagnose) bietet dem behandelnden Homöopathen Informationen über die Therapierbarkeit u. Prognose der diagnostizierten Erkrankung sowie zur Dosierung des Arzneimittels; sie kann jedoch nur selten einen Hinweis für die Arzneimittelwahl* liefern, da sie zu unspezifisch ist u. i. d. R. sehr vielen Arzneimittelbildern zugeordnet werden kann. Krankheit wird innerhalb der H. als ein bei jedem Patienten individueller Zustand des Organismus verstanden, der zum Auftreten von Symptomen führt. Zur näheren Beschreibung des Krankheitszustands selbst u. seines Verhaltens unter homöopathischer Behandlung existieren verschiedene **Wirkungsmodelle:** **1.** Die Verstimmung einer sog. Lebenskraft* (Hahnemann), die den Unterschied des Belebten vom Unbelebten ausmacht, nicht direkt erkennbar u. nicht vom Organismus getrennt zu denken ist, äußert sich in Symptomen. Die H. der Anfangszeit erhob den Anspruch, mit ihren potenzierten Arzneimitteln die Lebenskraft direkt anzusprechen. Dieser vitalistische Ansatz gilt heute als überholt. **2.** Ein sog. Abwehrmechanismus (Vithoulkas) als Beschreibung des Verhaltens bei Störungen der Homöostase führt zum Entstehen von Symptomen bei dem Versuch, auch unter dem Einfluss von Stressoren den bestmöglichen Zustand des Organismus zu erreichen u. aufrechtzuerhalten. Dieses an kybernetische Ansätze angelehnte Modell betont v. a. die Sinnhaftigkeit von Krankheitssymptomen u. begründet die Schädlichkeit ihrer Unterdrückung*. **3.** Krankheit als Verzerrung einer psycho-neuro-endokrino-immunologischen Achse od. der Gesamtheit aller Steuerungs- u. Regelungsvorgänge im Organismus. Allen Ansätzen gemeinsam ist das Postulat einer einheitlichen Reaktionslage des gesamten Organismus. Damit wird die Bedeutung auch krankheitsferner Symptome (Allgemeinsymptome, Begleitsymptome, Geistes- u. Gemütssymptome) bei der Bestimmung dieses allen Symptomen gemeinsam zugrunde liegenden Zustands begründet sowie die besondere Art der Verlaufsbeurteilung; nicht die Besserung einzelner Symptome ist der Indikator einer Heilung, sondern die Verschiebung der Hauptmanifestation des zugrunde liegenden Krankseins zu weniger lebensbeeinträchtigenden Formen (s. Hering-Regel; Drei-Ebenen-Modell). **Geschichte:** Die H. fand schon zu Lebzeiten Hahnemanns eine weite Verbreitung auch über Deutschland hinaus u. ist heute weltweit verbreitet mit einer besonderen Bedeutung in Indien, wo sie seit 1973 gleichwertig neben der konventionellen Medizin u. dem Ayurveda* steht. Bedeutsame Homöopathen sind neben vielen anderen **1.** C. M. F. von Boenninghausen (1785–1864) durch die von ihm entwickelte u. in seinem „Therapeutischen Taschenbuch" dargelegte Form der Arzneimittelwahl, bei der ein möglichst charakteristisches, vollständiges Symptom, das sich aus der Lokalisation, einer Empfindung u. der Modalität (einschließlich Causa*) zusammensetzt, u. ein od. mehrere Begleitsymptome entscheidend sind; **2.** C. Hering (1800–1880), der die H. in Deutschland erlernte, bevor er 1833 nach Amerika auswanderte und v. a. durch zahlreiche Arzneimittelprüfungen u. seine Sammlung der Leitsymptome der Arzneimittel („Guiding Symptoms") bekannt wurde; **3.** J. T. Kent (1849–1916, USA), der durch seine Vorlesungen über das Organon (deutscher Titel „Zur Theorie der Homöopathie"), seine Materia* medica, bei der er besonderen Wert auf die Beschreibung der Gemütssymptome der Arzneimittel legte, insbesondere aber durch sein sehr differenziertes, weltweit am weitesten verbreitetes Repertorium* bekannt ist; Kent entwickelte zudem die Gabe von Homöopathika in Potenzschritten (C30, C200, C1000, XM, LM, MM). Die H. entwickelte sich an vielen Stellen der Welt unterschiedlich weiter. **Richtungen:** C4*-Homöopathie, Drei*-Ebenen-Modell, Isopathie*, Komplexhomöopathie*, Miasmenlehre*. Der **wissenschaftliche Wirkungsnachweis** ist trotz inzwischen zahlreicher durchgeführter Studien nicht gelungen, so dass die Schulmedizin von Placebo-Wirkungen ausgeht, während homöopathische Forscher neue Erklärungsmodelle für die im Alltag u. in Studien unterschiedlichen Beobachtungen entwickeln u. erforschen, so z. B. die aus der Quantentheorie bekannte Verschränkung. Der Wirkungsmechanismus der Potenzierung ist naturwissenschaftlich derzeit nicht erklärbar. Die auf das physikalische Moment des Schüttelns u. Verreibens hypothetisch zurückgeführten informationstragenden Veränderungen des Lösungsmittels wurden erstmals 1965 von Bernard formuliert (Imprint*-Theorie). **Ausbildung:** Zum Erwerb der ärztlichen Zusatzbezeichnung Homöopathie sind in Deutschland 2 Jahre klinische Tätigkeit, ein Kurs mit 160 Stunden sowie 6 Monate Weiterbildung bei einem Weiterbildungsbefugten, ersatzweise 100 Stunden Fallseminare erforderlich. Vgl. Allopathie.

H

homöo|pathisch (↑; ↑): in der Homöopathie* Bez. für die Eigenschaft eines Arzneimittels, mit Symptomen aus seinem Arzneimittelbild* zu Krankheitssymptomen eines gegebenen Falls ähnlich zu sein, d. h., diese in hinreichender Ähnlichkeit am Gesunden erzeugen zu können; vgl. allopathisch; antipathisch; Ähnlichkeitsprinzip.

Homöo|pathisches Arznei|buch (↑; ↑): s. Arzneibuch.

Homöo|psorika (↑; Psora*) *n pl*: s. Arzneimittel, antipsorische.

Homöo|sin|iatrie (↑; gr. σινιάζειν sieben, sichten; ἰατρός Arzt) *f*: Bez. für die Verknüpfung von Akupunktur* u. Homöopathie* hinsichtlich eines gemeinsamen diagnostischen bzw. therapeutischen Vorgehens; als Begründer u. Namensgeber dieser Methodenkombination gilt der Arzt de la Fuye (Paris); in Deutschland war es der Arzt A. Weihe, der 1886 den Zusammenhang zwischen verschiedenen Druckpunkten u. einzelnen Homöopathika beschrieb (s. Weihe-Druckpunkte) u. von der Grundvorstellung ausging, dass jede organische u. seelische Störung auch schmerzhafte Hautpunkte entstehen lässt. In jüngster Zeit wird der Begriff Homöopathikainjektion bzw. Injektionsakupunktur* verwendet. Der H. liegt kein einheitliches Konzept zugrunde.

Homöo|stase (↑; Stase*) *f*: syn. Homöostasie, Homöostasis; vom Organismus durch Autoregulationsprozesse angestrebter Zustand konstanter Normalität; das Konzept der H. kann grundsätzlich auf alle physiologischen u. biochemischen Größen (v. a. auf Stoffkonzentrationen im intra- u. extrazellulären Körpermilieu, Herz-Kreislauf-Parameter sowie neuronale Aktivitäten) mit jeweils unterschiedlichen Streubreiten u. Anpassungen an Alter u. äußere Bedingungen (z. B. Ernährung, Klima) angewandt werden. Im Kontext systemtheoretischer Ansätze der Gesundheitspsychologie bezeichnet H. den dynamischen Gleichgewichtszustand, den das sich selbst u. seine Umwelttransaktionen regulierende Individuum anstrebt. Hierbei wird ein prozessuales u. autoregulativ geprägtes Gesundheitsverständnis zugrunde gelegt. Vgl. Autoregulation.

Homöo|therapie (↑; Therapie*) *f*: meist synonym für Homöopathie* verwendete Bez., die u. U. eine indikationsorientierte Abgrenzung von der reinen Homöopathie zum Ausdruck bringen soll.

Homoion (lat. homo Mensch) *n*: Bez. der Homotoxikologie* für ein Antihomotoxikum*, wenn es aufgrund der Ähnlichkeit, Verdünnung u. Potenzierung als für den Organismus nichttoxische Substanz zur Behandlung eines Homotoxins* zum Einsatz kommt.

Homo|toxiko|logie (↑; gr. τοξικόν φάρμακον Pfeilgift; -logie*) *f*: syn. Homotoxinlehre; von dem homöopathischen Arzt Hans-Heinrich Reckeweg (1905–1985) aufgestellte Krankheitslehre, die in sog. Homotoxinen* (endogen od. exogen auf den Menschen einwirkende Gifte) die Ursache von Erkrankungen sieht; die H. beruht auf der Annahme, dass alle Krankheiten als biologisch zweckmäßige Abwehrvorgänge u. Kompensationsprozesse gegen Homotoxine zu interpretieren sind. Die Abwehrvorgänge teilte Reckeweg in 6 Phasen der Homotoxinabwehr ein (s. Phasenlehre); er befasste sich insbesondere mit der Symptomverschiebung von Krankheiten, ein Vorgang, den er als Vikariation* bezeichnete. Die Behandlung (sog. antihomotoxische Therapie) soll das Abwehrsystem stimulieren u. die Homotoxine neutralisieren u. entgiften. Die H. bezeichnet als anatomisches Korrelat der Entgiftung das sog. System der großen Abwehr u. ordnet diesem das Monozyten-Makrophagen-System, die Hypophysen-Nebennierenrinden-Achse, die neurale Abwehr sowie das Leber- u. Bindegewebe zu. Die antihomotoxische Therapie versteht sich als eine erweiterte Homöopathie, die (im Gegensatz zur klassischen Homöopathie*) vorwiegend Komplexpräparate (Kombinationspräparate verschiedener Einzelmittel; Potenzaccorde, d. h. verschiedene Potenzen homöopathischer Einzelmittel; Homaccorde, d. h. Potenzaccorde verschiedener Einzelmittel) u. seltener Einzelmittel verordnet u. indikationsorientiert vorgeht. Neben klassischen homöopathischen Mitteln enthalten die antihomotoxischen Arzneien auch Nosoden*, potenzierte Organzubereitungen, homöopathisch verdünnte u. potenzierte herkömmliche Arzneimittel (Allopathika) sowie Kombinationen aus allen genannten Substanzen. Das Wirkungsprinzip der Isopathie* steht im Vordergrund. Einzelne Mittel wurden in Studien erfolgreich angewendet, z. B. bei Schwindel od. bei Mukositis unter Chemotherapie bei Kindern.

Homo|toxikose (↑; ↑; -osis*) *f*: syn. Giftabwehrkrankheit*.
Homo|toxin (↑; ↑) *n*: endogen (innen entstanden) od. exogen (von außen) auf den Menschen einwirkendes Gift; s. Homotoxikologie.
Homo|toxin|lehre (↑; ↑): syn. Homotoxikologie*.
Hong-Hua: s. Carthami flos.
Honig: Mel; von Apis* mellifera (Honigbiene) gebildetes, in den Waben abgelagertes Stoffgemisch; **Inhaltsstoffe:** 70–80 % Invertzucker, Dextrin, Eiweiß, organische Säuren, Enzyme, Wasserstoffperoxid, Vitamin B_2, Carotin, Acetylcholin, Pollen, Wachs, Antioxidanzien (mehr im dunklen H.); abhängig von der Pflanzenart, aus der der Honig gewonnen wurde; **Wirkung:** antitussiv, antibakteriell, antifungal, wundheilungsfördernd; **Verwendung:** von Pollen, Wachs, Schmutz, Eiweißstoffen u. a. Verunreinigungen befreiter, sog. gereinigter H. (Mel depuratum); (volkstümlich) innerlich bei dyspeptischen Beschwerden, Diarrhö, Husten, als Expektorans; äußerlich zur Wundbehandlung u. bei leichten Verbrennungen (unverdünnt); **Nebenwirkungen:** orale Anwendung: allergische Reaktionen; lokale Anwendung: starke Austrocknung von Wunden, dadurch Heilungsverzögerung; cave: mit Clostridium botulinum-Sporen verunreinigter Honig kann Kinder bis 1 Jahr bei oraler Anwendung gefährden (Infektionsgefahr); **Kontraindikation:** Pollenallergie; **Wechselwirkung:** keine bekannt.
Honig|biene: s. Apis mellifera.
Hopfen: s. Humulus lupulus.
Hopi-Kerze: s. Ohrkerze.
Hordei fructus germinatus *m*: Fructus Hordei germinatus; chin. Mai-Ya; Droge der Chinesischen Medizin*; getrockneter, aufgekeimter Samen von Hordeum vulgare L. aus der Familie der Poaceae (Süßgräser); **Eigenschaften:** süß, ausgeglichen, kehrt in Milz, Magen u. Leber ein; **Wirkung:** löst Speisen auf, harmonisiert die Mitte, beendet die Laktation; **Anwendung:** bei Stagnation von Speisen, zum Abstillen od. bei Spannung u. Schmerzen aufgrund von gestautem Milchfluss.
Hor-me: therapeutisches Verfahren der Tibetischen Medizin*; Hitzetherapie mit in Öl erwärmten Päckchen aus Myristica* fragrans u. Cuminum* cyminum, die auf spezifische Punkte der Körperoberfläche gelegt werden. Vgl. Therapie der Tibetischen Medizin.
Hormesis (gr. ὁρμάειν antreiben, erregen) *f*: syn. adaptive Reaktion; Bez. für die potentielle Eigenschaft von Zellen, nach Exposition mit Strahlung (Radioaktivität, UV-Licht) od. Umweltgiften in geringer Dosierung Schutzmechanismen zu aktivieren, die pathologische Veränderungen, wie sie bei höherer Dosierung auftreten, verhindern können; diese Schutzmechanismen sollen in der Produktion spezieller Proteine bestehen, die an dem DNA-Reparatursystem beteiligt sind, in der verbesserten Entgiftung von freien Radikalen u. einer Stimulierung des Immunsystems. H. ist die theoretische Grundlage z. B. für die Heilstollenbehandlung* u. das Radonbad*. Einzelne Autoren gehen sogar davon aus, dass eine gewisse Grundexposition notwendig für das Überleben ist. Die H.-Hypothese widerspricht der als annähernd linear angenommenen Dosis-Wirkungs-Kurve ohne Schwellendosis für ionisierende Strahlung u. der Ansicht, dass bereits ein Treffer eine Mutation erzeugen kann, die zur malignen Umwandlung der Zelle führen kann.
HOT: Abk. für **h**ämatogene **O**xidations**t**herapie*.
Hou-Po: s. Magnoliae officinalis cortex.
Houttuynia cordata Thunb. *f*: Houttuyniakraut; krautige Pflanze aus der Familie der Saururaceae (Eidechsenschwanzgewächse); **Arzneidroge:** Kraut (Houttuyniae herba); **Inhaltsstoffe:** ätherisches Öl, gesättigte u. ungesättigte Fettsäuren, Flavonglykoside (u. a. Afzelin), Aporphinalkaloide (u. a. Aristolactam A II), Lignane (u. a. Sesamin); **Wirkung:** ätherisches Öl: antibakteriell, antiviral, hemmt die Prostaglandinbiosynthese; **Verwendung:** in der Chinesischen Medizin: s. Houttuyniae herba; **Dosierung:** keine bekannt; **Nebenwirkungen:** keine bekannt; **Kontraindikation:** keine bekannt; **Wechselwirkung:** keine bekannt.
Houttuyniae herba *f*: Herba Houttuyniae; chin. Yu-Xing-Cao; Droge der Chinesischen Medizin*; oberirdische Teile von Houttuynia* cordata aus der Familie der Saururaceae (Eidechsenschwanzgewächse); **Eigenschaften:** scharf, kalt, kehrt in die Lunge ein; **Wirkung:** klärt Hitze*, löst Gift auf, drängt Geschwüre zurück, treibt Eiter heraus, fördert die Diurese u. wirkt gegen Miktionsstörungen; **Anwendung:** bei Lungen*-Hitze, bei eitrigen Hauterkrankungen durch Hitze*-Gift, bei Miktionsstörungen durch Feuchtigkeit-Hitze (s. Feuchtigkeit) u. Ödemen.
Huang-Bai: s. Phellodendri cortex.
Huang-Lian: s. Coptidis rhizoma.
Huang-Qi: s. Astragali radix.
Huang-Qin: s. Scutellariae radix.
Huf|lattich: s. Tussilago farfara.
Humin|stoffe: Inhaltsstoffe u. hypothetische Wirkstoffe des Torfs*; Huminsäuren wirken leicht gerbend (Haut, Schleimhaut) u. in vitro (am Muskelpräparat u. am Rezeptor) östrogenartig.
Humoral|patho|logie (lat. umor Flüssigkeit, Feuchtigkeit; Patho-*; -logie*) *f*: seit der Antike bis in das 19. Jahrhundert vorherrschendes Modell zur Nosologie u. Anthropologie in der Medizin, Philosophie u. Kunst; den Eigenschaften u. Prinzipien der 4 Elemente antiker Naturphilosophie Erde, Wasser, Luft u. Feuer entsprechen im Menschen die 4 Körpersäfte (Humores) schwarze Galle, Schleim, Blut u. gelbe Galle (s. Tab.). Ihnen sind die Organsysteme u. Funktionen der Milz, des Gehirns, des Herzens u. der Leber/Galle zugeordnet, später auch das melancholische, phlegmatische, sanguinische u. cholerische Temperament*. Von großer Bedeutung sind die speziellen Qualitäten des mehr Trockenen u. Kalten (schwarze Galle),

Humoralpathologie
Schema von Galen

Blut – rot und süß
warm und feucht
Luft
Herz
Frühling
Kindheit
kontinuierliches Fieber

gelbe Galle – bitter
warm und trocken
Feuer
Leber
Sommer
Jugend
Tertiana-Fieber
männliches Prinzip

Schleim – weiß und salzig
kalt und feucht
Wasser
Gehirn
Winter
Greisenalter
Quotidiana-Fieber
weibliches Prinzip

schwarze Galle – scharf (sauer)
kalt und trocken
Erde
Milz
Herbst
Mannesalter
Quartana-Fieber

des mehr Feuchten u. Kalten (Schleim), des mehr Feuchten u. Warmen (Blut) sowie des mehr Trockenen u. Warmen (gelbe Galle). Diese Qualitäten werden gleichzeitig auf einer körperlichen u. seelischen sowie einer physischen u. einer metaphysischen Ebene untersucht. Sie dienen auch zur Charakterisierung von Heilpflanzen u. Nahrungsmitteln. Bei einer Dyskrasie* ist das Verhältnis dieser Säfte untereinander gestört. Als **Calorinesen** werden u. a. Krankheiten mit zu viel od. zu wenig sog. Wärmestoffen bezeichnet. In einer stark vereinfachten bzw. materialistisch geprägten H. werden die Säfte nur noch als mehr od. weniger giftig (i. S. von Schlackenstoffen od. Materia* peccans) verstanden, die aus dem Organismus entfernt werden müssen. Teilweise hat dies zu stark übertriebenen Anwendungen einer ableitenden Therapie* u./od. ausleitenden Therapie* u. in der Folge zu deren Diskreditierung geführt.

Humoral|therapie (↑; Therapie*) *f*: syn. Aschner*-Methode.

Hụmulus lụpulus L. *m*: Hopfen; Schlingpflanze aus der Familie der Cannabaceae (Hanfgewächse); s. Abb.; **Arzneidroge:** getrocknete, weibliche Blütenstände (Lupuli flos, Hopfenzapfen); Monographie: HMPC, ESCOP, WHO, Kommission E; **Inhaltsstoffe:** 15–30 % Harz (mit den instabilen Bitterstoffen Humulon, Lupulon u. dem daraus entstehenden 2-Methyl-3-buten-ol), Proanthocyanidine, Phenolsäuren, ca. 1 % Flavonoide, 0,3–1,5 % ätherisches Öl; **Wirkung:** beruhigend, schlaffördernd; **Verwendung:** geschnittene Droge, Drogenpulver od. Trockenextraktpulver für Infuse u. Dekokte; **1.** (med.) bei Unruhe u. Angstzuständen, Schlafstörungen (ESCOP, Kommission E); **2.** (traditionell) zur Besserung leichter Stresssymptome u. als Schlafhilfe (HMPC); **3.** (volkstümlich) auch als Amarum bei Appetitlosigkeit u. nervösen Magenbeschwerden, überaktiver Harnblase, Enuresis nocturna; **Dosierung:** Einzeldosis 0,5 g pro Tasse 2–4-mal pro Tag od., wegen des Geschmacks, vorwiegend in Kombination mit anderen sedativ wirkenden Drogen, 1–2 ml der Tinktur (1:5) ein- bis mehrmals pro Tag, Zubereitungen entsprechend 1–3-mal täglich; **Nebenwirkungen:** keine bekannt; **Kontraindikation:** keine bekannt; **Wechselwirkung:** keine bekannt; **Homöopathie:** Verwendung der frischen, möglichst samenarmen, weiblichen Blütenstände vor dem Zeitpunkt der Samenreife entsprechend dem homöopathischen Arzneimittelbild, z. B. bei Nervosität, Schlafstörungen.

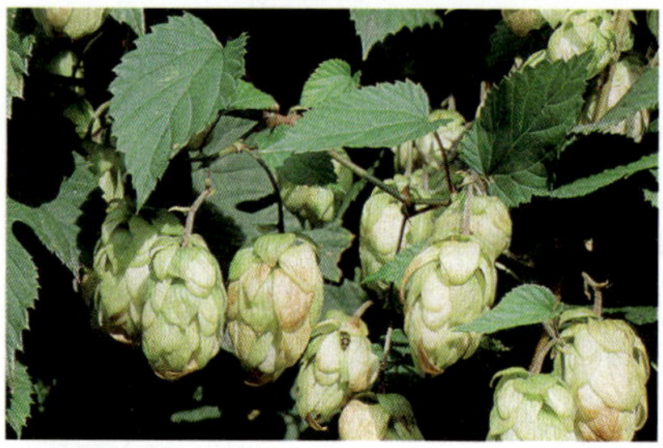

Humulus lupulus: Frucht [5]

Hunde|milch: s. Lac caninum.

Hunds|rose: s. Rosa canina.

Hunds|würger, Hanf|artiger: s. Apocynum cannabinum.

Huneke-Phänomen (Ferdinand H., deutscher Arzt, 1891–1966; gr. φαίνεσθαι sich zeigen, erscheinen) *n*: syn. Sekundenphänomen*.

Hunger: durch Nahrungsmangel ausgelöstes physiologisches Bedürfnis, das den Menschen, wenn möglich, zur Nahrungsaufnahme veranlasst; als Auslösemechanismus wird u. a. eine Abnahme der verfügbaren Glukosemenge im Organismus (unabhängig von der Blutzuckerkonzentration) diskutiert, wahrscheinlich gemessen mit Glukorezeptoren in Zwischenhirn, Dünndarm, Leber u. Magen; außerdem Anstieg der Wärmeproduktion des Körpers (bei Abnahme der Umgebungstemperatur) u. Abnahme von Stoffwechselprodukten der Fettaufspaltung (Lipolyse). Neuere Erkenntnisse zeigen eine neuroendokrine komplizierte Regulation durch Zentren des Hypothalamus, die sowohl metabolische als auch zirkadiane Signale erhalten; weitere Sensoren u. Vermittler des Energiestatus sind Neurotransmitter, Hormone, Nukleoside, die Orosensorik, der Verdauungstrakt u. seine Hormone sowie Chemo- u. Osmosensoren. Vgl. Appetit; Sättigung.

Husten: forcierte Exspiration gegen die zunächst verschlossene, dann plötzlich geöffnete Glottis; physiologischer Schutzreflex (reflektorische Antwort auf Reizung der tracheobronchialen Schleimhaut) bzw. pathologisches Symptom; **Einteilung:** **1.** nach Dauer in akut (<3 Wochen) u. chronisch (≥3 Wochen; nach WHO); **2.** nach Sekretproduktion in unproduktiven (ohne Sekret; syn. trockener H., sog. Reizhusten) u. produktiven H. (mit Sekret); **Ursache:** entzündliche, chemische, physikalische od. mechanische Reizung der Atemwege; bei akutem H. v. a. viraler grippaler Infekt, akute Bronchitis*, Pneumonie, Influenza, akute Exazerbationen einer COPD (Abk. für engl. chronic obstructive pulmonary disease); bei chronischem H. v. a. chronische Bronchitis, COPD, Asthma bronchiale, bronchiale Hyperreagibilität, gastroösophageale Refluxkrankheit, chronische Sinusitis; seltener durch Arzneimittel induziert (z. B. ACE-Hemmer), psychogen, eosinophile Bronchitis, Pertussis*, chronische Linksherzinsuffizienz, Bronchial- od. Lungentumor, Fremdkörperaspiration, sensible Vagusreizung (z. B. im Bereich von Meninges, äußerem Gehörgang, Magen-Darm-Trakt u. Nieren); **Therapie:** u. a. **1.** Phytotherapie: **a)** (med.) u. a. Althaea* officinalis, Foeniculum* vulgare ssp. vulgare var. vulgare, Glycyrrhiza* glabra, Grindelia*, Hedera* helix, Polygala* senega, Primula* veris, Tussilago* farfara; **b)** (traditionell) u. a. Foeniculum* vulgare ssp. vulgare var. dulce, Mentha* x piperita, Pimpinella* anisum, Thymus* vulgaris, Verbascum*; **c)** (volkstümlich) u. a. Allium* cepa, Allium* sativum, Angelica* archangelica, Antennaria* dioica, Ballota* nigra, Citrus* sinensis, Crocus* sativus, Cydonia* oblonga, Cymbopogon* citratus, Euphrasia* officinalis, Glechoma* hederacea, Gypsophila*, Honig*, Origanum* majorana, Quillaja* saponaria, Raphanus* sativus, Succisa* pratensis, Teucrium* marum; **2.** Hydrotherapie: u. a. Abklatschung*, Brustguss*, Brustwickel*, Hauffe*-Schweninger-Armbad, Oberkörperwaschung*, Senfwickel*; **3.** Akupunktur* nach den Vorgaben der Chinesischen Medizin; **4.** Ayurveda: u. a. Curcuma* zedoaria, Justicia* adhatoda, Piper* longum; **5.** Chinesische Medizin: u. a. Armeniacae* amarum semen, Citri* tangerinae pericarpium, Eriobotryae* folium, Glycyrrhizae* radix, Lycii* fructus, Perillae* fructus, Persicae* semen, Schisandrae* fructus, Trichosanthis* fructus, Trichosanthis* radix; **6.** physikalische Therapie: u. a. Hochfrequenztherapie*; **7.** Physiotherapie: u. a. Segmentmassage*; **8.** Mind*-Body-Medizin: Meditation*, progressive Muskelrelaxation*, kognitive Restrukturierung*, Stressreduktion, Tai*-Ji-Quan, Yoga*.

Hydrargyrum (gr.) *n*: s. Quecksilber.

Hydrastis canadensis L. *f*: Kanadische Gelbwurzel; Pflanze aus der Familie der Ranunculaceae (Hahnenfußgewächse); **Arzneidroge:** getrockneter, ganzer od. geschnittener Wurzelstock mit Wurzeln (Hydrastidis rhizoma); Monographie: WHO; **Inhaltsstoffe:** Alkaloide (z. B. Hydrastin, Berberin, Canadin, Meconin), Phytosterol, Zucker, Harz, Fett; **Wirkung:** hämostyptisch; **Verwendung:** (volkstümlich) innerlich als Hämostatikum bei uterinen Blutungen (Extractum Hydrastidis fluidum); **Homöopathie:** Verwendung der getrockneten, unterirdischen Teile der Pflanze entsprechend dem homöopathischen Arzneimittelbild, z. B. bei Schleimhauteiterungen (auch mit Geschwürbildung), Entzündungen u. Koliken des Leber-Galle-Systems u. des Magen-Darm-Trakts sowie bei Polypen.

Hydro|cotyle asiatica *f*: s. Centella asiatica.

Hydro|cotylidis herba *f*: s. Centella asiatica.

Hydro|therapie (gr. ὕδωρ Wasser; Therapie*) *f*: methodische Anwendung von Wasser verschiedener Temperatur u. Erscheinungsform: fest, flüssig (Wasser od. wasserhaltige, kalte od. warme Stoffe) od. als Wasserdampf; zur H. gehören Waschungen*, Wickel* u. Auflagen, Packungen*, Güsse*, medizinische Bäder* (mit Zusätzen), Teil-* u. Vollbäder*. Vgl. Bad; Balneotherapie; Kneipp-Therapie.

Hyoscyamin *n*: Esteralkaloid der Tropanreihe; Vorkommen v. a. in den Pflanzen der Gattungen Atropa, Datura u. Hyoscyamus aus der Familie der Nachtschattengewächse (Solanaceae). Beim Trocknen der pflanzlichen Organe geht H. durch Racemisierung der Säurekomponente zum Teil in das optisch inaktive Atropin* (syn. DL-Hyoscyamin) über.

Hyoscyamus niger L. *m*: Schwarzes Bilsenkraut, Saubohne; Pflanze aus der Familie der Solanaceae (Nachtschattengewächse); s. Abb.; **Arzneidroge:** Laubblätter (Hyoscyami folium, Bilsenkrautblät-

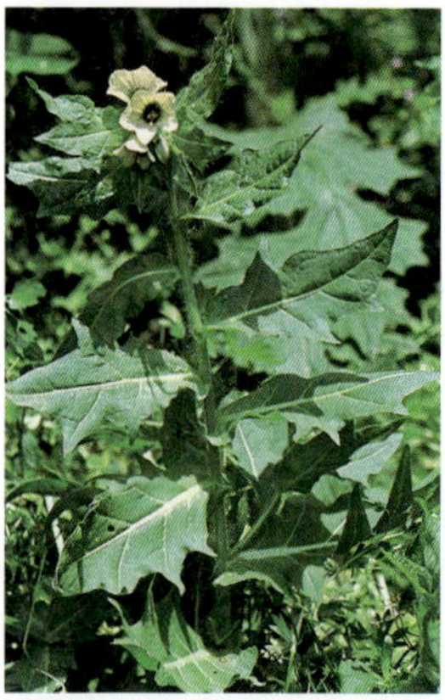

Hyoscyamus niger: Pflanze [7]

ter); Monographie: Kommission E; **Inhaltsstoffe:** mindestens 0,05 % Tropanalkaloide (v. a. L-Hyoscyamin u. L-Scopolamin); **Wirkung:** parasympatholytisch, anticholinerg, spasmolytisch auf die glatte Muskulatur, zentral sedierend; **Verwendung:** eingestelltes Hyoscyamuspulver sowie galenische Zubereitungen; **1.** (med.) bei Spasmen im Bereich des Magen-Darm-Trakts (Kommission E); obsolet; **2.** (volkstümlich) bei funktionellen Herzbeschwerden. Die Droge u. ihre Zubereitungen werden aufgrund des stark schwankenden Alkaloidgehalts nicht mehr verordnet. **Nebenwirkungen:** Mundtrockenheit, Akkommodationsstörungen, Tachykardie, Miktionsstörungen; **Kontraindikation:** tachykarde Arrhythmien, Prostataadenom mit Restharnbildung, Engwinkelglaukom, akutes Lungenödem, mechanische Stenosen im Bereich des Magen-Darm-Trakts, Megakolon; **Wechselwirkung:** Verstärkung der anticholinergen Wirkung von tricyclischen Antidepressiva, Amantadin, Antihistaminika, Phenothiazinen, Procainamid, Chinidin; **Homöopathie:** Verwendung der ganzen, frischen, blühenden Pflanze entsprechend dem homöopathischen Arzneimittelbild, z. B. bei Unruhe u. Erregungszuständen, Schlafstörungen, spastischen Zuständen der Atemwege u. des Magen-Darm-Trakts.

Hyp-: Wortteil mit der Bedeutung unter, unterhalb; von gr. ὑπό.

Hyper-: Wortteil mit der Bedeutung über (-hinaus), oberhalb; von gr. ὑπέρ.

Hyper|ämie, re|aktive (↑; gr. αἷμα Blut) *f*: Steigerung der Durchblutung eines Organs od. Körperteils, insbesondere der Extremitäten, nach vorübergehender Drosselung der Blutversorgung; i. R. der Kneipp*-Therapie erhöhte Durchblutung der Haut mit angenehm empfundenem Wärmegefühl als Reaktion auf eine kurze Kaltanwendung*.

Hyper|cholesterol|ämie (↑; gr. αἷμα Blut) *f*: s. Cholesterol.

Hypericum perforatum L. *n*: Johanniskraut; Pflanze aus der Familie der Hypericaceae (Johanniskrautgewächse); s. Abb.; **Arzneidroge:** blühende oberirdische Pflanzenteile (Hyperici herba, Johanniskraut); Monographie: HMPC, ESCOP, WHO, Kommission E; **Inhaltsstoffe:** 0,1–0,3 % Gesamthypericine (u. a. Hypericin, Pseudohypericin, Protohypericin, Protopseudohypericin), 2–4 % Phloroglucinderivate (z. B. Hyperforin), wenig ätherisches Öl, 2–4 % Flavonoide, Biflavonoide (wie Biapigenin, Amentoflavon), 6–15 % Gerbstoffe u. Xanthone; **Wirkung:** mild antidepressiv (innerliche Anwendung); antiphlogistisch, wundheilungsfördernd, durchblutungsfördernd, antibakteriell (ölige Zubereitungen); **Verwendung:** geschnittene Droge, Drogenpulver, flüssige u. feste Zubereitungen zur oralen Anwendung; äußerlich als mit fetten Ölen hergestelltes Johanniskrautöl; **1.** (med.) **a)** innerlich bei psychovegetativen Störungen, milden bis mittelschweren depressiven Episoden, Angstzuständen, nervöser Unruhe, äußerlich (Johanniskrautöl) bei scharfen u. stumpfen Verletzungen, Verbrennungen 1. Grades, Myalgien (Kommission E); **b)** innerlich bei leichten depressiven Störungen od. leichten bis mittelschweren depressiven Episoden entsprechend ICD-10 (HMPC, ESCOP); **2.** (traditionell) innerlich zur Linderung vorübergehender mentaler Erschöpfungszustände u. zur symptomatischen Therapie leichter Magen-Darm-Beschwerden, äußerlich (Johanniskrautöl) bei leichten Hautentzündungen (z. B. Sonnenbrand) u. zur Heilung kleiner Wunden (HMPC); **Dosierung:** 2–4 g Droge als Teeaufguss pro Tag bei psychovegetativen Störungen; alle Indikationen nach Kommission E: 900 mg Gesamtextrakt pro Tag; Kinder (6–12 Jahre) bis 450 mg/d nur unter ärztlicher Aufsicht; volle Ausprägung des therapeutischen Effekts frühestens nach 3-wöchiger Therapie; **Nebenwirkungen:** bei innerlicher Anwendung Photosensibilisierung bei hellhäutigen Personen möglich; **Kontraindikation:** Zustand nach Organtransplantation, HIV-positive Patienten unter Protease-1-Inhibitoren-Therapie; Allergie gegen die Inhaltsstoffe, bekannte Lichtüberempfindlichkeit der Haut; keine Anwendung bei Kindern unter 6 Jahren od. während Schwanger-

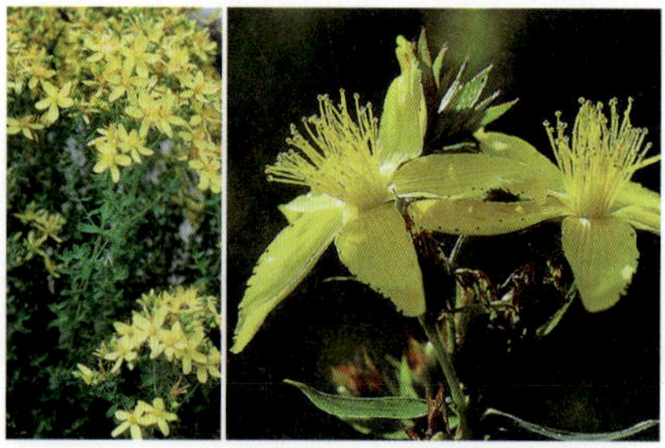

Hypericum perforatum: Pflanze u. Blüte [5]

schaft u. Stillzeit wegen fehlender Untersuchungen. **Wechselwirkung:** Abschwächung der Wirksamkeit von Antikoagulanzien vom Cumarintyp (Warfarin, Phenprocoumon), Ciclosporin, Tacrolimus, Indinavir u. a. HIV-Protease-Inhibitoren, Irinotecan u. a. Zytostatika, Amitriptylin, Nortriptylin, Midazolam, Alprazolam, Theophyllin, Nevirapin, Simvastatin, Methadon u. Fexofenadin; bei Paroxetin u. Sertralin kann die Wirksamkeit verstärkt sein. **Homöopathie:** Verwendung der ganzen, frischen, blühenden Pflanze entsprechend dem homöopathischen Arzneimittelbild, z. B. bei Nervenverletzungen u. -schmerzen, Verstimmungszuständen, zerebraler Arteriosklerose, Asthma bronchiale, als Wundheilmittel.

Hyper|thermie (Hyper-*; gr. θερμός Wärme) *f*: Erhöhung der Körpertemperatur ohne Veränderung der Regelgröße der hypothalamischen Wärmeregulation (im Gegensatz zum Fieber*); **Ursache:** vermehrte Wärmezufuhr od. Wärmebildung bzw. verminderte Wärmeabgabe. Vgl. Fiebertherapie, aktive; Hyperthermie, künstliche.

Hyper|thermie, künstliche (↑; ↑) *f*: Überwärmungstherapie; künstliche, mit physikalischen Mitteln von außen bewirkte Erhöhung der Körpertemperatur über die Normaltemperatur; **Einteilung:** in Abhängigkeit von der Zieltemperatur (rektal bzw. im Ohr als repräsentativ für den Körperkern): **1.** milde k. H. (<38,5 °C); **2.** moderate k. H. (38,5–40,5 °C); **3.** extreme k. H. (>40,5°C); **Formen:** **1.** Überwärmungsbad*, Infrarotstrahlung*, Hochfrequenztherapie*; in Verbindung mit Kaltanwendungen* zur Abhärtung*; Form der ausleitenden Therapie*; **2.** in der Onkologie extrakorporale Ganzkörperhyperthermie*, aber auch k. H. größerer Körperabschnitte, lokal begrenzter Hautbezirke od. interstitielle Hyperthermie mit selektiver Erhitzung des Tumors; **Hinweis:** Durch Sauna* u. lokale Wärmeanwendung (z. B. Packung*, Wickel*) wird die zentrale Körpertemperatur i. d. R. nicht od. kaum verändert. Vgl. Fiebertherapie, aktive; Kontrairritation.

Hyper|thyreose (↑; gr. θυρεός Schild, Schilddrüse; -osis*) *f*: Überfunktion der Schilddrüse mit gesteigerter Produktion u. Sekretion der Schilddrüsenhormone; **Pathogenese:** **1.** Entzündung: v. a. bei Basedow-Krankheit, auch bei subakuter Thyroiditis de Quervain od. akuter Strahlenthyroiditis; **2.** hormonal bedingt; **a)** primäre (thyroidale) H. bei funktioneller Autonomie der Schilddrüse, d. h. der hypophysären Kontrolle des TSH (Abk. für Thyroidea stimulierendes Hormon) entzogener Schilddrüsenhormonsynthese; **b)** sekundäre H.: vermehrte Sekretion von TSH in der Hypophyse; **c)** tertiäre H. (selten): hypothalamische Mehrsekretion von Thyrotrophin-Releasing-Hormon; **3.** Neoplasie: **a)** autonomes Adenom der Schilddrüse; **b)** bestimmte Formen des Schilddrüsenkarzinoms, paraneoplastisches Syndrom, meist Synthese von TSH(-ähnl. Substanzen); **4.** exogen: durch Iod induzierte H.; **5.** angeborene (neonatale H.); **Symptome:** **1.** meist Struma; **2.** motorisch-psychische Unruhe mit feinschlägigem Tremor, Affektlabilität, Müdigkeit, warm-feuchte Haut, Hyperhidrose, Hitzeintoleranz, Haarausfall, Muskelschwäche, Osteoporose, Diarrhö, Gewichtsabnahme infolge pathologisch gesteigerten Stoffwechsels im gesamten Organismus (Hypermetabolismus) trotz Heißhungers; **3.** kardiovaskulär: u. a. Herzklopfen, Tachykardie, arterielle Hypertonie (systolisch); **4.** Augensymptome i. R. der endokrinen Ophthalmopathie: u. a. Exophthalmus mit Glanzauge; **Therapie:** u. a. **1.** Phytotherapie: (med.) u. a. Leonurus* cardiaca, Lycopus*; **2.** Homöopathie: u. a. Iod*, Lycopus; **3.** Hydrotherapie: u. a. Halswickel*; **4.** Selen*; **5.** Yoga*.

Hyper|tonie (↑; gr. τόνος Spannung) *f*: syn. arterielle Hypertonie, arterielle Hypertension, Hypertonus; sog. Bluthochdruck, Hochdruckkrankheit; pathologische Erhöhung des Blutdrucks mit konsekutiv erhöhtem kardiovaskulärem Risiko (u. a. Schlaganfall, koronare Herzkrankheit*, Herzinsuffizienz*); **Einteilung:** **1.** nach Ätiologie in **a)** essentielle (primäre) H. mit unbekannter Ursache; **b)** sekundäre (symptomatische) H.: renal, endokrin, pharmakologisch, kardiovaskulär od. zerebral bedingt, i. R. eines Schlafapnoesyndroms od. als hypertensive Schwangerschaftserkrankung; **2.** nach diastolischer u. systolischer Höhe des Blutdrucks (Deutsche Hochdruckliga, 2008): **a)** Grad 1 (leicht): diastolisch 140–159 mmHg, systolisch 90–99 mmHg; **b)** Grad 2 (mittelschwer): diastolisch 160–179 mmHg, systolisch 100–109 mmHg; **c)** Grad 3 (schwer): diastolisch ≥180 mmHg, systolisch ≥110 mmHg; **d)** bei isolierter systolischer H. diastolisch jeweils <90 mmHg; **Symptome:** unspezifisch u. sehr variabel; u. a. Schwindel, Kopfschmerz, Sehstörungen, häufig auch symptomarm bzw. asymptomatisch; Symptome infolge hypertensiver Endorganschäden u. klinische Manifestation als begleitende kardiovaskuläre Erkrankungen: hypertensive Herzkrankheit u. frühzeitige Entwicklung einer Arteriosklerose* mit koronarer Herzkrankheit*, zerebraler Durchblutungsstörung, Niereninsuffizienz (unbehandelt u. U. rasch progredient mit letalem Verlauf innerhalb von 1–2 Jahren) u. peripherer arterieller Verschlusskrankheit sowie hypertensive Retinopathie; **Therapie:** u. a. **1.** Hydrotherapie: u. a. ansteigendes Armbad*, Kohlensäurebad, Kurzwickel*, Lendenwickel*; **2.** Akupunktur* nach den Vorgaben der Chinesischen Medizin; **3.** Chinesische Medizin: u. a. Crataegi* fructus, Eucommiae* cortex, Evodiae* fructus, Stephaniae* tetrandrae radix, Uncariae* ramulus cum uncis; **4.** ausleitende Verfahren: Aderlass*, blutiges Schröpfen*; **5.** Ernährungstherapie: u. a. mediterrane Ernährung*, Ornish*-Diät, DASH*-Diät, therapeutisches Fasten*, Entlastungstage (ausschließliche Ernährung mit Reis od. Obst od. Hafer, maximal 420 kJ bzw. 100 kcal/d, kein Salz); grüner Tee, dunkle Schokolade, Rote-Bete-Saft, Omega-3-Fettsäuren, Soja, Kalium*,

H

Magnesium*; **6.** Bewegungstherapie; **7.** Mind*-Body-Medizin: kognitive Restrukturierung*, Meditation*, progressive Muskelrelaxation*, Stressreduktion.

Hyper|vit|aminose (↑; -osis*) *f*: durch Überdosierung eines Vitamins* (fast ausschließlich in isolierter, synthetischer Form) hervorgerufene Erkrankung; tritt hauptsächlich bei den fettlöslichen Vitaminen A u. D auf, selten auch bei den Vitaminen E u. K, da die fettlöslichen im Gegensatz zu den wasserlöslichen Vitaminen im Körper gespeichert werden können. Vgl. Megavitamintherapie.

Hypnose (gr. ὕπνος Schlaf) *f*: Verfahren zur Erzeugung eines gesenkten (hypnoiden) Bewusstseinszustands mit Minderung der Sensibilität der Sinnesorgane (Ausnahme: Gehör), Einengung der Aufmerksamkeit, Minderung des Realitätsbezugs, Hemmung komplexer Denkvorgänge mit dem Ziel, ein niedrigeres Erregungsniveau zu erreichen; verursacht wird die H. fremdsuggestiv durch Verbalsuggestionen, meist verbunden mit der sog. Fixationsmethode (visuelle Fixierung eines Objekts). Wichtig ist eine positive Bindung zwischen Hypnotisiertem u. Hypnotiseur. **Anwendung:** als Entspannungsmethode*; Studien zeigen Hinweise auf eine Wirksamkeit der H. bei Schmerzen, Angstzuständen, Schlaflosigkeit, Hypertonie, Adipositas, Reizdarmsyndrom, Asthma bronchiale, Hauterkrankungen sowie in der begleitenden Behandlung von Tumorpatienten bei Übelkeit u. Erbrechen. Die Weiterentwicklung zur Hypnotherapie* hat zu einer methodischen Erweiterung der ursprünglichen Technik zu einer Form der Psychotherapie* geführt. Vgl. Suggestion.

Hypno|therapie (↑; Therapie*) *f*: Heilhypnose; therapeutische Anwendung (nach M. H. Erikson) der Hypnose*, meist in Verbindung mit anderen psychotherapeutischen Verfahren; **Prinzip:** durch vertiefte Entspannungsreaktion u. a. gezielte Einwirkung auf bestimmte psychosomatische Symptome, Evozieren unbewusster Erinnerungen; Herbeiführung der Hypnose stark von Suggestibilität des Patienten abhängig, Einleitung durch visuelle Fixationsübungen u. verbale Suggestion*, Aufhebung durch einfache Anweisungen des Therapeuten; **Anwendung:** bei psychischen u. sozialen Faktoren bei somatischen Krankheiten wie z. B. Asthma bronchiale, Hypertonie, Schmerz (Schmerztherapie i. R. von Geburtshilfe, Zahnmedizin), Nicotinentwöhnung; **Kontraindikation:** akute Psychose, schwere Persönlichkeitsstörungen.

Hypo-: Wortteil mit der Bedeutung unter, unterhalb; von gr. ὑπό.

Hypo|chondrie (gr. ὑποχόνδρια Gegend unter den Rippen) *f*: s. Störung, hypochondrische.

Hypo|tonie (Hypo-*; gr. τόνος Spannung) *f*: syn. Hypotension, Hypotonus; erniedrigter Blutdruck; vorübergehend od. dauerhaft niedriger Blutdruck, systolisch <110 mmHg (Mann) bzw. <100 mmHg (Frau), diastolisch <60 mmHg; **Formen: 1.** konstitutionelle H. (syn. essentielle od. primäre H.): hypotone Kreislaufregulation mit Kollapsneigung, Hyperhidrose, kalten Extremitäten, meist Bradykardie u. Herzklopfen sowie Neigung zur Hypoglykämie; Vorkommen: v. a. bei asthenischer Konstitution*; **2.** symptomatische (sekundäre) H. u. a. bei Herzinsuffizienz, Herzinfarkt, Aortenstenose, Hypophysenvorderlappen- od. Nebennierenrindeninsuffizienz, paroxysmaler Tachykardie, Fieber, Hypovolämie, Schwangerschaft u. Rekonvaleszenz; **3.** orthostatische H. (syn. Orthostasesyndrom): Störung der orthostatischen Regulation mit Blutdruckabfall infolge Blutverschiebung in Beine u. Splanchnikusgebiet beim Übergang vom Liegen od. Hocken zum Stehen; Symptome: Schwarzwerden vor Augen, Ohrensausen, Schwindel, Synkope infolge zerebraler Minderperfusion; Vorkommen: v. a. bei jüngeren Frauen u. Personen mit asthenisch-leptosomem Konstitutionstyp sowie bei längerer Immobilisation, Infektion u. endokrinologischer Dysfunktion; **Therapie:** u. a. **1.** Phytotherapie: **a)** (med.) u. a. Cinnamomum* camphora, Crataegus*, Rosmarinus* officinalis; **b)** (volkstümlich) u. a. Hibiscus* sabdariffa; **2.** Homöopathie: u. a. Nicotiana* tabacum, Strychnos* nux-vomica, Viscum* album; **3.** aktivierende Hydrotherapie; **4.** Akupunktur* nach den Vorgaben der Chinesischen Medizin; **5.** Bewegungstherapie, aerobes Ausdauertraining.

Hypo|vit|aminose (↑; -osis*) *f*: durch Vitaminmangel entstandene Erkrankung leichter Art (schwere Form: Avitaminose*); **Ursache:** meist alimentärer Vitaminmangel (z. B. einseitige Ernährung, Unterernährung), Störung der Darmflora (z. B. durch Antibiotika, orale Kontrazeptiva, mangelnde Verdauung), Störung der Resorption (starke Diarrhö, Darmresektion), erhöhter Bedarf (z. B. Schwangerschaft) u. Lebererkrankungen; meist ist eine H. durch Zufuhr des fehlenden Vitamins* reversibel.

Hyp|oxis rooperi Moore *f*: Afrikanische Hypoxis; krautige Pflanze aus der Familie der Hypoxidaceae (Amaryllidaceae); **Arzneidroge:** frische od. getrocknete Rhizomknolle (Hypoxidis radix, Hypoxidis rhizoma); **Inhaltsstoffe:** Phytosterolgemisch: Hauptkomponenten β-Sitosterol, β-Sitosterolglukosid, Campesterol, Ergosterol; **Wirkung:** antikongestiv, antiphlogistisch, antiexsudativ; **Verwendung:** (volkstümlich) In Südafrika werden Dekokte aus der Droge bei Zystitis u. Prostatabeschwerden getrunken; in anderen Teilen Afrikas wird der frische Saft zur Wundbehandlung verwendet. Die Wirksamkeit bei diesen Anwendungsgebieten ist derzeit nicht belegt. **Dosierung:** keine bekannt; **Nebenwirkungen:** keine bekannt; **Kontraindikation:** keine bekannt; **Wechselwirkung:** keine bekannt.

Hyssopus officinalis L. *m*: Ysop; krautige Pflanze aus der Familie der Lamiaceae (Lippenblütler); **Arzneidroge:** Kraut (Hyssopi herba, Ysopkraut); Negativmonographie Kommission E (auch für das Öl); **Inhaltsstoffe:** 0,3–1 % ätherisches Öl (Hyssopi aetheroleum, Ysopöl), 5–8 % Gerbstoffe, Harz, Zucker, 3–6 % Diosmin, 5–6 % Hesperidin u. a. Flavonoide; im Öl L-Pinocamphen (50 %), Pinen, Sesquiterpene; **Wirkung:** antimikrobiell, antiviral, expektorierend u. spasmolytisch; **Verwendung:** (volkstümlich) bei Erkältungskrankheiten zum Gurgeln; das Öl als Gurgel- u. Augenwasser; **Dosierung:** Gurgelwasser: 2–4 g getrocknete Droge als wässriger Extrakt, 3-mal täglich; **Nebenwirkungen:** Für Ysopöl sind nach Einnahme von 10–30 Tropfen (Erwachsene) bzw. 2–3 Tropfen (Kinder) Vergiftungen beschrieben worden, die zu klonischen od. klonisch-tonischen Krämpfen führten. **Kontraindikation:** bekannte Allergie gegen andere Lamiaceen; **Wechselwirkung:** keine bekannt.

I

-iasis: auch -iase; Wortteil mit der Bedeutung Krankheit, krankhafter Zustand; Befall mit Parasiten od. Ungeziefer.

IAT: Abk. für **i**mmuno-**a**ugmentative **T**herapie*.

Iatro|magie (gr. ἰατρός Arzt; Magie*) *f*: Versuch, verborgene Kräfte der Natur zu erforschen u. medizinisch zu nutzen (s. Medizin, magische); als magia naturalis (natürliche Magie) in der frühen Neuzeit kann sie mit ihrer Frage nach unsichtbaren Gesetzmäßigkeiten der Natur zum Ursprung der modernen Naturwissenschaft gezählt werden; als Durchbrechung des damaligen Weltbilds stand sie oft unter dem Verdacht des Teufelspakts. Ausgangspunkte der I. sind häufig empirische Beobachtungen wie die (alchemistische) Scheidung od. Veredelung von Stoffen, Astrologie sowie u. a. neuplatonische Vorstellungen von Sympathie zwischen zuvor Verbundenem (s. Medizin, sympathetische). Zur I. gehört z. B. die Signaturenlehre*, nach der Ähnlichkeiten in Farbe, Form od. Funktion wirksame Zusammenhänge zwischen einem Objekt u. einer Person bzw. ihren Körperteilen vermuten lassen, z. B. zwischen (rotem) Fingerhut u. Herz od. zwischen (gefurchter) Walnuss u. Gehirn; heute auch Bez. für verschiedene alternativmedizinisch-esoterische Konzepte, v. a. aus dem neopaganen Bereich u. der Ernährungstherapie*.

Iatro|theo|logie (↑; gr. τηεόσ Gott; -logie*) *f*: systematisches Nachdenken über den Zusammenhang von Krankheit, Heilung u. Göttlichem, ohne dass damit die Existenz natürlicher Wirkungen geleugnet wird; betrifft z. B. die Frage nach Krankheit als Folge von Schuld bzw. Sünde, nach dem Sinn des Leidens od. nach der Ermöglichung von Heilung. Vgl. Medizin, religiöse.

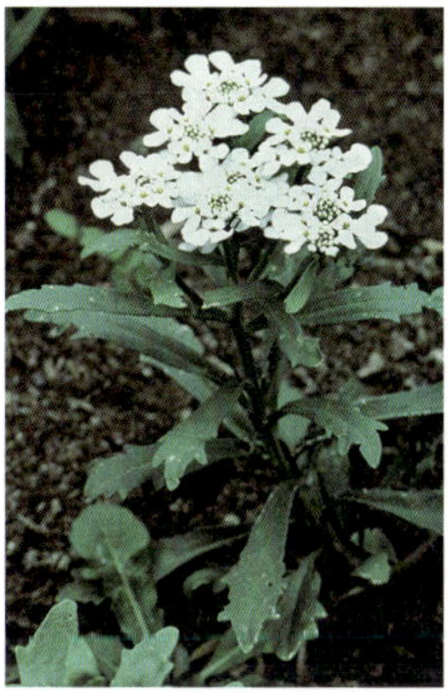

Iberis amara: Pflanze [5]

Iberis amara L.: Bittere Schleifenblume, Bitterer Bauernsenf; einjährige Pflanze aus der Familie der Brassicaceae (Kreuzblütler); s. Abb.; **Arzneidroge:** frische, blühende Pflanze (Iberis amara totalis, Bitterer Bauernsenf); **Inhaltsstoffe:** Flavonolglykoside; Glukosinolate (Glukoiberin, Glukocheirolin, Glukoibervirin), in Spuren Cucurbitacine; **Wirkung:** spasmolytisch, anti-inflammatorisch, antiulzerogen, tonisierend auf die Muskulatur von Magen u. Dünndarm; **Verwendung:** (med.) ethanolisch-wässriger Auszug bei motilitätsbedingten Magen-Darm-Störungen mit Spasmen, funktioneller Dyspepsie, Gastritis, Reizdarmsyndrom; **Dosierung:** Tagesdosis 0,45–0,90 ml; Hinweis: Verwendung nur noch in Kombinationspräparaten; **Nebenwirkungen:** keine bekannt; **Kontraindikation:** keine bekannt; **Wechselwirkung:** keine bekannt; **Homöopathie:** Anwendung entsprechend dem homöopathischen Arzneimittelbild, z. B. bei Herzrhythmusstörungen u. Herzinsuffizienz.

Ich-Leib: s. Ich-Organisation.

Ich-Organisation *f*: auch Ich-Leib; höchste Organisationsstufe des viergliedrigen Leibes (s. Medizin, anthroposophische, Tab. dort) als Träger der geistigen Individualität im Leiblichen, vermittelt durch alle Wärmeprozesse; die I.-O. ist für die gesamte Steuerung im Organismus u. die substanzielle u. funktionale Prägung bis in die stofflich zelluläre Ebene (Individualleib) verantwortlich. Sie äußert sich u. a. in Präsenz (Geistesgegenwart), Gang u. Haltung.

-id: auch -ides, -ideus, -idea; Wortteil mit der Bedeutung ähnlich sein, gleichen; von gr. εἰδής.

Ideal|gewicht (lat. idea Erscheinung, Gestalt): umstrittene Richtgröße für das Körpergewicht*, bei der die Lebenserwartung (statistisch) am höchsten sein soll; **Berechnung: 1.** nach der Broca*-Formel abzüglich 10 % für Männer bzw. 15 % für Frauen; **2.** nach dem Body*-mass-Index: BMI 20–25 kg/m^2, optimal 22 kg/m^2; **3.** durch Daten einer amerikanischen Lebensversicherungsgesellschaft mit einem Bereich deutlich unter dem Normalgewicht*; wissenschaftlich umstritten.

IDG: Abk. für **I**mpuls**d**ermo**g**raphie*.

Igel|kopf: s. Echinacea angustifolia.

Igel|kopf, Blasser: s. Echinacea pallida.

IKH: Abk. für **I**so*-**K**omplex-**H**eilweise.

Ilex aquifolium L. *m*: Stechpalme; immergrüner Baum od. Strauch aus der Familie der Aquifoliaceae (Stechpalmengewächse); wild lebende Populationen sind besonders geschützt (§ 1 Satz 1 Bundesartenschutzverordnung). **Arzneidroge:** getrocknete Laubblätter (Folia Aquifoliae, Stechpalmenblätter, Christdornblätter); **Inhaltsstoffe:** der Bitterstoff Ilicin, Ilexsäure, Flavonoide, Gerbstoffe, Kieselsäure u. Zucker; **Wirkung:** entzündungshemmend, antioxidativ; **Verwendung:** (volkstümlich) z. B. gegen Fieber, Erkrankungen des rheumatischen Formenkreises, Gicht, Bronchitis, Obstipation, Krämpfe u. Koliken; die (giftigen) Früchte werden/wurden als Laxans benutzt. Die Wirksamkeit der Droge bei den beanspruchten Anwendungsgebieten ist derzeit nicht belegt. **Dosierung:** keine bekannt; **Nebenwirkungen:** keine bekannt; **Kontraindikation:** keine bekannt; **Wechselwirkung:** keine bekannt; **Homöopathie:** Anwendung entsprechend dem homöopathischen Arzneimittelbild, z. B. bei Konjunktivitis.

Ilex paraguariensis A. St.-Hil. *m*: Mate-Teestrauch; immergrüner Baum aus der Familie der Aquifoliaceae (Stechpalmengewächse); s. Abb.; **Arzneidroge:** einer Vorröstung (Zapekierung) unterzogene od. nur getrocknete Blätter u. Blattstängel (Mate folium, Mateblätter); Monographie: HMPC, Kommission E; **Inhaltsstoffe:** 0,2–2 % Coffein (zur Hälfte an Gerbstoffe gebunden), bis 0,45 % Theobromin, Theophyllin, 4–16 % Gerbstoffe, Flavonoide, Vitamine (B_1, B_2, C); **Wirkung:** analeptisch, diuretisch, positiv inotrop, positiv chronotrop, lipolytisch, appetitdämpfend; **Verwendung:** zerkleinerte Droge für Infuse, Teezubereitungen, Drogenpulver u. a. galenische Zubereitungen; **1.** (med.) bei geistiger u. körperlicher Ermüdung (Kommission E); **2.** (traditionell) bei Anzeichen von Müdigkeit, Erschöpfung u. körperlicher Schwäche, zur Durchspülungstherapie (HMPC); **3.** (volkstümlich) innerlich bei Magen-Darm-Störungen, Geschwüren, Erkrankungen des rheumatischen Formenkreises, Anämie; äußerlich als Kataplasma gegen Entzündungen u. Geschwüre; **Dosierung:** Teezubereitung; Tagesdosis 2–4 g getrocknete Droge, maximal 3 Tassen pro Tag (à 1 g Droge); **Nebenwirkungen:** insbesondere in höheren Dosierungen Schlafstörungen, Nervosität, Ruhelosigkeit, Übelkeit, Erbrechen, beschleunigter Herzschlag, Arrhythmien, Blutdruckanstieg, Muskelkrämpfe, Tinnitus, Kopfschmerz, Krämpfe; bei plötzlichem Absetzen Entzugserscheinungen (Abhängigkeit von Coffein); bei ständiger Überdosierung erhöhtes Risiko von Tumoren der Speiseröhre, der Mundschleimhaut, des Rachens, der Niere, Harnblase u. Lunge; **Kontraindikation:** Depressionen, Angstzustände, Herzrhythmusstörungen, gastroduodenales Ulkus; Schwangerschaft u. Stillzeit; **Wechselwirkung:** Verstärkung der Wirkungen von coffeinhaltigen Drogen, Nicotin, Cocain, Ephedrin, Sympathomimetika; Wirkungsverstärkung durch Grapefruit-Saft; **Homöopathie:** Anwendung entsprechend dem homöopathischen Arzneimittelbild, z. B. bei Verdauungsinsuffizienz.

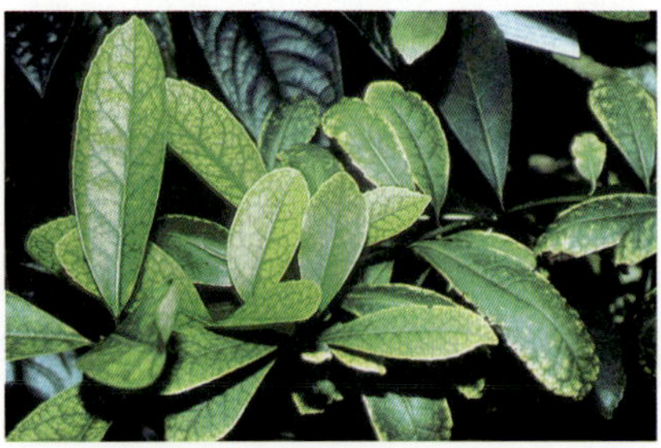

Ilex paraguariensis: Blätter [11]

Illicium anisatum L. *n*: Illicium religiosum; Japanischer Sternanis, Shikimi; Strauch od. kleiner immergrüner Baum aus der Familie der Schisandraceae (Sternanisgewächse); **Arzneidroge:** reife Früchte mit Samen (Shikimi fructus); **Inhaltsstoffe:** Sesquiterpenlactone in Form von Dilactonen des Anisatin-, Majucin- u. Pseudoanisatintyps, 0,5–1 % ätherisches Öl (mit Myristicin), Shikimisäure; **Wirkung:** Anisatin wirkt, ähnlich wie Picrotoxin*, als nichtkompetitiver Gammaaminobuttersäure-Antagonist konvulsiv; **Verwendung:** (volkstümlich) Früchte bei Magenbeschwerden, Flatulenz u. insbesondere bei religiösen Zeremonien als Stimulans; ätherisches Öl gegen Koliken bei Kindern, bei Zahnschmerzen u. Dermatitiden; die Wirksamkeit der Drogen bei den beanspruchten Anwendungsgebieten ist derzeit nicht belegt. Aufgrund der Anisatinwirkung ist die therapeutische Anwendung problematisch u. nicht vertretbar. **Nebenwirkungen:** Intoxikationen mit Erbrechen, Diarrhö, klonischen u. tonischen Krämpfen, Versagen des Harnflusses, Atemstillstand.

Illicium verum Hook. f. *n*: Illicium stellatum; Sternanis; Baum aus der Familie der Schisandraceae (Sternanisgewächse); **Arzneidroge:** getrocknete Früchte (Anisi stellati fructus, Sternanisfrüchte) u. daraus gewonnenes ätherisches Öl (Anisi stellati aetheroleum); Monographie: Kommission E; **Inhaltsstoffe:** 5–10 % ätherisches Öl (mit 80–90 % trans-Anethol, Limonen, α-Pinen, Linalool), ca. 20 % fettes Öl, Gerbstoffe; **Wirkung:** bronchosekretolytisch, spasmolytisch (Magen-Darm-Trakt); **Verwendung:** unmittelbar vor Verwendung zerkleinerte Droge sowie andere galenische Zubereitungen zum Einnehmen, v. a. als ethanolisch-wässrige Tinktur; (med.) bei Katarrhen der Atemwege, dyspeptischen Beschwerden (Kommission E); **Dosierung:** mittlere Tagesdosis 3 g Droge od. 0,3 g ätherisches Öl (12 Tropfen), Zubereitungen entsprechend; **Nebenwirkungen:** keine bekannt; **Kontraindikation:** keine bekannt; **Wechselwirkung:** keine bekannt. Vgl. Pimpinella anisum.

Immer|grün: s. Vinca minor.

Im|mersion (lat. immergere, immersus eintauchen) *f*: Eintauchen des Körpers in Medium (z. B. Wasser od. Peloid*) mit entsprechenden Wirkungen (s. Bad).

Im|mun|modulation (lat. immunis frei, verschont, unberührt; modulari rhythmisch abmessen) *f*: therapeutisches Vorgehen zur Veränderung der Immunantwort (z. B. auf den Kontakt mit einem Antigen, aber auch bei autoimmunen u. bösartigen Erkrankungen) durch verschiedene Substanzen i. S. einer positiven Unterstützung (Immunstimulation*) od. negativen Beeinflussung (Immunsuppression); als Immunmodulatoren kommen v. a. Arzneimittel zum Einsatz, die primär das unspezifische Immunsystem aktivieren (s. Tab.). I. erfolgt außerdem ständig z. B. durch Ernährung, Bewegung u. Emotionen. V. a. für dosierte Bewegung (Sporttherapie*) sind immunologisch günstige Wirkungen nachgewiesen. Vgl. Immunstimulanzien; Immuntherapie.

Immunmodulation
Übersicht über verschiedene Immunmodulatoren

Herkunft des Immunmodulators	Substanz(gruppe)
körpereigen, körperähnlich	unmodifiziertes Eigenblut
	Autovakzine* (z. B. aus Blut oder Harn)
	Gewebelysate (Organotherapie*)
	Enzyme
	Zellbotenstoffe (z. B. Interleukine, Interferone)
pflanzlich	Polysaccharide, Flavonoide, Cumarine (z. B. aus Echinacea* purpurea, Eleutherococcus* senticosus, Thuja* occidentalis)
	Lektine (z. B. aus Viscum* album)
mikrobiell	Präparate bakterieller Herkunft (z. B. Coley*-Toxin)
	Präparate viraler Herkunft (z. B. aus Grippeviren)
chemisch-synthetisch	z. B. Levamisol, Polynukleotide, Imuthiol, Pyrimidine
sonstige Immuntherapeutika	z. B. TNF-α-Blocker, Interleukin-Antagonisten, LAK-Zelltherapie, Hormone, diverse Immunsuppressiva, Tumorvakzine

Im|mun|stimulanzien (↑; lat. stimulare anstacheln, antreiben) *n pl*: Sammelbez. für Substanzen, die das Immunsystem auf unterschiedliche Weise aktivieren u. die zur Förderung der Immunabwehr (s. Immunstimulation) sowie bei Immundefektzuständen therapeutisch angewendet werden; in der Naturheilkunde z. B. Arzneipflanzen bzw. pflanzliche Inhaltsstoffe (z. B. Viscum* album, Lektine), Extrakte aus Mikroorganismen u. andere Naturstoffe wie Gesamtthymusextrakt* u. andere Organextrakte, proteolytische Enzyme; ansonsten Impfstoffe u. körpereigene Substanzen wie Zytokine u. Wachstumsfaktoren. Z. T. wird der Begriff durch die Bez. Immunmodulatoren ersetzt. Vgl. Immunmodulation.

Im|mun|stimulation (↑; ↑) *f*: meist unspezifische Aktivierung des Immunsystems zur Erhöhung der Abwehrbereitschaft gegen Infektionen od. Mikrometastasen bei Krebserkrankungen durch Immunstimulanzien* od. physikalische Reize (z. B. Wärme, Kälte, Bewegung, klimatische Faktoren, UV-Licht) sowie Schonung u. Erholung; unklar ist, welche Immunparameter im Einzelnen über längere Zeit günstig beeinflusst werden. Vgl. Immunmodulation.

Im|mun|therapie (↑; Therapie*) *f*: Beeinflussung immunologischer Reaktionen durch pharmakologische Maßnahmen; **1.** durch Immunsuppressiva (z. B. Kortikoide, Zytostatika); **2.** durch Zufuhr von Immunglobulinen (z. B. Gammaglobulin); **3.** durch aktive spezifische (z. B. Schutzimpfung) od. unspezifische Immunstimulation*.

Im|mun|therapie, auto|homo|loge (↑; ↑) *f*: Abk. AHIT; von dem Arzt H. Kief modifizierte Form der Eigenbluttherapie* bzw. Eigenurintherapie*, bei der aus dem Serum bzw. Harn des Patienten Lösungsprodukte wie makromolekulare Proteine u. Peptide (z. B. Zytokine, Hormone) gewonnen u. nach gezielter Anreicherung od. Vermehrung an den Materialspender (meist als Injektion, aber auch oral, in Nasentropfen od. als Inhalation) zurückgegeben werden; die Wirkung soll u. a. desensibilisierend u. regulativ-substitutiv sein. **Anwendung:** bei Allergien*, atopischem Ekzem, Asthma bronchiale, chronischen Infekten, sekundären Immunopathien u. i. R. einer Regenerationstherapie*; **Kontraindikation:** Autoimmunkrankheiten. Wissenschaftlich umstrittenes Verfahren ohne ausreichenden Wirksamkeitsnachweis.

Impf|nosode (Nosode*) *f*: aus einem Impfstoff hergestellte Nosode*, die bei angenommener Blockade* nach einer Impfung die Reaktionsfähigkeit des

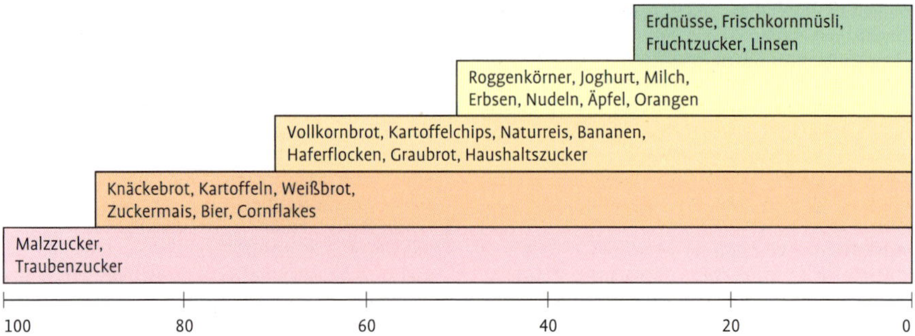

Index, glykämischer: Vergleich einiger Lebensmittel mit ähnlichem Kohlenhydratgehalt

Organismus auf sein Konstitutionsmittel* wiederherstellen soll, od. die gegen aufgetretene Impffolgen eingesetzt wird; bei den meisten I. liegt keine homöopathische Arzneimittelprüfung* vor, so dass auf das unsichere Konzept der Isopathie* zurückgegriffen werden muß. Verlässlicher ist die Verschreibung eines genauer bekannten Arzneimittels, das die Reaktionssymptome des Patienten im Arzneimittelbild* enthält.

Imprint-Theorie (engl. imprint Abdruck) *f*: Bez. für eine Lernprozesshypothese, die bei der Deutung u. Diskussion von Wirkungsmechanismen hochpotenzierter Homöopathika (s. Homöopathie) herangezogen wird; Bernard formulierte erstmals 1965 die Hypothese, dass bei wässrigem Lösungsmittel Elektrolyte während des Vorgangs der Potenzierung* polymerähnliche Strukturen im Lösungsmittel entstehen lassen, die sich replizieren können. Die Hypothese war Anlass für viele Untersuchungen mit dem Ziel, messbare Unterschiede zwischen Lösungsmittel u. potenzierter Arznei aufzufinden. Die Potenzierung ist naturwissenschaftlich derzeit nicht erklärbar. Die auf das physikalische Moment des Schüttelns u. Verreibens hypothetisch zurückgeführten informationstragenden Veränderungen des Lösungsmittels werden seit der I.-Th. auch von anderen Vertretern (u. a. Popp, 1985; Gutmann u. a., 1986; Endler, 1989) postuliert.

Impuls|dermo|graphie (lat. impellere, impulsus anstoßen, antreiben; gr. δέρμα Haut; γράφειν schreiben) *f*: Abk. IDG; Verfahren der Elektrodermalmessung zur Diagnostik* chronischer Irritationen mit dem Ziel, die Regulationsfähigkeit des Organismus aufzuzeigen; **Technik:** Erzeugung eines automatischen Wechselreizes von 10-Hz-Impulsen (Dreieck-, Rechteck- u. Sägezahnimpulse), Registrierung der elektrischen Speicherkapazität der Haut über Körperelektroden u. der Veränderungen der Potentialdifferenzen i. S. einer systematischen Leitwertmessung des ganzen Körpers nach einem im Uhrzeigersinn umlaufenden Schema. Das Verfahren hat heute keine praktische Bedeutung mehr; Weiterentwicklung der IDG zur Decoderdermographie*.

Impuls|schall (↑): s. Ultraschall.

Impuls|strom (↑): syn. Reizstrom*.

Impuls|therapie (↑; Therapie*) *f*: syn. Kippschwingungstherapie*.

In|dex, glyk|ämischer (lat. index Anzeiger) *m*: Abk. GI; Kenngröße, die die Blutzuckerwirksamkeit von Lebensmitteln im Vergleich zu reinem Traubenzucker (Glukose) angibt; Berechnung anhand des Verhältnisses der Flächen unter 2 Blutzuckerkurven, die nach Verzehr von je 25–50 g Kohlenhydraten aus dem Testlebensmittel u. aus Glukose entstehen, wobei die Fläche nach Aufnahme von Glukose gleich 100 gesetzt wird. Bei kohlenhydratarmen Lebensmitteln müssen allerdings sehr große Testmengen verzehrt werden (z. B. bei Karotten 1,6 kg); praxisnah ist daher die Bestimmung der glykämischen Last*, da neben dem g. I. auch der Kohlenhydratgehalt der Lebensmittel berücksichtigt wird (s. Abb.) u. damit eine bessere Vergleichsmöglichkeit für unterschiedliche Lebensmittel besteht.

Indianer|tabak: s. Lobelia inflata.

Indigo, Wilder: s. Baptisia tinctoria.

In|dikation, bewährte (lat. indicare anzeigen) *f*: Zuordnung eines homöopathischen Arzneimittels (od. einer sehr kleinen Auswahl von Arzneimitteln) zu einer gegebenen Causa*, klinischen Diagnose od. Kombination von Symptomen (vgl. Schlüsselsymptom), für die es sich in den meisten Fällen als ein zur Heilung hinreichend ähnliches Mittel erwiesen hat; die Arzneimittelwahl* nach b. I. eignet sich für Fälle, in denen eine eingehendere Arzneimittelwahl nicht beabsichtigt ist od. die keine über die b. I. hinausgehenden Symptome aufweisen (s. Krankheit, einseitige). Wegen möglicher neu auftretender Symptome wird i. d. R. die Anwendung von Tiefpotenzen empfohlen. Vgl. Genius epidemicus; Krankheit, festständige.

In|dikation, klinische (↑) *f*: Grund zur Anwendung eines homöopathischen Arzneimittels nach einer klinischen Diagnose in seinem Arzneimittelbild*;

wegen der geringen Zahl von in Arzneimittelbilder aufgenommenen Diagnosen u. mangelnder Beachtung krankheitsferner Symptome bei der Arzneimittelwahl* ist eine Verschreibung nach k. I., außer bei seltenen Syndromen mit ausgefallener Symptomatik, nicht sehr zuverlässig. Eine häufig bestätigte k. I. stellt eine bewährte Indikation* dar. Vgl. Krankheit, festständige.

Individualisierung (lat. individuum Person). Begriff der Homöopathie*, der den Anspruch bezeichnet, das für jeden Patienten zu seinem individuellen Gesamtzustand in allen Feinheiten ähnlichste Arzneimittel zu wählen (s. Ähnlichkeitsprinzip); v. a. abgrenzend gegenüber der diagnoseorientierten Indikationsstellung der Schulmedizin u. gegenüber nicht an der Gesamtheit* der Symptome orientierten homöopathischen Strategien der Arzneimittelwahl* mit eingegrenztem Ähnlichkeitsbezug, z. B. auf bestimmte Krankheitsentitäten (s. Indikation, klinische), Gewebearten, Organe od. Organsysteme.

Individual|psycho|logie (↑; Psych-*; -logie*) *f*: Form der Tiefenpsychologie* u. Psychotherapie* (A. Adler, 1870–1937), die den Menschen in seiner Einmaligkeit u. Einzigartigkeit aus seinem sog. Lebensplan mit den zentralen Lebensaufgaben (Gemeinschaft, Liebe u. Arbeit) zu verstehen sucht; in Abgrenzung von S. Freud betrachtet sie den Menschen nicht als ein vorwiegend binnenseelisches Wesen, sondern als Individuum, das aus seinen sozialen Bezügen (Familie, Gemeinschaft, Gesellschaft) heraus als Gemeinschaftswesen verstanden wird u. bei dem sich in wechselwirksamer Bezogenheit u. Beeinflussung von Individuum u. Gemeinschaft frühkindlich der individuelle Lebensstil herausbildet. Der Lebensplan soll das Streben nach gegenseitiger sozialer Anerkennung u. die Kompensation (bzw. Überkompensation) des in früher Kindheit (z. B. durch naturbedingte Hilflosigkeit, sog. Organminderwertigkeit, soziale Benachteiligung) entstandenen Minderwertigkeitsgefühls durch Streben nach Macht umfassen. Während dieses Prozesses sollen sich Charakterzüge u. neurotische Fehlentwicklungen ausformen (sog. falscher Lebensplan). Das therapeutische Ziel besteht darin, den Patienten durch Analyse u. Verstehen seines Lebensstils nachreifen zu lassen, so dass er gemeinschaftsfähiger wird.

In|fektions|krankheiten (lat. inficere hineintun, anstecken): Krankheiten, die durch Infektion (Übertragung, Haftenbleiben u. Eindringen von Mikroorganismen, z. B. Viren, Bakterien, Pilze, Protozoen od. Würmer, in einen Makroorganismus u. Vermehrung in ihm) entstehen, unabhängig davon, ob sie ansteckend sind od. nicht; **Therapie:** insbesondere im Anfangsstadium einer I. od. zur Prophylaxe: **1.** Phytotherapie je nach Lokalisation der Infektion; **2.** Hydrotherapie: u. a. nasse Abreibung*, Armbad*, Barfußgehen*, feuchtkalte Brustwickel* od. Leibauflage*, Dusche*, Fußbad*, Gesichtsguss*, Halbbad*, Hauffe*-Schweninger-Armbad, Kaltanwendung*, Knieguss*, Sauna*, Schenkelguss*, Tautreten*, Wassertreten*; **3.** Akupunktur* nach den Vorgaben der Chinesischen Medizin; **4.** systemische Hyperthermie; **5.** Eigenbluttherapie*, aktiviertes Eigenblut*, Symbioselenkung*, Umstimmungstherapie*; **6.** Neuraltherapie*; **7.** bei rezidivierenden Infektionen Entlastungstage (ausschließliche Ernährung mit Reis od. Obst od. Hafer, maximal 420 kJ bzw. 100 kcal/d, kein Salz) od. therapeutisches Fasten*.

In|filtrations|an|ästhesie (lat. in hinein; filtrum Seihtuch; gr. ἀναισθησία Unempfindlichkeit) *f*: s. Lokalanästhesie; Neuraltherapie.

In|fluenza (lat. influere hineinfließen, sich einschleichen) *f*: Grippe; durch den Influenza-Virus ausgelöste akute, endemisch, epidemisch od. pandemisch auftretende Infektionskrankheit des Respirationstrakts; **Vorkommen:** weltweite Verbreitung; alle Altersgruppen betroffen; selten sporadisches, meist saisonal epidemisches (mit Häufung in den Wintermonaten) u. gelegentlich pandemisches Auftreten in Abständen von Jahrzehnten: 1889–1892 als sog. russischer Schnupfen; 1918–1920 als sog. spanische Grippe mit 500 Mio. Erkrankten u. 40 Mio. Toten; 1957–1958 als sog. asiatische Grippe; 1968–1969 als sog. Hongkong-Grippe; 2009 als Neue Grippe (Influenza A/H1N1). Kontagionsindex in Epidemiezentren um 0,2–0,3, bei Pandemien höher; Immunität nicht dauerhaft u. nur gegen die jeweilige Virusvariante. **Symptome:** plötzlicher Beginn mit hohem Fieber (≥38,5 °C), trockener Reizhusten, Muskelschmerzen u./od. Kopfschmerz; außerdem Schwäche, Schweißausbrüche, Rachenbeschwerden (Pharyngitis), evtl. Erbrechen, Bauchschmerzen u. Diarrhö (sog. Darmgrippe); jedes Organ(system) kann toxisch geschädigt werden, was zum Auftreten unterschiedlicher Symptome führen kann: u. a. Hypotonie, Bradykardie (mit EKG-Veränderungen), Leberschwellung, hämorrhagische Diathese (Nasenbluten, Bluthusten), Albuminurie bzw. Erythrozyturie, Grippeenanthem u. -exanthem. Bei unkompliziertem Verlauf bilden sich die Erscheinungen nach wenigen (4–8) Tagen zurück; lange Rekonvaleszenz; Komplikationen v. a. bei älteren Patienten, Patienten mit Grunderkrankung u. Immungeschwächten: **1.** Bronchitis*, Bronchopneumonie, Pneumonie* (Ursache von 80–100 % der Grippetodesfälle); Sekundärinfektion mit Staphylokokken führt u. U. zu Abszessbildung mit Pleuraempyem. **2.** Sinusitis*, Otitis media; **3.** Kreislaufinsuffizienz durch infektiös-toxische Myokarditis od. toxische Schädigung der Kapillaren; **4.** Beteiligung des Nervensystems (Neuritis, Neuralgie*, Meningitis); **Therapie:** u. a. **1.** Phytotherapie: (volkstümlich) u. a. Asclepias* tuberosa, Cinnamomum* verum, Cistus creticus, Nepeta* cataria; **2.** Homöopathie: u. a. Eupatorium* perfoliatum, bei Kollapsneigung Veratrum* album, auch individualisiert; **3.** Akupunktur* u. chinesische Phytotherapie nach den Vorgaben der Chinesischen Medizin; **4.** Ayurveda; **Prophylaxe:** **1.** Schutzimpfung (möglichst vor Beginn der Influenzasaison; jährliche Wiederimpfung; Impfschutz: ca. 1 Jahr); **2.** Hygienemaßnahmen: Mund u. Nase beim Husten bzw. Niesen bedecken, sorgfältige Händehygiene; **3.** Phytotherapie: (volkstümlich) u. a. Achyrocline* satureioides.

Infra|rot|laser (lat. infra unten, unterhalb von) *m*: syn. MID-Laser, Mid-Power-Laser; Laser* mit einem Licht von 900 nm Wellenlänge; wird überwiegend an Akupunkturpunkten* od. flächig bei Wunden u. Hauteffloreszenzen eingesetzt. Die verschiedenen biologischen Wirkungshypothesen entsprechen denen des Softlasers*; im Gegensatz zu diesem ist die Eindringtiefe aber größer. **Anwendung:** s. Lasertherapie, energetisch niedrige; **Nebenwirkungen:** Gefahr der Netzhautschädigung. Wissenschaftlich umstrittenes Verfahren.

Infra|rot|strahlung (↑): Kurzbez. IR-Strahlung; elektromagnetische Strahlung mit Wellenlängen >780 nm (unsichtbar, wird als Wärme wahrgenommen) in den Bereichen Infrarot A (780–1400 nm), Infrarot B (1400–3000 nm), Infrarot C (>3000 nm); bei Absorption der Strahlen erfolgt die Umwandlung in thermische Energie. Da kurzwellige IR-Strahlung tiefer in die Haut eindringt, wird der therapeutische Einsatz von Infrarot-A-Strahlen bevorzugt. **Anwendung:** Thermotherapie zur Schmerzlinderung u. Durchblutungssteigerung der Haut u. zur reflektorischen muskulären Detonisierung.

In|fus (lat. infundere, infusus hineingießen) *n*: Infusum; Aufguss zur Lösung von Inhaltsstoffen aus Arzneidrogen.

Ingwer: s. Zingiber officinale.

In|halation (lat. inhalare hauchen) *f*: Einatmung; i. e. S. Aufnahme von Gasen, Dämpfen, Aerosolen u. Stäuben in den Respirationstrakt; therapeutische Anwendung auch mit gezielter Applikation spezifischer Arzneimittel bei Erkrankungen der oberen u. unteren Atemwege; s. Inhalationstherapie.

In|halations|therapie (↑; Therapie*) *f*: syn. Aerosoltherapie; Inhalation* gelöster u./od. zerstäubter Arzneimittel mit sekretolytischer, antiphlogistischer, antibakterieller, antimykotischer, hämostyptischer u. antiallergischer sowie bronchospasmolytischer Wirkung; **Prinzip:** Mit Dosieraerosolen (Arzneimittel in Treibgas gelöst; s. Abb.), Trockenaerosolen (Arzneimittel in Pulverform), Düsen- u. Ultraschallverneblern od. Respiratoren werden die Wirkstoffe direkt an die Schleimhäute der Atemwege gebracht. Das Ultraschallaerosol kann evtl. durch eine zu kleine Partikelgröße wieder ausgeatmet werden. **Anwendung:** z. B. bei entzündlichen, allergischen od. obstruktiven Atemwegserkrankungen, Bronchiektasen, zystischer Fibrose.

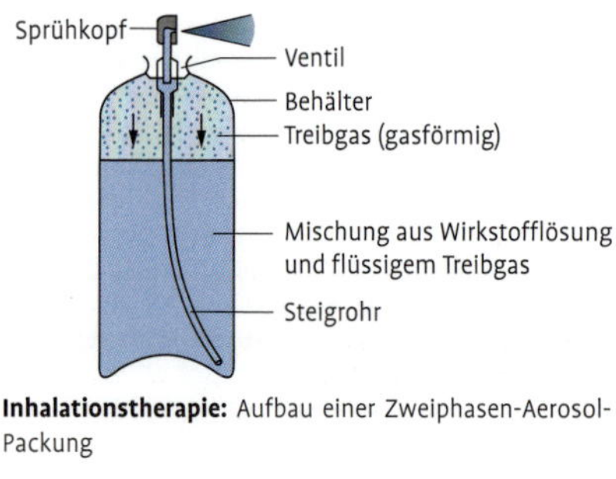

Inhalationstherapie: Aufbau einer Zweiphasen-Aerosol-Packung

Inhalts|stoffe, anti|nutritive: s. Schadstoffe, biogene.

Inhalts|stoffe, nicht|nutritive: s. Substanzen, bioaktive.

injection doctor (engl.): Bez. für einen Heiler*, der auf Straßen u. Märkten herumzieht u. Spritzen gibt, ohne notwendigerweise die Inhaltsstoffe, Dosierungen u. Verfallsdaten zu kennen (oft kann er nicht lesen); als Folge einer Übernahme kulturfremder Praktiken in das vorhandene Medizinsystem* (s. Medizintransfer) bekommt die Spritze eine andere kulturelle Bedeutung: Für große Teile Afrikas kann man sagen, dass die Beliebtheit von Spritzen (in Analogie zu jedem beliebigen Fetisch*) auf einer Gewissheit beruht, die Kenntnisse, Macht u. Prestige des „weißen Arztes" im Gegenstand der Spritze inkorporiert sieht.

In|jektions|aku|punktur (lat. inicere, iniectus hineintun, einflößen; Akupunktur*) *f*: Form der Akupunktur*, bei der phytotherapeutische, homöopathische od. chemisch-pharmakologische Substanzen in den Bereich von Akupunkturpunkten* injiziert werden; vgl. Homöosiniatrie.

Inka|gurke: s. Cyclanthera pedata.

INN: Abk. für (engl.) *International Non-proprietary Name*; in einer von der WHO* herausgegebenen Liste enthaltener internationaler Freiname pharmazeutischer Grundstoffe.

Insekten|blume, Dalmatinische *f*: s. Tanacetum cinerariifolium.

In|stinkto|therapie (Therapie*) *f*: von Guy-Claude Burger (geb. 1934) entwickelte Rohkost*-Ernährung mit Verzehr von rohem Fleisch, Fisch u. Insekten unter Ausschluss von Milchprodukten, ausgehend von der Annahme, dass bei reiner Rohkost-Ernährung die prähistorisch entwickelten Instinkte wieder freigesetzt werden; die Auswahl der Nahrungsmittel erfolgt durch Riechen u. Schmecken. Vgl. Gesundheit, essbare.

Integration, posturale (lat. integer unversehrt) *f*: von J. Painter in den 70er Jahren des 20. Jahrhunderts entwickelte Methode ganzheitlicher Körperarbeit (s. Körpertherapie), die aus mehreren Elementen (u. a. bioenergetische Analyse*, Bewusstmachung von Körper(fehl)haltungen, Bindegewebearbeit, Heilatmung, Gesprächstherapie) besteht; p. I. arbeitet unter aktiver Teilnahme des Klienten an der Veränderung der körperlichen, geistigen u. seelischen Haltung, indem starre Strukturen in Körper- u. Gefühlsbereichen durchgearbeitet u.

gelöst u. somit Antriebskraft u. Dynamik gesteigert werden. **Anwendung:** bei Schmerzen, Verspannungen, depressiven Störungen (s. Depression) u. psychosomatischen Erkrankungen (s. Psychosomatik).

Integration, strukturelle (↑) *f*: syn. Rolfing*.

Intensiv|kost (lat. intentio Spannung): s. Schnitzer-Kost.

Intention, paradoxe (lat. intentare drohend ausstrecken) *f*: s. Logotherapie.

Inter|aktion, themen|zentrierte (lat. inter zwischen, inmitten; agere, actus treiben, bewegen) *f*: Abk. TZI; humanistisch-psychologisch begründetes Modell u. Vorgehen nach R. Cohn, das therapeutische u. pädagogische Elemente zu einer speziellen Gruppenpsychotherapie* verbindet, bei der anhand von vorgegebenen od. selbstgewählten Themen u. unter Berücksichtigung von Gruppeninteressen mitmenschliche Erfahrungen angestrebt werden, die sich unmittelbar verhaltensbeeinflussend (i. S. sozialen Lernens) auswirken sollen; die Faktoren der Gruppeninteraktion werden durch das Dreieck Persönlichkeit, Thema (z. B. meine Wünsche in Vergangenheit u. Gegenwart) u. Gruppe bestimmt. Die Gruppenatmosphäre soll akzeptierend sein u. die Themen sollen mit positiver Ausrichtung gewählt werden, z. B. zur Überwindung von Störungen. **Anwendung:** v. a. in Gruppen (z. B. Gruppentherapie, Selbsterfahrungsgruppe*), insbesondere bei Supervision u. Erwachsenenbildung. Vgl. Gruppendynamik.

Inter|ferenz|strom|therapie (↑; lat. ferre tragen, bringen; Therapie*) *f*: Form der Elektrotherapie* des Mittelfrequenzbereichs (1000–100 000 Hz), bei der 2 mittelfrequente Stromquellen mit gleicher Amplitude u. nur geringem Frequenzunterschied (z. B. 3900 u. 4000 Hz) Überlagerungen i. S. von stehenden Wellen im Körper erzeugen; dadurch Erhöhung der Stromintensität im Körper bei geringer Hautbelastung u. größerer Eindringtiefe als bei Anwendung einer einzelnen mittelfrequenten Stromquelle; **Anwendung:** vornehmlich zur Muskeltonisierung, Schmerzlinderung u. Durchblutungssteigerung; **Kontraindikation:** u. a. Metallimplantate u. Thrombosen im Behandlungsareal, Herzschrittmacher.

Intro|spektion (lat. introspectare hineinsehen) *f*: Selbstbeobachtung der eigenen Erlebnis- u. Verhaltensweisen; die Fähigkeit zur I. (mit Wahrnehmung von Emotionen, Phantasien u. Handlungsmotiven) ist Voraussetzung für eine einsichtsorientierte Psychotherapie*.

Inula helenium L. *f*: (Echter) Alant; ausdauernde Pflanze aus der Familie der Asteraceae (Korbblütler); **Arzneidroge:** getrockneter, zerkleinerter Wurzelstock mit den Wurzeln (Helenii rhizoma); Negativmonographie Kommission E; **Inhaltsstoffe:** 1–3 % ätherisches Öl mit Sesquiterpenlactonen (Alantolacton, Isoalantolacton), Pektinen u. bis zu 45 % Inulin; **Verwendung:** (volkstümlich) Teeaufgüsse u. a. galenische Zubereitungen bei Erkrankungen der Atemwege, des Magen-Darm-Trakts, der Nieren u. ableitenden Harnwege; äußerlich als Umschlag bei Exanthemen u. Infektionen der Haut; wegen nicht ausreichend belegter Wirksamkeit kann eine therapeutische Anwendung nicht empfohlen werden. **Nebenwirkungen:** Sesquiterpenlactone wirken schleimhautreizend; allergische Kontaktdermatitiden; bei Überdosierung Erbrechen, Diarrhö, Krämpfe, Lähmungserscheinungen.

Iod (gr. ἰοειδής veilchenfarben) *n*: Jod; chemisches Element, Symbol I (ältere Nomenklatur J), OZ 53, rel. Atommasse 126,90; 1-, 3-, 5- u. 7-wertiges Halogen, das in der Natur nur in Verbindungen (z. B. Iodwasserstoff od. Kaliumiodid) vorliegt; in reinem Zustand grau-schwarz glänzende Kristalle; 24 Isotope; essentielles Spurenelement*; **biochemische Funktion:** essentieller Bestandteil der Schilddrüsenhormone Tri- u. Tetraiodthyronin; beeinflusst somit Wachstum u. Teilung von Zellen; **Vorkommen in Nahrungsmitteln:** hoher Iodgehalt nur in Meeresfrüchten (z. B. Seefisch, Muscheln, Seetang), Lebertran u. iodiertem Speisesalz, steigende Mengen auch in Milch u. Eiern bei entsprechender Fütterung der Tiere; Bedarf für Erwachsene (D-A-CH 2008): Deutschland, Österreich: im Alter von 19–50 Jahren 200 µg/d, ab 51 Jahren 180 µg/d; Schweiz u. WHO: 150 µg/d; **Mangelerscheinungen:** endemischer Kropf (Struma), Entwicklungsstörungen des Fetus bei Iodmangel während der Schwangerschaft, Kretinismus; häufig alimentär bedingt, besonders in Iodmangelgebieten u. in Phasen erhöhten Hormonstoffwechsels (z. B. Wachstum, Pubertät, Schwangerschaft, Stillzeit); **Intoxikation:** Iodakne u. Allergien durch überhöhte pharmakologische Aufnahme; **Referenzbereich:** anorganisches Iodid 8–41 nmol/l, proteingebundenes Iod 276–630 nmol/l Serum; **Verwendung:** äußerlich als Antiseptikum (bakterizid, fungizid), innerlich zur Prophylaxe einer Struma; radioaktive Isotope (v. a. I-123, I-131) werden in der Schilddrüsendiagnostik u. zur Radioiodtherapie verwendet. **Homöopathie:** Anwendung entsprechend dem homöopathischen Arzneimittelbild, z. B. bei Hyperthyreose, Furunkulose, Acne vulgaris.

Ionen|therapie (gr. ἰών wandernd; Therapie*) *f*: syn. Iontophorese*.

Ionto|phorese (↑; gr. φορεῖν tragen) *f*: syn. Ionentherapie; Form der topischen Arzneimittelapplikation mit gezieltem Einschleusen von Ionen od. undissoziierten, aber ionisierbaren (Molekular-Ionen) Arzneimitteln durch die intakte Haut mit galvanischem Strom (schwingungsfreier Gleichstrom*); die unter der aktiven Elektrode liegenden Wirkstoffe wandern in Richtung auf die Gegenelektrode. Verschiedene Dosierungsparameter bestimmen die Wirksamkeit: Elektrodengröße (100–200 cm^2), Stromintensität (1 mA/10 cm^2), Behandlungsdauer (30–60 Min.), Arzneimittelkonzentration (1–3 %ige Lösungen, hydrophile Gele), pH-Wert der Arznei-

I

mittellösung (4,5–5,5), Anzahl der Behandlungsserien (10–15 Behandlungen) mit täglicher Applikation; **Anwendung:** bei entzündlichen Gelenkerkrankungen, Weichteilaffektionen, bei Hyperhidrose an den Händen u. Füßen als Leitungswasser-Iontophorese (d. h. ohne Einsatz von Arzneimitteln u. mit den Ionen des Leitungswassers als Stromträger).

Ipecacuanha *f*: s. Psychotria ipecacuanha.

Ipomoea turpethum *n*: s. Operculina turpethum.

Iris *f*: Schwertlilie; Stauden aus der Familie der Iridaceae (Schwertliliengewächse); Iris germanica, Iris pallida, Iris florentina; wild lebende Populationen sind besonders geschützt (§ 1 Satz 1 Bundesartenschutzverordnung). **Arzneidroge:** geschälter u. getrockneter Wurzelstock (Iridis rhizoma, Schwertlilienwurzelstock, Iriswurzel, Veilchenwurzel); Negativmonographie Kommission E; **Inhaltsstoffe:** 0,1–0,2 % ätherisches Öl (mit 10–20 % Ironen (hauptsächlich α-, β-, γ-Iron), Isoflavonoide (Irilon, Irisolon, Irigenin, Tectoridin), mono- u. bicyclische Triterpene, C-Glukosylxanthone, phenolische Verbindungen (Acetovanillon, Protocatechusäure u. a.), 20–50 % Stärke (Irisin); **Wirkung:** expektorierend; **Verwendung:** als Bestandteil von Teemischungen u. a. galenischen Zubereitungen; (volkstümlich) als Expektorans u. Mucilaginosum bei Erkältungskrankheiten, Bronchitis, Asthma bronchiale, bei Brechreiz u. Ekelgefühl, Kreislaufschwäche, Blähungen, Kopfschmerz, Migräne, Entzündungen im Magen-Darm-Trakt; die Wirksamkeit bei diesen Anwendungsgebieten ist nicht belegt. **Dosierung:** keine bekannt; **Nebenwirkungen:** keine bekannt; **Kontraindikation:** Schwangerschaft u. Stillzeit; **Wechselwirkung:** keine bekannt; **Homöopathie:** Zubereitungen aus frischen unterirdischen Teilen von Iris versicolor; Anwendung entsprechend dem homöopathischen Arzneimittelbild, z. B. bei Migräne, Neuralgie des Gesichts, des Ischias, nach Zoster, Gastritis, Pankreatitis.

Iris|dia|gnostik (gr. ἶρις, ἴριδος Regenbogen, Regenbogenhaut; διαγνωστικός fähig zu unterscheiden) *f*: syn. Augendiagnostik*.

Iris florentina *f*: s. Iris.

Iris germanica *f*: s. Iris.

Iris pallida *f*: s. Iris.

Iris|topo|graphie (gr. ἶρις, ἴριδος Regenbogen, Regenbogenhaut; τόπος Ort; γράφειν schreiben) *f*: syn. Iriszirkel*.

Iris versicolor *f*: s. Iris.

Iris|zirkel (gr. ἶρις, ἴριδος Regenbogen, Regenbogenhaut): syn. Iristopographie; Bez. aus der frühen Iridologie (von Peczely, 1822–1911), wonach jedes Organ eine bestimmte Lokalisation im Bereich der menschlichen Regenbogenhaut besitzen soll; nach dieser Tafel von 1881 projiziert sich die jeweilige Körperhälfte seitengleich in die Iris; das Herz ist z. B. links bei 3 Uhr lokalisiert. Diese Einteilung wurde mehrmals modifiziert; seit den 30er Jahren des 20. Jahrhunderts sind es vorwiegend die farblichen u. strukturellen Iriszeichen, die Iridologen zu diagnostischen Schlussfolgerungen veranlassen (s. Augendiagnostik). W. Lang (1954) sieht den Iriszirkel vorwiegend als ein Entsprechungssystem der anatomischen Einteilung des Sympathikus, die Iriszeichen somit als Sympathikuszeichen. Aschner deutet die Irisphänomene primär als humoralpathologische Zeichen der Konstitution*. Augendiagnostiker der Gegenwart orientieren sich vorwiegend an den von Schnabel, Angerer u. Deck entwickelten Klassifikationen.

Ir|ritation, chronische (lat. irritare reizen) *f*: Bez. für eine dauerhafte Störung, verursacht z. B. durch chronische Belastungsfaktoren, Störfaktoren aus In- u. Umwelt, die auf den Organismus u. seine neurovegetative, psychoendokrine, immunologische sowie sensomotorische Autoregulation* meist mit geringer Intensität, aber dauerhaft einwirken; jede Form traumatischer Nerven- u. Gewebeverletzung kann sich als ch. I. entwickeln (u. a. sympathische Reflexdystrophie, ephaptische Entladungen an durchtrennten Nervenfasern). Die Topographie einer peripheren Irritation ist somit das Mesenchym mit seinen vegetativen Endformationen. Die ständige Irritation des vegetativen Terminalretikulums führt zur Veränderung des Vasomotorentonus u. zur gestörten Kapillarfiltration. Dies kann Hypoxämie u. anaeroben Stoffwechsel zur Folge haben. Bei persistierender Reizsituation kommt es zur Syntheseumstellung der Fibroblasten u. somit zur Veränderung des Kolloidzustands des Bindegewebes (klinisch: Turgorveränderungen) u. zur Einbeziehung höherer neurovegetativer Integrationsstufen mit Störungen der segmentalen u. zentralnervösen Steuerung u. dem klinischen Bild des peripheren Irritationssyndroms*. Die zunächst subklinische u. regional begrenzte Dysfunktion (regionale Desintegration) kann zu einem progredienten Versagen der autonomen Peripherie mit entsprechend inadäquater Beantwortung von Reizbelastungen führen. Dies wird bei der Diagnostik* chronischer Irritationen genutzt. Bezieht man die Grundregulation (vgl. Grundregulationssystem) in die Ätiologie mit ein, so erweitert sich das Spektrum möglicher Irritationen u. a. auf folgende Faktoren: Infektionen, Toxine, Fremdeiweiß, lokale allergische Reaktionen, Sauerstoffmangel, mechanische Reize. Der Ort einer ch. I. wird als chronisches Irritationszentrum*, in der älteren Literatur als Herd od. Störfeld bezeichnet. Vgl. Irritationszone.

Ir|ritations|sym|ptom (↑; Symptom*) *n*: syn. Projektionssymptom*.

Ir|ritations|syn|drom, peri|pheres (↑; gr. σύνδρομος mitlaufend, begleitend) *n*: Bez. für die klinischen Zeichen einer anhaltenden pathologischen Erregung im autonomen bzw. zerebrospinalen Nervensystem i. S. von Dysästhesie (Hypersensitivität, Missempfindung, Schmerz), Dyskinesie (z. B. Tonusveränderungen der Gefäße, Muskeln), Dyskrasie (Stoffwechselstörungen), Dystrophie (z. B.

Turgorveränderungen der Haut) u. Dysthymie (Verstimmung); vgl. Irritation, chronische.

Ir|ritations|zentrum, chronisches (↑) *n*: **1.** syn. Fokus, Herd, Reizzentrum, Störfeld; (histologisch) Bez. für eine subchronische Entzündung um nichtabbaufähiges Material herum im weichen Bindegewebe mit lymphozytär-plasmazellulären Infiltraten u. Desaggregation der Grundsubstanz* (G. Kellner); **2.** (klinisch) Bez. für eine lokale oligosymptomatische, subklinische Entzündung mit der möglichen Entwicklung von Fernstörungen* (A. Stacher); **3.** (regulationsphysiologisch) Bez. für einen Ort maximaler Irritationen unterschiedlicher Ätiologie, geringer Reizintensität u. langer Wirkungsdauer mit diskreten reflektorischen Krankheitszeichen (s. Projektionssymptom) u. der Möglichkeit zur Entwicklung eines peripheren Irritationssyndroms* unter Einfluss einer Sekundärnoxe; **Ursache:** Angenommen werden traumatische Nervenverletzungen, Narben, Entzündungen aller Art, Infektionen, Toxine, Fremdeiweiß, allergische Reaktionen, Sauerstoffmangel, mechanische Reize. Vgl. Diagnostik chronischer Irritationen; Neuraltherapie.

Ir|ritations|zone (↑; gr. ζώνη Gürtel, Streifen) *f*: syn. Reizzone; Bez. für das Ausbreitungsgebiet einer chronischen Irritation* innerhalb der neurovegetativen Peripherie; z. B. Head*-Zonen, Mackenzie-Zonen, Störungsfeld nach Kibler, Periostzone nach Vogler u. a.; unterschieden werden Bindegewebe-, Gefäß- u. Segmentzone. Das Phänomen der I. zählt zu den reflektorischen Krankheitszeichen (s. Projektionssymptom).

Isatidis radix *f*: Radix Isatidis; chin. Ban-Lan-Gen; Droge der Chinesischen Medizin*; Wurzeln von Isatis tinctoria L. aus der Familie der Brassicaceae (Kreuzblütler); **Eigenschaften:** bitter, kalt, kehrt in Herz u. Magen ein; **Wirkung:** klärt Hitze*, löst Gift auf, kühlt das Blut, befördert den Rachen; **Anwendung:** bei fieberhaften Erkrankungen mit Schwellungen, Haut- u. Schleimhautmanifestationen durch Hitze*-Gift, bei Virusinfektionen.

Ischias|syn|drom (gr. ἰσχίον Hüftgelenk, Hüfte; σύνδρομος mitlaufend, begleitend) *f*: akut od. subakut auftretende radikuläre Reizsymptomatik mit dermatomorientierter Schmerzausstrahlung im Bein, Abschwächung der Muskeleigenreflexe u. Störung der Willkürmotorik; **Ursache:** Reizung bzw. Kompression des Nervus ischiadicus od. seiner Wurzeln (z. B. infolge Irritation bzw. Kompression im Bereich L 4/L 5/S 1 durch Bandscheibenvorfall, Rückenmarktumoren, Tumor im Bereich des kleinen Beckens, in der Schwangerschaft), Erkrankungen der Wirbelsäule (z. B. Spondylose), Neuritis bei Infektionskrankheiten (z. B. Lepra, Zoster), Traumen, Frakturen, Hüftgelenkluxation, unsachgemäße intramuskuläre Injektion sowie i. R. einer Polyneuropathie (z. B. bei Diabetes* mellitus); **Symptome:** u. a. Schmerzen in der Lendengegend, die in das betroffene Bein bis zum Fußaußenrand ausstrahlen, evtl. mit Verstärkung beim Niesen, Husten od. Pressen; typische Schonhaltung des Patienten mit leicht angewinkeltem u. außenrotiertem Bein, Bewegungseinschränkung; lokale Druck- u. Klopfempfindlichkeit der Wirbelsäule über den Dornfortsätzen mit Verspannung der paravertebralen Muskulatur, Druckschmerzhaftigkeit im Verlauf des Nervus ischiadicus, Sensibilitätsstörungen u. motorische Lähmungen (insbesondere Fuß- u. Zehensenker, Zehenspreizer, Kniebeuger); **Therapie:** u. a. **1.** Phytotherapie: (volkstümlich) u. a. Harpagophytum* procumbens, Salix*; **2.** Hydro-/Balneotherapie: u. a. Heublumensack*, lokale feuchte Wärme, Bäder*, Güsse*, Wickel*; **3.** Akupunktur* u. Gua*-Sha nach den Vorgaben der Chinesischen Medizin; **4.** Ayurveda; **5.** Elektrotherapie*, Gelosentherapie*, Massage*; **6.** Neuraltherapie*, therapeutische Lokalanästhesie*; **7.** Physiotherapie: reflektorische Therapie, Mobilisation*, Traktion, manuelle Verfahren ohne Impuls, Alexander*-Technik; **8.** Bienenwärmeauflage; **9.** ausleitende Verfahren: u. a. Schröpfen*, Hirudo* medicinalis, Cantharidinpflaster*, Nadelreizmatte; **10.** Mind*-Body-Medizin: Entspannungsverfahren, Meditation*, progressive Muskelrelaxation*, Qi* Gong, Tai*-Ji-Quan, Yoga*. Vgl. Wirbelsäulenbeschwerden.

Iso-Kom|plex-Heil|weise (gr. ἴσος gleich, ähnlich; lat. complexus Umfassen): Abk. IKH; Form der Komplexmittelhomöopathie; unterscheidet sich von der klassischen Homöopathie* in **1.** Zubereitung der Präparate teilweise nach spagyrischen Regeln (s. Spagyrik); **2.** Verwendung von rein pflanzlichen Materialien, deren Extrakte u. Urtinkturen zu einem Komplexmittel* gemischt werden; **3.** Annahme v. a. additiver Effekte einzelner Pflanzen bei der Zusammensetzung der Urtinkturen; **4.** Überwiegen der praktischen Erfahrungen (fehlende Theoriebildung); **5.** keine Zuordnung zum iso- od. homöopathischen Wirkungsprinzip möglich; **Einteilung:** Stoffmittel, Lymphmittel, Ader- od. Blutmittel, Gewebemittel, Konstitutionsmittel*, Fluide.

iso|metrisch (↑; gr. μέτρον Maß): s. Kontraktion, isometrische.

Ison (↑) *n*: von Samuel Hahnemann geprägter Begriff, der ein Arzneimittel bezeichnet, das die Erkrankung ausgelöst hat u. zur Behandlung in homöopathischer Potenzierung verabreicht wird; vgl. Isopathie; Homoion.

Iso|pathie (↑; -pathie*) *f*: auch Isotherapie; von J. J. W. Lux (1776–1849) begründetes, vereinfachendes Konzept der Homöopathie*, demzufolge die Krankheit verursachende Substanz, in potenzierter Form (sog. Ison* im Gegensatz zum Homoion* in der Homöopathie) verabreicht, dieselbe Krankheit heilen soll; historisch geht I. zurück auf Versuche, die 3 klassischen Miasmen direkt mit den Nosoden* der ihnen zugeordneten Krankheiten zu behandeln (s. Miasmenlehre). Als Standardvorgehen in der Praxis hat sich die I. nicht bewährt, jedoch wird im Zusammenhang mit Blockaden u. Arzneimittelkrankheiten spekulativ darauf zurückgegriffen (s. Tautopathie). Klinische Studien zu isopathischer Behandlung allergischer Erkrankungen mit dem jeweiligen Allergen deuten auf einen desensibilisierenden Effekt hin. Eine experimentelle Sonderform der I. stellt die **Autoisopathie** dar, bei der die Ausgangssubstanz zum Potenzieren vom Erkrankten selbst gewonnen wird (sog. Autonosode). Vgl. Homotoxikologie.

Iso|valerian|säure: charakteristischer Bestandteil von Valeriana* officinalis; verantwortlich für den typischen Geruch.

-itis: Wortteil mit der Bedeutung Entzündung.

IUPAC: Abk. für (engl.) *International Union of Pure and Applied Chemistry;* Internationale Union für Reine und Angewandte Chemie (Basel); Organisation, die u. a. Regeln für die internationale chemische Nomenklatur aufstellt (IUPAC-Regeln).

Iva|kraut: s. Achillea erba-rotta ssp. moschata.

J

Jacobaea vulgaris *f*: s. Senecio jacobaea.

Jakobs|kreuz|kraut: s. Senecio jacobaea.

Jambolana|pflaume: s. Syzygium cumini.

Jambosa caryo|phyllus *f*: s. Syzygium aromaticum.

Jasmin, Gelber: s. Gelsemium sempervirens.

Jateo|rhiza palmata (Lam.) Miers *f*: Pflanze aus der Familie der Menispermaceae (Mondsamengewächse); **Arzneidroge:** Nebenwurzeln (Colombo radix, Kolombowurzel); **Inhaltsstoffe:** Alkaloide vom Protoberberintyp (z. B. Palmatin, Columbamin) u. Triterpenbitterstoffe (z. B. Columbin); **Verwendung:** (volkstümlich) bei Verdauungsstörungen mit Diarrhö, dyspeptischen Beschwerden. Die Verwendung ist obsolet.

Java-Citronell|gras: s. Cymbopogon winterianus.

Jie-Geng: s. Platycodi radix.

Jing (chin. Auslese der Saat) *n*: sog. Essenz; in der Chinesischen Medizin* Bez. für die keimende Grundsubstanz des menschlichen Organismus; seine Funktion ist der des Genoms der modernen Medizin sehr ähnlich. **Einteilung:** nach dem Ursprung: **1.** angeborenes, von den Eltern vererbtes (vorgeburtliches) J.; **2.** erworbenes, aus der Nahrung hergestelltes (nachgeburtliches) J., welches das angeborene ständig ergänzen soll.

Jin-Ye *n*: in der Chinesischen Medizin* Bez. für die sog. Körpersäfte (alle Flüssigkeiten des Körpers, z. B. Speichel, Eingeweide- u. Magensaft, Harn); bestehen aus 2 unterschiedlichen Bestandteilen, den klaren u. dünnflüssigen Jin u. den trüben u. dickflüssigen Ye; werden durch die Organe erzeugt u. tragen zur Bildung des Blutes (Xue*) bei. Unter pathologischen Bedingungen können die J.-Y. im Organismus zu pathogenem Schleim* umgewandelt werden. Vgl. Säftemangel.

Jin-Yin-Hua: s. Lonicerae flos.

Ji-Xue-Teng: s. Spatholobi caulis.

Jnana-Yoga (Yoga*) *m*: s. Yoga.

Jod *n*: s. Iod.

Johannis|beere, Schwarze: s. Ribes nigrum.

Johannis|brot|baum: s. Ceratonia siliqua.

Johannis|kraut: s. Hypericum perforatum.

Johannis|kraut|öl: syn. Rotöl; Ölmazerat aus frischen Blüten von Hypericum* perforatum.

Jo-Jo-Ef|fekt (lat. efficere effectus hervorbringen) *m*: auch weight cycling; Bez. für den unerwünschten häufigen Wechsel zwischen hohem u. relativ niedrigem Körpergewicht* bei wiederholten, nur kurz andauernden Reduktionsdiäten* (sog. Crash-Diäten); eine langfristige Gewichtsabnahme wird erschwert u. gesundheitliche Schädigungen sind nicht auszuschließen. Vgl. Adipositas.

Joule (James J., englischer Physiker, 1818–1889) *n*: **1.** Einheitenzeichen J; abgeleitete SI-Einheit der Arbeit, Energie u. Wärmemenge; weitere SI-Einheit: Newtonmeter (Nm); 1 J = 1 Nm = 1 VAs (Volt · Ampere · Sekunde) = 1 Ws (Watt · Sekunde); **2.** Maßeinheit des chemischen Nährwerts*, der früher in Kalorien* (cal) angegeben wurde; 1 J = 0,239 cal.

Juck|reiz: s. Pruritus.

Juglans cinerea L. *n*: Butternuss, Graue Walnuss; 25–30 m hoher Baum aus der Familie der Juglandaceae (Walnussgewächse); **Arzneidroge:** getrocknete innere Rinde der Wurzel (Juglandis cinereae cortex, Butternussrinde); **Inhaltsstoffe:** Juglon, Tannine sowie ätherisches u. fettes Öl; **Wirkung:** antimikrobiell, anthelminthisch, laxierend; **Verwendung:** (volkstümlich) innerlich als mildes Laxans u. Cholagogum bei chronischer Obstipation mit Dyspepsie; äußerlich bei exsudativen Hauterkrankungen. Die Wirksamkeit der Droge bei den beanspruchten Anwendungsgebieten ist derzeit nicht belegt. **Dosierung:** 2–6 g getrocknete Rinde als Dekokt od. 2–6 ml Fluidextrakt 1:1 in 25 %igem Ethanol; 3-mal täglich einnehmen; **Nebenwirkungen:** keine bekannt; **Kontraindikation:** keine bekannt; **Wechselwirkung:** keine bekannt; **Homöopathie:** Verwendung der im Mai u. Juni gesammelten, frischen, inneren Rinde der Äste, des Stammes u. der Wurzeln entsprechend dem homöopathischen Arzneimittelbild, z. B. bei entzündlichen Hautausschlägen, Lymphknotenentzündungen, Lebererkrankungen, Hinterkopfschmerz.

Juglans regia L. *n*: Echte Walnuss; Baum aus der Familie der Juglandaceae (Walnussgewächse); **Arzneidroge:** getrocknete, ganze od. geschnittene Laubblätter (Juglandis folium, Walnussblätter); Monographie: Kommission E; **Inhaltsstoffe:** ca. 6–10 % Gerbstoffe (Ellagitannine), ca. 3–4 % Flavonoide, Juglon (5-Hydroxy-1,4-naphthochinon), Hydrojuglon, Phenolcarbonsäuren; **Wirkung:** adstringierend, antiphlogistisch, sekretionshemmend; **Verwendung:** zerkleinerte Droge für Dekokte sowie andere galenische Zubereitungen zur äußerlichen Anwendung; (med.) bei leichten, oberflächlichen Entzündungen der Haut, Hyperhidrose, z. B. der Hände u. Füße (Kommission E); **Dosierung:** 2–3 g Droge auf 100 ml Wasser für Umschläge u. Teilbäder, Zubereitungen entsprechend; **Nebenwirkungen:** keine bekannt; **Kontraindikation:** keine bekannt; **Wechselwirkung:** keine bekannt; **Homöopathie:** Verwendung der frischen Fruchtschalen u. Blätter zu gleichen Teilen entsprechend dem homöopathischen Arzneimittelbild, z. B. bei eitrigen Hautausschlägen, Lymphknotenentzündungen, Lebererkrankungen, Kopfschmerz.

Juniperus com|munis L. *m*: (Gewöhnlicher) Wacholder; immergrüner Strauch aus der Familie der Cupressaceae (Zypressengewächse); s. Abb.; **Arzneidroge:** Beerenzapfen (Juniperi pseudofructus, Wacholderbeeren) u. daraus gewonnenes ätherisches Öl; Monographie: HMPC, ESCOP, Kommission E; **Inhaltsstoffe:** in den Zapfen mindestens 1 % ätherisches Öl (mit α- u. β-Pinen, Myrcen, Sabinen, Thujen, Limonen), Sesquiterpenkohlenwasserstoffe (Caryophyllen, Cadinen, Elemen), 5–10 % Terpinen-4-ol, Flavonglykoside, Gerbstoffe, Zucker, harz- u. wachsartige Bestandteile, Leucanthocyanidine; **Wirkung:** diuretisch, spasmolytisch, motilitätsfördernd, sekretionsfördernd; **Verwendung:** ganze, gequetschte od. gepulverte Droge für Infuse u. Dekokte, alkoholische Extrakte; reines ätherisches Öl in Weichgelatinekapseln; flüssige u. feste Darreichungsformen zur oralen Anwendung, flüssige auch zur äußerlichen Anwendung; **1.** (med.) **a)** bei dyspeptischen Beschwerden (Kommission E); **b)** zur Durchspülungstherapie, bei dyspeptischen Beschwerden mit fehlendem Appetit (ESCOP); **2.** (traditionell) bei dyspeptischen Beschwerden u. Blähungen, zur Durchspülungstherapie (HMPC); **3.** (volkstümlich) zur Durchspülungstherapie bei bakteriellen u. entzündlichen Erkrankungen der ableitenden Harnwege, außerdem bei rheumatischen Beschwerden, Muskelverspannungen (äußerliche Anwendung); **4.** als Gewürz u. zur Spirituosenherstellung (Gin, Genever). **Dosierung:** Tagesdosis 2 g bis maximal 10 g getrocknete Wacholderbeeren, entsprechend 20–100 mg ätherisches Öl; Hinweis: Kombinationen mit anderen pflanzlichen Drogen wie Birkenblätter (s. Betula) od. Orthosiphonblätter (s. Orthosiphon stamineus) in Blasen- u. Nierentees sowie entsprechende Zubereitungen sind sinnvoll; **Nebenwirkungen:** Nierenschäden möglich bei langandauernder Anwendung od. Überdosierung (>150 mg/d des ätherischen Öles), v. a. bei Verwendung pharmazeutisch ungeeigneter Qualitäten; **Kontraindikation:** Schwangerschaft, entzündliche Nierenerkrankungen; **Wechselwirkung:** keine bekannt; **Homöopathie:** Anwendung entsprechend dem homöopathischen Arzneimittelbild, z. B. bei Ausscheidungsstörungen der ableitenden Harnorgane, dyspeptischen Beschwerden.

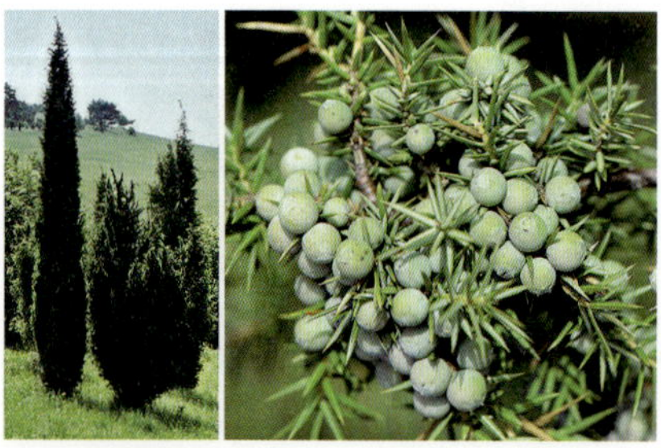

Juniperus communis: Pflanze u. Frucht [5]

Junk-Food (engl. wertloses Essen): Bez. für ernährungsphysiologisch ungünstige Nahrung von gesundheitlich minderer Qualität; meist billige (nicht immer preiswerte), zu fette, zu süße od. zu salzige Nahrung, die sich v. a. in Schnellimbissketten sowie in Billigangeboten von Supermärkten findet. Vgl. Fast-Food; Convenience-Food.

Ju-Pi: s. Citri tangerinae pericarpium.

Justicia adhatoda L. *f*: Adhatoda vasica Nees; immergrüner, unangenehm riechender, bis 2,5 m hoher Strauch aus der Familie der Acanthaceae (Akanthusgewächse); **Arzneidroge:** getrocknete Laubblätter (Adhatodae folium, Vasicablätter); **Inhaltsstoffe:** ca. 0,2 % ätherisches Öl, ca. 2 % Chinazolinalkaloide, z. B. Vasicin, ca. 10 % Mineralstoffe; **Wirkung:** antibakteriell, expektorierend; **Verwendung:** **1.** (volkstümlich) bei Katarrhen der oberen Atemwege, als Auswurf förderndes Mittel; **2.** im Ayurveda* bei Atemwegserkrankungen (Asthma bronchiale, Bronchitis) zur Spasmolyse u. als Expektorans; auch bei Hauterkrankungen; **3.** in der Tibetischen Medizin* u. a. bei Fieber u. Tripa-Störungen (s. Physiologie der Tibetischen Medizin); **Dosierung:** im Ayurveda innerlich bei Atemwegs- u. Hauterkrankungen: Tagesdosis 10–20 ml des Saftes aus den Blättern, auf 2–3 Einzeldosen verteilt; **Nebenwirkungen:** Bei hoher Dosierung können Reizungen der Magenschleimhaut, Erbrechen u. Diarrhö auftreten. **Kontraindikation:** Schwangerschaft; **Wechselwirkung:** keine bekannt; **Homöopathie:** Verwendung der frischen Blätter entsprechend dem homöopathischen Arzneimittelbild, z. B. bei akuten Entzündungen der Atemwege, Rhinitis allergica.

K

Kabat-Methode (Herman K., amerikanischer Neurologe, 1913–1995) *f*: syn. Komplexbewegungen (unter Nutzung der PNF*); physiotherapeutische Methode auf neurophysiologischer Grundlage zur Förderung einer gestörten Efferenz durch Stimulation der Afferenz u. Bahnung von Bewegungsabläufen; **Prinzip:** Afferente Stimuli werden durch spezielle Grifftechniken, Dehn-, Druck- u. Zugreize, Setzen von Führungswiderstand, Kommandogabe unter Mitbeteiligung der höheren Sinnesorgane (Gehör, Gesichtssinn) gegeben. Ausführung der 3-dimensionalen Komplexbewegungen in der ersten u. zweiten Diagonale der Extremitäten mit unterschiedlicher Ausgangsstellung (gestreckt, gebeugt); **Anwendung:** bei Störungen der spinalmotorischen Kraftregulation, bei Muskelschwäche (arthrogen, inter- u. intramuskuläre Koordinationsstörungen); **Kontraindikation:** akute Erkrankungen, massive Osteoporose, Frakturen im Behandlungsgebiet. Vgl. Bobath-Konzept; Vojta-Methode.

Kaelin-Test (Werner K., Wollerau, Schweiz, 1888–1973) *m*: s. Blutuntersuchung, kapillardynamische.

Kälte: äußerer krankheitsauslösender Faktor in der Chinesischen Medizin* i. S. der Erkältung, Verkühlung od. Erfrierung; Krankheitszeichen sind Abneigung gegen Kälte u. Beschwerdezunahme durch Kälteeinfluss, häufig schmerzhafte Bewegungseinschränkung od. heftige lokale Schmerzen. K. kann in Kombination mit anderen Krankheitszeichen auftreten: **1.** Kälte-Schleim: Krankheitszeichen der K. kombiniert mit denen des Schleims*; Sekrete sind klar od. weiß, sichtbarer Schleim ist zäh u. weiß; in der Anamnese häufig Erkältung od. Verkühlung; **2.** Kälte-Feuchtigkeit: Krankheitszeichen der K. kombiniert mit denen der Feuchtigkeit*.

Kälte|therapie (Therapie*) *f*: s. Kryotherapie.

Käse|pappel, Große: s. Malva sylvestris.

Kaffee|strauch: s. Coffea.

Kajuput|öl: s. Melaleuca cajuputi.

Kakao|butter: s. Theobroma cacao.

Kakao|samen: s. Theobroma cacao.

Kakipflaume: s. Diospyros kaki.

Kalabar|bohne: Calabar semen; Gottesgerichtsbohne; Samen von Physostigma venenosum Balf., Pflanze aus der Familie der Fabaceae (Schmetterlingsblütler); **Inhaltsstoffe:** toxische Indolalkaloide, besonders Physostigmin; **Wirkung:** indirekt wirkendes Parasympathomimetikum; **Verwendung:** (volkstümlich) bei Sehstörungen, Obstipation, Epilepsie, Cholera u. Tetanus. Die Verwendung ist obsolet. **Homöopathie:** Anwendung entsprechend dem homöopathischen Arzneimittelbild, z. B. bei Krämpfen, Lähmungen.

Kalium *n*: chemisches Element, Symbol K, OZ 19, rel. Atommasse 39,10; an der Luft unbeständiges, mit Sauerstoff u. Wasser heftig reagierendes, 1-wertiges, silberweißes Alkalimetall (Schmelzpunkt 63,5 °C), das (in Verbindungen) in den meisten Mineralien enthalten ist; **biochemische Funktion:** als häufigstes Kation im Intrazellulärraum an der Aufrechterhaltung des osmotischen Drucks u. des zellulären Ruhepotentials sowie an der Regulation der neuromuskulären Erregbarkeit u. der Muskelkontraktion beteiligt; wichtig für das Säure-Basen-Gleichgewicht; Bestandteil der Verdauungssäfte u. Aktivator einiger Enzyme (z. B. Oxidasen, Pyruvatkinase, glykolytische Enzyme); **Vorkommen in Nahrungsmitteln:** in tierischen u. pflanzlichen Lebensmitteln; besonders kaliumreiche Nahrungsmittel sind Kartoffeln, Gemüse (z. B. Spinat, Kohl), Hülsenfrüchte u. Obst (insbesondere Bananen). Bedarf für Erwachsene (D-A-CH 2008): geschätzter täglicher Mindestbedarf ca. 2 g; eine Zufuhr von 2–4 g gilt als ausreichend. Reichliche Kaliumzufuhr wirkt blutdrucksenkend. **Mangelerscheinungen:** Muskelschwäche bis hin zur Muskellähmung, Störungen der Herztätigkeit (Herzrhythmusstörungen bis Kammerflimmern), nichtrespiratorische Alkalose z. B. durch unzureichende Zufuhr (einseitige Ernährung, Unterernährung) od. ungenügende Absorption (gestörte Kaliumrückresorption bei einigen Nierenerkrankungen); **Intoxikation:** Durch übermäßige Zufuhr bzw. chronische Niereninsuffizienz kann es zu Muskel-, Nerven- u. Herz-Kreislauf-Störungen, Ohrensausen, Taubheit, Verwirrtheit u. Halluzinationen kommen. **Referenzbereich:** 3,6–5,4 mmol/l Serum; **Verwendung:** zur Therapie od. Prävention von Hypokaliämien, z. B. durch Diuretika od. bei gleichzeitiger Digitalistherapie, bei hypokaliämischen neuromuskulären Störungen od. Herzrhythmusstörungen.

Kalium bichromicum *n*: Kaliumdichromat; $K_2Cr_2O_3$; große dunkelgelbrote Kristalle, die beim Erhitzen zu einer braunroten Flüssigkeit schmelzen (Schmelzpunkt 396 °C), löslich in 8 Teilen Wasser, unlöslich in Ethanol; **Homöopathie:** Anwendung entsprechend dem homöopathischen Arzneimittelbild, z. B. bei Schleimhautentzündungen der Atemwege, des Magen-Darm-Trakts od. der Harnwege, chronischen Geschwüren der Haut, Neuralgie od. Erkrankungen des rheumatischen Formenkreises.

Kalium carbonicum *n*: Kaliumcarbonat, kohlensaures Kalium; K_2CO_3; Schmelzpunkt 891 °C; weißes, körniges, hygroskopisches Pulver, leicht löslich in Wasser, unlöslich in Ethanol; verwandelt sich an der Luft unter CO_2-Aufnahme langsam in das schwerer lösliche Kaliumhydrogencarbonat; **Homöopathie:** Anwendung entsprechend dem homöopathischen Arzneimittelbild, z. B. bei chronischer Entzündung der Atemwege od. des Rippenfells, Herzerkrankungen, Wasseransammlung in Geweben, Abnutzungserkrankungen des Skelettsystems, allg. Schwäche, Menstruationsstörungen, Erkrankungen in der Schwangerschaft.

K

Kalium chloratum *n*: Kalium muriaticum; Kaliumchlorid; KCl; farbloses Kristall od. weißes, kristallines Pulver von salzigem, schwach bitterem Geschmack; löslich in 3 Teilen Wasser, unlöslich in Ethanol; **Verwendung:** als Zusatz zu Infusionslösungen bei Kaliummangel; (volkstümlich) bei Fieberzuständen (Sal febrifugum Sylvii); **Homöopathie:** Anwendung entsprechend dem homöopathischen Arzneimittelbild, z. B. bei Entzündungen im Nasen-Rachen-Raum mit fibrinösen Belegen, Schleimbeutelentzündungen.

Kalium phosphoricum *n*: Kaliumhydrogenphosphat; KH_2PO_4; farblose Kristalle, leicht löslich in Wasser, unlöslich in Ethanol; **Verwendung:** (volkstümlich) als Laxans; **Homöopathie:** Anwendung entsprechend dem homöopathischen Arzneimittelbild, z. B. bei Entzündungen der Mundhöhle, des Zahnfleischs, der Atemwege, Diarrhö, Verdauungsstörungen, depressiven Verstimmungs- u. Erschöpfungszuständen nach Überanstrengung u. schweren Krankheiten.

Kalk: s. Calcium carbonicum.

Kalk|schwefel|leber: s. Hepar sulfuris.

Kalmia lati|folia L. *f*: Berglorbeer; vielästiger Strauch od. kleiner Baum aus der Familie der Ericaceae (Heidekrautgewächse); **Arzneidroge:** frische od. getrocknete Blätter (Folia Kalmiae, Berglorbeerblätter); **Inhaltsstoffe:** Diterpene vom Grayanotoxin-Typ (z. B. Lyanol A), Flavonoide, z. B. Phlorizin, Hyperosid; **Verwendung:** nur noch homöopathisch; **Nebenwirkungen:** keine bekannt; **Homöopathie:** Anwendung der frischen Blätter entsprechend dem homöopathischen Arzneimittelbild, z. B. bei rheumatischen u. anderen Herzerkrankungen, Rheumatismus, Zoster, Neuralgien.

Kalmus *m*: s. Acorus calamus.

Kalorie (lat. calor Wärme) *f*: Kurzbez. cal; üblicherweise Kilokalorie (1 kcal = 1000 cal); nicht mehr zugelassene Einheit der Wärme (Wärmeenergie); 1 cal ist die Wärmemenge, die erforderlich ist, um 1 g Wasser von 14,5 °C auf 15,5 °C bei einem Luftdruck von 1013 hPa zu erwärmen; ersetzt durch Joule* (1 cal = 4,186 J).

Kalt|anwendung: hydrotherapeutische Maßnahme mit kühlender bzw. reizender Wirkung; Durchführung als (Teil-)Bad*, Wickel*, Dusche*, Waschung* od. Guss*; bei kurzdauernder K. (sog. Kaltreiz) tritt nach anfänglicher Vasokonstriktion eine reaktive Hyperämie ein. **Anwendung:** zur Abhärtung* u. bei arteriellen od. venösen Durchblutungsstörungen. Vgl. Reiz- und Reaktionstherapie; Kryotherapie.

Kalzium *n*: s. Calcium.

Kamille, Echte: s. Matricaria recutita.

Kamille, Römische: s. Chamaemelum nobile.

Kampfer: s. Cinnamomum camphora.

Kampfer|spiritus: s. Spiritus camphoratus.

Kamya-Rasayana (kāmya, Sanskrit erwünschter Zweck; rasāyana, Sanskrit verjüngendes Elixier) *n*: s. Rasāyana.

Kanthariden|pflaster: s. Cantharidinpflaster.

Kapha: s. Dosha.

Kapuziner|kresse: s. Tropaeolum majus.

Karaya-Gummi: s. Sterculia urens.

Kardamom: s. Elettaria cardamomum.

Kardo|bene|dikte: s. Centaurea benedicta.

Karlsbader Salz: Sal Carolinum; Gemisch aus Natriumsulfat*, Magnesiumsulfat* u. Kaliumsulfat, Natriumhydrogensulfat u. Natriumchlorid; **Verwendung:** in lauwarmem Wasser gelöst als Laxans* i. R. der ableitenden Therapie* u. als Grundlage von Trinkkuren* am Kurort. Vgl. Sal Carolinum factitium.

Karma (karma, Sanskrit Handlung, Aktivität) *n*: Bez. für eine Anschauung, nach der jeder (physischen u. geistigen) Handlung u. bereits jeder Handlungsabsicht die Kraft innewohnt, spätere Folgen auszulösen; steht für das Ursache-Wirkungs-Prinzip i. R. der Wiedergeburtslehre des indischen Kulturraums; bietet einen Rahmen für sittliche u. religiöse Orientierung, indem gegenwärtige Handlungen u. Entscheidungen zukünftige Tatfolgen auslösen. Auch gegenwärtige Zustände u. Ereignisse werden als Folgen früherer Taten verstanden. Da sich weder alle Tatfolgen im Laufe eines Lebens auswirken noch alle gegenwärtigen Zustände allein aus den Taten in diesem Leben zu erklären sind, erfordert diese Anschauung geradezu den Glauben an die Reinkarnation*. Die Anschauung vom K. wird in den religiösen (Hinduismus, Buddhismus, Jainismus) u. philosophischen Systemen des indischen Kulturraums über Jahrhunderte umfassend u. detailliert ausgearbeitet. Seit dem 19. Jahrhundert findet sich diese Anschauung, teils in leicht adaptierter Form, auch in Europa. Bedeutung hat K. im Ayurveda*, der Tibetischen Medizin* u. im Weiteren auch in der Anthroposophischen Medizin*.

Karma-Yoga (Yoga*) *m*: s. Yoga.

Karminativa (lat. carminare reinigen) *n pl*: Mittel gegen Darmblähungen; z. B. Früchte von Pimpinella* anisum, Foeniculum* vulgare ssp. vulgare var. vulgare, Foeniculum* vulgare ssp. vulgare var. dulce, Carum* carvi, Coriandrum* sativum, Juniperus* communis; Wirkung durch Gasentfernung aus dem Magen u. Darm infolge Erschlaffung der oberen u. unteren Magenöffnung, Durchblutungsförderung im oberen Bereich des Magen-Darm-Trakts u. Anregung der Darmperistaltik.

Karotine *n pl*: s. Carotine.

Karotte: s. Daucus carota.

Kartoffel|auflage: Packung* mit ungeschälten, weich gedämpften Kartoffeln; die warmen Kartoffeln werden in einem Sack breitgedrückt, so dass keine Knollen mehr fühlbar sind, dann vorsichtig auf die zu behandelnde Körperstelle gelegt u. ähnlich einem Wickel* angedrückt. **Anwendung:** s. Heublumensack.

Kartoffel, Chinesische: s. Dioscorea opposita.

Kartoffel-Ei-Diät (Diät*) *f*: von Reinhold Kluthe (Arzt, 1928–2007) u. Herbert Quirin entwickelte, selektiv proteinarme Diät zur Behandlung von Nierenerkrankungen; **Prinzip:** Die Mischung aus 65 % Kartoffel- u. 35 % Eiprotein entspricht der höchsten bisher festgestellten biologischen Wertigkeit* von Nahrungsmittelproteinen u. ermöglicht die Reduzierung der Eiweißzufuhr auf 0,3–0,4 g/kg Körpergewicht (ca. 20–30 g Gesamteiweiß pro Tag). **Ernährungsphysiologische Bewertung:** Anwendung bei der Ernährung von Patienten mit schwerer Niereninsuffizienz, allerdings durch die Möglichkeit der Dialysebehandlung kaum noch von Bedeutung, da eine solche Diät dauerhaft praktisch nicht zumutbar ist. Vgl. Schwedendiät.

Karzino|gramm (gr. καρκίνος Krebs, γράφειν schreiben) *n*: s. Summationsdiagnostik.

Kaskarilla|baum: s. Croton eluteria.

Kastanie: s. Castanea sativa.

Kat *n*: auch Khat, Qat; Bestandteile (Blätter, Rinde) des Katstrauches (Catha edulis) aus der Familie der Celastraceae (Spindelbaumgewächse); **Inhaltsstoffe:** Norpseudoephedrin (syn. Cathin), Norephedrin; Cathinon u. weitere Khatamine; ferner Flavonoide, Catechingerbstoffe, Triterpene sowie Sesquiterpenesteralkaloide; **Wirkung:** zentral stimulierend, leicht euphorisierend, appetitdämpfend; **Verwendung:** wird verbreitet in Nord- u. Ostafrika sowie auf der südlichen arabischen Halbinsel (Jemen) in frischem Zustand gekaut od. als Tee bzw. mit Honig vergoren getrunken; **Nebenwirkungen:** Hyperaktivität, Erregtheit, Aggressivität, Angst, erhöhter Blutdruck, Tachykardie, manisches Verhalten, bei chronischem Gebrauch Schlaflosigkeit, Krankheitsgefühl, Konzentrationsschwäche, Hyperthermie, Schweißausbrüche, Impotenz, Mundschleimhautentzündung, Ösophagitis, Gastritis, Obstipation, Paradontose, Migräne, Schlaganfall, Herzinfarkt, Lungenödem, Leberzirrhose; **cave:** kann zu Abhängigkeit* führen.

Kata|plasma (gr. καταπλάσμα Aufgestrichenes, Pflaster) *n*: heißer Breiumschlag auf pflanzlicher (z. B. Leinsamen, Zingiber officinale) od. mineralischer Basis (z. B. Fango*, Heilerde*); **Anwendung:** zur Schmerzlinderung u. bei oberflächlich gelegenen Entzündungen u. Eiterungen; außerdem bei Erkrankungen des rheumatischen Formenkreises, Neuralgien sowie nach Unfall- u. Sportverletzungen; durch Auflegen auf bestimmte Hautareale (Head*-Zonen) sollen auch Funktionsstörungen innerer Organe beeinflusst werden. **Kontraindikation:** Venenerkrankungen, Ekzeme, akute rheumatische Schübe.

Katechu: **1.** s. Acacia catechu; **2.** s. Uncaria gambir.

Kathode (gr. κάθοδος Rückkehr) *f*: negative Elektrode eines elektrischen Stromkreises, die Kationen anzieht u. Elektronen freisetzt (z. B. Glühkathode, Photokathode); vgl. Anode.

Katzen|bart: s. Orthosiphon stamineus.

Katzen|gamander: s. Teucrium marum.

Katzen|kralle: s. Uncaria gambir.

Katzen|kraut: **1.** s. Nepeta cataria; **2.** s. Teucrium marum.

Katzen|minze: s. Nepeta cataria.

Katzen|pfötchen, Gelbes: s. Helichrysum arenarium.

Katzen|pfötchen, Gemeines: s. Antennaria dioica.

Kaustik (gr. καυστικός brennend, ätzend) *f*: syn. Kauterisation*.

Kauterisation (gr. καυτήριον Brenneisen) *f*: syn. Kaustik; Gewebezerstörung durch Brenn- od. Ätzmittel, selten Anwendung i. R. der ausleitenden Therapie* zum Offenhalten von gesetzten Hautwunden. Vgl. Baunscheidt-Verfahren; Derivation; Fontanelle.

Kava-Kava *f*: Piperis methystici rhizoma; Wurzelstock von Piper methysticum G. Forster (Rauschpfeffer); strauchartige Pflanze aus der Familie der Piperaceae (Pfeffergewächse); s. Abb.; Monographie: Kommission E; **Inhaltsstoffe:** ca. 5 % Kavalactone (insbesondere Kavain, Dihydrokavain, Me-

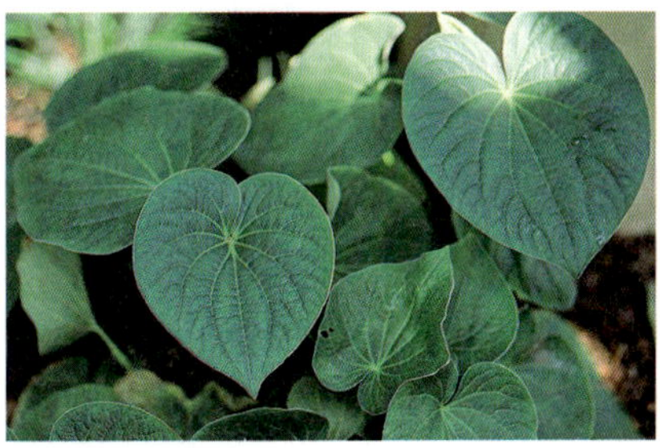

Kava-Kava: Pflanze [5]

K

thysticin, Yangonin); **Wirkung:** anxiolytisch, antikonvulsiv, analgetisch, muskelrelaxierend, spasmolytisch; **Verwendung:** (med.) früher in Form von standardisierten Fertigarzneimitteln bei nervösen Angst-, Spannungs- u. Unruhezuständen; wegen des wiederholten Auftretens von Leberschäden vom Markt genommen; **Homöopathie:** Verwendung des frischen Wurzelstocks u. der Wurzeln (kleines Mittel) entsprechend dem homöopathischen Arzneimittelbild, z. B. bei Erregungs- u. Erschöpfungszuständen, Magenübersäuerung, Harnröhrenschmerz.

KBT: Abk. für **k**onzentrative **B**ewegungs**t**herapie*.

KE: Abk. für **K**ohlenhydrat**e**inheit*.

Kegel|blume: s. Echinacea angustifolia.

Kegel|blume, Blass|farbene: s. Echinacea pallida.

Kegel|blume, Purpur|farbene: s. Echinacea purpurea.

Kent-Repertorium (James Tyler K., Arzt, Chicago, 1849–1916) *n*: in der Homöopathie das am weitesten verbreitete Repertorium* zur Arzneimittelwahl*.

Kermes|beere: s. Phytolacca americana.

Keuch|husten: s. Pertussis.

Keusch|lamm: s. Vitex agnus-castus.

K

KG: **1.** Abk. für **K**örper**g**ewicht; **2.** Abk. für **K**ranken**g**ymnastik; s. Physiotherapie.

Khat: s. Kat.

Khella|kraut *n*: s. Ammi visnaga.

Khellin (INN) *n*: spasmolytisch wirkende Substanz, die zusammen mit Visnagin u. a. Furanochromonderivaten in den Khellafrüchten (s. Ammi visnaga) vorkommt; **Verwendung:** zur Vaso- u. Bronchodilatation; die Verwendung wird wegen der Nebenwirkungen nicht empfohlen. **Nebenwirkungen:** Anstieg der Leberenzyme, Leberschäden; **Kontraindikation:** Schwangerschaft, Stillzeit.

KHK: Abk. für **k**oronare **H**erz**k**rankheit*.

Kiefer: s. Pinus sylvestris.

Kin|ästhesie (gr. κινεῖν bewegen; αἴσθησις Empfindung) *f*: Empfindung der Bewegung des Körpers u. seiner Körperlichkeit als Qualität der Propriozeption* sowie der Stimmung.

Kinesio|logie, angewandte (↑; -logie*) *f*: Abk. AK; auf den amerikanischen Chiropraktiker George Goodheart zurückgehendes diagnostisches u. therapeutisches Verfahren, basierend auf der Entdeckung, dass ein als schwach getesteter Muskel mit speziellen Behandlungstechniken wieder zu stärken sei; **Prinzip:** Goodheart entwickelte einen kinesiologischen Muskeltest, der Störungen auf psychischer, struktureller u. stoffwechselbezogener Ebene durch ein plötzliches Nachlassen in der verfügbaren Haltearbeit der willkürlichen Muskulatur (i. d. R. des Arms) aufzeigen soll. Der Muskeltest wird z. B. genutzt, um Funktionsstörungen von Körperregionen zu lokalisieren; dies geschieht durch gleichzeitige Berührung bestimmter Körperregionen, über deren Funktion das Gegenhalten bzw. Nachlassen des Muskels Auskunft geben soll. Darüber hinaus wird mit verschiedenen Substanzen (z. B. Arzneimittel) auf 3 unterschiedlichen Ebenen (Struktur-, Stoffwechsel- u. Emotionsebene) auf Belastung (z. B. bei Allergien, Herdbelastungen) hin getestet. Die jeweilige Therapie (z. B. Massagen, Arzneimittel) soll durch den Muskeltest kontrolliert werden können. Kein Ersatz für notwendige Labor- u. körperliche Untersuchungen; die Validität des Verfahrens konnte bislang in keiner wissenschaftlich belastbaren Untersuchung nachgewiesen werden. Vgl. Edu-Kinästhetik.

Kinesio|logie, holistische (↑; ↑) *f*: syn. Physioenergetik* nach van Assche.

Kinesio|therapie (↑; Therapie*) *f*: s. Bewegungstherapie.

Kino: s. Pterocarpus marsupium.

Kipp|schwingungs|therapie (Therapie*) *f*: syn. Impulstherapie, (niederfrequente) Pulstherapie; Bez. für die Behandlung mit niederfrequentem Strom eines Geräts der Elektroakupunktur* nach Voll (Abk. EAV); eingesetzt werden niederfrequente Strompulse mit 10 Hz Festfrequenz, einstellbaren spezifischen Frequenzen od. einer Frequenzschaukel. Ziel der Behandlung soll die Beseitigung von sog. Energiestörungen bzw. Energieblockaden od. der lokale Ausgleich eines Energiemangels sein. Es sind 3 **Pulsformen** wählbar: **1.** Wechselpulse (frühere Bez. Wechselkippschwingungs-Impuls od. Aufbau mit Leitfähigkeitserhöhung); **2.** positive Pulse; **3.** negative Pulse. **Formen:** Als Therapiearten sind das sog. Berollen (Flächentherapie mit Rollelektrode), das sog. Schraffieren (Hin- u. Herbewegen auf Schmerzpunkten), das sog. Moxen (kurze starke Stromstöße mit Punktelektrode) u. das sog. Durchfluten (Plattenelektroden mit Kribbelintensität) bekannt. **Anwendung:** s. Elektroakupunktur. Von der K. zu unterscheiden ist die **Leitwerttherapie**; sie soll i. S. einer Auf- od. Abbautherapie versuchen, den Leitwerte-Normbereich (50 Teilstriche) der Apparatur von Voll einzustellen; Ziel ist das Erreichen eines sog. normenergetischen Zustands. Wissenschaftlich umstrittenes Verfahren ohne Wirksamkeitsnachweis.

Kirlian-Photo|graphie (Semjon Davidowitsch K., russischer Elektriker, geb. 1938; gr. φῶς, φωτός Licht, Helligkeit; γράφειν schreiben) *f*: diagnostisches Verfahren, bei dem der Patient meist Hand od. Fuß, die von Entspannungsladungen durchflossen werden, mit Hilfe einer Apparatur auf einen photographischen Film bringt; diese Korona* bzw. Entladungskorona um die Hautränder, die das bioenergetische Feld des Patienten darstellen soll, zeigt sich auf Farbbildern in eindrucksvollen Farben u. wird zur Diagnostik von Erkrankungen u. zum Nachweis eines Behandlungserfolgs herangezogen. Aura-Photographien bzw. solche, die die Abbildung der Aura* vorgeben, bilden i. d. R. eine Strahlenerscheinung um den gesamten Körper herum ab. Neuere wissenschaftliche Bewertungen attestieren der K.-Ph. einen begrenzten diagnostischen Wert, da ihre Zuverlässigkeit besser als rein zufallsbedingt ist. Dennoch wird die K.-Ph. von der Schulmedizin als ungeeignet abgelehnt. Vgl. Terminalpunktdiagnostik, energetische.

Kirsch|lorbeer: s. Prunus laurocerasus.

Klang|therapie (Therapie*) *f*: therapeutischer Einsatz von Klängen unterschiedlicher Klanghöhen u. Frequenzen (z. B. Töne, Musik, Sprache, Gebete u. Mantren der Religionsgemeinschaften); angestrebt wird eine Beeinflussung der körpereigenen Schwingungen u. eine Harmonisierung von gestörten Rhythmusfunktionen. **Anwendung:** z. B. bei Stressfolgeerkrankungen. Wissenschaftlich nicht belegtes Verfahren.

Klapper|schlangen|wurzel: s. Polygala senega.

Klapp-Kriechen (Rudolf K., Chirurg, Orthopäde, Marburg, Berlin, 1873–1949): Kriechverfahren; nur noch selten angewendete aktive Gymnastik in Form verschiedener Kriechübungen mit Vierfüßlerstand als Ausgangsstellung; **Anwendung:** v. a. zur Behandlung leichter Wirbelsäulenveränderungen (Skoliosen) u. zur Mobilisation nach Frakturen der Wirbelsäule; **Kontraindikation:** entzündliche Veränderungen, frische Frakturen od. Metastasen im Bereich der Wirbelsäule.

Klatsch|mohn: s. Papaver rhoeas.

Klee|säure: s. Oxalsäure.

Klette: s. Arctium.

Klima (gr. κλῖμα Gegend, Landstrich) *n*: Gesamtheit der äußeren physikalischen Lebensbedingungen an einem bestimmten Ort der Erdoberfläche; **Einteilung:** Makro- bzw. Großraumklima (Kontinente, Länder, Landschaften), Meso- od. Ortsklima u. Mikroklima (direkt den Menschen umgebend); ferner Land- od. Kontinentalklima mit heißem Sommer u. strengem Winter, See- od. maritimes K. mit kühlem Sommer u. mildem Winter, Gebirgs-(Höhen-)klima (Mittelgebirgsklima bis 1000 m Höhe) mit viel Niederschlägen u. lokalen Winden; das alpine K. ist dem polaren ähnlich, aber mit geringerem Winter- u. Sommerunterschied bei Wärme u. Licht. Das tropische K. ist durch scharfe Trennung von Trocken- u. Regenzeit gekennzeichnet. Vgl. Heilklima; Klimatherapie; Klimakurort.

Klima|kammer (↑): Raum, in dem Klimaelemente (z. B. Temperatur, Luftdruck, Luftfeuchtigkeit) künstlich erzeugt u. verändert werden können; **Anwendung:** therapeutischer Einsatz v. a. bei Erkrankungen der Atemwege (Asthma* bronchiale, Pertussis*), als Kältekammer i. R. rheumatologischer Therapien.

Klima|kur|ort (↑): auch Luftkurort; Ort, dessen Klima* (unterstützt durch Kureinrichtungen) heilsamen Einfluss auf bestimmte Erkrankungen nimmt (z. B. Atemwegs- od. Hauterkrankungen); s. Heilklima.

Klima|therapie (↑; Therapie*) *f*: auch Klimatherapie; therapeutische Anwendung der klimatischen Wirkungs- bzw. Reizfaktoren unter Nutzung physikalischer u. chemischer Wirkungen der Umwelt (thermischer u. aktinischer Wirkungskomplex) auf bestimmte Krankheiten; vgl. Heilklima; Klimakurort.

Klistier (gr. κλύζειν reinigen, wegspülen) *n*: syn. Klysma; Darmeinlauf, Darmausspülung; Flüssigkeit, die rektal in den Mastdarm eingebracht wird; **Anwendung:** bei Obstipation, zur Darmreinigung* u. als spezielle Applikationsform von Arzneimitteln zur therapeutischen rektalen Instillation.

Klopf|massage (Massage*) *f*: **1.** syn. Tapotement, Tapping; klassische Massagetechnik, durch die die Durchblutung der Haut u. darunterliegender Muskeln mit kurzem, schnellem Klopfen, aber auch Hacken od. Klatschen gefördert wird (s. Abb.); durch Fazilitation von Mechanosensoren der Muskulatur erfolgt der Aufbau eines Muskeltonus; vgl. Massage; **2.** physikalische Maßnahme i. R. der Atmungstherapie* insbesondere zur bronchialen Sekretmobilisation; **Anwendung:** z. B. bei zystischer Fibrose.

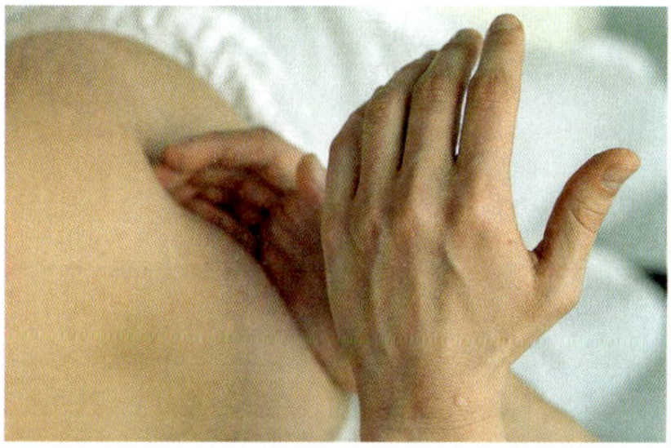

Klopfmassage: Hackung [9]

Klysma (gr.) *n*: syn. Klistier*.

KMA: Abk. für kulturvergleichende medizinische Anthropologie; s. Ethnomedizin.

Knautia arvensis (L.) Coult. *f*: Scabiosa arvensis L.; Ackerwitwenblume, Ackerskabiose, Grindkraut, Krätzkraut; krautige Pflanze aus der Familie der Dipsacaceae (Kardengewächse); **Arzneidroge:** beblätterte Stängel samt Blütenköpfchen (Knautiae arvensis herba, Skabiosenkraut, Ackergrindkraut, Grindkraut); **Inhaltsstoffe:** Bitterstoffe, Iridoide, Gerbstoffe, Zucker; **Wirkung:** adstringierend, antiseptisch; **Verwendung:** (volkstümlich) bei Hauterkrankungen; **Dosierung:** keine bekannt; **Nebenwirkungen:** keine bekannt; **Kontraindikation:** keine bekannt; **Wechselwirkung:** keine bekannt; **Homöopathie:** Anwendung entsprechend dem homöopathischen Arzneimittelbild, z. B. bei Entzündungen der Atemwege, Verdauungsinsuffizienz.

Kneipp-Arzt (Sebastian K., Pfarrer, Wörishofen, 1821–1897): Arzt, der als Badearzt* die Kneipp*-Kur leitet bzw. als niedergelassener Arzt nach den Grundsätzen von Kneipp behandelt; in Österreich offizielle Berufsbezeichnung; Zusammenschluss der Kneipp-Ärzte im 1894 zu Wörishofen gegründeten Kneipp-Ärzte-Bund.

Kneipp-Bade|meister (↑): medizinischer Assistenzberuf mit Spezialausbildung (Ausbildungsdauer 4 Monate) für die Verabreichung hydrotherapeutischer Kneipp-Anwendungen u. die Überwachung der Verträglichkeit beim Patienten; vgl. Kneipp-Therapie.

Kneipp-Kur (↑; Kur*) *f*: offizielle Kurform, bei der in spezialisierten Kurorten u. Heilbädern ein umfassendes Konzept der Kneipp*-Therapie angeboten u. insbesondere hydrotherapeutische Maßnahmen nach einem individuellen Kurplan durchgeführt werden; **Anwendung:** bei funktionellen Beschwerden, Herz-Kreislauf-Erkrankungen, Erkrankungen des rheumatischen Formenkreises u. Somatisierungsstörung.

Kneipp-Therapie (↑; Therapie*) *f*: Anwendung von Hydrotherapie* (besonders Güsse*, Bäder*, Wassertreten*, Waschungen*, Wickel* u. Packungen*) zusammen mit Phytotherapie* u. nach Kneipp mit weiteren Empfehlungen für gesunde Lebensführung; heute zusammen mit Bewegungstherapie*, Ernährungstherapie* u. Ordnungstherapie* (sog. 5 Säulen der K.-Th.; s. Tab.); Durchführung i. R. einer Kneipp*-Kur, ambulant od. in Selbsthilfegruppen; **Anwendung:** zur Gesunderhaltung (Prävention), Therapie insbesondere funktioneller Erkrankungen u. Rehabilitation.

K

Kneipp-Therapie Die 5 Säulen der Kneipp-Therapie
Hydrotherapie
Phytotherapie
Bewegungstherapie
Ernährungstherapie
Ordnungstherapie

Knetung: syn. Pétrissage; Grifftechnik der klassischen Massage*, bei der meist ganze Muskeln zur Lockerung u. verbesserten Durchblutung mit kräftigen Griffen durchgearbeitet werden.

Knie|guss: Guss* nach Kneipp im Bereich der Unterschenkel; **Durchführung:** Beginn lateral an den Zehen des rechten Fußes zur Ferse u. über die Wade bis handbreit über die Kniekehle u. an der Unterschenkelinnenseite abwärts; Wiederholung auf der linken Seite; danach wieder am rechten Bein über die Vorderseite des Unterschenkels bis über das Knie u. zurück zur Ferse; dasselbe am linken Bein. Zum Schluss werden beide Fußsohlen kurz abgegossen, das Wasser von beiden Beinen mit den Händen abgestreift u. ohne abzutrocknen Strümpfe angezogen; zur Nacherwärmung spazieren gehen. **Anwendung:** als kalter bzw. Wechselguss* lokal spezifisch bei Venenbeschwerden, Prellung, Bursitis od. Erguss im Unterschenkel- u. Kniebereich, arterieller Verschlusskrankheit (Abk. AVK), reflektorisch-ableitend bei vasomotorischem Kopfschmerz, Migräne, Hypotonie, AVK; ansteigend warm bei akuter Erkältungskrankheit u. AVK unter ärztlicher Aufsicht; **Kontraindikation:** für den kalten bzw. Wechselguss Menstruation, Ischialgie, überaktive Harnblase, Harnwegsinfektion, akute Erkältung, AVK (Stadium III–IV); für den warmen K. Varikose u. chronisch-venöse Insuffizienz.

Knoblauch: s. Allium sativum.

Knochen|heiler: syn. Knochenrichter, Knocheneinrenker; Heiler* verschiedener Kulturen, die Frakturen (u. U. nach Reposition) mit einer aus Hölzern u. Fasern hergestellten Schienung der Bruchstelle behandeln; dabei kommt es nicht unbedingt zu einer möglichst kompletten Ruhigstellung der beiden nächstgelegenen Gelenke wie bei der klassischen chirurgischen Frakturbehandlung. Wie aus der konservativen chinesischen Frakturbehandlung bekannt, ermöglichen solche Verfahren sinnvolles Funktionstraining u. können gute Ergebnisse auch i. S. der klassischen chirurgischen Frakturbeurteilung bringen.

Knorpel|baum, Behaarter: s. Chondrodendron tomentosum.

Knoten|tang: s. Fucus.

Kobalt *n*: s. Cobalt.

Koch|salz: s. Natrium.

Koemis Koetjing: s. Orthosiphon stamineus.

Königin der Nacht: s. Selenicereus grandiflorus.

Königs|kerze: s. Verbascum.

Körper|aku|punktur (Akupunktur*) *f*: s. Akupunktur.

Körper|bild: Bez. für das aufgrund der subjektiven Wahrnehmung des eigenen Körpers u. der Grenze zwischen eigenem Körper u. Umwelt entstehende Bild (P. Schilder, 1935); vgl. Körperschema.

Körper|erdung: syn. Grounding; von A. Lowen in die bioenergetische Analyse* eingeführtes Konzept zur therapeutischen Arbeit an der Realitätsnähe menschlichen Bewusstseins; **Prinzip:** Beine u. Füße werden physikalisch-energetisch als Erdungsorgane bzw. als wahrnehmungssensible Bodenkontaktorgane des Menschen begriffen. Die bioenergetische Arbeit an der Verminderung chronifizierter Spannungen in diesen Erdungsorganen soll deren Energiefluss zum Boden bzw. die Empfindungswahrnehmung für den realen Lebensgrund wieder eröffnen.

Körper|gewicht: von Körperlänge, Alter, Ernährung u. endokrinen Faktoren abhängiges Gewicht; das gemessene K. (Ist-Gewicht) kann in Normwerttabellen mit dem Soll*-Gewicht od. Normalgewicht* verglichen werden; hierbei sind individuelle Abweichungen von den Durchschnittswerten häufig, die u. U. bis zu pathologischen Befunden wie Adipositas* od. Magersucht (Anorexia nervosa) reichen. Durchschnittliches K. während der Wachstumsperioden: s. Abbildung. Vgl. Idealgewicht; Body-mass-Index; Broca-Formel.

Körper|kon|zept (lat. concipere, conceptus aufnehmen) *n*: (ethnomedizinisch) Betrachtung u. damit

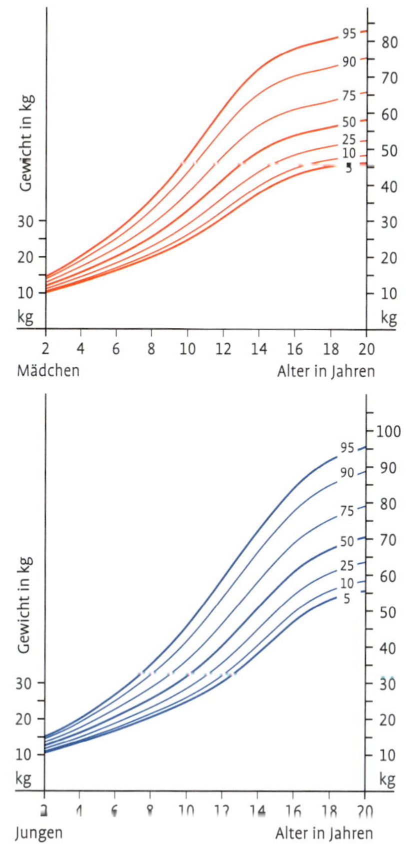

Körpergewicht: altersabhängige Gewichtszunahme mit Darstellung einiger Perzentilenwerte, die angeben, wieviel Prozent der Gleichaltrigen leichter sind

verbunden das Verständnis des Körpers des Menschen in Abhängigkeit von den jeweiligen kulturellen Konzepten (s. Ethnomedizin); das in der westlichen Kultur selbstverständlich erscheinende K. beruht auf geometrischem Denken u. ist als Anatomie festgeschrieben. Diese Ordnung des sichtbaren Körpers ist jedoch nur eine von unterschiedlichen historischen u. kulturellen Möglichkeiten. Die kulturellen Dimensionen des Körpers lassen sich auf verschiedenen Ebenen beschreiben: **1. individueller Körper:** Das Individuum macht je nach kultureller Umgebung unterschiedliche Erfahrungen mit seinem Körper. Konstituierende Bestandteile des Körpers können Materie, Leib, Körper, Seele, mehrere Seelen, Geist, Psyche, Selbst u. a. sein. Diese Bestandteile u. ihre Beziehung zueinander sind kulturell sehr variabel, ebenso wie die Art, den Körper detailliert wahrzunehmen u. mit Gesundheit u. Erkrankung in Beziehung zu setzen. Das Körperschema od. -bild hängt mit den kollektiven Repräsentationen, also mit dem gesellschaftlichen Wissen über den Körper u. seiner Beziehung zur Umwelt zusammen. Es schließt innere u. äußere Wahrnehmung, Erinnerung, Affekte, Kognition u. Aktionen (Körpertechniken) ein. Eine tiefe Verzerrung des Bildes vom Körper ist eher selten. Häufig dagegen sind Ängste um den Körper, seine Grenzen, die Körperöffnungen u. die Körperflüssigkeiten. **2. sozialer Körper:** Der Körper hat eine besondere Bedeutung als Symbol u. ist gleichzeitig eine wesentliche Quelle von Symbolen. Das Wahrnehmen u. Verstehen des Körpers hat nicht nur mit dem Körper an sich zu tun, sondern ist eng mit dem Wahrnehmen u. Verstehen der Welt um den Körper herum verknüpft. Die Körperwahrnehmung während der frühen Kindheit ist individualgeschichtlich die erste Erfahrung u. somit Muster für alle weiteren Erfahrungen, indem z. B. bestimmte Perspektiven auf den Körper gelegt werden. Diese werden aus sozialen Zusammenhängen abgeleitet (z. B. die linke als sog. schlechte Hand). Diese Besonderheiten des Körpers prädestinieren ihn zu unserem ursprünglichsten u. wichtigsten Symbolträger. Links u. rechts, oben u. unten, weiblich u. männlich sind Beispiele von Aussagen, die den Körper nicht nur mit einzelnen Symbolen verknüpfen, sondern ihn zu einem Symbol werden lassen. Ohne Körpererfahrung können Symbole nicht gedacht werden. Der soziale Körper repräsentiert die jeweiligen Vorstellungen über Natur, Gesellschaft u. Kultur. Damit wird ein laufender Austausch zwischen natürlicher u. sozialer Welt demonstriert. **3. politischer Körper:** wird definiert über die Regulation u. Kontrolle des individuellen u. des (nur als Abstraktion bestehenden) kollektiven Körpers; dabei geht es um die vielfältigen Formen von Herrschaft über den Körper u. seine Disziplinierung bei Reproduktion u. Sexualität, Arbeit u. Freizeit, Erkrankung, menschlichen Unterschieden u. a.; gesellschaftliche Ideale werden z. B. mit dem Körper ausgedrückt; der Körper wird zu einem vermeintlich idealen Körper umgestaltet od. geschmückt. Umgekehrt werden Körpervorstellungen auf den kollektiven Körper als Körperpolitik übertragen.

Körper|schema *n*: Repräsentation des eigenen Körpers, die durch kinästhetische (s. Kinästhesie), taktile u. optische Reize vermittelt ist; Vorkommen von **Körperschemastörungen** (unrealistische Wahrnehmung des eigenen Körpers, der an bestimmten Stellen als vergrößert od. deformiert erlebt wird) u. a. bei Anorexia nervosa, Bulimia nervosa, übersteigerter u. anhaltender Angst vor körperlicher Entstellung (Dysmorphophobie), hypochondrischer Störung*, Psychose*, Depersonalisation. Vgl. Körperbild.

Körper|therapie (Therapie*) *f*: Sammelbez. für verschiedene alternative Heilverfahren*, deren gemeinsames Merkmal es ist, durch intensive Beschäftigung mit körperlichen Funktionen (Bewegung, Körperhaltung, Atmung u. a.), u. U. verbunden mit meditativen Übungen, Selbstheilungstendenzen des Körpers zu fördern u. so Gesundungsprozesse zu stützen (z. B. Rolfing*, Feldenkrais*-Methode, konzentrative Bewegungstherapie*); dabei soll der Patient durch körperliches Erleben einen Zugang zu den psychischen u. psychosomatischen Verursachungsanteilen seiner Störung bzw. den beeinträchtigenden Problemen finden. Die Grenzen zwischen K. u. bestimmten Formen der Psychotherapie* (eher psychodynamische Verfahren) u. Physiotherapie* (eher übende Verfahren) sowie Bewegungstherapie* sind z. T. fließend. Vgl. Analyse, bioenergetische; Entspannung, funktionelle.

Koffein *n*: s. Coffein.

Kohle: s. Aktivkohle; Holzkohle; Coffea (Kaffeekohle).

Kohlen|hydrat|einheit: Abk. KE; Menge eines Lebensmittels (in Gramm od. Portion), die 10 g Kohlenhydrate mit blutzuckersteigernder Wirkung enthält; neben der Broteinheit* zur Berechnung der Diät bei Diabetes* mellitus verwendet; die KE ist bisher rechtlich nicht geregelt.

Kohlen|wasser|stoffe, poly|cyclische aromatische: Abk. PAK; organische Substanzen mit kondensiertem Ringsystem, die bei unvollständiger Verbrennung (z. B. in Ruß, Dieselabgasen, Zigarettenrauch, Räucherwaren) u. Hocherhitzen von organischem Material (z. B. Grillen, Braten) entstehen; Aufnahme über Nahrungsmittel, Luft; im Tierversuch z. T. kanzerogene Wirkung (z. B. Benzopyren), Risiko für den Menschen derzeit nicht abschätzbar. Vgl. Schadstoffe, biogene.

Kokkels|körner: s. Anamirta cocculus.

Kokoh: Gemisch aus gemahlenem u. geröstetem Getreide, Hülsenfrüchten, Sesamsamen u. evtl. Algen zur Herstellung von sog. Getreidemilch; **Verwendung:** vermischt mit Wasser als Kuhmilchersatz i. R. alternativer Ernährungsformen* (z. B. Makrobiotik*); vgl. Säuglingsmilch, alternative.

Kokos|palme: s. Cocos nucifera.

Kola|baum: s. Cola nitida.

Kolchizin *n*: s. Colchicin.

Kol|lateral|mittel (lat. cum mit, zusammen; lateralis seitlich): s. Arzneimittelbeziehung.

Kollath-Kost (Werner K., deutscher Arzt u. Ernährungswissenschaftler, 1892–1970): s. Vollwert der Nahrung.

Kolombo|wurzel: s. Jateorhiza palmata.

Kolo|quinthe: s. Citrullus colocynthis.

Kombucha *f*: Combucha, Cembuya orientalis, Fungus japonicus; Teepilz, Wolgaqualle; gelatineartige Masse, die aus einer symbiotischen Lebensgemeinschaft verschiedener Hefen u. Essigsäurebakterien gebildet wird; zur Herstellung des Kombuchagetränks wird gezuckerter schwarzer, grüner od. Kräutertee für mehrere Tage mit den leicht abtrennbaren Lamellen od. Teilen des Teepilzes angesetzt. **Inhaltsstoffe:** Die Bakterien produzieren Essigsäure u. weitere organische Säuren (z. B. Milchsäure, Glukonsäure, Spuren von Weinsäure u. Vitamin C); die Hefen produzieren bis zu 1,5 % Alkohol, Vitamine des B-Komplexes u. Glukonsäure sowie Kohlensäure. **Wirkung:** keine gesicherten Belege für die therapeutische Wirksamkeit; **Verwendung:** als aromatisches Getränk (Kombuchatee) mit 0,5 % Alkohol durch Zusatz von K. zu einem mit Zucker gesüßten Schwarz- od. Grüntee u. anschließender Vergärung bei Zimmertemperatur (1–10 Tage); (volkstümlich) bei Beeinträchtigung des Gedächtnisses, prämenstruellem Syndrom, Erkrankungen des rheumatischen Formenkreises, Altersbeschwerden, Appetitlosigkeit, Obstipation, Arthritis u. zur Immunstimulation; in der (asiatischen) Volksheilkunde bei fast allen Krankheiten; als Diuretikum bei Ödemen; besonders gegen Arteriosklerose, Diabetes mellitus, Gicht, rheumatische Beschwerden, Darmträgheit u. Nephrolithiasis; **Dosierung:** widersprüchliche Angaben; **Hinweis:** Aufgrund des hohen Zuckergehalts ist das Getränk für Diabetiker ungeeignet. Laut Arzneimittelkommission der Apotheker kann der Vertrieb als Lebensmittel zur Bereitung eines Erfrischungsgetränks, nicht jedoch als Arzneimittel od. zur Herstellung eines solchen vertreten werden. **Nebenwirkungen:** Magenbeschwerden, Hefeinfektionen, allergische Reaktionen, Übelkeit, Erbrechen, Kopf- u. Nackenschmerzen, Infektionen mit opportunistischen Keimen (z. B. Aspergillus, Milzbrand; Todesfälle sind beschrieben); Blei-Intoxikation bei Verwendung von Gefäßen mit bleihaltiger Glasur; **Kontraindikation:** Alkoholkrankheit, Krankheiten, die mit Immunschwäche einhergehen; **Wechselwirkung:** keine bekannt.

Kom|mission E *f*: selbständige wissenschaftliche Kommission des Bundesinstituts für Arzneimittel u. Medizinprodukte; in den Jahren von 1978 bis 1995, in denen die Kommission E sowohl als Aufbereitungs- als auch als Zulassungskommission tätig war, wurde von ihr das weltweit verfügbare wissenschaftliche Erkenntnismaterial von 378 Drogen u. Drogenzubereitungen bewertet. Die Ergebnisse dieser Arbeit wurden in Positiv- u. Negativmonographien niedergelegt. Bei **Negativmonographien** war nach Ansicht der beteiligten Experten das wissenschaftliche Erkenntnismaterial für die beanspruchten Anwendungsgebiete nicht ausreichend od. es bestand gegenüber dem Nutzen ein vielfach größeres Risiko. Die **Positivmonographien** dienten lange Zeit als Grundlage für die Neu- u. Nachzulassung pflanzlicher Arzneimittel. Vgl. HMPC; ESCOP; WHO.

Kom|plementär|medizin (lat. complementum Ergänzung; ars medicina ärztliche Kunst) *f*: übergeordnete Bez. für diagnostische u. therapeutische Verfahren, die außerhalb der konventionellen Medizin stehen (u. daher früher auch als alternative Heilverfahren* bezeichnet wurden) u. sich je nach Selbstverständnis ergänzend od. ersetzend zur konventionellen Medizin begreifen; bislang nicht definierter Begriff, der sich vom anglo-amerikanischen Complementary Medicine ableitet, dort auch für Teile der physikalischen Therapie* (z. B. Massagen) u. die klassischen Naturheilverfahren steht, aber u. a. auch Homöopathie*, Anthroposophische Medizin*, Gebete u. Fernheilen* beinhaltet. Vgl. Alternativmedizin; Naturheilkunde; Medizin, integrative.

Kom|plementär|mittel (↑): s. Arzneimittelbeziehung.

Kom|plex|bewegungen (lat. complexus Umfassen): syn. Kabat*-Methode.

Kom|plex|homöo|pathie (↑; Homöopathie*) *f*: Richtung der Homöopathie* mit Anwendung einer Kombination mehrerer Homöopathika in einem Arzneimittel (s. Komplexmittel), die im Gegensatz zur Homöopathie mit Einzelmitteln* indikationsbezogen eingesetzt wird; meist werden Mittel kombiniert, die sich bei einer bestimmten Indikation bewährt haben. Vgl. Mattei-Heilweise.

Kom|plex|mittel (↑): homöopathisches Arzneimittel mit mehreren, i. d. R. potenzierten Arzneisubstanzen in festen Kombinationen; meist indikationsbezogen; durch den geringen Aufwand bei der Arzneimittelwahl* u. die Nähe zum Denken in klinischen Indikationen* hat die Behandlung mit K. in der Praxis einen hohen Stellenwert. Allerdings kann durch die meist häufig wiederholte Einnahme jeder Bestandteil mit einem nicht zur Patientensymptomatik ähnlichen Arzneimittelbild eine Arzneimittelprüfung* im homöopathischen Sinne auslösen, die eine Verlaufsbeurteilung erschwert. Daher wird die Behandlung mit K. aus hochpotenzierten Arzneisubstanzen von Vertretern der klassischen Homöopathie abgelehnt. Vgl. Einzelmittel; Doppelmittel.

Kom|presse (lat. comprimere, compressus zusammendrücken) *f*: **1.** nasser, eng anliegender Umschlag; innen meist aus Leinen, auch aus Baumwolle; kalt, warm od. als Dampfkompresse*. Vgl. Wickel; Packung. **2.** meist rechteckige Wundauflage aus Verbandmull, Vliesstoff od. ähnlichem Material.

Konditionierung: s. Verhaltenstherapie.

Kon|durango|rinde: s. Marsdenia condurango.

Kondylome (gr. κόνδυλος Knochengelenk, Knöchel; -ωμα Geschwulst) *n pl*: **1.** Hyperplasien des Plattenepithels im Anogenitalbereich durch Infektion mit Papillomaviren od. Treponema pallidum; **2.** in der homöopathischen Miasmenlehre* Hahnemanns gelten K. als Erstmanifestation der Sykose*; vgl. Syphilis.

Kon|frontations|therapie (Therapie*) *f*: syn. Expositionstherapie; Sammelbez. für verhaltenstherapeutische Interventionstechniken, bei denen der Patient bzw. Klient in vivo u./od. in sensu mit einem Angst* auslösenden Reiz konfrontiert wird, bis die Angstreaktion schwächer wird u. schließlich verschwindet; **Formen: 1.** systematische Desensibilisierung*; **2.** Implosion (massierte Konfrontation in sensu); **3.** Habituationstraining (gestufte Konfrontation in vivo); **4.** Flooding*. **Anwendung:** bei Phobien*, Zwängen, Abhängigkeitserkrankungen (s. Abhängigkeit), Essstörungen*, posttraumatischen Belastungsstörungen*. Vgl. Verhaltenstherapie.

Koniin *n*: s. Conium maculatum.

Konservierungs|stoffe (lat. conservare erhalten): Lebensmittelzusatzstoffe*, die der Verlängerung der Haltbarkeit von Lebensmitteln dienen, indem sie Mikroorganismen durch Zellmembranschädigung abtöten od. im Wachstum u. in der Vermehrung hemmen u. dadurch den mikrobiellen Verderb verzögern; zugelassene K. sind z. B. Sorbinsäure, Benzoesäure, p-Hydroxybenzoesäureester (Kurzbez. PHB-Ester), Ameisensäure, Biphenyl, Orthophenylphenol u. Thiabendazol sowie jeweils abgeleitete Verbindungen. Verwendung, Höchstmengenbegrenzungen u. Kenntlichmachung sind in der Zusatzstoff-Zulassungsverordnung geregelt.

Kon|stitution (lat. constituere, constitutus richten, ordnen, festigen) *f*: Summe der körperlichen u. psychischen Eigenschaften eines Menschen; in unterschiedlichem Ausmaß werden morphologische (Körperbau), funktionelle (Reaktionstyp) od. charakterologische Merkmale der Persönlichkeit berücksichtigt. Neben einer objektiven Anthropometrie* u. verschiedenen Funktionstests gründet eine an K. orientierte Diagnostik stark auf empathischer Wahrnehmung, Erfahrung u. Intuition. Das Konstrukt der K. ist Grundlage umstrittener Einteilungsversuche in sog. Konstitutionstypen. Nach **Kretschmer** gibt es **4 Konstitutionstypen: 1.** leptosomer (asthenischer) Typ: magerer, aufgeschossener Mensch mit schmalen Schultern, langem, schmalem, flachem Brustkorb u. schmalem, langem Kopf; **2.** athletischer Typ: breite, ausladende Schultern, derber, hoher Kopf, breiter Brustkorb, straffer Bauch, Rumpfform verjüngt sich nach unten, plastisch hervortretendes Muskelrelief, grober Knochenbau; **3.** pyknischer Typ: mittelgroße, gedrungene Figur, weiches, breites Gesicht, kurzer Hals, rundlicher Fettbauch, tiefer, gewölbter Brustkorb; **4.** dysplastischer Typ: endokrin dysharmonisch, ohne dass endokrine Störungen im Einzelnen nachweisbar sein müssen, verschiedene Körperformen. **Aschner** unterscheidet **3 große Konstitutionstypen**, denen er entsprechende Therapieformen zuordnet (s. Aschner-Methode): **1.** lymphatische Konstitution: z. B. blaue Augen, helle u. empfindliche Haut, mit Disposition zu adenoiden Vergrößerungen (Lymphatismus); **2.** hämatogene Konstitution: z. B. braune Augen, brünette bzw. schwarze Haare, mit cholerischem Temperament; **3.** gemischte Konstitution: z. B. grau-grünliche Augen, helle Haut, dunkle Haare, dyskratisch. Die aus der Humoralpathologie* abgeleiteten Temperamente* berücksichtigen charakterologische Besonderheiten. In der **Homöopathie** u. **Anthroposophischen Medizin** werden eigene Konstitutionstypologien zur Arzneimittelwahl* bei konstitutioneller Therapie* herangezogen. In einer modernen Deutung der **Traditionellen Chinesischen Medizin** beschreibt Greten die Konstitution als vegetative Funktionstendenz, also als eine Gruppe diagnostisch relevanter Zeichen, die sich durch ihre wiederholte Ausbildung der Körperstruktur aufprägen u. im Rahmen der Diagnostik erkennbar sind. Die Zuordnung der K. zu den Funktionskreisen (Herz, Lunge, Leber, Niere u. a.) stellt eine Voraussetzung für die zielgerichtete Therapie dar. Vgl. Diathese; Typenlehre.

Kon|stitutions|lehre, ayur|vedische (↑): im Ayurveda* Lehre von besonderen menschlichen Typen i. S. einer individuellen Betrachtung u. Einschätzung des Menschen; danach ist ein Mensch entsprechend seiner individuellen Konstitution* (Sanskrit prakṛti Natur, Wesen, Konstitution) körperlich u. psychisch empfänglich für bestimmte Krankheiten. Die Berücksichtigung dieser individuellen Unterschiede ist für Prävention, Diagnose u. angemessene Therapie entscheidend. **Einteilung: 1. psychische Konstitution:** beschreibt die individuelle Verteilung der 3 psychischen Eigenschaften (Guṇa) Sattva (Klarheit, Leichtigkeit), Rajas (Leidenschaft, Aktivität) u. Tamas (Dumpfheit, Schwere). Rajas u. Tamas werden auch als mentale Doshas* bezeichnet. Eine Sattva-dominierte psychische Konstitution zeigt sich in Wahrhaftigkeit u. Zufriedenheit, bei der Rajas-dominierten Konstitution herrschen Tapferkeit u. Jähzorn vor u. bei der Tamas-dominierten Konstitution körperliche u. geistige Trägheit. **2. somatopsychische Konstitution** (Doṣa-Prakṛti od. Dosha-Konstitution): von größerer Bedeutung als die psychische Konstitution; bereits zum Zeitpunkt der Geburt besteht in jedem Menschen eine individuelle Verteilung der Doshas Vāta, Pitta u. Kapha (s. Physiologie, ayurvedische). Nach klassischer Auffassung entsteht die Dosha-Konstitution bei der Zeugung u. wird durch das Erbgut der Eltern, die klimatischen u. tageszeitlichen Einflüsse zum Zeitpunkt der Zeugung sowie durch die Beschaffenheit des mütterlichen Genitaltrakts beeinflusst. Die Dosha-Konstitution äußert sich in physischen u. psychischen Charakteristika u. Reaktionsweisen (s. Tab.) u. bleibt das ganze Leben erhalten. Vgl. Diagnostik, ayurvedische; Gesundheitsförderung, ayurvedische; Therapie, ayurvedische.

Kon|stitutions|lehre der Tibetischen Medizin (↑): auf dem psychosomatischen Konzept einer Drei-Säfte-Lehre (s. Physiologie der Tibetischen Medizin) basierende Lehre der Tibetischen Medizin*, bei der die 3 Säfte/Prinzipien rLung, Tripa u. Bädken sowohl physische, physiologische als auch psychische Aspekte des Menschen repräsentieren; jeder Mensch ist von Geburt an von einem, zwei od. drei der Prinzipien bestimmt; daraus ergibt sich seine individuelle Konstitution für das gesamte Leben. Jede Konstitution beinhaltet spezifische Stärken u. Schwächen, bedingt damit eine Anfälligkeit für spezifische körperliche u. seelische Störungen u. ist daher von zentraler Bedeutung sowohl für alle präventiven Maßnahmen wie Ernährungs- u. Verhaltensregeln als auch für Diagnostik* u. Therapie* der Tibetischen Medizin. Das Gyü-shi* beschreibt die 3 Hauptkonstitutionen; die Kombination aller 3 Prinzipien miteinander ergibt 7 mögliche Konstitutionstypen. Die Bestimmung der Konstitution u. konstitutioneller Erkrankungen erfolgt mit visuellen, aber auch speziellen diagnostischen Verfahren (z. B. Pulsdiagnostik*, Urinanalyse*, Zungendiagnostik*).

Kon|stitutions|mittel (↑): in der Homöopathie* Bez. für ein Arzneimittel, das nach der Ähnlichkeit seines Arzneimittelbildes* zu einem länger bestehenden Zustand des Patienten, einschließlich der Merkmale ohne eigentlichen Krankheitswert (s. Konstitution) eingesetzt wird; wegen des umfassenden Arzneimittelbildes wird oft nur ein Po-

Konstitutionslehre, ayurvedische
Auswahl typischer Konstitutionsmerkmale

Vāta-Konstitution	Pitta-Konstitution	Kapha-Konstitution
kühle, trockene Haut	warme, geschmeidige Haut	kühle, geschmeidige Haut
unruhige Augen, zu Trockenheit neigend	zielgerichteter Blick, Neigung zu roten Augen	große feuchte Augen, ruhiger Blick
unregelmäßiger Appetit, Neigung zur Obstipation	regelmäßiger starker Appetit, häufiger Stuhlgang	regelmäßiger Appetit, regelmäßiger Stuhlgang
Neigung zu Untergewicht, starke Gewichtsschwankungen	stabiles Körpergewicht	Neigung zur Gewichtszunahme
Neigung zur Einschlafstörung	leichter Schlaf	tiefer fester Schlaf
bevorzugt warme, feuchte Umgebung	bevorzugt kühle Umgebung	bevorzugt trockene Umgebung
unstetes Wesen	durchsetzungsstarkes Wesen	ruhig, gelassen im Wesen

lychrest* zur Behandlung gefunden. Vgl. Akutmittel.

Kontra|ir|ritation (lat. contra gegen; irritare reizen) *f*: diffuse inhibitorische noxische Kontrolle (Abk. DINC), auch Counterirritation; neurophysiologisches Modell, nach dem Empfindungen (z. B. Schmerzen) durch andere Reize so beeinflusst werden können, dass sie wegen der begrenzten Leitungs- u. Verarbeitungsfähigkeit des peripheren Nervensystems u. Zentralnervensystems zurückgedrängt werden; in der Naturheilkunde Erklärungsmodell für verschiedene therapeutische Methoden (z. B. künstliche Hyperthermie* u. Kryotherapie*, Elektrotherapie*, hautreizende u. mechanische Verfahren).

Kon|traktion, iso|metrische (lat. contrahere, contractus zusammenziehen): auch statische Kontraktion; Bez. für Spannungszunahme eines Muskels bei gleichbleibender Länge der Muskelfasern; Vorteile: geringe mechanische Beanspruchung von Gelenken, d. h. auch bei Gelenkschäden od. nach Gelenkoperationen; Bestandteil der Physiotherapie bei bettlägerigen Patienten.

Kon|trakturen|pro|phylaxe (↑; Prophylaxe*) *f*: aktive bzw. passive physiotherapeutische Methode zur Prophylaxe u. Verhinderung einer Funktions- od. Bewegungseinschränkung der Gelenke durch strukturelle Veränderungen, u. a. durch Lagerung u. passive Physiotherapie bei Lähmungen, nach Verbrennungen, ggf. Anwendung von Bewegungs- u. Lagerungsschienen, evtl. in Kombination mit Schmerztherapie*; Anwendung auch bei komatösen Patienten in Form der regelmäßigen Durchbewegung (ein- bis zweimal pro Tag) aller Gelenke u. 2-stündlicher Umlagerung.

Kont|rolle, diffuse in|hibitorische noxische (franz. contre-rôle, Gegen- od. Zweitregister) *f*: s. Kontrairritation.

Kont|roll|verlust (↑): Verlust der Selbstkontrolle beim Konsum einer Substanz (z. B. bei Alkoholabhängigkeit) od. Ausführen einer Handlung (z. B. pathologisches Spielen, Internetsucht) im Hinblick auf Ort, Zeit u. Menge sowie Unfähigkeit, den Konsum einzuschränken; vgl. Abhängigkeit.

Kon|tusion (lat. contundere, contusus zerquetschen) *f*: Prellung u. Quetschung von Organen, insbesondere von Strukturen des Stütz- u. Bewegungsapparats, aber auch von inneren Organen (z. B. Lunge, Herz, Leber od. Milz), Augen od. Gehirn durch direkte stumpfe Gewalteinwirkung; **Therapie:** u. a. **1.** Phytotherapie: **a)** (med.) u. a. Arnica* montana, Melilotus*, Symphytum* officinale, Symphytum* x uplandicum; **b)** (volkstümlich) u. a. Chionanthus* virginicus, Curcuma* longa, Solanum* dulcamara; **2.** Homöopathie: u. a. Ruta* graveolens; **3.** Hydrotherapie: u. a. Knieguss*; **4.** Essigsäure*, Tonerde*; **5.** Akupunktur* nach den Vorgaben der Chinesischen Medizin; **6.** Hirudo* medicinalis.

Kon|zentrations|mangel: s. Erschöpfungszustände.

Kopf|aku|punktur (Akupunktur*) *f*: s. Akupunktur.

Kopf|dampf: Dampfbad* von Kopf u. Oberkörper zur Inhalation*; **Durchführung:** über eine Schüssel mit heißem Wasser gebeugt u. mit einem Handtuch über Kopf, Oberkörper u. Schüssel bedeckt; **Wirkung:** Das Einatmen der Dämpfe (auch mit Zusätzen aus Kräutern bzw. Extrakten von Kamille, Pfefferminze u. Lindenblüten) wirkt symptomlindernd bei Erkältungskrankheiten.

Kopf|kohl: s. Brassica oleracea convar. capitata var. capitata.

Kopf|schmerz: Zephalgie; akuter od. chronischer Schmerz im Bereich von Gesicht, Schädel u. oberer Halswirbelsäule; **Einteilung:** nach Ätiologie: **1. primärer** Kopfschmerz: **a)** Migräne* ohne u. mit Aura; **b)** Spannungskopfschmerz: häufige, episodisch od. chronisch auftretende Kopfschmerzform; Vorkommen: meist bei Frauen u. in Kombination mit Migräne (sog. Kombinationskopfschmerz); Ursache: v. a. Stress, Verspannung der Nackenmuskulatur, Nicotin- u. Alkoholabusus; Symptome: beidseitiger, vom Hinterkopf zur Stirn od. in die Schultern ausstrahlender, dumpf drückender Schmerz; vermehrte Anspannung der Kopf- u. Nackenmuskulatur; **c)** Cluster-K. (syn. Bing-Horton-Syndrom): besonders bei Männern auftretende schwerste Schmerzattacken von 15–180 Min. Dauer bis zu 8-mal pro Tag (häufig nachts) über Wochen bis Monate mit monate- bis jahrelangen beschwerdefreien Intervallen; Ursache unklar; Symptome: halbseitige Schmerzen im Augen-Schläfen-Bereich, evtl. mit Rötung des Auges u. des Gesichts, Hyperhidrose, vermehrte Nasensekretion u. Tränenfluss; **2. sekundärer** K.: zurückzuführen auf **a)** Trauma des Kopfes u./od. der Halswirbelsäule; **b)** Gefäßstörungen im Bereich des Kopfes od. Halses, z. B. bei Subarachnoidalblutung, Arteriitis temporalis, Schlaganfall; **c)** nichtvaskuläre intrakraniale Störungen, z. B. Erhöhung des intrakranialen Drucks (durch Raumforderungen wie Hirntumoren, intrakraniales Hämatom, Hirnabszess; bei Sinusthrombose, Pseudotumor cerebri), Liquorzirkulationsstörungen (z. B. bei Liquorunterdrucksyndrom, Hydrozephalus); **d)** eine Substanz od. deren Entzug, z. B. durch Arzneimittel induzierter Dauerkopfschmerz, durch Methanol, Kohlenmonoxid u. a.; **e)** Infektionskrankheiten (z. B. Enzephalitis, Meningitis); **f)** Störung der Homöostase; **g)** Erkrankungen des Schädels od. Halses, der Augen (z. B. Glaukom, Ametropie), Ohren, Nase (z. B. Otitis, Stenosekopfschmerz), Nebenhöhlen, im Mund-Kiefer-Bereich (Zahnschmerz, Dysfunktion der Kiefergelenke, Mundhöhlenkarzinom) od. anderen Gesichts- od. Schädelstrukturen; **h)** psychiatrische Störungen; **3. tertiärer** K.: **a)** kraniale Neuralgien u. zentrale Ursache von Gesichtsschmerzen, z. B. Trigeminus-, Glossopharyngeus-, Genikulatum-, Nasoziliaris-, Okzipitalisneuralgie; **b)** andere K., kraniale Neuralgien, zentrale od. primäre

Gesichtsschmerzen; **Therapie:** u. a. **1.** Phytotherapie: **a)** (med.) u. a. Ginkgo* biloba, Mentha* x piperita, Salix*; **b)** (traditionell) u. a. Tanacetum* parthenium; **c)** (volkstümlich) u. a. Crocus* sativus, Cymbopogon* citratus, Iris*, Mentha* crispa, Mentha* spicata, Menyanthes* trifoliata, Petasites* hybridus; **2.** Homöopathie: u. a. Anamirta* cocculus, Anemone* pratensis, Asclepias* syriaca, Camellia* sinensis, Chionanthus* virginicus, Fagopyrum* esculentum, Gelsemium* sempervirens, Genista* tinctoria, Iris, Juglans* regia, Lac* caninum, Melilotus*, Menyanthes trifoliata, Nickel*, Paullinia* cupana, Phosphor*, Plantago* major, Primula* veris, Sepia* officinalis, Strychnos* nux-vomica; **3.** Hydrotherapie: u. a. Armbad*, heißes Fußbad*, Gesichtsguss*, Knieguss*, Senfmehlfußbad*; **4.** Akupunktur* u. Gua*-Sha nach den Vorgaben der Chinesischen Medizin; **5.** Ayurveda; **6.** Neuraltherapie*, Gelosentherapie*, Periostmassage*, Reflexzonentherapie*; **7.** Aromatherapie*: Minzöl (topisch); **8.** Ernährungstherapie: u. a. Vollwert*-Ernährung, Eliminationsdiät*, vegetarische Ernährung, therapeutisches Fasten*, Heilfasten*; **9.** aerobe Bewegungstherapie; **10.** Mind*-Body-Medizin: Meditation*, progressive Muskelrelaxation*, Tai*-Ji-Quan, Yoga*.

K

Kopou|bohne: s. Pueraria montana.

Koriander: s. Coriandrum sativum.

Korn|blume: s. Centaurea cyanus.

Koro: in Südostasien individuell od. epidemieartig auftretende Angst, der Penis würde sich in den Bauch zurückziehen u. der Betroffene sterben; vgl. Syndrom, kulturgebundenes.

Korona (lat. corona Kranz) *f*: ein auf Photoplatten dargestelltes, kranzförmig imponierendes Phänomen der Kirlian*-Photographie um Finger u. Zehenkuppen herum, das auf Elektrolumineszenz zurückzuführen sein soll; vgl. Aura.

Koronar|training (↑) *n*: Bewegungstherapie* zur medizinischen Rehabilitation nach Herzinfarkt od. Herzoperation mit überwachter (Blutdruck- u. Pulskontrolle), zunehmender körperlicher Belastung i. S. einer Ausdauerbelastung (3. Phase des Rehabilitationsprogramms); Sekundärprophylaxe bei koronarer Herzkrankheit u. Angina pectoris; Durchführung in sog. Koronarsportgruppen od. als ambulante Gruppentherapie, meist von Medizinern angeleitet u. überwacht.

Kor|rigenzien (lat. corrigere berichtigen, verbessern) *n pl*: geschmacksverbessernde Zusätze zu Arzneimitteln*; z. B. Sirupe, ätherische Öle, Aromen, Schleime.

Korsakoff-Potenz (Simon Nicolajewitsch von K., General, Moskau, 1788–1853; Potenz*) *f*: syn. Einglaspotenz; homöopathisches Arzneimittel, das durch ein spezielles Potenzierungsverfahren hergestellt wird; Verwendung nur eines Glases, das bei jeder Potenzierungsstufe geschüttelt u. ausgeleert wird, wobei die im Glas verbleibende Flüssigkeit durch besondere Formgebung genau einem Gran (0,0652 g) entsprechen soll; zur Herstellung der nächsten Potenz wird mit 100 Tropfen Wasser aufgefüllt. Der letzte Potenzierungsschritt wird zur Konservierung mit Alkohol durchgeführt. Korsakoff entwickelte außerdem eine trockene Zubereitungsmethode für homöopathische Arzneimittel, bei der ein imprägniertes Kügelchen in ein Fläschchen mit einer gewissen Anzahl neutraler Kügelchen gegeben u. dann eine Minute lang geschüttelt wurde. Eine Weiterpotenzierung wird hierbei nicht angenommen; vermutlich wird Abrieb des Originalkügelchens gleichmäßig verteilt. Vgl. Potenzierung.

Kost|formen, alternative: s. Ernährungsformen, alternative.

Kost, vegetarische: s. Vegetarismus.

KPE: Abk. für **k**omplexe **p**hysikalische **E**ntstauungstherapie*.

Krämpfe: unwillkürliche Muskelkontraktionen; **Formen:** (nach Ausdehnung u. Ablauf) **1.** klonische K.: rasch aufeinanderfolgende, kurzdauernde rhythmische Zuckungen antagonistischer Muskeln; **2.** tonische K.: Kontraktionen von starker Intensität u. langer Dauer, z. B. bei Tetanie u. Tetanus; **3.** tonisch-klonische K.: als generalisierte K. (Konvulsionen) bei epileptischem Anfall (Grand mal) u. als dissoziativer Anfall (nichtepileptischer Anfall mit psychischen Ursachen); **4.** lokalisierte K. einzelner Muskeln od. Muskelgruppen, z. B. Trismus, Hals-, Nacken- u. Schultermuskelkrämpfe, z. B. Torticollis spasmodicus; Wadenkrampf; **5.** Beschäftigungskrämpfe (z. B. Schreibkrampf) als Folge einer übermäßigen Beanspruchung der Muskulatur; **Therapie:** u. a. **1.** Phytotherapie: (volkstümlich) u. a. Arnica* montana, Calendula* officinalis, Crocus* sativus, Hibiscus* abelmoschus, Ilex* aquifolium, Paeonia* officinalis; **2.** Homöopathie: u. a. Anamirta* cocculus, Artemisia* cina, Artemisia* absinthium, Artemisia* vulgaris, Blei*, Causticum* Hahnemanni, Crocus sativus, Datura* stramonium, Gelsemium* sempervirens, Ginkgo* biloba, Kalabarbohne*, Lachesis* muta, Passiflora* incarnata, Rumex* acetosa, Secale* cornutum, Selenicereus* grandiflorus, Silber*, Strychnos* nux-vomica, Tanacetum* vulgare, Zink*; **3.** Akupunktur* nach den Vorgaben der Chinesischen Medizin; **4.** Elektrotherapie*; **5.** Magnesiumzufuhr bzw. magnesiumhaltige Ernährung; **6.** Biochemie* nach Schüssler: u. a. Magnesium phosphoricum; **7.** Mind*-Body-Medizin (Meditation*, progressive Muskelrelaxation*, kognitive Restrukturierung*, Stressreduktion, Tai*-Ji-Quan, Yoga*), Entspannungsmethoden*.

Krätz|kraut: s. Knautia arvensis.

Kräuter|bad: Bad* mit Zusatz von Kräutern bzw. daraus hergestellten Extrakten od. ätherischen Ölen; die Wirkstoffe sollen entweder direkt in der Haut wirken od. über die Haut u. durch Inhalation* aus dem Bad in den Körper gelangen. Bei Kräuterzusätzen werden für ein Vollbad ca. 100 g Arzneidroge in 1 l Wasser aufgekocht, 10 Minuten ziehen gelassen u. filtriert. Der Absud wird dem

Kräuterbad		
Badezusatz	lateinische Bez.	Indikation
Baldrian	Valeriana officinalis	nervöse Beschwerden wie Schlafstörungen und allgemeine Unruhe
Hopfen	Humulus lupulus	volkstümlich: Schlafstörungen, Unruhezustände
Citronellol („indische Melisse")	Citronellae aetheroleum	nervöse Befindlichkeitsstörungen, Einschlafstörungen
Eichenrinde	Quercus cortex	entzündliche Hauterkrankungen
Eukalyptusöl	Eukalypti aetheroleum	Erkrankungen der Luftwege, rheumatische Beschwerden
Haferstroh	Avenae stramentum	juckende Ekzeme
Heublumen	Graminis flos	volkstümlich: chronisch-degenerative Erkrankungen des Bewegungsapparats
Kamille	Matricaria recutita	Haut- und Schleimhautentzündungen
Kleie	Furfur	juckende und entzündliche Dermatosen
Koniferenöl (Fichtennadel-, Kiefern-, Latschenkieferöl)	(Piceae aetheroleum, Pini silvestris aetheroleum, Pini pumilionis aetheroleum)	akute und chronische Erkrankungen der Luftwege, nicht akute Erkrankungen des rheumatischen Formenkreises
Lavendelöl	Lavandulae aetheroleum	Schlafstörungen, Stimmungsschwankungen
Menthol (Pfefferminzöl)	Menthol (Menthae piperitae aetheroleum)	Katarrhe der oberen Luftwege
Nachtkerzenöl	Oenotherae oleum	trockene, juckende Haut, atopisches Ekzem
Rosskastanien	Aesculus hippocastanum	volkstümlich: venöse Beschwerden
Rosmarinöl	Rosmarini aetheroleum	Erschöpfungszustände, Förderung der Hautdurchblutung
Salbei	Salvia officinalis	volkstümlich: übermäßiges Schwitzen
Schachtelhalm	Equisetum arvense	schlecht heilende Wunden
Schafgarbe	Achillea millefolium	schlecht heilende Wunden
Thymianöl	Thymi aetheroleum	Erkrankungen der Luftwege
Wacholderöl	Juniperi aetheroleum	Erkrankungen des rheumatischen Formenkreises

Bad zugesetzt. Als Emulgator für die sonst auf dem Wasser schwimmenden ätherischen Öle kann z. B. Sahne zugesetzt werden. **Anwendung:** s. Tabelle.

Kräuter|heiler: syn. Kräuterheilkundiger; auch Kräuterarzt, Herbalist, Phytotherapeut; Heiler*, der Pflanzen bzw. deren Bestandteile sammelt, verarbeitet u. verabreicht; bei den Überlegungen zur Wirksamkeit der Kräuter unterscheidet die Ethnomedizin* grundlegend zwischen pharmazeutischer Wirksamkeit u. symbolischer Bedeutsamkeit (so kann z. B. nach dem Grundsatz „Gleiches bewirkt Gleiches" ein gelbes Kraut gegen Gelbsucht eingesetzt werden). Die Einstellung von Medizinern u. Pharmakologen zu K. besteht meist in einer Unterscheidung in positive u. negative Aspekte; im Gegensatz zu Schamanismus (s. Schamane), Exorzismus (s. Exorzist), Zauberei (s. Hexerei) u. a. werden die Kenntnisse von Kräutern u. ihrer medizinischen Verwendung als ein wertvoller Erfahrungsschatz eingestuft, den es zu nutzen gilt. Heute zielt man auf die Erstellung u. Nutzung von Arzneimittelbüchern mit den Kriterien Qualität, Wirksamkeit u. Unbedenklichkeit. In vielen Ländern der sog. Dritten Welt wurden nationale Forschungsinstitute für traditionelle Medizin u. Phytotherapie* eingerichtet, die sich mit Kräuterheilkunde bzw. Phytotherapie i. S. einer angewandten Pharmakologie beschäftigen. Auch in Deutschland haben Phytopharmazie u. Phytotherapie eine lange

Tradition. An deutschen Universitäten mit pharmazeutischen Lehrstühlen sowie Lehrstühlen für Naturheilkunde wird seit Jahrzehnten eine intensive Forschung auf dem Gebiet der Heilpflanzenkunde, der Entwicklung von rationalen Phytopharmaka u. deren Einsatz in der Phytotherapie betrieben.

Krallen|dorn: s. Uncaria tomentosa.

Krameria tri|andra Ruiz et Pav. *f*: Strauch aus der Familie der Krameriaceae (Ratanhiengewächse); **Arzneidroge:** getrocknete Wurzel (Ratanhiae radix, Ratanhiawurzel); Monographie: Kommission E; **Inhaltsstoffe:** 10–15 % Catechingerbstoffe; **Wirkung:** adstringierend; **Verwendung: 1.** (med.) zerkleinerte Droge für Dekokte sowie andere galenische Zubereitungen zur lokalen Anwendung bei leichten Entzündungen der Mund- u. Rachenschleimhaut (Kommission E); **2.** (volkstümlich) zu Mund- u. Gurgelwässern, in Zahnpasten (zusammen mit Myrrhe), gegen Hämorrhoiden u. Frostschäden; **Dosierung:** ca. 1 g zerkleinerte Droge auf 1 Tasse Wasser als Dekokt oder 5–10 Tropfen Tinktur auf ein Glas Wasser 2–3-mal täglich; unverdünnte Tinktur als Pinselung 2–3-mal täglich; Anwendungsdauer höchstens 2 Wochen; **Nebenwirkungen:** selten allergische Schleimhautreaktionen; **Kontraindikation:** keine bekannt; **Wechselwirkung:** keine bekannt; **Homöopathie:** Verwendung der getrockneten Wurzel entsprechend dem homöopathischen Arzneimittelbild, z. B. bei schmerzhaften Erkrankungen des Enddarms, Schleimhautblutungen.

Kranio-Sakral-Therapie (lat. cranium Schädel; Os sacrum Kreuzbein; Therapie*) *f*: s. Cranio-Sacral-Therapie.

Kranken|ernährung: auch Diät, Krankenkost; besondere Kostform, die vorübergehend od. lebenslang eingehalten werden muss u. auf die Bedürfnisse des Patienten u. die Therapie der Erkrankung abgestimmt ist; z. B. Einschränkung der Nahrungsenergie (Reduktionsdiät* bei Übergewicht), Verminderung der Zufuhr bestimmter Nahrungsinhaltsstoffe (z. B. kohlenhydratdefinierte Kost bei Diabetes mellitus, natriumarme Kost bei bestimmten Nierenerkrankungen, glutenfreie Kost bei Zöliakie, fettarme Kost bei Pankreaserkrankungen), Vermeidung bestimmter Nahrungsinhaltsstoffe (Allergene) bei Nahrungsmittelallergie* od. Erhöhung der Zufuhr aller (Aufbaukost*) od. bestimmter Nahrungsanteile (z. B. proteinreiche Kost bei Kachexie).

Kranken|gymnast *m*: s. Physiotherapeut.

Kranken|gymnastik *f*: Abk. KG; s. Physiotherapie.

Kranken|rolle: (soziologisch) Bez. für die Konsequenzen, welche die Krankheit* eines Einzelnen für das Kollektiv hat, u. die Rückwirkungen, die für den Kranken daraus folgen; **1.** Störung der Leistungsfähigkeit des Kranken; **2.** Befreiung des Kranken von Rollenverpflichtungen; **3.** Nichtverantwortlichmachen des Kranken für seinen Zustand; **4.** bedingte Legitimierung des Zustands; **5.** Akzentuierung, dass der Kranke Hilfe benötigt u. verpflichtet ist, mit der hilfebringenden Institution zusammenzuarbeiten (s. Compliance). Die individuelle Veränderung Krankheit bringt Veränderungen der sozialen Zusammenhänge mit sich. Das Individuum ist in seiner (sozialen) Leistungsfähigkeit gestört u. kann seinen institutionalisierten Verpflichtungen nicht nachkommen. Seine Krankheit bedroht das soziale Ganze u. erfordert gesellschaftliche Reaktionen. Diese Definition von K. nimmt keinen Bezug auf die körperliche od. seelische Ebene von Krankheit. Krankheit wird als soziales Faktum begriffen.

Krankheit: 1. Erkrankung, Nosos, Pathos, Morbus; Störung der Lebensvorgänge in Organen od. im gesamten Organismus mit der Folge von subjektiv empfundenen bzw. objektiv feststellbaren körperlichen, geistigen bzw. seelischen Veränderungen; **2.** in der Rechtsprechung des Bundessozialgerichts der Zustand von Regelwidrigkeit im Ablauf der Lebensvorgänge, der evtl. Diagnostik bzw. Heilbehandlung sowie Krankenpflege u. Therapie erfordert u. aus dem eine berufsspezifische erhebliche Arbeits- bzw. Erwerbsunfähigkeit resultiert; **3.** begriffliche Bez. für eine definierbare Einheit typischer ätiologisch, morphologisch, symptomatisch od. nosologisch beschreibbarer Erscheinungen, die als eine bestimmte Erkrankung verstanden wird; **4.** (ethnomedizinisch) Festlegung u. Definition von Erkrankung in der jeweiligen Kultur; Krankheit ist ein Schnittpunkt kultureller Konzepte u. gibt Erkrankung den Charakter eines Objekts mit einer eigenen Geschichte. Beschrieben wird Krankheit auf der Ebene medizinischer Begriffssysteme. Vgl. Erkrankung; Gesundheit; Kranksein.

Krankheit, einseitige: in der Homöopathie* Bez. für einen Krankheitszustand mit nur sehr wenigen deutlichen Symptomen, der die Arzneimittelwahl* erschwert; meist muss das zuerst angewendete homöopathische Arzneimittel wegen neu auftretender Symptome (s. Prüfungssymptom) durch eines mit breiterer Übereinstimmung der Symptomatik abgelöst werden.

Krankheiten, ernährungs|abhängige: s. Zivilisationskrankheiten.

Krankheit, fest|ständige: ältere, in der Homöopathie* gebräuchliche Bez. für eine meist infektiöse Erkrankung, die immer mit fast identischer Symptomatik u. Ursache auftritt, daher als gleichbleibend angenommen wird u. in gleicher Weise zu therapieren sei; vgl. Genius epidemicus; Indikation, bewährte.

Krankheit, komplizierte: im Lebenskraftmodell Samuel Hahnemanns Bez. für das Nebeneinanderbestehen zweier (selten mehrerer) Krankheitszustände im Organismus; mit der Zunahme der Anzahl bekannter Arzneimittelbilder* trat dieses Konzept gegenüber dem der immer einheitlichen Erkrankung in den Hintergrund. Seine klinische Bedeutung lag in der Erklärung einer Überlagerung von natürlicher Krankheit* u. Arzneimittelkrankheit*.

Krankheit, natürliche: in der Homöopathie* Gegensatz zur (durch Arzneimittel induzierten) Kunstkrankheit*; entspricht dem umgangssprachlichen Begriff der Krankheit*.

Krankheits|bereitschaft: s. Disposition.

Krankheits|kon|zept (lat. concipere, conceptus aufnehmen) *n*: Bez. für die Summe der Vorstellungen u. Erklärungsansätze von Patienten (sog. Laientheorie*, subjektive Krankheitstheorie*) u. Therapeuten in Bezug auf eine konkrete Erkrankung od. auf Kranksein* insgesamt; kann ein entscheidender Faktor für das Krankheitsverhalten des Patienten u. das Verhalten des Therapeuten sein. In der Naturheilkunde beschäftigen sich einige Konzepte v. a. mit der Konstitution* des Patienten; auch überlieferte Modelle (s. Humoralpathologie; Ethnomedizin) werden als Erklärungskonzepte genutzt.

Krankheits|theorie, subjektive *f*: subjektive kognitive Vorstellung u. emotionale Einstellung eines Menschen zu den Entstehungsursachen der eigenen Krankheit, den Behandlungserwartungen u. den subjektiv richtigen Behandlungsansätzen; vgl. Laientheorie; Krankheitskonzept.

Krankheits|typus *m*: Begriff aus der Anthroposophischen Medizin*, der das geistige Prinzip einer bestimmten Krankheitsentität (z. B. Pneumonie, Hepatitis, Herzinfarkt) beschreibt, um auf deren Gesetzmäßigkeit u. Struktur hinzuweisen; daneben wird in der Anthroposophischen Medizin jede Erkrankung als individuelles Geschehen erfahren, das in seinen einzelnen Erscheinungen von den betroffenen Menschen unterschiedlich ausgestaltet wird. So bedarf es auch immer einer individuell konzipierten Behandlung, die sich u. a. auf typische Heilmittel* stützen kann.

Krankheits|verhalten: Verhalten bei Erkrankungen u. bei akuten od. chronischen Beschwerden; dazu gehört die Übernahme einer Krankenrolle*, das sog. Hilfesuchen nach Unterstützung z. B. durch professionelle Hilfe od. Selbsthilfegruppen (s. Selbsthilfe), das Coping* u. parallel zum K. ein hierdurch modifiziertes Gesundheitsverhalten*.

Krankheits|vorfeld|dia|gnostik (gr. διαγνωστικός fähig zu unterscheiden) *f*: von F.-X. Mayr eingeführte Diagnostik, bei der großer Wert auf die körperliche Untersuchung i. S. der sog. Fünf-Sinne-Diagnostik gelegt wird u. Beurteilungskriterien z. B. für ein gesundes Abdomen, Beschaffenheit der Gewebe (z. B. Tonus des Gesichts, Farbe der Haut, Zunge) u. Haltungs- u. Körperformen zugrunde gelegt werden (s. Abb.); mehrere Formen von Gesundheit (optimaler, suboptimaler, durchschnittlicher u. noch-nicht-kranker Zustand) werden unterschieden. Ziel ist die Wiederherstellung od. der Erhalt eines Bestmaßes an Gesundheit. Hierzu soll die Beurteilung von Zustandsbildern u. Formen der Gesundheit im Krankheitsvorfeld dienen. Vgl. Mayr-Kur.

Krankheits|zeichen, re|flektorisches: syn. Projektionssymptom*.

Krank|sein: (ethnomedizinisch) Bez. für das Erleben (i. S. eines psychosozialen Prozesses) einer Erkrankung* durch das Individuum in Abgrenzung vom Begriff Krankheit*, die in der westlichen Medizin als Funktion od. Fehlfunktion biologischer bzw. psychologischer Prozesse aufgefasst wird; im Extremfall gibt es K. ohne Krankheit (Hypochondrie) od. Krankheit ohne K. (z. B. bei einem keine Beschwerden bereitenden, unentdeckten Magenkarzinom). K. ist ein kritischer Begriff, da er dem subjektiven Erkrankungsprozess u. nicht der Logik der vorbestehenden Definitionen von Krankheit folgt. Die Untersuchung von K. in verschiedenen Kulturen eröffnet einen Zugang zum Fremden (im Gegensatz zum „Eigenen“), wie er in der Ethnologie als deutende Theorie thematisiert wird. So gesehen ist die Wirklichkeit von K. nicht bereits vorhanden, um dann in der einen od. anderen (u. a. kulturellen, subkulturellen, individuellen) Richtung erkannt zu werden. Vielmehr werden alle Erlebnisse, die mit K. zu tun haben, erst mit spezifischer Bedeutung versehen, woraus die Wirklichkeit des Einzelnen entsteht. Damit werden soziale Situationen, Symptome, Begründungszusammenhänge u. Therapiewahl in einen völlig anderen Kontext gestellt als in der an Krankheit orientierten Medizin mit ihrer zuordnenden Vorgehensweise von diagnostischen u. therapeutischen Bausteinen. K. ist die Erfahrung von Erkrankung im jeweiligen Medizinsystem*. K. hat zunächst die Dimension von Sich-krank-Fühlen, also eine Abweichung vom normalen Zustand des Wohlbefindens. Dem K. wird Aufmerksamkeit geschenkt, K. wird auf eine bestimmte Art u. Weise wahrgenommen, beeinflusst die Gefühlswelt u. das Erkennen. Die Einschätzung von K. bedient sich direkt des Bezuges auf Krankheiten, deren Erscheinungen u. ihrer therapeutischen Konsequenzen (s. Labeling). Handlungen sind mit od. ohne bewussten Bezug auf eine Erklärung möglich (Relevanzstrukturen, Lösungshierarchien). Schließlich gehört zum Prozess des K. die Einschätzung des therapeutischen Ergebnisses: Heilung*, Behandlung von Krankheit, Behandlungsversagen, chronisches Kranksein, Behinderung u. Tod. In der Auseinandersetzung mit der an Krankheit orientierten Medizin kommt es immer wieder zu Missverständnissen. Ziel der Ethnomedizin* ist nicht, dem Verständnis von Krankheit grundsätzlich seine Existenzberechtigung abzusprechen od. dessen Effizienz zu leugnen, sondern eine andere Sichtweise, die kulturelle od. kulturvergleichende Betrachtungsweise, einzubeziehen. Darüber hinaus lassen sich die Krankheitskategorien der akademischen Medizin letztlich auch als kulturspezifische Sichtweisen interpretieren; so gesehen wird nicht nur K., sondern auch Krankheit kulturell konstruiert: andere Kulturen bedingen andere Krankheiten. Die wissenschaftliche Diskussion um

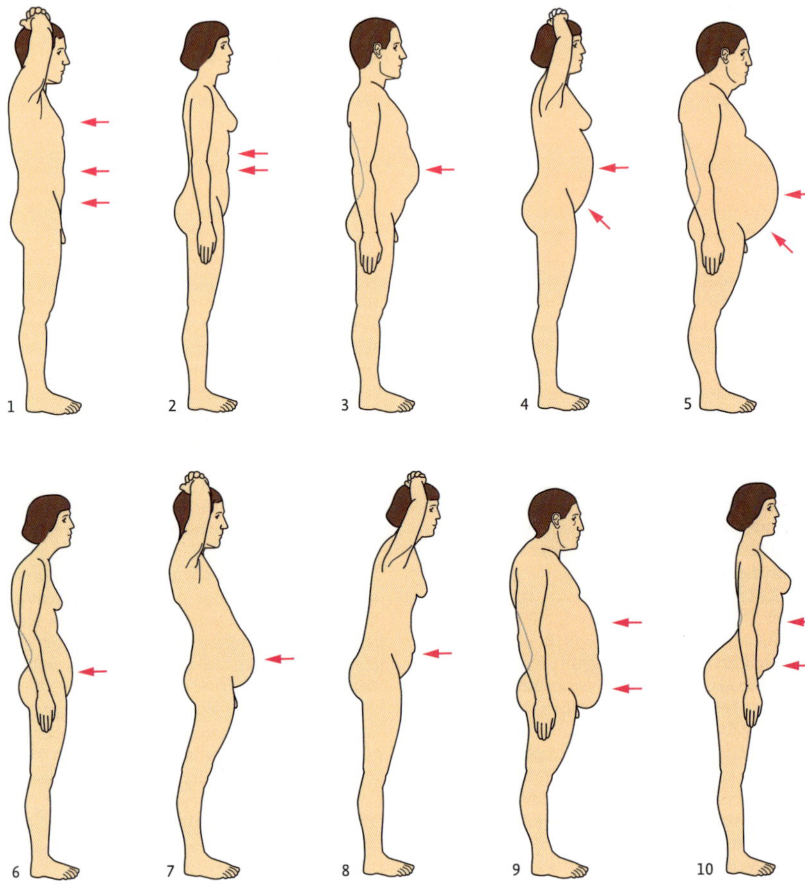

Krankheitsvorfelddiagnostik: Bauchformen nach F.-X. Mayr; 1: Normalbauch, männlich; 2: Normalbauch, weiblich; 3: Gasbauch, beginnend; 4: Gasbauch; 5: Gasbauch, kugelförmig; 6: Kotbauch, schlaff; 7: Kotbauch, schlaff; 8: Kotbauch, entzündlich; 9: Gaskotbauch, schlaff; 10: Gaskotbauch, entzündlich [4]

den Begriff kulturgebundenes Syndrom* spiegelt die Bandbreite dieses Problems.

Krapp: s. Rubia tinctorum.

Krapp|wurzel, Ost|indische: s. Rubia cordifolia.

Krause|minze: s. Mentha crispa.

Krebs: allgemeine Bez. für maligne Neubildungen (Tumoren), insbesondere Karzinome (maligne epitheliale Tumoren) u. Sarkome (maligne mesenchymale Tumoren), umgangssprachlich auch für maligne Erkrankungen des blutbildenden Systems (Leukämien) sowie des Lymphsystems (maligne Lymphome); aus dem Bereich der Naturheilkunde u. der alternativen Heilverfahren werden zur ergänzenden Behandlung (komplementäre Onkologie) verschiedene Zubereitungen u. Verfahren zur Immunstimulation* eingesetzt, v. a. Viscum* album, Enzymtherapie*, Gesamtthymusextrakt*, aktive Fiebertherapie* u. milde extrakorporale Ganzkörperhyperthermie*, ferner auch Elemente der orthomolekularen Medizin*, Sauerstofftherapie*, verschiedene Ernährungsformen (u. a. Vollwert*-Ernährung, mediterrane Ernährung*, vegetarische Ernährung), psychoonkologische u. körperorientierte Verfahren (z. B. Qi* Gong) od. Homöopathie*. In der Vorstellung, maligne Neubildungen früher als mit konventioneller Diagnostik zu erkennen, sind eine Vielzahl von Krebstests entwickelt worden, die aus Veränderungen in Blut od. Harn Aussagen über Vorliegen bzw. Entwicklung einer Krebserkrankung machen wollen (z. B. Enderlein*-Diagnostik, Carcinochromreaktion*). Diese sind jedoch als spekulativ zu betrachten u. haben sich nicht durchgesetzt.

Krebs|diät (Diät*) *f*: syn. Tumordiät; Bez. für Kostform, die maligne Tumoren heilen bzw. deren Wachstum beim Menschen verzögern soll; ernährungswissenschaftlich umstritten, obwohl ein Zusammenhang zwischen der Entstehung bestimmter Krebsformen u. Ernährungsgewohnheiten bekannt ist. Trotz unterschiedlicher Zusammensetzung der verschiedenen K. bestehen folgende Gemeinsamkeiten: **1.** Verzehr von Vollkornprodukten, rohem Obst u. Gemüse, Obst- u. Gemüsesäften; **2.** Stark eingeschränkt od. verboten sind Fleisch, Fisch, tierische Fette u. i. d. R. auch Milchprodukte. **3.** Generell zu meiden sind Kochsalz, Alkohol, Coffein u. Nicotin. **4.** Verminderung von Übergewicht; Reduzierung des Fettanteils der Kost auf 30 % der Nahrungsenergiezufuhr; **5.** möglichst geringer Verzehr von gepökelten u. geräucherten Produkten; **6.** höhere Vitaminzufuhr nicht durch Supplemente, sondern durch Verzehr vitaminreicher Lebensmittel. Vgl. Milchsäurediät; Leinöl-Quark-Diät; Gerson-Diät; Livingston-Wheeler-Kur.

Krebs|dia|gnose nach Pfeiffer (gr. διάγνωσις Entscheidung) *f*: s. Kupferchlorid-Kristallisation.

Krebs|kur total nach Breuss (Kur*) *f*: syn. Breuss*-Krebskur.

Krebs|management nach Hildegard (Hildegard von Bingen, Benediktinernonne, 1098–1179) *n*: auf die Hildegard*-Medizin zurückgehende Behandlungsempfehlungen bei Krebs; bei der auf die Vicht*-Krankheit zurückgeführten Präkanzerose werden therapeutisch Wildgansleber od. Rehleber empfohlen, zusätzlich ein Dekokt* aus 12 verschiedenen pflanzlichen Bestandteilen. Krebs wurde von Hildegard von Bingen als Pediculi-Krankheit bezeichnet u. soll (nach Hertzka, 1989, 1993) eine virusartige Erkrankung (auch Krebsherderkrankung) sein, die mit einer Rezeptur mit Bestandteilen aus nativem Geierschnabel, Aalgalle, Elfenbeinpulver u. verschiedenen pflanzlichen Produkten (homöopathisch hergestellt) behandelt werden sollte. Darüber hinaus wird eine Dinkeldiät empfohlen u. z. B. der Verzehr von Nachtschattengewächsen wie Kartoffeln, Tomaten u. Paprika verboten. Moderner Okkultismus.

Krebs|therapie nach Issels (Josef I., Arzt, 1907–1998; Therapie*) *f*: von J. Issels 1953 vorgestellte Kombinationsbehandlung bei Krebs; **Schwerpunkte: 1.** kausale Basisbehandlung: Ernährungstherapie, psychische Betreuung, mikrobiologische Therapie (Symbioselenkung*), Herdsanierung zur Beseitigung von Kausalfaktoren der Tumorentstehung; zur Eliminierung von sog. Zweitschäden (Folgeschäden kausaler Faktoren an Organen u. deren Funktionen) u. zur allg. Behandlung von Abwehrschwäche werden verschiedene Methoden wie die hämatogene Oxidationstherapie*, aktive Fiebertherapie*, Neuraltherapie*, Desensibilisierung u. eine ausreichende Trinkmenge verordnet. Zur Substitution werden Vitamine, Mineralien u. die Enzymtherapie* eingesetzt. **2.** symptomatische Tumortherapie: Durchführung operativer, chemotherapeutischer Verfahren u. Strahlentherapie zur symptomatischen Lokaltherapie; hinzu kommt der Einsatz von unspezifischen (BCG-Vakzine, Coley*-Toxin, pflanzliche Immunmodulatoren) u. spezifischen (Tumorvakzine) Immuntherapeutika.

Kreis|lauf|störungen, funktionelle: passagere od. prolongierte, u. U. anfallartig auftretende Funktionsstörungen des Herz-Kreislauf-Systems ohne nachweisbare organische Erkrankung; **Ursache:** häufig psychosomatisch u. durch Umwelteinflüsse bedingt; **Einteilung: 1.** hyperdyname funktionelle Kreislaufstörungen: hyperkinetisches Herzsyndrom mit Neigung zu (Dauer-)Tachykardie, vergrößerter Blutdruckamplitude u. vegetativen Begleitsymptomen; Übergang in hypodyname funktionelle Kreislaufstörungen möglich; **2.** hypodyname funktionelle Kreislaufstörungen: hypotone Kreislaufregulationsstörungen; **a)** konstitutionelle u. asympathikotone Form der orthostatischen arteriellen Hypotonie mit arterieller Hypotonie durch verminderte Aktivität des Sympathikus mit Kollapsneigung ohne vorausgehende Tachykardie u. ohne periphere Vasokonstriktion; **b)** vasovagale Synkope: plötzlicher Blutdruck- u. Pulsfrequenzabfall infolge vegetativ od. reflektorisch ausgelöster peripherer Vasodilatation; **Therapie:** u. a. **1.** Phytotherapie: **a)** (med.) u. a. Cinnamomum* camphora, Lavandula* angustifolia ssp. angustifolia, Rosmarinus* officinalis; **b)** (volkstümlich) u. a. Berberis* vulgaris, Hibiscus* sabdariffa, Iris*; **2.** Homöopathie: u. a. Camellia* sinensis, Crataegus*, Eisen*, Strychnos* nux-vomica; **3.** Hydrotherapie: u. a. Armbad*, Fußbad*, Unterkörperwaschung*, Waschung*, Wechselbad*, Wechselguss*; **4.** Akupunktur* nach den Vorgaben der Chinesischen Medizin; **5.** Aromatherapie*; **6.** Bewegungstherapie: aerobes Ausdauertraining. Vgl. Hypotonie; Somatisierungsstörung.

Kren: s. Armoracia rusticana.

Kreuz|ad|aptation (lat. adaptare anpassen) *f*: Beeinflussung der Reaktion (schwächer bzw. effektiver) des Organismus auf einen Reiz nach Adaptation* an einen anderen Reiz; z. B. kann es durch regelmäßige Kaltwasserreize zur veränderten Ausschüttung von Katecholaminen kommen (Adaptat*), die wiederum die Beantwortung von psychischem Stress (andersartiger Reiz) beeinflussen. Vgl. Abhärtung.

Kreuz|blume: s. Polygala amara.

Kreuz|dorn: s. Rhamnus cathartica.

Kreuz|kümmel: s. Cuminum cyminum.

Kreuz|re|aktion (Reaktion*) *f*: immunologische Reaktion spezifischer Antikörper bzw. spezifisch sensibilisierter T-Lymphozyten mit heterologen Antigenen (Fremdsubstanzen mit ähnlichen od. identischen Epitopen wie das homologe Antigen); Ursache von überraschenden allergischen Reaktionen, z. B. bei kreuzreaktivem Verhalten zwischen Nahrungsmitteln innerhalb der gleichen Pflanzenfamilie (s. Tab.). Vgl. Nahrungsmittelallergie; Allergen.

Kreuzreaktion
Pflanzliche Nahrungsmittelallergene in Zuordnung zu ihren Pflanzenfamilien (innerhalb einer Pflanzenfamilie bestehen partielle Kreuzreaktionen)

Alliaceae
- Knoblauch
- Lauch
- Schnittlauch
- Zwiebel

Amaranthaceae
- Mangold
- Mexikanisches Teekraut
- Rote Bete
- Spinat

Anacardiaceae
- Cashewnuss
- Mango
- Mastix
- Pistazie

Apiaceae
- Anis (Pimpinella)
- Cumin
- Dill
- Engelwurz
- Fenchel
- Galbanum (Gummiharz)
- Karotte
- Kerbel
- Koriander
- Kümmel
- Liebstöckel
- Pastinak
- Petersilie
- Sellerie

Arecaceae
- Betelnuss
- Dattel
- Kokosnuss (und Kupra)
- Palmwein (Toddy)
- Palmzucker (Arrak)
- Sago

Asteraceae
- Arnika
- Artischocke
- Beifuß
- Calendula (Ringelblume)
- Chicorée
- Chrysantheme
- Endivie
- Huflattich
- Kamille
- Kopfsalat
- Lattich (wild)
- Löwenzahn
- Pyrethrum (Insektenpulver)
- Saflor
- Salat (Blattsalat)
- Schafgarbe
- Sonnenblume
- Topinambur
- Wermut

Betulaceae
- Birkenpollen
- Erlenpollen
- Haselnuss
- Haselpollen

Brassicaceae
- Blumenkohl
- Broccoli
- Brunnenkresse
- Chinakohl
- Grünkohl
- Kohlrabi
- Meerrettich
- Radieschen
- Raps
- Rettich
- Rosenkohl
- Senf
- Weißkohl
- Wirsing

Cucurbitaceae
- Gurke
- Kürbis
- Melone
- Zucchini

Ericaceae
- Heidelbeere
- Moosbeere
- Preiselbeere

Fabaceae
- Bohne
- Erbse
- Erdnuss

Kreuzreaktion
Pflanzliche Nahrungsmittelallergene in Zuordnung zu ihren Pflanzenfamilien (innerhalb einer Pflanzenfamilie bestehen partielle Kreuzreaktionen)

- Gummi arabicum
- Johannisbrot
- Kichererbse
- Klee
- Linse
- Luzerne
- Mungobohne
- Sennespflanze
- Sojabohne
- Süßholz (Lakritze)
- Süßholztragant
- Tamarinde
- Tragant (Stabilisator)

Lamiaceae

- Basilikum
- Krauseminze
- Lavendel
- Majoran
- Melisse
- Minze
- Oregano (Dost)
- Pfefferminze
- Rosmarin
- Salbei
- Taubnessel
- Thymian
- Ysop (Hyssopus)

Lauraceae

- Avocado
- Campher
- Lorbeer
- Zimt

Moraceae

- Brotfrucht
- Feigen
- Maulbeere

Poaceae

- Gerste
- Graspollen
- Hafer
- Hirse
- Mais
- Malz (Gerste)
- Melasse (dunkler Rum)
- Reis
- Roggenmehl
- Roggenpollen
- Rohrzucker
- Sorghum (Mehl)
- Weizenmehl
- Weizenpollen

Polygonaceae

- Buchweizen
- Rhabarber
- Sauerampfer

Rosacea

- Apfel
- Aprikose
- Brombeere
- Erdbeere
- Hagebutte
- Himbeere
- Kirsche
- Mandel
- Mispel
- Pfirsich
- Pflaume
- Quitte
- Walderdbeere
- Weißdorn
- Zwetschge

Rubiaceae

- Brechwurzel (Ipecacuanha)
- Chinin (Tonic-Wässer)
- Kaffee
- Waldmeister

Rutaceae

- Angostura
- Bergamotte
- Mandarine
- Orange
- Zitrone

Solanaceae

- Aubergine
- Bilsenkraut
- Chili
- Kartoffel
- Paprika
- Tabak
- Tomate

Kriech|verfahren: s. Klapp-Kriechen.

Krisen|intervention *f*: Bez. für kurzfristige ambulante od. stationäre, i. d. R. psychotherapeutische Hilfe als Unterstützung in psychischen Krisen (z. B. bei Suizidalität od. Katastrophenfall), zur Verhinderung von ungünstigen Krisenfolgen (Sekundärprävention) od. als Einleitung einer längerfristigen, über die Krise hinausgehenden Psychotherapie*; auch als Basiskrisenintervention i. S. einer „Ersten Hilfe" vor Ort in psychischen Ausnahmesituationen, z. B. durch geschulte Rettungsdienstmitarbeiter (räumliche u. emotionale Distanzierung vom traumatischen Reiz).

Kristallisations|test (gr. κρύσταλλος Eis) *m*: **1.** K. nach Pfeiffer; s. Kupferchlorid-Kristallisation; **2.** Blutkristallanalyse; ionenspektrographische Untersuchung der Konzentration von Mineralstoffen u. Spurenelementen im Vollblut; durch Verarbeitung des Blutes wird eine Analyse erstellt, die mit Hilfe systematisierter Vergleiche mit charakteristischen Kristallformen Aussagen über den Stoffwechselzustand sowie Art u. Ursache von Stoffwechselstörungen des Patienten zulassen soll. Ebenso wird aus dem Vollblut ein sog. Autohäminpräparat gewonnen, das dem individuellen Mineralien- u. Spurenelementhaushalt entsprechen u. als autohomologes Immuntherapeutikum dienen soll. Wissenschaftlich umstrittenes Verfahren mit geringer Verbreitung. **3.** Serumkristallisation i. R. der Glaschromatographie; durch Auskristallisation des Serums erhält man verschiedene mikroskopische Kristallformen aus Proteinen u. Grundsubstanzkomponenten, die u. a. nach ihrem sog. Ordnungsgrad u. Energiezentrum beschrieben werden. Neben der morphologischen Betrachtung spielt auch hier die energetische Interpretation eine Rolle. Wissenschaftlich umstrittenes Verfahren.

Krokus: s. Crocus sativus.

Kronen|blume: s. Calotropis gigantea.

Kroton|öl: s. Crotonöl.

Krumm|holz|kiefer: s. Pinus mugo.

Kruska: s. Waerland-Kost.

Kryo|therapie (gr. κρύος Frost, Eiskälte; Therapie*) *f*: therapeutische Anwendung von Kälte als Gas (Kaltluft), Flüssigkeit (Eiswasser) od. fester Aggregatzustand (Eis, z. B. Eispackung*) lokal bzw. den ganzen Körper betreffend (z. B. in einer Kältekammer); die therapeutische Zielstellung bestimmt Form u. Dosierung der K.; Analgesie mit kurzzeitiger (ca. 8 Min.) Kälte, Entzündungshemmung durch langzeitige (20–30 Min.), milde Kälte, Muskeltonisierung mit kurzen, starken Kältereizen (30 Sek.), Muskeldetonisierung mit längeren Kältereizen (3 Min.), Resorptionsförderung durch kontinuierliche Kaltanwendung* (mehrere Stunden bei >12–15 °C); **Anwendung:** in der Schmerztherapie, Rheumatologie, Neurologie, Orthopädie u. Traumatologie. Vgl. Kontrairritation.

Kudzu|bohne: s. Pueraria montana.

Küchen|schelle: s. Anemone pratensis.

Küchen|zwiebel: s. Allium cepa.

Kümmel: s. Carum carvi.

Kümmel, Römischer: s. Cuminum cyminum.

Kürbis, Gewöhnlicher: s. Cucurbita pepo.

Kürbis|samen: s. Cucurbita pepo.

Kuhl-Schutz|kost (Johannes K., deutscher Arzt, 1903–1968): syn. Milchsäurediät*.

Kuh|milch|all|ergie (gr. ἄλλος anders; ἔργον Tat, Arbeit) *f*: durch Proteine der Kuhmilch (v. a. Laktalbumin, Lactoglobulin, ferner Casein) verursachte Allergie*, die sich v. a. im Säuglings- u. Kleinkindesalter manifestiert; **Symptome:** Erbrechen, Diarrhö, Gedeihstörungen, ekzematöse Hautveränderungen, selten Asthma bronchiale; im Blut Eosinophilie u. Anstieg von IgE; die sog. Zwischenfütterung von Kuhmilchpräparaten im Neugeborenenalter vor der Muttermilchernährung begünstigt die Ausbildung einer K.; **Therapie:** Kuhmilch u. kuhmilchhaltige Lebensmittel unter Beachtung einer ausreichenden Calciumversorgung (s. Calcium) völlig meiden; bei Auftreten der K. in den ersten 4–6 Lebensmonaten sollte möglichst weiterhin voll gestillt werden, wobei die Mutter evtl. (nach Rücksprache mit dem Arzt) Milch- u. Milchprodukte meiden sollte; evtl. Calciumsupplementierung; wenn die Mutter nicht (mehr) stillen kann od. will, sollte Spezialnahrung (s. Säuglingsmilch) auf Proteinhydrolysatbasis od. auf Sojabasis verwendet werden, wobei bei letzterer eine Sensibilisierung gegen Sojaeiweiß nicht auszuschließen ist. Ebenso müssen in der Beikost* Kuhmilch durch Hydrolysatnahrung u. kuhmilchhaltige durch kuhmilchfreie Produkte ersetzt werden. **Prophylaxe:** in den ersten 6 Monaten ausschließliche Ernährung mit Muttermilch; wenn die Mutter nicht (mehr) stillen kann od. will, Säuglingsmilch mit teilweise gespaltenem (hydrolysiertem) Eiweiß (Bez.: hypoallergen, hypoantigen od. H. A.) verwenden.

Kuh|schelle: s. Anemone pratensis.

Kult|führer: s. Priesterheiler.

Kunst|krankheit: ältere homöopathische Bez. für einen artifiziell, durch die Gabe eines Arzneimittels, erzeugten krankhaften Zustand; sie kann eine vorbestehende natürliche Krankheit* bei hinreichender Ähnlichkeit der Symptome beider heilen. Vgl. Ähnlichkeitsprinzip.

Kunst|therapie (Therapie*) *f*: Bez. für die professionell therapeutisch begleitete Eigentätigkeit des Patienten mit den Medien der bildenden Kunst i. R. einer künstlerischen Therapie*; **Formen:** **1.** therapeutisches Malen*; **2.** therapeutisches Plastizieren*.

Kupfer: chemisches Element, Symbol Cu (Cuprum), OZ 29, rel. Atommasse 63,55; zur Kupfergruppe gehörendes, rotgoldfarbiges, an der Luft oxidierbares, 1- u. 2-wertiges, halbedles Schwermetall von großer Dehnbarkeit u. mit guter Leitfähigkeit; essentielles Spurenelement*; **biochemische Funktion:** Bestandteil zahlreicher Enzyme, insbesondere von Oxidasen (z. B. Caeruloplasmin u. Lysyloxidase); wichtig für die Erythropoese; **Vorkommen in Nahrungsmitteln:** besonders in Innereien, Fischen (z. B. Hering, Scholle), Schalentieren, Nüssen, Vollkorngetreide (insbesondere Buchweizen), Kakao u. Hülsenfrüchten; Bedarf für Erwachsene (D-A-CH 2008): 1,0–1,5 mg/d; **Mangelerscheinungen:** hypochrome mikrozytäre Anämie, Neutropenie, Osteopenie, Dermatitis, Depigmentierung, Wachstumsstörungen bei einseitig mit Kuhmilch ernährten Kindern, sonst alimentär selten, durch Absorptionsstörungen od. parenterale Ernährung; **Intoxikation:** akut nach dem Konsum von Getränken od. sauren Lebensmitteln aus kupferhaltigen Behältern od. kupferhaltiger Pestizide mit dem Trinkwasser; Sympt.: Übelkeit, Diarrhö, Krämpfe; chronische Anreicherung von K. in der Leber bei hepatolentikulärer Degeneration; **Referenzbereich:** 11–24 µmol/l Serum; **Verwendung:** in der Anthroposophischen Medizin spezielle pharmazeutische Zubereitungen entsprechend der Wesensgliederdiagnose z. B. bei vermehrter psychovegetativer Anspannung od. Asthma bronchiale (vgl. Metalltherapie); **Homöopathie:** Anwendung entsprechend dem homöopathischen Arzneimittelbild, z. B. bei Epilepsie, Krämpfen der glatten Muskulatur, des Magen-Darm-Trakts, der Atemorgane, der Gefäße, der Herzkranzgefäße, bei Kreislaufversagen.

Kupfer|band: als Heilmittel einer sog. Kupfereigentherapie eingesetzte Armbänder, Ringe u. Halsketten, die es in vielen Kulturen u. Zeitepochen gab u. immer noch gibt; angenommen wird, dass eine bestimmte Heilkraft von dem Metall Kupfer* ausgeht u. das Tragen eines K. zur Linderung von Schmerzen od. Entzündungen beiträgt. Die Heilwirkungen sollen durch Transpiration u. chemische Vorgänge (es wird in diesem Zusammenhang mit Aminosäuren spekuliert) bewirkt werden. Wissenschaftlich bisher kein Wirksamkeitsnachweis.

Kupfer|chlorid-Kristallisation (gr. κρύσταλλος Eis) *f*: von E. Pfeiffer (1899–1961) entwickeltes diagnostisches Verfahren zur Früherkennung von Krankheitsdispositionen, insbesondere Krebserkrankungen; bei der Mischung von Kupferchlorid u. Blut sollen sich Kristallformen ausbilden, die für unterschiedliche Krankheiten charakteristisch sind; wissenschaftlich nicht belegtes u. umstrittenes Verfahren.

Kur (lat. cura Sorge, Pflege) *f*: vorübergehender Aufenthalt in einem spezialisierten Kurort zur Prophylaxe u. Gesundheitsförderung sowie zur Therapie bzw. Rehabilitation chronischer Erkrankungen mit entsprechender Umstellung der Lebensweise; umgangssprachlich nicht korrekt mit Leistungen zur medizinischen Rehabilitation gleichgesetzt. Die offene u. geschlossene Badekur wird von den Kranken- od. Rentenversicherungsträgern auf Antrag des Hausarztes gefördert. Die einzelnen Maßnahmen während der K. legt der Badearzt* fest.

Kurare *n*: s. Curare.

Kur|arzt (Kur*): s. Badearzt.

Kur, eu|genische (↑) *f*: von Leon Vannier eingeführtes, umstrittenes Behandlungskonzept in der Homöopathie*, bei dem Schwangeren die Nosoden* mindestens der 3 klassischen Miasmen (s. Miasmenlehre) nacheinander in Hochpotenz verabreicht werden sollen, um der Weitergabe miasmatischer Belastungen an die Frucht vorzubeugen; die behaupteten positiven Effekte werden bezweifelt, nachteilige Wirkungen (Einfluss der Arzneimittelprüfung* auf die Embryo- u. Fetogenese) werden diskutiert. Das schematische Vorgehen widerspricht dem Prinzip der Individualisierung* u. dem Ähnlichkeitsprinzip*.

Kur|krise (↑; gr. κρίσις Entscheidung, Trennung) *f*: syn. Kurreaktion; Reaktion des Organismus während der Kur* mit vorübergehender Verschlechterung der zu behandelnden Symptome od. dem Auftreten neuer Symptome; in der traditionellen Medizin als Zeichen für bevorstehende Heilung; Vorkommen auch infolge Überdosierung der Kurmittel (Bäder, klimatische Reize); vgl. Badereaktion.

Kurkuma *f*: s. Curcuma longa.

Kur|plan (Kur*) *f*: Aufstellung der einzelnen Behandlungsmaßnahmen während einer Kur* durch den Kur- bzw. Badearzt*.

Kur|schatten (↑): umgangssprachliche Bez. für eine Person in einer zeitlich u. räumlich auf den Kuraufenthalt beschränkten Partnerschaft; als natürliches Mittel zur Förderung des Kurerfolgs schulmedizinisch anerkannt, jedoch ethischen u. familienpolitischen Bedenken ausgesetzt; wohl deswegen nicht regelmäßig Teil des Kurplans*. Gefördert durch die an der Anreicherung des Kurlebens interessierten Kommunen (s. Abb.) befindet sich der K. schon lange im Bereich literarischer Unsterblichkeit: „Wenn Liebe je den Liebenden be-

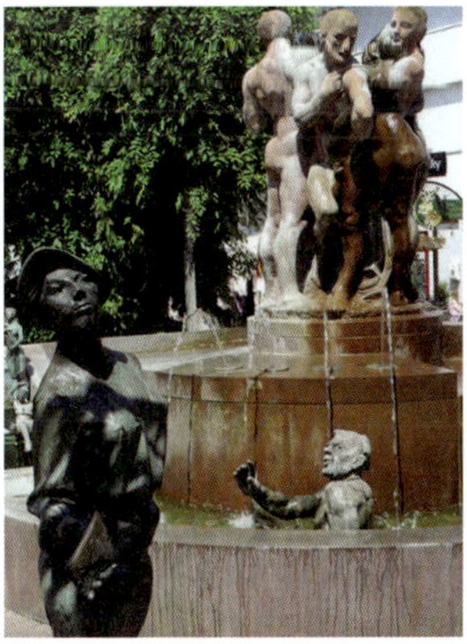

Kurschatten: Kurbrunnen mit Kurschatten in Bad Wildungen [2]

K

geistert, ward es an mir aufs lieblichste geleistet; und zwar durch sie!“ (Goethe, Marienbader Elegie).

Kuru|kraut: s. Picrorhiza kurroa.

Kurz|wellen: s. Hochfrequenztherapie.

Kurz|wickel: Wickel* nach Kneipp von den Achselhöhlen (unter Aussparung der Arme) bis zur Mitte der Oberschenkel; **Anwendung:** bei Obstipation*, Reizdarmsyndrom*, Krämpfen des Magen-Darm-Trakts, gastroduodenalem Ulkus*, Dyskinesie des Gallensystems, Hypertonie*, vegetativen Spannungszuständen, Einschlafstörungen, Übergewicht u. degenerativen Erkrankungen* des rheumatischen Formenkreises.

Ku-Shen: s. Sophorae flavescentis radix.

Kutira-Gummi: s. Cochlospermum religiosum.

Ku-Xing-Ren: s. Armeniacae amarum semen.

L

Labeling (engl. label Etikette, Aufschrift): Bez. für den komplexen Vorgang des Wahrnehmens von Symptomen u. der Zuordnung von Erkrankung* zu einem bestimmten Erklärungsmodell*; L. ist Voraussetzung für eine Behandlung, aber nicht unbedingt mit einer Benennung, meist jedoch mit einer Einordnung der Schwere des Falls verknüpft. Im Unterschied zum Begriff der Diagnose ist für das L. die Betrachtung der wechselseitigen Abhängigkeit der Wahrnehmung von Erkrankung u. Einordnung derselben besonders wichtig. Die Kognition von Krankheitszeichen ist kulturabhängig, z. B. werden bei den Tamang Nepals Husten kaum, Bauchsymptome aber sehr stark wahrgenommen. Je nach bekanntem Erklärungsmodell wird Aufmerksamkeit ausgerichtet u. Wahrnehmung eingeordnet. Vgl. Kranksein.

Lac caninum (lat. lac Milch) *n*: Hundemilch; Herstellung aus frischer Hundemilch mit gleichen Teilen 90 %igen Ethanols (Milcheiweiß fällt aus); **Homöopathie:** Anwendung entsprechend dem homöopathischen Arzneimittelbild, z. B. bei Tonsillitis, Regelstörungen, Kopfschmerz, Erkrankungen des rheumatischen Formenkreises, Überempfindlichkeit der Sinnesorgane.

Lachesis muta L. *m*: Buschmeister, Sururuku; Giftschlange aus der Familie der Crotalidae (Klapperschlangen); **Arzneidroge:** schonend getrocknetes Gift; **Inhaltsstoffe:** Hämagglutinine, Hämolysine; **Homöopathie:** Anwendung entsprechend dem homöopathischen Arzneimittelbild, z. B. bei Entzündungen der Haut u. Schleimhaut, Beschwerden im Klimakterium, Drüsenerkrankungen, Infektionskrankheiten u. allg. Sepsis, Venenentzündung, Angina pectoris, Herz- u. Kreislaufinsuffizienz, Neuralgie, Erkrankungen des rheumatischen Formenkreises, Krämpfen, Lähmungen, Verhaltensstörungen u. Verstimmungszuständen.

Lachs|öl|kon|zentrat *n*: s. Fischöl.

Lacto|flavin *n*: veraltete Bez. für Vitamin* B_2.

Lactuca virosa L. *f*: Giftlattich; ein- od. zweijährige krautige Pflanze aus der Familie der Asteraceae (Korbblütler); **Arzneidroge:** getrocknete Blätter (Lactucae virosae folium, Giftlattichkraut); **Inhaltsstoffe:** 3–10 % der nichtglykosidischen, für die Giftwirkung verantwortlichen Sesquiterpenlactonbitterstoffe Lactucin u. Lactucopikrin, bis 27 % Lactucerin (Ester), ca. 50 % α- u. β-Lactucerol (Triterpenalkohol), Mannitol, Oxalsäure, Äpfelsäure, Zitronensäure, Kautschuk, Asparagin, Harz; **Wirkung:** Zur Droge selbst liegen keine Angaben vor. **Verwendung:** (volkstümlich) z. B. bei Pertussis, Reizhusten, als Schlafmittel; die Wirksamkeit bei den beanspruchten Anwendungsgebieten ist derzeit nicht belegt. **Dosierung:** zur Einnahme 3-mal täglich 0,5–3,0 g getrocknete Blätter od. ein entsprechender Infus; **Nebenwirkungen:** keine bekannt; **Kontraindikation:** keine bekannt; **Wechselwirkung:** keine bekannt; **Homöopathie:** Verwendung der ganzen, frischen, blühenden Pflanze entsprechend dem homöopathischen Arzneimittelbild, z. B. bei Verdauungsinsuffizienz mit Flatulenz, Krampfhusten, nervösen Störungen, Verstimmungszuständen.

Lähmung: Paralyse; Oberbegriff für die Minderung (Parese) bzw. den Ausfall (Plegie) der Funktionen eines Körperteils od. Organsystems; i. e. S. (neurologisch) Minderung der motorischen Funktionen eines Nervs mit Bewegungseinschränkung bzw. -unfähigkeit (motorische L.); **Einteilung: 1.** nach Lokalisation der Schädigung in zentrale (sog. spastische L.; 1. motorisches Neuron) u. periphere L. (sog. schlaffe L; 2. motorisches Neuron); **2.** nach betroffener Körperregion, z. B. Mono-, Tetra-, Hemi- od. Paraparese bzw. -plegie; **Therapie:** u. a. **1.** Phytotherapie: (volkstümlich) u. a. Croton* niveus; **2.** Homöopathie: u. a. Aluminium*, Anamirta* cocculus, Blei*, Causticum* Hahnemanni, Cobalt*, Conium* maculatum, Gelsemium* sempervirens, Kalabarbohne*, Lachesis* muta, Ledum* palustre, Mangan*, Phosphor*, Rhus* radicans, Secale* cornutum, Silber*, Strychnos* nux-vomica, Thallium*; **3.** Akupunktur* nach den Vorgaben der Chinesischen Medizin; **4.** Ayurveda; **5.** Chinesische Medizin: u. a. Spatholobi* caulis; **6.** Elektrotherapie*, Stanger*-Bad.

Lärche: s. Larix decidua.

Lärchen|terpentin: s. Larix decidua.

Laien|theorie *f*: Bez. für die Vorstellung medizinischer Laien über die Entstehung u. den Verlauf von Erkrankungen sowie die adäquate Form des Umgangs mit ihnen; Form der subjektiven Krankheitstheorie*. Vgl. Gesundheitsverhalten; Krankheitskonzept; Krankheitsverhalten; Laienwissen.

Laien|wissen: (ethnomedizinisch) Wissen von Laien über Krankheit*, das im Prozess des Krankseins* aktiviert u. mit der Wahrnehmung u. Einordnung von Wohlbefinden u. Missbefinden konfrontiert wird; für den Krankheitsverlauf wesentliche Entscheidungen werden auf dieser Basis getroffen, z. B. die Entscheidung, andere aus der sozialen Gruppe u./od. fremde Experten zu Rate zu ziehen, Einschätzung des therapeutischen Ergebnisses u. Umgang mit diesem Ergebnis. In der praktischen Medizin wird dieser Vorgang meist als Problem der Compliance* verstanden. Im Gegensatz zum Glauben ist das Wissen jeder Person Ergebnis u. Ausdruck lebensweltlicher Erfahrung, das im Zeitalter des Internets sehr umfassend u. realitätsnah sein kann. Kranksein* ist eingebettet in die Alltagswelt u. wird mit dem Alltagswissen objektiviert bzw. internalisiert. So beschreiben Laien ihre Lebenswelt u. ihre Konflikte, in denen sie ihr Kranksein erleben, als spezielle Situationen, Probleme, Gefühle u. deren Interpretation. Im Gegensatz dazu hat die biologisch-technische Medizin ein Raster festgelegt, das von der Alltagswirklichkeit der Patienten entfernt ist, weil es auf den theoretischen Vorstellungen über die jeweilige Krankheit beruht. Es bezieht sich in erster Linie auf physiologische Zusammenhänge u. wird als unumstößliche Beschreibung der Erkrankung aufgefasst. In der Wirklichkeit der Alltagswelt entstehen so für die Laien oft Diskrepanzen zwischen den wissenschaftlich anerkannten Interpretationen der Erkrankung u. dem Denken u. der Lebenswirklichkeit der Patienten.

Lakritze: s. Succus Liquiritiae.

Lakt|agoga (gr. γάλα, γάλακτος Milch; -agoga*) *n pl*: syn. Galaktagoga*.

Laminaria *f*: Algen aus der Familie der Laminariaceae (Braunalgen); Laminaria digitata, Laminaria hyperborea; **Arzneidroge:** getrocknete, stängelartige, mittlere Thallusteile (Laminariae stipites); Negativmonographie Kommission E; **Inhaltsstoffe:** Polysaccharide (Laminarin, Lamin, Calcium- u. Magnesiumsalze der Alginsäure*, Cellulose u. a.), Iod (bis 0,5 % überwiegend organisch gebundenes Gesamtiod), Eisen, Kalium, Brom, Mangan, Aminosäuren, Histamin; **Wirkung:** lipidsenkend, starke Quellung bei Kontakt mit Wasser; **Verwendung:** obsolet; getrocknete Thallusteile wurden als sog. Quellstifte zur Erweiterung bzw. zum Offenhalten von Wundkanälen u. zur Zervixdilatation verwendet, pulverisierte Droge zur oralen Anwendung u. zur Gewinnung von Alginsäure sowie Natriumalginat oral als Laxans, zur Absorption von radioaktivem Strontium, in Kombination mit einem Antazidum bei gastroösophagealem Reflux; (volkstümlich) bei Hypertonie; **Dosierung:** oral Kapseln od. Tabletten mit 500–650 mg Droge einmal täglich; **Nebenwirkungen:** bei oraler Anwendung oberhalb einer Dosierung von 150 μg Iod pro Tag besteht die Gefahr einer Induktion bzw. Verschlimmerung einer Hyperthyreose; selten Sensibilisierungen; Quellstifte: neonatale u. maternale Infektionen, fetale Hypoxie, Einriss der Zervixwand; **Kontraindikation:** orale Anwendung bei Niereninsuffizienz (Gefahr der Hyperkaliämie), Schwangerschaft, Stillzeit; **Wechselwirkung:** Arzneimittel, die die Kaliumkonzentration erhöhen (kaliumsparende Diuretika, Kaliumsubstitution, ACE-Hemmer). Vgl. Fucus.

Lamium album L. *n*: Weiße Taubnessel; ausdauerndes Kraut aus der Familie der Lamiaceae (Lippenblütler); **Arzneidroge:** getrocknete Kronblätter mit anhaftenden Staubblättern (Lamii albi flos, weiße Taubnesselblüten); Monographie: Kommission E; **Inhaltsstoffe:** Iridoid- u. Secoiridoidglykoside (z. B. Lamalbid, Caryoptisid, Albosid A u. B), Triterpensaponine, Phenolcarbonsäuren (u. a. Rosmarinsäure), Flavonolglykoside, Gerbstoffe, Schleimstoffe; **Wirkung:** adstringierend, antiphlogistisch, juckreizstillend; **Verwendung:** als Infus od. andere galenische Zubereitungen zum Einnehmen od. für Spülungen, Sitzbäder u. feuchte Umschläge; **1.** (med.) bei Katarrhen der oberen Atemwege, leichten Entzündungen der Mund- u. Rachenschleimhaut, unspezifischer Leukorrhö (innerlich, äußerlich als Sitzbad), leichten, oberflächlichen Entzündungen der Haut (Kommission E); **2.** (volkstümlich) bei Menstruationsstörungen, Fluor albus, gegen Schlaflosigkeit u. als Blutreinigungsmittel; die Wirksamkeit der Droge bei den volkstümlichen Anwendungsgebieten ist derzeit nicht belegt. **Dosierung:** innerlich: mittlere Tagesdosis 3 g Droge, äußerlich: 5 g Droge für ein Sitzbad; Zubereitungen entsprechend; **Nebenwirkungen:** keine bekannt; **Kontraindikation:** keine bekannt; **Wechselwirkung:** keine bekannt; **Homöopathie:** Verwendung der frischen, blühenden Triebe ohne Stängel entsprechend dem homöopathischen Arzneimittelbild, z. B. bei genitalem Ausfluss.

Lapacho: s. Tabebuia impetiginosa.

Larix decidua L. *f*: (Europäische) Lärche; Baum aus der Familie der Pinaceae (Kieferngewächse); **Arzneidroge:** durch Verletzung der Stämme gewonnener Balsam (Terebinthina laricina, Terebinthina veneta, Lärchenterpentin, venezianisches Terpentin); Monographie: Kommission E; **Inhaltsstoffe:** ca. 20 % ätherisches Öl mit verschiedenen Terpenderivaten (u. a. α-Pinen, Borneol); 50–65 % Harzsäuren mit Laricinolsäure, Larinolsäure u. Lariciresinol; **Wirkung:** hyperämisierend, antiseptisch, bronchosekretolytisch; **Verwendung:** als Einreibung in Form von Salben, Gelen, Emulsionen u. Ölen; (med.) bei rheumatischen u. neuralgischen Beschwerden, katarrhalischen Erkrankungen der Atemwege, Furunkeln (Kommission E); **Dosierung:** bei äußerlicher Anwendung in flüssigen u. halbfesten Zubereitungen 10–20 %ig; **Nebenwirkungen:** allergische Hautreaktionen bei lokaler Anwendung; **Kontraindikation:** Überempfindlichkeit gegenüber ätherischen Ölen; bei Inhalationen akute Entzündungen der Atmungsorgane; **Wechselwirkung:** keine bekannt.

Laser *m*: Akronym für (engl.) **l**ight **a**mplification by **s**timulated **e**mission of **r**adiation, Lichtverstärkung durch stimulierte Emission; physikalische Methode zur Erzeugung monochromatischer, kohärenter, (fast) paralleler Lichtstrahlung mit extrem hoher Energiedichte; zur Erzeugung von Laserlicht wird ein aktives Medium, das gasförmig (z. B. Helium-Neon), flüssig (z. B. Farbstoffe) od. fest (Rubin) sein kann, durch eine äußere Energiequelle (z. B. eine Blitzlampe) angeregt (s. Abb.). Damit werden Atome in einen energiereichen Zustand überführt, in dem sie relativ lange (1×10^{-2} Sek. im Gegensatz zu 1×10^{-8} Sek. anderer Stoffe) verweilen. Vgl. Infrarotlaser; Softlaser.

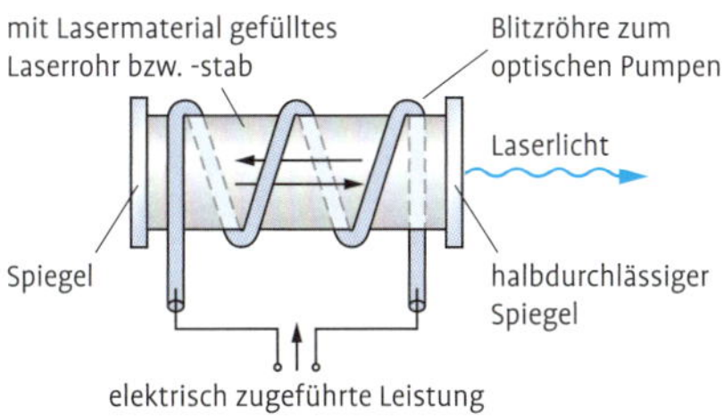

Laser: Schema der Funktionsweise eines Lasers: Das mit Blitzröhre im Lasermaterial erzeugte Licht wird zwischen den Spiegeln hin- u. hergepumpt, bis es (vielfach verstärkt) den teilweise durchlässigen Spiegel durchdringt u. durch eine Sammellinse fokussiert werden kann.

Laser|therapie am Aku|punktur|punkt (Akupunktur*) *f*: Anwendung von Laserstrahlung zur Akupunktur* von Schmerz-, Trigger-* od. Akupunkturpunkten*; Wirksamkeit bisher wissenschaftlich nicht nachgewiesen. Vgl. Lasertherapie, energetisch niedrige; Softlaser.

Laser|therapie, energetisch niedrige (Therapie*) *f*: therapeutische Anwendung eines Softlasers*; i. d. R. wird das Laserlicht i. R. der Akupunktur* auf die jeweils zu behandelnden Akupunkturpunkte* als Nadelersatz appliziert; bei Wund- u. Infektionsgebieten wird der Laser auch flächenhaft eingesetzt. **Anwendung:** bei funktionellen Schmerzzuständen, Durchblutungsstörungen im Innenohr, posttraumatischen Beschwerden, Ekzemen, Urtikaria, Zoster, Suchtbehandlung; bislang keine wissenschaftlichen Nachweise für die Wirksamkeit; **cave:** keine direkte Bestrahlung der Augen, des Bereichs der Schilddrüse u. a. endokriner Drüsen, Epiphysenbestrahlung bei Kindern, direkte Bestrahlung des Kopfes bei Epilepsie, Anwendung bei Herzschrittmacher.

Last, glyk|ämische: Abk. GL; Parameter für die Beurteilung der Blutzuckerwirkung von Nahrungsmitteln, der sich aus dem glykämischen Index* (Abk. GI) unter Berücksichtigung des Kohlenhydratanteils des Lebensmittels errechnet: GL = GI/100 × Kohlenhydratmenge je 100 g Lebensmittel; ermöglicht den Vergleich verschiedener Lebensmittel mit stark unterschiedlichem Kohlenhydratgehalt.

Lateralität (lat. lateralis seitlich) *f*: auch Seitenbeziehung; in der Homöopathie* Bez. für das deutliche Auftreten von Symptomen auf einer Körperseite, sowohl bei der Arzneimittelprüfung* als auch in der Symptomatik eines Patienten; auch gekreuzte Seitenbeziehungen (z. B. obere Körperhälfte rechtsseitig, untere linksseitig) können ein Arzneimittel kennzeichnen bzw. indizieren.

Latschen|kiefer: s. Pinus mugo.

Latwerge *f*: Electuarium; Bez. für eine breiförmige Mischung pulverförmiger Arzneistoffe od. Drogen mit Honig, Zuckersirup, fetten Ölen od. Dickextrakten zum Einnehmen.

Laudanum *n*: s. Opium.

Laurocerasus *m*: s. Kirschlorbeer.

Laurus nobilis L. *m*: Lorbeer; immergrüner Baum aus der Familie der Lauraceae (Lorbeergewächse); s. Abb.; **Arzneidroge:** vorsichtig getrocknete Laubblätter (Lauri folium, Lorbeerblätter); **Inhaltsstoffe:** bis 3 % ätherisches Öl mit Methyleugenol als Hauptbestandteil; Alkaloide vom Aporphin- u. Nor-Aporphin-Typ; Phenolcarbonsäuren; Proanthocyanidine, Sesquiterpenlactone (Costunolid, Laurenoliolid u. a.); **Wirkung:** antimikrobiell, insektenrepellent, sedativ; **Verwendung:** als Küchengewürz u. zur Herstellung von Bitterschnäpsen; Hinweis: Die Verwendung von Lorbeerblättern u. deren Zubereitungen zu medizinischen Zwecken wird nicht empfohlen. **Nebenwirkungen:** sehr häufig allergische Reaktionen, insbesondere Kontaktdermatitiden; **Kontraindikation:** Schwangerschaft u. Stillzeit bei Dosierungen, die höher sind als die in Nahrungsmitteln verwendeten; Kontaktdermatitis auf Lorbeerblätter; **Wechselwirkung:** keine bekannt.

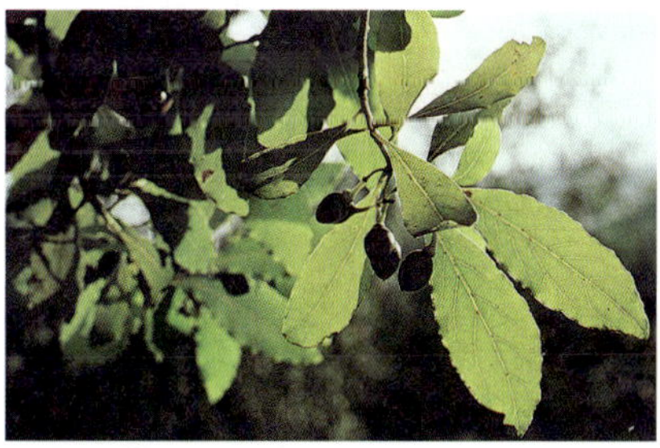

Laurus nobilis: Früchte u. Blätter [7]

Lavandula angusti|folia Mill. **ssp. angustifolia** *f*: Lavandula officinalis Chaix ex Vill.; Lavendel; Halbstrauch aus der Familie der Lamiaceae (Lippenblütler); s. Abb.; **Arzneidroge:** getrocknete Blüten (Lavandulae flos, Lavendelblüten) u. daraus gewonnenes ätherisches Öl (Lavandulae aetheroleum, Lavendelöl); Monographie: WHO, ESCOP,

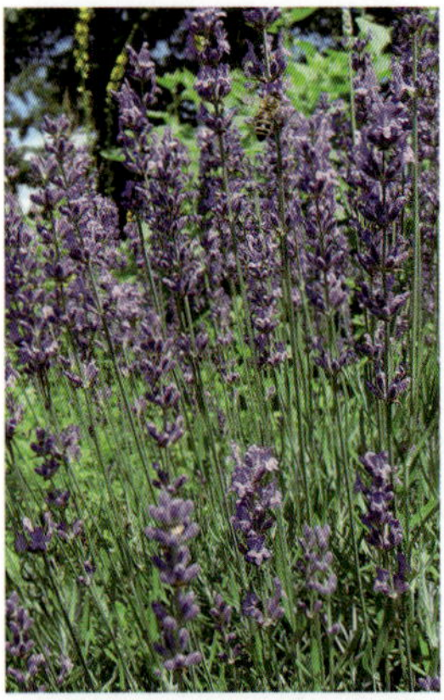

Lavandula angustifolia ssp. angustifolia: blühende Pflanze [11]

Kommission E; **Inhaltsstoffe:** in den Blüten mindestens 1,3 % ätherisches Öl (Linalylacetat, Linalool, Campher, β-Ocimen, 1,8-Cineol) u. 12 % Lamiaceengerbstoffe (z. B. Rosmarinsäure); **Wirkung:** innerlich sedativ, karminativ; äußerlich hyperämisierend; **Verwendung:** als Badezusatz, innerliche Anwendung als Teeaufguss, Öl; **1.** (med.) äußerlich bei funktionellen Kreislaufstörungen; innerlich bei Unruhezuständen, Einschlafstörungen (s. Aromatherapie), funktionellen Oberbauchbeschwerden (funktioneller Dyspepsie, Roemheld-Syndrom, Meteorismus, Reizdarmsyndrom), depressiven Verstimmungen (ESCOP, Kommission E); **2.** (volkstümlich) zur Beruhigung von Säuglingen u. Kleinkindern (Inhalationen), bei rheumatischen Beschwerden, Migräne; **3.** in der Anthroposophischen Krankenpflege äußerlich als Waschung zur Beruhigung; **Dosierung:** äußerlich: 20–100 g Droge auf 20 l Wasser; innerlich 1–4 Tropfen Lavendelöl auf Zucker, 1,5 g Droge pro Tasse Wasser; Hinweis: Kombinationen mit anderen, beruhigend od. karminativ wirksamen pflanzlichen Drogen sind sinnvoll; **Nebenwirkungen:** keine bekannt; **Kontraindikation:** keine bekannt; **Wechselwirkung:** keine bekannt.

Lavendel: s. Lavandula angustifolia.

Lawso̲nia inẹrmis L. *f*: Hennastrauch; Strauch aus der Familie der Lythraceae (Blutweiderichgewächse); **Arzneidroge:** getrocknete Blätter (Lawsoniae folium, Hennablätter); **Inhaltsstoffe:** Farbstoffe vom Typ der 1,4-Naphthochinone, hydroxylierte Naphthalinderivate, 5–10 % Gerbstoffe; **Wirkung:** adstringierend; **Verwendung:** (volkstümlich) äußerlich bei Ekzemen, Scabies, Mykosen u. Geschwüren sowie für Gesichts- u. Haarwässer, z. B. gegen Schuppen; als Haarfärbemittel zum Färben von Nägeln, Handflächen u. Kleidern; **Nebenwirkungen:** Kontaktdermatitis, Hypersensitivitätsreaktionen; **Kontraindikation:** Anwendung bei Säuglingen u. Kleinkindern mit Glukose-6-phosphat-Dehydrogenasemangel; bekannte Überempfindlichkeit auf Henna.

Laxạnzien (lat. laxa̲re lockern) *n pl*: syn. Laxativa, Abführmittel; Mittel zur Förderung u. Erleichterung der Darmentleerung, v. a. durch Steigerung der Peristaltik infolge Vermehrung des intraluminalen Volumens; **Einteilung:** nach Wirkungsweise: **1.** Gleitmittel (z. B. Paraffinöl); **2.** Füll- u. Quellstoffe (z. B. Agar, Flohsamen(-schalen), Leinsamen); **3.** Osmolaxanzien (salinisch, z. B. Karlsbader* Salz; Zucker, z. B. Lactulose); **4.** antiresorptiv u. hydragog wirkende L. (z. B. Anthrachinonderivate, Bisacodyl, Natriumpicosulfat); **5.** L. mit Stimulation der Prostaglandinsynthese im Dünndarm (Rizinusöl); **Verwendung:** Gleitmittel, antiresorptiv u. hydragog wirkende L. einmalig od. kurzfristig zur Darmentleerung vor diagnostischen Untersuchungen, bei schmerzhaften Analerkrankungen, nach operativen Eingriffen, bei Obstipation; **Nebenwirkungen: 1.** bei Gleitmitteln, antiresorptiv u. hydragog wirkenden L. bei längerer od. hochdosierter Anwendung: Elektrolytverlust, v. a. Kaliumverlust, dadurch Verstärkung der Obstipation, Bauchkrämpfe (Anthrachinonderivate), Fremdkörpergranulome (Paraffinöl), hämorrhagische Enteritiden u. lebensbedrohliche Überempfindlichkeitsreaktionen (Phenolphthalein); **2.** bei den anderen Laxanzientypen akut: Blähungen (Quellstoffe).

L-Carniti̲n *n*: s. Carnitin.

Lebens|baum, Abend|ländischer: s. Thuja occidentalis.

Lebens|en|ergie (gr. ἐνέϱγεια Tätigkeit, Wirksamkeit) *f*: Bez. für eine in der traditionellen östlichen wie in der westlichen Heilkunde zugrunde gelegte sog. Lebenskraft; Beispiele für die L. sind in China das Qi*, in Japan Ki bzw. Reiki*, in Indien das Prana, im antiken Griechenland Pneuma. Samuel Hahnemann bezeichnete die L. als vis vitalis (Lebenskraft*), moderne Begriffe sind Bioenergie od. Orgon*. Die derzeit pragmatischste Definition, die traditionelle u. moderne physiologische Sichtweisen vereint, beschreibt die L. als die Grundarbeitsbereitschaft eines Organs od. Gewebes (J. Greten). Versuche, die L. sichtbar zu machen, werden von der Elektronographie* unternommen. Neuere Entwicklungen (z. B. die Bioresonanzverfahren) versuchen, L. als elektromagnetisches Phänomen zu messen u. zu beeinflussen. Eine Vielzahl der Modellvorstellungen von L. bezieht das Energiekontinuum von Mikro- u. Makrokosmos mit ein.

Lebens|ereignis, krịtisches: i. w. S. wichtiges negatives od. positives biographisches Ereignis (z. B. Verlust des Lebenspartners, Tod von Angehörigen, Heirat od. Geburt eines Kindes, berufliche Veränderung) od. traumatisches Ereignis (z. B. Unfall, Katastrophe, sexueller Missbrauch); i. e. S. belastendes (erwünschtes od. unerwünschtes) lebensveränderndes Ereignis, das zu einer Gefährdung der psychischen Stabilität u. einer psychischen

Krise (z. B. Trauer) führen kann u. eine Anpassungsleistung (z. B. Coping*) erfordert; die Anpassung beinhaltet körperliche (z. B. Mobilisierung von Energie) u. psychische Prozesse (z. B. Trauer ausdrücken, Ziele modifizieren, soziale Unterstützung einholen, religiöse Aktivitäten). K. L. sind v. a. bezüglich der Entstehung psychischer Störungen als prädisponierende od. auslösende Faktoren von Interesse. Vgl. Krisenintervention; Belastungsstörung, posttraumatische.

Lebens|kraft: syn. Dynamis; Vitalismus; u. a. in der Homöopathie* verwendeter älterer Begriff für die Gesamtheit der Reaktionsfähigkeit des Organismus, die für den harmonischen Ablauf der Lebensvorgänge sorgt; bei chronischen Erkrankungen kann sie allein jedoch nicht die Gesundheit herbeiführen, sondern bedarf einer Beeinflussung von außen durch ein passendes homöopathisches Arzneimittel. Ohne L. ist der Organismus zu keiner Empfindung, Tätigkeit od. Selbsterhaltung fähig u. zerfällt in seine chemischen Bestandteile. Vgl. Lebensenergie.

Lebens|leib: Ätherleib, Funktionsleib; Bez. der Anthroposophischen Medizin* für die aus der ihr eigenen Gesetzmäßigkeit arbeitende Lebensorganisation des Leibes, die für alle Funktionen im Organismus verantwortlich ist; der L. ist Träger aller Wachstums-, Regenerations- u. Fortpflanzungsvorgänge mit einer engen Verbindung zum Stoffleib* u. dessen ständigem Stoffwechsel. Er äußert sich u. a. in Vitalität u. Körpersprache (s. Diagnostik, anthroposophische). Im seelischen Bereich äußert er sich metamorphosiert u. a. in der Denkkraft.

Lebens|mittel: nach Lebensmittel-*, Bedarfsgegenstände- und Futtermittelgesetzbuch (§ 1) Stoffe, die dazu bestimmt sind, in unverändertem, verarbeitetem od. zubereitetem Zustand vom Menschen verzehrt zu werden; ausgenommen sind Stoffe, die überwiegend zu anderen Zwecken als zur Ernährung od. zum Genuss verzehrt werden; im allgemeinen Sprachgebrauch auch Oberbegriff für Nahrungsmittel* u. Genussmittel* bzw. synonym zu Nahrungsmittel verwendet; in einigen Richtungen der Vollwert*-Ernährung u. Reform*-Ernährung werden L. von Nahrungsmitteln abgegrenzt (s. Vollwert der Nahrung).

Lebens|mittel|all|ergie (Allergen*) *f*: s. Nahrungsmittelallergie.

Lebens|mittel-, Bedarfs|gegenstände- und Futtermittel|gesetz|buch: Abk. LFGB; „Lebensmittel-, Bedarfsgegenstände- u. Futtermittelgesetzbuch" vom 24.7.2009 (BGBl. I S. 2205), zuletzt geändert am 9.12.2010 (BGBl. I S. 1934); ersetzt fast vollständig das Lebensmittel- und Bedarfsgegenständegesetz vom 15.8.1974 (BGBl. I S. 1945), mit Ausnahme von Tabakerzeugnissen, für die das "Vorläufige Tabakgesetz" gilt; damit wurde das deutsche Lebensmittelrecht entsprechend der seit dem 1.1.2005 gültigen „Verordnung (EG) Nr. 178/2002 des Europäischen Parlaments u. des Rates vom 28.1.2002 zur Festlegung der allgemeinen Grundsätze u. Anforderungen des Lebensmittelrechts, zur Errichtung der Europäischen Behörde für Lebensmittelsicherheit u. zur Festlegung von Verfahren zur Lebensmittelsicherheit" (sog. EU-Basisverordnung) umgestaltet. **Inhalt:** Das LFGB umfasst alle Produktions- u. Verarbeitungsstufen entlang der sog. Food-Value-Chain. Es regelt u. a. die Verwendung von Lebensmittelzusatzstoffen*, die Rückverfolgbarkeit von Agrarprodukten u. enthält Verordnungsermächtigungen insbesondere für Hygienevorschriften u. Maßnahmen zum Schutz der Gesundheit beim Herstellen, Behandeln u. Inverkehrbringen von Lebensmitteln sowie für zulässige Höchstmengen z. B. von Pestizidrückständen. Es wird v. a. durch unionsrechtliche Richtlinien sowie europäische u. nationalrechtliche Verordnungen ergänzt, z. B. die Kosmetikverordnung, Diätverordnung, Zusatzstoff-Zulassungsverordnung, Nährwert-Kennzeichnungsverordnung u. weitere Qualitätsnormen.

Lebens|mittel|bestrahlung: Behandlung von Lebensmitteln mit ionisierender Strahlung (v. a. Röntgen-, Gamma- od. Betastrahlung) zum Zweck der Sterilisation bzw. Haltbarmachung, z. B. zur Verzögerung der Reifung von Früchten, Abtötung u. Verhinderung der Entwicklung lebensmittelschädlicher Insekten, Parasiten u. Mikroorganismen, zur Verhinderung des Auskeimens von Zwiebeln u. Kartoffeln sowie zur Verbesserung technologischer Eigenschaften von Lebensmitteln (z. B. höhere Saftausbeute bei Obst); die hierfür notwendigen Strahlendosen können physikalisch-chemische Veränderungen der Bestandteile der bestrahlten Lebensmittel induzieren, z. B. Denaturierung von Protein, Depolymerisation von Kohlenhydraten, Entstehung reaktiver freier Radikale des Wassers, Bildung von Ozon* od. bestimmten nitrosen Gasen. In Deutschland ist nach § 13 des Lebensmittel-*, Bedarfsgegenstände- und Futtermittelgesetzbuchs die L. nur unter bestimmten Voraussetzungen (zu Kontroll- u. Messzwecken) zulässig; eine generelle L. ist verboten, da nach dem heutigen Kenntnisstand eine schädigende Wirkung nicht auszuschließen ist. Nach der „Verordnung über die Behandlung von Lebensmitteln mit Elektronen-, Gamma- u. Röntgenstrahlen, Neutronen od. ultravioletten Strahlen" vom 14.12.2000 (BGBl. I S. 1730, zuletzt geändert am 31.10.2006, BGBl. I S. 2407), die der Umsetzung der 2 EG-Richtlinien „Richtlinie 1999/2/EG des Europäischen Parlaments u. des Rates vom 22.2.1999 zur Angleichung der Rechtsvorschriften der Mitgliedstaaten über mit ionisierenden Strahlen behandelte Lebensmittel u. Lebensmittelbestandteile" (ABl. L 66/19 vom 13.3.1999) sowie „Richtlinie 1999/3/EG des Europäischen Parlaments u. des Rates vom 22.2.1999 über die Festlegung einer Gemeinschaftsliste von mit ionisierenden Strahlen behandelten Lebensmitteln u. Lebensmittelbestandteilen" (ABl. L 66/24 vom 13.3.1999) dient, ist in Deutschland bislang lediglich die Bestrahlung von getrockneten aromatischen Kräutern u. Gewürzen zulässig. Ebenso dürfen hiernach bestrahlte Kräuter u. Gewürze od. diese beinhaltende Lebensmittel aus Drittländern nur unter engen Voraussetzungen eingeführt u. als solche gekennzeichnet in den Verkehr gebracht werden.

Lebens|mittel, bio|logisch-dynamische: umgangssprachliche Bez. für Nahrungsmittel* aus ökologischem Landbau.

Lebens|mittel, brenn|wert|arme: syn. energiearme Lebensmittel; Lebensmittel mit geringer Energiedichte; Bez. für diätetische Lebensmittel*, deren physiologischer Brennwert gering ist; die obere Grenze beträgt 210 kJ/100 g (bzw. 50 kcal/100 g) für ballaststoff- u. wasserreiche Lebensmittel bzw. 87 kJ/100 g (bzw. 20 kcal/100 g) für Getränke u. Suppen. Vgl. Lebensmittel, brennwertverminderte.

Lebens|mittel, brenn|wert|verminderte: syn. energiereduzierte Lebensmittel; Bez. für diätetische Lebensmittel*, die sich von vergleichbaren Lebensmitteln aufgrund ihrer Verarbeitung bzw. Herstellungsverfahren durch einen deutlich niedrigeren physiologischen Brennwert* (mindestens 30 %) unterscheiden; die Brennwertverminderung wird erreicht, indem brennwertreiche Bestandteile (häufig Fett, Zucker, Alkohol) nicht verwendet, z. T. od. ganz entfernt od. durch energiearme od. -freie Ersatzstoffe ausgetauscht werden. Das Ausmaß der Verminderung u. dessen Kenntlichmachung sind durch die Diätverordnung geregelt. **Anwendung:** bei Übergewicht, Diabetes mellitus, zur Prophylaxe von Herz-Kreislauf-Erkrankungen.

Lebens|mittel, diätetische: überwiegend abgepackte Lebensmittel, die laut „Verordnung über diätetische Lebensmittel" (Diätverordnung; Abk. DiätV) vom 28.4.2005 (BGBl. I S. 1161), zuletzt geändert am 1.10.2010 (BGBl. I S. 1306), u. „Richtlinie des Rates vom 3.5.1989 zur Angleichung der Rechtsvorschriften der Mitgliedstaaten über Lebensmittel, die für eine besondere Ernährung bestimmt sind" (89/398/EWG, ABl. L 186/27 vom 30.6.1989, geändert durch Richtlinie 96/84/EG vom 19.12.1996 u. Richtlinie 1999/41/EG vom 7.7.1999 sowie ergänzt durch Richtlinie 2001/15/EG vom 15.2.2001), einem besonderen Ernährungszweck dienen sollen (z. B. bei Krankheit, Mangelerscheinungen, Funktionsanomalien od. Überempfindlichkeit gegen einzelne Lebensmittel od. deren Bestandteile, während der Schwangerschaft u. Stillzeit sowie beim gesunden Säugling u. Kleinkind) u. die sich von anderen Lebensmitteln vergleichbarer Art durch das Verfahren ihrer Herstellung, ihre Zusammensetzung od. Eigenschaften maßgeblich unterscheiden; zu den d. L. zählen auch Kochsalzersatz, Zuckeraustauschstoffe (Fruktose, Mannitol, Sorbitol, Xylitol) u. zugelassene Süßstoffe* sowie Sondennahrung u. sog. bilanzierte Diäten* bzw. Lebensmittel für Diabetiker u. Übergewichtige, natriumarme Lebensmittel zur Verwendung bei Nierenerkrankungen u. Hypertonie, besonders zusammengesetzte Lebensmittel zur Verwendung bei Fettstoffwechselstörungen, glutenfreie Lebensmittel zur Verwendung bei Zöliakie od. einheimischer Sprue, ballaststoffreiche Erzeugnisse zur Behandlung von Obstipation; außerdem Lebensmittel, die nach Kennzeichnung wie Darbietung mit diätetischer Zweckbestimmung in den Handel gelangen.

Lebens|mittel, en|ergie|arme: syn. brennwertarme Lebensmittel*.

Lebens|mittel, en|ergie|reduzierte: syn. brennwertverminderte Lebensmittel*.

Lebens|mittel, funktionelle: auch Agromedical-Food, Designer-Food, Functional-Food, Nutraceuticals, Pharma-Food; Lebensmittel, die zusätzlich zum Eignungswert (s. Lebensmittelqualität) eine positive Wirkung auf Gesundheit, physische Leistungsfähigkeit od. Gemütszustand eines Individuums haben sollen; kennzeichnend ist, dass der Verbraucher durch Angaben auf der Verpackung über diese Wirkungen informiert wird; z. B. probiotische Milchprodukte*, konjugierte Linolsäure*, ACE*-Getränk, Wellness*-Getränk; bisher gibt es keine allgemeingültige lebensmittelrechtliche Definition.

Lebens|mittel, gen|technisch hergestellte: aus gentechnisch veränderten Organismen (Abk. GVO) gewonnene Lebensmittel od. Lebensmittelbestandteile; **Einteilung:** s. Lebensmittel, neuartige (Tab. dort); **Herstellung:** **1.** Pflanzenzüchtung mit dem Ziel der Synthese neuer Produkte (Proteine, Kohlenhydrate, Aroma-, Farbstoffe u. a.), einer Resistenz gegenüber Herbiziden, Insektiziden, Viren, Pilzen u. schwierigen Umweltbedingungen (z. B. Salz-, Schwermetallkonzentrationen, Temperaturen) sowie einer besseren Nährstoffausnutzung; **2.** Tierzüchtung, um das Wachstum der Tiere zu beschleunigen, die Futtermittelverwertung zu optimieren, die Tiergesundheit zu beeinflussen u. die Qualität tierischer Produkte zu verbessern u. zu modifizieren; **3.** Stammoptimierung von Mikroorganismen zur fermentativen Gewinnung von Einzelsubstanzen (Süßstoffe, Aromen, Proteine, Vitamine, Zusatzstoffe, Enzympräparate u. a.), Nutzung gentechnisch veränderter Organismen als Starter- u. Schutzkulturen sowie als Probiotika für die Lebensmittelindustrie. **Gesetzliche Regelungen**, insbesondere hinsichtlich Einfuhr, Anbau, Inverkehrbringen u. Kennzeichnung gentechnisch veränderter Pflanzen od. der hieraus hergestellten Lebens- u. Futtermittel, finden sich in der „Verordnung (EG) Nr. 1829/2003 des Europäischen Parlaments u. des Rates vom 22.9.2003 über genetisch veränderte Lebensmittel u. Futtermittel" (ABl. L 268/1 vom 18.10.2003), der „Verordnung (EG) Nr. 1830/2003 des Europäischen Parlaments u. Rates vom 22.9.2003 über die Rückverfolgbarkeit u. Kennzeichnung von gentechnisch veränderten Organismen u. über die Rückverfolgbarkeit von aus genetisch veränderten Organismen hergestellten Lebensmitteln u. Futtermitteln" sowie der „Verordnung des Europäischen Parlaments u. des Rates zur Änderung der Richtlinie 2001/18/EG" (ABl. L 268/24 vom 18.10.2003), der „Richtlinie 2001/18/EG des Europäischen Parlaments u. des Rates vom 12. März 2001 über die absichtliche Freisetzung genetisch veränderter Organismen in die Umwelt u. zur Aufhebung der Richtlinie 90/220/EWG des Rates" (ABl. L 106/1 vom 17.4.2001), deren Vorgaben durch eine Änderung des Gentechnikgesetzes (vom 20.6.1990, BGBl. I S. 1080, zuletzt geändert am 9.12.2010, BGBl. I S. 2542) in nationales Recht umgesetzt wurden.

Lebens|mittel|kennzeichnung: Kenntlichmachung von Lebensmitteln in Fertigpackungen, die dazu bestimmt sind, an den Verbraucher abgegeben zu werden; geregelt in der „Verordnung über die Kennzeichnung von Lebensmitteln" vom 15.12.1999 (BGBl. I S. 2464), zuletzt geändert am 2.6.2010 (BGBl. I S. 752); umfasst Angabe von Verkehrsbezeichnung, Name u. Anschrift des Herstellers bzw. Verpackers, Verzeichnis der Zutaten, Mindesthaltbarkeitsdatum u. vorhandenen Alkoholgehalt bei Getränken mit einem Alkoholgehalt von mehr als 1,2 Volumenprozent.

Lebens|mittel, nähr|stoff|verminderte: Bez. für diätetische Lebensmittel*, in denen ein meist mit einem Ernährungsrisiko verbundener unerwünschter Inhaltsstoff ohne physiologischen Brennwert (z. B. Natrium, Cholesterol*) od. ein bestimmter verhältnismäßig brennwertreicher Bestandteil (z. B. Zucker, Fett, Alkohol) vermindert ist; die Nährstoffverminderung gegenüber vergleichbaren Lebensmitteln sollte mindestens 40 % betragen. Zu den n. L. gehören auch sog. Light*-Produkte, vorausgesetzt, die Bez. „light" bezieht sich eindeutig auf den Energie- bzw. Nährstoffgehalt.

Lebens|mittel, neu|artige: auch Novel-Food; Oberbegriff für Lebensmittel u. Lebensmittelzutaten, die bislang im gemeinsamen europäischen Markt nicht in nennenswertem Umfang verzehrt wurden; fasst gentechnisch hergestellte Lebensmittelbestandteile u. Hilfsstoffe, gentechnisch veränderte Pflanzen u. Tiere sowie chemisch modifizierte od. neu synthetisierte Zutaten u. Erzeugnisse zusammen (s. Tab.); das Inverkehrbringen u. die Etikettierung regelt die „Verordnung (EG) Nr. 258/97 des Europäischen Parlaments u. des Rates über neuartige Lebensmittel u. Lebensmittelzutaten" (sog. Novel-Food-Verordnung, am 15.5.1997 in Kraft getreten).

Lebens|mittel|qualität *f*: Bez. für die Summe aller bewertbaren Merkmale u. Eigenschaften eines Lebensmittels, wobei neben Inhaltsstoffen (Nähr-

Lebensmittel, neuartige

Systematik	Beispiele
1. Lebensmittel und Lebensmittelbestandteile, die gentechnisch veränderte Organismen enthalten oder aus ihnen bestehen	Tomaten, Maiskörner, Raps, Salami mit gentechnisch veränderten Mikroorganismen, Joghurt mit gentechnisch veränderten Milchsäurebakterien
2. Lebensmittel und Lebensmittelbestandteile, die aus gentechnisch veränderten Organismen hergestellt sind, diese aber nicht enthalten	Enzyme, Hormone, Stärken, Öle, Zucker
3. Lebensmittel und Lebensmittelbestandteile mit neuer oder gezielt veränderter primärer Molekülstruktur	Fettersatzstoffe, Süßungsmittel, nicht übliche Kohlenhydrate
4. Lebensmittel und Lebensmittelbestandteile, die aus Mikroorganismen, Pilzen oder Algen bestehen oder aus diesen isoliert worden sind	Lebensmittel aus nicht traditionellen Rohstoffen (z. B. Single-cell-Proteine, Algen, Plankton, Lupinenmehl)
5. Lebensmittel und Lebensmittelbestandteile, die aus Pflanzen bestehen oder aus Pflanzen oder Tieren isoliert werden, mit Ausnahme jener Lebensmittel und Lebensmittelbestandteile, die durch traditionelle Vermehrungs- und Züchtungsverfahren gewonnen wurden und deren sicherer Gebrauch sich über Jahre bewährt hat	Produkte aus fremden Kulturkreisen (z. B. geröstete Heuschrecken, Käferlarven, exotische Meeresfrüchte, exotisches Obst und Gemüse)
6. Lebensmittel und Lebensmittelbestandteile, die einem nicht üblichen Produktionsprozess unterzogen wurden, der nennenswerte Veränderungen in der Zusammensetzung oder Struktur des Lebensmittels oder Lebensmittelbestandteils mit sich bringt, die den Nährwert, Stoffwechsel oder den Gehalt an unerwünschten Inhaltsstoffen beeinflussen	neue technische Verfahren für traditionelle Lebensmittel (z. B. Hochdrucksterilisierung)

wert*, Gesundheitswert), Sensorik (Genusswert) u. Eignung für bestimmte Zwecke (Eignungswert) auch übergeordnete Aspekte eine Rolle spielen, z. B. ökonomischer, psychologischer, soziokultureller, politischer u. ökologischer Wert.

Lebens|mittel|recht: s. Lebensmittel-, Bedarfsgegenstände- und Futtermittelgesetzbuch.

Lebens|mittel|unverträglichkeit: s. Nahrungsmittelunverträglichkeit.

Lebens|mittel|verarbeitung: Summe der Prozesse u. Behandlungen, denen Lebensmittel von der Produktion bis zum endgültigen Verzehr unterzogen werden; bei den meisten Verfahren werden Inhaltsstoffe vermindert, d. h. die Nährstoffdichte* wird herabgesetzt u. die Energiedichte* häufig erhöht (z. B. Vitaminverluste beim Erhitzen, Abtrennung essentieller Nährstoffe bei der Auszugsmehlherstellung); in Ausnahmefällen werden ernährungsphysiologisch wünschenswerte Inhaltsstoffe vermehrt, z. B. beim Ankeimen von Samen (Vitaminsynthese), bei der Milchsäuerung von Milch u. Gemüse. Vitamine werden z. B. auch zur Konservierung (z. B. Ascorbinsäure) od. um einen höheren gesundheitlichen Wert zu erzielen (funktionelle Lebensmittel*) zugesetzt.

Lebens|mittel|zusatz|stoffe: Stoffe, die Lebensmitteln zur Beeinflussung ihrer Beschaffenheit od. zur Erzielung bestimmter Eigenschaften u. Wirkungen zugesetzt werden (s. Tab.); z. B. zur Verlängerung der Haltbarkeit (Konservierungsstoffe*, Schwefeldioxid, Antioxidanzien*), Veränderung od. Erhaltung der Konsistenz (Stabilisatoren*, Dickungs-* und Geliermittel) sowie Beeinflussung der optischen od. geschmacklichen Eigenschaften (Farbstoffe*, Süßstoffe*); ausgenommen sind Stoffe, die natürlicher Herkunft od. den natürlichen chemisch gleich sind u. nach allgemeiner Verkehrsauffassung überwiegend wegen ihres Nähr-, Geruchs- od. Geschmackswerts od. als Genussmittel* verwendet werden, sowie Trink- u. Tafelwasser; eine Vielzahl anderer Stoffe (z. B. Mineralstoffe, Vitamine A u. D, Aminosäuren) sind den Zusatzstoffen gleichgestellt (nach Lebensmittel-*, Bedarfsgegenstände- und Futtermittelgesetzbuch); die „Richtlinie 89/107/EWG des Rates vom 21.12.1988 zur Angleichung der Rechtsvorschriften der Mitgliedstaaten über Zusatzstoffe, die in Lebensmitteln verwendet werden dürfen" (ABl. L 40 vom 11.2.1989) sowie der durch die UNO geschaffene (rechtlich nicht verbindliche) Codex* Alimentarius verzichten auf eine Einbeziehung von Vitaminen, Mineralstoffen u. Aminosäuren. Art, Verwendung, Höchstmengenbegrenzungen u. Kenntlichmachung regelt die Zusatzstoff-Zulassungsverordnung vom 29.1.1998 (BGBl. I S. 230), zuletzt geändert am 28.3.2011 (BGBl. I S. 530).

Leber|blümchen: s. Hepatica nobilis.

Leber-Depression: Leber-Unterdrückung u. -Verknotung; Krankheitskonzept der Chinesischen Medizin* für die Unterdrückung od. Abspaltung

Lebensmittelzusatzstoffe

E-Nummer	Bezeichnung	Hauptfunktion
E 100	Kurkumin	F
E 101	Lactoflavin, Riboflavin	F
E 102	Tartrazin	F
E 104	Chinolingelb	F
E 110	Gelborange S, Sunsetgelb FCF	F
E 120	Karmin, Karminsäure, Cochenille	F
E 122	Azorubin, Carmoisin	F
E 123	Amaranth	F
E 124	Cochenillerot A, Ponceau 4R	F
E 127	Erythrosin	F
E 128	Rot 2G	F
E 129	Allurarot AC	F
E 131	Patentblau	F
E 132	Indigotin, Indigokarmin	F
E 133	Brillantblau FCF	F
E 140	Chlorophylle und Chlorophylline	F
E 141	Kupferkomplexe des Chlorophylls	F
E 142	Grün S	F
E 150 a–d	Zuckerkulör	F
E 151	Brillantschwarz BN	F
E 153	Carbo medicinalis vegetabilis	F
E 154	Braun FK	F
E 155	Braun HT (Schokoladenbraun HT)	F
E 160 a–f	Carotin und Carotinoide	F
E 161 b	Lutein	F
E 161 g	Canthaxanthin	F
E 162	Beetenrot, Betanin	F
E 163	Anthocyane	F

Lebensmittelzusatzstoffe

E-Nummer	Bezeichnung	Hauptfunktion
E 170	Calciumcarbonate	F, TM
E 171	Titandioxid	F
E 172	Eisenoxide und -hydroxide	F
E 173	Aluminium	F
E 174	Silber	F
E 175	Gold	F
E 180	Litholrubin BK	F
E 200, E 202, E 203	Sorbinsäure und Sorbate	K
E 210–213	Benzoesäure und Benzoate	K
E 214–219	p-Hydroxybenzoesäureester (Kurzbez. PHB-Ester)	K
E 220–224, E 226–228	Schwefeldioxid und Sulfite	K, A
E 230	Biphenyl, Diphenyl	K
E 231–232	Orthophenylphenol und Natriumsalz	K
E 234	Nisin	K
E 235	Natamycin	K
E 239	Hexamethylentetramin	K
E 242	Dimethyldicarbonat	K
E 249–250	Nitrite	K, ST
E 251–252	Nitrate	K, ST
E 260–263	Essigsäure und Acetate	S, SR
E 270	Milchsäure	S
E 280–283	Propionsäure und Propionate	K
E 284–285	Borsäure und Natriumsalz	K
E 290	Kohlendioxid	TG
E 296	Äpfelsäure	S
E 297	Fumarsäure	S
E 300–302	Ascorbinsäure und Ascorbate	A, M
E 304	Ascorbinsäureester	A
E 306–309	Tocopherole	A
E 310–312	Gallate	A
E 315–316	Isoascorbinsäure und Natriumsalz	A
E 320	Butylhydroxyanisol (Abk. BHA)	A
E 321	Butylhydroxytoluol (Abk. BHT)	A
E 322	Lecithin	E
E 325–327	Laktate	SR
E 330–333	Zitronensäure und Citrate	S, SR
E 334–337	Weinsäure und Tartrate	S, SR
E 338–341	Phosphorsäure und Phosphate	S, SCH, SR
E 350–352	Malate	SR
E 353	Metaweinsäure	ST
E 354	Calciumtartrat	SR, EM
E 355–357	Adipinsäure und Adipate	S, SR
E 363	Bernsteinsäure	S
E 380	Triammoniumcitrat	SR
E 385	Calcium-dinatrium EDTA	A, ST
E 400–405	Alginsäure und Alginate	V
E 406	Agar Agar	G
E 407	Carrageen	G
E 407 a	verarbeitete Eucheuma-Algen	G
E 410	Johannisbrotkernmehl	V
E 412	Guarkernmehl	V
E 413	Traganth	G
E 414	Gummi arabicum	V
E 415	Xanthan	V
E 416	Karayagummi	V
E 417	Tarakernmehl	V
E 418	Gellan	G

Fortsetzung nächste Seite

Fortsetzung v. S. 247

L

Lebensmittelzusatzstoffe

E-Nummer	Bezeichnung	Hauptfunktion
E 420	Sorbit	SÜ, FH
E 421	Mannit	SÜ
E 422	Glycerol	FH
E 432–436	Polysorbate	E
E 440	Pektine	G
E 442	Ammoniumsalze von Phosphatidsäuren	E
E 444	Sucroseacetatisobutyrat	ST
E 445	Glycerolester aus Wurzelharz	ST
E 450–452	Di-, Tri- und Polyphosphate	A, B, SCH
E 460, E 461, E 463–466	Zellulose, Zelluloseester	FÜ, V
E 470 a–b	Salze der Fettsäuren	E, TM
E 471	Mono- und Diglyceride von Fettsäuren	E, SV
E 472 a–f	Mono- und Diglyceride von Fettsäuren, verestert mit Genusssäuren	E
E 473	Zuckerester von Fettsäuren	E
E 474	Zuckerglyceride	E
E 475	Polyglycerolester von Fettsäuren	E
E 476	Polyglycerol-Polyricinoleat	E
E 477	Propylenglykolester von Fettsäuren	E
E 479 b	thermooxidiertes Sojaöl, verestert mit Mono- und Diglyceriden von Fettsäuren	E, TM
E 481–482	Stearoyllactylate	E
E 483	Stearoyltartrat	E
E 491–495	Sorbitanfettsäureester	E
E 500, E 501, E 503, E 504	Carbonate	SR, B
E 507–509, E 511	Salzsäure und Chloride	S, GV
E 512	Zinnchlorid	A, ST
E 513–517, E 520–523	Schwefelsäure und Sulfrate	S, SR, FM
E 524–528	Hydroxide	SR
E 529–530	Oxide	SR
E 535–536, E 538	Ferrocyanide	ST, TM
E 541	saures Natriumaluminiumphosphat	B
E 551–556, E 558, E 559	Siliciumdioxid und Silicate	TM
E 570	Fettsäuren	E
E 574	Glukonsäure	SR
E 575	Glukono-delta-Lakton	SR
E 576–579	Glukonate	SR, ST
E 585	Eisenlaktat	ST
E 620–625	Glutaminsäure und Glutamate	GV
E 626–629	Guanylsäure und Guanylate	GV
E 630–633	Inosinsäure und Inosinate	GV
E 634–635	Ribonukleotide	GV
E 640	Glycin und Natriumsalz	GV
E 900	Dimethylpolysiloxan	SV
E 901	Bienenwachs	Ü, TM
E 902	Candelillawachs	Ü, TM
E 903	Carnaubawachs	Ü, TM
E 904	Schellack	Ü, TM
E 912	Montansäureester	Ü, TM
E 914	Polyethylenwachsoxidate	Ü, TM
E 927 b	Carbamid	ST
E 938	Argon	TG
E 939	Helium	TG
E 941	Stickstoff	TG

Lebensmittelzusatzstoffe		
E-Nummer	Bezeichnung	Hauptfunktion
E 942	Distickstoffmonoxid (Lachgas)	TG
E 948	Sauerstoff	TG
E 950	Acesulfam	SÜ, GV
E 951	Aspartam	SÜ, GV
E 952	Cyclamat	SÜ
E 953	Isomalt	SÜ
E 954	Saccharin	SÜ
E 957	Thaumatin	SÜ, GV
E 959	Neohesperidin	SÜ
E 965	Maltitol	SÜ
E 966	Lactitol	SÜ
E 967	Xylitol	SÜ
E 999	Quillajaextrakt	ST
E 1105	Lysozym	K
E 1200	Polydextrose	FÜ
E 1201	Polyvinylpyrrolidon	ST
E 1202	Polyvinylpolypyrrolidon	ST
E 1404, E 1410, E 1412–1414, E 1420, E 1422, E 1440, E 1442, E 1450	chemisch modifizierte Stärken	MS, V
E 1505	Triethylcitrat	TM
E 1518	Glyceroltriacetat (Triacetin)	TM

A: Antioxidationsmittel, B: Backtriebmittel, E: Emulgator, F: Farbstoff, FM: Festigungsmittel, FH: Feuchthaltemittel, FÜ: Füllstoff, G: Geliermittel, GV: Geschmacksverstärker, K: Konservierungsstoff, M: Mehlbehandlungsmittel, MS: modifizierte Stärke, S: Säuerungsmittel, SR: Säureregulator, SV: Schaumverhüter, SCH: Schmelzsalz, ST: Stabilisator, SÜ: Süßungsmittel, TG: Treibgas, TM: Trennmittel, Ü: Überzugsmittel, V: Verdickungsmittel

von Emotionen als Folge ungelöster Konflikte; häufig Aggressionshemmung, ggf. Anhedonie (s. Depression), dissoziative od. somatoforme Symptomatik. Vgl. Bupleuri radix; Prunellae spica.

Leber|erkrankungen: Sammelbez. für Funktionsstörungen der Leber; **Therapie:** u. a. **1.** Phytotherapie: **a)** (med.) Curcuma* longa, Curcuma* xanthorrhiza, Cynara* cardunculus ssp. flavescens, Fumaria* officinalis, Glycine* max, Rosmarinus* officinalis, Silybum* marianum; **b)** (volkstümlich) u. a. Achillea* millefolium, Anagallis* arvensis, Angelica* archangelica, Armoracia* rusticana, Berberis* vulgaris, Calendula* officinalis, Chelidonium* majus, Chionanthus* virginicus, Cochlearia* officinalis, Eschscholzia* californica, Flavonoide*, Fragaria* vesca, Hedera* helix, Tamarindus* indica, Taraxacum* officinale, Theobroma* cacao, Urtica*, Verbena* officinalis, Veronica* officinalis; **c)** Misteltherapie*; **2.** Homöopathie: u. a. Alchemilla* vulgaris, Arsen*, Berberis vulgaris, Blei*, Bryonia*, Centaurea* benedicta, Chelidonium majus, Chionanthus virginicus, Conyza* canadensis, Cynara cardunculus ssp. flavescens, Eupatorium* perfoliatum, Fagopyrum* esculentum, Fumaria officinalis, Hydrastis* canadensis, Juglans* cinerea, Juglans* regia, Lycopodium* clavatum, Mahonia* aquifolium, Menyanthes* trifoliata, Natriumsulfat*, Peumus* boldus, Podophyllum* peltatum, Quassia* amara, Quecksilber*, Schwefel*, Silybum marianum, Solidago*, Stellaria* media, Strychnos* nux-vomica, Taraxacum officinale, Zinn*; **3.** Hydrotherapie: u. a. Heublumensack*, Leberwickel*; **4.** Akupunktur* nach den Vorgaben der Chinesischen Medizin; **5.** Ayurveda: u. a. Picrorhiza* kurroa; **6.** Tibetische Medizin: u. a. Cassia* fistula, Picrorhiza kurroa; **7.** reflektorische Therapie (u. a. Schröpfen*) bei bindegewebigen Zonen; **8.** Biochemie* nach Schüßler: u. a. Natrium sulfuricum; **9.** Ernährungstherapie: u. a. therapeutisches Fasten*, Mayr*-Kur, Sulfatwasser*, Trinkkur*.

Leber-Feuer: Krankheitskonzept der Chinesischen Medizin* für den Anstau ungelöster emotionaler Konflikte, bei denen Neid, Groll, Wut u. Hass im Vordergrund stehen; häufig heftige Zornausbrüche mit Verbalinjurien u. gewaltbesetzte Träume. Vgl. Gentianae radix; Prunellae spica.

Leber-Hitze: Krankheitskonzept der Chinesischen Medizin*; typische Krankheitszeichen sind Zornausbrüche mit Reizzuständen der Augen, ggf. Sodbrennen u. Palpitationen. Vgl. Arctii fructus; Gentianae radix; Mori folium.

Leber-Leere: Krankheitskonzept der Chinesischen Medizin*; **Formen: 1. Leber-Blut-Leere:** typische Krankheitszeichen sind Blässe, Abmagerung, Neigung zu muskulären Verspannungen, Muskelkrämpfen u. Muskelschmerzen, Sehstörung (v. a. nachts), Schwindel, Hypo- u. Oligomenorrhö; **2. Leber-Qi-Leere:** typische Krankheitszeichen sind mangelndes Selbstvertrauen, Schüchternheit, Furchtsamkeit u. Beeinflussbarkeit; **3. Leber-Yin-Leere:** typische Krankheitszeichen sind Reizbarkeit, emotionale Unausgeglichenheit, Unruhe, Sicca-Syndrom der Augen, Hitzewallungen, Nachtschweiß u. Mundtrockenheit; **4. Leber-Yang-Leere:** typische Krankheitszeichen sind Überempfind-

L

lichkeit für Kritik u. Zurückweisung, Reizbarkeit, kalte Beine, chronische Kälteempfindlichkeit v. a. der Genital- u. Flankenregion, Libidoverlust u. Sexualfunktionsstörungen mit deutlichem Einfluss emotionaler Faktoren. Vgl. Corni fructus; Ecliptae herba; Ligustri lucidi fructus; Lycii fructus; Rehmanniae radix praeparata.

Leber-Qi: s. Qi; Qi, umgekehrtes.

Leber|tran: Oleum Jecoris aselli; Fischleberöl mit hohem Gehalt an Vitamin* A u. Vitamin* D.

Leber|wickel: über der Leberregion (rechter Oberbauch u. unterer rechter Thoraxbereich, seitlich bis zum Rücken übergreifend) angelegter, meist warm-heißer Wickel*; verbessert reflektorisch die Leberfunktion.

Leber-Wind: Krankheitskonzept der Chinesischen Medizin*; typische Krankheitszeichen sind anhaltende emotionale Reizbarkeit verbunden mit oft labiler Hypertonie u. transienten neurologischen Defiziten (z. B. transienter ischämischer Attacke) od. unspezifischen Funktionsstörungen der Sinnesorgane. Vgl. Gastrodiae rhizoma; Uncariae ramulus cum uncis.

Leber-Yang, aufsteigendes: Krankheitskonzept der Chinesischen Medizin*; typische Krankheitszeichen sind anhaltende emotionale Reizbarkeit verbunden mit cholerischen Ausbrüchen u./od. Hypertonie, Kopfdruck od. Kopfschmerz, Gesichtsrötung, unspezifischem Schwindel od. Taumel u. Verschwommensehen. Vgl. Gastrodiae rhizoma; Uncariae ramulus cum uncis.

Lecithinum ex soja *n*: s. Glycine max.

Ledebouriellae radix *f*: s. Saposhnikoviae radix.

Ledum palustre L. *n*: Sumpfporst, Wilder Rosmarin; immergrüner Strauch aus der Familie der Ericaceae (Heidekrautgewächse); wild lebende Populationen sind besonders geschützt (§ 1 Satz 1 Bundesartenschutzverordnung). **Arzneidroge:** blühendes Kraut (Ledi palustris herba); Negativmonographie Kommission E; **Inhaltsstoffe:** ätherisches Öl mit den tricyclischen Sesquiterpenen Ledol u. Palustrol, Catechingerbstoffe, Flavonoide; **Wirkung:** antitussiv, antiphlogistisch, motilitätshemmend; **Verwendung:** (volkstümlich) als Infus innerlich als Diuretikum, Diaphoretikum, Emetikum, Expektorans; bei Gicht, rheumatischen Beschwerden, Pertussis u. Exanthemen; äußerlich zur Wundbehandlung, gegen Insektenstiche; angesichts der Risiken u. nicht belegter Wirksamkeit bei den beanspruchten Anwendungsgebieten ist die therapeutische Verwendung nicht vertretbar. **Nebenwirkungen:** haut- u. schleimhautreizend; Vergiftungen infolge missbräuchlicher Verwendung, z. B. als Abortivum; ätherisches Öl bewirkt, oral aufgenommen, heftige Reizung des Magen-Darm-Trakts mit Erbrechen u. Diarrhö sowie Reizung bzw. Schädigung der Nieren u. ableitenden Harnwege, Schweißausbrüche, Muskel- u. Gelenkschmerzen, zentrale Erregung mit rauschartigen Zuständen u. anschließender Lähmung; **Kontraindikation:** Schwangerschaft; **Homöopathie:** Anwendung entsprechend dem homöopathischen Arzneimittelbild, z. B. bei Gicht, Gelenkrheumatismus, Verstauchungen, Lähmungen, Stich- od. Bissverletzungen, Pertussis u. anderen Entzündungen der Atemwege, Haut- u. Schleimhautblutungen.

Leere: Krankheitskonzept der Chinesischen Medizin*; das Krankheitsgeschehen wird durch eine Schwächung physiologischer Aktivitäten od. Substanzen bestimmt; z. B. Qi*-Leere, Blut*-Leere, Yang*-Leere, Yin*-Leere, unzureichende Körpersäfte (s. Jin-Ye), unzureichendes Nieren-Jing. Vgl. Fülle.

Leere-Hitze: s. Yin-Leere.

Lehm: eisenhaltiger, sandiger Ton; Zusatz zu entzündungshemmenden Wickeln*; **Verwendung:** z. B. in Lehmwadenwickeln nach Kneipp bei varikösen Erkrankungen; in der Felke*-Kur u. a. bei Hauterkrankungen.

Leib|auflage: Wickel* nach Kneipp mit einem mehrfach gefalteten, angefeuchteten Tuch (kalt od. warm) auf der Bauchregion; **Anwendung:** bei vegetativen Spannungszuständen u. krampfartigen gastrointestinalen Beschwerden.

Leib, physischer: s. Stoffleib.

Leib, vier|gliedriger: s. Medizin, anthroposophische.

Leib|waschung: Waschung* nach Kneipp, bei der in der Blinddarmregion beginnend u. dem Verlauf des Colons folgend die Bauchregion ca. 20-mal kreisförmig im Uhrzeigersinn mit einem nassen Tuch umfahren wird; **Anwendung:** bei Obstipation*, Reizdarmsyndrom*, Krämpfen des Magen-Darm-Trakts, gastroduodenalem Ulkus*, Dyskinesie des Gallensystems.

Leicht-Produkte *n pl*: s. Light-Produkte.

Lein|kuchen: auch Leinmehl; bei der Gewinnung von Leinöl gewonnener Pressrückstand (s. Linum usitatissimum); **Verwendung:** äußerlich als Kataplasma sowie als Tierfutter.

Lein|öl: s. Linum usitatissimum.

Lein|öl-Quark-Diät (Diät*) *f*: syn. Budwig-Diät; sog. Krebsdiät*, bei der die Auswahl der Nahrungsfette u. möglichst naturbelassener Nahrungsmittel im Mittelpunkt steht; **Prinzip:** Verwendung von kaltgepressten Pflanzenölen (v. a. Leinöl), Butter od. bestimmten Margarinesorten aufgrund des hohen Gehalts an mehrfach ungesättigten Fettsäuren; daneben wird Milchprotein in Form von Quark empfohlen. Zu vermeiden sind hocherhitzte u. chemisch veränderte Fette. Therapieerfolge bezogen auf die Beeinflussung einer Tumorerkrankung sind wissenschaftlich nicht nachzuweisen.

Lein|samen: s. Linum usitatissimum.

Lein|samen|wickel: i. d. R. warmer Wickel* mit Zusatz von Leinsamen (s. Linum usitatissimum) als Medium einer feuchten Wärme; **Anwendung:** v. a. bei Hauterkrankungen mit Verhärtungen u. Schuppenbildung (erhitzte Leinsamen machen die

Leitbahnen
Aufbau des Kanalsystems

12 Hauptleitbahnen (Shi-Er Jing-Mai)	Hand	3 Yin	Hand-Tai-Yin (Lungen-Leitbahn)
			Hand-Shao-Yin (Herz-Leitbahn)
			Hand-Jue-Yin (Perikard-Leitbahn)
		3 Yang	Hand-Tai-Yang (Dünndarm-Leitbahn)
			Hand-Shao-Yang (Drei Erwärmer-Leitbahn)
			Hand-Yang-Ming (Dickdarm-Leitbahn)
	Fuß	3 Yin	Fuß-Tai-Yin (Milz-Leitbahn)
			Fuß-Shao-Yin (Nieren-Leitbahn)
			Fuß-Jue-Yin (Leber-Leitbahn)
		3 Yang	Fuß-Tai-Yang (Harnblasen-Leitbahn)
			Fuß-Shao-Yang (Gallenblasen-Leitbahn)
			Fuß-Yang-Ming (Magen-Leitbahn)
8 außerordentliche Gefäße (Qi-Jing Ba-Mai)			Du-Mai (Lenker-Gefäß)
			Ren-Mai (Konzeptionsgefäß)
			Chong-Mai (Emporsprudelndes Gefäß)
			Dai-Mai (Gürtel-Gefäß)
			Yin-Qiao-Mai (Yin-Fersen-Gefäß)
			Yang-Qiao-Mai (Yang-Fersen-Gefäß)
			Yin-Wei-Mai (Haltenetz-Gefäß des Yin)
			Yang-Wei-Mai (Haltenetz-Gefäß des Yang)
15 Netzgefäße (Shi-Wu Luo-Mai)			12 Netzgefäße zweigen von der jeweiligen Hauptleitbahn u. je eines am Lenker-Gefäß u. am Konzeptionsgefäß ab; eines beginnt am Ende der Milz-Leitbahn als Großes Netzgefäß der Milz
Äste der Netzgefäße (Luo-Mai)			kleine Verästelungen der Netzgefäße
12 Leitbahnzweige (Shi-Er Jing-Bie)			zweigen von den 12 Hauptleitbahnen ab
12 sehnige Leitbahnen (Shi-Er Jing-Jin)			anspannbare und kraftübertragende Strukturen unter der Haut im Verlauf einer Leitbahn
12 Hautbereiche (Shi-Er Pi-Bu)			Manifestationen der Leitbahnen in den Arealen der Haut

Haut geschmeidig u. weich) od. bei Furunkeln; auch als Halswickel* bei Tonsillitis.

Leistungs|umsatz: syn. Arbeitsumsatz; Energiemenge, die für über den Grundumsatz* u. die nahrungsinduzierte Thermogenese hinausgehende Betätigung in Beruf u. Freizeit sowie Wachstum, Erhaltung der Körpermasse, Schwangerschaft u. Stillzeit benötigt wird; **Bestimmung:** z. B. durch direkte Kalorimetrie mit Respirationskalorimeter od. indirekte Kalorimetrie mit Spirometer. Vgl. Energieumsatz.

Leitbahnen: chin. Jing-Mai; Bez. für die Kanäle eines in der Chinesischen Medizin* u. Akupunktur* beschriebenen Kanalsystems, das im menschlichen Organismus für die Verteilung des Blutes (Xue*), der Körpersäfte (Jin*-Ye) u. des Qi* sorgt; übergeordnetes Regulationssystem, dem kein organisches Substrat im anatomischen Sinn wie Gefäße, Nerven, Lymphbahnen od. Bindegewebezüge entspricht. Unterschieden werden 12 Hauptleitbahnen (s. Abb.), die jeweils einem inneren Organ zugeordnet werden, 8 außerordentliche* Gefäße, 15 Netzgefäße, 12 Leitbahnzweige, 12 sehnige Leitbahnen u. 12 Hautbereiche (s. Tab.).

Leit|sym|ptom (Symptom*) *n*: herausragendes Charakteristikum eines homöopathischen Arzneimittels (z. B. eine sich durch viele Einzelsymptome ziehende Modalität*, Qualität* od. ein häufiges Begleitsymptom*); vgl. Schlüsselsymptom.

Leitungs|an|ästhesie (gr. ἀναισθησία Unempfindlichkeit) *f*: s. Lokalanästhesie.

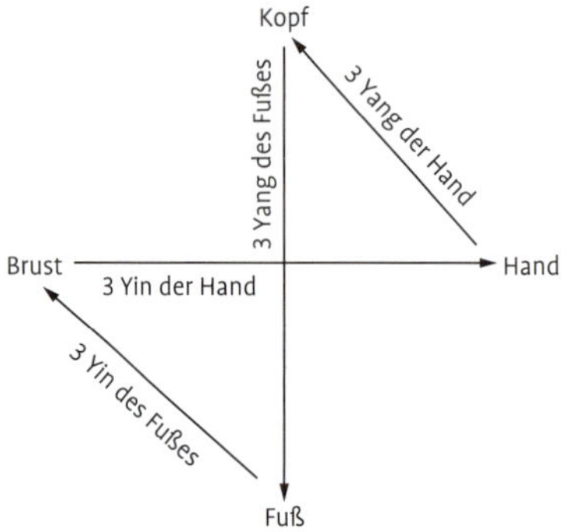

Leitbahnen: Verlauf u. Verbindung der 12 Hauptleitbahnen

Leitungs|wasser-Ionto|phorese (gr. ἰών wandernd; φορεῖν tragen) *f*: s. Iontophorese.

Leit|wert|therapie (Therapie*) *f*: s. Kippschwingungstherapie.

LELT: Abk. für (engl.) *low energy laser therapy*; s. Lasertherapie, energetisch niedrige.

Lemon|gras: s. Cymbopogon citratus.

Lenden|wickel: Wickel* nach Kneipp vom Nabel bis zur Mitte der Oberschenkel; **Anwendung:** bei Obstipation*, Reizdarmsyndrom*, Krämpfen des Magen-Darm-Trakts, gastroduodenalem Ulkus*, Dyskinesie des Gallensystems, Hypertonie*, vegetativen Spannungszuständen u. Einschlafstörungen.

Leontodon taraxacum *n*: s. Taraxacum officinale.

Leonuri herba *f*: Herba Leonuri; chin. Yi-Mu-Cao; Droge der Chinesischen Medizin*; oberirdische Teile von Leonurus* japonicus Houtt. aus der Familie der Lamiaceae (Lippenblütler); **Eigenschaften:** scharf, bitter, etwas kalt, kehrt in Herz, Leber u. Harnblase ein; **Wirkung:** belebt das Blut u. reguliert die Menstruation, fördert die Diurese u. vertreibt Ödeme; **Anwendung:** bei Menstruationsstörungen u. postpartalen Abdominalschmerzen, bei Miktionsstörungen u. Ödemen, bei Geschwüren u. eitrigen Wunden.

Leonurus cardiaca L. *m*: Herzgespann; ein- bis mehrjährige Pflanze aus der Familie der Lamiaceae (Lippenblütler); **Arzneidroge:** während der Blütezeit gesammelte u. getrocknete oberirdische Teile (Leonuri cardiacae herba, Herzgespannkraut); Monographie: HMPC, Kommission E; **Inhaltsstoffe:** Iridoide (z. B. Ajugosid, Ajugol, Galiridosid), Diterpene (z. B. Leocardin), Triterpene (z. B. Ursolsäure), Phenylpropane, 5–9 % Gerbstoffe, Betaine (Stachydrin); **Wirkung:** sedierend, leicht negativ chronotrop; **Verwendung:** zerkleinerte Droge für Infuse u. a. galenische Zubereitungen; **1.** (med.) bei funktionellen Herzbeschwerden, auch adjuvant bei Hyperthyreose (Kommission E); **2.** (traditionell) bei Symptomen nervöser Anspannung (HMPC); **3.** (volkstümlich) bei klimakterischen Beschwerden, gesteigerter nervöser Reizbarkeit; **Dosierung:** mittlere Tagesdosis 4,5 g, Zubereitungen entsprechend; **Nebenwirkungen:** keine bekannt; **Kontraindikation:** keine bekannt; **Wechselwirkung:** keine bekannt; **Homöopathie:** Verwendung der frischen, zur Blütezeit gesammelten oberirdischen Teile entsprechend dem homöopathischen Arzneimittelbild, z. B. bei Herzbeschwerden bei Meteorismus u. bei Schilddrüsenerkrankungen.

Leonurus japonicus Houtt. *m*: Leonurus heterophyllus Sweet; Chinesisches Mutterkraut; ein- od. zweijährige krautige Pflanze aus der Familie der Lamiaceae (Lippenblütler); **Arzneidroge:** Blätter (Leonuri herba) u. Früchte (Leonuri fructus); **Inhaltsstoffe:** Leonurin (Ajugol), Stachydrin, Leonuridin, Benzoesäure, Rutosid, Stachyose; **Verwendung:** in der Chinesischen Medizin: s. Leonuri herba; **Dosierung:** keine bekannt; **Nebenwirkungen:** keine bekannt; **Kontraindikation:** keine bekannt; **Wechselwirkung:** keine bekannt.

Lepidii seu descurainiae semen *n*: Semen Lepidii seu Descurainiae; chin. Ting-Li-Zi; Droge der Chinesischen Medizin*; Samen von Lepidium apetalum Willd. (Nan-Ting-Li-Zi) u. Descurainia sophia (L.) Webb ex Prantl (Bei-Ting-Li-Zi) aus der Familie der Brassicaceae (Kreuzblütler); **Eigenschaften:** bitter, scharf, sehr kalt, kehrt in Lunge u. Harnblase ein; **Wirkung:** drainiert die Lunge u. besänftigt das Keuchen, befördert die Diurese u. vertreibt Ödeme; **Anwendung:** bei Stagnation durch Schleim-Akkumulation (s. Schleim), bei Ödemen, Miktionsstörungen, Ergüssen u. Aszites.

Lepidium meyenii Walp. *n*: syn. Lepidium peruvianum G. Chacón de Popovici; Maca, Mace, Anden-Ginseng, Maino, Ayak chichira, Ayuk; niedrig wachsende Pflanze aus der Familie der Brassicaceae (Kreuzblütler), heimisch in Südamerika (Hochebene der Anden); **Arzneidroge:** Wurzelknollen (Radix lepidii); **Inhaltsstoffe:** Alkaloide (Macaina 1, 2, 3 u. 4), Aminosäuren, Betaekdosin, p-Methoxybenzyl-Isothiocyanat, steroidartige Saponine (Stigmasterol, Sitosterol u. a.), Tannine, Cumarine, Glukosinolate, Vitamine (B_1, B_2, B_{12}, C, E); **Wirkung:** immunmodulierend, steroidartige Wirkung, fertilitätssteigernd; **Verwendung:** (volkstümlich) bei geistiger u. physischer Ermattung, allgemeinen Schwächezuständen u. Lustlosigkeit, Rekonvaleszenz, aphrodisierend; **Dosierung:** 1,5–3 g Pulver pro Tag in verschiedenen Zubereitungsformen; **Nebenwirkungen:** keine bekannt; **Kontraindikation:** keine bekannt.

Lepto|spermum scoparium J. R. Forst. et G. Forst. *n*: Manuka; bis zu 2 m hoher Busch aus der Familie der Myrtaceae (Myrtengewächse); **Arzneidroge:** ätherisches Öl aus den Blättern u. Zweigen (Manukaöl, Neuseeländisches Teebaumöl); **Inhaltsstoffe:** Monoterpene wie z. B. α-Pinen, Myrcen, p-Cymol, 1,8-Cineol, γ-Terpinen, Terpinen-4-ol; Sesquiterpene wie z. B. β-Caryophyllen, Aromadendren, Viridifloren, δ-Cadinen, α-Cubeben, α-

Copaen, Calamen; charakteristische Triketone wie Leptospermon u. Isoleptospermon; **Wirkung:** antimikrobiell, entzündungshemmend; **Verwendung:** (volkstümlich) bei leichten Hautinfektionen, Hautunreinheiten, Fußpilz; **Dosierung:** für ein Bad 2–4 Tropfen; **Nebenwirkungen:** nicht bekannt; **Kontraindikation:** nicht bekannt; **Wechselwirkung:** nicht bekannt.

Lerchen|sporn, Hohler: s. Corydalis cava.

Leucht|dichte: Formelzeichen L; die von einer Lichtquelle senkrecht zu einer Fläche abgestrahlte Lichtstärke; SI-Einheit Candela (Abk. cd) pro m^2.

Leucht|stern|wurzel: s. Aletris farinosa.

Levisticum officinale W. D. J. Koch *n*: Liebstöckel, sog. Maggipflanze; Kulturpflanze aus der Familie der Apiaceae (Doldengewächse); s. Abb.; **Arzneidroge:** Wurzel u. Wurzelstock (Levistici radix, Liebstöckelwurzel); Monographie: Kommission E; **Inhaltsstoffe:** 0,4–2 % ätherisches Öl (24–62 % Ligustilid, Sedanenolid), Cumarinderivate, Furanocumarine (Bergapten, Psoralen), Phenolcarbonsäuren; **Wirkung:** spasmolytisch, aquaretisch, karminativ; **Verwendung:** **1.** (med.) als Einzelteedroge od. in Teemischungen zur Durchspülungstherapie bei entzündlichen Erkrankungen der ableitenden Harnwege, zur Prophylaxe von Nierengrieß (Kommission E); **2.** (volkstümlich) auch als Karminativum u. Stomachikum; **3.** in der Anthroposophischen Medizin externe Anwendung (Levisticum-Öl) bei Otitis media; **Dosierung:** Tagesdosis 4–8 g Droge, Zubereitungen entsprechend; eine ausreichende Flüssigkeitszufuhr (mindestens 2 l/d) ist erforderlich; **Nebenwirkungen:** photosensibilisierende Eigenschaften, deshalb Verzicht auf intensive UV-Bestrahlung u. intensives Sonnenbaden während der Einnahme empfohlen; **Kontraindikation:** akute Entzündung des Nierenparenchyms, Ödeme infolge eingeschränkter Herz- od. Nierenfunktion; **Wechselwirkung:** keine bekannt.

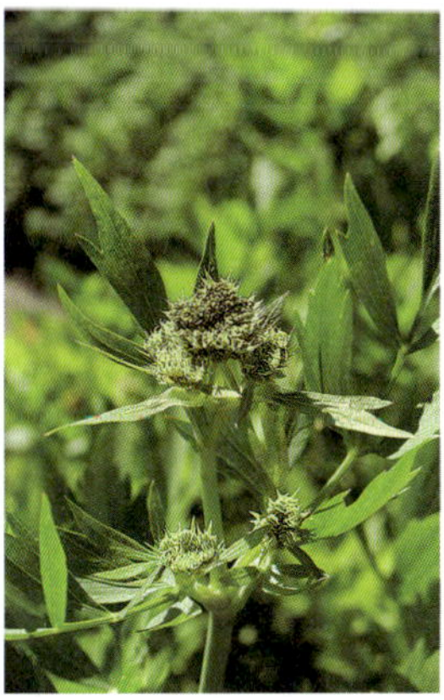

Levisticum officinale: Blätter u. Früchte [11]

Levo|menol (INN) *n*: (–)-α-Bisabolol; Wirkstoff von Matricaria* recutita; **Verwendung:** als Antiphlogistikum.

LFGB: Abk. für **L**ebensmittel-*, Bedarfsgegenstände- und **F**uttermittel**g**esetz**b**uch.

Lian-Qiao: s. Forsythiae fructus.

Lian-Zi: s. Nelumbinis semen.

Lichen (gr. λειχήν Flechte) *m*: **1.** (botanisch) Symbiose aus Algen (assimilieren) u. Pilzen (liefern Wasser u. Mineralstoffe); **2.** (dermatologisch) Bez. für ein kleinpapulöses Exanthem; vgl. Flechte.

Lichen islandicus (↑) *m*: s. Cetraria islandica.

Lichen pulmonarius (↑) *m*: s. Lobaria pulmonaria.

Licht: i. e. S. der optisch wahrnehmbare Bereich im Spektrum der elektromagnetischen Wellen, der etwa zwischen den Wellenlängen 380–780 nm liegt; i. w. S. auch die nicht sichtbaren angrenzenden Wellenlängenbereiche (sog. Infrarot- u. Ultraviolettlicht); therapeutische Anwendung in der physikalischen Medizin (s. Lichttherapie).

Licht|menge: Formelzeichen Q; die von einer Lichtquelle im sichtbaren Bereich insgesamt abgegebene Lichtenergie; SI-Einheit: Lumen · Sekunde (lms).

Licht|stärke: Formelzeichen I; der von einer Lichtquelle im sichtbaren Bereich innerhalb eines bestimmten Raumwinkels abgegebene Lichtstrom*; SI-Einheit Candela (Abk. cd). Vgl. Leuchtdichte.

Licht|strom: Formelzeichen Φ; die von einer Lichtquelle pro Zeiteinheit im sichtbaren Bereich abgegebene Lichtmenge*; SI-Einheit Lumen (lm).

Licht|therapie (Therapie*) *f*: syn. Phototherapie; therapeutische Anwendung optischer Strahlung zu prophylaktischen u. therapeutischen Zwecken; eingesetzt werden dabei sichtbares Licht, Infrarotstrahlung* u. UV-Strahlen; Bestimmung der individuellen Lichtempfindlichkeit durch Messung der Erythemschwellendosis; **Anwendung:** bei Schmerzen am Bewegungsapparat, während od. vor Bewegungstherapie, zur Verbesserung der Infektabwehr, Behandlung von Depression, in der Dermatologie bei Psoriasis, Akne, atopischem Ekzem, bei Osteoporose; **Kontraindikation:** Lichtempfindlichkeit, Photodermatosen, akute entzündliche Erkrankungen, Durchblutungs- u. Sensibilitätsstörungen; **cave:** phototoxische Reaktionen, dermatologisch-onkologisches Risiko. Vgl. Heliotherapie.

Lieber-Kräuter: s. Galeopsis segetum.

Lieb|stöckel: s. Levisticum officinale.

Life-Event: s. Lebensereignis, kritisches.

Light-Produkte *n pl*: auch Leicht-Produkte; lebensmittelrechtlich nicht definierte Verkehrsbezeichnung, mit der keine bestimmten Produkteigenschaften verbunden sind, z. B. für brennwertverminderte od. brennwertarme, leicht bekömmliche, leicht verdauliche, fettarme od. fettreduzierte, alkoholarme od. alkoholfreie, coffeinarme od. coffeinfreie sowie nicotinarme Lebens- u. Genussmittel; Einsatz der Kennzeichnung auch für wenig Kohlensäure od. auf den Geschmack bzw. auf die lockere, aufgeschäumte Struktur eines Lebensmittels bezogen. Mit „light" bezeichnete Produkte, deren Kennzeichnung sich auf den Brennwert bezieht, müssen die Anforderungen der Nährwert-Kennzeichnungs- u. ggf. der Diätverordnung erfüllen (s. Lebensmittel, brennwertverminderte); außerdem müssen diese Produkte zum Verkauf in der Europäischen Union seit 1.4.1999 bestimmte Vorschriften bezüglich der Angaben über Zusammensetzung, Portionierung, Etikettierung u. Gebrauchsanleitung zur Aufklärung des Verbrauchers erfüllen (Rechtsvorschrift 89/398/EWG; ihr hauptsächlicher Geltungsbereich betrifft nährstoffverminderte Lebensmittel*, die in Tagesrationen verzehrt werden sollen). Vgl. Lebensmittel, diätetische.

Lignum (lat.) *n*: Abk. Lign.; Holz; in Wurzeln u. Sprossachsen älterer Dikotylen (zweikeimblättrige Pflanzen) u. Koniferen (Nadelholzgewächse) vorhandenes Gewebe, das außen von der Rinde (s. Cortex) umgeben ist; in der neuen pharmazeutischen Nomenklatur für Arzneidrogen wird die Bez. des Pflanzenteils hinter den Pflanzennamen gestellt (z. B. Guaiaci lignum; früher vorangestellt, z. B. Lignum Guaiaci).

Ligustri lucidi fructus *m*: Fructus Ligustri lucidi; chin. Nü-Zhen-Zi; Droge der Chinesischen Medizin*; Früchte von Ligustrum lucidum W. T. Aiton aus der Familie der Oleaceae (Ölbaumgewächse); **Eigenschaften:** süß, bitter, kühl, kehrt in Leber u. Niere ein; **Wirkung:** mehrt das Yin u. klärt Hitze*, schwärzt das Haar, erhellt das Auge; **Anwendung:** bei Yin-Leere von Leber u. Niere (s. Leber-Leere; Nieren-Leere), bei Fieber, Hitzewallungen u. Verdrossenheit des Herzens aufgrund von Yin*-Leere.

Limonis aether|oleum *m pl*: s. Citrus limon.

Linde: s. Tilia.

Linimentum (lat.) *n*: Abk. Lin.; weiche, fast flüssige Salbe* als Einreibungsmittel zum äußeren Gebrauch.

Lini semen *n*: s. Linum usitatissimum.

Linol|säure, kon|jugierte: modifizierte Linolsäure, die in tierischen Fetten vorkommt u. als Inhaltsstoff für funktionelle Lebensmittel* eingesetzt wird, da sie im Tierversuch hemmend auf die Kanzerogenese wirkt (bisher keine Studien am Menschen); in den USA sind angereicherte Produkte zugelassen; natürliche Nahrungsquellen sind v. a. Milchprodukte (Butter, Käse, Joghurt u. a.).

Linum usitatissimum L. *n*: Lein, Flachs; Kulturpflanze aus der Familie der Linaceae (Leingewächse); verschiedene Kulturvarietäten; s. Abb.; **Arzneidroge:** getrocknete, reife Samen (**Lini semen**, Leinsamen); Monographie: HMPC, ESCOP, Kommission E; **Inhaltsstoffe:** ca. 25 % Ballaststoffe (10 % schwer verdauliche Polysaccharide, Hemizellulose, Zellulose, Lignin), Schleimstoffe, 30–45 % fettes Öl (s. u.), 25 % Proteine, geringe Mengen cyanogener Glykoside (Linustatin, Linamarin); **Wirkung:** peristaltikanregend (Füll- und Quellstoffdroge), laxierend, schleimhautprotektiv; **Verwendung:** innerlich ganze bzw. angequetschte Samen, Schleimzubereitung; äußerlich als Kataplasma (s. Leinsamenwickel); **1.** (med.) **a)** innerlich bei habitueller Obstipation, durch Laxanzien geschädigtem Colon (ESCOP, Kommission E); **b)** innerlich bei Reizdarmsyndrom, Divertikulitis, Gastritis u. Enteritis (Schleimzubereitung), äußerlich bei lokalen Entzündungen (Kommission E); **c)** innerlich bei wiederholt auftretender Obstipation u. zur Erweichung des Stuhls (HMPC); **2.** (traditionell) Leinsamen zur Schleimzubereitung; zur symptomatischen Linderung bei leichten Magen-Darm-Beschwerden (HMPC); **Dosierung:** innerlich als Laxans bei Obstipation 2–3-mal täglich 1 EL unzerkleinerte od. gequetschte, nicht vorgequollene Leinsamen mit mindestens 150 ml Flüssigkeit pro Esslöffel einnehmen; zur Schleimbereitung 2–3 EL geschrotete Leinsamen mit Flüssigkeit aufkochen; Tagesdosis 45 g, Kinder von 6–12 Jahren: halbe Erwachsenendosis; **cave:** Milch darf nicht als Flüssigkeit verwendet werden. Äußerliche Anwendung: 30–50 g Leinsamenmehl als feucht-heißes Kataplasma (s. Leinkuchen). **Nebenwirkungen:** keine bekannt; **Kontraindikation:** Ileus jeder Genese; **Wechselwirkung:** verminderte Resorption anderer Arzneistoffe (Zeitabstand 60 Minuten); Reduktion der Insulindosis bei insulinpflichtigen Diabetikern gelegentlich erforderlich. **Arzneidroge:** fettes Öl (**Lini oleum virginale**, Leinöl); **Inhaltsstoffe:** 52–76 % α-Linolensäure- u. Linolsäureester (Omega-3-Fettsäure); **Wirkung:** Regulation der Serumlipidkonzentration, Verminderung der Thrombozytenaggregation; **Verwendung:** als Speiseöl. Vgl. Fischöl.

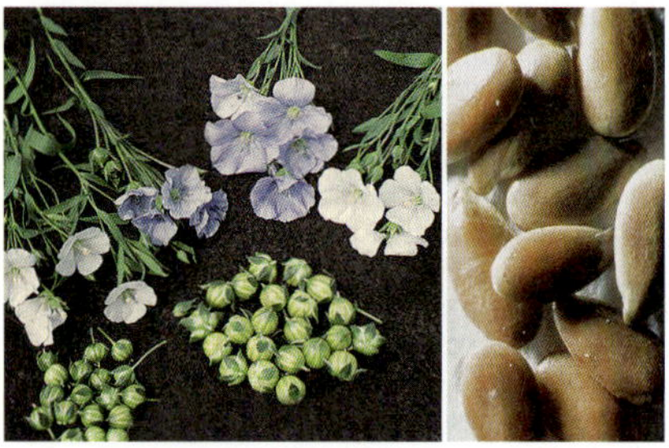

Linum usitatissimum: Pflanze, Frucht u. Samen [7]

Lipid|therapie (gr. λίπος Fett; εἰδής ähnlich sein, gleichen; Therapie*) *f*: s. Revici-Krebskontrolle.

Liquiritiae radix *f*: s. Glycyrrhiza glabra.

Liquor (lat.) *m*: Abk. Liq., L.; Flüssigkeit; im DAB Bez. für verschiedene flüssige Arzneimittel, z. B. für Lösungen von Aluminium- (L. aluminii acetici: essigsaure Tonerde), Calcium-, Eisensalzen; auch kurz für L. cerebrospinalis (Gehirn-Rückenmark-Flüssigkeit).

Liriosma ovata *f*: s. Ptychopetalum.

Lithium (gr. λίθος Stein) *n*: chemisches Element, Symbol Li, OZ 3, rel. Atommasse 6,941; 1-wertiges, silberweißes, weiches Alkalimetall; nicht essentielles Spurenelement*; **biochemische Funktion:** Diskutiert wird die Beeinflussung des Lipidstoffwechsels (Senkung des Blutcholesterols) u. damit ein vermindertes Risiko für koronare Herzerkrankungen. **Vorkommen:** ubiquitär als akzidentielles Spurenelement bzw. Begleitelement von Natrium; **Mangelerscheinungen:** bei Ziegen u. Ratten verminderte Fruchtbarkeit u. Lebenserwartung, verminderte Enzymaktivität u. geringeres Geburtsgewicht; **Intoxikation:** bei höheren toxischen Konzentrationen mit Erbrechen, Diarrhö, Krampfanfällen, Zittern, feinschlägigem Tremor u. Störungen des Nervensystems; **Verwendung:** Lithiumsalze zur Therapie manisch-depressiver Erkrankungen u. rezidivierender Depressionen.

Livingston-Wheeler-Kur (Kur*) *f*: Verfahren zur Therapie von Krebserkrankungen; Grundlage dieser Behandlungsform ist die Annahme von V. C. Livingston-Wheeler (1906–1990), dass Krebs* von einem Bakterium (Progenitor cryptocides) verursacht wird, das bei Überbeanspruchung od. Schwächung des Immunsystems in den Körper gelangen kann. Dieser Zustand soll bekämpft werden, indem das Immunsystem mit Impfstoffen, die aus dem Harn des Patienten gewonnen werden, gestärkt wird. I. R. einer vegetarischen Diät, die auch auf Eier u. Zucker verzichtet, werden Verdauungsenzyme, Vitamin- u. Mineralstoffpräparate verabreicht (vgl. Krebsdiät). Unterstützt wird diese Therapie durch Übungen zum Stressabbau. Ein Therapieerfolg konnte bisher nicht nachgewiesen werden.

LM-Potenz (Potenz*) *f*: Bez. für die Potenz C 50 000 von den lateinischen Zahlzeichen L für 50 u. M für 1000 abgeleitet, oft nicht korrekt syn. für Q*-Potenz verwendet; vgl. Potenzierung.

Lobaria pulmonaria (L.) Hoffm. *f*: Baumflechte, Lungenflechte, Lungenmoos; Flechte aus der Familie der Stictaceae; **Arzneidroge:** Thallus (Lichen pulmonarius, Baummoos, Lungenflechte); **Inhaltsstoffe:** ca. 3 % Stictinsäure, Norstictinsäure, Gerbstoffe, Schleim; **Wirkung:** antimikrobiell, entzündungshemmend, schleimlösend, schweißtreibend; **Verwendung:** (volkstümlich) z. B. bei chronischen Atemwegserkrankungen, Lungenerkrankungen; **Dosierung:** keine bekannt; **Nebenwirkungen:** keine bekannt; **Kontraindikation:** keine bekannt; **Wechselwirkung:** keine bekannt; **Homöopathie:** Verwendung des ganzen getrockneten Thallus entsprechend dem homöopathischen Arzneimittelbild, z. B. bei akuten Entzündungen der Atemwege.

Lobelia in|flata L. *f*: Indianertabak, Aufgeblasene Lobelie; ein- od. zweijähriges Kraut mit Milchsaft aus der Familie der Campanulaceae (Glockenblumengewächse); **Arzneidroge:** Kraut (Lobeliae herba, Lobelienkraut, Indianischer Tabak); **Inhaltsstoffe:** zahlreiche Alkaloide, insgesamt bis ca. 0,6 %, Hauptalkaloid Lobelin, ferner Isolobelin, Lobelidin, Lobelanin, Lobelanidin, Norlobelanin (Brechreiz auslösend) u. Norlobelanidin; Harz, ätherisches Öl; **Wirkung:** Lobelin wirkt als zentrales Atemstimulans. **Verwendung:** (volkstümlich) z. B. bei Asthma bronchiale, Krämpfen, Pertussis sowie als Brechmittel; die Wirksamkeit bei den beanspruchten Anwendungsgebieten ist derzeit nicht belegt. Die Droge findet nur noch in der Homöopathie Verwendung. **Dosierung:** keine bekannt; **Nebenwirkungen:** bei Magen-Darm-Entleerung u. a. Bauchschmerzen, Angstgefühle, Schwindel, Kopfschmerz; als Brechmittel nicht mehr anzuwenden; **Kontraindikation:** keine bekannt; **Wechselwirkung:** keine bekannt; **Homöopathie:** Verwendung der ganzen, frischen, blühenden Pflanze entsprechend dem homöopathischen Arzneimittelbild, z. B. bei Störungen des vegetativen Nervensystems, des Atemzentrums mit Blutdruckabfall, Rhinitis allergica, Asthma bronchiale, Emesis gravidarum.

Lobelie, Aufgeblasene: s. Lobelia inflata.

Lobelien|kraut: s. Lobelia inflata.

Löffel|kraut: s. Cochlearia officinalis.

Lösungs|therapie (Therapie*) *f*: Lösungs- u. Atemtherapie; Therapieform zur Regulation des Muskeltonus der Atem- u. Skelettmuskulatur, um Eutonie* zu erreichen; Element zahlreicher Therapiekonzepte (z. B. Schaarschuch*-Haase-Lösungstherapie).

Löwen|zahn: s. Taraxacum officinale.

-log: Wortteil mit der Bedeutung Wort, Lehre; von gr. λόγος.

-logie: Wortteil mit der Bedeutung Wort, Lehre; von gr. λόγος.

Logo|therapie (gr. λόγος Wort, Lehre; Therapie*) *f*: existenzanalytisch orientierte Form der Psychotherapie* (V. E. Frankl), die dem Patienten ein Identitäts- u. Zugehörigkeitsgefühl u. einen Sinn des Daseins vermitteln will; als therapeutisches Verfahren wird u. a. die sog. **paradoxe Intention** angewendet: Der Patient wird aufgefordert, das zu tun bzw. zu wünschen, was bei ihm i. d. R. eine exzessive Angstreaktion auslöst. Ziel ist die Distanzierung von neurotischen Angstzuständen im schützenden therapeutischen Rahmen. L. kann u. a. lebensbedrohlich Erkrankte dabei unterstützen, das Dasein auch weiterhin als sinnvoll zu erfahren, indem detailliert auf deren Gefühlswelt eingegangen wird u. Angehörigen Möglichkeiten der Begleitung aufgezeigt werden. Vgl. Flooding; Desensibilisierung, systematische.

Lokal|an|ästhesie (lat. locus Ort; gr. ἀναισθησία Unempfindlichkeit) *f*: örtliche (lokale) Betäubung; Form der Anästhesie durch Lokalanästhetika zur temporären, örtlich begrenzten Schmerzausschaltung bei Operation od. Schmerztherapie*; i. d. R. postoperativ andauernde Analgesie (Vorteil); im Gegensatz zur Narkose ohne Einfluss auf das Bewusstsein; **Formen:** s. Abb.; **1. Oberflächenanästhesie:** Blockade sensibler Nervenfasern der Haut

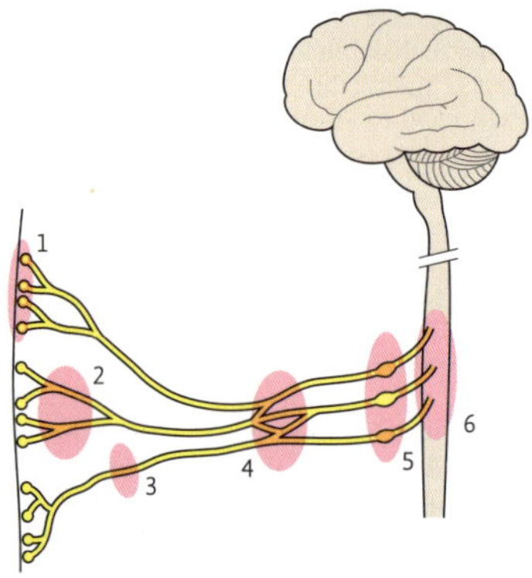

Lokalanästhesie: Blockade sensibler Nervenbahnen; Größe des anästhesierten Körperareals (distal der Blockade) je nach Lokalisation: maximal bei zentraler (rückenmarksnaher) Blockade; 1: Oberflächenanästhesie (kleines Areal); 2: Infiltrationsanästhesie (größere Fläche); 3–6: Leitungsanästhesie (Form der Regionalanästhesie); periphere Leitungsanästhesie (3–5), z. B. als periphere Nervenblockade (3), Plexusanästhesie (4) od. Paravertebralanästhesie (5); zentrale Leitungsanästhesie (6), z. B. als Spinalanästhesie

u. Schleimhaut per diffusionem durch Applikation von Lokalanästhetika (Oberflächenanästhetika) direkt auf das zu anästhesierende Areal; **2. Infiltrationsanästhesie:** intradermale, subkutane od. intramuskuläre Infiltration des zu anästhesierenden Areals; **3. Regionalanästhesie: a)** Leitungsanästhesie: periphere od. zentrale Nervenblockade im Verlauf des zu betäubenden Nerven durch perineurale Injektion eines Lokalanästhetikums; **b)** intravenöse Regionalanästhesie: Injektion des Lokalanästhetikums in eine distale Vene einer Extremität in Esmarch-Blutleere; Nervenendigungen werden per diffusionem erreicht. Vgl. Neuraltherapie; Quaddeln.

Lokal|sym|ptom (↑; Symptom*) *n*: in der Homöopathie* Bez. für auf eine Stelle des Organismus beschränkte Erscheinung od. Beschwerde als sichtbarer Ausdruck der im Körper befindlichen Grundkrankheit; kann i. R. der Gesamtheit* der Symptome zur Arzneimittelwahl herangezogen werden, hat aber nicht die Aussagefähigkeit eines Allgemeinsymptoms* (s. Hierarchisierung). Die Bedeutung eines L. steigt mit zunehmender Auffälligkeit, Differenziertheit (s. Symptom, vollständiges) u. Intensität.

Long-Dan-Cao: s. Gentianae radix.

Lonicerae flos *m*: Flos Lonicerae; chin. Jin-Yin-Hua; Droge der Chinesischen Medizin*; getrocknete Knospen von Lonicera japonica Thunb., Lonicera hypoglauca Miq. u. Lonicera confusa DC. aus der Familie der Caprifoliaceae (Geißblattgewächse); **Eigenschaften:** süß, kalt, kehrt in Lunge, Herz u. Magen ein; **Wirkung:** klärt Hitze*, löst Gift auf, zerstreut Wind-Hitze (s. Wind), erleichtert die Sommerhitze*; **Anwendung:** bei fieberhaften Erkrankungen u. Erkrankungen der Oberfläche* durch Wind-Hitze von außen, bei eitrigen Geschwüren, bei Darmerkrankungen mit blutigen Stühlen durch Hitze*-Gift, bei Erkrankungen durch Sommerhitze u. lästigen Durstgefühlen.

Lorbeer: s. Laurus nobilis.

Lotion *f*: auch Lotio; flüssige Arzneizubereitung (wässrige od. wässrig-alkoholische Lösung) zur lokalen Anwendung mit suspendierten od. emulgierten (Öl-in-Wasser; s. Emulsion) Wirkstoffen; i. w. S. jede flüssige Öl-in-Wasser-Emulsion zur äußerlichen Anwendung; die sog. **Schüttelmixtur** (auch Trockenpinselung) ist eine L. mit hohem unlöslichem Feststoffanteil (z. B. bis zu 50 % Zinkoxid, Talkum). Vgl. Paste.

Low-Carb-Diät (engl. low niedrig; carbohydrates Kohlenhydrate; Diät*) *f*: Bez. für verschiedene Diäten, bei denen der Anteil der Kohlenhydrate in der Nahrung zugunsten einer Erhöhung von Fetten u. Eiweißen reduziert wird, um eine Gewichtsreduktion zu erreichen (z. B. Atkins*-Diät); eine Überlegenheit gegenüber anderen Reduktionsdiäten* konnte bisher wissenschaftlich nicht nachgewiesen werden. **Ernährungsphysiologische Bewertung:** Durch die in manchen L.-C.-D. hohe Zufuhr an Fleisch u. damit auch an Eiweiß u. tierischem Fett bei gleichzeitiger Ballaststoffarmut können kardiovaskuläre Risikofaktoren (z. B. Cholesterol, Triglyceride, Harnsäure, Hypertonie) ungünstig beeinflusst werden. Vgl. Punktediät.

Lüscher-Test (Max L., Psychologe, Schweiz, geb. 1923) *m*: von M. Lüscher (1971) entwickelter Persönlichkeitstest, der auf der Annahme basiert, dass die Auswahl einer bestimmten Farbfolge Rückschlüsse auf die Persönlichkeit u. auf seelische u. körperliche Störungen zulässt; anhand einer Farbskala (sog. Lüscher-Farbscheibe), die auch Anweisungen zum Gebrauch enthält, kann ein Selbstbeurteilungstest sowie eine charakterologische Beurteilung anderer Menschen hinsichtlich ihrer Abwehr- u. Zieltaktiken, Reaktionen u. Verhaltensmuster durchgeführt werden. Hierfür wird postuliert, dass den Farben Rot, Grün, Blau u. Gelb Gefühle des Menschen wie Selbstvertrauen, Selbstachtung, Zufriedenheit u. innere Freiheit zugrunde liegen. Wissenschaftlich umstrittenes Verfahren.

Luesinum (lat. lues Seuche, Pest) *n*: syn. Syphilinum; klassische Nosode* der Homöopathie.

Luffa aegyptiaca Mill. *f*: Luffa cylindrica, Luffa acutangula, Momordica luffa L.; syn. Schwammgurke; einjährige Kletterpflanze aus der Familie der Cucurbitaceae (Kürbisgewächse); **Arzneidroge:** getrocknetes Gefäßbündelnetz der reifen gurkenartigen Früchte (Luffa, Luffaschwamm); Negativmonographie Kommission E; **Wirkung:** antiinflammatorisch; **Verwendung:** äußerlich als Schwamm, innerlich: pulverisierte Droge; (volkstümlich) äußerlich zur Stimulation der Haut u. Entfernung von Hautschuppen, innerlich als prophylaktische Maßnahme zum Schutz vor Erkältungen sowie bei Sinusitis; die Wirksamkeit bei den beanspruchten Anwendungsgebieten ist nicht belegt. **Dosierung:** keine bekannt; **Nebenwirkungen:** keine bekannt; **Kontraindikation:** keine bekannt; **Wechselwirkung:** keine bekannt.

Luffa operculata (L.) Cogn. *f*: Momordica operculata L.; Kletterpflanze aus der Familie der Cucurbitaceae (Kürbisgewächse); **Arzneidroge:** getrocknete Früchte; **Inhaltsstoffe:** Cucurbitacine, Triterpensaponine; **Wirkung:** analgetisch, abortiv; **Verwendung:** (volkstümlich) als Laxans u. Diuretikum, bei Gewebeschwellungen u. Geschwülsten; **Nebenwirkungen:** hämolytisch; **Homöopathie:** Anwendung entsprechend dem homöopathischen Arzneimittelbild, z. B. bei Rhinitis, Rhinitis allergica, Verdauungsinsuffizienz.

Luft|kur|ort: s. Klimakurort.

Lu-Gen: s. Phragmitis rhizoma.

Lumen (lat. Licht) *n*: **1.** lichte Weite von röhrenförmigen Körpern u. Hohlorganen; **2.** s. Lichtstrom.

Lungen|entzündung: s. Pneumonie.

Lungen|flechte: s. Lobaria pulmonaria.

Lungen-Hitze: Krankheitskonzept der Chinesischen Medizin*; typische Krankheitszeichen sind entzündliche u. infektiöse Erkrankungen der Atemwege mit Fieber, starkem Schwitzen u. gelbem Sputum. Vgl. Anemarrhenae rhizoma; Asparagi radix; Houttuyniae herba; Lycii radicis cortex; Phragmitis rhizoma; Scutellariae radix; Trichosanthis radix.

Lungen|kraut: s. Pulmonaria officinalis.

Lungen-Leere: Krankheitskonzept der Chinesischen Medizin*; Erschöpfungszustand der Atemfunktion; **Formen: 1. Lungen-Qi-Leere:** typische Krankheitszeichen sind verminderte körperliche Belastbarkeit mit ausgeprägter Dyspnoe, leiser Stimme, vermehrtem Schwitzen u. Infektanfälligkeit; **2. Lungen-Yin-Leere:** typische Krankheitszeichen sind anhaltender trockener Reizhusten od. Dyspnoe in Verbindung mit allg. Zeichen der Yin*-Leere. Vgl. Codonopsitis pilosulae radix; Dioscoreae rhizoma; Fritillariae bulbus; Ginseng radix; Lycii fructus.

Lungen|moos: s. Lobaria pulmonaria.

Lungen-Qi: s. Qi; Qi, umgekehrtes.

Lupinin *n*: Chinolizidinalkaloid; Hauptalkaloid in Lupinen, das neben Lupanin, Hydroxylupanin u. Spartein bei Weidetieren zu Vergiftung (Lupinose) mit Appetitlosigkeit, Atemstörungen u. Ikterus infolge einer fettigen Leberdegeneration führen kann; heute Verwendung alkaloidfreier Zuchtsorten (sog. Süßlupinen) zu Futterzwecken.

Lux (lat. Licht, Helligkeit) *n*: Abk. lx; abgeleitete SI-Einheit der Beleuchtungsstärke*.

Luzerne: s. Medicago sativa.

Lycii fructus *m*: Fructus Lycii; chin. Gou-Qi-Zi; Droge der Chinesischen Medizin*; Früchte von Lycium barbarum L. aus der Familie der Solanaceae (Nachtschattengewächse); **Eigenschaften:** süß, ausgeglichen, kehrt in Leber, Niere u. Lunge ein; **Wirkung:** füllt die Niere auf u. mehrt das Jing*, nährt die Leber u. erhellt das Auge; **Anwendung:** bei Mangel von Jing in Leber u. Niere, bei Yin-Leere von Leber u. Niere (s. Leber-Leere; Nieren-Leere), bei Diabetes mellitus, bei chronischem Husten bei Lungen-Yin-Leere (s. Lungen-Leere).

Lycii radicis cortex *m*: Cortex Lycii Radicis; chin. Di-Gu-Pi; Droge der Chinesischen Medizin*; Wurzelrinde von Lycium chinense Mill. u. Lycium barbarum L. aus der Familie der Solanaceae (Nachtschattengewächse); **Eigenschaften:** süß, mild, kalt, kehrt in Lunge, Leber u. Niere ein; **Wirkung:** kühlt das Blut, treibt Yin*-Leere zurück, klärt die Lunge, senkt das Feuer* ab; **Anwendung:** bei Yin*-Leere mit Fieber, bei Lungen*-Hitze, bei Blut*-Hitze, bei Diabetes mellitus mit innerer Hitze.

Lycopodium clavatum L. *n*: Bärlapp; ausdauernde Pflanze aus der Familie der Lycopodiaceae (Bärlappgewächse); wild lebende Populationen sind besonders geschützt (§ 1 Satz 1 Bundesartenschutzverordnung). **Arzneidroge:** im Mai u. Juni gesammeltes, getrocknetes Kraut (Herba Lycopodii, Lycopodii herba); reife Sporen (Lycopodium, Farina Lycopodii); **Inhaltsstoffe:** im Kraut 0,1–0,4 % toxische Alkaloide mit Lycopodin als Hauptalkaloid, Dihydrolycopodin; Triterpene (α-Onocerin, Lycoclavol u. a.); Lipide, Phenolcarbonsäuren, Flavonoide; in den Sporen 40–50 % fettes Öl, Polyterpene (bis 45 % Sporonin); **Wirkung:** hypoglykämisch; **Verwendung:** (volkstümlich) das Kraut innerlich zur Vermehrung der Harnabsonderung bei Nieren- u. Harnblasenerkrankungen sowie Koliken; kurzfristig bei rheumatischen Beschwerden; äußerlich bei Hauterkrankungen, Wunden u. juckenden Hautpartien sowie nässenden Ekzemen; Lycopodiumsporen innerlich bei Nieren- u. Harnblasenerkrankungen, äußerlich als Wundstreupulver; **Nebenwirkungen:** Die Alkaloide sind toxisch u. verursachen bei längerer Einnahme Diarrhö u. Erbrechen; Sporen können Allergien vom Typ I mit Dermatitis, Asthma bronchiale u. Rhinitis auslösen. **Kontraindikation:** Schwangerschaft, Stillzeit; **Homöopathie:** Verwendung der getrockneten reifen Sporen entsprechend dem homöopathischen Arzneimittelbild, z. B. bei Entzündungen der Atemorgane, Sepsis, Folgen von Infektionskrankheiten, bei Entzündungen u. Störungen des Leber-Galle-Systems, Verdauungsstörungen, Stoffwechselkrankheiten, Entzündungen der Harnorgane, Nephrolithiasis, Varikose, verschiedenen akuten u. chronischen Hauterkrankungen, Menstruationsstörungen, Entzündungen der weiblichen Geschlechtsorgane, anderen Alterskrankheiten, Verhaltensstörungen u. Verstimmungszuständen.

Lycopus *m*: Wolfstrapp; ausdauernde Stauden od. Kräuter aus der Familie der Lamiaceae (Lippenblütler); Lycopus europaeus L. (Uferwolfstrapp; s. Abb.), Lycopus virginicus L. (Virginischer Wolfs-

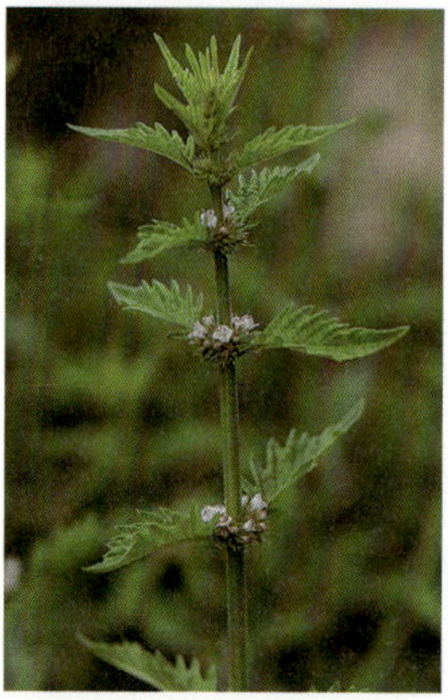

Lycopus: Lycopus europaeus; Sprossachse mit Blättern u. Blüten [11]

trapp); **Arzneidroge:** kurz vor der Blüte geerntete, frische od. getrocknete oberirdische Teile (Lycopi herba, Wolfstrappkraut); Monographie: Kommission E; **Inhaltsstoffe:** Hydroxyzimtsäurederivate, Kaffeesäurederivate, Lithospermsäure, Flavonoide, Fluoride; **Wirkung:** antigonadotrop, antithyreotrop, Hemmung der peripheren Deiodierung von Tetraiodthyronin (Abk. T4), Senkung der Prolaktinkonzentration; **Verwendung:** zerkleinerte Droge, Frischpflanzenpresssaft u. andere galenische Zubereitungen; (med.) bei leichten Formen der Hyperthyreose mit vegetativ-nervösen Störungen, Mastodynie (Kommission E); **Dosierung:** Tagesdosis 1–2 g Droge für Teeaufgüsse, wässrig-ethanolischer Extrakt entsprechend 20 mg Droge; **Nebenwirkungen:** bei Langzeittherapie u. sehr hohen Dosen selten Vergrößerung der Schilddrüse; plötzliches Absetzen kann die Beschwerden verstärken; **Kontraindikation:** Hypothyreose, Schilddrüsenvergrößerung ohne Funktionsstörung; **Wechselwirkung:** Die Einnahme von Lycopus-Zubereitungen kann die Schilddrüsendiagnostik mit Radioisotopen stören; keine gleichzeitige Einnahme von Schilddrüsenhormonen. **Homöopathie:** (Lycopus europaeus) Verwendung der frischen, oberirdischen Teile blühender Pflanzen entsprechend dem homöopathischen Arzneimittelbild, z. B. bei Herzklopfen, besonders bei Hyperthyreose.

Lyko|tronic-Therapie (Therapie*) *f*: der Mora*-Therapie u. dem Arzneimitteltest der Elektroakupunktur* nach Voll ähnliches Verfahren, bei dem körpereigene Ströme u. die Verarbeitung individueller Frequenzmuster als sog. Bioinformation* genutzt werden; **Prinzip:** Es sollen sog. organspezifische Frequenzmuster von mindestens 2 seitendifferenten Körperzonen mit Hilfe bestimmter Resonanzelektroden zu dem Lykotronic-Gerät weitergeleitet, dort in einem sog. Mischkreis verschiedener Breitbandfrequenzen moduliert, auf einen individuellen Sollwert eingestellt u. an den Organismus (sog. Energiekörper) zurückgegeben werden. Das Verfahren ist wissenschaftlich nicht gesichert u. umstritten.

Lymph|drainage|therapie, manuelle (lat. lympha klares Wasser, Quellwasser; franz. drainage Entwässerung; Therapie*) *f*: von E. Vodder (1936) entwickelte u. von M. Földi erweiterte spezielle Massagetechnik zur Beseitigung von Lymphstauungen durch Anregung der Lymphangiomotorik; **Prinzip:** Unter sanftem Druck wird interstitielle Flüssigkeit in Richtung der zentralen Lymphknotenregionen transportiert. **Anwendung:** i. R. der komplexen physikalischen Entstauungstherapie* bei Lymphstau (angeborenem od. erworbenem Lymphödem), Ödemen durch chronisch-venöse Insuffizienz, Ulcus cruris, Lipödem u. a. Ödemen, chronisch-rheumatischen Erkrankungen sowie postoperativen Schwellungen.

Lympho|zyten-Trans|formations|test (↑; gr. κύτος Zelle; lat. transformatio Umbildung, Verwandlung) *m*: Labortest zur Feststellung der Proliferation von Lymphozyten unter Zugabe mitogener Substanzen (z. B. Lektine); Messgrundlage ist der Einbau von 3H-Thymidin in die Desoxyribonukleinsäure. Die Lymphozyten des Patienten werden mit dem vermuteten potentiellen Allergen* zusammengebracht. Die Proliferationsrate der Lymphozyten soll Auskunft über den Grad der Sensibilisierung geben. **Anwendung:** bei Verdacht auf Allergien auf unterschiedliche chemische Substanzen, z. B. einzelne Zahnmetalle od. Legierungen, Kunststoffe, Antigene verschiedener Erreger.

Lythrum salicaria L. *n*: Blutweiderich; krautige, bis 2 m hohe Pflanze aus der Familie der Lythraceae (Blutweiderichgewächse); **Arzneidroge:** ganze od. geschnittene, getrocknete, blühende Zweigspitzen (Lythri herba, Blutweiderichkraut); **Inhaltsstoffe:** mindestens 5 % Gerbstoffe; wenig ätherisches Öl; **Verwendung:** (volkstümlich) als Adstringens; innerlich z. B. bei Diarrhö, Kolitis; äußerlich als Wundheilmittel, zur Behandlung von Varizen, bei Zahnfleischbluten, Hämorrhoiden u. Ekzemen; **Dosierung:** innerlich Infus aus 3 g Droge auf 100 ml Wasser; 2–3 Tassen täglich; **Nebenwirkungen:** keine bekannt; **Kontraindikation:** keine bekannt; **Wechselwirkung:** keine bekannt.

Lytta vesicatoria *f*: s. Cantharidin.

M

Maca: s. Lepidium meyenii.

Macis *m*: s. Myristica fragrans.

Mäde|süß: s. Filipendula ulmaria.

Mäuse|dorn, Stechender: s. Ruscus aculeatus.

Magen-Darm-Erkrankungen: Sammelbez. für Beschwerden im Verlauf des Magen-Darm-Trakts; **Therapie:** u. a. **1.** Phytotherapie: **a)** (med.) u. a. Achillea* millefolium, Alchemilla* vulgaris, Angelica* archangelica, Atropa* belladonna, Chelidonium* majus, Cinnamomum* verum, Foeniculum* vulgare ssp. vulgare var. vulgare, Foeniculum* vulgare ssp. vulgare var. dulce, Fumaria* officinalis, Iberis* amara, Matricaria* recutita, Melissa* officinalis, Mentha* canadensis, Mentha* x piperita, Peumus* boldus, Pimpinella* anisum, Plantago* afra, Scopolia* carniolica; **b)** (traditionell) u. a. Hypericum* perforatum, Linum* usitatissimum, Rosmarinus* officinalis; **c)** (volkstümlich) u. a. Acorus* calamus, Alcea* rosea, Allium* ursinum, Arctium*, Avena* sativa, Calluna* vulgaris, Chamaemelum* nobile, Commiphora* molmol, Cymbopogon* citratus, Cymbopogon* winterianus, Fragaria* vesca, Glechoma* hederacea, Ilex* paraguariensis, Iris*, Origanum* majorana, Origanum* vulgare, Potentilla* anserina, Pulmonaria* officinalis, Rosa* canina, Rubus* idaeus, Tussilago* farfara, Valeriana* officinalis, Verbena* officinalis, Veronica* officinalis, Zanthoxylum* piperitum; **2.** Homöopathie: u. a. Actaea* racemosa, Allium* sativum, Allium ursinum, Aloe*, Arsen*, Atropa belladonna, Brassica* nigra, Capsicum*, Centaurium* erythraea, Chamaemelum nobile, Citrullus* colocynthis, Colchicum* autumnale, Dioscorea* villosa, Gratiola* officinalis, Hydrastis* canadensis, Hyoscyamus* niger, Kalium* bichromicum, Kupfer*, Magnesium* phosphoricum, Matricaria recutita, Natrium*, Petroleum*, Potentilla anserina, Psychotria* ipecacuanha, Punica* granatum, Quecksilber*, Rhus* radicans, Rosmarinus officinalis, Schwefel*, Sinapis* alba, Solanum* dulcamara, Strychnos* nux-vomica, Xysmalobium* undulatum; **3.** Hydrotherapie: u. a. Heublumensack*, Leibauflage*; **4.** Akupunktur* u. Moxibustion* nach den Vorgaben der Chinesischen Medizin, Aurikulotherapie*; **5.** Ayurveda: u. a. Pterocarpus* santalinus; **6.** Chinesische Medizin: u. a. Sophorae* flavescentis radix; **7.** Colonmassage*; **8.** Heilerde*, Trinkmoor*, Kaffeekohle; **9.** Symbioselenkung*, Probiotika; **10.** Ernährungstherapie: therapeutisches Fasten*, Mayr*-Kur. Vgl. Diarrhö; Dyspepsie, funktionelle; Gastritis; Obstipation; Reizdarmsyndrom; Ulkus, gastroduodenales.

Magen-Feuer: Krankheitskonzept der Chinesischen Medizin*; typische Krankheitszeichen sind ein entzündlicher Reizzustand des Magens mit Sodbrennen, Mundgeruch, Parodontitis u. Empfindlichkeit für heiße u. scharf gewürzte Speisen mit heftigen brennenden epigastrischen Schmerzen; ggf. Schlafstörungen mit unruhigen Träumen. Vgl. Coptidis rhizoma; Gypsum fibrosum.

Magen|geschwür: s. Ulkus, gastroduodenales.

Magen-Hitze: Krankheitskonzept der Chinesischen Medizin*; typische Krankheitszeichen sind ein entzündlicher Reizzustand des Magens mit Sodbrennen, Parodontitis u. Empfindlichkeit für heiße u. scharf gewürzte Speisen mit brennenden epigastrischen Schmerzen; Symptome milder ausgeprägt als bei Magen*-Feuer. Vgl. Eriobotryae folium; Phragmitis rhizoma.

Magen-Kälte: Krankheitskonzept der Chinesischen Medizin*; typische Krankheitszeichen sind ein Reizzustand des Magens mit krampfartigen epigastrischen Schmerzen, Übelkeit u. möglichem wässrigem Erbrechen; Auslösung od. Verschlimmerung der Symptome durch kalte Speisen u. Getränke od. roh genossene Nahrungsmittel, Besserung durch Wärmezufuhr. Vgl. Myristicae semen, Zingiberis rhizoma.

Magen-Qi: s. Qi; Qi, umgekehrtes.

Magen|schleim|haut|entzündung: s. Gastritis.

Magie (gr. μαγεία Zauberei) *f*: Bez. für eine Geisteshaltung, die einen Einfluss des Menschen auf übermenschliche Kräfte annimmt; der magische Mensch versucht, die übermenschliche Macht zu beeinflussen, um Nutzen od. Schaden zu bewirken. Religionswissenschaftlich u. theologisch wird M. als Bemächtigungsversuch vom Gebet als Unterwerfung unter einen höheren Willen unterschieden. Die Annahme einer geschichtlichen Entwicklung von der M. zur Religion wird heute in der Religionsethnologie als ein Irrtum aufgefasst, ebenso die behauptete Unverträglichkeit zwischen M. u. wissenschaftlicher Medizin. In Ethnologie u. Ethnomedizin* wird heute versucht, sich von der

Perspektive der Unvereinbarkeit zu entfernen u. andere Ansätze zu verfolgen. So zeigt eine Fülle von psychologischen u. soziologischen Befunden, dass hinter der Einschätzung von M. als primitivem Aberglaube* eine profunde Unkenntnis der vielfältigen Funktionen von M. steht. Detaillierte Symbolanalysen (z. B. die Divinationsanalyse mit semiotischem u. semantischem Ansatz) können komplexe Systeme auch ethnomedizinisch relevanter Zusammenhänge aufdecken. Bei esoterischen Psychotherapeuten wird M. heute auch als spirituelle Persönlichkeitsentwicklung vertreten.

Magnesium *n*: chemisches Element, Symbol Mg, OZ 12, rel. Atommasse 24,305; leicht oxidierbares, 2-wertiges, silberweißes, zu den Erdalkalimetallen gehörendes Leichtmetall; **biochemische Funktion:** Bestandteil von Knochen, Zähnen u. Sehnen; physiologischer Calciumantagonist; Aktivator von allen Reaktionen, an denen ATP beteiligt ist; Aktivator bzw. Inhibitor von ca. 300 verschiedenen Enzymen u. Enzymsystemen; essentielles Kation der intrazellulären Flüssigkeit; wichtig für die neuromuskuläre Reizübertragung an der Synapse sowie bei der Muskelkontraktion; Beteiligung an der Nukleinsäuren- u. Proteinbiosynthese; **Vorkommen in Nahrungsmitteln:** in tierischen u. pflanzlichen Lebensmitteln; besonders magnesiumreich sind Vollkorngetreideprodukte, Hülsenfrüchte (z. B. Sojabohnen), Nüsse u. Samen, Obst (z. B. Bananen, Beerenobst), Gemüse, Fleisch, Geflügel u. Fisch; Bedarf für Erwachsene (D-A-CH 2008): Frauen 300–310 mg/d, Männer 350–400 mg/d; **Mangelerscheinungen:** neuromuskuläre Übererregbarkeit mit Krämpfen, Tetanie, Tremor u. Tachykardie durch unzureichende Zufuhr, Alkoholkrankheit, renale u. enterale Verluste, endokrine Störungen (z. B. Hyperthyreose, Hyperparathyroidismus, Hyperaldosteronismus); **Intoxikation:** nach Magnesiumsulfatbehandlung von Schwangeren bei Eklampsie od. bei chronischer Niereninsuffizienz kann es zu Erbrechen, Hypertonie, Bradykardie, Störungen im Zentralnervensystem (sog. Magnesiumnarkose durch Blockierung der Erregungsüberleitung) kommen; **Referenzbereich:** 0,73–1,03 mmol/l Serum; **Verwendung:** therapeutisch bei Hypomagnesiämie, bei akutem Herzinfarkt u. bestimmten Herzrhythmusstörungen, Wadenkrämpfen, Obstipation, Migräne.

Magnesium|hydro|gen|phosphat *n*: s. Magnesium phosphoricum.

Magnesium phosphoricum *n*: Magnesiumhydrogenphosphat; $MgHPO_4 \cdot 3\,H_2O$; weißes, kristallines Pulver, löslich in verdünnten Säuren, schwer löslich in Wasser; **Wirkung:** laxierend; **Verwendung:** (volkstümlich) als Laxans; **Homöopathie:** Anwendung entsprechend dem homöopathischen Arzneimittelbild, z. B. bei Neuralgie, schmerzhaften Magen-Darm-Krämpfen, Dysmenorrhö. Vgl. Biochemie nach Schüßler.

Magnesium|sulfat *n*: Magnesium sulfuricum; Bittersalz; $MgSO_4 \cdot 7\,H_2O$; **Verwendung:** parenteral zur Elektrolytsubstitution, zur antikonvulsiven Behandlung der Eklampsie; oral als (salinisches) Laxans, das als Vorbereitung für das Fasten* eingesetzt wird.

Magnet|feld|therapie (Therapie*) *f*: therapeutische Anwendung von magnetischen Feldern, die mit Ringspulen u. anderen Geräten mit sog. Spurenelementresonanzen erzeugt werden; **Einteilung:** **1.** pulsierende M., z. B. mit gepulsten Magnetfeldern von 1–2000 Hz u. bis 100 Gauß; **2.** statische M., z. B. mit rotierenden Permanentmagneten mit 1–100 Hz u. 100 Gauß; **Wirkung:** Die M. soll bei starken Feldern (z. B. Gleichfelder mit einer Feldstärke von 15 Tesla) v. a. einen Einfluss auf das Ionenmilieu u. bei rasch wechselnden u. schwachen Feldern (z. B. 5 Tesla) auf das Nervensystem u. die Durchblutung haben. **Anwendung:** Wissenschaftliche Hinweise auf eine Wirksamkeit liegen für Wund- u. Knochenheilungen sowie bei Osteoarthrose-Beschwerden vor; zudem wird die M. bei einer Vielzahl von Beschwerden wie Migräne, Durchblutungsstörungen, Erkrankungen des rheumatischen Formenkreises, Entzündungen u. Schmerzen angewandt, für die bislang Wirksamkeitsnachweise fehlen.

Magneto|pathie (-pathie*) *f*: syn. Heilmagnetismus*.

Magnet|therapie (Therapie*) *f*: Behandlung mit natürlichen od. künstlichen Magneten, i. d. R. mit sog. Permanentmagneten, die eine wesentlich höhere Feldstärke als Naturmagnete besitzen sollen; diese sog. Heilmagnete werden als Halsketten, Armbänder u. Magnetfolien angeboten u. entweder prophylaktisch od. auf erkrankte Körperstellen aufgelegt. Die mystische Hintergrundidee ist die Annahme einer heilmagnetischen Übertragung des Lebensfluidums, des Magnetismus. Vgl. Heilmagnetismus.

Magnoliae officinalis cortex *m*: Cortex Magnoliae officinalis; chin. Hou-Po; Droge der Chinesischen Medizin*; Rinde von Magnolia officinalis Rehd. et E. H. Wils. aus der Familie der Magnoliaceae (Magnoliengewächse); **Eigenschaften:** bitter, scharf, warm, kehrt in Milz, Magen, Lunge u. Dickdarm ein; **Wirkung:** bewegt das Qi*, trocknet Feuchtigkeit* aus, drängt Zusammenballungen* zurück, besänftigt das Keuchen; **Anwendung:** bei Qi*-Stagnation u. Feuchtigkeits-Blockade des Mittleren Erwärmers (s. Drei Erwärmer), bei Stagnation von Speisen im Magen-Darm-Trakt mit Obstipation, bei Blockade der Lunge durch Schleim-Feuchtigkeit (s. Schleim).

Magnolia grandi|flora L. *f*: Großblütige Magnolie; Baum aus der Familie der Magnoliaceae (Magnoliengewächse); **Arzneidroge:** getrocknete Rinde (Magnoliae grandiflorae cortex); Monographie: WHO; **Inhaltsstoffe:** Alkaloide, z. B. Annonain, Candicin, Magnoflorin; Lignane, z. B. Honokiol, Magnolol; **Wirkung:** antimikrobiell; **Verwen-**

dung: (volkstümlich) z. B. als Aromatikum u. bei Erkrankungen des rheumatischen Formenkreises; **Dosierung:** keine bekannt; **Nebenwirkungen:** keine bekannt; **Kontraindikation:** keine bekannt; **Wechselwirkung:** keine bekannt.

Magnolie, Groß|blütige: s. Magnolia grandiflora.

Maha-Pengiri-Gras: s. Cymbopogon winterianus.

Mahonia aquifolium (Pursh) Nutt. *f*: (molekulargenetisch) Berberis aquifolium; Mahonienstrauch; Pflanze aus der Familie der Berberidaceae (Sauerdorngewächse); s. Abb.; **Arzneidroge:** getrocknete Stamm- u. Wurzelrinde (Mahonia aquifolii cortex, Mahonienrinde); **Inhaltsstoffe:** Protoberberinalkaloide (z. B. Berberin), Bisbenzylisochinolinalkaloide, Aporphinalkaloide; **Wirkung:** antiphlogistisch, antiproliferativ, antibakteriell, regulierend auf die Talgdrüsentätigkeit, keratolytisch, mitosehemmend; **Verwendung:** Zubereitungen aus der Rinde zur äußerlichen Anwendung, insbesondere Cremes mit Urtinktur in 10 %iger Lösung, standardisiert auf einen Gehalt an Berberin von 1 %; Indikationen aufgrund klinischer Untersuchungen: leichte bis mittelschwere Psoriasis, Seborrhö, Acne vulgaris; **Dosierung:** Cremes u. Salben ein- bis mehrmals täglich auftragen; **Nebenwirkungen:** zu Behandlungsbeginn leichte Hautrötung od. Brennen möglich, selten allergische Hautreaktionen; **Kontraindikation:** keine bekannt; **Wechselwirkung:** keine bekannt; **Homöopathie:** Anwendung entsprechend dem homöopathischen Arzneimittelbild, z. B. bei trockenen Hautausschlägen, Leber- u. Gallenerkrankungen.

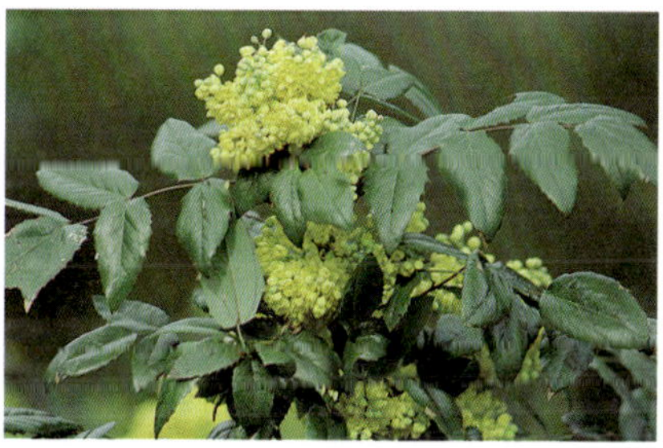

Mahonia aquifolium: Pflanze [5]

Mahonien|strauch: s. Mahonia aquifolium.

Ma-Huang: s. Ephedrae herba.

Mai|glöckchen: s. Convallaria majalis.

Mai-Men-Dong: s. Ophiopogonis radix.

Maino: s. Lepidium meyenii.

Mais: s. Zea mays.

Mai-Ya: s. Hordei fructus germinatus.

Majoran: s. Origanum majorana.

Majoran, Wilder: s. Origanum vulgare.

Makro|biotik (gr. μακρός lang, groß; Bio-*) *f*: aus dem chinesischen Buddhismus stammende Ernährungsform u. Lebensweise, die von George Oshawa (1892–1966) vertieft u. international verbreitet u. von Mishio Kushi (geb. 1926) u. Steven Acuff (geb. 1945) weiterentwickelt wurde; **Grundlagen:** Als Grundlage dient die Yin*-Yang-Lehre aus dem Taoismus, bei dem die Kunst, ein langes, inhaltsreiches Leben zu führen, die Ausgewogenheit von Yin u. Yang, der Einklang mit dem Kosmos, die menschliche Bewusstseinsentwicklung u. Gesundheit als Grundlage für Glück, Freiheit u. Wohlbefinden im Mittelpunkt stehen. Nahrungsmittelauswahl u. -zubereitung sollen zur Ausgewogenheit von Yin u. Yang beitragen. Einteilungskriterien für den Yin- bzw. Yang-Charakter eines Lebensmittels sind Natrium-Kalium-Verhältnis, Wassergehalt, Form, Farbe, Struktur, Standort, Wachstumsform, -zeit u. -geschwindigkeit. Zu den Yin-Lebensmitteln zählen generell Pflanzen, die über der Erde wachsen, zu den Yang-Lebensmitteln Pflanzenteile, die unter der Erde wachsen, sowie tierische Lebensmittel. Die heutige makrobiotische Kost ist vorwiegend vegetabil, mit einem hohen Anteil an Vollgetreide; außerdem Verwendung von Hülsenfrüchten, Samen (z. B. Gomasio*), Nüssen, milchsauer fermentiertem Gemüse, Algen u. Sojaprodukten (insbesondere fermentierte wie Miso*, Natto*, Tamari*, Tempeh*) sowie Bevorzugung von Nahrung aus der gleichen Klimazone; geringe Mengen an Obst (in Form von Kompott od. Trockenobst) u. Fisch. Rohkost wird nur eingeschränkt empfohlen; gemieden werden Nachtschattengewächse, Milch, Fleisch, Kaffee, schwarzer Tee, Zucker, Honig, Süßstoff, Konserven, Tiefkühlkost u. Alkohol; als Getränke werden Bancha Tee, Wasser, Kräutertee u. Gemüsesäfte in einer Menge, die sich am natürlichen Durstgefühl orientiert, empfohlen. **Ernährungsphysiologische Bewertung:** Die M. nach Oshawa ist aufgrund der beschränkten u. teilweise ungünstigen Lebensmittelauswahl (hauptsächlich Naturreis, etwas gekochtes Gemüse u. Hülsenfrüchte, Meeresalgen, Kochsalz) abzulehnen. Die M. nach Kushi ist als vegane Kost (s. Vegetarismus) für Kinder problematisch (Mangel an Vitamin D, Calcium, Eisen). Eine bedarfsgerechte Ernährung für Erwachsene ist nach der modernen Form der M. nach Kushi u. Acuff bei ausreichendem Ernährungswissen möglich.

Mala (mala, Sanskrit Abfallprodukt, Ausscheidung) *m*: i. R. von Ayurveda* Sammelbez. für Ausscheidungen des Körpers; **Einteilung: 1.** grobstoffliche M.: Stuhl, Harn u. Schweiß; **2.** feinstoffliche M.: z. B. Schleim, Gallensäure u. Darmwinde sowie Haare u. Nägel. Die Doshas* werden gelegentlich auch als M. angesehen, wenn ihre Rolle in der Pathogenese einer Erkrankung beschrieben wird. Vgl. Dhātu; Pathogenese, ayurvedische; Physiologie, ayurvedische.

Malabar|kardamome: s. Elettaria cardamomum.

Malabar|kino: s. Pterocarpus marsupium.

Mal|absorption (lat. malus schlecht; absorbere aufsaugen) *f*: Form der Verdauungsinsuffizienz; Störung der Resorption vom Darmlumen in die Blut- u. Lymphbahn; **Leitsymptome:** Flatulenz, Erschöpfung, Gewichtsabnahme; später od. bei schwerer M. Massenstühle, Muskelschwäche, Haut- u. Schleimhautveränderungen, Anämie; **Vorkommen:** z. B. bei Zöliakie, Enteritis regionalis Crohn. Vgl. Malassimilation; Maldigestion.

Mal|assimilation (↑; lat. assimilare angleichen) *f*: verminderte Nährstoffausnutzung; **Formen:** Maldigestion*, Malabsorption*.

Mal|di|gestion (↑; lat. digerere, digestus trennen, teilen) *f*: Störung der Verdauung in Magen u. Duodenum infolge mangelnder Andauung od. Aufspaltung der Nahrung durch Pankreasenzyme bzw. Galle; **Ursache:** z. B. Magenresektion, exokrine Pankreasinsuffizienz, fehlende konjugierte Gallensäuren bei Cholestase od. enteralem Gallensäureverlustsyndrom, Allergie gegenüber verschiedenen Nahrungsmitteln, primäre (Fehlbildung der Lymphgefäße) od. sekundäre Gastroenteropathie. Vgl. Malabsorption; Malassimilation.

Malen, therapeutisches: insbesondere in der Anthroposophischen Medizin*, aber auch in der analytischen Psychotherapie* u. anderen Psychotherapierichtungen angewendete Form der Kunsttherapie*, bei der die Auseinandersetzung (Gestalten u. Wahrnehmen) mit der Farbe, ihren Gesetzmäßigkeiten u. Ausdrucksmöglichkeiten im Mittelpunkt der Therapie steht; Anwendung unterschiedlicher Maltechniken (z. B. Aquarell, Acryl, Nass in Nass, Wachsfarben, Schwarz-Weiß-Zeichnen, Formenzeichnen*). Vgl. Plastizieren, therapeutisches; Therapie, künstlerische.

Maligno|lipin|test (lat. malignus bösartig) *m*: spekulativer u. wissenschaftlich nicht gesicherter Labortest zur Krebs(früh)erkennung, der eine fragliche spezifische Antigenreaktion nachweisen will; vgl. Krebs.

Malus domestica Borkh. *m*: Malus sylvestris var. domestica (Borkh.) Mansf., Pyrus malus L.; Apfelbaum; Baum aus der Familie der Rosaceae (Rosengewächse); **Arzneidroge:** Früchte (Mali fructus, Äpfel); **Inhaltsstoffe:** in der Apfelschale Pektin (bis 17 % in der Trockensubstanz), Arabane u. Galaktane, Äpfel-, Zitronen-, Bernstein-, Milchsäure, Zucker bis 16 %, Gerbstoffe, Quercetin, Polyphenole wie p-Cumarsäure, Kaffeesäure, Ferulasäure, Catechin, Epicatechin, Gallocatechin, Enzyme; im Samen etwas Amygdalin (0,6 %); **Wirkung:** antidiarrhoisch; **Verwendung:** (volkstümlich) z. B. Apfeldiät (rohe geriebene Äpfel) bei (sommerlicher) Diarrhö, akuten u. chronischen Dyspepsien, Ernährungsstörungen (v. a. in der Pädiatrie) sowie bei Ekzemen; die Wirksamkeit bei den beanspruchten Anwendungsgebieten ist derzeit nicht belegt. **Dosierung:** keine bekannt; **Nebenwirkungen:** keine bekannt; **Kontraindikation:** keine bekannt; **Wechselwirkung:** keine bekannt.

Malvae arboreae flos *m*: s. Alcea rosea.

Malva neglecta *f*: s. Malva sylvestris.

Malva sylvestris L. *f*: Wilde Malve, Große Käsepappel; Rosspappel; Pflanze aus der Familie der Malvaceae (Malvengewächse); s. Abb.; zusammen

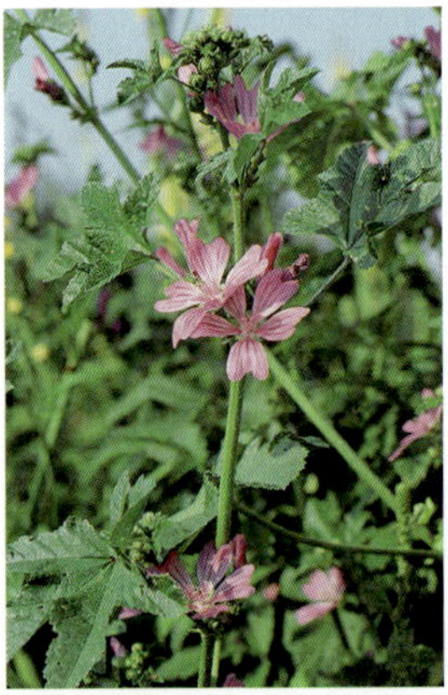

Malva sylvestris: Blüte [5]

mit Malva neglecta Wallroth (Wegmalve) u. Malva sylvestris L. ssp. mauritiana L. Ascherson et Graebner (Mauritius-Malve) Stammpflanze der Droge; **Arzneidroge:** Blüten (Malvae sylvestris flos, Malvenblüten), Monographie: ESCOP, Kommission E; Blätter (Malvae folium, Malvenblätter), Monographie: Kommission E; **Inhaltsstoffe:** ca. 7 % Schleimstoffe (insbesondere saure Polysaccharide); in den Blättern Flavonoide; **Wirkung:** reizlindernd; **Verwendung:** zerkleinerte Droge als Teeaufguss od. andere galenische Zubereitungen zum Einnehmen; **1.** (med.) bei Schleimhautreizungen im Mund- u. Rachenraum, trockenem Reizhusten (ESCOP, Kommission E); **2.** (volkstümlich) innerlich auch bei Reizmagen, Bronchialkatarrhen; äußerlich zur Wundbehandlung; **Dosierung:** Tagesdosis 5 g Droge, Zubereitungen entsprechend; 3–4 TL Droge auf eine Tasse heißes Wasser, 2–3-mal täglich; **Nebenwirkungen:** keine bekannt; **Kontraindikation:** keine bekannt; **Wechselwirkung:** keine bekannt. Vgl. Alcea rosea.

Malve: s. Alcea rosea; Malva sylvestris.

Malven|tee: s. Hibiscus sabdariffa.

Malz|ex|trakt (Extractum*) *m*: wässriger Auszug aus gekeimter Gerste; enthält Maltose, Dextrine, Glukose, Eiweiß, Milchsäure, B-Vitamine u. Amylasen; **Verwendung:** als Kräftigungsmittel, besonders für Kinder.

Mandala (mandala, Sanskrit Kreis) *n*: s. Tantra.

Mandel|entzündung: s. Tonsillitis.

Mandel|milch: s. Säuglingsmilch, alternative.

Mandel|öl: s. Amygdalae oleum.

Mangan *n*: chemisches Element, Symbol Mn, OZ 25, rel. Atommasse 54,94; zur Mangangruppe gehörendes, 2- bis 7-wertiges, graues, hartes u. sprödes Schwermetall; essentielles Spurenelement; **biochemische Funktion:** Bestandteil einiger Metalloenzyme (z. B. Pyruvatcarboxylase, Superoxiddismutase); Aktivator der Aminopeptidasen sowie von Arginase, Enolase u. Glukokinase; Beteiligung an der Biosynthese des Mukopolysaccharid-Protein-Komplexes des Knorpels; **Vorkommen in Nahrungsmitteln:** besonders in Lebensmitteln pflanzlicher Herkunft, z. B. schwarzer Tee, Nüsse, Vollkorngetreide, Getreidekeimlinge, Leguminosen, grünes Blattgemüse, Früchte, Wurzeln u. Knollen; tierische Nahrungsmittel sind relativ manganarm. Bedarf für Erwachsene (D-A-CH 2008): Schätzwert 2–5 mg/d, **Mangelerscheinungen:** nicht bekannt; **Intoxikation:** Störungen des Intermediärstoffwechsels z. B. durch Inhalation von Manganstaub u. nach langjährigem Verzehr von Mangansupplementen; alimentär nicht bekannt; **Referenzbereich:** 50–200 µg/l Serum; **Homöopathie:** Anwendung entsprechend dem homöopathischen Arzneimittelbild, z. B. bei Anämie, Schwäche, Lähmungen.

Mangel|ernährung: qualitative Fehlernährung*; unzureichende Versorgung mit einzelnen essentiellen Nährstoffen bei gleichzeitig ausreichender Nahrungsenergiezufuhr; meist bedingt durch einseitige Kost; kann z. B. zu Avitaminose* od. Anämie führen. Vgl. Unterernährung.

Mang-Xiao: s. Natriumsulfat.

Manipulativ|massage (Massage*) *f*: auch Terriér-Massage; passive Mobilisation von gelenknahen, reflektorisch veränderten Geweben (Muskeln, Sehnen, Sehnenansätze u. Bänder) bei gleichzeitiger Massage* mit kleinflächigen Griffen; Wirksamkeit bisher wissenschaftlich nicht nachgewiesen.

Manna: s. Fraxinus ornus.

Mantra (mantra, Sanskrit Rede) *n*: s. Tantra.

Manual|therapie, chinesische (lat. manus Hand) *f*: chin. Tui-Na, Schieben u. Ziehen, An-Mo, Drücken u. Reiben; oft nicht korrekt als Akupressur (s. Akupunkturpunktmassage) od. Massage bezeichnete, aus ca. 35 verschiedenen Manualtechniken (z. B. Pressen, Rollen, Zwirbeln, Reiben, Walken, Klopfen) bestehende Behandlungsform der Chinesischen Medizin*; **Wirkung:** Die Hauptwirkungen bestehen in einer Anregung der Blutzirkulation, der Mobilisierung von bewegungseingeschränkten Gelenken, der Regulation des Muskeltonus, der Aktivierung der Schmerzhemmung u. der Verbesserung des funktionellen Status der behandelten Gewebe. Durch segmentale Reflexe u. das Anstoßen vegetativer Regulationen können auch Wirkungen auf innere Organe ausgelöst werden. Vgl. Shiatsu.

Manuka|öl: s. Leptospermum scoparium.

Marcella: s. Achyrocline satureioides.

Margosa *f*: s. Azadirachta indica.

Marien|distel: s. Silybum marianum.

Marihuana *n*: s. Cannabis sativa.

Mark: in der Chinesischen Medizin* Bez. für das Gehirn als sog. Meer des Marks, das Rückenmark u. das Nierenmark; der Involution unterliegende Speichersubstanz; dient der Ausübung der Fortpflanzung u. der Wahrnehmung der kognitiven Funktionen.

Markert-Diät (Dieter F. M., Anästhesist, geb. 1946; Diät*) *f*: Reduktionsdiät*, bei der ein Soja-Proteingemisch als Getränk entweder mit der Nahrung od. mit Säften u. Gemüsebrühe eingenommen wird; basiert auf der Annahme, dass die Voraussetzung für einen optimal funktionierenden Organismus eine ausreichende Versorgung mit essentiellen Aminosäuren ist, die mit herkömmlichen Nahrungsmitteln nicht erreicht werden kann. **Ernährungsphysiologische Bewertung:** aufgrund einer zu niedrigen Energie- u. Kohlenhydratzufuhr als Dauerkost abzulehnen; führt wie auch andere Reduktionsdiäten zum Jo*-Jo-Effekt.

Marma|therapie (marman, Sanskrit todbringende Stelle; Therapie*) *f*: therapeutisches Verfahren, bei dem die Marma-Punkte (altindische Bez. für Körperstellen, deren Verletzung zu massiven funktionellen Störungen u. Bewusstseinsverlust bis hin zum Tod führen soll; vgl. Physiologie, ayurvedische) insbesondere bei Erkrankungen des Bewegungsapparats gezielt durch Druck u. Massage* behandelt werden; hat sich v. a. im Südwesten Indiens (im Bundesstaat Kerala) im Zusammenhang mit einer traditionellen Kampfkunst entwickelt. Die Interpretation von Marma in diesem Sinne muss jedoch als Sonderform betrachtet werden, die sich von der klassischen ayurvedischen Lehrmeinung deutlich unterscheidet. Im klassischen Ayurveda gibt es am menschlichen Körper 107 Marma-Punkte, deren Verletzung den Tod od. schwere Behinderung zur Folge haben kann. Diese Punkte sind insbesondere bei chirurgischen Eingriffen unbedingt zu meiden u. auch sonst zu schützen. In Europa u. Nordamerika werden die Marma-Punkte neuerdings gelegentlich etwas vereinfacht als Verbindungspunkte von Körper u. Bewusstsein interpretiert u. mit ätherischen Ölen behandelt. Vgl. Purvakarma.

Marmelos|früchte: s. Aegle marmelos.

Marnitz-Therapie (Therapie*) *f*: manuelle Massagetechnik, bei der durch Finger- u. Handflächendruck bestimmte Regionen (je nach Beschwerden u. Therapievariante) bearbeitet u. dabei auch manuelle Behandlungstechniken einbezogen werden; **Anwendung:** bei Erkrankungen des Bewegungssystems mit hypertoner Muskulatur; **Kontraindikation:** Osteoporose, Frakturen, entzündliche Veränderungen im Behandlungsareal. Wirksamkeit bisher wissenschaftlich nicht nachgewiesen. Vgl. Massage.

Marrubium vulgare L. *n*: Gewöhnlicher Andorn, Weißer Andorn; ausdauerndes Kraut aus der Familie der Lamiaceae (Lippenblütler); **Arzneidroge:** zur Blütezeit gesammelte u. getrocknete Blätter u. obere Pflanzenteile (Marrubii herba, Andornkraut); Monographie: Kommission E; **Inhaltsstoffe:** Diterpenbitterstoffe der Labdanreihe (Marrubiin, Premarrubiin, Marrubenol u. a.), bis zu 7 % Gerbstoffe sowie Flavon- u. Flavonolglykoside; **Wirkung:** choleretisch, expektorierend, antiinflammatorisch; **Verwendung:** Teeaufguss,

Frischpflanzenpresssaft (2–6 EL) u. a. galenische Zubereitungen; **1.** (med.) bei Appetitlosigkeit*, dyspeptischen Beschwerden, Katarrhen der oberen Atemwege (Kommission E); **2.** (volkstümlich) auch bei Störungen der Gallesekretion, akuter u. chronischer Bronchitis, Pertussis u. Asthma bronchiale; zum Gurgeln bei Mund- u. Rachenentzündungen; äußerlich bei Hautverletzungen; **3.** zur Herstellung von Bitterlikören u. appetitanregenden Weinen; **Dosierung: 1.** 1–2 g getrocknete Droge als Teeaufguss, 3-mal täglich; **2.** Tagesdosis 2–6 EL Frischpflanzenpresssaft; **3.** Flüssigextrakt (1 : 1 in 25 %igem Ethanol), 1–3 ml 3-mal täglich; **Nebenwirkungen:** in hohen Dosierungen stark laxierend, menstruationsverstärkend, lokal Kontaktdermatitis; **Kontraindikation:** Schwangerschaft, Stillzeit; **Wechselwirkung:** keine bekannt; **Homöopathie:** Verwendung der frischen, oberirdischen Teile blühender Pflanzen entsprechend dem homöopathischen Arzneimittelbild, z. B. bei Entzündungen der Atemwege.

Marsdenia con|durango Reichbach (fil.) *f*: Condurangostrauch; Liane aus der Familie der Apocynaceae (Immergrüngewächse); **Arzneidroge:** Rinde der Zweige u. Stämme (Condurango cortex, Condurangorinde, Kondurangorinde); Monographie: Kommission E; **Inhaltsstoffe:** 1–3 % Bitterstoffe (darunter mindestens 1,8 % Condurangin), Kaffeesäurederivate, Cumarinderivate; es sollte ein Bitterwert von 600–800 erreicht werden; **Wirkung:** Anregung der Speichel- u. Magensaftsekretion; **Verwendung: 1.** (med.) bei Appetitlosigkeit, insbesondere in der Geriatrie u. Pädiatrie (Kommission E); **2.** (volkstümlich) auch bei Dyspepsie; **Dosierung:** Tagesdosis 2–4 g zerkleinerte Droge für Infuse, 0,2–0,5 g wässriger Extrakt, 2–5 g Tinktur; **Nebenwirkungen:** keine bekannt; **Kontraindikation:** keine bekannt; **Wechselwirkung:** keine bekannt; **Homöopathie:** Verwendung der getrockneten Rinde der Zweige u. Stämme entsprechend dem homöopathischen Arzneimittelbild, z. B. bei Rissen u. Geschwüren an den Lippen u. am After, Entzündungen u. Verengungen der Speiseröhre.

Massage (gr. μάσσειν durchkneten, weichmachen) *f*: mechanische Behandlung von Gewebe u. Muskeln durch Druck-, Zug- u. Vibrationsreize auf die Körperoberfläche; **Formen: 1.** klassische M.: äußerliche Behandlung des Körpers durch Handgriffe (Schüttelung, Knetung*, Reibung*, Zirkelung*, Klopfung), die entspannend u. beruhigend auf den Körper wirken; **2.** Spezialmassagen: manuelle Lymphdrainagetherapie*, Segmentmassage*, Bindegewebemassage*, Periostmassage*, Fußreflexzonentherapie*, Colonmassage*, Unterwassermassage*. Die **Grifftechniken** (z. B. Streichung*, Knetung, Reibung, Zirkelung, Vibration, Erschütterung, Unterhautfasziengriff) lösen spezielle physiologische Reaktionen (v. a. Detonisierung, Hyperämie, Tonisierung, Beeinflussung autonomer Reaktionen u. psychischer Befindlichkeiten) aus. **Wirkung:** physiotrop (gewebebefundgerechte Intervention unter Ausnutzung nervaler Mechanismen) u. psychotrop (z. B. Entängstigung); therapeutische Wirkungen sind Muskeleutonisierung, Durchblutungssteigerung, Schmerzlinderung, Trophikverbesserung, Entstauung (drainierende Wirkung) u. psychovegetative Entspannung. **Indikation:** v. a. schmerzhafte Veränderungen des Bewegungsapparats, Lymphödemerkrankungen; auch i. R. der Prävention chronischer muskuloskelettaler Beschwerden.

Massage, rhythmische (↑) *f*: Hauschka-Massage; von den Ärztinnen Ita Wegman u. Margarethe Hauschka entwickelte Massageform der Anthroposophischen Medizin*, die eine bewusst rhythmische Arbeit der Hände des Behandlers mit der zielgerichteten Anregung des rhythmischen Systems des Patienten kombiniert, z. B. durch Atmung; Lebensleib*, Lebensgefühl u. Körperwahrnehmung sollen dadurch positiv beeinflusst u. die Selbstheilungskräfte aktiviert werden. **Anwendung:** u. a. bei Erkrankungen des Bewegungsapparates u. Nervensystems; in der Rekonvaleszenz, Psychiatrie u. bei Körperbehinderungen; Anwendung auch spezieller Organeinreibungen unter Verwendung ätherischer Öle u. Metallsalben (s. Metalltherapie).

Massai-Tee: s. Aspalathus linearis.

Masseur *m*: im „Gesetz über die Berufe in der Physiotherapie" (Masseur- und Physiotherapeutengesetz) vom 26.5.1994 (BGBl. I S. 1084), zuletzt geändert am 25.9.2009 (BGBl. I S. 3158), geregelter Ausbildungsberuf („Masseur u. medizinischer Bademeister"); **Ausbildung:** 2-jährig an Berufsfachschulen mit anschließendem 6-monatigem Praktikum zur staatlichen Anerkennung. Vgl. Physiotherapeut.

Maß|liebchen: s. Bellis perennis.

Mastich|kraut: s. Teucrium marum.

Mate *f*: s. Ilex paraguariensis.

Materia medica (lat.) *f*: **1.** zusammenfassende, homöopathische Bez. für **a)** die Gesamtheit aller Symptome aus Arzneimittelprüfungen* u. klinischen Beobachtungen, geordnet nach Arzneimitteln; **b)** ein entsprechendes Sammelwerk; häufig synonym mit dem Begriff homöopathische Arzneimittellehre* gebraucht. Primäre Quellen der M. m. (Arzneimittelprüfungssymptome, toxikologische Beobachtungen u. Kasuistiken) werden von sekundären M. m., die primäre Quellen zusammenfassen, unterschieden. **Materia-medica-Vergleich:** Bei der homöopathischen Arzneimittelwahl* wird die Symptomatik eines Patienten mit den in verschiedenen M. m. aufgezeichneten Arzneimittelbildern der in Frage kommenden Arzneimittel verglichen u. das ähnlichste Arzneimittel zur Therapie ausgewählt. **2.** chinesische Pharmakopöe, die Naturstoffe pflanzlichen, tierischen u. mineralischen Ursprungs beinhaltet; die Heildrogen werden klassifiziert nach **a)** den Vier Temperatureigenschaften (kalt, kühl, warm, heiß); **b)** den

Fünf Geschmäckern (sauer, bitter, süß, scharf, salzig); **c)** dem Einfluss auf die Bewegung des Qi* (steigend, schwebend, sinkend, fallend); **d)** ihrem Leitbahn-(Organ-)Bezug; **e)** ihrer Giftigkeit. **3.** in der Tibetischen Medizin* gebräuchliche Bezeichnung für die Auflistung u. Klassifikation aller Arzneimittelbestandteile pflanzlicher, mineralischer u. früher auch tierischer Herkunft; oft syn. mit dem Begriff Arzneimittellehre verwendet. Vgl. Arzneimittel der Tibetischen Medizin.

Materia peccans (lat.) *f*: fehlerhafter, schlechter Stoff; Begriff aus der Humoralpathologie* für überflüssige od. schädliche Substanzen (i. S. von sog. Stoffwechselschlacken), die auf natürliche Weise ausgeschieden werden (s. Tab.) bzw. mit ausleitender Therapie* zur Ausscheidung gebracht werden; vgl. Auflösung.

Materia peccans Natürliche Entleerungen
Darmausscheidungen (auch Galle)
Erbrechen
Menstruation
Nasenbluten
Hämorrhoidalblutungen
Pollution
Harn
Perspiratio insensibilis
Schweiß
Nasenschleim
Sputum, Speichel
dermatologische Erkrankungen
Hautulzera

Matricariae flos *m*: s. Matricaria recutita.

Matricaria parthenium *f*: s. Tanacetum parthenium.

Matricaria recutita (L.) Rauschert *f*: Chamomilla recutita (L.) Rauschert, Matricaria chamomilla L.; Echte Kamille, Gemeine Kamille; einjährige Pflanze aus der Familie der Asteraceae (Korbblütler); s. Abb.; **Arzneidroge:** frische od. getrocknete Blütenköpfe (Matricariae flos, Kamillenblüten) u. daraus gewonnenes ätherisches Öl (Matricariae aetheroleum); Monographie: ESCOP, WHO, Kommission E; **Inhaltsstoffe:** 0,3–2 % ätherisches Öl mit den Hauptbestandteilen (–)-α-Bisabolol (INN: Levomenol), Bisabololoxide A u. B, Matricin, β-Farnesen u. Chamazulen sowie 15 Flavonderivate (z. B. Apigenin, Apigenin-7-glukosid), Schleimstoffe, Cumarine; **Wirkung:** antiphlogistisch, spasmolytisch, wundheilungsfördernd, desodorierend, antibakteriell (vorwiegend bakteriostatisch), karminativ, ulkusprotektiv; **Verwendung:** Teeaufgüsse aus getrockneten Blüten, Fluidextrakt (1:2, 45–60 %iges Ethanol als Auszugsmittel) od. Fertigarzneimittel; **1.** (med.) äußerlich bei Haut- u. Schleimhautentzündungen, bakteriellen Hauterkrankungen einschließlich der Mundhöhle u. des Zahnfleischs, entzündlichen Erkrankungen u. Reizzuständen der Atemwege (Inhalation) u. Erkrankungen im Anal- u. Genitalbereich (Bäder, Spülungen); innerlich bei Spasmen u. Entzündungen im Magen-Darm-Trakt (ESCOP, Kommission E); **2.** (volkstümlich) innerlich bei Dysmenorrhö; äußerlich zur Wundbehandlung, adjuvant bei Candida-Infektionen der Mundhöhle u. des Genitalbereichs; **Dosierung:** innerlich 3 g Droge (1 gehäufter EL) auf 150 ml Wasser, 3–4-mal täglich; Fluidextrakt Einzeldosis 1–4 ml; äußerlich 3–10 %iges Infus für Umschläge u. Spülungen, als Badezusatz 50 g Droge auf 10 l Wasser; halbfeste Zubereitungen: hydroalkoholische Extrakte entsprechend 3–10 % Droge, zur Inhalation 10–20 ml alkoholischer Extrakt pro Liter heißem Wasser; **Nebenwirkungen:** extrem selten Kontaktallergie, Pollenallergie; **Kontraindikation:** bekannte Überempfindlichkeit gegenüber Kamille od. anderen Korbblütlern; **Wechselwirkung:** keine bekannt; **Homöopathie:** Verwendung der ganzen, frischen, zur Blütezeit geernteten Pflanze entsprechend dem homöopathischen Arzneimittelbild, z. B. bei Entzündungen der Atemorgane, Zahnungsbeschwerden, Entzündungen u. Krämpfen der Verdauungsorgane, der weiblichen Geschlechtsorgane, heftigen Schmerzzuständen, reizbaren Verstimmungszuständen.

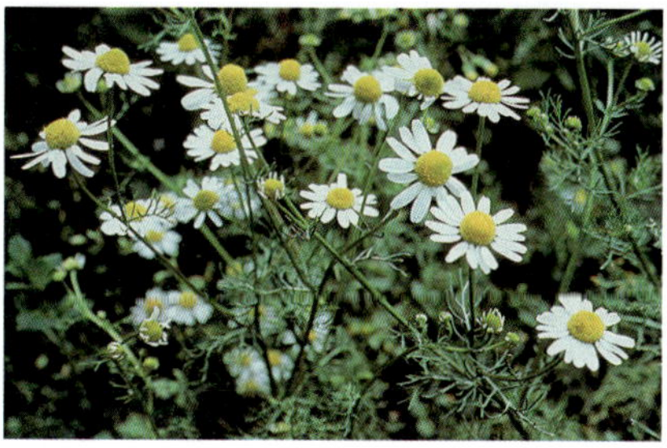

Matricaria recutita: Pflanze [5]

Matrix, extra|zelluläre *f*: Struktur, die den Zwischenraum zwischen Zellen ausfüllt; bei Bindegewebe, Knorpel u. Knochengewebe besonders ausgeprägt u. eigentlicher Funktionsträger; Hauptbestandteile sind Strukturproteine (v. a. Kollagen, Elastin, Fibrillin), Zelladhäsionsmoleküle (besonders Fibronektine, Laminin) u. Grundsubstanz*, die aus Proteoglykanen besteht (im Knochen imprägniert durch Apatite).

Mattei-Heil|weise (Graf Cesare M., italienischer Arzt, 1809–1896): Form der Komplexhomöopathie*, die sich im Unterschied zur Homöopathie* bemüht, die konventionelle Medizin der zweiten

Hälfte des 19. Jahrhunderts zu berücksichtigen, indem schulmedizinische Indikationsstellungen verwendet u. humoralpathologische Konstitutionsbilder (s. Konstitution) in die Diagnosestellung einbezogen werden; das Herstellungsverfahren der Arzneimittel unterscheidet sich von dem der klassischen Homöopathie dadurch, dass die Arzneien vor der homöopathischen Potenzierung* spagyrisch (s. Spagyrika) behandelt werden, auf mineralische Ausgangssubstanzen verzichtet wird u. elektromagnetische sowie Farbbestrahlungen an einzelnen Präparaten vorgenommen werden. Die M.-H. hat heute keine praktische Bedeutung mehr.

Mauer|nelken|wurz: s. Geum urbanum.

Mauer|pfeffer: s. Sedum acre.

Mauritius-Malve: s. Malva sylvestris.

Max-Planck-Diät (Max P., Physiker, Berlin, 1858–1947; Diät*) *f*: angeblich vom Max-Planck-Institut für Ernährung herausgegebene Reduktionsdiät* mit exakt vorgegebenem Essensplan; **Prinzip:** viel Eiweiß (7 Eier pro Woche, viel Fleisch), wenig Kohlenhydrate u. Fette; Obst u. bestimmte Gemüsesorten (grüner Salat, Tomaten, Mohrrüben) in beliebiger Menge. Der Name schafft fälschlicherweise Vertrauen, da es weder ein Max-Planck-Institut für Ernährung gibt noch die Max-Planck-Gesellschaft od. eines ihrer Institute einen solchen Diätplan herausgegeben hat. **Ernährungsphysiologische Bewertung:** Aufgrund möglicher gesundheitlicher Folgen (Arteriosklerose, Herz-Kreislauf-Erkrankungen, Gicht, hohe Nierenbelastung u. a.) ist von dieser Diätform abzuraten. Vgl. Atkins-Diät; Mayo-Diät.

Maydis stigma *f*: s. Zea mays.

Mayo-Diät (William J. M., amerikanischer Chirurg, 1861–1939; Charles H. M., amerikanischer Chirurg, 1865–1939, Rochester; Diät*) *f*: Reduktionsdiät* mit energiereduzierter, fett-, cholesterol- u. proteinreicher, aber kohlenhydratarmer Kost, bei der große Mengen an hartgekochten Eiern verzehrt werden; **ernährungsphysiologische Bewertung:** Wegen starker Einseitigkeit ist von einer langfristigen Durchführung unbedingt abzuraten. Vgl. Atkins-Diät; Max-Planck-Diät.

Mayr-Kur (Franz-Xaver M., österreichischer Arzt, Karlsbad, 1875–1965; Kur*) *f*: Form der erfahrungsheilkundlichen Ernährungstherapie* zur Umstimmung* des gesamten Organismus; **Prinzip:** oft Einleitung mit Teefasten*, dann Milch-Semmel-Diät aus luftgetrocknetem Weißbrot u. löffelweise Milch, schließlich milde Ableitungsdiät*; Anwendung zusammen mit manueller Bauchbehandlung* u. ausleitender Therapie* (Einnahme isotonischer Bittersalzlösung zur Ausleitung über den Darm; s. Magnesiumsulfat); **Anwendung:** bei Erkrankungen von Magen, Darm, Leber, Galle u. bei metabolischem Syndrom. Vgl. Umstimmungstherapie.

Mazdaznan-Ernährung (Awesta-Sprache ma groß, gut; zda Wissen, Denken; znan beherrschen): auf den Propheten u. Religionserneuerer Zarathustra (Ost-Iran/Afghanistan, 630–553 v. Chr.) zurückgehende Ernährungsform, die durch Otto Hanisch (Arzt, USA, 1844–1936) neu aufgenommen u. verbreitet wurde; **Prinzip:** Als Grundlage dient die Mazdaznan-Lehre mit ethisch-moralischen Prinzipien (der Mensch als Teil der Natur, Schutz der Natur, Vermeidung von Überernährung), deren Grundpfeiler Atemlehre, Körperpflege u. Ernährungslehre sind; vorwiegend ovo-lakto-vegetarische Ernährungsform (s. Vegetarismus) mit hohem Rohkost- u. Vollwertgetreideanteil (insbesondere Weizen); besteht zu ca. zwei Dritteln aus Gemüse, das als sog. Ausscheidungsmittel gilt, u. zu ca. einem Drittel aus besonders stärke-, fett- u. proteinhaltigen Lebensmitteln, wobei saisonale u. regionale Produkte bevorzugt werden u. die Auswahl der Speisen instinktiv erfolgen soll. Generell abgelehnt werden Auszugsmehl, isolierter Zucker u. Fleisch, das in der Mazdaznan-Ernährungslehre kein Lebensmittel ist. **Ernährungsphysiologische Bewertung:** Wissenschaftliche Untersuchungen liegen bisher nicht vor; als Dauerkost geeignet.

Mazerat (lat. macerare einweichen) *n*: (pharmazeutisch) mit Wasser od. anderen Lösungsmitteln (z. B. Alkohol, Öl) bei Zimmertemperatur gewonnener Drogenauszug; bei 40 °C vorgenommene Mazeration wird als **Digestion** bezeichnet; Abtrennung des Rückstands durch Abseihen.

Mediation (lat. mediatio Vermittlung) *f*: außergerichtliches Verfahren, bei dem eine allparteiliche dritte Partei (Mediator, Konfliktvermittler) 2 od. mehrere Konfliktparteien unterstützt, eigenverantwortlich u. freiwillig eine (rechts-)verbindliche u. einvernehmliche Lösung zu finden; **Ziel:** einvernehmliche, konkrete, möglichst auch nachhaltige Lösung; **Durchführung:** Zunächst wird mit den Parteien eine Einigung über den strittigen Gegenstand erzielt, dann im Durchlauf definierter Phasen der Mediation die Positionen u. dahinterliegenden Interessen/Bedürfnisse der Konfliktparteien herausgearbeitet, anschließend mit Hilfe von Mediationstechniken Lösungsmöglichkeiten erarbeitet, die als Grundlage für Lösungskonzepte dienen. **Anwendung:** Im Vorfeld juristischer Auseinandersetzungen nehmen v. a. Rechtsanwälte mit einer berufsbezogenen Weiterbildung Mediationen zur Erlangung einer außergerichtlichen Einigung wahr (z. B. bei Scheidungen od. Nachbarschaftskonflikten), das Verfahren setzt sich jedoch zunehmend auch in anderen Bereichen durch: in pädagogischen u. sozialen Berufen (z. B. Familienmediation), in der Arbeitswelt u. in Organisationen (z. B. Wirtschaftsmediation), i. R. der Gesundheitsförderung, der Personalführung, Teamleitung u. weiteren Bereichen (z. B. Umweltmediation, Mediationen im Baurecht od. beim internationalen Konfliktmanagement). Zurzeit gibt es in verschiedenen Städten auch Projekte zur Implementierung von Mediation in enger Koordination mit Gerichten. Zur Ausbildung als Mediator ist eine fachspezifische Fortbildung nach von Berufsverbänden festgelegten Richtlinien erforderlich, die von Berufs- u. Interessenverbänden, Institutionen sowie von Hoch- u. Fachschulen angeboten wird.

Medicago sativa L. *m*: Alfalfa, Luzerne; Pflanze aus der Familie der Fabaceae (Schmetterlingsblütler); **Arzneidroge:** oberirdische Teile der Pflanze (Herba Medicago sativae); **Inhaltsstoffe:** Saponine, Medicagol, Stachydrin, Coumestrol, Genistein, Biochanin A, Daidzein; Vitamine (C, K), Mangan, Eisen; **Wirkung:** cholesterolsenkend, Steigerung der Ausscheidung von Gallensäuren, östrogenartige Wirkung, vermutlich blutzuckersenkend; **Verwendung:** frisches Kraut, Teeaufguss z. B. zur Unterstützung diätetischer Maßnahmen bei Hypercholesterolämie; (volkstümlich) bei Arthritis, Verdauungsstörungen, Funktionsstörungen der ableitenden Harnwege u. der Prostata; die Wirksamkeit bei den beanspruchten Anwendungsgebieten ist derzeit nicht belegt; in der Ernährung als Vitamin- u. Mineralstoffquelle; **Dosierung:** 5–10 g 3-mal täglich, auch als Teeaufguss; **cave:** Alfalfa-Samen sollten nicht verwendet werden, da Fälle von systemischem Lupus erythematodes u. Panzytopenie beschrieben wurden; **Nebenwirkungen:** Erhöhung der Photosensitivität möglich; **Kontraindikation:** Therapie mit Antikoagulanzien, hormonabhängige Erkrankungen (insbesondere Brust-, Gebärmutter- u. Eierstocktumoren, Endometriose, Uterusmyome), bei Diabetes mellitus nur unter ärztlicher Aufsicht; Schwangerschaft u. Stillzeit (außer bei zur Ernährung üblicherweise verwendeten Mengen); **Wechselwirkung:** Abschwächung der Wirkung von Antikoagulanzien (Vitamin K-Gehalt), Verstärkung des Thromboserisikos, Hemmung der Resorption von Vitamin E, evtl. Abschwächung der Wirkung von hormonalen Kontrazeptiva; **Homöopathie:** Verwendung der frischen, blühenden Pflanze entsprechend dem homöopathischen Arzneimittelbild, z. B. bei verzögerter Rekonvaleszenz.

Medikalisierung: Begriff nach I. Illich, der z. B. Geburt, Alkoholkrankheit, andere Formen von Drogen- u. Arzneimittelabhängigkeit, Übergewicht, Alter, Kindesmissbrauch u. Gewalttätigkeit auf ein Gesundheitsproblem bzw. auf ein Problem geistiger Gesundheit reduziert; mit dieser Bezeichnung wird Kritik an einer Monopolisierung von Gesundheitsfragen durch Institutionen der Medizin geübt, z. B. die einseitige Verschreibungspraxis von Arzneimitteln unter Vernachlässigung anderer (ärztlicher) Behandlungs- u. Beratungsformen sowie die Pathologisierung von Befindlichkeitsstörungen mit unnötiger Verordnung von Arzneimitteln. Die Biomedizin* stellt eine führende Institution unserer Gesellschaft zur Steuerung der sozialen Realität dar. Menschliches Leiden wird als ein Gesundheitsproblem nach dem Paradigma „Krankheit“ konzipiert u. konstruiert, wodurch medizinische Denk- u. Vorgehensweisen auf alle gesellschaftlichen Bereiche ausgedehnt werden. Vgl. Gesundheit.

Meditation (lat. meditare nachdenken, auf etwas sinnen) *f*: allgemeine Bez. für den Vorgang der sog. inneren Sammlung u. Betrachtung, wobei häufig eine Umstimmung der Bewusstseinslage von einem aktiven zu einem rezeptiven Modus verfolgt wird; **Prinzip:** Durch bestimmte Körperhaltungen, Atemformen u. kognitive Aufgaben wie objektbezogene Aufmerksamkeitsübungen od. offene, frei fluktuierende Bewusstheit werden meditative Zustände allein od. in der Gruppe, im Stillen, in Ruhe od. Bewegung durchgeführt. Im Vordergrund steht dabei weniger die spirituelle Ausrichtung der ursprünglichen Konzeption der M., sondern eher der weltanschaulich neutrale Aspekt, der auf Persönlichkeit u. Gesundheit i. S. von persönlicher Lebensbewältigung u. Alltagskompetenz (z. B. Entspannungsfähigkeit, Angstbewältigung) gerichtet ist. Verschiedene physiologische Veränderungen (z. B. Veränderungen im Elektroenzephalogramm, biochemisch-endokrine, atem- u. kreislaufbezogene Veränderungen) wurden nachgewiesen. **Formen:** Die wesentlichen Grundformen sind konzentrative, psychozentrierte od. aktive bzw. rezeptive, körperzentrierte od. passive Formen. **Anwendung:** im psychohygienischen u. gesundheitsfördernden Bereich; Studien zeigen Hinweise für eine Wirksamkeit bei psychosomatischen Erkrankungen, Angst*, Schmerzen, Asthma bronchiale, Fibromyalgie u. Hypertonie. **Nebenwirkungen:** psychiatrische Komplikationen, Zustände von Ich-Auflösung, Besessenheit von fremden Kräften; **Kontraindikation:** psychotische Störungen, schwere Depressionen, Epilepsie. Vgl. Entspannungsmethoden; Meditation, transzendentale; Zen-Meditation.

Meditation, trans|zendentale (↑) *f*: Abk. TM; eine der häufigsten Meditationspraktiken (s. Meditation) in Deutschland, begründet von Maharishi Mahesh Yogi; nachgewiesen ist der entspannende Effekt auf Atmung u. Kreislauf, ebenso eine angstreduzierende Wirkung. Dennoch wird die TM nicht immer (wie behauptet) weltanschaulich neutral durchgeführt. Insbesondere die sog. Weltplanabsichten Maharishis zum Aufbau eines weltweiten Netzes von TM-Schulen stellten eine politische Tendenz dar, die dazu führte, dass auch in Deutschland gesetzliche Restriktionen gegen sektiererische Auswüchse eingeleitet wurden. Vgl. Zen-Meditation.

Medizinal|rhabarber (↑): s. Rheum palmatum.

Medizin, alternative (lat. ars medicina ärztliche Kunst) *f*: s. Alternativmedizin.

Medizin|anthropo|logie (↑; gr. ἄνθρωπος Mensch; -logie*) *f*: s. Ethnomedizin.

Medizin, anthropo|sophische (↑) *f*: von dem Begründer der Anthroposophie* Rudolf Steiner (1861–1925) u. der Ärztin Ita Wegman (1876–1943) angeregte Erweiterung der naturwissen-

Medizin, anthroposophische
Wesensglieder des Menschen

Wesensglied	Funktionsäußerung (Beispiele)	Bezug zum Bewusstsein	Bezug zu den Naturreichen
Ich-Organisation (Ich-Leib)	Initiativkraft, aktive Lebensgestaltung	waches Selbstbewusstsein	typisch menschlich
Seelenleib (Astralleib)	Stimmung, Emotionalität	Traumbewusstsein	auch beim Tier vorhanden
Lebensleib (Ätherleib)	Vitalität, Regenerationsfähigkeit	Schlafbewusstsein	auch bei der Pflanze vorhanden
Stoffleib (physischer Leib)	äußere Gestalt, stoffliche Zusammensetzung		mineralische Welt

schaftlichen Methoden in der Medizin durch eine geisteswissenschaftliche Sicht des Menschen unter Ausbildung der übersinnlichen Erkenntnisfähigkeiten Imagination, Inspiration u. Intuition; der Leib wird instrumental gesehen u. dient dem individuellen Geistkern (Ich). Die Seele vermittelt die polare Beziehung von Leib u. Geist. Der Leib ist viergliedrig gestaltet (sog. **Wesensglieder**; s. Tab.), wobei der Stoffleib* die materielle Grundlage bildet, der Lebensleib* die gesamte Lebensorganisation von z. B. Wachstum, Regeneration, Ernährung, Gedächtnis u. Denken umfasst, der Seelenleib* Träger des gefühlsgesteuerten Lebens einschließlich des Unbewussten u. dessen Auswirkungen auf den Körper ist u. die Ich*-Organisation der leibliche Anteil ist, durch den sich die geistige Individualität bis in die stoffliche Natur des Leibes mitteilt. Lebensleib, Seelenleib u. Ich-Organisation sind primär nicht sinnlich wahrnehmbar, können jedoch an ihren Auswirkungen auf u. a. körperliche Konstitution, Wachstum während der Pubertät, Schlafqualität, Präferenzen bei der Ernährung, Wärmeverteilung sowie durch geistige Schulung, die in Grundlagenwerken der Anthroposophie beschrieben ist, diagnostisch beurteilt werden (**Wesensgliederdiagnose**). Diese 4 Leibesglieder korrespondieren mit den Elementen Erde, Wasser, Luft u. Feuer u. werden von der funktionellen Dreigliederung* durchdrungen. Gesundheit ist das individuell richtige Gleichgewicht der Gesamtgliederung des Menschen; Ungleichgewicht od. Einseitigwerden bedeutet Krankheit. Organische Erkrankungen haben demzufolge ihre Ursache besonders im Seelenleib, Seelen- u. Gemütskrankheiten in organischer Deformation. Die **Diagnostik** stützt sich neben dem materiell Messbaren der konventionellen Medizin auf die Ausbildung der übersinnlichen Erkenntnisfähigkeiten u. die Erfahrung im Einfühlen mit dem, was Patient u. Krankheit an Signaturen aufweisen (s. Diagnostik, anthroposophische). Die **Therapie** basiert vorwiegend auf den dem Organismus eigenen Heilsystemen (sog. Selbstheilungskräfte), unterstützt durch mineralische, pflanzliche u. tierische Substanzen, die durch pharmazeutische Prozesse (z. B. homöopathische Potenzierung) zu Arzneimitteln gestaltet werden. Sie wird ergänzt durch äußere Anwendungen (Pflegetherapie), Heileurythmie*, künstlerische Therapie* u. Methoden der Naturheilkunde (anthroposophische Ernährung*, Physiotherapie*), die z. T. neu gestaltet od. ergänzt werden. Vgl. Anthroposophie.

Medizin, astro|logische (↑) *f*: auch Astromedizin; Bez. für ein medizinisches Vorgehen, das die Astrologie* in Diagnostik u. Therapie berücksichtigt; durch Erstellen eines Horoskops sollen Konstitution* u. Disposition* zu bestimmten Krankheiten erkannt, die Prognose gestellt u. der Gesundungsprozess verbessert werden.

Medizin, auto|regulative (↑) *f*: Bez. für ein medizinisches Vorgehen, das primär selbstregulierende Prozesse (Autoregulation*) des menschlichen Organismus in Richtung Gesundheit ökonomisiert u. unterstützt; **Anwendung:** v. a. bei chronischen Erkrankungen u. zur Prävention.

Medizin|baum, tibetischer (↑): allegorische Zusammenfassung der Essenz tibetischer Medizintheorie, Diagnostik u. Therapie anhand der Metapher Baum; im 6. Kapitel des Wurzeltantra des Gyü-shi* beschrieben; seit dem 17. Jahrhundert auf 3 Rollbildern (s. Medizinthangkas, tibetische) dargestellt: **1.** 1. Wurzel (**gesunder u. kranker Baum**); ihr entwachsen **a)** Stamm des gesunden Körpers mit 3 Zweigen, 25 Blättern, 2 Blüten u. 3 Früchten, welche die Eigenschaften eines gesunden Organismus definieren; **b)** Stamm des kranken Körpers mit 9 Zweigen u. 63 Blättern, die u. a. Krankheitsursachen, Pathogenese u. tödliche Krankheiten darstellen; **2.** 2. Wurzel der diagnostischen Verfahren (**Diagnose-Baum**); ihr entwachsen **a)** Stamm der visuellen Diagnostik (Zungendiagnostik* u. Urinanalyse*) mit 2 Zweigen u. 6 Blättern; **b)** Stamm der Pulsdiagnostik* mit 3 Zweigen u. 3 Blättern; **c)** Stamm der spezifischen diagnostischen Fragen mit 3 Zweigen u. 29 Blättern; vgl. Diagnostik der Tibetischen Medizin; **3.** 3. Wurzel der therapeutischen Methoden (**Therapie-Baum**); ihr entwachsen **a)** Stamm der Ernährungstherapie mit 6 Zweigen u. 35 Blättern; **b)** Stamm der Beratung zur Lebensweise u. zum Verhalten mit 3 Zweigen u. 6 Blättern; **c)** Stamm der Arzneimitteltherapie mit 15 Zweigen u. 50 Blättern; **d)** Stamm der äußeren Therapien mit 3 Zweigen u. 7 Blättern. Vgl. Therapie der Tibetischen Medizin. Insgesamt entstehen aus 3 Wurzeln 9 Stämme, 47 Zweige, 224 Blätter, 2 Blüten u. 3 Früchte.

Medizin, bio|kybernetische (↑) *f*: Bez. einer medizinischen Richtung, die die Beeinflussung od. Übertragung von Schwingungsinformationen als Grundlage ihres Wirkungsprinzips geltend macht; **Ziel:** patienteneigene elektromagnetische Informationen in Richtung des physiologischen Informationsspektrums zu verändern u. dabei steuernd einzugreifen. Umstrittenes Verfahren.

Medizin|bündel (↑): auch Medizinsack; von den Medizinmännern* Nordamerikas nach den Anweisungen ihres jeweiligen Schutzgeistes angefertigter Sack, der meist aus einem Tierfell besteht u. alle notwendigen Ritualgegenstände (z. B. Knochen, Steine, Glasperlen, Muscheln, Farben, Kräuter, Tabakpfeifen, Flöten) enthält.

Medizin, chinesische (↑) *f*: in China entstandenes Medizinsystem, das sich auf naturphilosophische phänomenologische Konzepte (z. B. Yin*-Yang-Lehre) stützt, die nach Analogieaspekten (z. B. Systematische* Entsprechung der Fünf Wandlungsphasen) u. mathematischen Ordnungsprinzipien (z. B. chinesische Chronobiologie*) systematisiert werden; zunächst v. a. in Korea u. Japan rezipiert, inzwischen auch weltweit angewendet; Besonderheiten der Ch. M. sind das Konzept der Leitbahnen* u. die Behandlungsform der Akupunktur*. Das Verständnis der inneren Organe als Fünf* Speicherorgane u. Sechs* Durchschleusungsorgane beinhaltet auch psychosomatische Deutungen. Grundlage der phänomenologischen Betrachtungsweise der Ch. M. ist das Konzept des Qi*. **Grundlagen:** In der Ch. M. sind die Funktionen der Einzelelemente des Organismus u. die Beschreibung der ablaufenden Prozesse von besonderer Bedeutung. Die Funktionen der inneren Organe u. Gewebe werden aus den beobachtbaren leiblichen Regungen erschlossen u. nicht aus der Betrachtung ihrer Ultrastruktur. Generell ist die Aufschlüsselung der Morphologie von sehr geringer Bedeutung. Die Ch. M. berücksichtigt primär die Krankheitszeichen, die ohne Zuhilfenahme zusätzlicher Instrumente sinnlich wahrgenommen u./od. vom Patienten beschrieben werden. Die **Diagnosestellung** geht auf 4 Aspekte der Anamnese- u. Befunderhebung zurück: **1.** Betrachten (chin. Wàng): Dabei geht es zunächst um eine Einschätzung des Shen* durch Beurteilung der äußeren Erscheinung des Patienten; wichtig sind zudem Gesichtsausdruck, Gesichtsfarbe, Gestik u. Verhalten. Besondere Bedeutung kommt dem Betrachten bestimmter Körperpartien zu, da nach der Lehre von den Leitbahnen jede einzelne Körperstelle mit bestimmten inneren Organen in Verbindung steht u. Erkrankungen z. B. durch Veränderungen an Haaren, Augen, Nase, Lippen, Haut u. insbesondere der Zunge (s. Zungendiagnostik) diagnostiziert werden können. Zum Betrachten gehört außerdem die äußere Beurteilung von Ausscheidungen des Patienten. **2.** Hören u. Riechen (chin. Wén): Durch Hören werden z. B. Sprechen u. Redeweise sowie die Atemgeräusche des Patienten beurteilt; durch Riechen erfasst der Arzt alle vom Patienten ausgehenden Gerüche. **3.** Befragen (chin. Wèn): Das Befragen hat in der Ch. M. die gleiche Bedeutung wie die Anamneseerhebung in der modernen westlichen Medizin u. zielt auf Angaben zu Krankheitsbeginn u. -verlauf, Veränderungen der Erkrankung, aber auch zum Wohnort, zur psychosozialen Situation, zum Beruf, zur Familie des Patienten. **4.** Betasten (chin. Qìe): Bei der Untersuchung durch Betasten u. Befühlen geht es insbesondere um die Feststellung druckempfindlicher Strukturen, wodurch auch Behandlungs-Foramina der Akupunktur ermittelt werden. Eine wichtige Methode des Betastens ist die Pulsdiagnostik*, da am Puls die Fließeigenschaften von Qi u. Blut beurteilt werden können. Die Ergebnisse der Zungen- u. der Pulsdiagnostik werden nach der Ch. M. eigenen Kriterien bewertet, die sich von denen der Tibetischen Medizin*, des Ayurveda* u. der antiken europäischen Medizin unterscheiden. In der **Therapie** werden v. a. Akupunktur*, Moxibustion*, Schröpfen*, innerliche u. äußerliche Anwendung von Heildrogenrezepturen unter Verwendung von Naturstoffen (chinesische Materia* medica), chinesische Manualtherapie*, äußere Schienung bei traumatischen Erkrankungen des Bewegungssystems (s. Orthopädie, traditionelle chinesische) u. Eigenübungen zur Gesundheitsförderung u. Gesunderhaltung (Sammelbez. Qi* Gong) eingesetzt. Die Ch. M. hat bereits in einem der ältesten überlieferten Werke, dem Inneren Leitfaden des Gelben Ahnherrschers, die Bedeutung der Prävention betont. **Geschichte:** Die Deutungsmodelle für medizinische Phänomene waren in der Ch. M. einem Wandel unterworfen: Eine Orakel- u. Ahnenmedizin wurde von einer dämonologisch orientierten Heilkunde abgelöst. Etwa ab der Periode der „Streitenden Reiche" (475–221 v. Chr.) fanden vermehrt naturphilosophische Vorstellungen Eingang in den Kanon der Medizin. Unter Bezugnahme auf Konzeptionen von systematischen Korrespondenzen innerhalb der Yin-Yang-Lehre u. der Fünf-Wandlungsphasen-Theorie (s. Systematische Entsprechung der Fünf Wandlungsphasen) entwickelte sich aus der Konkurrenz verschiedener medizinischer u. gnostischer Schulen allmählich eine dominierende Meinung zur Theorie der Leitbahnen u. zur Physiologie u. Pathologie des menschlichen Organismus. Als bis heute gültige Referenzwerke entstanden Schriften wie das „Huang-Di Nei-Jing" (Innerer Leitfaden des Gelben Ahnherrschers) u. das „Nan-Jing" (Leitfaden zu schwierigen Fragen). Im

20. Jahrhundert wurde die Ch. M. in China unterschiedlich bewertet. Mit dem Ende des Kaiserreichs formulierten Kritiker zunehmend Zweifel an der Ch. M., die bis zur Aufforderung zur Abschaffung der alten Praktiken reichte. 1955 u. 1956 wurden die Nationale Forschungsakademie in Peking u. die Hochschulen in Chengdu, Shanghai, Peking u. Kanton unter dem Namen des neu entstandenen Terminus „Traditionelle Chinesische Medizin*" (Abk. TCM; chin. Zhong-Guo Chuan-Tong Yi-Xue) gegründet. In den neu erstellten Lehrbüchern wurde die Ch. M. unter Weglassung von noch in der Bevölkerung verwurzelten Praktiken wie z. B. der Dämonenheilkunde u. Berücksichtigung der Vorgaben einer dialektisch-materialistischen Weltanschauung zusammengefasst, vereinfacht, restrukturiert u. in Ansätzen standardisiert.

Medizin|ethno|logie (↑; gr. ἔθνος Volk; -logie*) *f*: s. Ethnomedizin.

Medizin, funktionelle (↑) *f*: **1.** von H. W. Schimmel eingeführte Bez. zur Definition einer gestörten Regulation, die sich in funktionellen Störungen u. Erkrankungen ohne klinisch-morphologische Befunde bzw. mit klinischen Befunden, durch die diese funktionellen Störungen nicht erklärt werden können, äußert; **Ursache:** Störungen können z. B. auf chronischen, subklinischen Intoxikationen, Herderkrankungen, chronischen Infektionen mit Viren od. Pilzen, psychosomatischen Störungen, Stoffwechselstörungen u. klimatisch-kosmischen Einflüssen beruhen. Die gestörte Regulation entzieht sich weitgehend den bekannten klinisch-diagnostischen Methoden u. soll mit der elektrophysiologischen Terminalpunktdiagnostik* nachgewiesen werden können. **Therapie:** Anwendung von Methoden wie z. B. Homöopathie*, Resonanzhomöopathie* od. energetischer Ordnungstherapie*, z. T. in Kombination mit Akupunktur* od. Neuraltherapie*. **2.** Functional Medicine; von der europäischen Academy for Functional Medicine eingeführte Bez. für eine angewandte Ernährungs- u. Umweltmedizin*, die mit naturwissenschaftlichen Labormethoden die biochemische Individualität eines Patienten analysiert; chronische Erkrankungen werden v. a. als Folge eines Nährstoffmangels bzw. einer Vergiftung (Umweltgifte, Mikroorganismen) gesehen, die zu einer Störung der genetischen Expression u. somit zu Fehlsteuerungen auf Zellebene führt. Die Diagnostik beruht daher auf **a)** umweltmedizinischen Analysen (u. a. Schwermetalle, Pestizide, Phthalate, Bisphenol A); **b)** Nährstoffbedarfsanalysen; **c)** Allergietests; **d)** Stuhl-* u. Verdauungsanalysen. Das Umweltmedizinische 3-E-Konzept der Therapie (nach K. Runow) umfasst die Aspekte **a)** Ernährung: Nährstofftherapie mit Vitaminen u. Mineralstoffen, Amino- u. Fettsäuren, ökologische Kost unter Berücksichtigung von Nahrungsmittelallergien; **b)** Entgiftung: Elimination von Umweltgiften; Entgiftungsbehandlung u. a. mit körpereigenen Wirkstoffen wie Glutathion u. Alpha-Liponsäure sowie Herstellung des mikrobiologischen Gleichgewichts des Darmes; **c)** Entspannung: physikalische Therapie*, Bewegung, Anti-Stress-Therapie. Ziel dieses Konzepts ist die Wiederherstellung des biochemischen Gleichgewichts in fundamentalen physiologischen Bereichen (u. a. Hormone u. Neurotransmitter, Oxidations-Reduktions-System, Mitochondrien, Detoxikation u. Biotransformation, Immunsystem, Verdauung, Absorption, Zellmembranfunktion).

Medizin, holistische (↑) *f*: syn. Ganzheitsmedizin*.

Medizin, integrative (↑) *f*: nicht definierte Bez. für die Kombination konventioneller Medizin mit Elementen unkonventioneller Verfahren, die z. T. wissenschaftliche Grundlagen haben, z. T. ausschließlich auf Erfahrung basieren (z. B. Naturheilverfahren*, Chinesische Medizin*).

Medizinischer Bade|meister (↑): s. Kneipp-Bademeister; Masseur.

Medizin, magische (↑; Magie*) *f*: Bez. für Heilverfahren, die weder naturwissenschaftlich akzeptiert noch naturheilkundlich oder i. e. S. religiös sind u. mit Hilfe verborgener Kräfte, sowohl mit als auch ohne Geisterglaube (Animismus), nach Erhaltung od. Wiedererlangung der Gesundheit streben; geheimnisvolle Kräfte sollen durch spezielle Techniken od. sog. Medien auf den kranken Körper od. von ihm weggelenkt werden, wodurch ein Heilungsprozess in Gang gesetzt werden soll; als Bestandteil medizinischer Traditionen auch als Iatromagie* bezeichnet. Vgl. Exorzist; Geistheilung; Schamane.

Medizin|mann (↑): Bez. für einen Heiler* im indianischen Nordamerika, dem große magische u. heilende Kräfte zugeschrieben werden; zu den benutzten Techniken gehören Extraktionszauber (s. Exorzist), Maskentänze u. die Verabreichung von Kräutern (s. Kräuterheiler). Der Begriff (wörtliche Übersetzung aus einer nordamerikanischen Indianersprache) wurde in der ethnomedizinischen Literatur bereits im 19. Jahrhundert allg. für Heilerpersönlichkeiten benutzt; heute wird er aufgrund seiner diffusen Verwendung wissenschaftlich nur noch wenig gebraucht. Der Begriff M. berücksichtigt, ebensowenig wie die meisten Bez. für Heilerpersönlichkeiten, nicht die Tatsache, dass auch viele Frauen als Heilerpersönlichkeiten wirken. Vgl. Medizinbündel; Schamane.

Medizin, manuelle (↑) *f*: manuelle Therapie; zusammenfassende Bez. für mit den Händen ausgeübte diagnostische u. therapeutische Methoden bei funktionellen Störungen des Bewegungssystems (Sensomotorik) bzw. sich in dieses projizierende Affektionen der inneren Organe, des autonomen Nervensystems u. der Psyche (z. B. Cyriax*-Therapie, Mobilisation*, Osteopathie*, postisometrische Relaxation*, Weichteiltechnik*); i. e. S. synonym mit Chirotherapie*, i. w. S. auch Massagen* u. Handauflegen*.

Medizin, öko|logische (↑) *f*: Fachgebiet der Medizin, das sich mit sämtlichen Aspekten (v. a. gestörter) ökologischer Gleichgewichte befasst, welche die Gesundheit des Menschen beeinflussen; es werden u. a. Methoden u. Erkenntnisse der klassischen Infektionswissenschaften (Mikrobiologie, Hygiene, Infektionsepidemiologie) angewendet u. auf andere (meist erheblich komplexere) Ursache/Wirkungszusammenhänge übertragen. Ergebnisse der Sozialmedizin (Epidemiologie i. w. S., Arbeitsmedizin, medizinische Soziologie u. Psychologie) werden aufgegriffen u. daraus Vorschläge, Lösungsmodelle u. Verfahren zur langfristigen Verbesserung der gesundheitlichen Lage von Bevölkerungen abgeleitet (Präventivmedizin). Vgl. Umweltmedizin.

Medizin, ortho|molekulare (↑) *f*: Orthomolekularmedizin; Bez. für ein von Linus Pauling (1908–1991) im Jahr 1968 zunächst als orthomolekulare Psychiatrie bzw. Therapie publiziertes, später als o. M. verallgemeinertes Konzept, das eine optimale Zufuhr essentieller Nahrungsbestandteile u. Nährstoffe (Aminosäuren, Fettsäuren, Elektrolyte, Spurenelemente*, Vitamine*, Wasser, nichttoxische Moleküle als Kalorienträger, ausreichende Basenzufuhr, durch Gärungsprozesse veränderte Lebensmittel) für die vielfältigen Biosynthesen, Replikationsaktivitäten u. die Regulationsfähigkeit des Organismus zur Erhaltung der Gesundheit bzw. Behandlung von Erkrankungen empfiehlt; **Prinzip:** Die o. M. empfiehlt die Verwendung von Nahrungsbestandteilen bzw. Substanzen, die natürlicherweise im Körper vorhanden sind (Vitamine, Spurenelemente). Optimale Dosierungen ergeben sich unter Berücksichtigung des Lebensstils bei Gesunden bzw. den Krankheitszuständen. Ferner rät die o. M. zur Meidung sog. Xenobiotika (Fremdstoffchemikalien, die normalerweise nicht in Nahrungsmitteln od. im menschlichen Organismus vorkommen). Während die Ergänzung orthomolekularer Substanzen bei Nährstoffmangel allg. akzeptiert ist, bleibt die Zufuhr solcher Substanzen in supraphysiologischen Dosierungen umstritten, insbesondere die von Pauling propagierte Praxis der parenteralen Gabe von Vitamin C in Dosierungen, die deutlich über der empfohlenen Tagesmenge liegen. Bislang sind nur wenige klinische Indikationen der o. M. allgemein anerkannt, z. B. die hochdosierte Gabe von Omega-3-Fettsäuren zur Tertiärprävention nach Herzinfarkt od. zur adjuvanten Therapie bei entzündlichen Erkrankungen des rheumatischen Formenkreises sowie von Selen bei Sepsis. Die Wirksamkeit orthomolekularmedizinischer Konzepte in der Krebsprävention konnte in jüngeren Metaanalysen nicht belegt werden. Wissenschaftlich weiterhin umstrittenes Verfahren.

Medizin, primitive (↑) *f*: s. Ethnomedizin.

Medizin|recht (↑): umfasst gesetzliche Regelungen, die sich unmittelbar od. mittelbar auf die Ausübung der Heilkunde beziehen; vgl. Gesundheitsrecht.

Medizin, religiöse (↑) *f*: Bez. für Heilverfahren, die göttliche Mächte für therapeutische Zwecke in Anspruch nehmen; im Krankheitsfall u. in anderen Notlagen wird die zuständige Gottheit direkt od. über Fürsprecher (z. B. Heilige) mit Beschwörung, Gebet od. Sühneritual um Hilfe angerufen. **Beispiele:** Asklepios-Kult im antiken Griechenland, Exorzismus (s. Exorzist) als Bestandteil des Kirchenrechts u. Wallfahrten mit Heilwundern. Vgl. Pastoralmedizin; Iatrotheologie.

Medizin, sym|pathetische (↑) *f*: auf dem Sympathieprinzip beruhende Form des Heilens; aufgrund von Ähnlichkeiten in Farbe, Form, Funktion od. früherer Zugehörigkeit werden wirksame, medizinisch relevante Zusammenhänge zwischen einem Objekt u. einer Person bzw. ihren Körperteilen vermutet, oft ohne dass es (nochmals) zum direkten physischen Kontakt kommt. Der Anblick eines Hasen durch eine Schwangere soll z. B. eine Hasenscharte des Neugeborenen nach sich ziehen. In der Therapie soll die Verwendung des ähnlichen Mittels od. Behandlung des zugehörigen Stoffes Schutz od. Heilung (auch aus der Ferne) ermöglichen; z. B. soll das Bestreichen der verursachenden Waffe mit einer Salbe die geschlagene Wunde heilen, das Verbrennen einer Schildkröte, die den Kopf einzieht, einen Vorfall des Enddarms zurückführen. In der Diagnostik werden heute z. B. von Pendlern u. Geistheilern Stückchen od. kleine Proben (z. B. Haare, Blutflecken, Bilder) von den betroffenen Personen benötigt, um Ferndiagnosen* zu stellen. Diese sog. Materialmuster genügen in ihrer Ähnlichkeit bzw. sollen in einem Sympathieverhältnis zu dem Gesuchten stehen. Jüngere Anwendung u. Erklärungsversuche der s. M. zielen auf symbolisch-psychologische Zusammenhänge, z. B. Überwinden eines Traumas durch Verbrennen eines Bildes der traumatisierenden Person. Vgl. Geistheilung; Medizin, magische; Pendel.

Medizin|system (↑) *n*: syn. medizinisches System; analytischer Ausdruck, der die Untersuchung von konkreten historischen u. kulturellen Situationen gestattet u. bei vielen Autoren dem Begriff **Heilkundesystem** entspricht, der als die jeweils gesellschaftsspezifische gesamte Organisation von sozialen Strukturen, Technologien u. Personal, von denen Einsatz u. Wandel der Medizin abhängen, definiert werden kann; der Begriff wurde seit Mitte der 50er Jahre des 20. Jahrhunderts entwickelt; die Diskussion um seinen Inhalt fand einen Höhepunkt Ende der 70er Jahre. Der ethnomedizinische Begriff von M. ist aus dem Erleben unterschiedlicher M. entstanden u. begreift Medizin nicht nur als Wissenschaft vom gesunden u. kranken Menschen, von den Ursachen, Wirkungen u. der Prophylaxe u. Heilung der Krankheiten. Nach einer Definition von D. Landy (1977) umfasst der Begriff von Medizin alle kulturellen Praktiken, Methoden,

Techniken u. verwendeten Substanzen einer Gesellschaft, die zur Erhaltung von Gesundheit od. zur Prävention von Krankheit od. Schaden eingesetzt werden. Dazu gehört jeweils ein zugrunde liegendes System von Werten, Traditionen, Glaubensvorstellungen u. Mustern ökologischer Anpassung. M. bestehen aus **Subsystemen** (Sektoren od. Bereichen): **1.** laienmedizinischer Bereich; **2.** volksmedizinischer Bereich; **3.** professioneller Bereich. Jeder dieser Bereiche hat eigene Besonderheiten u. Gesetzmäßigkeiten. Der Laiensektor macht den größten Teil eines M. aus u. ist der am wenigsten untersuchte u. verstandene Anteil. Kranksein* tritt zuerst im Laiensektor auf, in dem es definiert wird (s. Labeling) u. in dem Maßnahmen getroffen werden (s. Erklärungsmodell). Auch die therapeutischen Resultate werden vom Laiensektor aus beurteilt. Zwischen volksmedizinischen u. professionellen Spezialisten besteht kein prinzipieller Unterschied; volksmedizinische Spezialisten können sich professionalisieren, ein historisches Beispiel ist die Entwicklung des Hebammenwesens. Obwohl in den meisten Gesellschaften im professionellen Sektor die Anwendung moderner wissenschaftlicher Medizin vorherrscht, gibt es z. B. in China u. Indien auch andere professionelle Sektoren wie Traditionelle Chinesische Medizin* u. Ayurveda*. Die existierenden M. sind selten homogen; meist bestehen gleichzeitig unterschiedliche Hauptströmungen. So gibt es eine Reihe von Begriffen, meist als Gegensatzpaare gebildet, die den medizinischen Pluralismus darzustellen versuchen. Jeder dieser Begriffe betont die Perspektive, unter der Medizin gesehen wird, interpretiert einen bestimmten Schwerpunkt u. macht damit auch eine Aussage über die Absicht des Autors. So betont die Unterscheidung von regionaler (auch einheimischer) u. kosmopolitischer Medizin die geographische Ausbreitung von Medizin, ebenso wie die Begriffe nichtwestliche Medizin u. westliche Medizin, europäische Medizin, allopathische Medizin (ein in Südasien geläufiger Begriff für westliche Medizin). Die Bez. akademische Medizin u. Schulmedizin* betonen die Art der Wissensvermittlung u. -anhäufung. Unter Biomedizin* wird eine biologisch-technisch orientierte Medizin verstanden. Geht man von der Existenz einer wissenschaftlichen Medizin aus, lassen sich als Gegensatz dazu vorwissenschaftliche Medizin, magische Medizin* od. primitive Medizin konstruieren (s. Aberglaube). Auch die Gegenüberstellung von traditioneller u. moderner Medizin ist nicht unproblematisch (s. Heiler). Als Folge des medizinischen Pluralismus mit dem Nebeneinander unterschiedlicher Heilinstanzen besteht die Möglichkeit für den Klienten od. Patienten, sich nicht nur einem bestimmten Spezialisten anzuvertrauen, sondern (gleichzeitig od. zeitlich versetzt) unterschiedliche, auch sich als widersprüchlich verstehende Heilinstanzen zu konsultieren (sog. healer-shopping od. doctor-shopping). Hier liegt der Grund für die Bedeutsamkeit von Fallbeispielen, anhand derer in der ethnomedizinischen Literatur der Gang durch die verschiedenen Instanzen aus der Perspektive des Krankseins beleuchtet wird. Ursache des medizinischen Pluralismus ist der Medizintransfer*.

Medizin|thangkas, tibetische (↑; tibetisch Thangka Rollbild im tibetisch-buddhistischen Kulturraum) *fpl*: bildhafte Darstellungen der Lehrinhalte des klassischen Grundlagenwerks der Tibetischen Medizin* (Gyü-shi*), die im 17. Jahrhundert unter Anleitung von Desid Sangye Gyatso erstellt wurden; insgesamt 79 t. M. illustrieren alle Bereiche der Tibetischen Medizin (u. a. Embryologie, Ätiologie, Pulsdiagnostik*, Urinanalyse*, Materia* medica, medizinische Instrumente, Aderlass*, Psychiatrie) u. stellen auf 3 Thangkas die tibetischen Medizinbäume* dar.

Medizin, tibetische (↑) *f*: Abk. TM; tibetisch Sowa Rigpa, Wissen bzw. Wissenschaft vom Heilen; säkulares Medizinsystem, das sich im tibetischen Kulturraum seit dem 8. Jahrhundert vor dem Hintergrund traditioneller autochthoner Heilweisen als eigenständige Medizintradition mit Einflüssen aus der indischen, chinesischen u. griechisch-arabisch-persischen Medizin entwickelt hat; teilweise irrtümlich als rein spirituelle Medizin eingeordnet, umfasst jedoch alle Bereiche der Physiologie, Pathogenese, der allg. u. speziellen Pathologie, Diagnostik u. Therapie u. ist unterteilt in Spezialgebiete wie z. B. Pädiatrie, Geriatrie, Psychiatrie u. Prävention. Einen besonderen Stellenwert hat die Ethik des tibetischen Arztes, basierend auf buddhistischem Gedankengut; traditionell ist auch Astrologie Teil des Medizinstudiums. **Grundlagen:** Die tibetische Medizintheorie basiert auf einer Drei-Säfte-Lehre u. einer tiefgreifenden Körper-Geist-Konzeption, die ihren Ursprung in der buddhistischen Psychologie hat (s. Psychologie der Tibetischen Medizin); die 3 Säfte/Prinzipien rLung (Wind), Tripa (Galle) u. Bädken (Schleim) repräsentieren die funktionellen u. energetischen Aspekte von Körper u. Geist (s. Physiologie der Tibetischen Medizin). Auf diesen 3 Prinzipien basieren die gesamte Medizintheorie, Diagnostik* u. Therapie* der Tibetischen Medizin sowie die Konstitutionslehre* der Tibetischen Medizin als Fundament aller präventiven Maßnahmen. Im Zentrum der TM steht ein psychosomatisches Menschenbild, in dem der Mensch auf Basis einer makro-mikrokosmischen Analogie der Wirkung der 5 Elemente (Raum, Wind, Feuer, Wasser, Erde) unterliegt. Äußere Faktoren (u. a. Klima u. Jahreszeiten) beeinflussen damit ebenso seine Gesundheit wie innere Faktoren (u. a. geistige Haltung u. v. a. Ernährung u. Lebensweise). Das Gleichgewicht der Säfte/Prinzipien sowie ihr Zusammenwirken in der Transformation der 7 Körperbestandteile (Chylus, Blut, Gewebe, Fett, Knochen, Knochenmark, reproduzierende Flüssigkeiten) u. der Produktion der 3 Restprodukte (Harn, Faeces, Perspiration) definieren einen gesunden Organismus. Die **Tibeti-**

sche Krankheitslehre unterscheidet zwischen **1.** unmittelbarer Krankheitsursache: Ungleichgewicht der 3 Prinzipien, das durch die Faktoren Klima/Jahreszeiten, Psyche, Lebensweise u. Ernährung (s. Ernährung der Tibetischen Medizin) hervorgerufen wird; **2.** entfernter Krankheitsursache: liegt im Geist selbst in Form von Unwissenheit u. geistigen Fehlhaltungen gemäß der buddhistischen Psychologie (s. Psychologie der Tibetischen Medizin). In der allg. Pathologie werden konstitutionelle von humoralen Erkrankungen unterschieden. Die spezielle Pathologie beschreibt spezifische definierte Krankheitsbilder, z. B. Badken mukpo (Brauner Schleim) u. Nying rLung (Wind im Herzen). Neben Inspektion, Befragung u. allg. klinischer Untersuchung existieren spezielle diagnostische Verfahren (s. Diagnostik der Tibetischen Medizin), aus denen sich Konstitution, Krankheitsbilder u. daraus resultierende spezielle therapeutische Maßnahmen (s. Therapie der Tibetischen Medizin; Arzneimittel der Tibetischen Medizin; Konstitutionslehre der Tibetischen Medizin; Psychologie der Tibetischen Medizin) ergeben. **Geschichte:** Die TM hat ihren legendären Ursprung im buddhistischen Kontext. Der historische Buddha soll in Verkörperung des Medizinbuddha (Sangye Menla) die Grundlagen der TM in Form der „Vier Tantras" (Gyü-shi*) in der legendären Medizinstadt Tanadug gelehrt haben. Im 7.–9. Jahrhundert kam es in Tibet verstärkt zu Begegnungen mit anderen Medizintraditionen. Mit Einführung des Buddhismus u. der Entwicklung der tibetischen Schrift wurden in der Folge erste medizinische Texte in tibetischer Sprache niedergeschrieben. Im 12. Jahrhundert stellte Yuthok Yonten Gompo der Jüngere (1126–1202) das Gyü-shi zusammen u. die TM verbreitete sich schließlich als Gyü-shi-Tradition auch in viele Nachbarländer (u. a. Indien, Nepal, Bhutan) bis in die Mongolei u. ins heutige Sibirien, wo sich das Gyü-shi als medizinischer Grundlagentext teilweise erhalten hat (z. B. in der Mongolischen Medizin). Im Mittelalter entstanden verschiedene Schulen der TM, die ihre Schwerpunkte u. Spezialisierungen weiterentwickelten. Durch die Leistungen von Desid Sangye Gyatso (1653–1705), dem Regenten des 5. Dalai Lama, entwickelte sich die TM im 17. Jahrhundert zu einer Gelehrtenmedizin, die seither an Medizinhochschulen unterrichtet wird: Desid Sangye Gyatso förderte die TM u. a. durch Errichtung der Medizinhochschule Chagpori in Lhasa, als Autor eines bedeutenden Kommentar- u. eines Handbuchs zum Gyü-shi u. durch die Illustration der Lehrinhalte des Gyü-shi in 79 tibetischen Medizinthangkas*. Die universitäre Lehre erfolgt heute u. a. im 1916 gegründeten Men-Tsee-Khang in Lhasa u. im 1961 gegründeten Men-Tsee-Khang College for Tibetan Medicine and Astrology in Dharamsala/Nordindien. In Tibet, Nepal, Bhutan, Indien u. der Mongolei (v. a. in den Himalaya-Regionen) gehört die TM heute als Sowa Rigpa zu den gelehrten u. praktizierten Medizinsystemen. Aufgrund ihrer vielseitigen Anwendungsmöglichkeiten besonders bei chronischen u. psychosomatischen Erkrankungen hat sie sich in den letzten Jahren im Westen zunehmend verbreitet. **Literatur:** Grundlagenwerk ist das Gyü-shi*. Weitere wichtige Werke sind Mesporizhallung von Zurkhar Lodro Gyalpo (14. Jahrhundert), der Kommentar zum Gyü-shi Beduryas Nonpo u. das Handbuch Menghalhenthab von Desid Sangye Gyatso (17. Jahrhundert) u. Shelgong u. Shelphreng von Deumar Tenzin Phuntsog (18. Jahrhundert).

Medizin, traditionelle chinesische (↑) *f*: Abk. TCM; chin. Zhong-Guo Chuan-Tong Yi-Xue (Kurzbez. Zhong-Yi); weltweit gebräuchliche Bez. für die in der Volksrepublik China u. Taiwan seit den 50er Jahren des 20. Jahrhunderts praktizierte Form der Chinesischen Medizin*; in der TCM wurden die überlieferten Kenntnisse der Chinesischen Medizin neu systematisiert u. zusammengefasst u. die Ausbildung in dieser Medizin als eigener Hochschulstudiengang konzipiert. Einige Anteile der historischen Medizin in China, z. B. die Dämonenheilkunde, die buddhistische Medizin u. das Heilen mit Talismanen, Amuletten* u. Bannsprüchen sowie die direkte Einwirkung auf den Patienten durch Haltung, Stimme od. Handauflegen, sind in der TCM nicht enthalten.

Medizin, traditionelle europäische (↑) *f*: Abk. TEM; analog zu Traditioneller Chinesischer Medizin* Sammelbez. für Therapie u. Prävention europäischen Ursprungs außerhalb der modernen naturwissenschaftlich orientierten Medizin; umfasst v. a. humoralpathologisch begründete Verfahren, deren Wurzeln auf die griechische Medizin der Antike (Hippokrates, Galen) zurückgehen u. die in der Klostermedizin gesammelt u. fortgeführt sowie in der mittelalterlichen Universitätsmedizin (Galenismus) systematisiert wurden. Die Verfahren sind teilweise in die Naturheilkunde des 19. Jahrhunderts eingeflossen u. beruhen vielfach auf Vorstellungen von Ausleitung, Anregung u. Selbstregulation.

Medizin, traditionelle indische (↑) *f*: zusammenfassende Bez. für mindestens 5 verschiedene Heilsysteme; **1.** volksmedizinische Praktiken der verschiedenen Ethnien Indiens; **2.** am Yoga* orientierte Heilweisen (s. Yoga-Chikitsa); **3.** Siddha*-Medizin, v. a. in Südindien verbreitet; **4.** Unani*-Medizin, v. a. in moslemisch dominierten Gebieten verbreitet; **5.** Ayurveda*. In Indien, Nepal, Bangladesh, Sri Lanka u. Mauritius werden heute 50–60 % der Bevölkerung nach diesen Systemen versorgt. Ayurveda, Siddha-Medizin u. Unani-Medizin sind in Indien heute professionalisierte medizinische Systeme (Hochschulstudium, eigenständige Approbationen, eigene Ärztekammern), ebenso die in Indien sehr populäre, aus Deutschland stammende Homöopathie*. Seit 1995 ist eine eigene Abteilung im Indischen Gesundheitsministerium für die Belange von Ayurveda, Yoga, Unani-Medizin, Siddha-Medizin u. Homöopathie (Abk. AYUSH) zuständig.

Medizin|trans|fer (↑; lat. transferre hinübertragen) *m*: Übertragung einer speziellen Form von Medizin in eine andere Kultur, von der Ethnomedizin* als Bestandteil eines komplexen Kulturwandels u. als Begleiterscheinung des Globalisierungsprozesses interpretiert; **Beispiele:** Übernahme von Akupunktur* in westliche Länder, Impfmaßnahmen in Zentralafrika; aufgrund der großen Unterschiedlichkeit kultureller Bedeutungssysteme u. der damit verbundenen Schwierigkeit, ein Konzept in ein anderes zu übertragen od. zu integrieren, kann es als Folge von M. zu schweren Störungen von Heilung* u. Coping* kommen. Die vorbestehende kulturelle Ordnung wird verunsichert, die neue kann nicht unbeschadet integriert werden; es kommt zur kulturellen Dissoziation*.

Medor|rhinum *n*: klassische Nosode* der Homöopathie.

Meer|rettich: s. Armoracia rusticana.

Meer|träubel: s. Ephedra sinica.

Meer|zwiebel: s. Urginea maritima.

Mega|vit|amin|therapie (gr. μεγας groß, gewaltig; Therapie*) *f*: Behandlung verschiedener, meist nicht ernährungsabhängiger Erkrankungen mit hohen Dosen an Vitaminen (z. B. Wernicke-Enzephalopathie mit Vitamin B_1); **Prinzip:** Nutzung des pharmakologischen Effekts hochdosierter Vitamine, der sich grundlegend von den Wirkungen physiologisch dosierter Vitaminmengen unterscheidet; unerwünschte Nebenwirkungen sind nicht auszuschließen. Vgl. Hypervitaminose.

Mehl|typ *m*: gesetzlich vorgeschriebene Bez., die den mittleren Mineralstoffgehalt in mg/100 g Mehltrockensubstanz angibt; bestimmte Schwankungsbreiten sind zulässig (s. Tab.). Vgl. Ausmahlungsgrad.

Mehr|fach|test, bio|chemischer *m*: spekulativer Labortest zur Krebs(früh)erkennung nach Neunhoeffer, der mit dem Harn des Patienten durchgeführt werden soll; obsoletes Verfahren. Vgl. Krebs.

Mel (lat.) *n*: s. Honig.

Mela|leuca alterni|folia Cheel *f*: in Australien beheimateter Baum aus der Familie der Myrtaceae (Myrtengewächse); s. Abb.; **Arzneidroge:** ätherisches Öl aus den Blättern (Melaleucae aetheroleum, Australisches Teebaumöl); Monographie: ESCOP; **Inhaltsstoffe:** qualitativ hochwertiges ätherisches Öl enthält mindestens 30 % Terpinen-4-ol, 10–28 % γ-Terpinen, 5–13 % α-Terpinen, maximal 3 % Cineol, 1,5–8 % α-Terpineol, p-Cymen,

Mehltyp
Gesetzliche Mehltypenbezeichnung nach DIN 10355

Mahlerzeugnis	Benennung	Type	Mineralstoffgehalt in g/100 g Trockenmasse Mindestwert	Höchstwert
Mehl	Weizenmehl	405	–	0,50
		550	0,51	0,63
		812	0,64	0,90
		1050	0,91	1,20
		1600	1,21	1,80
	Hartweizenmehl	1600	1,55	1,85
	Roggenmehl	815	–	0,90
		997	0,91	1,10
		1150	1,11	1,30
		1370	1,31	1,60
		1740	1,61	1,80
Backschrot	Weizenbackschrot	1700	–	2,10
	Roggenbackschrot	1800	–	2,20
Vollkornmehl[1]	Weizenvollkornmehl	–	–	–
	Roggenvollkornmehl	–	–	
Vollkornschrot[1]	Weizenvollkornschrot	–	–	–
	Roggenvollkornschrot	–	–	–

[1] Vollkornmehl und Vollkornschrot müssen die gesamten Bestandteile der gereinigten Körner einschließlich des Keimlings enthalten; sie haben keine Typenbezeichnung. Die Körner dürfen vor der Verarbeitung von der äußeren Fruchtschale befreit sein.
– keine Angabe

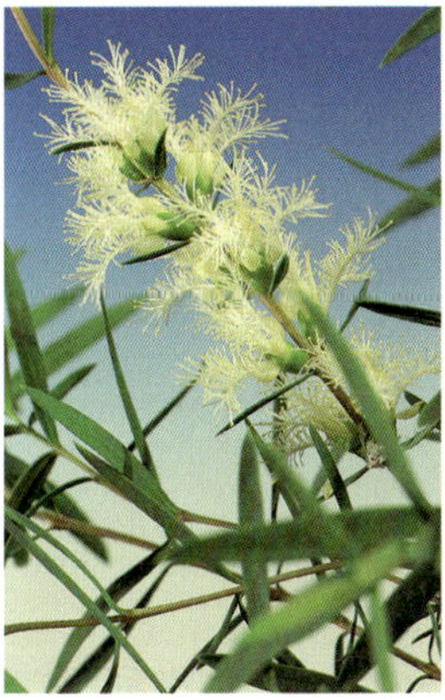

Melaleuca alternifolia: Blüte [5]

α- u. β-Pinen, Myrcen u. a.; **Hinweis:** Teebaumöl wird häufig durch Zumischen billiger Öle verfälscht u. kann Organochlorpestizide enthalten. Es ist unbedingt auf die Verwendung von hochwertigem, unverfälschtem Öl zu achten (Apothekenqualität). Teebaumöl ist in Deutschland nur als Kosmetikum im Handel. **Wirkung:** anti-inflammatorisch, antibakteriell, antimykotisch, virostatisch (Herpes-Viren); **Verwendung:** reines ätherisches Öl bzw. Teebaumöl-Zubereitungen; **1.** (med.) äußerlich bei bakteriellen u. pilzlichen Infektionen der Haut einschließlich Furunkulose, Tinea pedis, Onychomykose, Kopfschuppen, Vaginalinfektionen; Eradikation von klinisch erworbenen MRSA-Keimen (ESCOP); **2.** (volkstümlich) bei Warzen, leichten Verbrennungen, Erkältungskrankheiten, Muskelschmerzen, zur Wunddesinfektion; **Dosierung:** wenige Tropfen direkt bzw. in 5 %igen halbfesten Zubereitungen 1–2-mal täglich auftragen; **Nebenwirkungen:** allergische Hautreaktionen, insbesondere bei Verwendung von oxidiertem, d. h. zu lange od. falsch gelagertem Teebaumöl (1–5 % Allergien); **Kontraindikation:** Überempfindlichkeit gegen Teebaumöl; **Wechselwirkung:** keine bekannt.

Mela|leuca caju|puti Powell *f*: Cajeputbaum; Baum aus der Familie der Myrtaceae (Myrtengewächse); **Arzneidroge:** aus den frischen Blättern u. Zweigspitzen gewonnenes u. rektifiziertes ätherisches Öl (Cajuputi aetheroleum, Kajuputöl); Negativmonographie Kommission E; **Inhaltsstoffe:** 50–70 % 1,8-Cineol, L-Pinen, L-α-Terpineol, Dipenten, Sesquiterpene, Sesquiterpenalkohole, Valeraldehyd, Azulen; **Wirkung:** antibakteriell, hyperämisierend, spasmolytisch; **Verwendung:** (volkstümlich) innerlich als reflektorisch wirkendes Expektorans bei Entzündungen der oberen Atemwege, als Diaphoretikum; äußerlich zur Linderung arthritisch u. rheumatisch bedingter Schmerzen; alle Anwendungen sind nicht durch klinische Belege abgesichert. **Nebenwirkungen:** selten Übelkeit, Erbrechen, Diarrhö, Bronchospasmen, lokal: allergische Reaktion, Schleimhautirritation; **Kontraindikation:** entzündliche Erkrankungen im Bereich des Magen-Darm-Trakts u. der Gallenwege; schwere Lebererkrankungen; bei Säuglingen u. Kleinkindern nicht im Bereich des Gesichts auftragen. **Wechselwirkung:** Cineol bewirkt eine Induktion des fremdstoffabbauenden Enzymsystems in der Leber. Die Wirkung anderer Arzneimittel kann daher abgeschwächt bzw. verkürzt werden. Vgl. Melaleuca viridiflora.

Mela|leuca viridi|flora Solander ex Gaertner *f*: Niaouli-Baum; Baum aus der Familie der Myrtaceae (Myrtengewächse); **Arzneidroge:** aus den Blättern gewonnenes ätherisches Öl (Niaouli aetheroleum, Niaouliöl); Monographie: Kommission E; **Inhaltsstoffe:** 50–60 % 1,8-Cineol, Nerolidol, α-Terpineol u. dessen Valeriansäureester; **Wirkung:** antibakteriell, hyperämisierend; **Verwendung:** ätherisches Öl direkt u. a. galenische Zubereitungsformen zum Einnehmen u. zur äußerlichen Anwendung; **1.** (med.) bei Katarrhen der oberen Atemwege (Kommission E); **2.** (volkstümlich) innerlich u. äußerlich bei rheumatischen Beschwerden, Neuralgien; **Dosierung:** innerlich: Einzeldosis 0,2 g Öl, Tagesdosis 0,2–2 g Öl, ölige Nasentropfen: 2–5 % in Öl-in-Wasser-Emulsion; äußerlich: ölige Zubereitungen 10–30 %ig; **Nebenwirkungen:** in seltenen Fällen nach Einnahme Übelkeit, Erbrechen u. Diarrhö; **Kontraindikation:** innerliche Anwendung: entzündliche Erkrankungen im Magen-Darm-Bereich, im Bereich der Gallenwege, schwere Lebererkrankungen; äußerlich bei Säuglingen u. Kleinkindern nicht im Bereich des Gesichts, besonders der Nase, auftragen; **Wechselwirkung:** Die Wirkung anderer Arzneimittel kann abgeschwächt od. verkürzt werden. Vgl. Melaleuca cajuputi.

Melan|choliker (gr. μελαγχολία Gallsucht, Tiefsinn) *m*: s. Temperament.

Melde: s. Atriplex hortensis.

Melia azadirachta *f*: s. Azadirachta indica.

Meli|lotus *m*: Steinklee; ein- bis zweijährige Pflanzen aus der Familie der Fabaceae (Schmetterlingsblütler); Melilotus officinalis (L.) Pallas (Gewöhnlicher Steinklee; s. Abb.) u. Melilotus altissimus Thullier (Hoher Steinklee) sind Stammpflanze der Droge; **Arzneidroge:** frische od. getrocknete Blätter u. blühende Zweige (Meliloti herba, Steinkleekraut); Monographie: HMPC, ESCOP, Kommission E; **Inhaltsstoffe:** 0,9 % Cumarin u. Cumarinderivate (Melilotosid, Melilotin u. a.), Saponine (Soyasapogenole, Melilotigenin u. a.), Flavonoide; **Wirkung:** antiödematös, wundheilend, spasmolytisch, entzündungshemmend; **Verwendung:** in galenischen Zubereitungen zum Einnehmen, flüssige Darreichungsformen zur parenteralen Anwendung; äußerlich Salben, Linimente, Kataplasmen u. Kräuterkissen; **1.** (med.) **a)** innerlich bei chronisch-venöser Insuffizienz, die sich in

M

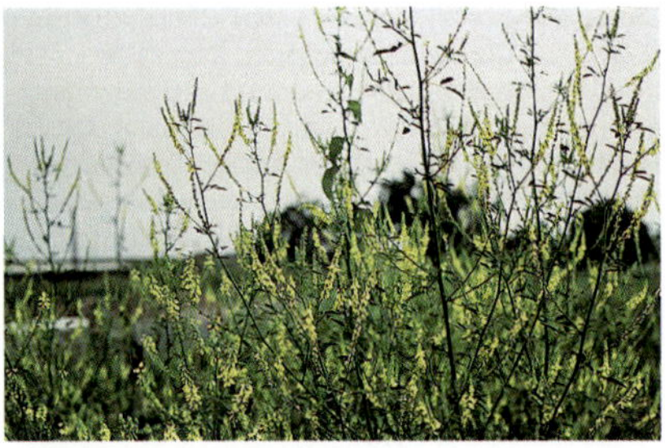

Melilotus: Melilotus officinalis [5]

Schmerzen u. Schweregefühl in den Beinen, nächtlichen Wadenkrämpfen, Juckreiz u. Schwellungen äußert (ESCOP, Kommission E); **b)** innerlich zur unterstützenden Behandlung bei Thrombophlebitis, postthrombotischem Syndrom, Hämorrhoiden u. Lymphstauungen (Kommission E); **c)** äußerlich bei Prellungen, Verstauchungen u. oberflächlichen Hämatomen (Kommission E); **2.** (traditionell) innerlich u. äußerlich zur Besserung der Beschwerden, die im Zusammenhang mit leichten venösen Störungen entstehen (HMPC); **3.** (volkstümlich) bei Furunkeln, Erkrankungen des rheumatischen Formenkreises; **Dosierung:** mittlere Tagesdosis von Zubereitungen zum Einnehmen entsprechend 3–30 mg Cumarin; äußerlich in Kombinationen, entsprechend den Angaben des Herstellers; das Trinken von Steinkleekrauttee wird nicht empfohlen (wegen schwankenden Cumaringehalts); **Nebenwirkungen:** selten u. bei Überdosierung Kopfschmerz; **Kontraindikation:** Schwangerschaft u. Stillzeit; **Wechselwirkung:** keine bekannt; **Homöopathie:** Anwendung entsprechend dem homöopathischen Arzneimittelbild, z. B. bei Kopfschmerz u. Varizen.

Melissa officinalis L. *f*: Melisse, Zitronenmelisse; Staude aus der Familie der Lamiaceae (Lippenblütler); s. Abb.; **Arzneidroge:** Laubblätter (Melissae folium, Melissenblätter); Monographie: HMPC, ESCOP, WHO, Kommission E; **Inhaltsstoffe:** mindestens 0,05 % ätherisches Öl (insbesondere Citral, weiterhin Citronellal, Mono- u. Sesquiterpene), 4 % Gerbstoffe (z. B. Rosmarinsäure), Flavonoide, Triterpensäuren; **Wirkung:** antiviral, spasmolytisch, karminativ, beruhigend; **Verwendung:** geschnittene Droge als Teezubereitung, Drogenpulver, Flüssigextrakt, Trockenextrakt für Infuse u. a. galenische Zubereitungen; **1.** (med.) innerlich bei nervös bedingten Einschlafstörungen, funktionellen Magen-Darm-Beschwerden; äußerlich Extrakt bei Herpex-simplex-Infektionen (ESCOP, Kommission E); **2.** (traditionell) zur Besserung stressbedingter Symptome, als Einschlafhilfe sowie bei leichten krampfartigen Beschwerden im Magen-Darm-Bereich (HMPC); **Dosierung:** 1,5–4,5 g Droge pro Tasse, mehrmals täglich nach Bedarf; Zubereitungen entsprechend; äußerlich: Creme: 1 %iger lyophilisierter wässriger Extrakt (70 : 1) 2–4-mal täglich; **Nebenwirkungen:** keine bekannt; **Kontraindikation:** keine bekannt; **Wechselwirkung:** keine bekannt; **Homöopathie:** Verwendung der frischen Blätter entsprechend dem homöopathischen Arzneimittelbild, z. B. bei Menstruationsstörungen.

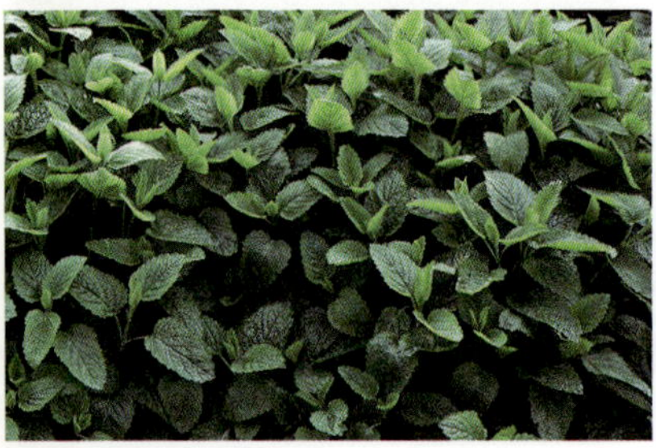

Melissa officinalis: Pflanze [7]

Melisse: s. Melissa officinalis.

Melissenöl, Indisches: s. Cymbopogon winterianus.

Melonenbaum: s. Carica papaya.

Menachinon *n*: s. Vitamin K.

Mengenelemente (lat. elementum Grundstoff) *n pl*: s. Mineralstoffe.

Mentalisierung (lat. mens, mentis Verstand, Geist): Verfahren der Psychotherapie*; **Prinzip:** frei schwebende Konzentration der Aufmerksamkeit nach innen, Reflexion von Gedanken, Bildern u. über Personen ohne aktives Forcieren bestimmter Tendenzen beim Patienten; nach der Sitzung bespricht der Therapeut die gemachten Erfahrungen mit dem Patienten. **Anwendung:** bei akuten od. chronischen Belastungssituationen u. Spannungszuständen.

Mentaltherapie (↑; Therapie*) *f*: Bez. für ein therapeutisches Verfahren, das inhaltlich mit Geistheilung* od. anderen, z. T. apparativ verkleideten Formen zur Heilung mit geistigen, kosmischen od. göttlichen Kräften übereinstimmt u. den Einbezug von Radiästhesie* u. Telepathie* betont; letzteres soll darauf hinweisen, dass es sich um die praktische Durchführung von Ferndiagnosen* u. Fernbehandlungen handelt. Arzneimittel werden ausschließlich als Informationsschwingung gesehen, die über jede Entfernung mental beim Patienten einsetzbar sind. Ziel der M. ist nicht die materielle Ebene, sondern die geistige Dimension u. das Bewusstsein des Menschen. Spekulatives Verfahren, moderne Form des Okkultismus*.

Mentha arvensis *f*: s. Mentha canadensis.

Mentha canadensis L. *f*: Mentha arvensis L. var. piperascens Malinv. ex Holmes; Chinesische Minze, Japanische Minze; Kraut aus der Familie der Lamiaceae (Lippenblütler); die Pflanze ist nur aus Kulturen bekannt; **Arzneidroge:** Wasserdampfdestillat der frischen, blühenden, oberirdischen Teile der Pflanze (Menthae arvensis aetheroleum bzw. Menthae arvensis aetheroleum partim mentholum depletum mit teilweiser Abtrennung von Menthol, Minzöl); Monographie: Kommission E; **Inhaltsstoffe:** 1,5–7,0 % Limonen, maximal 1,5 % 1,8-Cineol, 17–35 % Menthon, 5–13 % Isomenthon, 1,5–7 % Menthylacetat, 1–3 % Isopulegol, 30–50 % Menthol, maximal 2,5 % Pulegon, maximal 2,0 % Carvon; **Wirkung:** antibakteriell, karminativ, cholagog, sekretolytisch, spasmolytisch; **Verwendung:** **1.** (med.) innerlich bei Katarrhen der oberen Atemwege, Meteorismus, funktionellen Magen-Darm-Beschwerden; äußerlich bei Katarrhen der oberen Atemwege, Myalgien u. neuralgiformen Beschwerden (Kommission E); **2.** in der Chinesischen Medizin: s. Menthae herba; **Dosierung:** bei innerlicher Anwendung mittlere Tagesdosis 3–6 Tropfen; zur Inhalation 3–4 Tropfen in heißes Wasser geben; **Nebenwirkungen:** bei innerlicher Anwendung gelegentlich Magenbeschwerden; bei äußerlicher Anwendung können Hautreizungen auftreten. **Kontraindikation:** bei innerlicher Anwendung Cholelithiasis, Cholestase, Cholezystitis, schwere Leberschäden; **Wechselwirkung:** keine bekannt. Vgl. Mentha x piperita; Mentha crispa.

Mẹntha crịspa L. *f*: Mentha spicata L.; Krauseminze; ausdauernde Pflanze aus der Familie der Lamiaceae (Lippenblütler); **Arzneidroge:** während der Blütezeit gesammelte u. getrocknete Laubblätter (Menthae crispae folium) u. das Wasserdampfdestillat der frischen, blühenden, oberirdischen Teile (Menthae crispae aetheroleum); **Inhaltsstoffe:** 0,9–2,6 % ätherisches Öl mit 40–80 % (–)-L-Carvon als Träger des Aromas u. 5–15 % (–)-Limonen, 5 % weitere Terpene (kein Menthol) sowie methylierte Flavone; **Wirkung:** spasmolytisch; **Verwendung:** als Teeaufguss od. in Teemischungen; (volkstümlich) innerlich bei Verdauungsstörungen, Magenkrämpfen, Übelkeit, Blähungen, Gallensteinen, Reizdarmsyndrom, Halsschmerzen, Diarrhö, Erkältungen, Kopfschmerz; äußerlich bei Entzündungen der Mundschleimhaut, Kopfschmerz; ätherisches Öl zur Inhalation bei Erkältungskrankheiten; **Dosierung:** keine bekannt; **Nebenwirkungen:** selten allergische Reaktionen; **Kontraindikation:** Schwangerschaft u. Stillzeit; **Wechselwirkung:** keine bekannt. Vgl. Mentha x piperita; Mentha canadensis.

Mẹnthae hẹrba *f*: **1.** Herba Menthae; chin. Bo-He; Droge der Chinesischen Medizin*; oberirdische Teile von Mentha* canadensis L. aus der Familie der Lamiaceae (Lippenblütler); **Eigenschaften:** scharf, kühl, kehrt in Lunge u. Leber ein; **Wirkung:** zerstreut Wind* u. vertreibt Hitze*, klärt u. befördert Kopf u. Augen, befördert den Rachen u. treibt Exantheme heraus (d. h. führt zum Aufblühen der Exantheme u. beschleunigt damit die Heilung), baggert die Leber aus (d. h. stellt den Fluss der Emotionen wieder her) u. löst Depression*; **Anwendung:** bei Wind-Hitze od. fieberhaften Erkrankungen, bei Attacken von Wind-Hitze an Kopf u. Hals, bei verzögerter Ausprägung viraler Exantheme, bei Unterdrückung u. Verknotung* des Leber-Qi (s. Qi). **2.** s. Mentha canadensis.

Mẹntha spicata L. *f*: Mentha viridis; Rossminze; ausdauernde Pflanze aus der Familie der Lamiaceae (Lippenblütler); **Arzneidroge:** während der Blütezeit gesammelte u. getrocknete Laubblätter (Menthae spicatae folium); **Inhaltsstoffe:** ätherisches Öl, keine weitere Beschreibung erhältlich; **Wirkung:** lokalanästhetisch, spamolytisch; **Verwendung:** als Teeaufguss od. in Teemischungen; (volkstümlich) innerlich bei Verdauungsstörungen, Magenkrämpfen, Übelkeit, Blähungen, Gallensteinen, Reizdarmsyndrom, Halsschmerzen, Diarrhö, Erkältungen, Kopfschmerz, Zahnschmerzen; äußerlich bei Schleimhautentzündung, Arthritis, Muskelschmerzen, Pruritus, Urticaria; die Wirksamkeit bei den beanspruchten Anwendungsgebieten ist derzeit nicht belegt. **Dosierung:** keine bekannt; **Nebenwirkungen:** keine bekannt; **Kontraindikation:** Schwangerschaft u. Stillzeit; **Wechselwirkung:** keine bekannt. Vgl. Mentha crispa.

Mẹntha x piperịta L. *f*: Pfefferminze; Kulturpflanze (Kreuzung aus Mentha aquatica u. Mentha* spicata) aus der Familie der Lamiaceae (Lippenblütler); s. Abb.; **Arzneidroge:** Laubblätter, Stängelanteil maximal 5 % (**Menthae piperitae folium,** Pfefferminzblätter); Monographie: HMPC, ESCOP, WHO, Kommission E; **Inhaltsstoffe:** mindestens 1,2 % (bis 4 %) ätherisches Öl mit (–)-Menthol, Menthon, Menthofuran u. a. Monoterpenen), bis 4,5 % Lamiaceengerbstoffe (z. B. Rosmarinsäure), Flavonoide; **Wirkung:** antimikrobiell, spasmolytisch, choleretisch, karminativ; **Verwendung:** zerkleinerte Droge für Teeaufgüsse u. Auszüge; **1.** (med.) innerlich bei krampfartigen Beschwerden im Magen-Darm-Trakt u. in den Gallenwe-

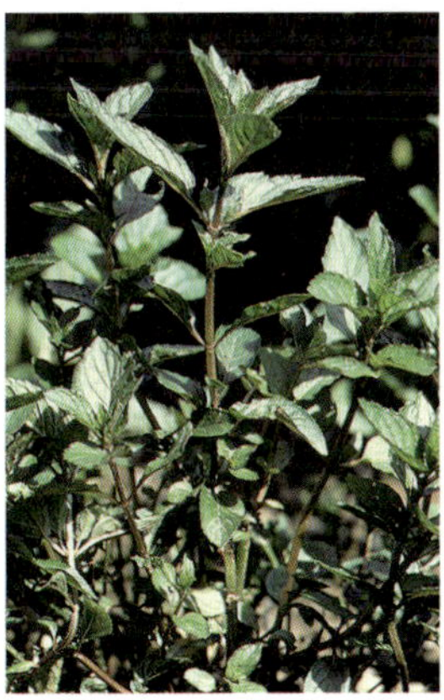

Mentha x piperita: Pflanze [5]

gen, die mit Blähungen einhergehen (ESCOP, Kommission E); **2.** (traditionell) innerlich bei leichten krampfartigen Beschwerden im Magen-Darm-Bereich, die mit Blähungen verbunden sind (HMPC); **3.** (volkstümlich) auch bei Übelkeit, Erbrechen, Meteorismus; **Dosierung:** Tagesdosis 3–6 g; 1,5 g pro Tasse, 5–15 g Tinktur, Zubereitungen entsprechend; Hinweis: Die Anwendung standardisierter Präparate wird ausdrücklich empfohlen. **Nebenwirkungen:** Verstärkung von chronischen Magenbeschwerden möglich; **Kontraindikation:** bei Cholelithiasis, Cholestase, Cholezystitis u. Lebererkrankungen nur nach Rücksprache mit dem Arzt anwenden; **Wechselwirkung:** keine bekannt. **Homöopathie:** frische, zur Blütezeit geerntete oberirdische Teile entsprechend dem homöopathischen Arzneimittelbild, z. B. bei Erkältungskrankheiten. **Arzneidroge:** ätherisches Öl aus den Zweigspitzen der frisch geernteten, blühenden Pflanze (**Menthae piperitae aetheroleum**, Pfefferminzöl); Monographie: HMPC, ESCOP, WHO, Kommission E; **Inhaltsstoffe:** mindestens 44 % freie Alkohole (Menthol*), mindestens 15 % bis maximal 32 % Ketone (Menthon), 3–10 % Ester (Menthylacetat); **Wirkung:** spasmolytisch, karminativ, cholagog, antibakteriell, sekretolytisch, kühlend, lokalanästhetisch; **Verwendung: 1.** (med.) **a)** innerlich wie Pfefferminzblätter, zusätzlich bei Reizdarmsyndrom u. Katarrhen der oberen Atemwege (Kommission E); **b)** äußerlich als Einreibungen bei Myalgien u. Neuralgien, insbesondere bei Spannungskopfschmerz, sowie bei Hautsymptomen wie Juckreiz, Nesselsucht u. schmerzhaften Hautirritationen (ESCOP); **c)** innerlich bei Reizdarmsyndrom, äußerlich bei Spannungskopfschmerz (HMPC); **2.** (traditionell) bei Husten u. Erkältungen sowie lokalen Muskelschmerzen u. Juckreiz der intakten Haut (HMPC); **Dosierung:** innerlich 6–12 Tropfen pro Tag; zur Inhalation 3–5 Tropfen in heißem Wasser; bei Reizdarmsyndrom: mittlere Tagesdosis 0,6 ml in magensaftresistenter Umhüllung; bei äußerlicher Anwendung einige Tropfen in die betroffene Hautpartie einreiben; in halbfesten u. öligen Zubereitungen 5–20 %, in wässrig-ethanolischen Zubereitungen 5–10 %, in Nasensalben 1–5 % ätherisches Öl; Zubereitungen entsprechend; Hinweis: Pfefferminzöl in Arzneibuchqualität (offizinell) sollte bevorzugt werden. **Nebenwirkungen:** Magenbeschwerden bei empfindlichen Personen; **Kontraindikation:** Cholestase, Cholezystitis, schwere Leberschäden; bei Säuglingen u. Kleinkindern nicht im Bereich des Gesichts (speziell der Nase) einreiben; **Wechselwirkung:** keine bekannt. Vgl. Mentha crispa.

Menthol *n*: monocyclischer Monoterpenalkohol; natürliches D(–)-M. (Hauptbestandteil in Pfefferminzöl; s. Mentha x piperita) od. synthetisches racemisches M.; **Wirkung:** erzeugt auf der Haut ein Kältegefühl, begleitet von lokalanästhetischer Wirkung; bei innerlicher Anwendung spasmolytisch, expektorierend, cholagog.

Menyanthes tri|foliata L. *n*: Bitterklee, Fieberklee; Sumpfpflanze aus der Familie der Menyanthaceae (Fieberkleegewächse); s. Abb.; wild lebende Populationen sind besonders geschützt (§ 1 Satz 1 Bundesartenschutzverordnung). **Arzneidroge:** Laubblätter (Menyanthidis trifoliatae folium, Menyanthidis folium); Monographie: ESCOP, Kommission E; **Inhaltsstoffe:** dimere glykosidische Iridoidbitterstoffe, Gerbstoffe, ätherisches Öl, Flavonoide; **Wirkung:** Förderung der Speichel- u. Magensaftsekretion; **Verwendung: 1.** (med.) **a)** bei Appetitlosigkeit, dyspeptischen Beschwerden (ESCOP, Kommission E); **b)** bei Störungen der Gallenblase u. des Galleflusses (ESCOP); **2.** (volkstümlich) auch bei Erkrankungen der Leber, Gicht, Migräne; **Dosierung:** Tagesdosis 1,5–3 g der zerkleinerten Droge als Teeaufguss (1 g pro Tasse); Zubereitungen entsprechend Bitterwert; Kombination mit anderen Bitterstoffdrogen empfohlen; **Nebenwirkungen:** ggf. Irritationen der Magenschleimhaut; **Kontraindikation:** keine bekannt; **Wechselwirkung:** keine bekannt; **Homöopathie:** Verwendung der frischen blühenden Pflanze entsprechend dem homöopathischen Arzneimittelbild, z. B. bei Fieberanfällen, Muskel- u. Kopfschmerz.

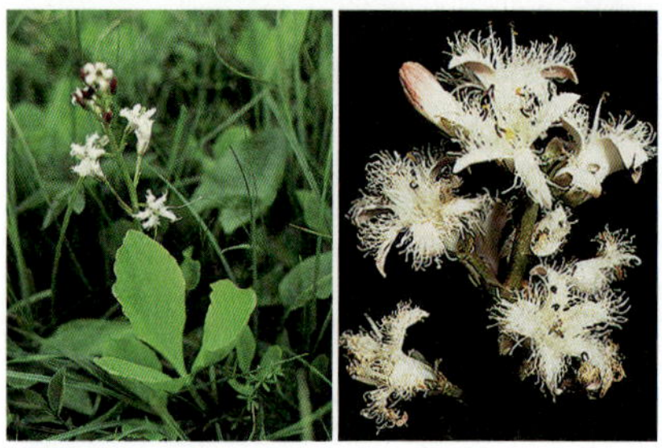

Menyanthes trifoliata: Pflanze u. Blüte [7]

Menyanthidis tri|foliatae folium *n*: s. Menyanthes trifoliata.

Meridiane (lat. meridianus mittägig, südlich) *m pl*: im indoeuropäischen Sprachraum gebräuchliche, nicht korrekte Übersetzung des chin. Begriffs Jing-Mai (Leitbahngefäß/Puls); Bez. für das aus den sog. Hauptleitbahnen (s. Leitbahnen) u. Netzgefäßen bestehende System von Kanälen in der Chinesischen Medizin*.

Mes|enchym|test (gr. μέσος mittleres, mitten; ἐγχεῖν eingießen, füllen) *m*: s. Witting-Test.

Mesmerismus (Franz Anton Mesmer, Paris, 1734–1815) *m*: syn. Heilmagnetismus*.

Meso|therapie (gr. μέσος mittleres, mitten, zwischen; Therapie*) *f*: von dem französischen Landarzt Michel Pistor 1950 vorgestelltes Verfahren, bei dem aus den embryonalen Grundlagen mesenchymaler Strukturen u. aus dem anatomischen Aufbau der Haut die spezifische Wirkungsweise von in die Haut applizierten Arzneimitteln abgeleitet wird; die M. stellt eine Kombination mehrerer Elemente bekannter Einzelverfahren wie Akupunktur*, Neuraltherapie*, Homöopathie* u. indikationsorientierter Arzneimittel allopathischer Herkunft dar. **Durchführung:** Ein mit einem Lokalanästhetikum verdünntes Arzneimittelgemisch wird mit kurzen Nadeln od. eigens hierfür konzipierten Mikroinjektionsgeräten in die Haut eingespritzt, wobei verschiedene Injektionstechniken (Serien, Infiltration, Salven) angewendet werden. Grundsätzlich sollen sich die Lokalisation der therapeutischen Anwendung u. die Topographie der Erkrankung möglichst nahe kommen (auch unter Einbeziehung segmentaler u. reflexiv wirkender Punkttechniken). **Anwendung:** u. a. bei akuten u. chronischen Schmerzzuständen, vegetativen Erschöpfungszuständen, Allergien*, Durchblutungsstörungen; **Kontraindikation:** schwere systemische Erkrankungen, Psychosen, genetische Krankheiten, ansteckende Infektionskrankheiten, Schwangerschaft u. Stillzeit. Wissenschaftlich umstrittenes Verfahren.

Meta|analyse (gr. μετά nach, hinter; ἀναλύειν auflösen) *f*: sekundäranalytisches statistisches Verfahren zur Zusammenfassung der Ergebnisse mehrerer Einzelstudien (Primärstudien) mit derselben Fragestellung, um zu einer Gesamtschätzung der untersuchten Effekte zu gelangen; vgl. N=1-Studie; Outcome-Studie; Review, systematisches; Studie, kontrollierte; Studie, randomisierte kontrollierte.

Metall|spiegel: in der Anthroposophischen Medizin* verwendete Arzneimittel, deren metallische Bestandteile durch Destillation od. chemische Reaktion als hauchdünne, reine Metallniederschläge gewonnen werden; Herstellung nach APC*. Vgl. Metalltherapie.

Metall|therapie (Therapie*) *f*: in der Anthroposophischen Medizin* entwickelte Therapie mit Metallpräparaten, die in potenzierter Form innerlich u. äußerlich angewendet werden; Grundlage ist die kosmologische Evolutionslehre Rudolf Steiners, die den geistigen Ursprung allen Geschehens u. aller Dinge schildert u. nach der sich Mensch u. Kosmos in gegenseitiger Abhängigkeit entwickeln. Die 7 Hauptmetalle (Blei*, Zinn*, Eisen*, Kupfer*, Quecksilber*, Silber*, Gold*) stellen irdische Repräsentanten der kosmischen Kräfte der 7 Planeten dar u. sollen verwandtschaftliche Beziehung zu 7 inneren Organen (Milz, Leber, Galle, Niere, Lunge, Gehirn, Herz) des Menschen haben (s. Tab.). Weitere häufig angewendete Metalle sind Antimon (s. Antimonium crudum) u. Arsen*. Die Anwendung von Metallpräparaten erfolgt zeitlich begrenzt (4–8 Wochen) vorwiegend in potenzierter Form oral od. rektal, per Injektion od. als äußere Auftragung durch Salben. Die Indikationen werden von den Metallen zugehörigen Organsystemen u. deren Erkrankungen bestimmt, wobei die mehr stofflich definierten Arzneimittel primär auf

Metalltherapie
Beziehung der Planeten zu Hauptmetallen und Organen

Planeten	Hauptmetalle	Organe
Saturn	Blei (Plumbum)	Milz
Jupiter	Zinn (Stannum)	Leber
Mars	Eisen (Ferrum)	Galle
Sonne	Gold (Aurum)	Herz
Venus	Kupfer (Cuprum)	Niere
Merkur	Quecksilber (Mercurius)	Lunge
Mond	Silber (Argentum)	Gehirn

Stoffwechselvorgänge, die hochpotenzierten Arzneimittel primär auf Nerven-Sinnestätigkeiten od. Nerven-Sinnesfunktionen wirken. Vgl. Metall, vegetabilisiertes; Metallspiegel.

Metall, vegetabilisiertes *n*: in der Anthroposophischen Medizin* verwendetes pflanzliches Arzneimittel; beim Heilpflanzenanbau werden der Aufzuchterde homöopathisch verdünnte Metallsalze zugesetzt; 2 Generationen derselben Pflanzen werden kompostiert u. der Wuchserde beigemengt; die dritte Pflanzengeneration dient der Extraktherstellung nach APC*.

Meteorismus (gr. μετέωρος in der Luft befindlich) *m*: s. Blähungen.

Meum athamanticum Jacq. *n*: Bärenfenchel; ausdauernde Pflanze aus der Familie der Apiaceae (Doldengewächse); **Arzneidroge:** getrocknete Wurzel (Mei athamantici radix, Bärenfenchelwurzel, Bärenwurzel); **Inhaltsstoffe:** ca. 0,7 % ätherisches Öl, Phthalide (z. B. Ligustilid, Diligustilid), Phenylacrylsäuren (z. B. Dihydroxycinnamoylchinasäure), ca. 28 % Stärke, Zucker, fettes Öl, β-Sitosterol; **Verwendung:** (volkstümlich) z. B. als Aromatikum, Stomachikum; **Dosierung:** Einzelgabe 3–4 g als Infus; Tagesdosis maximal 28 g (eher weniger) als Infus, verteilt über den Tag nach den Mahlzeiten trinken; **Nebenwirkungen:** keine bekannt; **Kontraindikation:** keine bekannt; **Wechselwirkung:** keine bekannt.

Miasma (gr. μίασμα Befleckung) *n*: ursprünglich Bez. für eine übertragbare (auch moralische) Verunreinigung od. einen krankheitsbringenden Fluch als Erklärungsversuch für die Phänomene Ansteckung u. Epidemie; in der Frühzeit der Homöopathie* Bez. für einen hypothetischen, im Hintergrund jeden Krankheitsgeschehens bestehenden Grundtyp von Krankheit, der in einer Vielzahl klinischer Leiden manifest werden kann. Das Vorhandensein bzw. Wirken eines od. mehrerer M. als größerer Krankheitszusammenhang hinter den bekannten Pathomechanismen der akuten od. chronischen Erkrankung erklärte Phänomene, die später z. T. mit Konzepten wie Konstitution*, Diathese*, Infektion, Epidemie, Chronifizierung, Vererbung, im psychischen Bereich auch Fehlhaltung, Familienmythos u. a. genauer beschrieben wurden. Mit der Entwicklung der medizinischen Hilfswissenschaften u. der homöopathischen Theoriebildung wurden mehrmals große Teile des Bedeutungsinhalts abgespalten (z. B. Infektion u. Vererbung). Neu beobachtete Phänomene wurden mit Resten der ursprünglichen Miasmenlehren verbunden. Es entstand in neuerer Zeit eine Reihe von Miasmenlehren, in denen z. T. der Erklärungsanspruch zur Pathogenese (M. als eine Urkrankheit) verlassen od. in nicht i. e. S. medizinische Bereiche verlagert wurde. Sie enthalten oft homöopathiefremdes (z. B. psychoanalytisches, weltanschauliches, religiöses) Gedankengut. Daher sind neuere Aussagen über Miasmen od. miasmatische Belastungen des Patienten nur vor dem Hintergrund der jeweiligen Miasmenlehre* zu verstehen. Die von den meisten älteren Autoren jedem der **3 klassischen Miasmen** (Psora, Sykose, Syphilis) zugeschriebene klinische Erstmanifestation als Hauterkrankung (Krätze, Feigwarzenkrankheit, Syphilis) kann durch die Hering*-Regel od. das Drei*-Ebenen-Modell als Fortschreiten vom relativ gesunden Zustand zu immer kränkeren Zuständen erklärt werden.

Miasmen|lehre (↑): theoretisches Gedankengebäude zur Erklärung von Krankheitszusammenhängen auf Basis des Begriffs Miasma*; wie dieser unterlagen die M. im Laufe der Geschichte starken Wandlungen; heute werden oft Mischformen verschiedener Richtungen gelehrt. Die heute wichtigsten M. sind: **1. M. nach Samuel Hahnemann:** Mit dem zeitgenössischen Miasmenkonzept als Vorläufer der Infektionslehre wurden Infektionen u. Epidemien durch sog. akute Miasmen erklärt, die z. B. bei ungesunder Lebensweise chronifizieren konnten. Daneben wurden **3 sog. chronische Miasmen** postuliert, die durch ihre (vorwiegend körperlichen) Symptome in der biographischen Anamnese gekennzeichnet sind u. in je einer damals weit verbreiteten Krankheit vorrangig zum Ausdruck kommen sollten u. nach dieser benannt wurden: **a)** Psora* – Krätzmilbenbefall; **b)** Sykose* – Kondylome (Feigwarzen, damals meist mit Gonorrhö assoziiert); **c)** Syphilis* – Syphilis (Namensgleichheit von Miasma u. Infektionskrankheit). Diese hypothetischen Grundkrankheiten sollten erblich sein od. durch Ansteckung erworben werden können u. oft erst nach langer Latenz in einer Vielfalt klinischer Erkrankungen zum Ausbruch kommen, i. d. R. mit einer Erstmanifestation auf der Haut. Da die 3 chronischen Miasmen bei homöopathischen Therapien meist erst nach Abklingen der Hauptbeschwerden in den Vordergrund traten (vgl. Hering-Regel; Drei-Ebenen-Modell), zog Hahnemann den Schluss, alle Krankheiten seien Manifestationen dieser sog. Ur-Übel. Die Beobachtung, dass oft erst die Gesamtheit der Symptome aus der ganzen Biographie des Patienten eine Arzneimittelwahl* mit durchgreifendem Erfolg ermöglichte (vgl. Therapie, konstitutionelle), stützte das Konzept einer das ganze Leben lang gleichbleibenden, allen konkreten Beschwerden gemeinsam zugrunde liegenden Krankheit. Aus der weiten Verbreitung von Krätzmilbenbefall u. Syphilis zog Hahnemann den Schluss, die Miasmen seien als Urkrankheiten allgemein menschlicher Natur. Sein Konzept der chronischen Miasmen erklärte das Ausbleiben dauerhafter Erfolge nach der homöopathischen Heilung akuter Krankheiten (als Weiterbestehen der eigentlichen Krankheit) u. die Progredienz unbehandelter chronischer Erkrankungen, da sich unbehandelte Miasmen intensivieren u. die Lebenskraft* immer stärker verstimmen sollten. Dem entsprechen die Therapieanweisungen, wonach akute Krankheiten mit apsorischen (vorwiegend pflanzlichen) Arzneimitteln behandelt werden sollen u. dem latenten Weiterbestehen der chronischen Miasmen mit einer nachfolgenden antimiasmatischen Behandlung zu begegnen sei; chronische Erkrankungen erfordern immer ein antimiasmatisches (vorwiegend mineralisches), meist antipsorisches Arzneimittel*. **2. M. nach S. Ortega:** Die klassischen Miasmen Hahnemanns werden als nichterbliche konstitutionelle Pathologien angesehen u. in Anlehnung an Analogien aus der Zellularpathologie näher charakterisiert: **a)** Psora: Unterfunktion, Reaktionsmangel, Defekt; **b)** Sykose: Überfunktion, überschießende Reaktion, Exzess; **c)** Syphilis: Fehlfunktion, destruktive Reaktion, Perversion. Um dem Zustand des Organismus möglichst genau zu entsprechen, soll bei der Arzneimittelwahl neben der Ähnlichkeit der Symptome das anteilige Verhältnis der Miasmen in Arzneimittelbild u. Patientensymptomatik nach dem Ähnlichkeitsprinzip* berücksichtigt werden. **3. M. nach R. Sankaran:** Vom eigentlichen Miasma abgetrennt wird der Begriff der Krankheitswurzel (engl. root of disease), die als Residualzustand früherer intensiver Krankheiten, Lebenserfahrungen od. psychischer Zustände u. Erlebnisse vererbt od. erworben wurde sowie latent od. in klinischen Erkrankungen manifest vorliegen kann. Mehrere Wurzeln können gleichzeitig im Organismus vorhanden sein; die jeweils stärkste bestimmt das Krankheitsgeschehen. Krankheitswurzeln können einzelnen Arzneimittelbildern entsprechen. Der eigentliche Miasmenbegriff Sankarans beschreibt Grundtypen der Auseinandersetzung des Organismus mit seiner Umwelt. Diese sind durch ausgewählte infektiöse od. parasitäre Krankheiten sowie durch das Karzinom (in deren Eigenschaft als Auseinandersetzung mit dem jeweiligen Erreger bzw. eigenem Gewebe) modellhaft charakterisiert. Da jede Erkrankung immer auch eine Verzerrung der Weltwahrnehmung beinhaltet, besitzt jedes Miasma als Erkrankungsgrundtyp ebenfalls eine typische Art des Wahrnehmens u. Reagierens. Es ist

Miasmenlehre
Hauptmiasmen nach Sankaran

Miasma	Schlüsselbegriff	Welt-/Selbstwahrnehmung	Reaktion auf Belastung	Form der erfolgenden Reaktion	typische Erkrankungsqualitäten
akut	instinktive Reaktivität	konfrontiert mit zu starker Bedrohung	instinktive Reaktion ohne Gefühl eigenen Verschuldens; dieses liegt allein beim Stressor	reflexartige, heftige Aktivität	plötzlicher Beginn, rascher Verlauf mit schnellem Abklingen oder bedrohlicher Verschlimmerung
Psora	sich abmühen	mangelnde Fähigkeit zur Stressbewältigung, Probleme nur bei Anforderungen (ohne Stress: Furcht vor Belastungen, latente Psora)	unter Stress aktiv; überempfindlich und überreagierend	Überreaktion aus Schwäche	beständiges Ringen mit belastender Erkrankung; nicht bedrohlich, nicht aussichtslos
Sykosis	Schwachstelle überbauen	Schwachstelle an sich selbst muss kompensiert, maskiert, verdrängt werden	rigide Vorstellungen, die zu Zwängen führen; zwanghafte Reaktionen, um innere Schwäche oder Makel zu überdecken	überdeckende Kompensation	chronische, festgefahrene Symptomatik; nicht aussichtslos, völlige Heilung unwahrscheinlich
Syphilis	zerbrechen	Situation ist nicht mehr zu retten: Wechsel oder Zerstörung erforderlich	Zerstörung (von Selbst, Stressor, Situation)	verzweifelte Destruktion	chronisch-destruktive Erkrankung, heftige Anstrengung (teilweise Selbstzerstörung) für das Überleben des Ganzen

dadurch genauso charakterisierbar wie durch typische Arzneimittel; am Patienten ist es erkennbar an der Art seiner Weltwahrnehmung u. an den Qualitäten seiner Erkrankung (s. Tab.). Sankarans M. stellt keinen pathogenetischen Erklärungsversuch dar, sondern ein an phänomenologischer Beschreibung orientiertes System von Krankheitsgrundtypen zur Erleichterung der Arzneimittelwahl. Die Differenzierung in 4 Hauptmiasmen (Akut, Psora, Sykose, Syphilis) u. 6 Zwischenformen (Typhus, Ringworm, Malaria, Tuberkulose, Lepra, Krebs) erlaubt eine Vorauswahl der in Frage kommenden Arzneimittel je nach Auseinandersetzungsqualität des Patienten mit seiner Umwelt (s. Abb. 1). Alle Miasmen können akute od. chronische Erkrankungen beschreiben; z. B. kann ein durch die Dramatik des akuten Miasmas gekennzeichneter Zustand lebenslang bestehen. **4. M. nach A. Masi-Elizalde:** Ausgehend vom Postulat einer jeder Erkrankung zugrunde liegenden Verzerrung der Weltwahrnehmung werden die Miasmen als Stadien innerhalb des jeweiligen Arzneimittelbildes definiert; es sind arzneimittelbildspezifisch variierte existentielle Grundhaltungen des Menschen. Im Stadium der sog. primären Psora kann der Mensch seine Unvollkommenheit akzeptieren, wenn auch seine Wahrnehmung leicht verzerrt ist; es treten keine als krankhaft zu bezeichnenden Phänomene auf. Die sog. sekundäre Psora bezeichnet das Manifestwerden des Leidens am Unvollkommensein; diese Haltung ist durch Symptome funktioneller Art u. v. a. durch Ängste gekennzeichnet. Hier wird menschliche Begrenztheit offen als Leiden erlebt. Darauf kann mit der (evtl. über-)kompensierenden u. triumphierend die jeweilige Unvollkommenheit verleugnenden Haltung der Sykose reagiert werden; diese kann auch als sog. maskierte Sykose in verdeckter Form auftreten, bei der eine scheinbare Gesundheit besteht, es jedoch auch zu organischen Veränderungen u. festsitzenden psychischen Fehlhaltungen kommt. Die Syphilis stellt die aggressiv-schuldzuweisende u. zerstörende reaktive Haltung dar; sie kann sich gegen den Patienten selbst (sog. Ego- od. Autolyse) od. gegen seine Umgebung (sog. Heterolyse) richten. Ihre Symptomatik drückt Destruktion u. Degeneration aus. Sykose u. Syphilis gelten als sog. tertiäre Psora, die maskierte Sykose wird manchmal als quartäre Psora bezeichnet. Übergangsformen u. Wechsel zwischen diesen

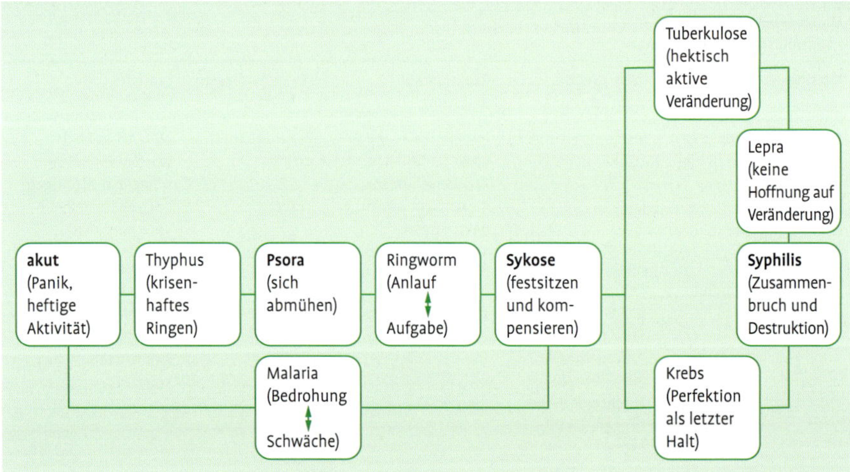

Miasmenlehre Abb. 1: Haupt- (fett) u. Zwischenmiasmen (mager) mit (Re-)Aktionsarten in Klammern nach Sankaran

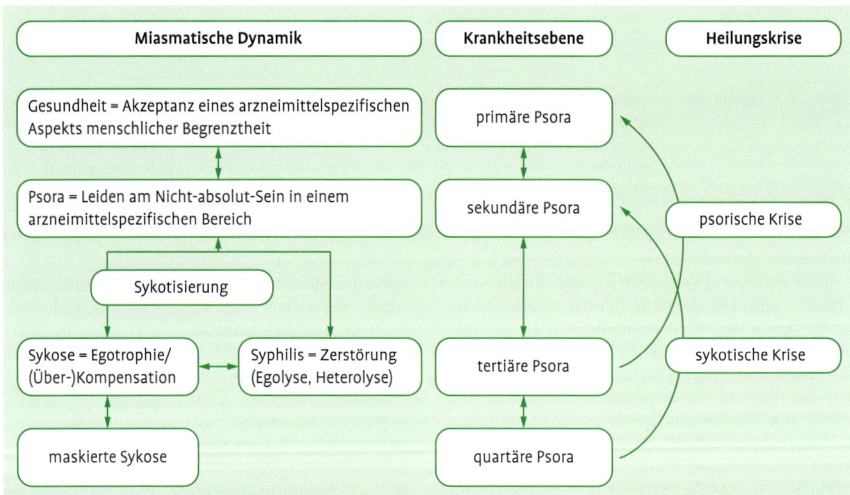

Miasmenlehre Abb. 2: miasmatische Dynamik nach Masi-Elizalde

Haltungen sind möglich; eine Heilung kann ein vorübergehendes Durchlaufen von Sykose od. sekundärer Psora erfordern (sog. sykotische bzw. psorische Krise; s. Abb. 2). Die Arzneimittelwahl erfolgt nach der Ähnlichkeit der primären Psora von Patient u. Arzneimittel, wozu deutende Verfahren für die Symptome von Patient u. Arzneimittel eingesetzt werden müssen. Diese M. stellt somit eigentlich ein Modell abstrahierter Arzneimittelbeschreibungen dar, wird jedoch aus historischen Gründen u. wegen des Terminologiegebrauchs zu den M. gerechnet. **5.** Außerdem existiert ein nicht als eigenständige M. ausformulierter Ansatz, der miasmatische Belastungen auf nicht vollständig ausgeheilte Infektionskrankheiten in der Eigen- od. Familienanamnese zurückführt. Diesem Gedanken folgend wurde wegen der ubiquitären Verbreitung der Tuberkulose in diesem Jahrhundert der Tuberkulinismus* als 4. Hauptmiasma postuliert. In neuerer Zeit wurde dieser Ansatz auf schwere chronische Erkrankungen allgemein ausgedehnt.

Middendorf-Atem|therapie (Ilse M., Gymnastiklehrerin, Berlin, 1910–2009; Therapie*) *f*: s. Atemtherapie nach Middendorf.

MID-Laser *m*: syn. Infrarotlaser*.

Migräne (franz. migraine Kopfschmerz) *f*: anfallartiger, oft pulsierender Kopfschmerz*, der wiederholt u. meist einseitig auftritt (Hemikranie), in den frühen Morgenstunden beginnt u. Stunden bis Tage andauern kann; oft von vegetativen Symptomen (z. B. Appetitlosigkeit, Übelkeit, Erbrechen*), Licht- u. Lärmscheu, visuellen Symptomen od. neurologischen Ausfällen begleitet; **Ursache:** aseptische perivaskuläre Entzündung von Arterien der Dura mater cranialis, vermittelt über vasoaktive Peptide wie Substanz P od. CGRP (führt zu Kopfschmerz); Alteration neuronaler Aktivität in Cortex cerebri (verursacht Aura) u. Hirnstamm; v. a. endogene genetische Disposition; Attacke auslösende Faktoren können hormonale Änderungen sein (z. B. i. R. des Menstruationszyklus); umstritten sind Umwelt- u. Klimaeinflüsse, Nahrungs- u. Genussmittel (z. B. Rotwein, Käse), Arzneimittel (z. B. organische Nitrate), psychische Belastungen u. a.; **Therapie:** u. a. **1.** Phytotherapie: **a)** (med.) Coffein*, Salix*, Tanacetum* parthenium; **b)** (volkstümlich) u. a. Anemone* pratensis, Iris*, Lavandula* angustifolia ssp. angustifolia, Menyanthes* trifoliata, Olea* europaea, Petasites* hybridus; **2.** Homöopathie: u. a. Chionanthus* virginicus, Digitalis*, Iris, Magnesium*, Natrium*, Sanguinaria* canadensis, Silbernitrat*; **3.** Hydrotherapie: u. a. heißes Fußbad*, Gesichtsguss*, Knieguss*, Leibauflage*, Senfmehlfußbad*; **4.** Akupunktur*, Moxibustion* u. Gua*-Sha nach den Vorgaben der Chinesischen Medizin; **5.** Ayurveda; **6.** Chinesische Medizin: u. a. Angelica* dahurica; **7.** Periostmassage*; **8.** Neuraltherapie*; **9.** Aromatherapie*: Minzöl (topisch); **10.** therapeutisches Fasten*, Darmausleitung (Darmreinigung*, Darmbad*, Colonhydrotherapie*); **11.** Bewegungstherapie: aerobes Ausdauertraining; **12.** Mind*-Body-Medizin: Biofeedback*, Meditation*, Yoga*.

Mikro|magnetik, medizinische (gr. μικρός klein) *f*: Abk. MMM; diagnostisches u. therapeutisches Verfahren, bei dem der Untersucher durch Messung mit Hilfe eines sog. Minignost-Geräts den elektronischen Hautwiderstand feststellt u. bei der Diagnosestellung berücksichtigt; **Prinzip:** M. M. basiert auf der Auffassung, dass 12 elektromagnetisch spezifische sog. Organwellen u. die dazugehörigen Gewebetypen ausreichen, um die Gesamtenergie einerseits u. eine Einzelabbildung der 12 wichtigsten Organwerte mit sog. Nebengeweben andererseits darzustellen. Durch Anwendung diverser Teilmagnete soll dann z. B. eine Säuberungswirkung auf Organe erfolgen. Wissenschaftlich u. klinisch nicht geprüftes Verfahren, Form des modernen Okkultismus*. Vgl. Heilmagnetismus; Schadwellen.

Mikro|wellen (↑) *fpl*: s. Hochfrequenztherapie (Tab. dort).

Milch|ersatz|produkte *n pl*: syn. Milchimitate; Bez. für Lebensmittel, die Milch u. Milcherzeugnisse ersetzen sollen u. bei denen die wertgebenden Bestandteile (Milcheiweiß od. -fett) ganz od. teilweise durch milchfremde Zutaten ausgetauscht werden; Milchfett wird häufig durch pflanzliche Nahrungsfette (z. B. Sonnenblumen-, Palmkern-, Sojaöl), Milcheiweiß durch pflanzliches Eiweiß (v. a. Sojaproteinisolat) ersetzt. Für die Herstellung sind aufwendige Technologien erforderlich, häufig unter Zugabe von Lebensmittelzusatzstoffen* (z. B. Konservierungsstoffe, Farb- u. Aromastoffe, Stabilisatoren, Emulgatoren).

Milch-Molke-Bad: Arzneibad* mit Zusatz von Milch-Molke-Pulver (ca. 150 g pro Vollbad) zur Behandlung von Dermatitis*.

Milch|produkte, prä|biotische *n pl*: zu den funktionellen Lebensmitteln* zählende Milchprodukte mit dem Zusatz präbiotisch wirksamer Substanzen (Oligosaccharide, v. a. Inulin u. Fruktooligosaccharide), die als nicht verdauliche Bestandteile der Nahrung Substrate für bestimmte Keime darstellen, so die Vermehrung u./od. Stoffwechselaktivität der Mikroorganismen im Darm fördern u. damit die Zusammensetzung der Darmflora verbessern; vgl. Milchprodukte, probiotische.

Milch|produkte, pro|biotische *n pl*: zu den funktionellen Lebensmitteln* zählende Milchprodukte, denen die Milchsäurebakterien Lactobacillus acidophilus 1 (LA 1) od. Lactobacillus casei Goldin u. Gorbach (LGG) sowohl aus geschmacklichen u. technologischen Gründen als auch mit dem Ziel einer gesundheitsfördernden Wirkung durch Regulierung der Darmflora hinzugefügt werden; **Wirkung:** Durch die Erhöhung der Anzahl lebender Keime im Produkt soll erreicht werden, dass lebende Keime den Magen u. Dünndarm passieren u. in den Dickdarm gelangen. Dadurch soll das Verhältnis intestinaler Mikroorganismen zueinander beeinflusst werden mit positiven Effekten für den Organismus, z. B. Prophylaxe intestinaler u. vaginaler Infekte, Hemmung der Kanzerogenese im Dickdarm, Verbesserung immunologischer Abwehrmechanismen sowie Verhinderung von Obstipation u. Hypercholesterolämie. **Hinweis:** Die wissenschaftliche Beweisführung dieser Aussagen ist bislang nicht erbracht; auch fehlen Aussagen zum Ausschluss negativer Folgen durch die gezielte Veränderung der intestinalen Flora. Als wissenschaftlich gesichert gilt die Verbesserung der Laktoseverdauung. Empfohlen wird der Verzehr „normal" fermentierter (nicht hitzebehandelter) Milchprodukte.

Milch|säure|diät (Diät*) *f*: syn. Kuhl-Schutzkost; Krebsdiät*, die auf der Vorstellung basiert, dass die Krebszelle die Fähigkeit zur Sauerstoffaufnahme verloren hat, durch Milchsäure diese jedoch wiedergewinnen kann; **Prinzip:** Verzehr von rohem Sauerkraut, Joghurt od. Buttermilch, Suppe u. einem gekeimten Weizengericht, Ziegen- od. Schafskäse (ungesalzen), Schimmelkäse, Camembert, Roquefort u. Gorgonzola; das von Kuhl empfohlene sog. milchsaure Müsli wird heute aufgrund der Schimmelbildung als gesundheitsgefährdend bzw. krebserregend eingestuft. **Hinweis:** Therapieerfolge sind wissenschaftlich nicht nachgewiesen.

Milch|schorf: s. Ekzem, atopisches.

Milch-Semmel-Diät (Diät*) *f*: s. Mayr-Kur.

Milieu|therapie (franz. milieu Umgebung; Therapie*) *f*: s. Soziotherapie.

Mille|folii flos *m*: s. Achillea millefolium.

Milz-Leere: Krankheitskonzept der Chinesischen Medizin*; **Formen: 1. Milz-Qi-Leere:** typische Krankheitszeichen sind chronische Verdauungsstörungen mit ungeformten Stühlen, Meteorismus, Empfindlichkeit für bestimmte Speisen; ggf. intermittierende Obstipation, Kraftlosigkeit der Gliedmaßen, verminderte Belastbarkeit; **2. Milz-Yang-Leere:** Krankheitszeichen der Milz-Qi-Leere verbunden mit Kälteempfindlichkeit u. Empfindlichkeit für kalte u. rohe Speisen; ggf. depressive Symptome u. Antriebsstörung. Vgl. Atractylodis macrocephalae rhizoma; Codonopsitis pilosulae radix; Coicis semen; Cuscutae semen; Ginseng radix; Glycyrrhizae radix; Nelumbinis semen; Poria.

Milz-Qi: s. Qi.

Mind-Body-Medizin (engl. mind Psyche, Gemüt; body Körper; lat. ars medicina ärztliche Kunst) *f*: Bez. für eine auf dem Konzept der integrativen Medizin* beruhende Therapierichtung, die besonders auf die Komplementärmedizin* fokussiert u. psychosomatische Sichtweisen (s. Psychosomatik) in die Therapie einbezieht; umfasst zahlreiche Heilmethoden (u. a. Naturheilkunde*, Chinesische Medizin*, Homöopathie*) sowie Verfahren zur Veränderung des Lebenstils u. Entspannungsmethoden* (z. B. Autogenes* Training, Meditation*, progressive Muskelrelaxation*, kognitive Restrukturierung*, Tai*-Ji-Quan, Yoga*). Die theoretischen Grundlagen sind heterogen; ein einheitliches Konzept wird zurzeit v. a. in den USA, in Großbritannien u. Deutschland erarbeitet. **Anwendung:** bei somatoformen u. a. körperlichen Erkrankungen.

Mineral|stoffe: anorganische Bestandteile pflanzlicher u. tierischer Gewebe; **Einteilung:** je nach Konzentration in den Körperflüssigkeiten in Mengenelemente (z. B. Magnesium*, Calcium*, Kalium*, tägliche Zufuhr >100 mg) u. Spurenelemente* (z. B. Eisen*, Selen*, Iod*, tägliche Zufuhr im Milli- od. Mikrogrammbereich); obwohl der Begriff M. die Elemente beider Gruppen umfasst, wird er im allgemeinen Sprachgebrauch vorwiegend für die Mengenelemente verwendet. **Funktion: 1.** Stützfunktion als Bestandteil von Skelett u. Zähnen; **2.** Aufrechterhaltung des osmotischen Drucks, Erhaltung der Elektronenneutralität u. Bildung von Puffersystemen als Elektrolyte in Körperflüssigkeiten; **3.** Bestandteile biologisch wirksamer organischer Verbindungen, z. B. Iod in Schilddrüsenhormonen, Cobalt* in Vitamin B_{12} u. $Eisen^{2+}$-Ionen in Hämoglobin; daneben sind zahlreiche Mineralstoffe Bestandteile von Enzymen, z. B. Eisen, Kupfer*, Mangan*, Molybdän*, Zink*.

Mineral|wasser, natürliches: Bez. für Wasser, das nach der Mineral- u. Tafelwasserverordnung (Min/TafelWV) aus unterirdischen, vor Verunreinigungen geschützten Quellen stammt, von ursprünglicher Reinheit ist (d. h. frei von Stoffen, die nicht natürlichen Ursprungs sind) u. aufgrund seines Gehalts an Mineralstoffen* u. Spurenelementen* od. sonstigen Bestandteilen ernährungsphysiologische Wirkungen aufweist; es gelten Höchstwerte für bestimmte unerwünschte Stoffe (z. B. Arsen*, Cadmium*; s. Tab. 1). Dem Wasser dürfen keine wichtigen Bestandteile entzogen werden, ausgenommen Eisen- u. Schwefelverbindungen (vgl. Tafelwasser; Quellwasser). N. M. bedarf der **amtlichen Anerkennung**, die **1.** eine Überprüfung nach geologischen, mikrobiologischen, physikalischen, chemischen u. hygienischen Gesichtspunkten beinhaltet; **2.** die Analyse von 200 chemischen Substanzen umfasst; **3.** für Wasser mit einem Gehalt an gelösten Mineralstoffen >1000 mg/l bzw. >250 mg CO_2/l eine Überprüfung unter ernährungsphysiologischen Gesichtspunkten fordert. Für Verbraucherhinweise auf einen besonders hohen od. niedrigen Mineralstoffgehalt sind bestimmte Mindest- bzw. Höchstgehalte erforderlich (s. Tab. 2). Vgl. Heilwasser.

Mineralwasser, natürliches Tab. 1
Zulässige Grenzwerte für natürliches Mineralwasser

Stoff	Grenzwert	
Antimon	0,01	mg/l
Arsen	0,05	mg/l
Barium	1	mg/l
Blei	0,05	mg/l
Borat	30	mg/l
Cadmium	0,005	mg/l
Chrom, gesamt	0,05	mg/l
Nickel	0,05	mg/l
Quecksilber	0,001	mg/l
Selen, gesamt	0,01	mg/l

Minze, Chinesische: s. Mentha canadensis.

Minze, Japanische: s. Mentha canadensis.

Minz|öl: s. Mentha canadensis.

Misch|kost: größtenteils aus pflanzlichen Lebensmitteln (Obst, Gemüse, Getreide) u. zu einem geringen Teil aus tierischen Produkten (Fleisch, Eier, Fisch) bestehende Kost; die M. soll alle notwendi-

Mineralwasser, natürliches Tab. 2
Mindest- bzw. Höchstgehalte von Mineralstoffen in Mineralwässern nach Min/TafelWV

Angaben	Anforderungen
mit geringem Gehalt an Mineralien	als fester Rückstand berechneter Mineralstoffgehalt ≤500 mg/l
mit sehr geringem Gehalt an Mineralien	als fester Rückstand berechneter Mineralstoffgehalt ≤50 mg/l
mit hohem Gehalt an Mineralien	als fester Rückstand berechneter Mineralstoffgehalt >1500 mg/l
bicarbonathaltig	Hydrogencarbonatgehalt >600 mg/l
sulfathaltig	Sulfatgehalt >200 mg/l
chloridhaltig	Chloridgehalt >200 mg/l
calciumhaltig	Calciumgehalt >150 mg/l
magnesiumhaltig	Magnesiumgehalt >50 mg/l
fluoridhaltig	Fluoridgehalt >1 mg/l
eisenhaltig	Gehalt an 2-wertigem Eisen >1 mg/l
natriumhaltig	Natriumgehalt >200 mg/l
geeignet für die Zubereitung von Säuglingsnahrung	Der Gehalt an Natrium darf 20 mg/l, an Nitrat 10 mg/l, an Nitrit 0,02 mg/l, an Sulfat 240 mg/l und an Fluorid 1,5 mg/l nicht überschreiten. Die in § 4 Absatz 1 Satz 3 Min/TafelWV genannten Grenzwerte müssen auch bei der Abgabe an den Verbraucher eingehalten werden.
geeignet für die natriumarme Ernährung	Natriumgehalt <20 mg/l

gen Vitamine u. Mineralstoffe abdecken. Die optimale Zusammensetzung enthält i. d. R. 10–15 % Proteine, maximal 30 % Fett u. 50–60 % Kohlenhydrate u. schließt neben Nahrungsmitteln* auch Genussmittel* wie alkoholische Getränke, Tee u. Kaffee ein.

Misch|kost, en|ergie|reduzierte: Kostform zur Gewichtsreduktion bei Übergewicht* u. Adipositas* mit einer Energiezufuhr, die unter dem Energiebedarf* liegt (meist 4200–6300 kJ/d bzw. 1000–1500 kcal/d); **Prinzip:** reich an komplexen Kohlenhydraten u fettarm; als Basis dienen Vollkornprodukte u. Kartoffeln, frisches Obst u. Gemüse, fettarme Milch u. Milchprodukte, Wasser, Früchte- u. Kräutertee; in kleinen Mengen auch fettarme Fleisch- u. Fischarten sowie hochwertige Nahrungsfette; weitgehend zu meiden sind Zucker, Süßigkeiten, zuckerhaltige Getränke u. Speisen, größere Mengen an Kochsalz; Zubereitungstechniken sollten ebenfalls fettarm sein (Dünsten, Dämpfen, Grillen, Garen in Folie). **Ernährungsphysiologische Bewertung:** Die e. M. basiert auf ernährungsphysiologischen Erkenntnissen u. ist auch langfristig praktizierbar; z. B. Brigitte*-Diät, Brotdiät*. Vgl. Reduktionsdiät.

Misch|kost, optimierte: vom Forschungsinstitut für Kinderernährung Dortmund (Abk. FKE) entwickelte bedarfsdeckende Präventionsernährung für Kinder u. Jugendliche; die Richtlinien berücksichtigen Empfehlungen für die Energie- u. Nährstoffzufuhr, neueste Erkenntnisse zur Prävention ernährungsabhängiger Krankheiten, landestypische Ernährungsgewohnheiten, Wissen um Essensvorlieben u. -abneigungen von Kindern u. Jugendlichen u. beachten außerdem Preiswürdigkeit u. Verfügbarkeit der Lebensmittel (s. Tab.).

Miso *n*: Paste aus fermentierten Sojabohnen (s. Fermentation), Meersalz u. meist einer Getreideart (z. B. Gerste, Reis, Weizen); Verwendung in der Makrobiotik*; zählt in Japan zu den Grundnahrungsmitteln (Suppeneinlage, Würzmittel) in zahlreichen Sorten; in Europa am bekanntesten sind hatcho miso (Reis-M.), mugi miso (Gersten-M.) u. mame miso (reines Sojabohnen-M.).

Mistel: s. Viscum album.

Mistel|therapie (Therapie*) *f*: Behandlung von Krebserkrankungen in der Anthroposophischen Medizin* durch Arzneimittel aus Viscum* album (Mistel); **Grundlage:** Die Mistel stellt sich prozessual ähnlich wie Karzinome der gewöhnlichen räumlichen u. zeitlichen Ordnung entgegen u. soll bei parenteraler Applikation die Selbstheilungskräfte gegen die Krebserkrankung aktivieren. Als Ausdruck der therapeutischen Wirksamkeit soll Fieber erzeugt werden; es kommt zu lokalen, begrenzten Entzündungsreaktionen am Injektions-

Mischkost, optimierte
Empfehlungen für altersgemäße Lebensmittelverzehrmengen des Forschungsinstituts für Kinderernährung Dortmund

Lebensmittel	Alter (Jahre) 1	2–3	4–6	7–9	10–12	13–14[1]	15–18[1]
Gesamtenergie (kcal/d)	950	1100	1450	1800	2150	2200/2700	2500/3100
empfohlene Lebensmittel (≥90 % der Gesamtenergiezufuhr)							
reichlich							
Getränke (ml/d)	600	700	800	900	1000	1200/1300	1400/1500
Gemüse (g/d)	120	150	200	220	250	260/300	300/350
Obst (g/d)	120	150	200	220	250	260/300	300/350
Kartoffeln, Nudeln, Reis, Getreide (g/d)	120	140	180	220	270	270/330	300/350
Brot, Getreide(-flocken) (g/d)	80	120	170	200	250	250/300	280/350
mäßig							
Milch[2], Milchprodukte (ml bzw. g/d)	300	330	350	400	420	425/450	450/500
Fleisch, Wurst (g/d)	30	35	40	50	60	65/75	75/85
Eier (Stück pro Woche)	1–2	1–2	2	2	2–3	2–3/2–3	2–3/2–3
Fisch (g pro Woche)	25	35	50	75	90	100/100	100/100
sparsam							
Margarine, Öl, Butter (g/d)	15	20	25	30	35	35/40	40/45
geduldete Lebensmittel[3] (≤10 % der Gesamtenergiezufuhr)							
maximal kcal/d	100	110	150	180	220	220/270	250/310

[1] Mädchen/Jungen;
[2] 100 ml Milch entsprechen ca. 15 g Schnittkäse oder 30 g Weichkäse.
[3] je 100 kcal: 1 Kugel Eiscreme, 45 g Obstkuchen, 4 Butterkekse, 4 EL Flakes, 4 TL Zucker, 2 EL Marmelade, 30 g Fruchtgummi, 20 g Schokolade, 10 Stück Chips, 1 Glas (200 ml) Limonade, Fruchsaftgetränk oder -nektar

ort u. zu einer Besserung der Befindlichkeit* u. Stimmung (Lebensqualität). **Herstellung:** Das Präparat wird durch einen, je nach Hersteller unterschiedlichen, komplexen pharmazeutischen Prozess spezifiziert. Im Unterschied zur Phytotherapie, die auf einen Inhaltsstoff (Mistellektine) ausgerichtet ist, kommt es bei den anthroposophischen Präparaten auf die Gesamtheit der Mistelinhaltsstoffe als Ausdruck der Mistelwesenheit an (Winter- u. Sommersäfte der Mistel werden gemischt); Modifikation nach verschiedenen Wirtsbäumen (z. B. Apfel, Eiche, Birke, Tanne, Kiefer) je nach Konstitution der Patienten u. Organbeziehungen der Tumorerkrankungen; **Anwendung:** Die Anwendung der unterschiedlich konzentrierten od. potenzierten Präparate erfolgt subkutan od. intravenös, oft in rhythmisch gestufter Folge der Konzentrationen od. Potenzen, u. mit Injektionspausen, die je nach Schwere der Krankheit kürzer od. länger gewählt werden; unter besonderen Voraussetzungen auch intratumorale, intrapleurale od. intraperitoneale Anwendung.

Mittel, entgegen|gesetztes: s. Arzneimittelbeziehung.

Mittel|frequenz|therapie (lat. frequentia Häufigkeit; Therapie*) *f*: s. Interferenzstromtherapie.

Mittel, galenische: pharmazeutische Zubereitungen aus Drogen, z. B. Extrakte*, Destillate, Tinkturen*, Latwerge*, Salben u. Pflaster; im Gegensatz zu Rohdrogen (Remedia simplicia) u. chemischen Präparaten.

Mittel, gut folgendes: s. Arzneimittelbeziehung.

Mittelmeer|kost: s. Ernährung, mediterrane.

Mitten-Qi: s. Qi.

MMM: Abk. für **m**edizinische **M**ikro**m**agnetik*.

Mobilisation (lat. mobilis beweglich) *f*: **1.** auch Mobilisierung; allgemeine physiotherapeutische Maßnahmen zur körperlichen Aktivierung von Patienten, v. a. bei Bettlägerigkeit od. nach Operationen; z. B. als Aufsetzen am Bettrand u. Aufstehen mit Hilfe; als Frühmobilisation das möglichst frühzeitige Aufstehen nach Operationen v. a. zur Thrombose- u. Pneumonieprophylaxe; **2.** manuelles od. maschinelles Durchbewegen von Gelenken;

z. B. zur Kontrakturenprophylaxe*; **3.** spezielle M.: **a)** aktiv (gelenkorientiert, neuromuskulär orientiert); Formen: assistierte Funktionsbewegung, aktive Funktionsbewegung, statische bzw. dynamische Muskelaktivität; **b)** passiv (gelenkorientiert); Formen: sog. Gelenkspieltechniken der Manuellen Medizin* u. Bewegungen in den Bewegungsachsen.

Modalität (lat. modus Art, Weise) *f*: in der Homöopathie* Bez. für jeden Einfluss, der die Intensität, die Qualität* od. den Ort eines Symptoms bzw. das Allgemeinbefinden verändert (z. B. Kopfschmerz wird erträglicher beim Bücken; die juckende Stelle brennt nach dem Kratzen; die Mehrzahl der Beschwerden wird durch Kälteexposition intensiviert); deutliche M. erleichtern die Differenzierung verschiedener Arzneimittelbilder* beim jeweiligen Symptom. Der Begriff der M. wird auch auf andere Therapieverfahren (z. B. Akupunktur*) ausgedehnt.

Modell, bio|psycho|soziales *n*: mehrdimensionales, um psychosoziale Faktoren ergänztes Konzept des biomedizinischen Krankheitsmodells zur Erklärung der Entstehung von Gesundheit* u. Krankheit* (G. L. Engel, 1979; s. Abb.); neben seiner körperlichen Situation wird der Mensch als handelndes Subjekt sowie als Mitglied von Gesellschaft u. Umwelt (mit Teilhabe daran) unter Berücksichtigung des Lebenshintergrunds (umwelt- u. personbezogene Kontextfaktoren) betrachtet. Verbindungen zwischen Nervensystem, Immunsystem, Verhaltensweisen, kognitiver Verarbeitung, sozialer Situation u. Umweltfaktoren können das Risiko für die Entwicklung einer Krankheit erhöhen, aber auch zur Gesunderhaltung beitragen; das Modell geht davon aus, dass die einzelnen Komponenten in wechselseitiger Beziehung zueinander stehen. Krankheit u. Gesundheit variieren in Abhängigkeit vom Ausmaß der Schädigungen u. Beeinträchtigungen der einzelnen Faktoren, der verbliebenen Integrität der Komponenten u. unter Berücksichtigung von Kontextfaktoren.

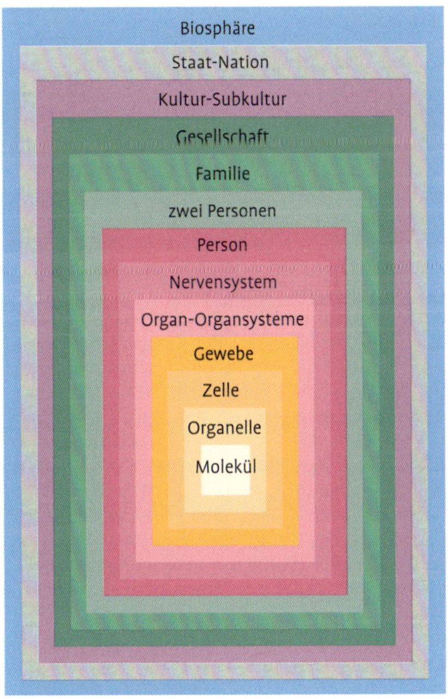

Modell, biopsychosoziales

Modjo|baum: s. Aegle marmelos.

Möhre: s. Daucus carota.

Mönchs|pfeffer: s. Vitex agnus-castus.

Mohn: s. Papaver somniferum.

Mohn, Kalifornischer: s. Eschscholzia californica.

Molekular|therapie (lat. moles Masse; Therapie*) *f*: von dem amerikanischen Arzt W. F. Koch (1885–1967) begründetes Therapieverfahren mit ring- u. kettenförmigen Carbonylgruppen, die freie Radikale im intrazellulären Stoffwechsel darstellen; **Prinzip:** Die Carbonylgruppen tragenden Moleküle sind von Bausteinen der Atmungskette abgeleitet u. beeinflussen darüber molekulare Vorgänge des Intermediärstoffwechsels. Ihre Applikation soll Stoffwechselblockaden beseitigen u. die Entgiftungs- u. Abwehrfunktionen des Intermediärstoffwechsels (z. B. gegenüber Tumorzellen u. toxischen Stoffwechselprodukten) fördern. Die Arzneimittel werden in homöopathischer Form verabreicht; das Wirkungsprinzip ist jedoch substitutiv. **Anwendung:** zur adjuvanten u. postoperativen Tumortherapie, bei Viruserkrankungen u. allergischen sowie autoimmunogenen u. a. Organerkrankungen. Wissenschaftlich umstrittenes Verfahren.

Molke|kur (Kur*) *f*: Form der naturheilkundlichen Ernährungstherapie* zur allgemeinen Beeinflussung von Stoffwechsel, Kreislauf u. Abwehr; **Prinzip:** therapeutisches Fasten* mit Zufuhr von Frischmolke (Molkefasten, Energiegehalt 1100 kJ/d bzw. 250 kcal/d) bzw. proteinangereicherter Molke (Molketrinkkur, Energiegehalt 1300–1500 kJ/d bzw. 300–350 kcal/d) sowie Kräutertee, Pflanzensäften u. Mineralwasser.

Molybdän *n*: chemisches Element, Symbol Mo, OZ 42, rel. Atommasse 95,94; zur Chromgruppe gehörendes silberweißes, hartes u. sprödes 2- bis 6-wertiges Schwermetall; essentielles Spurenelement*; **biochemische Funktion:** Bestandteil einiger Flavinenzyme (z. B. Xanthinoxidase, Aldehydoxidase, Sulfitoxidase); **Vorkommen in Nahrungsmitteln:** Milch u. Milchprodukte, Hülsenfrüchte, Getreide u. Innereien in standortabhängiger Konzentration; Bedarf für Erwachsene (D-A-CH 2008): Schätzwert 50–100 μg/d; **Mangelerscheinungen:** Aminosäureintoleranz od. Tachykardie durch Malabsorption; **Intoxikation:** nicht bekannt; **Verwendung:** keine therapeutische bekannt.

Momordica luffa *f*: s. Luffa aegyptiaca.

Momordica operculata *f*: s. Luffa operculata.

Moor: Lagerstätte von Torf*; durch einen vorwiegend anaeroben Humifizierungsprozess in einem Feuchtbiotop entstanden; je nach Klima u. geologischen Bedingungen werden mineralstoffarme Hochmoore von mineralstoffreichen Niedermooren unterschieden.

Moor|bad: aus Torf* u. Wasser zubereitetes, breiförmiges, heißes (anfangs 40 °C) Bad*; **Wirkung:** besondere Wärmeübertragung durch hohe spezifische Wärme u. konvektionslose Wärmeleitung; evtl. antiphlogistische u. östrogenartige Wirkung der Huminsäuren; **Anwendung: 1.** bei rheumatischen, entzündlichen u. degenerativen Gelenkerkrankungen sowie mangelnder endokriner Aktivität des weiblichen Organismus; **2.** (volkstümlich) Verwendung von Moorlaugen-, Moorextrakt-, Moorsuspensions- u. Huminsäurebädern in nicht breiiger Form bei rheumatischen Beschwerden.

Moor|birke: s. Betula.

Moor|packung: meist heiße Packung* aus Torf* zur Behandlung rheumatischer u. gynäkologischer Beschwerden.

Moos, Isländisches: s. Cetraria islandica.

Mora-Color|therapie (lat. color Farbe; Therapie*) *f*: s. Mora-Therapie.

Mora-Therapie (Therapie*) *f*: ein von dem Arzt Franz Morell etwa 1977 begründetes diagnostisches u. therapeutisches Verfahren, das mit ultrafeinen, patienteneigenen elektromagnetischen Schwingungen arbeitet u. im diagnostischen Bereich dem Arzneimitteltest der Elektroakupunktur* nach Voll bzw. dem VRT*-Vegatest entspricht; **Grundlagen:** M.-T. geht von der Annahme aus, dass elektromagnetische Schwingungen, die in jedem Organismus u. jeder Zelle mit einem charakteristischen Schwingungsspektrum vorhanden sind, von innen sowie von außerhalb des Körpers beeinflussbar u. durch Gegenschwingungen gleicher Größenordnung u. Frequenz löschbar sind. **Prinzip:** Das von Morell entwickelte sog. Mora-Gerät soll von der Körperoberfläche des Patienten elektromagnetische Schwingungen abgreifen, diese in einem elektronischen System optisch entkoppeln u. modulieren sowie als therapeutische Information an den Organismus zurückgeben. Dabei werden die pathologischen Informationen als Schwingungen phasengleich invertiert, d. h. umgedreht, u. sollen somit zur Löschung der krankmachenden Information führen. Wie das Prinzip der Sortierung elektromagnetischer Schwingungen in physiologische u. pathophysiologische Informationen geschehen soll, ist nicht plausibel erklärbar. Die M.-T. soll keine Fremdenergie, d. h. keinen Stromfluss im Patienten, bei der Therapie verwenden. **Anwendung:** v. a. bei Allergien*, Infektionskrankheiten, Autoimmunkrankheiten, akuten u. chronischen Schmerzzuständen; **Kontraindikation:** morphologisch irreversible Schäden. Eine Weiterentwicklung der M.-T. stellt die **Mora-Colortherapie** dar, bei der mit Hilfe des Mora-Geräts Farben in elektromagnetische Schwingungen umgewandelt u. dann zu Diagnose- u. Behandlungszwecken eingesetzt werden sollen. Diagnostisch wird der spontane Ersteindruck der Farben zur Auffindung des belasteten korrespondierenden Organsystems genutzt; therapeutisch kommen häufig die Komplementärfarben zum Einsatz. Klinisch u. wissenschaftlich umstrittene Verfahren. Vgl. Bioresonanztherapie; Multicom-Therapie.

Mori folium *n*: Folium Mori; chin. Sang-Ye; Droge der Chinesischen Medizin* u. des Ayurveda*; Blätter von Morus alba L. (Weißer Maulbeerbaum) aus der Familie der Moraceae (Maulbeergewächse); **Eigenschaften:** in der Chinesischen Medizin: süß, bitter, kalt, kehrt in Lunge u. Leber ein; **Wirkung:** in der Chinesischen Medizin: zerstreut Wind*, vertreibt Hitze*, klärt die Lunge, befeuchtet Trockenheit*, klärt die Leber, erhellt das Auge; **Anwendung: 1.** in der Chinesischen Medizin bei von außen zugezogener Wind-Hitze, bei Schädigung der Lunge durch Trockenheit u. Hitze, bei Leber*-Hitze, bei Blut*-Hitze; **2.** im Ayurveda bei Rachenschmerzen u. Heiserkeit.

Morphin (nach dem gr. Gott des Schlafes Μορφεύς) *n*: syn. Morphium; Hauptalkaloid des Opiums*; **Verwendung:** narkotisches Analgetikum, unterliegt dem Betäubungsmittelgesetz; **Nebenwirkungen:** Brechreiz u. Erbrechen; s. Opiate.

Morsus diaboli *m*: s. Succisa pratensis.

Moschus|körner: s. Hibiscus abelmoschus.

Moschus|schaf|garbe: s. Achillea erba-rotta ssp. moschata.

Moschus|wurzel: s. Ferula moschata.

Moto|therapie (lat. movere, motus bewegen, in Bewegung setzen; Therapie*) *f*: therapeutisches Verfahren zur Korrektur u. Kompensation psychomotorischen Fehlverhaltens u. zur Förderung nicht ausgebildeten motorischen Verhaltens mit Anteilen aus der Sporttherapie* u. der Ergotherapie*; **Anwendung:** insbesondere bei Intelligenzminderung, frühkindlichem Hirnschaden, organischem Psychosyndrom, Seh-, Hör- u. Sprachstörungen. Vgl. Bewegungstherapie.

Moutan cortex radicis: Cortex Moutan Radicis; chin. Mu-Dan-Pi; Droge der Chinesischen Medizin*; Wurzelrinde von Paeonia suffruticosa Andr. aus der Familie der Paeoniaceae (Pfingstrosengewächse); **Eigenschaften:** bitter, scharf, etwas kalt, kehrt in Herz, Leber u. Niere ein; **Wirkung:** klärt Hitze, kühlt das Blut, belebt das Blut, zerstreut Stasen*; **Anwendung:** bei Blut*-Hitze mit Hautmanifestationen u. Epistaxis, bei Fülle*-Hitze mit Schädigung des Yin u. Yin*-Leere mit Fieber, bei Blut*-Stase, bei Hautmanifestationen von Hitze*-Gift wie Karbunkel u. anderen eitrigen Ausschlägen.

Moxa (jap. mogusa getrocknetes u. pulverisiertes Beifußkraut; s. Artemisia vulgaris) *f*: s. Moxibustion.

Moxi|bustion (↑) *f*: chin. Jiu-Fa; in China im Altertum entwickelte u. überlieferte Therapiemethode, meist in Ergänzung od. als Alternative zur Akupunktur*, bei der ausgewiesene Bereiche der Körperoberfläche mit Wärmereizen durch glimmende Kräuter (meist Artemisia* vulgaris) stimuliert werden; wird auch in der Therapie* der Tibetischen Medizin angewendet. **Wirkung:** vertreibt Kälte*, stärkt das Yang, bewegt Blut u. Qi* u. trocknet Feuchtigkeit*; **Anwendung:** bei gesundheitlichen Störungen, die empirisch belegt od. aus Sicht der antiken Chinesischen Medizintheorie gut auf Wärmereize ansprechen. Vgl. Reizkörpertherapie; Medizin, chinesische.

MTrP: Abk. für **m**yofaszialer **Tr**igger**p**unkt*.

Mucilaginosum (lat. mucus Schleim) *n*: Muzilaginosum; schleimiges Arzneimittel, meist Gummen od. Pflanzenschleime enthaltend (z. B. Gummi* arabicum, Linum* usitatissimum, Cetraria* islandica); **Verwendung:** zur Verbesserung der Gleitfähigkeit von Kathetern, als Verdickungsmittel z. B. in Pastillen; bei Entzündungen der oberen Atemwege u. des Magen-Darm-Trakts (reizmildernde Wirkung, indem die Schleimhaut mit einer Schutzschicht überzogen wird).

Mu-Dan-Pi: s. Moutan cortex radicis.

Müdigkeit: s. Erschöpfungszustände.

Muira puama *f*: s. Ptychopetalum.

Multi|com-Therapie (lat. multum viel; Therapie*) *f*: syn. Multiresonanztherapie; von dem Arzt Bodo Köhler entwickelte Form der Bioresonanztherapie*, bei der in therapeutischer Absicht mit einem sog. Multicom-Gerät externe elektromagnetische Schwingungen auf den Patienten übertragen werden sollen; **Prinzip:** Das Verfahren basiert auf der Annahme, dass ein Organismus in der Lage ist, ihm angebotene elektromagnetische Signale hinsichtlich erwünschter u. unerwünschter Frequenzen mit Zeitdifferenz ihrer Aufnahme unterscheiden zu können. Das Multicom-Gerät soll deshalb dem Patienten spezifische elektromagnetische Informationen von 12 Farben, 12 Tönen u. 33 Edelsteinschwingungen logarithmisch in 36 Nuancen anbieten. Es wird außerdem davon ausgegangen, dass der Organismus aus dem Angebot sog. Heilfrequenzen das für ihn Richtige annimmt, geschwächte physiologische Schwingungen gestärkt u. sog. Energieblockaden gelöst werden. Schließlich enthält das wegen seiner Vielzahl von Frequenzen als multiresonant bezeichnete Gerät die Möglichkeit, konstitutionelle Behandlungen mit Schwingungsmustern von 12 Metallen durchzuführen. Das Verfahren ist spekulativ u. wissenschaftlich nicht anerkannt. Vgl. Bicom-Therapie; Mora-Therapie.

Multi|re|sonanz|therapie (↑; lat. resonare widerhallen; Therapie*) *f*: syn. Multicom*-Therapie.

Mund|schleim|haut|entzündung: s. Stomatitis.

Musik|therapie (Therapie*) *f*: Form der künstlerischen Therapie* in der Anthroposophischen Medizin*, bei der neben dem Singen alte, leicht handhabbare Streich- (z. B. Chrotta), Zupf- (z. B. Psalter), Blas- (z. B. Schalmei) u. Schlaginstrumente (z. B. Xylophon) verwendet werden; Hauptinstrument ist die von L. Gärtner neu entwickelte Leier.

Muskat: s. Myristica fragrans.

Muskel|entspannung nach Jacobson (lat. musculus Mäuschen): s. Muskelrelaxation, progressive.

Muskel|entspannung, pro|gressive (↑): s. Muskelrelaxation, progressive.

Muskel|reiz|punkte (↑): Punkte an der Hautoberfläche, an denen Muskeln transkutan leicht durch Strom zur Elektrodiagnostik* u. Elektrotherapie* gereizt werden können; meist nahe des einen bestimmten Muskel versorgenden motorischen Nerven lokalisiert.

Muskel|re|laxation, pro|gressive (↑; lat. relaxare entspannen) *f*: Abk. PMR; progressive Muskelentspannung (Abk. PME), progressive Relaxation, Muskelentspannung nach Jacobson; Bez. für eine Entspannungsmethode* nach E. Jacobson, bei der eine fortschreitende Entspannung des gesamten Körpers durch willkürlich erzeugte Tonuswechsel der Muskulatur erreicht wird; bei der von Jacobson eingeführten Form werden i. d. R. in 6 Schritten wichtige Muskelgruppen der Willkürmotorik nach dem Anspannen entspannt; wichtig ist die bewusste Wahrnehmung des Unterschieds von Anspannung u. Entspannung (Ausbildung des Muskelsinns). Bei fortgeschrittener Übung tritt in Überleitung auf geistige Entspannung ein hypnoider Zustand ein. Abwandlungen sind die p. M. mit Hinweisreiz (engl. cue-controlled relaxation), die p. M. ohne vorherige Anspannung (engl. relaxation only) u. die p. M. in Kombination mit Konfrontationsübungen (engl. applied relaxation). **Anwendung:** bei Schlafstörungen, Hypertonie, Tinnitus, Kopfschmerz, Somatisierungsstörung*, bei der Behandlung von Neurosen* in Kombination mit verhaltenstherapeutischen Verfahren (z. B. systematische Desensibilisierung*).

Muskel|schmerzen (↑): s. Myalgie.

Muskel|test, kinesio|logischer (↑) *m*: s. Kinesiologie, angewandte.

Mu-Tong: s. Akebiae caulis.

Mutter|korn: s. Secale cornutum.

Mutter|kraut: s. Tanacetum parthenium.

Mutter|kraut, Chinesisches: s. Leonurus heterophyllus.

Mutter|kümmel: s. Cuminum cyminum.

Mu-Xiang: s. Aucklandiae radix.

Muzilaginosum (lat. mucus Schleim) *n*: s. Mucilaginosum.

My|algie (gr. μῦς, μυός Muskel, Maus; -algie*) *f*: diffuser od. lokalisierter Muskelschmerz, häufig in Kombination mit Myogelose (Muskelhartspann); **Ursache:** Überanstrengung (sog. Muskelkater), Überbeanspruchung bei Haltungsschäden, Infektionskrankheiten, Autoimmunkrankheiten (u. a. systemischer Lupus erythematodes, Polymyalgia rheumatica, Polymyositis acuta, extraartikulärer Rheumatismus), Stoffwechselkrankheiten

M

(z. B. Addison-Krankheit), arterielle Verschlusskrankheiten, Trauma; **Therapie:** u. a. **1.** Phytotherapie: **a)** (med.) u. a. Armoracia* rusticana, Capsicum*, Cinnamomum* camphora, Hypericum* perforatum, Mentha* canadensis, Mentha* x piperita, Tropaeolum* majus; **b)** (volkstümlich) u. a. Melaleuca* alternifolia, Mentha* spicata; **2.** Homöopathie: u. a. Arnica* montana, Actaea* racemosa, Bellis* perennis; **3.** Hydrotherapie: u. a. heißes Bad*, Heublumensack*; **4.** Akupunktur* u. Tui-Na (s. Manualtherapie, chinesische) nach den Vorgaben der Chinesischen Medizin; **5.** Ayurveda: u. a. Nārāyaṇa Taila (s. Pharmakotherapie, ayurvedische, Tab. dort); **6.** Elektrotherapie*; **7.** Neuraltherapie*, Behandlung von Triggerpunkten*; **8.** Massage*; **9.** extrakorporale Ganzkörperhyperthermie*, Kryotherapie*; **10.** lokale ausleitende Verfahren: u. a. Schröpfen*, Baunscheidt*-Verfahren, Hirudo* medicinalis.

Myo|kard|in|suf|fizienz (↑; gr. καρδία Herz; lat. in un-; sufficiens hinreichend, genügend) *f*: s. Herzinsuffizienz.

Myristicae semen *n*: **1.** Semen Myristicae; chin. Rou-Dou-Kou; Droge der Chinesischen Medizin* u. des Ayurveda*; Samen von Myristica* fragrans Houtt. aus der Familie der Myristicaceae (Muskatnussgewächse); **Eigenschaften:** in der Chinesischen Medizin: scharf, warm, kehrt in Milz, Magen u. Dickdarm ein; **Wirkung:** in der Chinesischen Medizin: zieht die Einflüsse des Darms zusammen u. stillt Diarrhö, wärmt die Mitte u. bewegt das Qi*; **Anwendung: 1.** in der Chinesischen Medizin bei chronischer Diarrhö, bei Magen*-Kälte mit Qi*-Stagnation; **2.** im Ayurveda bei Durchfallerkrankungen u. anderen Störungen des Verdauungstrakts, äußerlich bei Kopfschmerz, Gelenkschwellungen u. Hauterkrankungen. **2.** s. Myristica fragrans.

Myristica fragrans Houtt. *f*: Myristica officinalis; Muskat; immergrüner Baum aus der Familie der Myristicaceae (Muskatnussgewächse); **Arzneidroge:** zusammengedrückter, getrockneter Samenmantel (Myristicae arillus, Macis, sog. Muskatblüte), getrocknete, vom Samenmantel befreite Samenkerne (Myristicae semen, Nux moschata, Muskatnuss); ätherisches Öl des von der Samenschale umgebenen getrockneten Samens (Myristicae aetheroleum, Muskatnussöl); Negativmonographie Kommission E; **Inhaltsstoffe:** Macis: ätherisches Öl (1,8-Cineol, Monoterpene, Myristicin, Elemicin, Eugenol, Isoeugenol, Borneol, Safrol); Muskatnuss: ätherisches Öl, fettes Öl, Phenylpropanoide, Saponine, Sterole; **Wirkung:** spasmolytisch, Hemmung der Prostaglandinsynthese, antioxidativ, lokalanästhetisch, psychotrop; **Verwendung:** Muskatnuss bzw. Macis als Pulver innerlich; **1.** (volkstümlich) innerlich bei Magen-Darm-Beschwerden wie Diarrhö, Magenkrämpfen, Gastritis u. Flatulenz; äußerlich Muskatnussöl bei Zahnschmerzen u. Geschwüren im Mund sowie bei Erkrankungen des rheumatischen Formenkreises; **2.** in der Chinesischen Medizin u. im Ayurveda: s. Myristicae semen; **cave:** Angesichts der Risiken u. nicht ausreichend belegter Wirksamkeit ist eine therapeutische Verwendung nicht vertretbar; gegen die Anwendung als Geruchs- u. Geschmackskorrigens bestehen keine Bedenken. **Nebenwirkungen:** Die Einnahme von mehr als 5 g gepulverter Muskatnuss od. Macis kann zu Durst, Mundtrockenheit, Übelkeit u. Erbrechen, Magenschmerzen, Tachykardie, Hypotonie, Hautrötung, Druckgefühl im Brustkorb u. Unterbauch, Hitze- od. Kältegefühl, Schwitzen, Hypothermie, Schwäche, Gangunsicherheit, Schwindel, Sehstörungen, Kopfschmerz, Desorientiertheit, Krampfanfällen u. psychischen Störungen (leichte Bewusstseinsveränderungen, Aggressivität bis intensive Halluzinationen*) führen; **cave:** größere Mengen können tödlich wirken. Lokale Anwendung: gelegentlich allergische Reaktionen; **Kontraindikation:** Schwangerschaft u. Stillzeit (bei Dosierungen, die höher sind als üblicherweise in der Ernährung verwendet); **Wechselwirkung:** keine bekannt; **Homöopathie:** Verwendung der getrockneten, von Arillus u. Samenschale befreiten Samenkerne mit mindestens 5 % ätherischem Öl entsprechend dem homöopathischen Arzneimittelbild, z. B. bei Neurasthenie, Verdauungs- u. Wahrnehmungsstörungen.

Myroxylon balsamum L. *n*: in Mittelamerika beheimateter Baum aus der Familie der Fabaceae (Schmetterlingsblütler); 2 Varietäten: **1.** Myroxylon balsamum (L.) Harms var. pereirae (Royle) Harms (Perubalsambaum); **2.** Myroxylon balsamum (L.) Harms var. balsamum (syn. Myroxylon balsamum var. genuinum Baillon, Tolubalsambaum); **Arzneidroge: Balsamum peruvianum** (Perubalsam): braune, zähflüssige Masse, die aus geschwelten Stämmen von Myroxylon balsamum L. Harms var. Pereira gewonnen wird; Monographie: Kommission E; **Inhaltsstoffe:** Estergemisch (50–70 %; insbesondere von Benzylestern der Benzoe- u. Zimtsäuren), Vanillin, Benzylbenzoat, Benzylcinnamat, Sesquiterpenalkohole (β-Nerolidol, Farnesol); **Wirkung:** antibakteriell, antiseptisch, antiparasitär (besonders gegen Krätzmilben), granulationsfördernd, antiphlogistisch; **Verwendung:** zur äußeren Anwendung in Form ethanolischer Lösungen, Salben u. Salbenkompressen; (med.) bei infizierten u. schlecht heilenden Wunden, Verbrennungen, Dekubitus, Frostbeulen, Ulcus cruris, Prothesendruckstellen, Hämorrhoiden (Kommission E); **Dosierung:** galenische Zubereitungen mit 5–20 % Perubalsam, bei Anwendung auf großen Flächen höchstens 10 %ig; nicht länger als 1 Woche anwenden; **cave:** Das gleichzeitige Auftragen von Zubereitungen mit Propolis* führt zu einer sehr hohen Allergisierungsrate. **Nebenwirkungen:** häufig (2–3 %) allergische Hautreaktionen (Soforttyp, Kontaktallergien); Nierenschäden bei großflächiger Anwendung; **Kontraindikation:** allergische Disposition; **Wechselwir-**

kung: keine bekannt. **Arzneidroge: Balsamum tolutanum** (Tolubalsam): erhärteter u. gereinigter Harzbalsam verletzter Stämme von Myroxylon balsamum L. var. balsamum; Monographie: Kommission E; **Inhaltsstoffe:** 80 % Harz mit 4–20 % Benzoesäure, 6–12 % Zimtsäure, 4–12 % Benzylbenzoat, Benzylcinnamat; 1,5–3 % ätherisches Öl; **Wirkung:** antimikrobiell, expektorierend; **Verwendung:** Zubereitungen zum Einnehmen; (med.) bei Katarrhen der Atemwege (Kommission E); **Dosierung:** mittlere Tagesdosis 0,6 g Droge, Zubereitungen entsprechend; **Nebenwirkungen:** Nierenreizungen, Kontaktallergien; **Kontraindikation:** bekannte Allergie auf Tolubalsam, Schwangerschaft u. Stillzeit; **Wechselwirkung:** keine bekannt.

Myrrhe: s. Commiphora molmol.

Myrte: s. Myrtus communis.

Myrtilli fructus *m*: s. Vaccinium myrtillus.

Myrtus com|munis L. *m*: Myrte; immergrüner Strauch od. Baum aus der Familie der Myrtaceae (Myrtengewächse); **Arzneidroge:** Blätter (Myrti folium, Myrtenblätter); **Inhaltsstoffe:** ca. 0,3 % ätherisches Öl (mit den Hauptkomponenten 1,8-Cineol, Limonen, Linalool, α-Pinen, Myrtenylacetat; in geringeren Mengen Myrtenol, Geraniol, Nerol), ca. 14 % Gerbstoffe, Bitterstoff; **Wirkung:** antimikrobiell, antiödematös, Blutglukose senkend; **Verwendung:** (volkstümlich) innerlich z. B. bei Bronchialkatarrh, Rhinitis, Diarrhö, Hämorrhoiden; äußerlich bei Ohreiterung, Müdigkeit; die beanspruchten Anwendungsgebiete sind derzeit nicht belegt. **Dosierung:** innerlich 15–30 g Droge/l als Infus, 15 Min. ziehen lassen, 3 Tassen pro Tag; äußerlich zur Spülung, 30 g Droge in 1 l Wasser, mehrmals täglich anwenden; **Nebenwirkungen:** keine bekannt; **Kontraindikation:** keine bekannt; **Wechselwirkung:** keine bekannt; **Homöopathie:** Verwendung der unverholzten Teile der frischen, blühenden Zweige entsprechend dem homöopathischen Arzneimittelbild, z. B. bei Bronchitis.

Mystik (gr. μυστικός Geheimlehren betreffend) *f*: Bez. für eine Form des religiösen Verhaltens, bei dem eine Verbindung mit dem Göttlichen od. dem Kosmischen (meist durch Meditation* u. bewusste Verzichtleistungen) versucht wird, um in den Zustand des kosmischen u. universalen Bewusstseins einzutreten.

N

Nacht|kerzen|öl: s. Oenothera biennis.

Nacht|schatten, Amerikanischer: s. Phytolacca americana.

Nacht|schatten, Bittersüßer: s. Solanum dulcamara.

Nadel: s. Akupunkturnadeln.

Nade|lholz|teer: s. Pflanzenteere.

Nähr|stoff|anreicherung: Hinzufügen von Nährstoffen* (z. B. Vitamine, Mineralstoffe, Aminosäuren), um Verarbeitungsverluste auszugleichen bzw. den physiologischen Wert von Lebensmitteln* zu verbessern; auch zur Verbesserung der Haltbarkeit von Lebensmitteln od. zur Prävention von Krankheiten; z. B. Anreicherung von Tafelsalz mit Iod* in Deutschland (Strumaprophylaxe) od. von Cerealien mit Folsäure* in den USA (Homocysteinsenkung zur Herzinfarktprophylaxe).

Nähr|stoff|bedarf: **1.** Menge eines Nährstoffs*, die für die Aufrechterhaltung aller Körperfunktionen des Organismus benötigt wird; individuell verschieden u. abhängig von Geschlecht, Alter, Wachstum, Gesundheitszustand, Grundumsatz*, Wärmehaushalt, Schwangerschaft, genetischer Disposition, Interaktionen zwischen den Nährstoffen, körperlicher Aktivität u. Klima; als grobe Orientierung für Hauptnährstoffe gilt: 0,9 g Protein, 0,9 g Fett u. 5 g Kohlenhydrate pro kg Körpergewicht pro Tag. **2.** nach der Food and Agriculture Organisation (Abk. FAO) u. der WHO die niedrigste Zufuhr eines Nährstoffs, die erforderlich ist, um Mangelerscheinungen zu verhüten, die durch klinische Merkmale u. Symptome u./od. durch Messgrößen, biochemische od. physiologische Funktionen überprüfbar sind.

Nähr|stoff|dichte: Hilfsrechengröße zur Beurteilung der ernährungsphysiologischen Qualität eines Lebensmittels bzw. einer Ernährung als Nährstofflieferant u. der Eignung zur Bedarfsdeckung sowie zur Gestaltung einer vollwertigen Ernährung, insbesondere bei einer Reduktionsdiät* u. in der Ernährung von Kindern, Schwangeren, Stillenden sowie älteren Menschen; Berechnung aus dem Quotienten von Nährstoffgehalt* (in Gewichtseinheiten) u. Energiegehalt* (in kJ bzw. kcal) eines Lebensmittels*.

Nähr|stoffe: organische u. anorganische Nahrungsbestandteile, die während des Verdauungsprozesses z. T. aufgespalten u. für den Aufbau, die Erhaltung u. den Abbau von Körpersubstanz sowie zur Energiegewinnung verwertet werden; **1.** energieliefernde N. (Hauptnährstoffe) bestimmen den physiologischen Brennwert* der Nahrungsmittel: Proteine, Fette, Kohlenhydrate u. (wenn auch begrifflich hierunter nicht zu fassen) Alkohol, der ein nichtessentieller, aber energiereicher N. ist; **2.** essentielle N.: Vitamine*, essentielle Aminosäuren u. Fettsäuren, Mineralstoffe*, Spurenelemente* u. Wasser. N. bestimmen den Nährwert* einzelner Nahrungsmittel*, zusammengesetzter Speisen od. Getränke.

Nähr|stoff|gehalt: Menge an Nährstoffen* in einem Lebensmittel* od. einer Kost; Beeinträchtigung z. B. durch Lagerung, Zubereitung od. Licht. Vgl. Nährstoffdichte.

Nähr|stoff|prä|parate *n pl*: syn. Supplementpräparate*.

Nähr|stoff|verlust: Verminderung des Nährstoffgehalts* durch in der Nahrung enthaltene Bakterien u. Enzyme, äußere Faktoren wie Lagerung, industrielle Verarbeitung (z. B. Schälen u. Polieren von Reis, Ausmahlen von Getreide, Blanchieren von Gemüse für Konserven u. Tiefkühlkost*) sowie küchentechnische Verarbeitung wie Schälen, Wässern u. Garen od. Mikrowellenzubereitung.

Nähr|stoff|zufuhr, empfohlene: auch wünschenswerte od. optimale Nährstoffzufuhr; Nahrungsenergie- u. Nährstoffmengen, von denen angenommen wird, dass sie ausreichen, nahezu die gesamte Bevölkerung vor Gesundheitsstörungen zu schützen; ermittelt werden die Werte aus laborexperimentell-biochemischen bzw. klinischen od. rein empirischen Daten. Sie stellen Durchschnittswerte dar (s. Abb.), auf deren Grundlage Nährstoffempfehlungen herausgegeben werden. Empfehlungen für die Nährstoffzufuhr werden für Deutschland von der Deutschen* Gesellschaft für Ernährung (Abk. DGE, s. Tab., zusammen mit österreichischen u. schweizerischen Ernährungsgesellschaften in der D-A-CH-Empfehlung), Empfehlungen für die Zufuhr an Energie u. essentiellen Nährstoffen vom wissenschaftlichen Lebensmittelausschuss der Europäischen Kommission (Commission of the European Communities, Scientific Committee on Food, Abk. SCF), von Recommen-

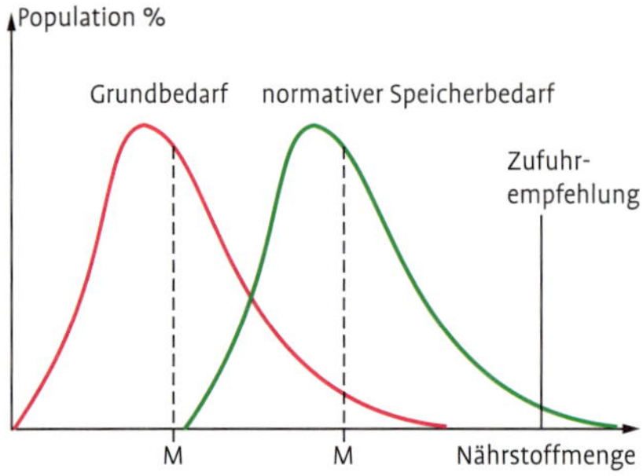

Nährstoffzufuhr, empfohlene: tatsächliche statistische Verteilung des individuellen Nährstoffbedarfs differenziert nach Grundbedarf u. normativem Speicherbedarf (M: Median)

Nährstoffzufuhr, empfohlene
Referenzwerte für die tägliche Nährstoffzufuhr (Deutsche Gesellschaft für Ernährung, 2008)

Nährstoff	m	/	w[1]	
fettlösliche Vitamine				
Vitamin A	1	/	0,8	mg-Äquivalent[2]
Vitamin D			5	µg
Vitamin E	14	/	12	mg-Äquivalent[3]
Vitamin K	70	/	60	µg
wasserlösliche Vitamine				
Vitamin B_1 (Thiamin)	1,2	/	1,0	mg
Vitamin B_2 (Riboflavin)	1,4	/	1,2	mg
Vitamin B_6 (Pyridoxin)	1,5	/	1,2	mg
Vitamin B_{12} (Cobalamine)			3,0	µg
Niacin	16	/	13	mg-Äquivalent[4]
Pantothensäure			6	mg
Folsäure			400	µg-Äquivalent[5]
Vitamin C			100	mg
Biotin	30	–	60	µg
Mineralstoffe				
Natrium			550	mg
Kalium			2000	mg
Calcium			1000	mg
Magnesium	350	/	300	mg
Phosphor			700	mg
Chlorid			830	mg
Eisen	10	/	15	mg
essentielle Spurenelemente				
Zink	10,0	/	7,0	mg
Kupfer	1,0	–	1,5	mg
Mangan	2,0	–	5,0	mg
Chrom	30	–	100	µg
Molybdän	50	–	100	µg
Fluorid	3,8	/	3,1	mg
Iod			200	µg
Selen	30	–	70	µg
Protein			0,8	g/kg KG
Fett			30	% der Energie
Omega-6-Fettsäuren			2,5	% der Energie
Omega-3-Fettsäuren			0,5	% der Energie
Wasser			35	ml/kg KG

KG: Körpergewicht;
[1] bezogen auf einen Erwachsenen (25–50 Jahre) mit Normalgewicht sowie tägliche Energiezufuhr von (m) 9968 kJ (bzw. 2400 kcal) bzw. (w) 7955 kJ (bzw. 1900 kcal);
[2] 1 mg Retinol-Äquivalent = 6 mg all-trans-β-Carotin;
[3] 1 mg (R,R,R)-α-Tocopherol = 1,49 IE; 1 IE = 0,67 mg (R,R,R)-α-Tocopherol = 1 mg all-rac-α-Tocopheryl-acetat;
[4] 1 mg Niacin-Äquivalent = 60 mg Tryptophan;
[5] berechnet nach der Summe folatwirksamer Verbindungen in der üblichen Nahrung = Folat-Äquivalente (nach neuer Definition; s. Folsäure)

ded Dietary Allowances (Abk. RDA) u. Food and Nutrition Boards in den USA u. international von der Food and Agriculture Organisation (Abk. FAO) u. der WHO im Handbook on Human Nutrition Requirements herausgegeben. **Praktische Bedeutung** der Nährstoffempfehlungen: **1.** Planungshilfe für eine bedarfsdeckende Ernährung sowie für die Nahrungsproduktion u. -versorgung verschiedener Bevölkerungsgruppen; **2.** Orientierungshilfe bei der Beurteilung der Nährstoffversorgung in verschiedenen Bevölkerungsgruppen u. zu verschiedenen Zeiten auch im Hinblick auf ernährungsphysiologische Bedürfnisse; **3.** Beurteilung von Lebensmittelverbrauchszahlen; **4.** Hilfe für die Entwicklung von Ausbildungsprogrammen der Ernährungsaufklärung u. für die Entwicklung neuer Produkte sowie für die Herausgabe von Richtlinien für die Auszeichnung von Lebensmitteln mit ernährungsbezogenen Informationen.

Nähr|wert: Wert eines Nahrungsmittels* einerseits als Betriebsstoff für den Stoffwechsel zur Erzeugung von Energie (physiologischer Brennwert*), andererseits als Baustoff für Bildung u. Erneuerung von Körperzellen; der chemische N. wird in Joule* (früher Kalorie*) gemessen u. bewertet.

Naga-imo: s. Dioscorea opposita.

Nahrung: Bez. für alle ess- u. trinkbaren Stoffe, die zur Ernährung* benötigt werden, um den Organismus aufzubauen u. seine Gesundheit u. Funktionen zu erhalten; enthält energieliefernde (z. B. Proteine, Fette, Kohlenhydrate) u. essentielle Nährstoffe* (z. B. Vitamine*, Mineralstoffe*, Wasser) sowie nichtessentielle, aber wichtige Substanzen wie Ballaststoffe* od. sekundäre Pflanzenstoffe*. N. kann tierischen, pflanzlichen od. bakteriellen Ursprungs sein u. in fester od. flüssiger Form eingenommen werden.

Nahrungs|en|ergie|bedarf (gr. ἐνέργεια Tätigkeit, Wirksamkeit): s. Energiebedarf.

Nahrungs|en|ergie|gehalt (↑): s. Energiegehalt.

Nahrungs|ergänzungs|mittel: Abk. NEM; Lebensmittel, die dazu bestimmt sind, die allgemeine Nahrung zu ergänzen, u. die ein Konzentrat von Nährstoffen od. sonstigen Stoffen mit ernährungsspezifischer od. physiologischer Wirkung allein od. in Zusammensetzung darstellen (z. B. Taurin, Carnitin*, Coenzym Q_{10}, Vitaminpräparate); werden in verschiedenen Darreichungsformen (z. B. Kapseln, Tabletten, Pulverbeuteln od. Flüssigampullen) in Verkehr gebracht. Problematisch kann im Einzelfall die Abgrenzung zum Arzneimittel* sein, die nach Zweckbestimmung, Kennzeichnung u. Zusammensetzung bzw. Dosierung zu erfolgen hat und u. a. über Zulassungs- u. Registrierungspflichtigkeit eines Produkts od. Art u. Umfang zulässiger Werbung entscheidet. Gesetzliche Regelungen über Kennzeichnungspflicht u. Zusammensetzung von NEM finden sich nach Erlass der Richtlinie des Europäischen Parlaments u. des Rates zur Angleichung der Rechtsvorschriften der Mitgliedstaaten über Nahrungsergänzungsmittel (RiL 2002/46/EG vom 10.6.2002, ABl. L 183/51 vom 12.6.2002) auch auf nationaler Ebene in der Verordnung über Nahrungsergänzungsmittel des Bundesministeriums für Verbraucherschutz, Ernährung u. Landwirtschaft vom 24.5.2004 (BGBl. I S. 1011), zuletzt geändert am 17.1.2007 (BGBl. I S. 46).

Nahrungs|karenz (lat. carere entbehren) *f*: s. Fasten; Nulldiät.

Nahrungs|kette: Folge von als Nahrung dienenden Organismen, in denen bestimmte Schadstoffe (z. B. Gifte, Schwermetalle, Radionuklide) gespeichert (u. U. in steigender Konzentration; s. Bioakkumulation) u. an in der Kette folgende Glieder weitergegeben werden können; daran beteiligt sind Produzenten (Pflanzen, die organische Substanzen bilden), Konsumenten 1. (Pflanzenfresser) u. 2. (Fleisch- u. Allesfresser) Ordnung sowie Destruenten (Bakterien u. Pilze, die organische Substanzen abbauen). **Beispiel** für die Anreicherung eines sog. Umweltgifts (polychlorierte Biphenyle) in einer N.: Nordseewasser (0,0000011–0,0000031 mg/kg) → Plankton (8–10 mg/kg) → Fische (0,8–37 mg/kg) → Seevögel (110 mg/kg), Meeressäuger (160 mg/kg).

Nahrungs|mittel: alle natürlich vorkommenden od. künstlich erzeugten Produkte pflanzlicher od. tierischer Herkunft od. Mischungen daraus, die im Gegensatz zu den Genussmitteln* dem Organismus die essentiellen Nährstoffe* zur Aufrechterhaltung seiner Funktion liefern; neben den verwertbaren Bestandteilen bestehen sie aus unverdaulichen Nahrungsinhaltsstoffen (Ballaststoffe*) u. Wirkstoffen (z. B. sekundäre Pflanzenstoffe*). Im allg. Sprachgebrauch werden die Begriffe Lebensmittel* u. N. synonym verwendet.

Nahrungs|mittel|all|ergie (Allergen*) *f*: umgangssprachl. Lebensmittelallergie; vorwiegend im Kindesalter, aber auch bei Erwachsenen auftretende Allergie* mit primär gastrointestinalen Symptomen (z. B. Brechdurchfall, Obstipation, Kolik), sekundär auch mit respiratorischen od. kutanen Reaktionen nach Verzehr bestimmter Lebensmittel; potentiell aggressive Allergene enthalten z. B. Kuhmilch, Hühnerei, Fisch, Schalentiere, Innereien, Nüsse u. Samen, Stein- u. Kernobst (Äpfel, Kirschen), Gemüse (Sellerie, Fenchel, Karotten, Tomaten), Gewürze (Fenchelsamen, Selleriesamen), Sojabohnen, Weizen u. Apfelsinen. Die Häufigkeit von N. liegt bei 5–10 %, wobei etwa 3–5 % der Bevölkerung klinische Symptome aufweisen, die einer diagnostischen Abklärung bedürfen. Vgl. Nahrungsmittelunverträglichkeit; Kreuzreaktion.

Nahrungs|mittel aus öko|logischem Land|bau: auch Nahrungsmittel aus biologischem, organischem od. naturgemäßem Landbau, umgangssprachl. biologisch-dynamische Lebensmittel; Nahrungsmittel, die ohne Anwendung leicht löslicher Mineraldünger, chemisch-synthetischer Pflanzenschutzmittel u. Wachstumsregulatoren, prophylaktischer Tierarzneimittel u. weitgehend ohne den Zukauf von Futtermitteln erzeugt werden; die Verwendung gentechnisch veränderter Organismen ist verboten. **Rechtliche Grundlage** für den ökologischen Landbau, die Aufmachung der landwirtschaftlichen Erzeugnisse u. Lebensmittel sowie die Einfuhr ökologischer Erzeugnisse aus Drittländern ist die Verordnung (EG) Nr. 834/2007 des Rates vom 28.6.2007 über die ökologische/biologische Produktion u. die Kennzeichnung von ökologischen/biologischen Erzeugnissen u. zur Aufhebung der Verordnung (EWG) Nr. 2092/91 u. ihren Durchführungsbestimmungen (ABl. L 189 vom 20.7.2007), zuletzt geändert durch Verordnung (EG) Nr. 967/2008 vom 29.9.2008 (ABl. L 264 vom 3.10.2008). Kernpunkte der Verordnung sind: **1.** im Pflanzenbau: **a)** Umstellungsvorschriften für Betriebe mit pflanzlicher Produktion; **b)** Erhaltung u. Steigerung der Bodenfruchtbarkeit durch spezielle Bodenbearbeitung u. mehrjährige Fruchtfolgen; **c)** ggf. ergänzender Einsatz von in speziellen Positivlisten

N

Nahrungsmittel aus ökologischem Landbau Auswahl anerkannter Verbände (Stand Juli 2011)
Biokreis e. V.
Bioland e. V.
Biopark e. V.
Demeter e. V.
Ecoland e. V.
ECOVIN e. V.
Gäa e. V. – Vereinigung ökologischer Landbau
Naturland – Verband für ökologischen Landbau e. V.

aufgeführten Dünge- u. Pflanzenschutzmitteln; **d)** grundsätzliche Verwendung von ökologisch vermehrtem Saat- u. Pflanzgut; **2.** in der Tierhaltung: **a)** Umstellungsvorschriften für Betriebe u. Tiere aus nicht ökologischer Herkunft; **b)** flächengebundene Tierhaltung; **c)** grundsätzliches Verbot der Anbindehaltung (Ausnahme: Kleinbetriebe); **d)** Fütterung mit ökologisch erzeugten Futtermitteln; **e)** Erhaltung der Tiergesundheit v. a. durch Förderung der natürlichen Widerstandskraft; **f)** höchstmögliche Verbrauchersicherheit durch regelmäßige Kontrollen u. Herkunftsnachweis für ökologisch erzeugtes Fleisch. In den Anwendungsbereich der Verordnung fallen auch Erzeugnisse aus Aquakulturen u. Meeresalgen sowie die Weinherstellung. Seit dem 1.7.2010 muss das Logo der Europäischen Union für ökologische/biologische Produktion (Kurzbez. EU-Bio-Logo) bei vorverpackten Lebensmitteln aus der EU auf der Verpackung erscheinen; für aus Drittländern eingeführte Erzeugnisse ist die Verwendung des Logos fakultativ. Zusätzlich ist eine Herkunftsangabe in den Formen „EU-Landwirtschaft", „Nicht-EU-Landwirtschaft" u. „EU-/Nicht-EU-Landwirtschaft" vorgeschrieben. Die gleichzeitige Verwendung staatlicher Siegel (z. B. Bio-Siegel) u. die Verwendung privater Logos wie die der Anbauverbände (s. Tab.) ist weiterhin möglich. Kennzeichnung u. Werbung für strengere Verbände- od. Markenstandards ist möglich.

Nahrungs|mittel, bio|logisch-dynamische: umgangssprachliche Bez. für Nahrungsmittel* aus ökologischem Landbau.

Nahrungs|mittel|in|toleranz (lat. intolerantia Ungeduld, Unwille) *f*: Nahrungsmittelunverträglichkeit* (Abb. dort) ohne immunologische Mechanismen (s. Nahrungsmittelallergie); **Formen:** Pseudoallergie* (z. B. Histaminintoleranz), Enzymopathie, Malabsorptionssyndrom (z. B. Laktose-, Fruktoseintoleranz) u. nichtdefinierte N.; **Therapie:** N. auslösende Nahrungsbestandteile od. Lebensmittel meiden; bei nichtdefinierter N. leichte Vollkost*. Vgl. Additionsdiät.

Nahrungs|mittel|unverträglichkeit: umgangssprachl. Lebensmittelunverträglichkeit; Bez. für krankhafte od. das Wohlbefinden störende, durch Nahrungsmittel* ausgelöste Unverträglichkeitsreaktionen; **Einteilung:** s. Abbildung. Vgl. Nahrungsmittelallergie; Nahrungsmittelintoleranz.

Naimittika-Rasayana (naimittika, Sanskrit zweckorientiert; rasāyana, Sanskrit verjüngendes Elixier) *n*: s. Rasāyana.

Nan-Ting-Li-Zi: s. Lepidii seu descurainiae semen.

Naphtha: s. Petroleum.

Narde, Amerikanische: s. Aralia racemosa.

Nasen|neben|höhlen|entzündung: s. Sinusitis.

Nasen|re|flex|zonen|therapie (lat. reflectere, reflexus zurückbiegen; gr. ζώνη Gürtel, Streifen; Therapie*) *f*: ein auf W. Fliess (1893, 1926) zurückgehendes Verfahren der lokalen Reizung (Kauterisation, Cocain) endonasaler Reaktionsstellen* der Nasenschleimhaut zur therapeutischen Beeinflussung von Krankheitssymptomen am gesamten Körper; die verschiedenen reflektorischen Bezie-

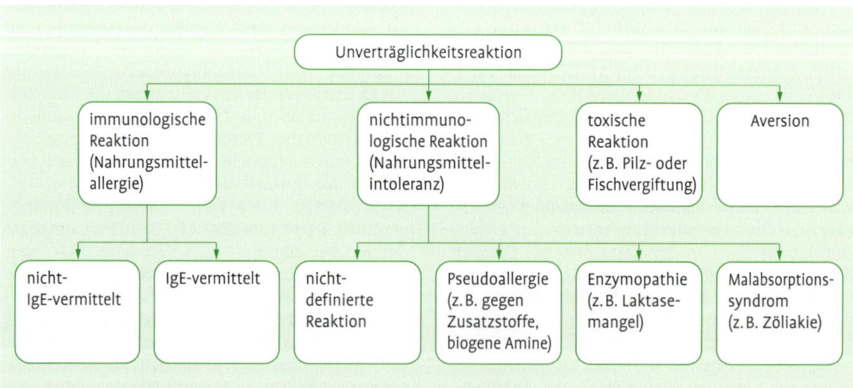

Nahrungsmittelunverträglichkeit: Einteilung nach der Entstehungsweise

hungen der Nasenmuschel zum Gesamtorganismus werden in 4 Reflexzonen eingeteilt: Urogenital-, Digestions-, Zervikal- u. respiratorische Zone. Die N. wird heute meist durch Reizung mit ätherischen Ölen (aufgetragen mit Wattestäbchen) od. als Modifikation nach N. Krack mit einer Vibrationsmassage durchgeführt. Neben der endonasalen Form gibt es außerdem die von Gleditsch (1983) beschriebene Behandlung über Reflexzonen der äußeren Nase, deren Reaktionsstellen ungefähr in 3 Markierungslinien über der Nase topographisch angeordnet sind. Vgl. Roeder-Methode.

Nasturtium officinale R. Brown *n*: Brunnenkresse, Wasserkresse; ausdauernde Pflanze aus der Familie der Brassicaceae (Kreuzblütler); **Arzneidroge:** während der Blütezeit gesammelte frische od. getrocknete oberirdische Teile (Nasturtii herba, Brunnenkressenkraut); Monographie: Kommission E; **Inhaltsstoffe:** Senfölglykoside (Glukosinolate; davon 80 % Glukonasturtiin, aus dem bei Hydrolyse Phenylethylisothiocyanat entsteht), Vitamin C (80 mg/100 g Brunnenkressenkraut); **Wirkung:** antibakteriell, harndesinfizierend; **Verwendung: 1.** (med.) bei Katarrhen der Atemwege (Kommission E); **2.** (volkstümlich) als Bestandteil von Cholagoga; bei Appetitlosigkeit u. Verdauungsbeschwerden; bei entzündlichen Erkrankungen der ableitenden Harnwege; äußerlich bei Arthritis u. Erkrankungen des rheumatischen Formenkreises; **Dosierung:** Tagesdosis 4–6 g zerkleinerte Droge, 20–30 g frisches Kraut, 60–150 ml Frischpflanzenpresssaft u. a. galenische Zubereitungen zum Einnehmen; **Nebenwirkungen:** selten Magen-Darm-Beschwerden; Überträger des großen Leberegels (Fasciola hepatica); vor Verzehr der frischen Pflanze gründlich waschen; **Kontraindikation:** Ulcus ventriculi bzw. Ulcus duodeni, entzündliche Nierenerkrankungen; keine Anwendung bei Kindern unter 4 Jahren; **Homöopathie:** frische, zur Blütezeit gesammelte, oberirdische Teile der Pflanze entsprechend dem homöopathischen Arzneimittelbild, z. B. bei Reizzuständen der ableitenden Harnwege.

Natrium *n*: chemisches Element, Symbol Na, OZ 11, rel. Atommasse 22,99; mit Sauerstoff u. Wasser heftig reagierendes, an der Luft unbeständiges, 1-wertiges, silberweißes Alkalimetall; **biochemische Funktion:** als wichtigstes Kation des Extrazellulärraums an der Aufrechterhaltung des osmotischen Drucks beteiligt; beeinflusst Zellpermeabilität, Muskelerregbarkeit u. -kontraktion, Säure-Basen-Haushalt, Absorption von Monosacchariden u. Aminosäuren u. ist Bestandteil von Verdauungssäften u. Aktivator einiger Enzyme; **Vorkommen in Nahrungsmitteln:** hoher Gehalt in verarbeiteten Lebensmitteln durch den Zusatz von Kochsalz (NaCl) bei der Verarbeitung, z. B. Fleisch- u. Wurstwaren, Hartkäse, Dosengemüse, Brot u. Fertigsaucen; Bedarf für Erwachsene (D-A-CH 2008): geschätzter täglicher Mindestbedarf ca. 550 mg (1 g NaCl = 400 mg Na); eine Kochsalzzufuhr von 5 g/d gilt als ausreichend, von einer Zufuhr über 10 g/d ist abzuraten. **Mangelerscheinungen:** Hypotonie, Tachykardie, Apathie u. Muskelkrämpfe z. B. durch starke Diarrhö, anhaltendes Erbrechen, starkes Schwitzen, Reabsorptionsstörungen der Niere, Polyurie bzw. massive therapeutische Diurese; alimentär nicht bekannt. **Übermäßige Natriumzufuhr** kann bei Personen mit genetischer Veranlagung Hypertonie begünstigen. Weitere klinische Symptome einer erhöhten Natriumkonzentration sind motorische Unruhe, Ödembildung, Schwindel u. Erbrechen, Übererregbarkeit der Muskulatur sowie Haut- u. Schleimhautaustrocknung. **Referenzbereich:** 135–145 mmol/l Serum; **Homöopathie:** u. a. **1.** Natrium chloratum (Natrium muriaticum): Anwendung entsprechend dem homöopathischen Arzneimittelbild, z. B. bei Migräne, Magen-Darm-Erkrankungen, Verstimmungszuständen, Hauterkrankungen, Erkrankungen des Stützgewebes; **2.** Natrium sulfuricum: s. Natriumsulfat.

Natrium chloratum *n*: s. Natrium.

Natrium muriaticum *n*: s. Natrium.

Natrium|sulfat *n*: **1.** Natrium sulfuricum; Glaubersalz; $Na_2SO_4 \cdot 10\,H_2O$; **Verwendung:** oral als (salinisches) Laxans; **Homöopathie:** Zubereitungen entsprechend dem homöopathischen Arzneimittelbild, z. B. bei Störungen von Leber, Galle od. Darm, Morgendiarrhö, Asthma bronchiale, Folgen eines Traumas des Nervensystems, Erkrankungen des rheumatischen Formenkreises. **2.** chin. Mang-Xiao; Droge der Chinesischen Medizin*; Natriumsulfat aus natürlichen Quellen; **Eigenschaften:** salzig, bitter, kalt, kehrt in Magen u. Dickdarm ein; **Wirkung:** drainiert nach unten, erweicht den Stuhl, klärt Hitze*; **Anwendung:** bei Fülle-Hitze in Magen u. Dickdarm mit Obstipation, bei rauem Rachen u. Aphthen, bei Hauterkrankungen mit Eiterbildung u. Schwellungen.

Natrium sulfuricum *n*: s. Natriumsulfat.

Natrium tetra|boracicum *n*: s. Borax.

Natto: japanische Bez. für ganze fermentierte Sojabohnen (s. Glycine max); s. Makrobiotik.

Natural Hygiene (engl. natürliche Gesundheitslehre): aus den USA stammende, um 1822 entstandene Ärztebewegung mit dem Ziel der Verankerung natürlicher Heilmethoden in der damaligen Medizin; bekannteste Vertreter waren Herbert Shelton (1895–1985), die Ärzte John H. Tilden (1851–1940) u. Norman Walker (1886–1985).

Natur|heil|kunde (lat. natura Natur, natürliche Beschaffenheit, Weltall): **1.** Lehre von den Naturheilmitteln* u. Naturheilverfahren* sowie deren besonderen Wirkungen u. Wirkungsprinzipien (s. Therapie); N. beschäftigt sich auch mit der „Natur" der Patienten u. Erkrankungen, umfasst eine eigene Anthropologie u. eigene Krankheitskonzepte (s. Konstitution). Medizinhistorische Modelle (z. B. Humoralpathologie*, Traditionelle Europäische Medizin*, Traditionelle Europäische Naturheilkunde) haben Einfluss auf die Naturheilkunde. **2.** i. w. S. syn. Komplementärmedizin*.

Natur|heil|mittel (↑): Bez. für Substanzen, Stoffgruppen, Gegenstände, Zustände, Kräfte u. Prozesse aus der natürlichen Umwelt, die möglichst unverändert zur Therapie eingesetzt werden; z. B. Heilquellen u. -gase*, Heilerden* u. -moore (Peloide), Nahrungsmittel u. Heilpflanzen (s. Phytotherapie), Wärme u. Kälte, klimatische Faktoren, mechanische Kräfte u. motorische Abläufe; Grundlagen der Naturheilverfahren* u. wissenschaftliches Thema der Naturheilkunde*.

Natur|heil|verfahren (↑): **1.** Therapie mit Naturheilmitteln*; z. B. Hydrotherapie*, Balneotherapie*, Klimatherapie*, Thermotherapie, Bewegungstherapie*, Massage*, Ernährungstherapie*, Phytotherapie*; aus einzelnen Elementen u. aus der allg. Erfahrung zu den Naturheilmitteln werden Gesichtspunkte für eine Ordnungstherapie* abgeleitet. Diese sog. klassischen N. mit meist langer Tradition u. grundsätzlicher Akzeptanz auch in der sog. Schulmedizin* werden gegen Elemente der Alternativmedizin* u. Komplementärmedizin* abgegrenzt, die sich selbst häufig auch als N. bezeichnen. **2.** Behandlung der Natur (Physis) eines Menschen mit Herstellung günstiger Bedingungen (therapeutisches Prinzip der Schonung) od. Setzen milder Reize, die eine spontane Gesundung ermöglichen bzw. diese anregen; vgl. Physiotherapie.

Naturismus (↑) *m*: Bez. für eine Lebensart, die größtmögliche Naturnähe durch Nacktheit in der Freizeitgestaltung anstrebt, ohne gegen gesellschaftliche Normen zu verstoßen (durch Sport im Freien, musische Aktivitäten, naturnahe Ernährung, allg. Rücksichtnahme auf die Natur); Ziel ist ein intensives Naturerleben v. a. durch die Tastsinne der Haut.

Nauclea gambir *f*: s. Uncaria gambir.

NBT: Abk. für **neo**bioelektronische **T**estung; s. Neobioelektronik nach Schramm.

Neben|sym|ptom (Symptom*) *n*: **1.** ältere Bez. für ein unter einer homöopathischen Therapie auftretendes Prüfungssymptom*; **2.** neben den Hauptbeschwerden bestehende Abweichung vom gesunden Zustand.

Neben|wirkung: **1.** Abk. NW; Bez. für alle (erwünschten u. unerwünschten) Wirkungen eines Arzneimittels, die von der Hauptwirkung abweichen; **2.** Bez. in der Naturheilkunde für unerwünschte Arzneimittelwirkungen*.

Neem *f*: s. Azadirachta indica.

Negativ|liste: Liste von Arzneimitteln*, die nach § 34 SGB V (ausgeschlossene Arznei-, Heil- u. Hilfsmittel) generell od. für bestimmte Indikationen von der Leistungspflicht der Gesetzlichen Krankenversicherung ausgeschlossen sind, u. a. wegen Unwirtschaftlichkeit, geringen Preises od. nicht ausreichend nachgewiesener therapeutischer Wirksamkeit; beinhaltet seit 1.1.2004 prinzipiell alle nichtverschreibungspflichtigen Arzneimittel mit Ausnahme solcher, die bei der Behandlung schwerwiegender Erkrankungen als Therapiestandard gelten od. die für Kinder bis zum 12. Lebensjahr verordnet werden. Einzelheiten legen Richtlinien des Gemeinsamen Bundesausschusses fest.

Nelken|öl: s. Syzygium aromaticum.

Nelken|wurz, Echte: s. Geum urbanum.

Nelumbinis semen *n*: Semen Nelumbinis; chin. Lian-Zi; Droge der Chinesischen Medizin* u. des Ayurveda*; Samen von Nelumbo* nucifera Gaertn. aus der Familie der Nelumbonaceae (Lotosgewächse); **Eigenschaften:** in der Chinesischen Medizin: süß, zusammenziehend, ausgeglichen, kehrt in Milz, Niere u. Herz ein; **Wirkung:** in der Chinesischen Medizin: mehrt die Einflüsse der Niere u. festigt das Jing*, füllt die Milz auf u. stillt Diarrhö, nährt das Herz u. befriedet den Geist; **Anwendung: 1.** in der Chinesischen Medizin bei Potenzstörungen bei Nieren*-Leere, bei Appetitlosigkeit u. chronischer Diarrhö bei Milz*-Leere, bei Verdrossenheit bei Leere* mit Palpitationen u. Schlaflosigkeit, bei dysfunktioneller Uterusblutung u. Leukorrhö; **2.** im Ayurveda: s. Nelumbo nucifera.

Nelumbo nucifera Gaertn. *f*: Echter Lotus, Indischer Lotos, Indische Lotosblume; Wasserpflanze mit großen runden Blättern u. rosa bis weißen, kelchförmigen Blüten aus der Familie der Nelumbonaceae (Lotosgewächse); wichtige Symbolpflanze im Buddhismus; **Arzneidroge:** Wurzeln, Samen, Blüten; **Inhaltsstoffe:** Nuciferin; **Verwendung: 1.** im Ayurveda bei drohendem Abort als Antiabortivum, auch zur Stärkung des Gedächtnisses; **2.** in der Chinesischen Medizin: s. Nelumbinis semen; **Dosierung:** Tagesdosis im Ayurveda: **1.** 3–6 g des Pulvers aus den Samen, auf 2–3 Einzeldosen verteilt; **2.** 10–20 ml des Saftes aus der Wurzel, auf 2–3 Einzeldosen verteilt.

NEM: Abk. für **N**ahrungs**e**rgänzungs**m**ittel*.

Neo|bio|elektronik nach Schramm (gr. νέος neu; Bio-*; gr. ἤλεκτρον Bernstein, an dem zuerst elektrostatische Kräfte beobachtet wurden; Erwin Sch., Arzt, geb. 1921) *f*: auch neobioelektronische Testung (Abk. NBT); Modifikation u. Weiterentwicklung des Arzneimitteltests der Elektroakupunktur* nach Voll; beruht auf der grundsätzlichen Annahme, an definierten Akupunkturpunkten* u. Calligaris-Punkten (s. Calligaris-Methode) der Akren diverse Testarzneimittel mit einem Testgerät bioenergetisch abgleichen zu können. Dabei wird ein Filtersystem verwendet, das dem elekrischen Widerstandsmessgerät vorgeschaltet ist u. mit dessen Hilfe bioelektronische Informationen in Yin- u. Yang-Bereiche differenzierbar sein sollen. Dies soll Schramm durch das Auffinden homöopathischer Analogiearzneien zu den einzelnen Leitbahnen* möglich gewesen sein. Er führte als Test I (alle Yin-Leitbahnen) einen Diagnosetest u. als Test II (alle Yang-Leitbahnen) einen Therapietest ein. Spezielle Untertesteinheiten (z. B. der sog. Edelsteintest, bei dem jedes Organ einem anderen

Edelstein entsprechen soll) u. der Einsatz von Farbschwingungsmustern sind Beispiele für die ca. 70 Einzeltestelemente des Diagnosetests der NBT. Der Therapietest zielt auf die mesenchymalen, d. h. bindegewebigen Austauschmöglichkeiten u. begrenzt die Anzahl der zu verabreichenden Arzneimittel. **Anwendung:** s. Elektroakupunktur. Wissenschaftlich nicht belegtes u. umstrittenes Verfahren.

Nepeta cataria L. *f*: Katzenkraut, Katzenminze; Kraut aus der Familie der Lamiaceae (Lippenblütler); **Arzneidroge:** zur Blütezeit gesammelte, oberirdische Teile (Nepetae catariae herba, Katzenminzenkraut); **Inhaltsstoffe:** 0,2–0,7 % ätherisches Öl mit Nepetalacton-Isomeren (Iridoide); Iridoidglykoside (z. B. Nepetasid), Gerbstoffe, Bitterstoffe, Flavonoide u. Sterole; **Wirkung:** antibakteriell, fungistatisch; **Verwendung:** (volkstümlich) innerlich bei Erkältung, Grippe, Fieber u. Verdauungsstörungen, Diarrhö, nervöser Unruhe; äußerlich als Infus od. Breiumschlag bei stumpfen Verletzungen zur Reduktion der Schwellungen sowie bei Zahnschmerzen; die Wirksamkeit bei den beanspruchten Anwendungsgebieten ist derzeit nicht belegt. **Dosierung:** innerlich 1–2 g (2–4 g) Droge pro Tasse Wasser (250 mL) als Tee; 3-mal täglich einnehmen; **Nebenwirkungen:** Bei Aufnahme großer Mengen an Droge kann es zu Erbrechen kommen. **Kontraindikation:** Schwangerschaft; nicht geeignet für Säuglinge u. Kleinkinder; **Wechselwirkung:** keine bekannt.

Nephro|lithiasis (gr. νεφρός Niere; λίθος Stein; -iasis*) *f*: Nierensteinkrankheit; Bildung von Konkrementen in den Tubuli der Niere, dem Nierenbecken u. als Urolithiasis in den ableitenden Harnwegen; **Ursache:** ungeklärt; extrarenale begünstigende Faktoren sind u. a. Ernährung (bei protein- u. fettarmer, wasserreicher Kohlenhydratkost selten Nierenstein), Umweltfaktoren (z. B. starkes Schwitzen), Immobilisation (z. B. bei Knochenbruch), endokrine Störungen des Calciumstoffwechsels (z. B. Hyperkalzurie bei Hyperparathyroidismus), Störungen im Harnsäurestoffwechsel, Oxalurie; **Symptome:** Auftreten von Symptomen v. a. bei Steinwanderung: **1. akute** N. (Nierenkolik): sehr heftige, anfallsweise auftretende, krampfartige (selten eher dumpfe) Schmerzen; Häufigkeit u. Dauer der Anfälle verschieden (Minuten bis Stunden); u. U. Erbrechen, Bauchdeckenspannung (besonders im Oberbauch od. im Verlauf des Ureters), reflektorischer Ileus, Frösteln od. Schüttelfrost bei kleinem frequentem Puls ohne wesentliche Temperatursteigerung, Harndrang bei verminderter Harnmenge, reflektorische Anurie; nach kurzer Zeit meist schon makroskopisch sichtbare Hämaturie (fehlt bei komplettem Ureterverschluss); bei akutem Anfall meist Abgang des Steins; **2. chronische** N. (sog. Steinleiden): Koliken bleiben meist aus, wenn das Konkrement eine Größe erreicht hat, bei der es nicht mehr zur Einklemmung kommen kann (Nierenbeckenausgussstein); bakterielle Infektionen führen häufig zu Komplikationen (Pyelonephritis, Urosepsis, Schrumpfniere); Symptome wenig ausgeprägt; dumpfer Druck in der Nierengegend, auch unbestimmte Schmerzen im Verlauf des Ureters; **Therapie:** u. a. **1.** Phytotherapie: **a)** (med.) u. a. Petasites* hybridus; Durchspülungstherapie u. a. mit Agropyron* repens, Asparagus* officinalis, Betula*, Equisetum* arvense, Levisticum* officinale, Ononis* spinosa, Orthosiphon* stamineus, Petroselinum* crispum, Solidago*, Taraxacum* officinale, Urtica*; **b)** (volkstümlich) u. a. Andrographis* paniculata, Calluna* vulgaris, Camellia* sinensis, Collinsonia* canadensis, Cytisus* scoparius, Pastinaca* sativa, Phaseolus* vulgaris ssp. vulgaris var. vulgaris; **2.** Homöopathie: u. a. Asparagus officinalis, Berberis* vulgaris, Borax*, Capsella* bursa-pastoris, Herniaria*, Lycopodium* clavatum, Rubia* tinctorum, Zea* mays; **3.** Akupunktur* nach den Vorgaben der Chinesischen Medizin; **4.** Periostmassage*; **5.** Colonhydrotherapie*, Darmeinlauf, ggf. Darmbad*; **Prävention:** Ernährungs- u. Durchspülungstherapie, Anregung der Diurese z. B. durch Trinkkuren*.

Nerium oleander L. *n*: (Gemeiner) Oleander, Rosenlorbeer; kleiner Baum od. Strauch aus der Familie der Apocynaceae (Immergrüngewächse); s. Abb.; **Arzneidroge:** getrocknete Laubblätter (Oleandri folium, Oleanderblätter, Rosenlorbeerblätter); Negativmonographie Kommission E; **Inhaltsstoffe:** ca. 1 % Cardenolide; Hauptglykosid ist Oleandrin; **Wirkung:** positiv inotrop, negativ chronotrop; **Verwendung:** (volkstümlich) bei Erkrankungen u. funktionellen Störungen des Herzens, bei leichter bis mittelschwerer Herzinsuffizienz; Hinweis: Im Hinblick auf die mangelnde Korrelation zwischen dem Gehalt an einzelnen herzwirksamen Glykosiden u. dem Wirkwert der Droge ist eine therapeutische Verwendung nicht vertretbar. **Nebenwirkungen:** bei Überdosierung Übelkeit,

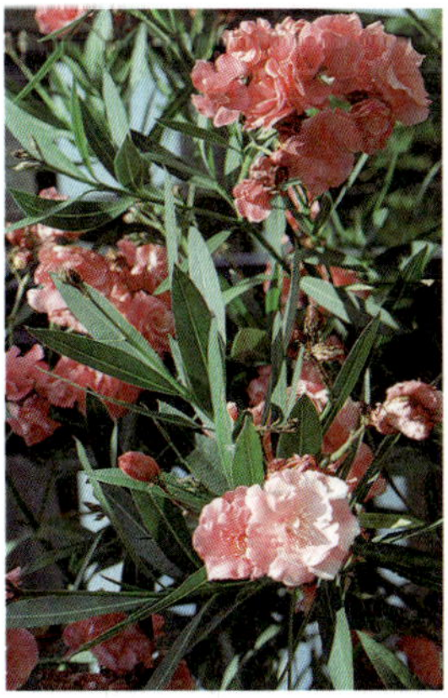

Nerium oleander: Blüte [5]

N

Kopfschmerz, Erbrechen, Koliken, Diarrhö, starke Herzrhythmusstörungen; **Homöopathie:** Verwendung der frischen, vor Beginn der Blütezeit gesammelten Blätter entsprechend dem homöopathischen Arzneimittelbild, z. B. bei organischen Herzkrankheiten, Verdauungsstörungen, nässendem Ekzem, lähmungsartiger Schwäche, Erkrankungen des rheumatischen Formenkreises.

Nerven|punkt|massage (lat. nervus Sehne, Muskel, Band) *f*: von Alfons Cornelius (1909) begründete Sonderform der Reflexzonenmassage*, bei der bestimmte, verhärtete Stellen in den Head*-Zonen u. an Nervenaustrittstellen punktuell massiert werden; wissenschaftlich nicht belegtes Verfahren.

Nerven-Sinnes-System (↑) *n*: s. Dreigliederung, funktionelle.

Neur-: auch Neuro-; Wortteil mit der Bedeutung Nerv, Sehne, Muskelband; von gr. νεῦρον.

Neur|algie (↑; -algie*) *f*: allgemeine Bez. für Schmerzen, die auf das Ausbreitungsgebiet eines Nervs beschränkt sind, z. B. Ischialgie, Trigeminusneuralgie; **Therapie:** u. a. **1.** Phytotherapie: **a)** (med.) u. a. Capsicum*, Larix* decidua, Mentha* canadensis, Mentha* x piperita, Picea* abies, Pinus* sylvestris, Terebinthina*; **b)** (volkstümlich) u. a. Actaea* racemosa, Anemone* pratensis, Cinchona* pubescens, Cymbopogon* winterianus, Melaleuca* viridiflora, Pinus* mugo, Piper* nigrum, Rhododendron* ferrugineum, Tanacetum* vulgare; **2.** Homöopathie: u. a. Allium* cepa, Asclepias* tuberosa, Blei*, Cinchona pubescens, Citrullus* colocynthis, Coffea*, Delphinium* staphisagria, Eisen*, Iris*, Kalium* bichromicum, Kalmia* latifolia, Lachesis* muta, Magnesium* phosphoricum, Phosphor*, Prunus* spinosa, Rhododendron* chrysanthum, Rhododendron ferrugineum, Rhus* radicans, Strychnos* nux-vomica, Thallium* sulfuricum, Veratrum* album, Verbascum*, Wyethia* helenoides, Zanthoxylum* fraxineum, Zink*, Zinn*; **3.** Akupunktur* nach den Vorgaben der Chinesischen Medizin; **4.** Ayurveda: u. a. Azadirachta* indica; **5.** Cranio*-Sacral-Therapie; **6.** Neuraltherapie*; **7.** Elektrotherapie*, TENS (s. Neurostimulation); **8.** Hirudo* medicinalis. Vgl. Schmerztherapie.

Neural|patho|logie (↑; Patho-*; -logie*) *f*: Krankheitslehre nach G. Ricker (deutscher Pathologe, 1870–1948) u. A. D. Speransky (russischer Chirurg u. Physiologe, 1888–1961), nach der pathologische Prozesse durch Reaktionen des Zentralnervensystems vermittelt werden, da alle Reize primär auf das Zentralnervensystem einwirken; bei anhaltenden Reizen kann es zur Entgleisung der Homöostase* kommen. Einerseits ist der Rückkopplungsmechanismus mit dem System der Gamma-Motoneuronen, resultierend in einer muskulären Tonuserhöhung, gestört; andererseits wirken vom sympathischen Kerngebiet ausgehende Efferenzen über das Gefäßsystem mit Veränderung des Kolloidzustands u. Bindegewebemilieus am Symptomaufbau mit. Vgl. Relationspathologie.

Neural|therapie (↑; Therapie*) *f*: auch N. nach Huneke, therapeutische Lokalanästhesie, früher Heilanästhesie; Injektion von Lokalanästhetika (z. B. Procain, Lidocain); **Formen:** **1.** Segmenttherapie, z. B. intrakutane Quaddeln* in bestimmten Hautsegmenten (Head*-Zonen, Mackenzie-Zonen) u. Infiltrationen von Nervenwurzeln, d. h. eine Technik, die sich grundsätzlich an nervalen Zusammenhängen orientiert; **2.** Fernwirkung durch Infiltration von chronischen Irritationszentren*, insbesondere Narben, aber auch Tonsillen, Zahnwurzeln u. a.; durch die sog. Entblockung einer vermuteten, nerval vermittelten Ursache/Wirkungsbeziehung zwischen chronischem Irritationszentrum u. erkranktem Organ soll natürliche Heilung einsetzen können. Mögliche Wirkungsmechanismen sind dabei bislang nur hypothetisiert worden, z. B. aufgrund der depolarisierenden Eigenschaften von Lokalanästhetika od. durch segmentreflektorische Wirkungen bei Injektion in bestimmte Segmente (z. B. paravertebral-subkutan od. intrakutan). Der therapeutische Effekt kann sich durch wiederholte Injektionen aufbauen, aber auch i. S. des sog. Sekundenphänomens* sofort auftreten. Dies wird als sicheres Zeichen für das Auffinden des für die Beschwerden verantwortlichen chronischen Irritationszentrums gewertet. **Anwendung:** bei chronischen Schmerzzuständen (Bewegungsapparat, Kopfschmerz, Migräne), funktionellen Beschwerden (Herz-Kreislauf-System, Atmung, Verdauung), zur Immunmodulation (Infektanfälligkeit, bei schlecht heilenden Wunden). Hinweise auf Wirksamkeit ergeben sich bisher nur aus nichtkontrollierten Studien. Vgl. Segmentmassage.

Neuro|dermitis a|topica (↑; gr. δέρμα Haut, Fell; -itis*) *f*: s. Ekzem, atopisches.

Neuro|linguistisches Pro|grammieren (↑): s. NLP.

Neuro|plastizität (↑; gr. πλαστός gebildet, geformt) *f*: s. Plastizität, neuronale.

Neurose (↑; -osis*) *f*: **1.** Oberbegriff für psychische od. psychosoziale Störungen mit Veränderungen des Wahrnehmens, Empfindens, Erlebens sowie von Vorstellungen u. Verhaltensweisen ohne nachweisbare organische Grundlage u. ohne den eine Psychose* kennzeichnenden Verlust des Realitätskontakts; die Übergänge zwischen neurotischen Merkmalen Gesunder u. neurotischen Störungen von Krankheits- u. Behandlungswert sind fließend. Aufgrund schulenspezifischer Verwendung u. konzeptueller Veränderung in neueren psychiatrischen Diagnosekonzepten (Bevorzugung der Erfassung des aktuellen psychopathologischen Befunds zu Lasten von Entwicklungsaspekten der Persönlichkeit u. des Krankheitsverlaufs) ist der Begriff in DSM-IV (Abk. für diagnostisches und statistisches Manual psychischer Störungen) u. ICD-10 (Abk. für engl. International Statistical Classification of Diseases and Related Health Problems) nicht enthalten. **Formen:** u. a. **a)** generalisierte Angst* (syn. Angstneurose); **b)** Persönlichkeitsstörung (syn. Charakterneurose); **c)** Phobie* (syn. phobische Neurose); **d)** Panikstörung (syn. Angstanfälle); **e)** hypochondrische Störung*; **f)** somatoforme autonome Störung (z. B. Herzneurose); **g)** Dysthymia, Depression* (syn. depressive Neurose); **h)** Zwangsstörung (syn. Zwangsneurose); **i)** dissoziative Störung (syn. Konversionsneurose); **Therapie:** erforderlich bei objektivierbarer Beeinträchtigung u. bei hohem Leidensdruck; **a)** Psychotherapie* (Psychoanalyse, Fokaltherapie, Verhaltenstherapie*), Ordnungstherapie*; **b)** Entspannungstherapie, progressive Muskelrelaxation*; **c)** ggf. zusätzlich Körpertherapie, Kneipp*-Therapie, Bewegung, Ergotherapie. **2.** Bez. für die theoretische Auffassung über die Entstehung der als N. bezeichneten Störung; **a)** In der Psychoanalyse* werden N. als psychische Störungen verstanden, die durch ungelöste, unbewusste, auf Kindheitstraumata beruhende Konflikte erzeugt u. aufrechterhalten werden. **b)** Verhaltenstherapeutisch werden die sog. neurotischen Symptome auf Lerndefizite od. erlerntes Fehlverhalten zurückgeführt.

Neuro|stimulation (↑; lat. stimulare anstacheln) *f*: Elektrostimulationsanalgesie (Abk. ESA); kompetitive Hemmung der Schmerzleitung auf segmentaler Ebene (langsam leitende Nervenfasern, C-Afferenz, A-δ-Afferenz) durch Reizung schneller leitender Nervenfasern (A-β-Afferenz) mit niederfrequenten schwachen elektrischen Impulsen; bewirkt Leitungshemmung von Schmerzsignalen vom Rückenmark zum Gehirn; unterbundener Schmerz wird z. T. als Kribbeln empfunden. **Formen: 1.** transkutane elektrische Nervenstimulation (Abk. TENS) mit Platzierung der Elektroden im Schmerzgebiet bzw. in Head*-Zonen, im Dermatom* od. an Akupunkturpunkten*; **2.** bei schweren therapieresistenten Schmerzzuständen ggf. invasive elektrische Rückenmark- od. Hirnstimulation durch minimalinvasive Implantation von Neurostimulatoren. Entsprechende Impulsparameter (Intensität, Frequenz) können auch i. S. der Kontrairritation* zentrale Hemmmechanismen aktivieren. **Anwendung:** bei therapieresistenten Schmerzen, Migräne, Angina pectoris, Durchblutungsstörungen.

new vegans: s. Veganer.

Niacin *n*: veraltet Vitamin B_3, Vitamin PP; Sammelbez. für Derivate der Pyridin-3-Carbonsäure mit einer Antipellagra-Wirkung; Gruppe wasserlöslicher Vitamine, zu denen Nicotinsäure, Nicotinsäureamid u. die biologisch aktiven Coenzyme Nicotinamid-Adenin-Dinukleotid (Abk. NAD) u. Nicotinamid-Adenin-Dinukleotid-Phosphat (Abk. NADP) zählen; **biochemische Funktion:** als NAD bzw. NADP Coenzyme wasserstoffübertragender Enzyme (z. B. Dehydrogenasen) u. somit am Auf- u. Abbau von Kohlenhydraten, Fettsäuren u. Aminosäuren beteiligt; **Vorkommen in Nahrungsmitteln:** Nicotinsäure überwiegend in Pflanzen (Vollkorngetreideprodukte, besonders Weizenvollkorn, u. gerösteter Kaffee), Nicotinsäureamid in Tieren (insbesondere Innereien u. Fisch); Bedarf für Erwachsene (D-A-CH 2008): 16 mg (Männer) bzw. 13 mg (Frauen) Niacinäquivalent pro Tag; 1 mg Niacinäquivalent entspricht 60 mg Tryptophan; da N. aus Tryptophan synthetisiert werden kann, ist der Bedarf u. a. auch von der Höhe der Tryptophanzufuhr abhängig. **Mangelerscheinungen:** bei Mangel- od. Fehlernährung (z. B. einseitiger Verzehr von tryptophanarmen Maisprodukten, Alkoholkrankheit), Malabsorption (z. B. Hartnup-Syndrom), erhöhtem Bedarf (z. B. Schwangerschaft, Stillzeit) od. längerer Arzneimitteleinnahme (z. B. von Isoniazid, Salicylamid, Paracetamol, Diazepam, Phenytoin, Phenobarbital, Azathioprin, Mercaptopurin) kann es zu Pellagra (Dermatitis mit Hyperpigmentierung im Bereich sonnenexponierter Haut, Diarrhö, evtl. Polyneuropathie u. Demenz) kommen. **Hypervitaminose:** weder alimentär noch bei therapeutischer Anwendung hoher Dosierungen von Nicotinamid bekannt; große Mengen an Nicotinsäure wirken dagegen vasodilatierend, können die Fibrinolyseaktivität des Blutes steigern, beeinflussen den Lipoprotein- sowie Kohlenhydratstoffwechsel u. verursachen Hautrötungen u. Hitzegefühl.

Niaouli-Baum: s. Melaleuca viridiflora.

Nickel *n*: chemisches Element, Symbol Ni, OZ 28, rel. Atommasse 58,71; zur Eisengruppe gehörendes, silberweißes, 2-, 3- u. 4-wertiges Schwermetall; nichtessentielles Spurenelement*; **biochemische Funktion:** Aktivator der Dipeptidasen u. Phosphatasen; Bestandteil einiger Metalloenzyme (z. B. Laktatdehydrogenase, Alkoholdehydrogenase, Malatdehydrogenase); **Vorkommen in Nahrungsmitteln:** höherer Nickelgehalt in pflanzlichen (Vollkorngetreide, Hülsenfrüchte, Nüsse) als in tierischen Lebensmitteln; Bedarf: bisher nicht bekannt; **Mangelerscheinungen:** Wachstums- u. Wundheilungsverzögerung, beeinträchtigte Eisenverwertung, Störung der Hämatopoese; Beeinflussung der Enzymaktivitäten beim Glukoseabbau, von Citratzyklus u. Aminosäurestoffwechsel, **Intoxikation:** alimentär nicht bekannt; allergische u. entzündliche Reaktionen bei oraler Aufnahme, Inhalation bzw. Hautkontakt; Präkanzerosen u. Karzinome v. a. an Haut, Schleimhäuten u. Respirationstrakt; **Homöopathie:** Anwendung entsprechend dem homöopathischen Arzneimittelbild, z. B. bei Schleimhautentzündungen der Atemwege, Erkrankungen des rheumatischen Formenkreises, Kopfschmerz, Verstimmungszuständen.

Nicotiana tabacum L. *f*: (Virginischer) Tabak; Pflanze aus der Familie der Solanaceae (Nachtschattengewächse); **Arzneidroge:** getrocknete Blätter der Tabakpflanze (Nicotianae folium, Tabakblätter); **Inhaltsstoffe:** im Tabakrauch sind N-Nitrosoverbindungen, polycyclische u. aromatische Kohlenwasserstoffverbindungen, Formaldehyd, Blausäure, Cadmium u. a. Schwermetalle, Ni-

N

cotin* u. Kohlenmonoxid enthalten. **Wirkung:** Verschiedene Kanzerogene im Tabakteer können mit einer Latenzzeit von 15–20 Jahren Karzinome in Mundhöhle, an Larynx u. Bronchien sowie in Lunge, Ösophagus, Magen, Darm u. Harnblase erzeugen. Schleimhautreizende Substanzen (Aldehyde, Phenole, Säuren u. Ammoniak) verursachen bei chronischer Einwirkung chronische Bronchitis (Raucherhusten) u. chronische Gastritis. Kohlenmonoxid (im Rauch von Zigaretten 1–3 %, Pfeife 2 % u. Zigarre bis 6 %, im Blut bei mäßigem Rauchen ca. 5 % CO-Hb, bei starkem Rauchen bis zu 15 %) führt zu einer Herabsetzung der körperlichen Leistungsfähigkeit. Rauchen in der Schwangerschaft erhöht das Risiko für Frühgeburten u. ein vermindertes Geburtsgewicht des Neugeborenen. Beim Mann ist eine Schädigung der Spermiogenese möglich. **Verwendung:** in der Anthroposophischen Medizin zur Anregung der formativen, gestaltenden Kräfte; **Homöopathie:** Verwendung der getrockneten, unfermentierten Blätter entsprechend dem homöopathischen Arzneimittelbild, z. B. bei Hypotonie, Brechdurchfall, Angina pectoris.

Nicotin *n*: Nikotin; Alkaloid in Nicotiana* tabacum; **Wirkung:** an der postsynaptischen Membran der Ganglien in kleinen Konzentrationen erregend, in größeren lähmend (Ganglienblocker); **cave:** tödliche Dosis bei oraler Aufnahme ca. 1 mg/kg Körpergewicht (in 3–5 Zigaretten enthalten); vom N. gelangen ca. 30 % in den Rauch, davon werden ca. 5 % bei Mundrauchen von Zigaretten, 70 % bei mäßigem Inhalieren, 95 % bei kräftigem Inhalieren u. 60 % beim Mundrauchen von Zigarren resorbiert; schneller Abbau im Organismus (Halbwertzeit ca. 1–2 Stunden); bei wiederholter Zufuhr Gewöhnung (Raucher sind 2- bis 3-mal weniger empfindlich als Nichtraucher); **Verwendung:** therapeutisch in Pflastern u. Kaugummis zur Nicotinentwöhnung; **Nebenwirkungen:** Es besteht ein Zusammenhang zwischen Nicotinaufnahme (Rauchen, auch passiv) während der Schwangerschaft u. der Häufigkeit von hypotrophen Neugeborenen. N. geht in die Muttermilch über.

N

Nicotin|säure: s. Niacin.

Nieder|frequenz|therapie (lat. frequentia Häufigkeit; Therapie*) *f*: Form der Elektrotherapie* mit niederfrequenten (bis 1000 Hz) Impulsströmen (s. Faradisation; Elektrogymnastik; Exponentialstrom; Schwellstrom) od. mit diadynamischen Strömen (sog. Bernard*-Ströme) als Kombination von Gleichstrom (Basisstrom) u. Reizstromkomponenten (gleichgerichtete, frequenzmodulierte Wechselströme mit einer Frequenz von 50 u. 100 Hz u. einer Impulsdauer von 10 ms); die physiologische Wirkung bedingt einen direkten neuromuskulären Reiz. **Wirkung:** analgetisch, hyperämisierend, resorptiv u. detonisierend auf verspannte Muskeln.

Niem *f*: s. Azadirachta indica.

Nieren|baum: s. Anacardium occidentale.

Nieren-Leere: Krankheitskonzept der Chinesischen Medizin*; umfasst Störungen der Sexualfunktion u. Reproduktionsfähigkeit; **Formen: 1. Nieren-Qi-Leere:** typische Krankheitszeichen sind neben der Störung der Sexualfunktion u. Reproduktionsfähigkeit Inkontinenz, Schwäche der Lenden- u. Knieregion u. Krankheitsanfälligkeit des Urogenitalsystems; **2. Nieren-Yin-Leere:** typische Krankheitszeichen sind neben der Störung der Sexualfunktion u. Reproduktionsfähigkeit ggf. gesteigerte Libido, Anfälligkeit des Urogenitalsystems für Entzündungen, Wärmeintoleranz u. ggf. allgemeine Symptome der Yin*-Leere; **3. Nieren-Yang-Leere:** typische Krankheitszeichen sind neben der Störung der Sexualfunktion u. Reproduktionsfähigkeit Kälteanfälligkeit insbesondere der Lenden-, Urogenital- u. Knieregion, verminderte Libido u. ggf. depressive Krankheitszüge. Vgl. Corni fructus; Cuscutae semen; Dioscoreae rhizoma; Ecliptae herba; Ligustri lucidi fructus; Lycii fructus; Nelumbinis semen; Phellodendri cortex; Rehmanniae radix praeparata.

Nieren-Qi: s. Qi.

Nieren|stein|krankheit: s. Nephrolithiasis.

Nieren|tee, Indischer: s. Orthosiphon stamineus.

Nies|wurz, Weiße: s. Veratrum album.

Nigella sativa L. *f*: Schwarzkümmel; einjährige Pflanze aus der Familie der Ranunculaceae (Hahnenfußgewächse); **Arzneidroge:** kaltgepresstes Öl aus den Samen des ägyptischen Schwarzkümmels (Schwarzkümmelöl); **Inhaltsstoffe:** ca. 35 % pflanzliche Fette, bestehend aus fettem Öl mit mehrfach ungesättigten Fettsäuren u. ätherischem Öl mit α- u. β-Pinen, 1,8-Cineol, Borneol, Bornylacetat, Thymol, p-Cymol sowie Thymochinon als charakteristischem Bestandteil; daneben Flavonoide, Kohlenhydrate, Proteine u. Mineralstoffe; **Wirkung:** antimikrobiell, antientzündlich, antitumoral, immunmodulierend; **Verwendung:** Öl u. Ölkapseln innerlich, Öl äußerlich; (volkstümlich) äußerlich bei Erkrankungen der Haut (z. B. Ekzem, atopisches Ekzem, Psoriasis vulgaris); innerlich zur Immunstimulation, bei Erkrankungen der Atemwege u. Gelenke sowie bei Infektionen, Allergien u. Verdauungsstörungen; die Wirksamkeit bei den genannten Anwendungsgebieten ist derzeit nicht ausreichend belegt. **Dosierung:** keine bekannt; Schwarzkümmelöl ist in Deutschland als Arzneimittel* nicht zugelassen, allerdings handelsüblich als Nahrungsergänzungsmittel ohne arzneiliche Aussagen; **Nebenwirkungen:** Kontaktallergien, möglicherweise lebertoxisch; **Kontraindikation:** Schwangerschaft u. Stillzeit (Dosierungen, die über nahrungsübliche Mengen hinausgehen); **Wechselwirkung:** keine bekannt.

Nikotin *n*: s. Nicotin.

Nimba arishta: s. Azadirachta indica.

Nitrate *n pl*: Salze der Salpetersäure (HNO_3); **Vorkommen:** natürliche Bestandteile des Bodens, die zusätzlich durch Stickstoffdüngung in den Boden eingebracht werden, wodurch sich der Nitratgehalt der meisten Pflanzen stark erhöht; durch Einwaschung in das oberflächennahe Grundwasser reichern sich N. auch in Trinkwasser an. **Nitratquellen:** Von täglich ca. 130 mg aufgenommenen N. entstammen 70 % aus Gemüse, 20 % aus Trinkwasser, <10 % aus gepökelten tierischen Lebensmitteln. Aus N. können durch bakterielle Umwandlung in Mundhöhle u. Magen (v. a. bei Säuglingen) **Nitrite** entstehen, die toxisch wirken. Nitrite reagieren mit Hämoglobin anstelle von Sauerstoff zu nicht mehr sauerstofftransportfähigem Methämoglobin (bei Erwachsenen enzymatisch reversibel); stark gefährdet sind Säuglinge u. Kleinkinder, da bei ihnen diese enzymatische Umwandlung sehr langsam abläuft u. sich Methämoglobin im Blut anreichert, wodurch der Sauerstofftransport lebensgefährlich beeinträchtigt werden kann. Aus Nitriten können im Organismus mit einer weiteren stickstoffhaltigen Komponente (nitrosierbare Amine) hochgradig kanzerogene Nitrosamine* gebildet werden. Vgl. Fremdstoffe.

Nitrite *n pl*: **1.** Salze der salpetrigen Säure; z. B. Natriumnitrit ($NaNO_2$); **2.** Ester der salpetrigen Säure; z. B. Isoamylnitrit; s. Nitrate.

Nitros|amine *n pl*: Sammelbez. für Stickstoff-Nitrosoverbindungen von Aminen (funktionelle Gruppe R—N—NO); N. zählen zu den stärksten bisher bekannten Kanzerogenen (Schädigung der DNA durch Reaktion mit Metaboliten der N.); **Entstehung: 1.** in Lebensmitteln durch bakterielle Reduktion von Nitraten* zu Nitriten, die sich mit sekundären Aminen aus Nahrungsproteinen verbinden; für die Toxizität sind die überwiegend in Lebensmitteln enthaltenen flüchtigen N. verantwortlich; Hauptnitrosaminquellen: Gewürze u. gepökelte Fleischwaren, denen Nitritpökelsalz zur Umrötung zugesetzt wird (zugesetzte Ascorbinsäure u. ihre Salze können diese Nitrosierung hemmen); **2.** im menschlichen Organismus (Magen) aus Nitrit, nitrosierbaren Aminen u. nitrosierenden Stoffen der Nahrung (im Vergleich zu mit der Nahrung aufgenommenen flüchtigen N. bedeutungslos). **Hinweis:** Empfohlen wird (besonders für Säuglinge u. Kinder) reifes, saisonales, im Freiland angebautes Gemüse zu bevorzugen u. auf möglichst kurze Lager- u. Aufwärmzeiten für nitratreiches Gemüse (z. B. Kopfsalat, Fenchel, Stielmangold, Feldsalat, Spinat, Grünkohl, Weißkohl, Wirsing, Chinakohl, Rote Bete, Auberginen u. Zucchini mit einem Nitrosamingehalt von 1000–4000 mg/kg) zu achten.

Niu-Bang-Zi: s. Arctii fructus.

NLP: Abk. für **N**euro**l**inguistisches **P**rogrammieren; von R. Bandler u. J. Grinder in den 70er Jahren des 20. Jahrhunderts entwickelte Methode zur positiven u. effektiven Beeinflussung der inneren Einstellung u. des Verhaltens unter Einbeziehung wesentlicher Elemente aus der Gestalttherapie*, der Familientherapie* sowie der Hypnose*; ressourcenorientiertes, therapeutisch u. nichttherapeutisch nutzbares Kommunikations- u. Veränderungsmodell, das unter Einbeziehung des Unbewussten die Muster untersucht, die aus der Interaktion von Gehirn, Sprache u. Körper entstehen u. auf denen sowohl effektives (zielführendes) als auch ineffektives (nicht zielführendes) Verhalten basieren.

NOEL: Abk. für (engl.) *no* observed effect level*.

Nogier-Re|flex (lat. reflectere, reflexus zurückbiegen) *m*: syn. aurikulokardialer Reflex; Bez. für eine registrierbare periphere Gefäßreaktion i. S. einer Veränderung der Pulswelle am Radialispuls bei Reizung eines irritierten Punktes, z. B. im Zahn- u. Kieferbereich od. am Ohr; der N.-R. ist als sog. An- od. Abschwellen i. S. der Verschiebung der Pulswellenamplitude zu spüren u. wird als vaskulär autonomer Reflex gedeutet. Er soll Auskunft über die energetische Situation des Patienten geben u. kann zur Suche nach einem chronischen Irritationszentrum* eingesetzt werden. Da nicht das Herz, sondern das Gefäß reagiert, ist die Bez. „kardial" irreführend. Wissenschaftlich umstrittenes Phänomen.

Non-Compliance (engl. non nicht; compliance Einwilligung, Bereitschaft): s. Compliance.

Non-Vit|amine (↑) *n pl*: Bez. für Substanzen, denen fälschlicherweise Vitamineigenschaften zugeordnet wurden (z. B. essentielle Fettsäuren*), die als essentiell angesehen wurden, obwohl sie in ausreichender Menge produziert werden (z. B. Carnitin*, Ubichinone*), od. die im Organismus nicht vorkommen (z. B. Orotsäure, Flavonoide*); N.-V. werden vorwiegend als Nahrungsergänzungsmittel* angeboten. Der gesunde Organismus profitiert meist nicht von der exogenen Zufuhr, mit Ausnahme der Flavonoide, deren protektive Wirkung bereits in nutritiver Dosierung diskutiert wird.

no observed effect level (engl. Konzentration ohne erkennbare Wirkung): Abk. NOEL; international gebräuchliche Bez. derjenigen Menge einer Substanz (z. B. eines Pestizids) in g od. mg/kg Körpergewicht, die bei toxikologischen Tests über längere Zeit bei keinem Tier aus einer größeren Anzahl von Versuchstieren eine schädigende Wirkung hervorruft; aus dem NOEL-Wert wird unter Verwendung eines Sicherheitsfaktors, der meist 100 beträgt, der ADI-Wert (s. acceptable daily intake) errechnet.

Normal|gewicht: nicht einheitlich definierte Bez. für das unter gesundheitlichen Gesichtspunkten angestrebte Körpergewicht* eines Menschen; Berechnung des N. für Erwachsene mit Hilfe des Body*-mass-Index od. der Broca*-Formel. Vgl. Soll-Gewicht; waist-hip ratio.

Nosode (gr. νόσος Krankheit) *f*: Arzneimittel, das aus Eiter, Sputum, Tonsillenexprimaten od. erkrankten Organen hergestellt u. in Verdünnungen bzw. Potenzen zur Behandlung des gleichen Leidens i. S. einer Impfung od. zur homöopathischen Therapie angewendet wird; die klassischen N. der Homöopathie* sind **Psorinum** (Inhalt von Scabiesbläschen), **Medorrhinum** (gonorrhoisches

Urethralsekret) u. **Luesinum** (Sekret aus syphilitischem Schanker). Weitere N. (z. B. Sinusitisnosode: eitriges Exkret von Stirnhöhleneiterungen) sind heute Bestandteil der homöopathischen Materia* medica u. in homöopathischen Komplexpräparaten enthalten. Das Material kann aus körpereigenen Absonderungen hergestellt werden u. als sog. Autonosode* verwendet werden (vgl. Autovakzine). **Anwendung: 1.** bei vorliegendem Arzneimittelbild* nach dem Ähnlichkeitsprinzip*; **2.** bei vermuteter Blockade* durch inapparente Restzustände abgelaufener Erkrankungen in der Eigen- u. Familienanamnese i. S. einer miasmatischen Therapie (s. Miasmenlehre) zur Wiederherstellung der Reaktionsfähigkeit. Vgl. Impfnosode.

Not|fall|tropfen: s. Rescue Remedy.

Noto|pterygii rhizoma et radix: Rhizoma et Radix Notopterygii; chin. Qiang-Huo; Droge der Chinesischen Medizin*; Wurzelstock u. Wurzeln von Notopterygium incisum K. C. Ting ex H. T. Chang u. Notopterygium forbesii Boiss. aus der Familie der Apiaceae (Doldengewächse); **Eigenschaften:** scharf, bitter, warm, kehrt in Harnblase u. Niere ein; **Wirkung:** vertreibt Wind*, besiegt Feuchtigkeit*, zerstreut Kälte*, stillt Schmerzen; **Anwendung:** bei von außen zugezogener Wind-Kälte mit Feuchtigkeit, bei Wind-Feuchtigkeit-Kopfschmerz, bei Wind-Kälte-Feuchtigkeit-Bi (s. Bi-Syndrome).

Novel-Food (engl. neuartige Nahrung): s. Lebensmittel, neuartige.

Nowo-Balance|therapie (Franz Nowotny, Musiker, Artist, 1904–1964; Therapie*) *f*: syn. Balancetherapie; Verfahren mit dem Ziel, den Menschen in sein Bewegungsgleichgewicht zurückzuführen; unter individueller Betreuung werden sog. durchlaufende Bewegungsabläufe (die den ganzen Körper einbeziehen) durch Regularisierung von Kraft, Rhythmus u. Diagonale (Teilaspekte der Bewegung) eingeübt u. optimiert. **Anwendung:** bei Bewegungs- u. Haltungsstörungen, psychosomatischen Erkrankungen, Herz-Kreislauf- u. Atemwegserkrankungen, präventiv. Wissenschaftlich nicht gesichertes Verfahren mit geringer Verbreitung.

NSS: Abk. für **N**erven-**S**innes**s**ystem; s. Dreigliederung, funktionelle.

N=1-Studie: N-of-1-Studie; Untersuchung mit einer Fallzahl von 1; kann kontrolliert u. randomisiert sein, indem alternierende Therapiephasen in den Verlauf integriert werden; dieses Studiendesign soll für die alternativen Heilverfahren die Individualität eines Patienten angemessen berücksichtigen. Vgl. Metaanalyse; Outcome-Studie; Review, systematisches; Studie, kontrollierte; Studie, randomisierte kontrollierte.

Nü-Zhen-Zi: s. Ligustri lucidi fructus.

Null|diät (Diät*) *f*: **1.** totales Fasten* unter ausschließlicher Zufuhr energiefreier Getränke (Mineralwasser, Kaffee, Tee) mit Vitamin- u. Elektrolytsubstitution; strengste Form des Nahrungsverzichts zur Reduktion des Körpergewichts; Durchführung meist stationär u. unter ärztlicher Aufsicht; vgl. Reduktionsdiät; **2.** absolute Nahrungskarenz ohne Flüssigkeitsaufnahme bei schweren akuten Erkrankungen (z. B. Pankreatitis) od. nach Operationen besonders im Bereich des Magen-Darm-Trakts.

Nutra|ceuticals: s. Lebensmittel, funktionelle.

Nux moschata *f*: s. Myristica fragans.

Nux vomica *f*: s. Strychnos nux-vomica.

NW: Abk. für **N**eben**w**irkung*.

O

Ober|fläche: in der Chinesischen Medizin* Bez. für die Außenhülle des Organismus, an der Abwehrreaktionen u. Schweißregulation stattfinden; **Oberflächenstörungen** sind unkomplizierte Infektionen.

Ober|flächen|an|ästhesie (gr. ἀναισθησία Unempfindlichkeit) *f*: s. Lokalanästhesie.

Ober|guss: spezielle Wasseranwendung nach Kneipp an Händen, Armen u. Oberkörper; **Durchführung:** Beginn am rechten Handrücken bis zur Schulter u. an der Innenseite des rechten Arms abwärts; an der Innenseite des linken Arms aufwärts, Achterschleifen auf der Brust, über die rechte Schulter zum Rücken u. über die linke Schulter abwärts; der Patient sollte sich dabei bücken; **Anwendung u. Nebenwirkungen:** s. Armguss.

Ober|körper|waschung: Waschung* nach Kneipp, die den gesamten Oberkörper u. die Arme umfasst; **Durchführung:** Beginn am rechten Arm von der Hand aufwärts, dann Hals, Brust u. Bauch, weiter über die linke Hand u. den linken Arm bis zum Rücken; **Anwendung:** als thermisches Regulationstraining, bei Somatisierungsstörung*, Infektionen der oberen Atemwege u. chronischer Bronchitis*.

Ob|stipation (lat. ob dagegen; stipare stopfen) *f*: syn. Konstipation; Stuhlverstopfung; subjektiv inadäquate Stuhlentleerungen mit erniedrigter Stuhlfrequenz (<3 pro Woche), Stuhlmasse (<35 g/d), Stuhlkonsistenz (Stuhlwassergehalt <70 %) u./od. erforderlichem starkem Pressen bei der Defäkation; **Ursache:** funktionell od. organisch; **1.** (meist) verlangsamter Kolontransit: verlängerte gastrointestinale Transitzeit (>5 Tage); Vorkommen: idiopathisch (v. a. Frauen, hohes Lebensalter), Immobilität, ballaststoffarme Ernährung, Dehydratation, i. R. von endokrinen, metabolischen od. neurologischen Störungen bzw. Erkrankungen mit gastrointestinaler Motilitätsstörung (u. a. Diabetes mellitus, Hypothyreose, Hypoparathyroidismus, Hyperkalzämie, Hypokaliämie, Multiple Sklerose, Parkinson-Syndrom, Schlaganfall, progressive systemische Sklerodermie), Schwangerschaft od. pharmakologisch bedingt (Anticholinergika, Neuroleptika, Antidepressiva, Calcium-Antagonisten, Opiate, Diuretika, Calciumpräparate); **2.** organische rektoanale Obstruktion: Stenose durch Tumor, Entzündung (z. B. Divertikulitis), Narbe, Rektumprolaps, Rektozele, kongenitales Megakolon u. a.; **Therapie:** u. a. **1.** Phytotherapie: **a)** (med.) u. a. Aloe*, Cassia* senna, Frangula* alnus, Fraxinus* ornus, Linum* usitatissimum, Plantago* afra, Plantago* ovata, Rhamnus* cathartica, Rheum* palmatum; **b)** (volkstümlich) u. a. Acalypha* indica, Artemisia* annua, Berberis* vulgaris, Centaurea* cyanus, Cochlospermum* religiosum, Fumaria* officinalis, Ilex* aquifolium, Juglans* cinerea, Kombucha*, Olea* europaea, Sambucus* ebulus, Sterculia* urens, Tamarindus* indica, Viola* tricolor; **2.** Homöopathie: u. a. Aluminium*, Blei*, Cichorium* intybus, Collinsonia* canadensis, Strychnos* nux-vomica; **3.** Hydrotherapie: u. a. Kurzwickel*, Leibwaschung*, Lendenwickel*; **4.** Akupunktur* nach den Vorgaben der Chinesischen Medizin; **5.** Ayurveda: u. a. Triphalā (s. Pharmakotherapie, ayurvedische, Tab. dort); **6.** Chinesische Medizin: u. a. Angelicae* sinensis radix, Armeniacae* amarum semen, Atractylodis* macrocephalae rhizoma, Magnoliae* officinalis cortex, Natriumsulfat*, Perillae* fructus, Persicae* semen, Pruni* semen, Rhei* radix et rhizoma, Trichosanthis* fructus; **7.** Bindegewebemassage*, Colonmassage*, manuelle Bauchbehandlung*; **8.** mikrobiologische Therapie*, Symbioselenkung*, Probiotika; **9.** Darmreinigung*, Klistier*; **10.** Ernährungstherapie: Ballaststoffe*, Magnesium*, Rizinusöl*, Schlackenkost*, therapeutisches Fasten*, Trinkkur*; **11.** Bewegungstherapie, aerobes Training, Atemtherapie, Yoga*.

Obtentus (lat. das Vorziehen, Vorstecken) *m*: Bez. für eine Form menschlicher Zuwendungsreaktion z. B. bei Berührung; entsteht bei positiver Grundstimmung gegenüber der kontaktierenden Mitwelt bzw. dem einwirkenden Reiz. Die Beobachtung u. Bewertung des Verhaltensausdrucks spielt für viele psychotherapeutisch orientierte Verfahren eine große Rolle (z. B. in der Psychotonik*). Gegensatz: Flucht- od. Abwehrreaktion auf Berührungsreize.

Ocimum basilicum L. *n*: Basilikum; einjährige Pflanze aus der Familie der Lamiaceae (Lippenblütler); **Arzneidroge:** zur Blütezeit gesammelte u. getrocknete oberirdische Teile (Basilici herba) sowie das aus dem Kraut gewonnene ätherische Öl (Basilici aetheroleum); Negativmonographien Kommission E; **Inhaltsstoffe:** 0,5–1,5 % (mindestens 0,4 % laut Standardzulassung) ätherisches Öl mit den Hauptkomponenten Linalool, Methylchavicol (Estragol) u. Eugenol; bis zu 5 % Lamiaceengerbstoffe, Flavonoide, Kaffeesäure, Aesculosid; **Wirkung:** antimikrobiell; **Verwendung:** (volkstümlich) zur unterstützenden Behandlung von Völlegefühl u. als appetitanregendes, verdauungsförderndes u. harntreibendes Mittel, als Galaktagogum, bei Erkältungskrankheiten u. Entzündungen im Urogenitaltrakt; äußerlich als Gurgelmittel u. Adstringens bei Entzündungen des Rachenraums sowie zur Behandlung schlecht heilender Wunden; als Gewürz. Die Wirksamkeit bei den beanspruchten Anwendungsgebieten ist derzeit nicht belegt. **Nebenwirkungen:** Methylchavicol wirkt nach metabolischer Aktivierung mutagen u. möglicherweise kanzerogen; eine therapeutische Verwendung ist daher abzulehnen. Gegen die Verwendung als Gewürz bestehen keine Bedenken. **Kontraindikation:** aufgrund des hohen Gehalts an Methylchavicol keine Anwendung während Schwangerschaft u. Stillzeit, bei Säuglingen u. Kleinkindern sowie über einen längeren Zeitraum.

Oder|mennig: s. Agrimonia eupatoria.

Ödem (gr. οἴδημα Geschwulst, Schwellung) *n*: syn. Hydrops; Wassersucht; schmerzlose, nicht gerötete Schwellungen infolge abnormer Flüssigkeitsansammlung, z. B. der Unterhaut u. Schleimhäute; **Ursache: 1.** erhöhter hydrostatischer Druck, z. B. durch Herzinsuffizienz*, Thrombose; **2.** erhöhter intravasaler osmotischer Druck, z. B. bei Natrium- od. Wasserretention (Schwangerschafts- od. prämenstruelle Ödeme, bei Cushing-Syndrom, Hyperaldosteronismus, Therapie mit Kortikoiden); **3.** verminderter kolloidosmotischer Druck (Hypoproteinämie), z. B. bei nephrotischem Syndrom, Eiweißverlustsyndrom, Leberparenchymschäden, Mangelernährung; **4.** Kapillarwandschäden, z. B. als entzündliches, allergisches od. ischämisches Ö.; **5.** Störungen des Lymphabflusses (Lymphödem); **Therapie:** u. a. **1.** Phytotherapie: **a)** (med.) u. a. Aesculus* hippocastanum, Carica* papaya, Equisetum* arvense, Melilotus*, Ruscus* aculeatus, Vitis* vinifera; **b)** (volkstümlich) u. a. Fagopyrum* esculentum, Kombucha*; **2.** Homöopathie: u. a. Apocynum* cannabinum, Asclepias* syriaca, Ononis* spinosa, Zea* mays; **3.** Hydrotherapie: u. a. Wechselguss*, Wickel*; **4.** Akupunktur* nach den Vorgaben der Chinesischen Medizin; **5.** Chinesische Medizin: u. a. Alismathis* rhizoma, Cinnamomi* ramulus, Houttuyniae* herba, Leonuri* herba, Lepidii* seu descurainiae semen, Poria*, Pruni* semen, Stephaniae* tetrandrae radix; **6.** komplexe physikalische Entstauungstherapie* (z. B. manuelle Lymphdrainagetherapie*), Massage*; **7.** Enzymtherapie*; **8.** Aderlass*; **9.** Darmeinlauf (s. Darmreinigung); **10.** Ernährungstherapie: u. a. salzreduzierte Kost, therapeutisches Fasten*.

Ödem|therapie, physikalische (↑; Therapie*) *f*: syn. komplexe physikalische Entstauungstherapie*.

Öko-Diät (gr. οἶκος Haus; Diät*) *f*: von Frances Moore-Lappé entwickelte Diätform, die neben der Berücksichtigung gesundheitlicher Aspekte zur Veränderung landwirtschaftlicher Strukturen (z. B. durch die Auswahl regionaler Produkte aus ökologischem Anbau) u. internationaler Arbeitsteilung beitragen soll; **Prinzip:** Bevorzugung von Gemüse, Getreide, Hülsenfrüchten, Nüssen u. Samen unter Berücksichtigung einer günstigen biologischen Wertigkeit*; Verzicht auf Fleisch.

Öko|logie (↑; -logie*) *f*: Wissenschaft von den Bedingungen des Lebens auf der Erde; **Formen: 1. deskriptive** Ö.: Beschreibung der Welt als System miteinander verbundener, sich gegenseitig beeinflussender u. sich weiter entwickelnder ökologischer Kreisläufe u. Gleichgewichte; **2. interventive** Ö.: Umweltschutz; Erforschung der heute in fast allen Lebensbereichen der Erde anzutreffenden Ungleichgewichte der Ökosysteme mit dem Ziel der Wiederherstellung ökologischer Stabilität; methodisch werden die Erkenntnisse fast aller Naturwissenschaften (u. a. Biowissenschaften einschließlich Medizin, Klimatologie, Geologie, Physik, Chemie, Toxikologie) auf die bekannten Teilfunktionen des globalen Systems der Erde angewendet u. darüber hinaus zunehmend Anteile geisteswissenschaftlicher Erkenntnisse (u. a. Sozialpsychologie, Anthropologie, Geschichtswissenschaften, Philosophie, Theologie) in die Konzepte einbezogen; **3. ökologische Medizin***.

Öko|tropho|logie (↑; gr. τροφή Ernährung; -logie*) *f*: Wissenschaft, die sich mit den physiologischen, ökonomischen u. technologischen Grundlagen einer richtigen, vollwertigen Ernährung als Voraussetzung für Gesundheit u. Leistungsfähigkeit befasst; Ernährungswissenschaftler analysieren die technischen, betriebswirtschaftlichen u. sozialen Zusammenhänge bei der Führung von Privat- u. Großhaushalten u. setzen Ergebnisse anwendungsbezogen um. Beschäftigungsmöglichkeiten für Ökotrophologen bestehen in der Lebensmittelindustrie für die Produktentwicklung, in Gesundheitsämtern, Verbraucherorganisationen für den Bereich der Ernährungsberatung, bei Energieversorgungsunternehmen für die Verbraucherberatung, in Kantinen, Krankenhäusern u. Heimen im Bereich Management, in der Marktforschung im Bereich Öffentlichkeitsarbeit u. in der wissenschaftlichen Forschung. Ernährungs- u. Haushaltswissenschaften werden häufig als gemeinsamer Studiengang an Hochschulen u. Fachhochschulen unter der Bez. Ökotrophologie angeboten. Vgl. Ernährungswissenschaft.

Öl|baum: s. Olea europaea.

Öl|dis|persions|bad (lat. dispergere, dispersus zerstreuen): Voll-* od. Teilbad* unter Zugabe von fetten od. ätherischen Ölen, die apparativ in feinste Tröpfchen verwirbelt u. gleichmäßig im Wasser verteilt werden (Emulsion*); durch Vergrößerung der Oberfläche wird die therapeutische Wirkung der Öle verstärkt. Vgl. Kräuterbad.

Öle, ätherische: Aetherolea; flüssige, selten feste, flüchtige u. lipophile Stoffgemische unterschiedlicher chemischer Zusammensetzung (Monoterpene, Sesquiterpene, Diterpene, Phenylpropanderivate) mit aromatischem Geruch; **Gewinnung:** aus Pflanzenteilen durch Wasserdampfdestillation, Auspressen od. Extraktion mit lipophilen Lösungsmitteln, Fetten od. überkritischen Gasen; **Vorkommen:** z. B. in Pfefferminz- u. Eukalyptusblättern, Kamillenblüten, Fenchelfrüchten, Kiefernnadeln u. Balsamen; **Wirkung:** im Allg. antibakteriell, hautreizend, expektorierend, karminativ, cholagog, aquaretisch, magensaftsekretionssteigernd.

Öl|kürbis: s. Cucurbita pepo.

Öl|ziehen: aus dem Ayurveda* stammendes Verfahren zur Gesundheitsförderung (u. a. Entfernung von fettlöslichen ausscheidungspflichtigen Substanzen u. schädlichen Mikroorganismen aus der Mundschleimhaut sowie zur Pflege der Schleimhäute, des Zahnfleischs u. der Zähne); **Durchführung:** Die Mundhöhle wird mit ca. 1 EL Sesam-, Sonnenblumen-, Erdnuss- od. Distelöl gespült. Nach 5–10 Minuten regelmäßiger Bewegung (Spülen) wird das Öl wieder ausgespuckt. **Anwendung:** zur Ausleitung von belastenden Stoffen, z. B. nach Infektionen, aber auch Arzneimittel- u. Umweltgiftbelastungen; zur Stärkung des Immunsystems u. im Alltag zur Pflege des Zahnfleischs u. der Mundschleimhaut.

Oenanthe aquatica (L.) Poir. *n*: Oenanthe phellandrium, Phellandrium aquaticum; Wasserfenchel, Wasserkümmel, Rossfenchel, Pferdekümmel; Kraut aus der Familie der Apiaceae (Doldengewächse); **Arzneidroge:** getrocknete, reife Früchte (Phellandrii fructus, Wasserfenchelfrüchte); **Inhaltsstoffe:** 1,5–2,5 % ätherisches Öl mit bis zu 80 % D-β-Phellandren, ferner Phellandral, Myristicin sowie Androl; fettes Öl (ca. 20 %), Lignane, Polyine, Kieselsäure; **Verwendung:** (volkstümlich) z. B. bei Bronchialkatarrh, Pertussis, Verdauungsbeschwerden; die Wirksamkeit bei den beanspruchten Anwendungsgebieten ist derzeit nicht belegt. **Dosierung:** oral 4–5 g gepulverte Früchte; **Nebenwirkungen:** keine bekannt; **Kontraindikation:** keine bekannt; **Wechselwirkung:** keine bekannt; **Homöopathie:** Verwendung der getrockneten, reifen Samen entsprechend dem homöopathischen Arzneimittelbild, z. B. bei Brustschmerzen der Stillenden, Verdauungsstörungen, chronischen Bronchialkatarrhen.

Oenothera biennis L.: (Gewöhnliche) Nachtkerze; Pflanze aus der Familie der Onagraceae (Nachtkerzengewächse); zusammen mit anderen Oenothera-Arten Stammpflanze der Droge; **Arzneidroge:** fettes Öl aus den Samen (Oleum oenotherae semen, Nachtkerzenöl); Monographie: WHO; **Inhaltsstoffe:** 4–10 % Palmitinsäure, 1–4 % Stearinsäure, 5–12 % Ölsäure, 65–85 % Linolsäure, 7–14 % γ-Linolensäure u. höchstens 0,5 % α-Linolensäure; **Wirkung:** anti-inflammatorisch, immunmodulierend; **Verwendung:** standardisierte Präparate zur oralen Anwendung in Weichgelatinekapseln; **1.** (med.) bei atopischem Ekzem; **2.** (volkstümlich) zur unterstützenden Behandlung bei atopischem Ekzem, rheumatoider Arthritis u. Osteoporose; zur Säuglingshautpflege. Die Wirksamkeit bei prämenstruellem Syndrom, insbesondere Mastalgie, ist sehr umstritten u. wird vom Bundesinstitut für Arzneimittel und Medizinprodukte nicht anerkannt. **Dosierung:** Mastalgie: 3–4 g/d oral, prämenstruelles Syndrom: 2–4 g/d, rheumatoide Arthritis: 540 mg–2,8 g/d, atopisches Ekzem: 4–6 g/d (Erwachsene; 3 g/d für Kinder); Wirkungseintritt erst nach 4–12 Wochen; zur Hautpflege fettes Öl direkt auftragen; **Nebenwirkungen:** bei innerlicher Anwendung gelegentlich Übelkeit, Verdauungsstörungen, Hautausschläge, Kopfschmerz, Komplikationen in der Schwangerschaft, verlängerte Blutungszeit (Hemmung der Thrombozytenaggregation); **Kontraindikation:** bei innerlicher Anwendung Therapie mit Antikoagulanzien, Phenothiazin; Kinder unter 1 Jahr; Schwangerschaft; **Wechselwirkung:** bei innerlicher Anwendung Auslösung von Temporallappenanfällen bei gleichzeitiger Behandlung mit Phenothiazin; **Homöopathie:** Verwendung der zu Blütebeginn gesammelten, frischen Pflanze entsprechend dem homöopathischen Arzneimittelbild, z. B. bei Diarrhö.

OET: Abk. für **o**ptischer **E**rythrozyten**te**st*.

offizinell (lat. officina Werkstatt, Apotheke): Bez. für die in die Arzneibücher* aufgenommenen, nach gesetzlichen Anweisungen u. mit genauen Prüfvorschriften versehenen, in Apotheken vorrätigen Arzneimittel* u. deren Ausgangsstoffe.

Ogon: s. Scutellaria baicalensis.

Ohr|aku|punktur (Akupunktur*) *f*: v. a. auf P. Nogier zurückgehende u. später auch in der Traditionellen Chinesischen Medizin* anwendete Akupunktur* am Ohr; das Ohr wird dabei als Somatotopie* in Form eines auf dem Kopf stehenden Embryos aufgefasst (sog. Mikrosystem) u. diagnostisch u. therapeutisch auf der Basis reflektologischer Bezüge genutzt.

Ohr|kerze: Hopi-Kerze; ca. 20 cm langes Rohr aus Leinentuch od. Papierfolien, getränkt mit Bienenwachs, Honigextrakt u. pulverisierten Kräutern (z. B. Matricaria* recutita, Hypericum* perforatum, Salvia* officinalis) od. ätherischen Ölen als wirksamen Bestandteilen; die O. wird beim liegenden Patienten nacheinander auf den äußeren Gehörgang beider Ohren gesetzt u. am oberen Ende angezündet. **Wirkung:** Durch den Luftsog sollen Ablagerungen im Körper gelöst u. ausgeschieden werden können; gleichzeitig wird der mit Kräuteressenzen angereicherte Rauch in das Ohr geleitet; beanspruchte Wirkungen ähnlich denen der ausleitenden Therapie*; **Anwendung:** HNO-Erkran-

O

kungen i. e. S. wie z. B. Sinusitis*, Otitis, Schwindel*, Tinnitus aurium, Menière-Krankheit, aber auch zahlreiche andere, überwiegend chronische Erkrankungen wie Schlafstörungen*, Depression*, Migräne*; **Geschichte:** erstmals in Asien, vermutlich auch im alten Griechenland, unabhängig davon später von den Indianern Nord- u. Südamerikas, v. a. und bis heute von den Hopi- u. Cherokee-Indianern u. verschiedenen Stämmen in Mexiko angewendetes Verfahren; **Hinweis:** Die von den Hopi-Indianern ausschließlich am Ohr eingesetzten Kerzen haben mittlerweile in der esoterischen Szene eine Ausweitung in der Anwendung auf andere Körperteile u. auch einen Bedeutungswandel erfahren, z. B. als sog. Chakren-Kerzen.

Ohr|venen|dia|gnostik (lat. vena Röhrchen, Kanal; gr. διάγνωσις Entscheidung) *f*: bei Kleinkindern angewendetes diagnostisches Verfahren der Tibetischen Medizin*; Betrachtung der Ohrvenen von hinten im Gegenlicht auf spezifische Abweichungen (u. a. Verdickungen, Verzweigungen) zur Bestimmung von Störungen im Gleichgewicht der 3 Säfte/Prinzipien (s. Physiologie der Tibetischen Medizin). Vgl. Diagnostik der Tibetischen Medizin.

Okkultismus (lat. occultus heimlich, geheim) *m*: Bez. für Auffassungen von u. Beschäftigung mit Dingen, die u. a. als verborgen, geheim, übersinnlich gelten; dazu gehören z. B. die Bereiche der Esoterik*, Magie*, Mystik* u. Theosophie*; moderner Bezug zur Parapsychologie. Berührungspunkte von Medizin u. O. gibt es z. B. bei der Geistheilung*, dem Pendeln*, der Telepathie* u. der astrologischen Medizin*.

O

Okoubaka aubre|villei Phelleg. et Normand. *f*: afrikanischer Baum aus der Familie der Octonemataceae; **Arzneidroge:** Astrinde; **Homöopathie:** Anwendung entsprechend dem homöopathischen Arzneimittelbild, z. B. bei Lebensmittelunverträglichkeiten.

Olea europaea L. *f*: Olivenbaum, Ölbaum; Baum aus der Familie der Oleaceae (Ölbaumgewächse); **Arzneidroge:** getrocknete Blätter (**Oleae folium**, Olivenblätter); Negativmonographie Kommission E; **Inhaltsstoffe:** Terpene, Flavonoide, Secoiridoide (Oleuropein u. Derivate); **Wirkung:** spasmolytisch, blutdrucksenkend, antipyretisch, leicht hypoglykämisch, diuretisch, bronchodilatatorisch; **Verwendung:** zerkleinerte Blätter als Teeaufguss u. a. galenische Zubereitungen; (volkstümlich) bei Hypertonie, zur Fiebersenkung, bei viralen u. bakteriellen Infektionen; die Wirksamkeit ist bei den beanspruchten Anwendungsgebieten nicht bzw. für Hypertonie kaum belegt. **Dosierung:** 2 TL Droge in 150 ml kochendem Wasser 30 Min. ziehen lassen, 3–4 Tassen pro Tag; **Nebenwirkungen:** allergische Reaktionen durch anhaftende Olivenpollen; **Kontraindikation:** hypotone Zustände, Schwangerschaft u. Stillzeit; **Wechselwirkung:** mögliche Verstärkung blutdrucksenkender Arzneimittel; **Arzneidroge:** aus den reifen Steinfrüchten gewonnenes fettes Öl (**Oleae oleum**, Olivae oleum, Olivenöl); Negativmonographie Kommission E; **Inhaltsstoffe:** (nach Verseifung) 56–83 % Ölsäure, 8–20 % Palmitinsäure, 4–20 % Linolsäure, Secoiridoide (Oleuropein u. Derivate); **Wirkung:** antiarteriosklerotisch, lipidsenkend, leicht blutdrucksenkend, antientzündlich; **Verwendung:** verschiedene Qualitäten; bevorzugt werden sollten Öle mit möglichst geringem Gehalt an freier Ölsäure (maximale Konzentration 3,3 %); (volkstümlich) innerlich bei Obstipation, zur unterstützenden Therapie bei Hypertonie; Hypercholesterolämie, Prophylaxe von rheumatoider Arthritis, Herzinfarkt u. kolorektalen Karzinomen, Migräneprophylaxe bei Jugendlichen; äußerlich zur Wundpflege, bei leichten Verbrennungen, Psoriasis, als Massageöl; für die Wirksamkeit bei innerlicher Anwendung existieren positive Hinweise, z. T. durch Studien; **Dosierung:** als Laxans einmalig 30 ml, andere Indikationen: 30–54 g/d; Hinweis: bei Behandlung mit Olivenöl sollte der mit Fetten aufgenommene Kalorienanteil 30 % nicht überschreiten. **Nebenwirkungen:** innerlich Auslösung einer Gallenkolik; äußerlich Reizerscheinungen am Auge, selten allergische Hautreaktionen od. Kontaktdermatitis; **Kontraindikation:** Gallenstein, Schwangerschaft u. Stillzeit (bei Überschreitung der in der Ernährung üblichen Dosierungen); äußerlich: Anwendung in Augennähe; **Wechselwirkung:** keine bekannt.

Oleander: s. Nerium oleander.

Oleum (lat. Öl) *n*: Abk. Ol.; Öl; in der neuen pharmazeutischen Nomenklatur für Arzneidrogen wird die Bez. der Drogenart hinter den Pflanzennamen gestellt (z. B. Azadirachtae oleum; früher vorangestellt, z. B. Oleum Azadirachtae); für ätherische Öle* gilt die Bez. „aetheroleum" (z. B. Eucalypti aetheroleum).

Oleum Jecoris aselli (↑) *n*: s. Lebertran.

Oleum Petrae (↑) *n*: s. Petroleum.

Olibanum *n*: s. Boswellia serrata.

Oliven|baum: s. Olea europaea.

Omega|fett|säuren: s. Fettsäuren, essentielle.

Ononis spinosa L. *f*: Dornige Hauhechel, Harnkraut, Haudorn; kleiner Halbstrauch aus der Familie der Fabaceae (Schmetterlingsblütler); s. Abb.; **Arzneidroge:** getrocknete Wurzeln (Ononidis radix, Hauhechelwurzel); Monographie: ESCOP, Kommission E; **Inhaltsstoffe:** Isoflavonoide (Ononin), Flavonoide, Triterpene, geringe Mengen ätherisches Öl; **Wirkung:** diuretisch; **Verwendung:** zerkleinerte Droge für Infuse u. a. galenische Zubereitungen; **1.** (med.) **a)** zur Durchspülungstherapie bei entzündlichen Erkrankungen der ableitenden Harnwege, prophylaktisch bei Nierengrieß (ESCOP, Kommission E); **b)** adjuvant bei bakteriellen Infektionen der Harnwege (ESCOP); **2.** (volkstümlich) bei Erkrankungen des rheumatischen Formenkreises, Gicht; **Dosierung:** 6–12 g Droge pro Tag; 3 g pro Tasse mehrmals täglich. Hinweis: Es muss eine Flüssigkeitszufuhr

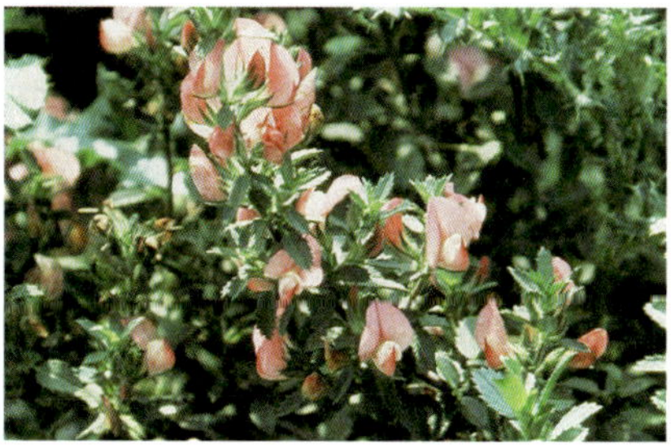

Ononis spinosa: Pflanze [5]

von mindestens 2 l/d eingehalten werden. **Nebenwirkungen:** keine bekannt; **Kontraindikation:** Ödeme infolge eingeschränkter Herz- od. Nierentätigkeit; **Wechselwirkung:** keine bekannt; **Homöopathie:** Verwendung der frischen, zur Blütezeit geernteten oberirdischen Teile entsprechend dem homöopathischen Arzneimittelbild, z. B. bei Ödemen.

Operculina turpethum (L.) Silva Manso *f*: Convolvulus turpethum L., Ipomoea turpethum (L.) R. Br.; mehrjährige Kletterpflanze aus der Familie der Convolvulaceae (Windengewächse); **Arzneidroge:** Wurzelrinde (Radix Turpethi, Turpethwurzel); **Inhaltsstoffe:** Harz, das Glykoretine enthält; **Verwendung:** im Ayurveda als Laxans bei verschiedenen Erkrankungen, z. B. bei Gelbsucht, Hämorrhoiden, Erkrankungen des rheumatischen Formenkreises; **Dosierung:** 1–3 g des Pulvers, einmalig verabreichen.

Ophio|pogonis radix *f*: Radix Ophiopogonis; chin. Mai-Men-Dong; Droge der Chinesischen Medizin*; Wurzeln von Ophiopogon japonicus (Thunb.) Ker Gawl. aus der Familie der Asparagaceae (Spargelgewächse); **Eigenschaften:** süß, leicht bitter, etwas kalt, kehrt in Herz, Lunge u. Magen ein; **Wirkung:** nährt das Yin u. reguliert die Lunge, mehrt die Einflüsse des Magens u. lässt Körpersäfte entstehen, klärt das Herz u. vertreibt Verdrossenheit; **Anwendung:** bei Trockenheit* der Lunge, bei Yin-Leere von Magen u. Darm, bei Verdrossenheit des Herzens u. Schlaflosigkeit.

Opiate (gr. ὄπιον Mohnsaft) *n pl*: natürliche Alkaloide des Opiums* mit morphinartigen Wirkungen; Morphin*, Codein*, Thebain u. a.; klinisch (nicht korrekt) auch syn. für Opioid-Analgetika verwendete Bez.; **Wirkung:** (u. a. durch reversible Bindung an Opioid-Rezeptoren) meist euphorisierend, analgetisch, sedativ-hypnotisch, antitussiv, antiemetisch (Späteffekt), vegetative Beeinflussung (z. B. Atemdepression, verminderte Darmmotilität, Übelkeit, Erbrechen als Früheffekt); **Verwendung:** als Analgetika, Antitussiva; O. unterliegen dem Betäubungsmittelgesetz (cave: Abhängigkeit). Vgl. Opioide.

Opioide (↑; -id*) *n pl*: natürliche (körpereigene wie Endorphine od. extern zugeführt; vgl. Opiate), halbsynthetische (z. B. Heroin) u. vollsynthetische (z. B. Levomethadon od. Fentanyl) psychotrope Substanzen mit morphinartiger Wirkung durch Interaktion mit Opioid-Rezeptoren.

Opium (↑) *n*: Laudanum; getrockneter Milchsaft von Papaver* somniferum; **Inhaltsstoffe:** Von medizinischer Bedeutung sind unter den ca. 40 bekannten, im O. enthaltenen Alkaloiden die Phenanthrenderivate Morphin* (ca. 10 %) u. Codein* (0,5 %) sowie die Isochinolinderivate Papaverin (1 %) u. Noscapin (6 %), die unterschiedliche od. keine Affinität zu Opioid-Rezeptoren besitzen. **Verwendung:** bei schweren Schmerzzuständen (z. B. Morphin), als Antitussivum (z. B. Codein, Noscapin); in Form der Tinctura Opii früher als Antidiarrhoikum; **Homöopathie:** Anwendung entsprechend dem homöopathischen Arzneimittelbild, z. B. bei Krampfzuständen an den Atemorganen, des Magen-Darm-Trakts, an den Harn- u. Geschlechtsorganen u. der Skelettmuskulatur, hochfieberhaften Erkrankungen, Schlafstörungen, Erschöpfungs-, Verwirrtheits- u. Verstimmungszuständen, Bewusstlosigkeit. Vgl. Opiate.

Orakel|priester: s. Divinator.

Orangen|schale: s. Citrus sinensis.

Ordnungs|therapie (Therapie*) *f*: auf dem Konzept des Gesundheitstrainings basierende Therapieform mit dem Ziel, eine gesundheitsorientierte Lebensweise zu vermitteln sowie die Selbstheilungskräfte des Körpers u. Eigenkompetenz u. Eigenaktivität des Patienten zu steigern, setzt sich aus dem Gesamtkontext der klassischen Naturheilverfahren* zusammen; Schwerpunkte sind Lebensstilveränderung u. dauerhafte Integration gesundheitsfördernder Elemente aus den Bereichen Ernährung, Bewegung, Entspannung u. Stressbewältigung in den Alltag des Patienten. Neben dem ärztlichen Gespräch werden in der O. zahlreiche Verfahren angewendet, die der seelischen Ordnung einschließlich leib-seelischer Beziehungen dienen, u. a. Bibliotherapie*, künstlerische Therapien*, körperorientierte psychotherapeutische Verfahren (z. B. Körpertherapie*), Ausgleichs- u. Entspannungsmethoden (z. B. progressive Muskelrelaxation*, Autogenes* Training, Meditation*). **Hinweis:** Es bestehen weitgehende Überschneidungen mit der angloamerikanischen Mind*-Body-Medizin.

Oregano: s. Origanum vulgare.

Organ|behandlung (gr. ὄργανον Werkzeug) *f*: syn. Organotherapie*.

Organ|einreibung (↑): Bez. aus der Anthroposophischen Medizin* für i. R. der rhythmischen Massage* durchgeführte Einreibungen über bestimmten Organen (z. B. Milz, Leber) unter Verwendung ätherischer Öle od. Metallsalben (s. Metalltherapie) zur Verbesserung des Zusammenwirkens der Wesensglieder.

Organ|ex|trakte, makro|molekulare (↑; Extractum*) *n pl*: s. Therapie, zytoplasmatische.

Organ|ex|trakt|therapie (↑; ↑; Therapie*) *f*: syn. Organotherapie*.

Organon (gr. Hilfsmittel des Denkens) *n*: von Samuel Hahnemann verfasstes Werk (Organon der Heilkunst), in dem die Prinzipien der Homöopathie* dargelegt werden; Hahnemann schrieb 6 Auflagen, wobei die 6. Auflage, die u. a. die Q*-Potenzen erstmals beschrieb, erst 1921 veröffentlicht wurde u. vielen seiner Nachfolger nicht bekannt war.

Organo|therapie (↑; Therapie*) *f*: syn. Organbehandlung, Organextrakttherapie; Behandlung mit tierischen od. menschlichen Organen, Organteilen, Zellen, Zellteilen od. extrazellulären Flüssigkeiten (Organtherapeutika i. S. des Arzneimittelgesetzes); **Anwendung: 1.** in der konventionellen Medizin anerkannte Therapie z. B. als Supplementierung bzw. Substitution für nicht mehr funktionstüchtige Organe od. als passive Impfung; **2.** I. R. unkonventioneller Therapien werden derzeit biotechnologisch aufbereitete Peptidlösungen aus Organen (v. a. Milz u. Thymus) eingesetzt, die insbesondere wegen definierter Molekülgrößen gut verträglich u. nichtinfektiös sind u. allg. Lebensprozesse u. Abwehrkräfte anregen sollen. Extrakte für die Thymustherapie* sind derzeit in Deutschland nicht als Fertigarzneimittel, sondern nur in Selbstherstellung durch Ärzte od. Heilpraktiker nach § 13 Arzneimittelgesetz erhältlich. Die früher angewendete sog. Zelltherapie mit Injektion intakter heterologer Zellen ist aufgrund von i. R. der Zelltherapie aufgetretenen Todesfällen in Deutschland verboten. Vgl. Eigenbluttherapie; Nosode; Umstimmungstherapie; Immunstimulation; Immunmodulation.

O

Organ|prä|parat (gr. ὄργανον Werkzeug) *n*: aus tierischem Material gewonnenes Arzneimittel, das in der Anthroposophischen Medizin* in oraler od. parenteraler Form meist i. S. einer Isopathie* therapeutisch angewendet wird.

Orgon *n*: Bez. für eine Form von Lebensenergie*, die Wilhelm Reich (1897–1957) bei seinen biophysikalischen Untersuchungen zur Zellstrahlung beschrieb; W. Reich war der Auffassung, durch zahlreiche Experimente diese Energieform auch in der Atmosphäre nachweisen zu können. Alle Zellen u. Gewebe lebendiger Organismen würden das O. akkumulieren u. entladen u. in Wechselwirkung zum atmosphärischen O. stehen. Vgl. Orgontherapie.

Orgon|therapie (Therapie*) *f*: von Wilhelm Reich (1897–1957) in den 30er Jahren des 20. Jahrhunderts begründete, psychoanalytisch orientierte Körpertherapie*; W. Reich entwickelte zunächst die Charakteranalyse, die er zur **Vegetotherapie** erweiterte, u. unter Einbeziehung des sog. Orgons* die Orgontherapie. Das Orgon soll an allen lebendigen Vorgängen beteiligt sein u. dessen ungehinderter Fluss die Grundlage von Gesundheit bilden. Durch u. a. unterdrückte Emotionen soll dieser Fluss unterbrochen werden u. eine sog. charakterliche Panzerung in Muskelverspannungen (sog. Muskelpanzer) u. nachfolgenden Störungen der Tätigkeit innerer Organe, Drüsen u. Hormone ihren somatischen Ausdruck finden. Durch die Freisetzung von unterdrückten Emotionen bzw. libidinöser Energien soll der Muskelpanzer aufgelöst werden können. Eingesetzt werden hierzu verschiedene Körper-, Bewegungs- u. Atemübungen sowie die Ausübung direkten manuellen Drucks auf verspannte Muskeln. So soll durch Lenkung u. Bahnung vorhandener Energie die Selbstregulation des Körpers aktiviert, der Fluss des Orgons wieder angeregt u. die dem Körper immanente Selbstheilung eingeleitet werden können. Die Wirksamkeit der O. ist nicht wissenschaftlich gesichert. **Biophysikalische O.:** Behandlung mit von W. Reich konstruierten Apparaturen wie dem Orgonakkumulator, der Orgondecke od. dem Shooter. Der Orgonakkumulator besteht aus einer Kiste aus Metall u. organischem Material (z. B. Schafwolle od. Holz), in die sich eine Person zur Behandlung setzt. Dabei soll durch Akkumulation des Orgons die vegetative Reagibilität u. Ausgeglichenheit wiederhergestellt werden können. Darüber hinaus sollen z. B. die Wundheilungsgeschwindigkeit beschleunigt, Durchblutungsstörungen infolge von Rauchen od. Diabetes mellitus sowie Krebserkrankungen behandelt werden können. Die Wirksamkeit der biophysikalischen O. ist ebenfalls nicht wissenschaftlich gesichert. **Kontraindikation:** psychiatrische Erkrankungen. Vgl. Analyse, bioenergetische.

Origanum majorana L. *n*: Majorana hortensis Moench; Majoran; ein- bis mehrjährige Pflanze aus der Familie der Lamiaceae (Lippenblütler); s. Abb.; **Arzneidroge:** zur Blütezeit gesammelte u. getrocknete, von den Stängeln abgestreifte Blätter u. Blüten (Majoranae herba, Majorankraut) sowie daraus gewonnenes ätherisches Öl (Majoranae aetheroleum, Majoranöl); Negativmonographie Kommission E; **Inhaltsstoffe:** 1–3 % ätherisches Öl im Kraut mit Terpinen-4-ol, cis-Sabinenhydrat u. γ-Terpinen als Hauptkomponenten; Flavonoide, Phenole u. Phenolglykoside (Arbutin, Methylarbutin, Hydrochinon), Lamiaceengerbstoffe (z. B. Rosmarinsäure), 13 % Polysaccharide, Calciumsal-

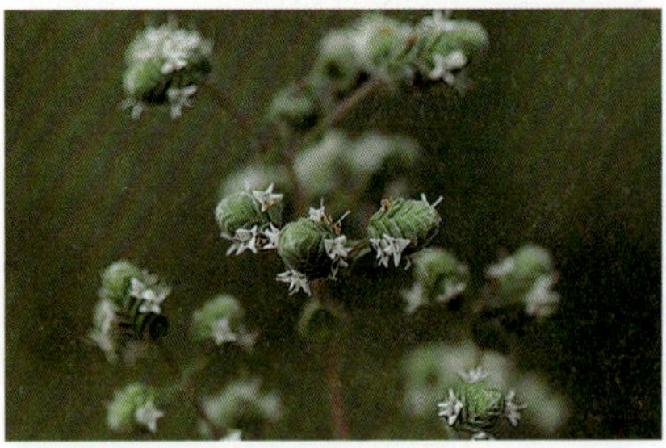

Origanum majorana: Blütenstände [11]

ze, Eisen; **Wirkung:** antimikrobiell, karminativ, diaphoretisch, leicht diuretisch; **Verwendung:** innerlich als Teeaufguss, lokal zur Mundspülung; (volkstümlich) Majorankraut bei Magen-Darm-Beschwerden, Rhinitis, Erkältungen; Majoranöl bei Krämpfen im Magen-Darm-Bereich, Gallenbeschwerden u. Husten; die Wirksamkeit beider Drogen bei den beanspruchten Anwendungsgebieten ist derzeit nicht belegt. **Dosierung:** 1–2 TL in 250 ml kochendem Wasser 5 Min. ziehen lassen, 1–2 Tassen pro Tag; **Nebenwirkungen:** allergische Reaktionen; frischer Majoran kann Augen- u. Hautentzündungen verursachen. **Kontraindikation:** bekannte Allergie gegen Lippenblütler, längerfristiger Gebrauch (Tumorinduktion durch Hydrochinon beschrieben); Schwangerschaft u. Stillzeit (außer in der Ernährung übliche Mengen); **Wechselwirkung:** keine bekannt; **Homöopathie:** Verwendung der frischen, oberirdischen Teile blühender Pflanzen entsprechend dem homöopathischen Arzneimittelbild, z. B. bei gesteigerter sexueller Erregbarkeit. Vgl. Origanum vulgare.

Origanum vulgare L. *n*: Dost, Wilder Majoran; Oregano; ausdauernde Pflanze aus der Familie der Lamiaceae (Lippenblütler); s. Abb.; **Arzneidroge:** während der Blütezeit gesammeltes u. getrocknetes, von den dickeren Stängeln befreites Kraut (Origani vulgaris herba), Negativmonographie Kommission E; durch Wasserdampfdestillation gewonnenes ätherisches Öl (Origani vulgaris aetheroleum); **Inhaltsstoffe:** mindestens 2,5 % ätherisches Öl mit Carvacrol als aromabestimmender Hauptkomponente, Flavonoide, Phenolcarbonsäuren u. -derivate; 7,1 % Hydroxyzimtsäurederivate (davon 5 % Rosmarinsäure); **Wirkung:** antimikrobiell, spasmolytisch, sekretolytisch; **Verwendung:** (volkstümlich) innerlich bei Atemwegserkrankungen, Beschwerden im Magen-Darm-Trakt, zur Förderung der Gallensekretion u. Verdauung, als appetitanregendes u. krampflösendes Mittel; äußerlich bei Wunden, zu Gurgelwässern u. Bädern. Die Wirksamkeit bei den beanspruchten Anwendungsgebieten ist derzeit nicht belegt. Verwendung auch als Gewürz; **Dosierung:** Kraut als Teeaufguss, ätherisches Öl u. a. galenische Zubereitungen; **Homöopathie:** Verwendung des frischen, blühenden Krautes entsprechend dem homöopathischen Arzneimittelbild, z. B. bei gesteigerter sexueller Erregbarkeit. Vgl. Origanum majorana.

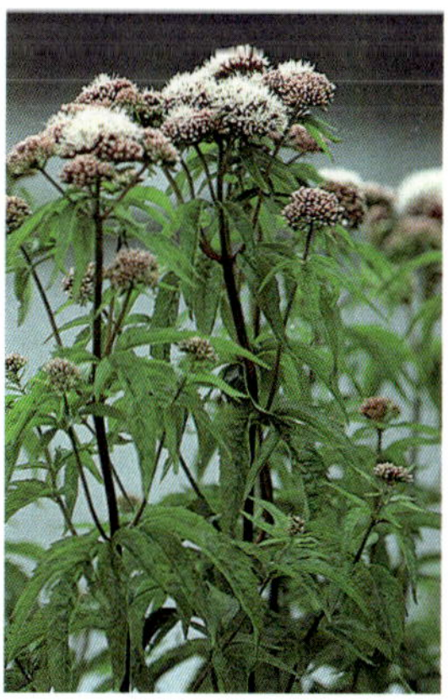

Origanum vulgare: Pflanze [7]

Original|sym|ptom (Symptom*) *n*: Symptom einer homöopathischen Arzneimittelprüfung* od. klinischen Beobachtung, das im Originalwortlaut des Prüfers, Behandlers od. Patienten aufgezeichnet wurde; O. bilden die notwendige Grundlage für die Erstellung von Arzneimittelbildern* u. werden für den Materia-medica-Vergleich (s. Materia medica) herangezogen.

Orlistat *n*: Enzyminhibitor, der Lipasen im Magen-Darm-Trakt hemmt; **Wirkung:** verminderte Spaltung u. Aufnahme der Triglyceride im Darm, schnelle Gewichtsabnahme; **Anwendung:** zur Reduktion von Übergewicht* (Body*-mass-Index von >30 kg/m^2 bei adipösen Patienten bzw. >28 kg/m^2 bei übergewichtigen Patienten mit begleitenden Risikofaktoren, in Verbindung mit hypokalorischer Kost); **cave: 1.** Der Lernerfolg im Hinblick auf langfristig verändertes Ernährungsverhalten kann durch die pharmakologische Therapie ausbleiben. **2.** Es kann zu Fettstühlen kommen u. damit zu einer unzureichenden Versorgung mit fettlöslichen Vitaminen (A, D, E, K), bestimmten Mineralstoffen u. essentiellen Fettsäuren. Eine Einnahme sollte nur in Rücksprache mit dem Arzt u. zusammen mit einer Ernährungstherapie* erfolgen. **3.** Nach dem Absetzen von O. ist eine rasche Gewichtszunahme anzunehmen, wenn keine nachhaltige Ernährungsumstellung erfolgte.

Ornish-Diät (Dean O., amerikanischer Arzt, geb. 1953; Diät*): sehr fett- u. cholesterolarme Reduktionsdiät* (sog. High-Carb-Diät), die zur Abnahme des Körpergewichts u. durch Reduktion kardiovaskulärer Risikofaktoren zum Stillstand der Progression bzw. zur Regression der koronaren Herzkrankheit (Rückbildung arteriosklerotischer Verengungen) beitragen soll; **Prinzip:** nahezu vegane Ernährung, nur Milchprodukte mit 0,1 % Fettgehalt u. Eiklar sind erlaubt; Kohlenhydratanteil 75 %, Eiweißanteil 15 %, Fettanteil ≤10 %, Cholesterolzufuhr ≤5 mg/d; coffeinhaltige Getränke sind verboten. Die O.-D. wird durch Entspannungsmethoden* (Yoga*, Meditation*) u. Bewegungstherapie ergänzt. **Ernährungsphysiologische Bewertung:** Aufgrund der Einseitigkeit der O.-D. wird die Einnahme von Nahrungsergänzungsmitteln (z. B. Folsäure, Selen, Omega-3-Fettsäuren) empfohlen, um Mangelzustände zu vermeiden.

Ornus europaea *m*: s. Fraxinus ornus.

Ortho-Bionomy (gr. ὀρθός richtig, gerade): syn. Bionomy*.

O

Ortho|molekular|medizin (lat. moles Masse; ars medicina ärztliche Kunst) *f*: s. Medizin, orthomolekulare.

Ortho|pädie, traditionelle chinesische (gr. ὀρθός richtig, gerade; παῖς Kind) *f*: jüngerer Zweig der Traditionellen Chinesischen Medizin*, der Kenntnisse der modernen Anatomie, Biomechanik u. Orthopädie mit traditionellen Behandlungsformen wie Akupunktur* u. Moxibustion*, Schröpfen*, Rezepturenverschreibung, chinesischer Manualtherapie* u. traditioneller äußerer Schienung kombiniert; **Anwendung:** v. a. bei traumatischen u. degenerativen Erkrankungen des Bewegungssystems.

Ortho|rexia nervosa (gr. ὄρεξις Verlangen) *f*: gestörtes Essverhalten, bei dem ein auffallendes Verlangen nach gesunder Ernährung (z. B. Furcht vor Fett, Chemikalien od. anderen Stoffen, die in Lebensmitteln enthalten sind) im Vordergrund steht; Betroffene suchen sich dabei v. a. Diäten od. Ernährungsphilosophien mit stark ideologischer Komponente u. charismatischen Protagonisten aus, die Heilung od. Schutz vor nahezu allen Krankheiten versprechen. Wird ein beträchtlicher Teil der Zeit u. Energie der Auswahl des vermeintlich richtigen Essens gewidmet, so dass die Teilnahme an einem normalen sozialen Leben gefährdet ist, ist von einer Störung mit Krankheitswert auszugehen. Vgl. Essstörungen.

Ortho|siphon stamineus Benth. *m*: Orthosiphon aristatus (Bl.) Miq., Orthosiphon spicatus (Thunberg) Baker, Katzenbart; krautige Pflanze aus der Familie der Lamiaceae (Lippenblütler); s. Abb.; **Arzneidroge:** kurz vor der Blüte gesammelte u. getrocknete Laubblätter u. Stängelspitzen (Orthosiphonis folium, Orthosiphonblätter, Koemis Koetjing, Indischer Nierentee); Monographie: HMPC, ESCOP, Kommission E; **Inhaltsstoffe:** 0,2–0,6 % ätherisches Öl (vowiegend mit Sesquiterpenen), lipophile Flavone (Sinesetin, Eupatorin), Triterpensaponine, ca. 3 % Kaliumsalze; **Wirkung:** diuretisch, schwach spasmolytisch, antimikrobiell; **Verwendung:** zerkleinerte Droge als Infus u. a. galenische Zubereitungen zum Einnehmen; **1.** (med.) **a)** zur Durchspülungstherapie bei bakteriellen u. entzündlichen Erkrankungen der ableitenden Harnwege, Nierengrieß (Kommission E); **b)** zur Durchspülung der ableitenden Harnwege, insbesondere bei Entzündungen u. Nierengrieß, u. unterstützend bei bakteriellen Infektionen der Harnwege (ESCOP); **2.** (traditionell) Erhöhung der Harnmenge zur Durchspülungstherapie bei leichten Beschwerden der ableitenden Harnwege (HMPC); **3.** (volkstümlich) bei Harnblasen- u. Nierenerkrankungen, Gallensteinen, Gicht u. Erkrankungen des rheumatischen Formenkreises; die Wirksamkeit bei den volkstümlichen Anwendungsgebieten ist derzeit nicht belegt. **Dosierung:** Tagesdosis 6–12 g Droge, Zubereitungen entsprechend; Hinweis: Eine Flüssigkeitszufuhr von mindestens 2 l/d ist erforderlich. **Nebenwirkungen:** keine bekannt; **Kontraindikation:** Ödeme infolge eingeschränkter Herz- u. Nierentätigkeit, Schwangerschaft u. Stillzeit; **Wechselwirkung:** keine bekannt.

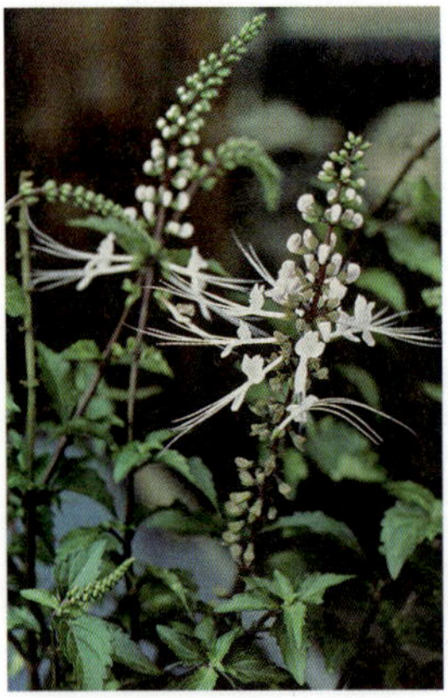

Orthosiphon stamineus: Blüte [5]

Ortho|stase|syn|drom (gr. ὀρθός richtig, gerade; Stase*; gr. σύνδρομος mitlaufend, begleitend) *n*: s. Hypotonie.

-osis: auch -ose; Wortteil mit der Bedeutung Krankheit, krankhafter Zustand.

Osteo|pathie (gr. ὀστέον Knochen; -pathie*) *f*: **1.** Bez. für ein diagnostisches u. therapeutisches Verfahren (Erweiterung der Manuellen Medizin*), das der Chirotherapie* stark ähnelt, aber aus einer anderen Schule (A. T. Still, 1828–1917) hervorgegangen ist; die allg. O. beschäftigt sich mit der Behandlung von Bändern, Gelenken u. Muskeln über das Rückenmarksegment; spezielle Techniken sind u. a. die viszerale u. die cranio-sacrale Osteopathie. Angewendet werden Korrektionstechniken (Druck, Hebelwirkung, Traktion, Entspannung, Timing) zur Behandlung von sog. osteopathischen Läsionen (Veränderungen in der anatomischen Struktur u. den physiologischen Verhältnissen eines Gelenks, die lokale u. entfernte Störungen verursachen). Zusätzlich arbeitet die O. am weichen Bindegewebe u. am Skelettsystem (Faszien) mit Artikulation (passive Bewegung im Gelenk zur Entspannung in den Muskel- u. Sehnenzügen). **Anwendung:** bei schmerzhaften Funktionsstörungen des gesamten Bewegungssystems u. in das Bewegungssystem projizierten Affektionen des gesamten Körpers; **Nebenwirkungen:** potentielles Verletzungsrisiko insbesondere bei Ungeübten; **Kontraindikation:** Tumoren, Knochenerkrankungen u. andere Strukturschäden. Wissenschaftliche Belege stehen noch aus. **2.** allgemeine Bez. für meist nichtentzündliche, generalisierte Knochenerkrankungen.

OTC: Abk. für (engl.) *over the counter;* Bez. für Arzneimittel*, die frei verkäuflich u. nicht rezeptpflichtig sind.

Out|come-Studie (engl. outcome Resultat) *f*: meist groß angelegte, medizinische Beobachtungsstudie, bei der das klinische Resultat von therapeutischen Interventionen, so wie sie im klinischen Alltag angewendet werden, registriert wird; Studiendesign, das von vielen Vertretern der Alternativmedizin einer kontrollierten Studie* vorgezogen wird. Vgl. Metaanalyse; N=1-Studie; Review, systematisches; Studie, randomisierte kontrollierte.

Oxal|säure: Acidum oxalicum; Kleesäure; HOOC—COOH; Bestandteil verschiedener Gemüsearten (v. a. Spinat, Mangold, Rhabarber, rote Bete), der im Darm durch Komplexbildung die Calciumaufnahme beeinträchtigt u. bei Zufuhr größerer Mengen zur Unterversorgung mit Calcium* führen kann; bei Neigung zur Bildung oxalsäurehaltigen Nierensteins (s. Nephrolithiasis) sollten oxalsäurehaltige Nahrungsmittel nur selten verzehrt werden.

Oxidation (gr. ὀξύς scharf, sauer) *f*: Reaktion eines Stoffes (z. B. Lebensmittel) mit Luftsauerstoff bei Raumtemperatur od. leicht erhöhter Temperatur, bei der Elektronen abgegeben werden; Bildung von Rückständen od. sauren Reaktionsprodukten führt bei Lebensmitteln mit der Zeit zu einer Qualitätsminderung. Durch Zusatz chemischer Antioxidanzien* werden die autooxidativen Prozesse ausgeschaltet (Verlängerung der Haltbarkeit). Autooxidationsreaktionen sind wichtige Entstehungsquellen freier Radikale. Chinone, aromatische Nitroverbindungen, Redoxfarbstoffe, Melanin, bestimmte Schwefelverbindungen u. Flavine sowie reduzierte Eisenkomplexe können autooxidieren u. dabei eine unerwünschte Sauerstoffaktivierung auslösen.

Oxidations|therapie, hämato|gene (↑; Therapie*) *f*: Abk. HOT; sog. Blutwäsche nach Wehrli; von Frederico Wehrli entwickelte Form der Eigenbluttherapie*, bei der ca. 50–100 ml mit Natriumcitrat od. Heparin ungerinnbar gemachtes Blut eines Patienten in einem Apparat mit Sauerstoff durchperlt, meist noch mit UV-C-Licht bestrahlt u. anschließend intravenös od. intramuskulär reinjiziert werden; **Wirkung:** Bei der photobiologischen Behandlung des Blutes soll u. a. ein sog. Singulett-Sauerstoff mit besonderen biologischen Eigenschaften entstehen. Daneben werden eine durch die UV-C-Strahlung bewirkte erhöhte Energiezufuhr (Photonen) u. der physikalisch gelöste Sauerstoff im Blutplasma als weitere Wirkungsfaktoren diskutiert. HOT soll den Zellstoffwechsel anregen, Ablagerungen in Blutgefäßen u. an Zellmembranen entfernen sowie biologische Regulationsmechanismen fördern. **Anwendung:** bei Durchblutungsstörungen, Erkrankungen des rheumatischen Formenkreises, Asthma bronchiale, Allergien*, Erschöpfungszuständen u. zur Immunstärkung bei Krebs; **Kontraindikation:** Hämophilie, akute Ulkuserkrankung, akute Leber- u. Nierenerkrankungen, Gallenblasenstörungen, Hyperthyreose, Porphyrie, fieberhafte Erkrankungen unklarer Genese, gleichzeitige immunsuppressive Therapie. Wegen widersprüchlicher Erklärungen u. fehlender Wirksamkeitsnachweise sowie einem nicht zu vernachlässigenden Risiko z. B. für allergische Reaktionen wird HOT von der Schulmedizin abgelehnt.

Oxyon|therapie (↑) *f*: syn. Ozontherapie*.

Oxy|venierungs|therapie (↑; lat. vena Röhrchen, Kanal; Therapie*) *f*: von dem Arzt H. S. Regelsberger entwickeltes Verfahren, das auf die Anhebung der Blutsauerstoffsättigung u. diverse unspezifische Reizfolgereaktionen durch die intravenöse Zufuhr von 2-wertigem Sauerstoff abzielt; **Durchführung:** Über ein Infusionsset werden dem liegenden Patienten ca. 10 bis maximal 50 ml Sauerstoff appliziert, wobei die Initialdosen ca. 10–20 ml betragen u. um jeweils 5 ml vorsichtig erhöht werden. Die Behandlung wird ca. 4(–6) Wochen mit jeweils 4–5 Applikationen pro Woche durchgeführt. **Wirkungshypothesen:** Anstieg der Sauerstoffsättigung u. Dissoziationskurve, gesteigerte Diurese, Normalisierung von pH-Wert, kolloidosmotischem Druck, Cholesterolkonzentration, Auslösung einer Eosinophilie mit Stimulation des Arachidonsäuremetabolismus; **Anwendung:** bei arteriellen, venösen u. lymphatischen Durchblutungsstörungen (periphere Gefäße, Menière Krankheit, zerebrale Durchblutungsstörung), Allergien*, neurovegetativen Störungen; **Nebenwirkungen:** mögliche Gasembolie, Schmerzen im vorderen Thoraxbereich mit Hustenreiz, Kopfschmerz; **Kontraindikation:** akute Infektionen, Herzinfarkt, Apoplexie, akute schwere Traumen, unmittelbar nach Tumorextraktion. Wissenschaftlich nicht belegtes, umstrittenes Verfahren mit geringer Verbreitung.

Ozon *n*: 3-atomiges Sauerstoffmolekül (O_3) von stark oxidierender Wirkung; je nach Konzentration farbloses bis blaues Gas; entsteht durch starke UV-Strahlung aus Sauerstoff; ab 5–10 ppm, dem 50–100-fachen MAK-Wert (0,1 ppm = 0,2 mg/m³), Reizwirkung auf Augen u. Atemtrakt (Konjunktivitis, Tracheitis) bis zum Lungenödem, Kopfschmerz; Geruchsschwelle 0,02 ppm; **Wirkungshypothesen:** mikrobizid, immunmodulativ, sauerstofffreisetzend durch oxidative Zerstörung der Keime, Ozonolyse mit ungesättigten Fettsäuren u. Peroxidbildung, Induktion von Immunmetaboliten u. a.; **Anwendung:** s. Ozontherapie.

Ozon|therapie (Therapie*) *f*: syn. Oxyontherapie, Sauerstoff-Ozon-Behandlung; intramuskuläre, intravasale od. lokale Applikation von Ozon* in einem Gemisch mit Sauerstoff; **Formen: 1.** topische Anwendung (z. B. als Glocken-, Beutel-, Stiefelbegasung in ozonfestem Material; Fistelinfiltration, Mundspülung, rektale Applikation); **2.** systemische Anwendung als kleine Eigenbluttherapie* mit Gabe von ca. 5–10 ml Eigenblut od. als große

Eigenbluttherapie mit Gabe von ca. 50 ml Eigenblut mit 10–40 μg Ozon/ml Blut als Tropfinfusion über Mikroperlsystem; **3.** rektale Insufflation von 100–300 ml Sauerstoff-Ozon-Gemisch; **4.** intraarterielle Injektion (nur noch bei arterieller Durchblutungsstörung Stadium III u. IV nach Fontaine, wird zunehmend von der großen Eigenbluttherapie abgelöst); **5.** intraartikuläre Injektion; **Anwendung:** bei Haut- u. Schleimhauterkrankungen (z. B. Ulcus cruris, Dekubitus, Analfisteln), arteriellen Durchblutungsstörungen im peripheren u. zerebralen Bereich, bei sekundären Immunopathien, Erkrankungen des rheumatischen Formenkreises u. zur adjuvanten Tumortherapie; **Kontraindikation:** Erkrankungen mit Gerinnungsstörungen u. Blutungsneigung (z. B. frischer Herzinfarkt, Apoplexie, manifeste Thrombopenie, Alkoholkrankheit), Hyperthyreose, Favismus; strenge Indikationsstellung bei Schwangerschaft u. Kindern. Wissenschaftlich umstrittenes Verfahren.

P

Paar|therapie (Therapie*) *f*: psychologische Behandlungsform zur Behebung von Beziehungsstörungen, die u. a. auf falschen bzw. irrationalen Erwartungen beruhen, Folge veränderter Lebenssituationen sind od. auf eine generelle Unfähigkeit zurückgehen, Problemlösungsstrategien zu finden; durch das Training von Kommunikations- u. Problemlösungsfertigkeiten (Zuhören, Verstehen, Gefühlsausdruck, Metakommunikation, nonverbaler Ausdruck) wird versucht, die gegenseitige Problemdarstellung zu erleichtern u. abträgliche Eskalationseffekte zu verhindern. Bestandteil der P. sind Maßnahmen zur Steigerung der positiven Reziprozität (sog. Verwöhntage) sowie das Herausarbeiten der attraktiven Seiten u. Verhaltensweisen der Partner. Vgl. Sexualtherapie; Mediation.

Pacana (pācana, Sanskrit verdauungsförderndes Mittel) *n*: s. Purvakarma.

Packung: kalte od. heiße Ganz-, Dreiviertel- (Arme u. Schulter freibleibend) od. Teilpackung (vgl. Kompresse) mit Tüchern (s. Wickel), Peloiden* od. anderen Substanzen (z. B. Quark, Kartoffeln); Temperatur bei kalter P. 12–18 °C, bei heißer P. 40–50 °C; **Wirkung:** hyperämisch, analgetisch; warme P. auch resorptionsfördernd u. muskelrelaxierend.

Paeonia officinalis L. *f*: Pfingstrose; ausdauernde, krautige Pflanze aus der Familie der Paeoniaceae (Pfingstrosengewächse); s. Abb.; zusammen mit Paeonia mascula L. Stammpflanze der Droge; **Arzneidroge:** schnell getrocknete Kronblätter der gefüllten, dunkelroten Gartenform (Paeoniae flos), im Frühjahr gegrabene u. getrocknete knollige Nebenwurzeln (Paeoniae radix) der gefüllten, kultivierten Gartenform; Negativmonographien Kommission E; **Inhaltsstoffe:** Blüten: Anthocyanidine (z. B. Paeonidin-3,5-diglukosid), Gerbstoffe; Wurzeln: 1,5–3,5 % Paeoniflorin, viel Saccharose; **Verwendung:** Blüten als Teeaufguss; keine typische Einzelanwendung der Wurzeln, hauptsächlich in Kombinationen; (volkstümlich) Blüten bei Haut- u. Schleimhauterkrankungen, Gicht, Erkrankungen des rheumatischen Formenkreises, Atemwegserkrankungen; Wurzeln bei Krämpfen unterschiedlicher Art u. Ursache; die Wirksamkeit bei den beanspruchten Anwendungsgebieten ist nicht belegt. **Nebenwirkungen:** Überdosierungen der Blüten u. Wurzeln können Erbrechen, Koliken u. Diarrhö verursachen; **Kontraindikation:** Schwangerschaft u. Stillzeit; **Wechselwirkung:** keine bekannt; **Homöopathie:** Verwendung der frischen, im Frühjahr geernteten unterirdischen Teile entsprechend dem homöopathischen Arzneimittelbild, z. B. bei Hämorrhoiden, Fissura ani, Analekzem.

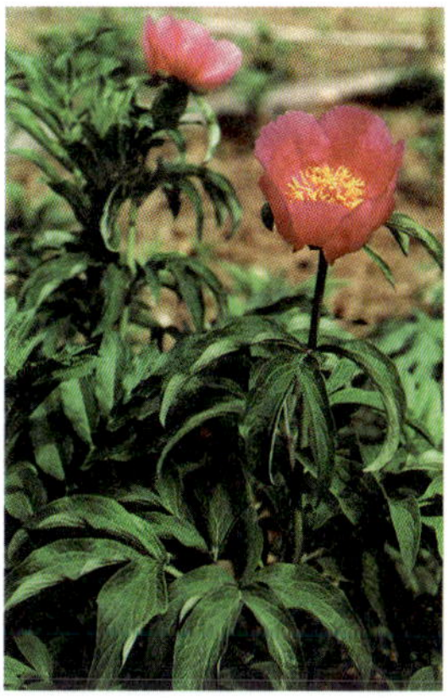

Paeonia officinalis: Pflanze [5]

PAK: Abk. für polycyclische aromatische Kohlenwasserstoffe*.

Palliation (lat. palliare mit einem Mantel bedecken) *f*: Bez. für die Linderung von Symptomen ohne Beseitigung der sie unterhaltenden Ursache bzw. der in ihnen zum Ausdruck kommenden Reaktionslage des der Erkrankung zugrunde liegenden Zustands. Vgl. Unterdrückung.

Palpation (lat. palpare tasten) *f*: Untersuchung durch Betasten.

Pan|acea (lat. Allheilkraut) *f*: s. Universalmittel.

Panacis quinque|folii radix *f*: Radix Panacis quinquefolii; chin. Xi-Yang-Shen; Droge der Chinesischen Medizin*; Wurzeln von Panax quinquefolius L. aus der Familie der Araliaceae (Efeugewächse); **Eigenschaften:** süß, etwas bitter, kalt, kehrt in Herz, Lunge u. Niere ein; **Wirkung:** füllt das Qi* auf, nährt das Yin, klärt Feuer* u. lässt

Körpersäfte entstehen; **Anwendung:** bei Yin*-Leere mit loderndem Feuer, bei Schädigung von Qi u. Yin durch Fülle*-Hitze.

Panama|rinde: s. Quillaja saponaria.

Panax ginseng C. A. Meyer *m*: Asiatischer Ginseng; Staude aus der Familie der Araliaceae (Efeugewächse); **Arzneidroge:** Haupt-, Neben- u. Haarwurzeln der etwa 6-jährigen Pflanze (Ginseng radix, Ginsengwurzel); Weißer Ginseng wird durch Trocknen der Wurzel an der Sonne, Roter Ginseng durch Behandlung der Wurzeln mit Wasserdampf erhalten; Monographie: ESCOP, WHO, Kommission E; die amerikanische Ginsengwurzel stammt von Panax quinquefolius L.; **Inhaltsstoffe:** mindestens 1,5 % Ginsenoside (Triterpensaponine, berechnet als Ginsenosid Rg1), ätherisches Öl, Phytosterole, Peptidoglykane; **Wirkung:** je nach Herkunft immunstimulierend u. adaptogen (stressabschirmend), Verbesserung der körperlichen u. geistigen Leistungsfähigkeit, Blutdruck u. Cholesterolspiegel senkend, gefäßerweiternd, die Synthese von Proteinen stimulierend u. gonadotrop; die Ginsengforschung ist noch nicht abgeschlossen. **Verwendung:** zerkleinerte Droge, Drogenpulver; **1.** (med.) zur Stärkung u. Kräftigung bei Müdigkeits- u. Schwächegefühl, nachlassender Leistungs- u. Konzentrationsfähigkeit, in der Rekonvaleszenz (ESCOP, Kommission E); **2.** in der Chinesischen Medizin: s. Ginseng radix; **Dosierung:** 1–2 g Droge pro Tag, Zubereitungen entsprechend; die Tagesmenge an Ginsenosiden muss mindestens 10 mg betragen; Dauer der Anwendung: bis zu 3 Monaten, ein erneute Anwendung ist nach 2–3 Monaten möglich; **Hinweis:** Roter Ginseng wurde zur Konservierung mit gespanntem Wasserdampf behandelt u. ist Weißem Ginseng nicht überlegen. **Nebenwirkungen:** bei überhöhten Dosen u. langer Anwendung zentrale Übererregbarkeit u. Schlafstörungen; bei gleichzeitiger Anwendung von Coffein evtl. Hypertonie; **Kontraindikation:** Allergie gegen Araliaceen; **Wechselwirkung:** keine bekannt; **Homöopathie:** Panax pseudoginseng; Verwendung der getrockneten Wurzeln entsprechend dem homöopathischen Arzneimittelbild, z. B. bei Erkrankungen des rheumatischen Formenkreises, Schwächezuständen. Vgl. Eleutherococcus senticosus.

Panax quinque|folius *m*: s. Panax ginseng.

Pancha|karma (pañcakarman; pañca, Sanskrit fünf; karman, Sanskrit Handlung, Therapie) *m*: Bez. für ein Behandlungsverfahren i. R. des Ayurveda* (s. Therapie, ayurvedische); das P. kann in Form einer Kur durchgeführt u. sowohl zur Behandlung von Krankheiten als auch zur Erhaltung der Gesundheit angewendet werden. Nach heutiger Lehrmeinung gehören zu den Hauptbehandlungsmethoden (Pradhānakarma) des P.: **1. Vamana:** therapeutisches Erbrechen; **2. Virecana:** Abführen; **3. Basti:** Einsatz medizinierter Darmeinläufe auf der Basis von Öl od. Kräuterabkochung; **4. Nasya:** nasale Instillation medizinierter Kräuteröle; **5. Raktamokṣaṇa:** Aderlass*. Für jedes dieser Verfahren gibt es detaillierte Anwendungsvorschriften mit genauen Angaben der Indikationen u. Kontraindikationen. Eine P.-Therapie muss immer individuell geplant u. betreut werden. Im Therapieverlauf müssen diesen 5 sog. Hauptbehandlungen vorbereitende Maßnahmen (s. Purvakarma) vorangehen (s. Tab.). Dadurch werden nach ayurvedischer Anschauung die krankmachenden Doshas* mobilisiert u. für die Ausleitung vorbereitet. Die 5 Hauptbehandlungen des P. stellen eine Kombination von ausleitenden u. ausgleichenden Behandlungsverfahren dar. Nach den Hauptbehandlungen sollte ein schonender Kostaufbau erfolgen. Je nach Indikation für das P. können unterschiedliche Nachbehandlungen (Paścātkarma) folgen; so kann die Ausleitung durch P. eine Voraussetzung für eine spezifische Krankheitstherapie od. auch für Regeneration u. Stärkung sein. Vgl. Rasāyana; Vājīkaraṇa; Therapie, ausleitende.

Panchakarma

Behandlungsschritte	Methoden
Pūrvakarma* (vorbereitende Handlungen)	Pācana (Ernährung und Kräuter zum Lösen von Ablagerungen)
	Snehana (innerliche und äußerliche Anwendung von Ölen und Fetten)
	Svedana (Schwitzanwendungen)
Pradhānakarma (Hauptbehandlung)	Vamana (therapeutisches Erbrechen)
	Virecana (Abführen)
	Basti (Darmeinläufe)
	Nasya (nasale Applikation von Ölen)
	Raktamokṣaṇa (Aderlass)
Paścātkarma (nachfolgende Behandlung)	Saṃsarjana (Kostaufbau)
	Rasāyana (Regeneration)
	Śamana (spezifische Krankheitstherapie)

P

Pantothen|säure: veraltet Vitamin B_5; wasserlösliches, hitzelabiles Vitamin*, das sich aus β-Alanin u. 2,4-Dihydroxy-3,3-dimethyl-butyrat zusammensetzt; **biochemische Funktion:** Bestandteil von Coenzym A u. 4-Phosphopantethein (prosthetische Gruppe des Acyl-Carrier-Proteins), somit wichtig beim Abbau von Fetten, Kohlenhydraten u. verschiedenen Aminosäuren sowie bei der Synthese von Fettsäure-, Cholesterol- u. Steroidderivaten; **Vorkommen in Nahrungsmitteln:** in fast allen pflanzlichen u. tierischen Nahrungsmitteln; besonders in Hefe, Innereien (Leber, Herz, Niere), Eigelb, Vollkornerzeugnissen, Leguminosen, Pilzen u. Gelée* royale; Bedarf für Erwachsene (D-A-CH 2008): Schätzwert 6 mg/d; **Mangelerscheinungen:** alimentär selten; experimentell u. bei parenteraler Ernährung, chronischer Hämodialyse, Alkoholkrankheit können beim Menschen Abgeschlagenheit, Müdigkeit, Schwäche, Schlafstörungen, Dermatitis u. Parästhesien der Extremitäten (insbesondere das Burning-Feet-Syndrom) auftreten; im Tierversuch Wachstumsstörungen, Gewichtsverlust, Atrophie der Nebennierenrinde, Störungen des Nervensystems u. der Fortpflanzung; **Hypervitaminose:** weder alimentär noch bei therapeutischer Anwendung hoher Dosierungen bekannt.

Papain *n*: s. Carica papaya.

Papaver rhoeas L. *n*: Klatschmohn; einjährige Pflanze aus der Familie der Papaveraceae (Mohngewächse); **Arzneidroge:** getrocknete, ganze od. fragmentierte Blütenblätter (Papaveris rhoeados flos, Klatschmohnblüten); Negativmonographie Kommission E; **Inhaltsstoffe:** Anthocyanglykoside (z. B. Mecocyanin u. Cyanin) u. 0,1 % Isochinolinalkaloide (ca. 50 % Rhoeadin); **Wirkung:** sedierend, expektorierend; **Verwendung:** als Infus od. Sirup; (volkstümlich) bei Atemwegsbeschwerden od. Schlafstörungen sowie als beruhigendes u. schmerzstillendes Mittel. Die Wirksamkeit bei den beanspruchten Anwendungsgebieten ist derzeit nicht belegt. **Nebenwirkungen:** Rhoeadin wird eine krampferregende Wirkung zugeschrieben. Vgl. Papaver somniferum.

Papaver somni|ferum L. *n*: Mohn, Schlafmohn; Staudengewächs in Kleinasien, China, Japan, Iran u. Vorderindien aus der Familie der Papaveraceae (Mohngewächse); **Arzneidroge:** der nach Ritzen der unreifen Fruchtkapseln austretende Milchsaft wird nach 8–10 Stunden abgeschabt u. bildet das Rohopium. **Verwendung:** s. Opium. Alle Pflanzenteile bis auf die Samen unterliegen dem Betäubungsmittelgesetz (Anlage III; mit Ausnahmen). Vgl. Papaver rhoeas; Eschscholzia californica.

Papaya *f*: s. Carica papaya.

Pappel: s. Populus.

Paprika: s. Capsicum.

Para|lyse (gr. παραλύειν auf einer Seite lähmen, schwächen) *f*: s. Lähmung.

Para|medizin (gr. παρά neben, abweichend; lat. ars medicina ärztliche Kunst) *f*: Bez. für medizinische Systeme mit diagnostischen u. therapeutischen Prinzipien u. Erklärungsmodellen, die eindeutig außerhalb der gängigen u. naturwissenschaftlich fundierten Schulmedizin liegen; wissenschaftssoziologisch eine auf Abgrenzung u. Diffamierung gerichtete Bezeichnung, die auf alle medizinischen Richtungen Anwendung findet, die vom jeweils vorherrschenden Denkkollektiv abweichen.

Parese (gr. πάρεσις Erschlaffung) *f*: s. Lähmung.

Passi|flora in|carnata L. *f*: Passionsblume; Schlingpflanze aus der Familie der Passifloraceae (Passionsblumengewächse); s. Abb.; **Arzneidroge:** frische u. getrocknete Schlingtriebe mit Blättern, Blüten u. Früchten (Passiflorae herba, Passionsblumenkraut); Monographie: HMPC, ESCOP, WHO, Kommission E; **Inhaltsstoffe:** mindestens 1,5 % Flavonoide (z. B. Isovitexin, Isoorientin, Schaftosid), ätherisches Öl (Spuren), cyanogene Glykoside, freie Aminosäuren u. Polysaccharide, β-Carbolinalkaloide (Spuren); **Wirkung:** motilitätshemmend, sedierend, anxiolytisch; **Verwendung:** zerkleinerte Droge für Infuse sowie andere galenische Zubereitungen; Fertigarzneimittel; zur inneren Anwendung; **1.** (med.) **a)** bei Unruhezuständen (Kommission E); **b)** bei Unruhe, Spannungszuständen, Reizbarkeit mit Einschlafstörungen (ESCOP); **2.** (traditionell) zur Besserung leichter Stresssymptome u. als Schlafhilfe (HMPC); **Dosierung:** Erwachsene: 2,5 g Droge für Infuse, bis 4-mal pro Tag, 1–4 ml Tinktur (1 : 8), Zubereitungen entsprechend; bei Kindern (3–12 Jahre) Behandlung nur unter ärztlicher Aufsicht; **Nebenwirkungen:** sehr selten Allergien; **Kontraindikation:** keine bekannt; **Wechselwirkung:** keine bekannt; **Homöopathie:** Verwendung des frischen Krautes entsprechend dem homöopathischen Arzneimittelbild, z. B. bei Schlafstörungen, Krampfleiden, Unruhezuständen.

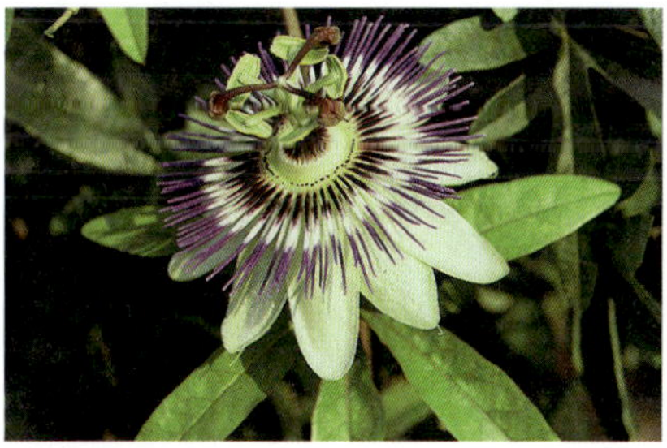

Passiflora incarnata: Blüte [5]

Passions|blume: s. Passiflora incarnata.

Paste (lat. pasta) *f*: halbfeste Arzneizubereitung zur lokalen Anwendung mit einem hohen Anteil (bis 50 %) unlöslicher Pulver, die in einem zähflüssigen od. salbenartigen Trägerstoff homogen dispergiert sind; vgl. Lotion.

Pastillen (lat. pastillus Mehl-, Brotkügelchen) *f*: zur peroralen Anw. bestimmte feste, im Allg. scheibchen-, kugel- od. kegelförmige Arzneizubereitungen; vgl. Arzneiformen.

Pastinaca sativa L. *f*: Pastinak; zweijährige Pflanze aus der Familie der Apiaceae (Doldengewächse); **Arzneidroge:** getrocknete Früchte (Pastinacae fructus, Pastinakfrüchte) u. Wurzeln (Pastinacae radix, Pastinakwurzel); **Inhaltsstoffe: 1.** Früchte: 1,5–3,6 % ätherisches Öl mit Estern der Butter-, Heptyl- u. Capronsäure u. wenig Myristicin; fettes Öl (Glyceride ungesättigter Fettsäuren); die Furanocumarine Ammoidin, Bergapten, Imperatorin, Sphondin u. a.; **2.** Wurzeln: ätherisches Öl mit viel Myristicin u. Terpinolen neben geringeren Mengen an β-Pinen u. cis-Ocimen, ferner Furanocumarine wie Angelicin, Psoralen u. a.; **Wirkung:** keine nachgewiesen od. bekannt; **Verwendung:** (volkstümlich) Früchte: innerlich als Dekokt z. B. bei Magen-, Stein- u. Harnblasenerkrankungen; Wurzeln: z. B. bei Fieber, Nephrolithiasis, Magenerkrankungen. Die Wirksamkeit der Drogen bei den beanspruchten Anwendungsgebieten ist derzeit nicht belegt. **Dosierung:** keine bekannt; **Nebenwirkungen:** Nach Berühren der Pflanze kann es zu entzündlichen Hauterkrankungen kommen, z. B. in Form von Erythemen bis hin zur Blasenbildung. **Kontraindikation:** keine bekannt; **Wechselwirkung:** keine bekannt; **Homöopathie:** Verwendung der frischen, unterirdischen Teile zweijähriger Pflanzen entsprechend dem homöopathischen Arzneimittelbild, z. B. bei Delirium.

Pastinak: s. Pastinaca sativa.

Pastoral|medizin (lat. pastor Hirt; ars medicina ärztliche Kunst) *f*: **1.** von Rudolf Steiner eingeführtes Zusammenwirken von Arzt u. Priester bei der Erkennung u. Behandlung von Krankheiten u. Krankheitsdispositionen; der Arzt soll über das Arzneimittel vom Lebensleib* in das Bewusstsein (Ich*-Organisation), der Priester durch das Sakrament (Kommunion, Beichte, heilige Ölung) vom Bewusstsein in den Lebensleib wirken; vgl. Medizin, anthroposophische. **2.** Gebiet der praktischen Theologie, das die Beziehung von natürlichem Leibesleben u. übernatürlicher Ordnung erforscht u. medizinisches Wissen für die Theologie u. Seelsorge zur Verfügung stellen soll.

-pathie: auch -pathia; Wortteil mit der Bedeutung Schmerz, Krankheit; von gr. πάθος.

Patho-: auch Path-; Wortteil mit der Bedeutung Schmerz, Krankheit; von gr. πάθος.

Patho|genese, ayur|vedische (↑; gr. γένεσις Erzeugung, Entstehung) *f*: Auffassung von der Krankheitsentstehung u. -entwicklung im Ayurveda*, bei der 5 Aspekte unterschieden werden; **I.** Zu- od. Abnahme des biologischen Feuers; theoretisch können alle 13 Agni* beeinträchtigt werden, meist aber wird eine Verringerung des sog. Verdauungsfeuers beobachtet. Unmittelbare Folge ist die Bildung giftiger Stoffwechselprodukte (sog. Ārna). **II.** Zu- od. Abnahme der somatischen Doshas* Vāta, Pitta u. Kapha od. der mentalen Doshas Rajas u. Tamas; **III.** direkte Schädigung od. in ihrer Widerstandskraft geschwächte Gewebe (Dhātu*); **IV.** in Mitleidenschaft gezogene Srotas (s. Physiologie, ayurvedische); theoretisch möglich sind der verminderte, der erhöhte, der umgekehrte u. der komplett blockierte Durchfluss; meist wird die Blockade eines Srotas beobachtet. **V.** Unterscheidung zwischen subklinischer u. klinischer Phase (jeweils in 3 Stadien unterteilt); **1.** subklinische Phase: **a)** lokalisiertes Ungleichgewicht eines Doshas; **b)** Akkumulation u. Aktivierung des dominierenden Doshas; **c)** Ausbreitung des Doshas im Körper, wenn nicht eine Heilung eintritt; **2.** klinische Phase: **a)** Lokalisation des erregten u. sich im Körper hin u. her bewegenden Doshas an einer Körperstelle od. einem Organ; ausschlaggebend für den Ort dieser Krankheitsmanifestation sind die Gewebequalität, insbesondere die Geweberesistenz, u. der Zustand der Srotas. **b)** Die Doshas gehen eine engere Verbindung mit den Geweben ein, so dass sich nun die typischen Symptome der Erkrankung ausbilden können. **c)** Die Erkrankung wird entweder überwunden od. sie mündet in einen chronischen Verlauf (evtl. mit der Entwicklung von Komplikationen). Vgl. Ätiologie, ayurvedische; Diagnostik, ayurvedische.

Patho|physio|gnomik (↑; gr. φυσιογνωμονεῖν jemanden nach seiner Gesichtsbildung beurteilen) *f*: phänomenologisches u. deskriptives Erfassen äußerer Veränderungen u. Abweichungen des Körpers vom Normalbild; die Inspektion bezieht sich z. B. auf Farbe u. Form von Zunge, Haut, Akren, Bauch, Körperhaltung; häufig Hinweisgeber auf humoralpathologische Prozesse, funktionelle Störungen u. Organerkrankungen im Frühstadium. Vgl. Antlitzdiagnostik; Physiognomie.

Paullinia cupana Kunth *n*: Guarana-Strauch; im Amazonasgebiet heimischer Kletterstrauch aus der Familie der Sapindaceae (Seifenbaumgewächse); **Arzneidroge:** getrocknete Paste aus gerösteten, zerkleinerten u. mit Wasser zu einem Brei angestoßenen Samen (**Guarana**, Pasta Guarana aus Paulliniae semen); Monographie: ESCOP; **Inhaltsstoffe:** 3,6–5,8 % Coffein* (coffeinreichste Droge), bis 0,17 % Theobromin, Saponine, Catechingerbstoffe, viel Stärke, Mineralstoffe; **Wirkung:** Stimulation der pressorischen Kreislaufzentren, leicht positiv inotrop u. chronotrop; **Verwendung:** zur Getränkeherstellung (z. B. in sog. Energy-Drinks); als Bestandteil von Tonika, Kaugummi, Tee, Kautabletten; als Fluidextrakt, eingestellt auf einen Coffeingehalt von 3 %; **1.** (med.) als Tonikum bzw. Stärkungsmittel im Fall von Ermüdung, Erschöpfung od. Rekonvaleszens (ESCOP); **2.** (traditionell) zur kurzfristigen Beseitigung geistiger u. körperlicher Ermüdungserscheinungen (§ 109 a Arzneimittelgesetz); **Dosierung:** maximale Tagesdosis 1–3 g Guaranapulver od. entsprechende Zubereitungen (entsprechend 400 mg Coffein); **cave:** Die Tagesdosis von maximal 3 g Droge sollte nicht überschritten werden. Es gibt keine zugelassenen Fertigarzneimittel. **Nebenwirkun-**

gen: Bei niedrigen Dosen können Einschlafstörungen, innere Unruhe, Tachykardie u. Magen-Darm-Beschwerden auftreten. Bei Dosen ab 250 mg Coffein sind Blutdruckanstieg sowie Toleranz- u. Abhängigkeitsentwicklung möglich. Bei Tagesdosen über 600 mg Coffein besteht bei Schwangerschaft die Gefahr von Abort u. Frühgeburt. **Kontraindikation:** Depressionen, Angststörungen, Magen- u. Duodenalulzera, Herzrhythmusstörungen, Hypertonie, Nierenerkrankungen; nicht einzunehmen von Kindern unter 16 Jahren; **Wechselwirkung:** Verstärkung der Nebenwirkungen durch Ephedra, Ephedrin u. coffeinhaltige Drogen; **Homöopathie:** Verwendung einer aus den geschälten, getrockneten, gerösteten u. gepulverten Samen durch Zusatz von Wasser bereiteten Paste entsprechend dem homöopathischen Arzneimittelbild, z. B. bei Kopfschmerz.

Pausinystalia johimbe (K. Schum.) Pierre ex Beille *f*: Corynanthe johimbe; Yohimbe; immergrüner Baum aus der Familie der Rubiaceae (Rötegewächse); **Arzneidroge:** getrocknete Stamm- u. Zweigrinde (Yohimbeae cortex, Yohimberinde); Negativmonographie Kommission E; **Inhaltsstoffe:** Monoterpen-Indolalkaloide (Yohimbin, Rauwolscin, Corynanthin, Raubasin u. a.), Gerbstoffe; **Wirkung:** sympatholytisch, steigert die Reflexerregbarkeit des Sacralmarks, schleimhautanästhesierend, blutdrucksenkend; aphrodisierende Wirkung umstritten; **Verwendung:** (volkstümlich) als Aphrodisiakum (sog. Potenzrinde) bei geschwächter Potenz u. Frigidität; als Ersatz für Steroidanabolika zur Steigerung der körperlichen Leistungsfähigkeit; zur Gewinnung von Yohimbin*. Die therapeutische Verwendung ist wegen des nicht abschätzbaren Nutzen-Risiko-Verhältnisses u. unzureichend belegter Wirksamkeit abzulehnen. **Nebenwirkungen:** Erregungszustände, Tremor, Schlaflosigkeit, Angst, Blutdruckerhöhung, Tachykardie, Übelkeit, Erbrechen, Leberschäden; **Kontraindikation:** Depression, Panikstörung, Hypotonie, Hypertonie, Angina pectoris, Nierenkrankheiten.

Pegu-Catechu *n*: s. Acacia catechu.

Pektine *n pl*: Pektinstoffe; Gemisch aus Polysacchariden (Araban, Galaktan) u. unterschiedlich stark (20–60 %) mit Methanol veresterter Polygalakturonsäure (für die gelierenden Eigenschaften der P. verantwortlich); unveresterte Polygalakturonsäuren werden auch Pektinsäuren genannt. Salze (Pektate) bilden unter geeigneten Bedingungen mit Zucker in höheren Konzentrationen Gele (z. B. zur Herstellung von Marmelade); **Vorkommen:** im Pflanzenreich in Wurzeln, Stämmen u. Früchten (z. B. Apfel, Zuckerrübe; Zitronen- u. Orangenschale enthalten bis zu 30 % P.); **Verwendung:** zur symptomatischen Therapie leichter Diarrhö v. a. bei Kindern in Form von Fertigarzneimitteln, rohen u. geriebenen Äpfeln, fein zerkleinerten Bananen od. Karottensuppe.

Pelargonium sidoides DC. *n*: (Afrikanische) Umckaloabo; Strauch aus der Familie der Geraniaceae (Storchschnabelgewächse); s. Abb.; **Arzneidroge:** getrocknete Wurzeln (Pelargonii sidoides radix, Umckaloabowurzel); **Inhaltsstoffe:** 0,5 % hochoxygenierte Cumarine, Phenolcarbonsäuren, Polyphenole (aus Catechin, Gallocatechin), Gallussäurederivate, Flavonoide, Kieselsäurederivate; **Wirkung:** antibakteriell, antiphlogistisch, antioxidativ, schleimlösend u. immunstimulierend; **Verwendung:** ethanolisch-wässriger Auszug (1 : 10) in Fertigarzneimitteln bei akuter u. chronischer Bronchitis, Rhinopharyngitis, Sinusitis; **Dosierung:** Erwachsene u. Kinder über 12 Jahren 3-mal 30 Tropfen pro Tag, Kinder von 6–12 Jahren 3-mal 20 Tropfen pro Tag, Kinder unter 6 Jahren 3-mal 10 Tropfen pro Tag; **Nebenwirkungen:** keine bekannt; **Kontraindikation:** Schwangerschaft u. Stillzeit, erhöhte Blutungsneigung, schwere Leber- u. Nierenerkrankungen; **Wechselwirkung:** Bei gleichzeitiger Gabe von Antikoagulanzien vom Cumarintyp ist eine Verstärkung der blutgerinnenden Wirkung aufgrund des Cumaringehalts der Droge möglich.

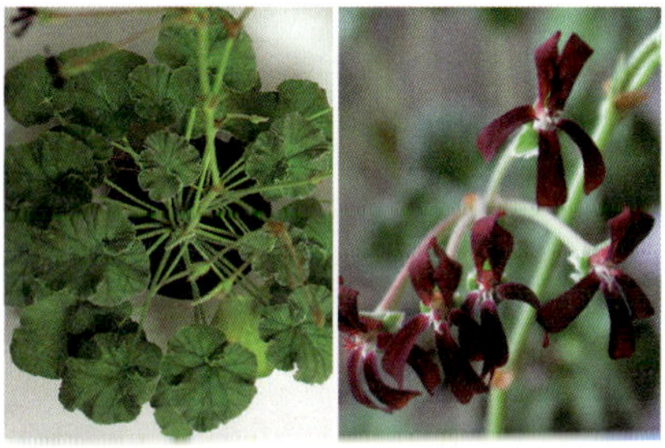

Pelargonium sidoides: Pflanze u. Blüte [5]

Peloid (gr. πηλός Schlamm; -id*) *n*: Substanz terrestrischen od. pflanzlichen Ursprungs, die in feinkörnigem Zustand u. mit Wasser gemischt zu Bädern* u. Packungen* verwendet wird; Verwendung von Torf* u. feinkörnigen Sedimenten (Lehm*, Torf, Schlick, Fango*, Heilerde*); **Wirkung:** durch mechanische Eigenschaften (hydrostatischer Druck, Auftrieb, Viskosität), hohe Wärmekapazität u. im P. enthaltene chemische Substanzen, die an der Körperoberfläche wirken od. in den Körper diffundieren können; beim Antrocknen entstehen Kapillarsaugkräfte mit austrocknender u. hautreinigender Wirkung. **Anwendung:** bei Erkrankungen des rheumatischen Formenkreises, entzündlichen u. degenerativen Gelenk- u. Muskelerkrankungen, Hauterkrankungen.

Pendel: als Anzeigegerät benutzter Gegenstand, bei dem es sich physikalisch meist um einen starren Körper handelt, der um eine Achse hin- u. herschwingen kann; das P. kann aus verschiedenen Materialien u. Formen bestehen. Die bisweilen anzutreffende Bez. als siderisches P. nimmt Bezug auf die im Okkultismus* verbreitete Praktik der Nutzung von Pendelschwingungen zu astrologischen Vorhersagen. Vgl. Pendeln; Wünschelrute.

Pendeln: wissenschaftlich nicht bestätigtes Verfahren, bei dem mit Hilfe eines in der Hand einer angeblich sensiblen Person gehaltenen Pendels* chronische Irritationszentren* des Körpers od. der Umwelt (z. B. Erdstrahlen*) erkannt werden sollen; Anwendung i. R. spekulativer u. paramedizinischer Praktiken z. B. zur Austestung von Allergien u. Unverträglichkeiten od. zur Diagnostik von Erkrankungen sowie zur Testung von Arzneimitteln. Die Deutung der verschiedenen Bewegungen des Pendels wird am Anfang einer Sitzung festgelegt. Der sog. Pendler soll sich von Wunschvorstellungen freimachen, um das Ergebnis nicht zu verfälschen.

Peri|carpium (gr. πέρι um herum; καρπός Frucht) *n*: Bez. für die Fruchtwand, die als Droge* verwendet wird; in der neuen pharmazeutischen Nomenklatur für Arzneidrogen wird die Bez. des Pflanzenteils hinter den Pflanzennamen gestellt (z. B. Citri* tangerinae pericarpium; früher vorangestellt, z. B. Pericarpium Citri tangerinae).

Perillae folium *n*: Folium Perillae; chin. Zi-Su-Ye; Droge der Chinesischen Medizin*; Blätter von Perilla frutescens (L.) Britt. var. acuta (Thunb.) Kudo (Schwarznessel) aus der Familie der Lamiaceae (Lippenblütler); **Eigenschaften:** scharf, warm, kehrt in Lunge u. Milz ein; **Wirkung:** löst die Oberfläche*, zerstreut Kälte*, bewegt das Qi*, harmonisiert den Magen; **Anwendung:** bei Wind-Kälte (s. Wind) an der Oberfläche, bei Qi*-Stagnation in Milz u. Magen, bei Lebensmittelvergiftungen mit Fisch u. Meeresfrüchten.

P

Perillae fructus *m*: Fructus Perillae; chin. Zi-Su-Zi; Droge der Chinesischen Medizin*; Früchte von Perilla frutescens (L.) Britt. var. acuta (Thunb.) Kudo aus der Familie der Lamiaceae (Lippenblütler); **Eigenschaften:** scharf, warm, kehrt in Lunge u. Dickdarm ein; **Wirkung:** senkt das Qi* ab u. wandelt Schleim* um, stillt Husten u. besänftigt das Keuchen, reguliert den Darm u. befördert den Stuhl; **Anwendung:** bei Husten u. Keuchen aufgrund von Schleim-Blockade (s. Schleim) u. umgekehrtem Qi*, bei Obstipation durch Trockenheit* im Darm.

Periodizität (gr. περίοδος Sonnenumlauf) *f*: Bez. für die Wiederkehr, Intensivierung od. Veränderung eines Symptoms bzw. Veränderung von Allgemeinbefinden od. Stimmungslage in regelmäßigen Abständen; in der Homöopathie* insbesondere bei fehlender periodisch von außen einwirkender Modalität* für die Arzneimittelwahl* von großer Bedeutung.

Peri|ost|massage (gr. περιόστεος Knochenhaut; Massage*) *f*: Reflexzonenmassage* mit an- u. abschwellendem Druck auf veränderte (Quellung, Einziehung) Regionen der Knochenhaut (Sklerotome*), ohne evtl. darüberliegende Muskeln zu irritieren (s. Abb.); **Wirkung:** reflektorisch, analgetisch auf innere Organe; allgemeine Massagewirkung; **Anwendung:** bei Arthrose, Arthralgie, Angina pectoris, Nephrolithiasis, Ulcus ventriculi u. Ulcus duodeni, Asthma bronchiale, Migräne, Kopfschmerz, Wirbelsäulensyndromen; **Kontraindikation:** Knochenmetastasen, frische Frakturen.

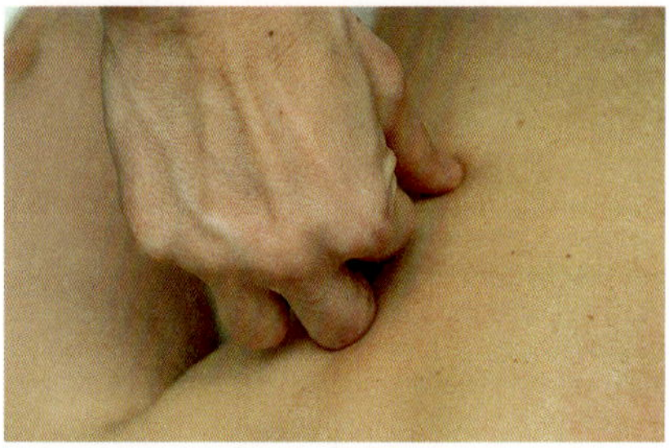

Periostmassage: am lateralen Rand des rechten Schulterblatts [9]

Per|kolation (lat. percolare durchseihen) *f*: Herstellungsverfahren eines Drogenauszugs, bei dem die Droge (z. B. eine getrocknete Heilpflanze) zunächst zerkleinert, dann (nach Mazeration) meist mehrmals mit Lösungsmittel vollständig extrahiert, filtriert u. konzentriert wird.

Persicae semen *n*: Semen Persicae; chin. Tao-Ren; Droge der Chinesischen Medizin*; Samen von Prunus persica (L.) Batsch u. Prunus davidiana (Carrière) Franch. aus der Familie der Rosaceae (Rosengewächse); **Eigenschaften:** bitter, ausgeglichen, leicht toxisch, kehrt in Herz, Leber, Lunge u. Dickdarm ein; **Wirkung:** belebt das Blut u. vertreibt Stasen*, reguliert den Darm u. befördert den Stuhl; **Anwendung:** bei Blut*-Stase, bei Obstipation bei Säftemangel im Darm, bei Husten u. Dyspnoe.

Per|tussis (per ringsum, völlig, sehr; tussis Husten) *f*: Keuchhusten; durch Bordetella pertussis hervorgerufene u. durch Tröpfcheninfektion übertragene Infektionskrankheit, die mit charakteristischen Hustenanfällen einhergeht; **Vorkommen:** in ungeimpfter Population v. a. jüngere Kinder betroffen, bei hoher Impfrate Säuglinge u. Erwachsene; Ansteckungsgefahr im katarrhalischen Stadium am größten, klingt mit 6. Krankheitswoche ab; Kontagionsindex 0,8–0,9; nach überstandener Krankheit besteht Immunität, die innerhalb von Jahrzehnten nachlässt (Zweiterkrankung bei Erwachsenen). **Klinik: 1. Stadium catarrhale** (Dauer 7–14 Tage): seröse Rhinopharyngitis, auch Konjunktivitis, subfebrile Temperatur, meist nachts zunächst noch uncharakteristischer Husten, der allmählich in Krampfhusten übergeht; **2. Stadium convulsivum** (Dauer 3–6 Wochen): typische Pertussisanfälle (nachts häufiger als tagsüber), in rascher Aufeinanderfolge mehr od. weniger schwere Hustenstöße (sog. Stakkatohusten) mit vorgestreckter Zunge, anschließend juchzendes, ziehendes Inspirium infolge Verengung der Stimmritze (Laryngospasmus, zäher Schleim); Wiederholung der Hustenanfälle in kurzen Abständen mit zunehmender Dyspnoe u. Zyanose sowie prall gefüllten Schädel- u. Halsvenen bis zur Gefahr der endexspiratorischen Apnoe, schließlich Entleerung des zähen, glasigen Schleims häufig mit Erbrechen; anschließend Periode mit erhöhter Hustenreizschwelle (hustenrefraktäre Phase); Anzahl der Hustenanfälle zwischen 5 u. 50 pro 24 Std.; **3. Stadium decrementi** (Dauer 2–6 Wochen): allmählich abnehmende Symptomatik, nur noch Bronchitis; Husten ggf. noch über Monate pertussiform; bei Jugendlichen u. Erwachsenen P. auch ausschließlich als mehrwöchiger trockener Husten; **Therapie:** u. a. **1.** Phytotherapie: **a)** (med.) Drosera*, Hedera* helix, Thymus* vulgaris; **b)** (volkstümlich) u. a. Althaea* officinalis, Lactuca* virosa, Marrubium* vulgare, Oenanthe* aquatica, Piscidia* piscipula, Thymus* serpyllum; **2.** Homöopathie: u. a. Castanea* sativa, Drosera, Lactuca virosa, Ledum* palustre, Psychotria* ipecacuanha; **3.** Akupunktur* nach den Vorgaben der Chinesischen Medizin; **4.** Klimatherapie*, Klimakammer*; **Prophylaxe:** Schutzimpfung.

Peru|balsam *m*: s. Myroxylon balsamum.

Pest|wurz: s. Petasites hybridus.

Petasites hybridus (L.) G. Gaertn. et al. *m*: Petasites officinalis Moench; Gemeine Pestwurz; ausdauernde, krautige Pflanze aus der Familie der Asteraceae (Korbblütler); s. Abb.; **Arzneidroge:** getrocknete od. frische Blätter (Petasitidis folium), Negativmonographie Kommission E; im Herbst gegrabene Wurzelstöcke (Petasitidis rhizoma), Monographie: Kommission E; **Inhaltsstoffe:** 0,1–0,4 % ätherisches Öl, Sesquiterpene (Petasin, Isopetasin, Neopetasin u. a.), Tannine, Schleimstoffe, Flavonoide, Pyrrolizidinalkaloide mit 1,2-ungesättigtem Necingerüst u. deren Stickstoffoxide; **Wirkung:** anti-inflammatorisch, spasmolytisch, analgetisch; **Verwendung:** Extrakte u. deren galenische Zubereitungen zum Einnehmen; (med.) **1.** Wurzelstock: zur unterstützenden Behandlung akuter krampfartiger Schmerzen im Bereich der ableitenden Harnwege, besonders bei Nephrolithiasis (Kommission E); **2.** Zubereitungen aus Petasitesblättern: In der Schweiz ist ein Präparat mit einem Spezialextrakt zur Behandlung der allergischen Rhinitis zugelassen. **Dosierung:** Verwendet werden sollten ausschließlich Extrakte, die (nahezu) frei sind von den lebertoxisch, kanzerogen u. mutagen wirkenden ungesättigten Pyrrolizidinen; Dosierung entsprechend den Empfehlungen der Hersteller; **Nebenwirkungen:** Kopfschmerz, Augenjucken, Diarrhö, Asthma bronchiale, Juckreiz, Magenfunktionsstörungen, leichte Müdigkeit u. Benommenheit, Anstieg der Leberenzyme; **Kontraindikation:** Lebererkrankungen, Überempfindlichkeit gegenüber Korbblütlern, Schwangerschaft u. Stillzeit; **Wechselwirkung:** keine bekannt; **Homöopathie:** Verwendung der zum Ende der Blütezeit geernteten oberirdischen Teile entsprechend dem homöopathischen Arzneimittelbild, z. B. bei Krämpfen der glatten Muskulatur.

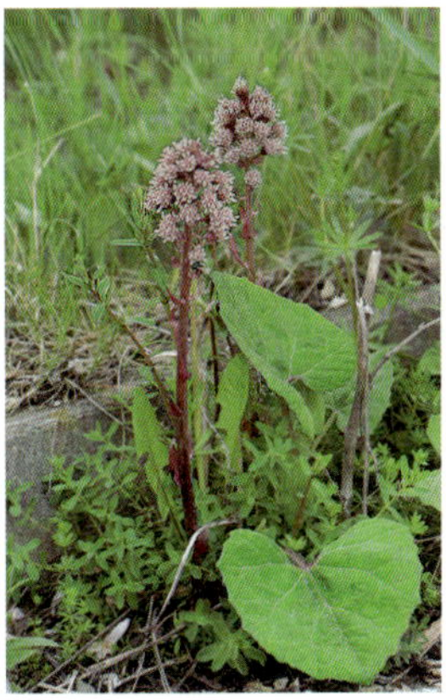

Petasites hybridus: Blätter u. Blütenstand [11]

Petersilie: s. Petroselinum crispum.

Pétrissage (franz. pétrir kneten) *f*: syn. Knetung*.

Petroleum *n*: Oleum Petrae; Erdöl, Steinöl, Naphtha; aus rohem amerikanischem Steinöl durch Destillation gewonnenes, farbloses bis schwach gelbliches Öl; unlöslich in Wasser, wenig löslich in Ethanol, leicht löslich in Ether, Chloroform u. fetten Ölen; Siedepunkt 150–170 °C; **Homöopathie:** (Petroleum rectificatum) Anwendung entsprechend dem homöopathischen Arzneimittelbild, z. B. bei verschiedenen Hauterkrankungen, Entzündungen der Atemwege, des Magen-Darm-Trakts, der Harnwege, Rheumatismus, Schwindel.

Petroselinum crispum (Mill.) Fuss *n*: Petersilie; zweijährige Pflanze aus der Familie der Apiaceae (Doldengewächse); **Arzneidroge:** frisches od. getrocknetes Kraut (Petroselini herba, Petersilienkraut) u. getrocknete unterirdische Teile (Petroselini radix, Petersilienwurzel); Monographien: Kommission E; **Inhaltsstoffe:** Kraut: bis 1,2 % ätherisches Öl (Apiol, Myristicin), Flavonoide (z. B. Apiin), Terpene (bis 50 % α- u. β-Pinen), Cumarine (Bergapten u. a.), Phthalide; Wurzel: bis 0,7 % ätherisches Öl (Apiol, Myristicin), Flavonoide, Furanocumarine, Phthalide; **Wirkung:** kontraktionsfördernd am Uterus, diuretisch, tonussteigernd; **Verwendung:** zerkleinerte Droge für Infuse sowie andere galenische Zubereitungen; (med.) zur Durchspülungstherapie bei Erkrankungen der ableitenden Harnwege u. Nierengrieß (Kommission E); **Dosierung:** Tagesdosis 6 g, Zubereitungen entsprechend; Hinweis: Es sollten nur apiolarme Kultursubspecies u. Ätherischöl-arme Zubereitungen verwendet werden; eine Flüssigkeitszufuhr von mindestens 2 l/d ist erforderlich; **Nebenwirkungen:** selten allergische Haut- od. Schleimhautreaktionen, phototoxische Reaktionen (besonders bei hellhäutigen Personen; nicht bei Teezubereitungen); **Kontraindikation:** Schwangerschaft, entzündliche Nierenerkrankungen, Ödeme infolge eingeschränkter Herz- od. Nierentätigkeit; **Wechselwirkung:** keine bekannt; **Homöopathie:** Verwendung der frischen, zu Beginn der Blüte gesammelten ganzen Pflanze entsprechend dem homöopathischen Arzneimittelbild, z. B. bei Harnwegsentzündung, überaktiver Harnblase.

Peumus boldus Mol. *m*: Boldo; Strauch aus der Familie der Monimiaceae (Monimiengewächse); **Arzneidroge:** getrocknete Laubblätter (Boldi folium, Boldoblätter); Monographie: HMPC, ESCOP, Kommission E; **Inhaltsstoffe:** 0,25–0,5 % Isochinolinalkaloide (Hauptalkaloid Boldin), Flavonoide, ätherisches Öl (enthält Ascaridol); **Wirkung:** spasmolytisch, choleretisch, Steigerung der Magensaftsekretion, antioxidativ u. antiphlogistisch; **Verwendung:** **1.** (med.) **a)** bei leichten krampfartigen Magen-Darm-Beschwerden, dyspeptischen Beschwerden (Kommission E); **b)** zur symptomatischen Therapie von milden Verdauungsbeschwerden (ESCOP); **2.** (traditionell) zur symptomatischen Therapie von dyspeptischen Beschwerden u. leichten Magen-Darm-Krämpfen (HMPC); **3.** (volkstümlich) als Diuretikum u. Sedativum; in Chile (Heimat) als Anthelminthikum (Ascaridol); **Dosierung:** 1–2 g Droge als Teeaufguss, 2–3-mal täglich; Zubereitungen (sollten nahezu frei von Ascaridol sein) entsprechend; **Nebenwirkungen:** wirkt in größeren Mengen Brechreiz auslösend; **Kontraindikation:** Gallengangverschluss, schwere Lebererkrankungen, Schwangerschaft u. Stillzeit. Hinweis: Aufgrund der toxischen Wirkung von Ascaridol in hoher Dosierung dürfen ätherisches Öl sowie Destillate aus den Blättern nicht verwendet werden. **Homöopathie:** Anwendung entsprechend dem homöopathischen Arzneimittelbild, z. B. bei Leber- u. Gallenerkrankungen.

P

Pezzi-Ball: luftgefüllter, großer Gymnastikball, der als Hilfsmittel in der Physiotherapie* eingesetzt wird; z. B. als instabile Sitzfläche, zur Förderung von Haltung u. Koordination, zur reflektorischen Muskelanspannung von Beckenboden u. Zwerchfell.

Pfeffer, Japanischer: s. Zanthoxylum piperitum.

Pfeffer|minze: s. Mentha x piperita.

Pfeffer|minz|öl: s. Mentha x piperita.

Pfeffer, Schwarzer: s. Piper nigrum.

Pfeil|gift: s. Curare.

Pferde|kümmel: s. Oenanthe aquatica.

Pferde|warze: s. Castor equi.

Pfingst|rose: s. Paeonia officinalis.

Pflanzen|stoffe, sekundäre: Gruppe chemisch sehr unterschiedlicher, von Pflanzen synthetisierter Verbindungen ohne Bedeutung im pflanzlichen Grundstoffwechsel (im primären Stoffwechsel Bildung organischer Substanzen in Form von Fetten, Proteinen u. Kohlenhydraten, einschließlich Ballaststoffen), aber mit vielfältigen ökologischen Funktionen; entstehen im sekundären Stoffwechsel der Pflanzen; zu den Funktionen der s. P. in der Pflanze zählen ihre Wirkungen als Farbstoffe, Abwehrstoffe gegen Schädlinge u. Krankheiten sowie auf die Wachstumsregulation; **Wirkung auf den menschlichen Organismus:** **1.** Schädigung der Gesundheit: z. B. Blausäure u. Hämagglutinine in nicht erhitzten Hülsenfrüchten, Solanin in grünen Stellen von Kartoffeln; **2.** gesundheitsfördernde u. -erhaltende Wirkung: **a)** antikanzerogen (Carotinoide* in grünblättrigem, rotem u. gelbem Gemüse, Protease-Inhibitoren in nicht toxischen Konzentrationen in Hülsenfrüchten, Getreide, Nüssen, Kartoffeln); **b)** antioxidativ (Flavonoide* in fast allen Pflanzen); **c)** antimikrobiell (Phenolsäuren in Früchten, Glukosinolate* in Senf, Meerrettich u. Kohl); **d)** antithrombotisch (Sulfide in Knoblauch); **e)** entzündungshemmend (Saponine* in Hülsenfrüchten, Hafer u. einigen Gemüsearten, Flavonoide in fast allen Pflanzen); **f)** immunmodulierend (Polysaccharide); **g)** den Cholesterolspiegel senkend (Phytosterole* in fast allen Pflanzen, Saponine in Hülsenfrüchten, Hafer u. einigen Gemüsearten); **h)** verdauungsfördernd (Polyphenole in Gewürzen). Empfohlen wird die Aufnahme der genannten Substanzen in Form von Lebensmitteln. Vgl. Alkaloide; Digitalisglykoside; Gerbstoffe; Phytotherapie.

Pflanzen|teere: Pices; Destillationsprodukte aus dem Holz von Betula pendula, Fagus sylvatica, Juniperus communis, Picea abies, Pinus sylvestris u. a. Nadelhölzern; **Arzneidrogen:** Birkenteer (Pix Betulina), Buchenteer (Pix Fagi), Wacholderteer (Pix Juniperi), Nadelholzteer (Pix Pinacearum, Pix Liquida); **Inhaltsstoffe:** Phenole, Kreosole, Naphthalin-Verbindungen; **Wirkung:** antimikrobiell, antiphlogistisch, antiekzematös, juckreizstillend, anti-infiltrativ, proliferationshemmend, zellteilungshemmend (obere Hautschichten), seborrhoisch, antiakanthotisch; **Verwendung:** individuelle Rezepturen: Teerschüttelmixtur, 10–20 %ige Suspensionssalbe bei subakuten u. chronischen Ekzemen, Psoriasis; **Dosierung:** 10–20 %ige Zubereitungen 1-mal täglich dünn auftragen; Pflanzenteere sind im Gegensatz zum Steinkohlenteer weniger toxisch (frei von Pyridinbasen u. Anthracenderivaten); **Nebenwirkungen:** unangenehmer Geruch, Wäscheverschmutzung, Kontaktallergien, Teerfollikulitis, bei großflächiger Anwendung Gefahr der Nierenschädigung, selten phototoxische Reaktionen; **Kontraindikation:** Xeroderma pigmentosum, Nävuszellnävus-Dysplasie, Basalzellnävi, exsudative od. pustulöse Form der Psoriasis; Schwangerschaft u. Stillzeit, Säuglingsalter; beschränkte Anwendung im Genital-, Inguinal-, Skrotal-, Perineal-, Axillarbereich, bei Kleinkindern; **Wechselwirkung:** UV-Licht.

Pflaume: s. Prunus domestica.

Phänomeno|logie, ophthalmo|trope (gr. φαίνεσθαι sich zeigen, erscheinen; -logie*) *f*: syn. Augendiagnostik*.

Pharma-Food: s. Lebensmittel, funktionelle.

Pharmako|gnosie (gr. φάρμακον Heilmittel; γνῶσις Kenntnis) *f*: Drogenkunde; Lehre von den biogenen (pflanzlichen, tierischen) Arzneimitteln u. Giftstoffen; Teilgebiet der pharmazeutischen Biologie. Vgl. Phytotherapie.

Pharmako|logie (↑; -logie*) *f*: Wissenschaft von den Wechselwirkungen zwischen Arzneistoffen u. Organismus; **Einteilung: 1.** allg. Ph.: **a)** Entwicklung innovativer Arzneistoffe sowie neuer Arzneimittelkombinationen u. deren Prüfung; **b)** Verbesserung bereits bekannter Arzneiformen; **c)** Aufklärung der Mechanismen von UAW; **d)** Suche nach Möglichkeiten der Verhütung u. Bekämpfung von Intoxikationen; **2.** spezielle Ph.: **a)** Pharmakodynamik: Untersuchung von Dosis/Wirkungsbeziehungen, Wirkungsmechanismen, Nebenwirkungen bzw. unerwünschten Arzneimittelwirkungen u. Toxikologie; **b)** Pharmakokinetik: Untersuchung des Einflusses des Organismus auf den Arzneistoff durch Resorption, Verteilung, Metabolisierung u. Ausscheidung; **c)** Pharmakogenetik: Untersuchung der klinisch bedeutsamen Unterschiede in der Arzneimittelwirkung, die durch genetischen Polymorphismus der Patienten bedingt sind; **d)** klinische Pharmakologie; **e)** Toxikologie, klinische Toxikologie; **f)** Molekularpharmakologie.

Pharmakon (↑) *n*: körperfremder od. körpereigener Stoff (chemisches Element od. Verbindung), der nach Aufnahme im Körper od. an dessen Oberflächen erwünschte (Arzneimittel*) od. unerwünschte bzw. schädliche (toxische) Wirkung (unerwünschte Arzneimittelwirkung*) hervorruft; viele Ph. wirken dosisabhängig als Arzneimittel od. als Gift.

Pharmako|pöe (↑; gr. ποιεῖν machen) *f*: s. Arzneibuch.

Pharmako|therapie (↑; Therapie*) *f*: Behandlung mit Arzneimitteln*.

Pharmako|therapie, ayur|vedische (↑; ↑) *f*: im Ayurveda* Bez. für den therapeutischen Umgang mit der Materia* medica; diese umfasst neben tierischen, mineralischen u. metallischen Produkten mehr als 1500 Heilpflanzen (s. Tab.). Die Pharmakotherapie mit pflanzlichen Arzneien hat im Ayurveda eine über 2000-jährige Tradition. **Einteilung:** Allg. werden Arzneien eingeteilt in solche, welche die Gesundheit stärken, u. solche, die der Krankheitsbehandlung dienen. Pflanzliche Arzneimittel werden meist nach 5 Kriterien analysiert u. eingeteilt: **1.** die vorherrschende von 6 Geschmacksrichtungen (Rasa) einer Pflanze od. eines Pflanzenteils: gibt einen Hinweis auf die Zusammensetzung bezüglich der 5 großen Elemente (Pañcarnahābhūta; s. Ayurveda); **2.** Eigenschaften (Guṇa): beschreibt die allg. Wirkung einer Arznei auf den Menschen; **3.** sog. Nachverdauungseffekt (Vipāka): beschreibt die Wirkung einer Arznei, nachdem ihr Verdauungsprozess durchlaufen wurde; **4.** Potenz (Vīrya): allg. systemische Wirkung einer Arznei; **5.** spezifische Wirkung (Prabhāva): die typische u. wichtigste arzneiliche Wirkung. Heute werden die Arzneien im Ayurveda nach der spezifischen arzneilichen Wirkung gruppiert. Die anderen Kriterien sind zu berücksichtigen, um für den Patienten die individuell beste Arznei zu verwenden. Z. B. sind die Malabarnuss (Justicia* adhatoda, Sanskrit Vāsā), die Zimtrinde (Cinnamomum* verum, Sanskrit Tvak) u. das Süßholz (Glycyrrhiza* glabra, Sanskrit Yaṣṭimadhu) Arzneien, die schleimlösend wirken; je nach ayurvedischer Konstitution (s. Konstitutionslehre, ayurvedische) würde man bei einem Menschen mit Vāta-dominierter Konstitution bevorzugt Süßholz einsetzen, bei Pitta-dominierter Konstitution eher eine Präparation der Malabarnuss u. bei Kaphadominierter Konstitution die Zimtrinde. Vgl. Panchakarma; Rasāyana; Vājīkaraṇa; Gesundheitsförderung, ayurvedische.

Pharmazie (gr. φαρμακεία Gebrauch u. Herstellung von Arzneimitteln) *f*: **1.** Arzneimittel* betreffende naturwissenschaftliche Forschung u. Lehre; **2.** Herstellung u. Prüfung von Arzneimitteln (s. Arzneimittelprüfung); **3.** Arzneimittelhandel u. Abgabe in Apotheken.

Pharmazie, anthropo|sophische (↑) *f*: Ergänzung der naturwissenschaftlichen Pharmazie* durch Aspekte der Anthroposophie* Rudolf Steiners; eingesetzt werden mineralische, pflanzliche u. tierische Heilmittel. Durch das Menschenbild der Anthroposophie u. deren Sicht auf Natur u. Substanzen, die sich mehr auf die Prozesse des Entstehens u. Vergehens als auf das substanziell Gegebene richtet, resultieren besondere Qualitätsstandards (nach APC*) für Arzneimittel, deren Entwicklung, Herstellung u. Prüfung. Vgl. Metallspiegel; Rh-Tinktur; Metall, vegetabilisiertes.

Pharyngitis (gr. φάρυγξ Rachen, Schlund; -itis*) *f*: Entzündung im Rachenbereich; **Formen: 1. Ph. acuta** (sog. akuter Rachenkatarrh): Ursache: v. a. virale Infektion, oft mit bakterieller Sekundärinfektion, seltener primär bakterielle Infektion, physikalische od. chemische Noxen; Symptome: Schluckschmerzen, Kratzen, Brennen u. Trockenheitsgefühl im Hals mit Rötung der Rachenschleimhaut, evtl. Fieber; **2. Ph. chronica:** Oberbegriff für chronische Irritation im Rachenbereich; Ursache: exogene Noxen (Tabakrauch, Alkohol, Arbeitsstoffe, z. B. Zement), erniedrigte Luftfeuchtigkeit (z. B. durch Klimaanlage, ständige Mundatmung), hormonale (Hypothyreose, Klimakterium) u. Stoffwechselstörungen (Diabetes mellitus), Strahlentherapie im Halsbereich; Formen: **a)** Ph. chronica simplex mit Hustenreiz, Globusgefühl u. Schluckbeschwerden ohne allg. Krankheitsgefühl u. Fieber; **b)** Ph. chronica hyperplastica (granulosa) mit Hyperplasie der Lymphfollikel der Rachenhinterwand u. Fremdkörpergefühl, Räusperzwang;

Pharmakotherapie, ayurvedische
Auswahl ayurvedischer Präparate

ayurvedisches Präparat	wichtigste Inhaltsstoffe	Darreichungsform	Indikationen
Aśvagandhā	Wurzeln von Withania somnifera	Pulver, Tabletten, Alkali	Stärkungs- und Aufbaumittel; gegen Schlaflosigkeit, Nervosität und Anspannung; erste laborexperimentelle Hinweise auf antiphlogistische Wirkung bei Gelenkerkrankungen
Cyavanprāśa	55 Inhaltsstoffe, insbesondere Emblica officinalis	Paste	allgemeines Tonikum; zur Stärkung bei Atemwegserkrankungen
Daśamūla Kvātha	Wurzeln von Aegle* marmelos, Premna mucronata, Oroxylum indicum, Stereospermum suaveolens, Gmelina arborea, Desmodium gangeticum, Uraria picta, Solanum indicum, Solanum surattense, Tribulis terrestris	Dekokt	Schmerzen und Entzündungen
Hīṅgvaṣṭaka Cūrṇa	Ferula assa-foetida, Piper longum, Piper nigrum, Ajowan (Tachyspermum ammi), Cuminum* cyminum, Nigella* sativa, Steinsalz	Pulver	Appetitlosigkeit, Meteorismus
Nārāyaṇa Taila	z. B. Withania somnifera, Sida cordifolia, Tribulus terrestris, Pluches lanceolata, verarbeitet in Sesamöl	Öl	lokale Applikation bei Gelenk- und Muskelschmerzen, Weichteilrheumatismus
Trikaṭu	Zingiber* officinale, Piper* nigrum, Piper* longum	Pulver, Tabletten	Erkältungskrankheiten, Bronchitis
Triphalā	Früchte von Emblica officinalis, Terminalia chebula und Terminalia belerica	Pulver, Tabletten	Krankheiten aller 3 Doshas, Verdauungsstörungen mit Obstipation
Yogāraja guggulu	z. B. Commiphora mukul, Plumbago zeylanica, Zingiber officinale u. a.	Tabletten	entzündlicher Rheumatismus

P

c) Ph. chronica sicca (atrophicans) mit trockener, atrophischer u. firnisartig glänzender Schleimhaut, die mit zähem Sekret (sog. Tischlerleim) bedeckt ist; meist kombiniert mit Laryngitis od. Rhinitis; **Therapie:** u. a. **1.** Phytotherapie: **a)** (med.) u. a. Agrimonia* eupatoria, Althaea* officinalis, Arnica* montana, Calendula* officinalis, Cetraria* islandica, Cistus, Commiphora* molmol, Foeniculum* vulgare ssp. vulgare var. vulgare, Glycyrrhiza* glabra, Grindelia*, Gypsophila*, Krameria* triandra, Lamium* album, Malva* sylvestris, Marrubium* vulgare, Melaleuca* viridiflora, Mentha* canadensis, Mentha* x piperita, Pelargonium* sidoides, Pimpinella* major, Plantago* lanceolata, Polygala* senega, Polygonum* aviculare, Potentilla* anserina, Potentilla* erecta, Prunus* spinosa, Quercus*, Raphanus* sativus, Rosa* gallica, Rubus* fruticosus, Salvia* officinalis, Saponaria* officinalis, Syzygium* aromaticum, Syzygium* cumini, Thymus* serpyllum, Thymus* vulgaris, Tussilago* farfara, Usnea*, Vaccinium* myrtillus, Verbascum*; **b)** (volkstümlich) u. a. Acacia* catechu, Alchemilla* vulgaris, Allium* cepa, Equisetum* arvense, Helianthemum canadense, Justicia* adhatoda, Ocimum* basilicum, Plantago* major, Propolis*, Rubus* idaeus, Trigonella* foenum-graecum, Verbena* officinalis; **2.** Homöopathie: u. a. Armoracia* rusticana, Capsicum*, Guaiacum*, Hepatica* nobilis, Kalium* chloratum, Silber*; **3.** Hydro-/Thermotherapie: Halswickel*, heißes Fußbad*; **4.** Akupunktur* nach den Vorgaben der Chinesischen Medizin; **5.** Ayurveda; **6.** Chinesische Medizin: u. a. Clematidis* radix, Glycyrrhizae* radix, Natriumsulfat*; **7.** Neuraltherapie*; **8.** Roeder*-Methode; **9.** Emser* Salz; **10.** Zink* (lokal), Vitamin* C.

Phase, ergo|trope (gr. φάσις Erscheinung) *f*: **1.** zweite Phase (nach der trophotropen Phase*) einer adaptiven Reaktion, in der Kompensationsleistungen erbracht werden (z. B. Vermehrung der Muskelmasse); **2.** im Tagesablauf zeitlich komplementär zu trophotropen Phasen*; durch Aktivierung des Herz-Kreislauf-Systems, der Atmung u. der Willkürmuskulatur bestimmte, bedingt auch durch Abstinenz von Essen u. körperliche Aktivität induzierbare, im älteren Sinne sympathische Phase. Vgl. Adaptat; Adaptation; Adaptationsphysiologie.

Phasen|lehre (↑): syn. Phasenlehre nach Reckeweg; Bez. für die Beschreibung eines stufenweisen Verlaufs der Krankheitsverarbeitung (i. S. der Auseinandersetzung des Menschen mit dem Homotoxin*) in der Homotoxikologie*; unterschieden werden 6 homotoxische Phasen, in deren Rahmen die Umsetzung von Wirkstoffen nach chemischen Gesetzen u. ihre Giftabwehr erfolgen sollen (s. Tab.). Innerhalb der initialen humoralen Phasen (Exkretions-, Reaktions- u. Dispositionsphase) steht das Exkretionsprinzip im Vordergrund u. es besteht eine günstige Prognose mit Selbstheilungstendenz (Beispiele: verstärkte Schweißabsonderung, Abszess, Ekzem, Gallenstein, Lipom). Die anschließenden zellulären Phasen (Imprägnations-, Degenerations- u. Neoplasmaphase) sind von Verschlimmerungstendenz u. dem Prinzip der Kondensation der Homotoxine gekennzeichnet (Beispiele: chronische Infektionen, Arthrose, Leberzirrhose, Krebs). Vgl. Giftabwehrkrankheit.

Phasenlehre Homotoxische Phasen
humorale Phasen
Exkretionsphase
Reaktionsphase
Dispositionsphase
zelluläre Phasen
Imprägnationsphase
Degenerationsphase
Neoplasmaphase

Phaseolus vulgaris L. **ssp. vulgaris var. vulgaris** *m*: Gartenbohne; einjährige Pflanze aus der Familie der Fabaceae (Schmetterlingsblütler); **Arzneidroge:** von den Samen befreite, getrocknete Fruchtwände (Phaseoli pericarpium, Phaseoli fructus sine semine, Bohnenschalen, Gartenbohnenhülsen); Monographie: Kommission E; **Inhaltsstoffe:** Phaseolin u. strukturverwandte Phytoalexine, Kieselsäure, Aminosäuren (z. B. Arginin), Flavonoide; **Wirkung:** schwach diuretisch; **Verwendung:** zerkleinerte Hülsen für Dekokte u. a. galenische Zubereitungen; **1.** (med.) bei dysurischen Beschwerden (Kommission E); **2.** (volkstümlich) bei Gicht, rheumatischen Beschwerden, zur Prophylaxe gegen Harngrieß u. Harnstein, als Adjuvans bei leichtem Diabetes mellitus; **Dosierung:** Tagesdosis 5–15 g Droge, Zubereitungen entsprechend; **Nebenwirkungen:** keine bekannt; **Kontraindikation:** keine bekannt; **Wechselwirkung:** keine bekannt; **Homöopathie:** Verwendung der ganzen, frischen Pflanze od. der Samen entsprechend dem homöopathischen Arzneimittelbild, z. B. bei Herzinsuffizienz.

Phase, tropho|trope (gr. φάσις Erscheinung) *f*: **1.** erste Phase der adaptiven Reaktion, in der durch toleranzsteigernde Adaptate* eine erste Anpassung an das Reizgeschehen erfolgt; **2.** im Tagesablauf zeitlich komplementär zu ergotropen Phasen*; durch Aktivierung der Verdauungstätigkeit bestimmte, prandial induzierbare, im älteren Sinne parasympathische Phase. Vgl. Adaptation; Adaptationsphysiologie.

Phellandrium aquaticum *n*: s. Oenanthe aquatica.

Phellodendri cortex *m*: Cortex Phellodendri; chin. Huang-Bai; Droge der Chinesischen Medizin*; Rinde von Phellodendron amurense Rupr. u. Phellodendron chinense C. K. Schneid. aus der Familie der Rutaceae (Rautengewächse); **Eigenschaften:** bitter, kalt, kehrt in Niere, Harnblase u. Dickdarm ein; **Wirkung:** klärt Hitze*, trocknet Feuchtigkeit* aus, drainiert Feuer*, löst Gift auf, treibt das Fieber zurück; **Anwendung:** bei Feuchtigkeit-Hitze des Unteren Erwärmers (s. Drei Erwärmer), bei Nieren-Yin-Leere (s. Nieren-Leere) mit deutlichen allg. Zeichen der Yin*-Leere, bei Geschwüren, Abszessen u. Erysipelen aufgrund von Hitze*-Gift.

Ph.Eur.: Abk. für **Ph**armacopoea **Eur**opaea; s. Arzneibuch.

Phlegmatiker (gr. φλέγμα Brand, Flamme, Schleim) *m*: s. Temperament.

Phobie (gr. φόβος Furcht, Flucht) *f*: Angststörung, die durch bestimmte Gegenstände od. Situationen (z. B. Orte, Personen) ausgelöst wird u. meist mit ausgeprägtem Vermeidungsverhalten bei gleichzeitiger Einsicht in die Unbegründetheit verbunden ist (s. Angst); als Folge einer Ph. können u. a. zunehmende Einengung des Handlungsspielraums, u. U. Suizidalität auftreten. **Formen:** **1. Agoraphobie:** Es wird vermieden, sich auf öffentlichen Straßen u. Plätzen aufzuhalten, öffentliche Verkehrsmittel zu benutzen od. einen schützenden Raum (Wohnung) zu verlassen. **2. soziale Ph.:** dauerhafte u. unangemessene Furcht vor u. Vermeidung von Situationen, in denen die Betroffenen mit anderen Menschen zu tun haben; zentrale Befürchtungen betreffen Blamage bzw. negative Bewertung durch Andere. **3. spezifische Ph.:** **a)** Tierphobie (meist bezüglich Schlangen u. Spinnen); **b)** Naturgewaltenphobie (meist bezüglich Gewitter, Wasser); **c)** Blutphobie (einschließlich Spritzen- u. Verletzungsphobie); **d)** situative Phobie in spezifischer Situation: z. B. Akrophobie (sog. Höhenangst), Erythrophobie (Furcht vor Erröten), Klaustrophobie (Furcht vor Aufenthalt in engen od. geschlossenen Räumen), Schulphobie, Prüfungsangst*; **Therapie:** verschiedene Formen der Verhaltenstherapie* als Einzel- od. Gruppentherapie: Konfrontationstherapie*, systematische Desensibilisierung* u. Flooding*, kognitive Restrukturierung* (z. B. Korrigieren fehlerhafter Situationsbewertungen), Selbstsicherheitstraining* u. verschiedene Entspannungsmethoden*; evtl. kurzzeitig Psychopharmaka* (Serotonin-Wiederaufnahme-Hemmer, Tranquilizer; cave: Abhängigkeit*).

Phono|phorese (gr. φωνή Ton, Laut, Stimme; φορεῖν tragen) *f*: s. Ultraschall.

Phosphor (gr. φώς Licht; φορεῖν tragen) *m*: chemisches Element, Symbol P, OZ 15, rel. Atommasse 30,97; reaktionsfähiges, immer nur in Verbindungen vorkommendes (Phosphat), zur Stickstoffgruppe gehörendes, 3- u. 5-wertiges, seltener auch 1- u. 4-wertiges Nichtmetall; **biochemische Funktion:** Bestandteil jeder Zelle, besonders in Knochen u. Zähnen (Stützfunktion); entscheidendes Element für Transformation, Speicherung u. Verwertung von Energie im Intermediärstoffwechsel; Phosphat als Puffer im Blutplasma, Intrazellulärraum u. Harn; Baustein der Nukleinsäuren; **Vorkommen in Nahrungsmitteln:** in allen Lebensmitteln, besonders in proteinreichen wie Milch u. Milchprodukten, Fleisch, Fisch u. Hülsenfrüchten, auch in Wurstwaren u. Erfrischungsgetränken; Bedarf für Erwachsene (D-A-CH 2008): 700 mg/d; für den Knochenaufbau ist ein ausgewogenes Verhältnis zwischen Calcium- u. Phosphoraufnahme wichtig; anzustreben ist ein Verhältnis Ca/P = 0,65–0,75; **Mangelerscheinungen:** Wachstumsstörungen, Skelettdeformationen sowie Rachitis u. Osteomalazie als Folge der gestörten Knochenmineralisation durch Nierenfunktionsstörungen, Vitamin-D-Mangel, Hyperparathyroidismus, Alkoholkrankheit od. parenterale Ernährung; alimentär selten; **Intoxikation:** bei Hypoparathyroidismus od. chronischer Niereninsuffizienz Knochenabbau, Skelettläsionen u. Osteodystrophie; **Referenzbereich:** anorganisches Phosphat 0,8–1,5 mmol/l Serum; **Verwendung:** in der Anthroposophischen Medizin entsprechend der Wesensgliederdiagnose z. B. bei Rachitis od. Pneumonie; **Homöopathie:** (Phosphorus) Anwendung entsprechend dem homöopathischen Arzneimittelbild, z. B. bei Entzündungen der Atem-, Verdauungs-, Harn- u. Geschlechtsorgane, schweren Infektionskrankheiten, Genesungsstörungen u. Erschöpfungszuständen, Herzinsuffizienz, Herzschmerz, Kreislaufstörungen, Blutungen, Blut- u. Gefäßerkrankungen, Erkrankungen des rheumatischen Formenkreises, Wirbelsäulenbeschwerden, Knochenentzündungen u. -entkalkungen, Neuralgien, Kopfschmerz, Paresen, Entwicklungsstörungen bei Kindern, Überempfindlichkeit der Sinnesorgane, Augenerkrankungen, Verhaltensauffälligkeiten, Verstimmungszuständen.

P

Photo|therapie (gr. φῶς, φωτός Licht, Helligkeit; Therapie*) *f*: syn. Lichttherapie*.

Phragmitis rhizoma *n*: Rhizoma Phragmitis; chin. Lu-Gen; Droge der Chinesischen Medizin*; Wurzelstock von Phragmites australis (Cav.) Trin. ex Steud. aus der Familie der Poaceae (Süßgräser); **Eigenschaften:** süß, kalt, kehrt in Lunge u. Magen ein; **Wirkung:** klärt Hitze*, lässt Körpersäfte entstehen, stoppt Übelkeit, erleichtert Unruhe; **Anwendung:** bei fieberhaften Erkrankungen mit Verbrauch von Körpersäften, bei Übelkeit u. Erbrechen bei Magen*-Hitze, bei Lungen*-Hitze, bei Harnwegsinfektionen.

Phyllo|chinone *n pl*: s. Vitamin K.

Physikalische Medizin und Rehabilitation (gr. φυσικός die Natur, -wissenschaft betreffend; lat. ars medicina ärztliche Kunst): nach Definition der Weiterbildungsordnung für Fachärzte „die sekundäre Prävention, die Erkennung, die fachbezogene Diagnostik, Behandlung u. Rehabilitation bei Krankheiten, Schädigungen u. deren Folgen mit den Methoden der physikalischen Therapie*, der Manuellen Therapie, der Naturheilverfahren* u. der Balneo-* u. Klimatherapie* sowie die Gestaltung des Rehabilitationsplanes".

Physio|en|ergetik nach van Assche (gr. φύσις Natur; ἐνέργεια Tätigkeit, Wirksamkeit) *f*: syn. holistische Kinesiologie; Bez. für ein nichtapparatives diagnostisches u. therapeutisches Verfahren, das mit Hilfe einer definierten Testsystematik bei akuten u. chronischen Funktionsstörungen chronische Irritationen* verschiedener Ebenen (Struktur, Stoffwechsel, Psyche, sog. Information u. Subtilkörper) aufdecken u. hierarchisieren soll; als Testindikator dient der Armlängenreflex nach van Assche. Die Verabreichung eines diagnostischen Reizes soll die Verkürzung einer funktionellen Muskelkette der provozierten Körperseite zur Folge haben u. das dialogisierende Element des Verfahrens darstellen, bei dem zwischen Untersucher u. Untersuchtem eine Art Frage- u. Antwortspiel entwickelt u. bioinformativ verarbeitet werden soll. Das Verfahren hat geringe Verbreitung u. gilt als umstritten.

Physio|gnomie (gr. φυσιογνωμονεῖν jemanden nach seiner Gesichtsbildung beurteilen) *f*: Ausdruck von Gefühlen, Gedanken, Absichten u. a. durch Mimik, Gestik, Bewegung u. Haltung, v. a. im Gesicht; die physiognomische Betrachtungsweise sucht nach Typen u. charakteristischen Gestaltveränderungen u. berücksichtigt auch biographische Inhalte u. Schicksalhaftes. Vgl. Pathophysiognomik.

Physio|logie, ayur|vedische (gr. φύσις Natur; -logie*) *f*: im Ayurveda* Auffassung von den Lebensvorgängen im menschlichen Körper; es werden strukturelle u. funktionelle Komponenten des Körpers unterschieden (s. Tab. 1): **I. strukturelle Anteile: 1. Dhātu** (Gewebe) u. **Upadhātu** (Nebengewebe); es werden 7 verschiedene Gewebe unterschieden (s. Abb.): Rasa (etwa Plasma), Rakta

Physiologie, ayurvedische Tab. 1
Strukturelle und funktionelle Anteile des Menschen

strukturelle Anteile	
	Dhātu (Gewebe)
	Upadhātu (Nebengewebe)
	Mala (Ausscheidungen)
	Srotas (Röhren und Leitungsbahnen)
funktionelle Anteile	
	Tridoṣa (Vāta, Pitta, Kapha)
	13 Agnis

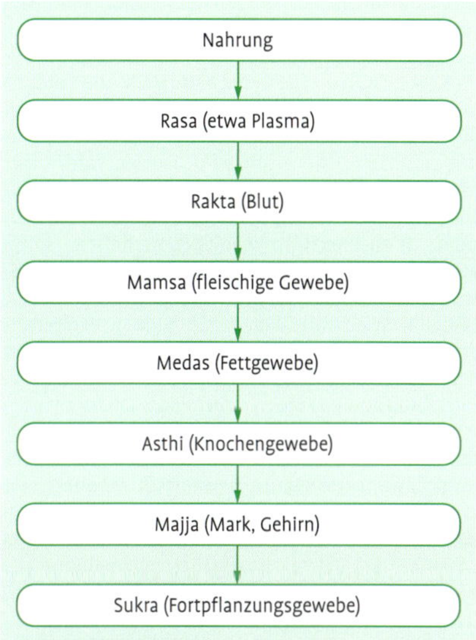
Nahrung
Rasa (etwa Plasma)
Rakta (Blut)
Mamsa (fleischige Gewebe)
Medas (Fettgewebe)
Asthi (Knochengewebe)
Majja (Mark, Gehirn)
Sukra (Fortpflanzungsgewebe)

Physiologie, ayurvedische: Stoffwechsel im Ayurveda

(Blut), Māṃsa (fleischige Gewebe, insbesondere Muskulatur), Medas (Fettgewebe), Asthi (Knochengewebe), Majjā (Mark, Gehirn), Śukra (Fortpflanzungsgewebe). Der angemessene Auf- u. Abbau der Dhātus erfolgt durch die Dhātvagnis (s. u.). I. R. des Gewebestoffwechsels werden auch die Upadhātus (u. a. Haut, innere Gebärmutterschleimhaut, Sehnen u. Bänder) aufgebaut, die hauptsächlich eine stützende Funktion haben. **2. Mala*** (Ausscheidung): u. a. Stuhl, Harn u. Schweiß, auch Haare u. Nägel; **3. Srotas:** verschiedene röhrenförmige Strukturen, Leitungsbahnen u. Organsysteme; die klassische Lehrmeinung kennt 14 solcher Systeme beim Mann u. 16 bei der Frau. Neben dem Verdauungstrakt (wobei der Enddarm gesondert gezählt wird) u. den Atemwegen gibt es 2 für den Wasserhaushalt, 7 dienen dem Stoffwechsel der Gewebe, 1 der Ausscheidung von Schweiß; ein eigenes Srotas wird Psyche u. Nervensystem zugeordnet. Bei der Frau kommen 2 Srotas jeweils für Brustdrüse u. Genitaltrakt hinzu. Alle Srotas sind als funktionelle u. nicht als anatomische Einheiten zu verstehen. Die inneren Organe gelten als sog. Wurzeln der Srotas. Die Nahrung wird i. R. des Verdauungsprozesses durch den Jaṭharāgni (Verdauungsfeuer) aufgeschlossen. Die Nährstoffe dienen der Bildung u. Ernährung der Gewebe; die Abfallprodukte werden als Stuhl, Harn u. Darmwinde ausgeschieden. In der klassischen Literatur des Ayurveda werden 3 Theorien zum genauen Ablauf des metabolischen Prozesses diskutiert: **1.** Die einzelnen Gewebe werden in das jeweils nächste umgewandelt, d. h. aus Rasa wird Rakta, aus Rakta wird Māṃsa u. so weiter. **2.** Der Nahrungssaft (Āhāra-rasa) nährt mit einem System von Kanälen sukzessive die Gewebe; auf diese Weise nährt der Nahrungssaft erst das Rasa, dann das Rakta u. so weiter. **3.** Der Nahrungssaft nährt jedes Gewebe direkt, es werden also gleichzeitig Rasa, Rakta, Māṃsa usw. genährt. Wenn der metabolische Prozess angemessen u. ungehindert funktioniert, entsteht im Menschen das sog. Ojas (etwa Lebenskraft, Lebensenergie). Dieses ist erkennbar an gesunden körperlichen (u. a. Kraft, gute Immunitätslage) u. psychisch-geistigen Funktionen (u. a. stabiles Gemüt, gute kognitive Funktionen). Eine Besonderheit des Ayurveda ist die Lehre von den Marma (verwundbaren Punkten), die besonders geschützt werden müssen. Nach klassischer Lehrmeinung gibt es am menschlichen Körper insgesamt 107 Marma, deren Verletzung Behinderung od. Tod zur Folge hat; vgl. Marmatherapie. **II. funktionelle Anteile: 1.** die 13 **Agnis** (verschiedene transformierende Kräfte); neben dem Verdauungsfeuer (Jaṭharāgni) die Agnis der 7 Gewebe (Dhātvagnis) u. die der 5 Elemente (Bhūtāgnis); diese Begriffe werden oft mit enzymatischen Prozessen nach heutigem Verständnis verglichen. Wenn die Agnis gut funktionieren, wird die Nahrung gut verwertet, die Gewebe sind gut genährt u. der Mensch ist physisch u. psychisch gesund. Wenn die metabolischen Prozesse, die von den Agnis reguliert werden, nicht angemessen ablaufen, können krankmachende Ablagerungen (sog. Āma) entstehen, sich ansammeln u. Gewebe u. Leitungsbahnen schädigen. **2.** die 3 **Doshas*** (Tridoṣa) Vāta, Pitta u. Kapha (s. Ayurveda); aus physiologischer Sicht sind in jedem Menschen alle 3 Doshas wirksam u. regulieren physiologische Vorgänge auf somatischer u. psychischer Ebene (s. Tab. 2). Zur differenzierten Beschreibung der Funktionen der Doshas werden jedem 5 gesondert benannte Bereiche zugeordnet: **a)** Vāta reguliert Bewegungsvorgänge im weitesten Sinne; dazu gehören die kontinuierliche Atembewegung, die Darmperistaltik, Ausscheidungsprozesse, aber auch Beweglichkeit u. Bewegung auf psychischer Ebene (z. B. eine rasche Auffassungsgabe u. psychische Flexibilität); die 5 Aspekte von Vāta sind Prāṇa-Vāta (für Einat-

Physiologie, ayurvedische Tab. 2
Funktionen der Doshas

Vāta	Pitta	Kapha
Atmung	Verdauung („Verbrennung")	Geschmeidigkeit
Darmperistaltik	Sehen	Stabilität des Körpers
Verteilungsvorgänge	Wärmeproduktion	Schwere
Initiative, Flexibilität	Intelligenz, Durchsetzungsvermögen	Langzeitgedächtnis

mung u. Prozesse des Aufnehmens), Udāna-Vāta (Ausatmung, Ausscheidung „nach oben"), Samāna-Vāta (wirkt bei der Verdauung mit), Apāna-Vāta (Stuhlgang, Wasserlassen, Ausscheidung „nach unten") u. Vyāna-Vāta (Verteilung von Nährstoffen, Ausbreitung von Nervenimpulsen). **b**) Pitta reguliert umwandelnde Prozesse im Menschen, u. a. die Verarbeitung von Nahrung, die Verarbeitung von optischen Reizen sowie ein gründliches Durchdenken. Pitta wird unterteilt in Pācaka-Pitta (reguliert Verdauung u. Metabolismus), Rañjaka-Pitta (reguliert die Blutbildung), Sādhaka-Pitta (Denken, Kognition), Ālocaka-Pitta (Sehkraft), Bhrājaka-Pitta (Regulation der Hautpigmentierung). **c**) Kapha bewirkt Stabilität u. Dichte; u. a. reguliert Kapha etwa eine angemessene Befeuchtung der Schleimhäute od. auch die Synovialflüssigkeit. Auf psychischer Ebene zeigt sich Kapha u. a. in Geduld u. Stabilität. Kapha wird in 5 Aspekte unterteilt: Avalambaka-Kapha (nährt Schleimhäute u. innere Organe), Kledaka-Kapha (befeuchtet die Speisen), Bodhaka-Kapha (ermöglicht die Geschmacksempfindung), Tarpaka-Kapha (nährt die Sinnesorgane u. das Zentralnervensystem) u. Śleṣaka-Kapha (reguliert die Synovialflüssigkeit).

P

Physio|logie der Tibetischen Medizin (↑; ↑) *f*: Konzept einer Drei-Säfte-Lehre in der Tibetischen Medizin*, bei der 3 funktionelle u. energetische Prinzipien bzw. Säfte (Nye-pa) unterschieden werden; **1. rLung** (Wind): zentrale Kraft zur Erhaltung des Körpers u. Geistes; repräsentiert das Element Wind/Luft; steuert die Funktionen des Nervensystems, Herzschlag, Ein- u. Ausatmung sowie regelmäßigen Blutkreislauf, regelt alle Ausscheidungen (Restprodukte, Schleim, Ejakulation, Menstruation) sowie den Geburtsvorgang u. klärt die Sinnesorgane; Träger des Bewusstseins im Körper; besondere Funktion in Embryologie, Sterbeprozess u. im Bardo (Zwischenkörper vor der Wiedergeburt); 6 Eigenschaften (rau, leicht, kalt, subtil, hart, beweglich), deren Vermehrung od. Minderung durch Gegenmittel (v. a. Nahrungs- u. Arzneimittel mit den entsprechenden Eigenschaften) behandelt wird. Als Manifestationswege gelten u. a. Herz, Colon, Ohr, Knochen/Gelenke u. Tastsinn. rLung-Störungen zeigen sich u. a. als Nervosität, Schwindel, Schlafstörungen, Tinnitus, emotionale Labilität, Hypersensibilität, Angstzustände, wandernde Schmerzzustände sowie funktionelle Störungen des Herzens u. Colons; viele psychische Störungen werden rLung zugeordnet. **2. Tripa** (Galle): repräsentiert das Element Feuer im Körper u. hat eine heiße Natur; für alle Verdauungsvorgänge u. Gewebetransformationsstufen mitverantwortlich; bewahrt die Körpertemperatur, reguliert Blut, Hunger- u. Durstgefühl, sorgt für eine gesunde Hautfarbe, unterstützt die Entwicklung von Mut, Begeisterung u. Verlangen nach Wunscherfüllung; 7 Eigenschaften (ölig, scharf, heiß, leicht, übelriechend, laxierend, feucht); als Manifestationswege gelten u. a. Leber, Gallenblase, Dünndarm, Auge, Blut u. Perspiration. Tripa-Störungen zeigen sich häufig im oberen Teil des Körpers sowie u. a. als Kopfschmerz, Entzündungen, Fieber, stechende Oberbauchbeschwerden, Diarrhö. **3. Bädken** (Schleim): repräsentiert die Elemente Wasser u. Erde im Körper u. hat eine kalte Natur; bewahrt u. reguliert den Wasserhaushalt des Körpers, gibt dem Körper Festigkeit, sorgt für Geschmeidigkeit der Gelenke, Stabilität des Geistes, unterstützt Zufriedenheit u. Ausdauer; 7 Eigenschaften (ölig, kühl, schwer, stumpf, glatt, fest, haftend); als Manifestationswege gelten u. a. Lunge, Magen, Milz, Niere, Harnblase, Nase, Zunge, Gewebe, Fett, Knochenmark sowie Faeces u. Harn. Bädken-Störungen zeigen sich häufig im unteren Teil des Körpers sowie u. a. als chronische Verdauungsstörungen (Verdauungsschwäche), Ödeme, Retentionen (Wassereinlagerungen), Adipositas, Melancholie, Lustlosigkeit, Depression. Jedes Prinzip unterteilt sich in jeweils 5 Unterprinzipien mit spezifischen Lokalisationen u. Funktionen. Das Gleichgewicht der 3 Prinzipien entscheidet über Gesundheit u. Krankheit; es sorgt für die ausgewogene Produktion der 7 Körperbestandteile (Chylus, Blut, Gewebe, Fett, Knochen, Knochenmark, reproduzierende Flüssigkeiten) u. 3 Restprodukte (Harn, Faeces, Perspiration) u. wird durch innere (z. B. Psyche, Lebensalter) u. äußere Faktoren (z. B. Klima, Jahreszeiten) sowie v. a. durch Ernährung u. Lebensweise beeinflusst. Jeder Mensch hat von Geburt an die Natur eines dieser Prinzipien bzw. ihrer Kombination; dies entspricht seiner Konstitution (s. Konstitutionslehre der Tibetischen Medizin). In der allg. Pathologie der Tibetischen Medizin werden einzelne u. kombinierte Störungen der Säfte beschrieben, in der speziellen Pathologie spezifisch lokalisierte, klar umschriebene Krankheitsbilder der einzelnen Prinzipien.

Physio|therapeut (↑; Therapie*) *m*: mit dem „Gesetz über die Berufe in der Physiotherapie" (Masseur- u. Physiotherapeutengesetz; Abk. MPhG) vom 26.5.1994 (BGBl. I S. 1084), zuletzt geändert am 25.9.2009 (BGBl. I S. 3158), eingeführte Berufsbezeichnung für den tradierten Ausdruck „Krankengymnast"; die Berufsausübung beinhaltet die Anw. geeigneter Verfahren der Physiotherapie* in Prävention, kurativer Medizin, Rehabilitation u. im Kurwesen; **Aufgabe:** Hilfen zur Entwicklung, zum Erhalt od. zur Wiederherstellung aller Funktionen im somatischen u. psychischen Bereich, Schulung von Ersatzfunktionen bei nicht rückbildungsfähigen Körperbehinderungen; **Ausbildung:** geregelt im MPhG u. in der Ausbildungs- u. Prüfungsverordnung für Physiotherapeuten vom 2.12.2007 (BGBl. I S. 2686); 3-jährig (2900 Std. Theorie, 1600 Std. Praxis) an Berufsfachschulen; seit 2009 bis vorerst 2017 Studium mit Hochschulabschluss (Bachelor- u. Master-Abschluss) möglich.

Physio|therapie (↑; ↑) *f*: ersetzt seit 1994 die tradierten Begriffe Heil- u. Krankengymnastik (weiterhin möglich als Abrechnungsposition auf Rezept); Heilverfahren durch Einsatz von passiver (z. B. durch den Physiotherapeuten* durchgeführter) u. aktiver Bewegung des Menschen zur Prävention, Therapie u. Rehabilitation* von gesundheitlichen Beschwerden u. Schädigungen, die durch Alterungsprozesse, Verletzung u. Krankheit entstanden sind, sowie zur allg. Gesundheits- u. Leistungsförderung; wird unterstützt durch Maßnahmen der physikalischen Therapie* u. der Bewegungstherapie*. Ph. umfasst Befunderhebung sowie Erstellen einer physiotherapeutischen Diagnose u. eines Therapieplans. Die Interventionen sind orientiert am Therapieziel u. können verschiedene **Therapiekonzepte** beinhalten (z. B. Manuelle Therapie, Forced-use-Therapie, neurophysiologische Therapie nach Bobath*-Konzept, Kabat*-Methode, Vojta*-Methode). **Wesentliche** Merkmale einer physiotherapeutischen Intervention sind das Erlernen eines Eigenübungsprogramms u. die Anleitung zum Verhalten im Alltag. Ph. wird ärztlich verordnet. Vgl. Kontrakturenprophylaxe; Sporttherapie.

Phytat *n*: s. Phytinsäure.

Phytin|säure: Phytat; Hexaphosphorsäureester des myo-Inositols; sekundärer Pflanzenstoff* mit antinutritiver Wirkung durch das Binden positiv geladener Kationen (z. B. Ca^{2+}, Fe^{2+}, Zn^{2+}), wodurch deren Bioverfügbarkeit vermindert wird; Wirkung abhängig von Phytingehalt u. Zubereitungsart der Mahlzeit, Anwesenheit weiterer Substanzen, die 2-wertige Metallkationen binden können (Ballaststoffe*, Tannine*, Oxalsäure*), vom Proteingehalt u. von Phytasen; bei gemischter Kost keine Beeinträchtigung des Eisen- u. Zinkhaushalts; diskutiert wird die gesundheitsfördernde Wirkung als Regulator des Blutglukosespiegels, als Antikanzerogen u. als ein Regulator des Immunsystems.

Phyto|balneo|logie (gr. φυτόν Gewächs, Pflanze; lat. balneum Bad; -logie*) *f*: Bereich der Balneologie*, der sich mit der Wirkung u. Wirksamkeit von Kräuterbädern* beschäftigt.

Phyto|lacca americana L. *f*: Phytolacca decandra L.; Kermesbeere, Amerikanischer Nachtschatten; Giftpflanze aus der Familie der Phytolaccaceae (Amerikanische Nachtschattengewächse); **Arzneidroge:** Wurzeln (Phytolaccae decandrae radix, Kermeswurzel); **Inhaltsstoffe:** Saponinglykoside (Phytolaccatoxin, Phytolaccagenin), Lektine, Enzyme, Stärke, Harz, fettes Öl, Gerbstoffe; **Wirkung:** emetisch; **Verwendung:** Wegen der hohen Toxizität u. des fehlenden Wirksamkeitsnachweises ist von der phytotherapeutischen Verwendung abzuraten. **Nebenwirkungen:** Bauchschmerzen, (blutige) Diarrhö, Brennen in Mund u. Rachen, Schwächegefühl, Hypertonie, Tachykardie, Atemnot, Speichelfluss, Harninkontinenz, Krämpfe, schweres Durstgefühl, Somnolenz, vorübergehende Blindheit; Todesfälle sind beschrieben. **Homöopathie:** Verwendung der frischen, im Herbst gesammelten Wurzeln entsprechend dem homöopathischen Arzneimittelbild, z. B. bei hochfieberhaften Infekten, Schleimhautentzündungen (besonders der Atemorgane), Entzündungen u. Erkrankungen der Brustdrüse, Erkrankungen des rheumatischen Formenkreises.

Phyto|sterine (gr. φυτόν Gewächs, Pflanze; στέαρ, στέατος festes Fett, Talg) *n pl*: s. Phytosterole.

Phyto|sterol (↑; ↑) *n*: laut DAB ein aus Hypoxis-, Pinus- u. Picea-Arten gewonnenes natürliches Gemisch von Sterolen; enthält mindestens 70 % β-Sitosterol, berechnet auf die getrocknete Substanz.

Phyto|sterole (↑; ↑) *n pl*: auch Phytosterine; tetracyclische, lipophile Triterpenderivate mit Sterangrundgerüst aus höheren Pflanzen; sekundäre Pflanzenstoffe*; **Vorkommen:** z. B. Sitosterol, Campesterol u. Stigmasterol in Cucurbita* pepo (Samen), Serenoa* repens (Früchte), Urtica* (Wurzeln), Epilobium* (Kraut); in Nahrungsmitteln hauptsächlich in Pflanzenölen, insbesondere kaltgepressten, nativen Speiseölen; **Wirkungsmechanismus:** möglicherweise Hemmung der Prostaglandinsynthese u. der 5α-Dehydrogenaseaktivität; dadurch Unterdrückung der Bildung von 5α-Dihydrotestosteron aus Testosteron u. Verdrängung von 5α-Dihydrotestosteron von seinem zytosolischen Rezeptor (antiandrogene Wirkung); den Cholesterolspiegel senkende u. antikanzerogene Wirkung im Tierversuch. **Verwendung:** bei benignem Prostatasyndrom.

Phyto|therapie (↑; Therapie*) *f*: Behandlung u. Prophylaxe von Krankheiten u. Befindlichkeitsstörungen durch Pflanzen, Pflanzenteile u. deren Zubereitungen; Phytopharmaka bilden als Mehr- u.

Vielstoffgemische eine wirksame Einheit u. müssen die Anforderungen des Arzneimittelgesetzes* hinsichtlich Qualität, Wirksamkeit u. Unbedenklichkeit erfüllen. Sie besitzen ein breites therapeutisches u. pharmakologisches Wirkungsprofil, haben meist eine große therapeutische Breite sowie oft weniger unerwünschte Wirkungen als synthetisch hergestellte Arzneimittel. Ph. ist Bestandteil der naturwissenschaftlich orientierten Schulmedizin. Vgl. Naturheilkunde; Kräuterheiler.

Picea abies (L.) H. Karst. *f*: Picea excelsa (Lamarck) Link; Gemeine Fichte; immergrüner Baum aus der Familie der Pinaceae (Kieferngewächse); zusammen mit anderen Picea- u. Abies-Arten, z. B. Abies alba Miller, Abies sachalinensis (Fr. Schmidt) Masters, Abies sibirica Ledebour Stammpflanze der Droge; **Arzneidroge:** frische, im Frühjahr gesammelte Triebe (Piceae turiones recentes, frische Fichtenspitzen), aus den frischen Nadeln, Zweigspitzen od. Ästen gewonnenes ätherisches Öl (Piceae aetheroleum, Fichtennadelöl); Monographie: Kommission E; **Inhaltsstoffe:** ätherisches Öl (mit 20–45 % Bornylacetat, 1–8 % Borneol, weitere ungesättigte Terpenkohlenwasserstoffe), Flavonoide; **Wirkung:** Fichtenspitzen u. Fichtennadelöl: sekretolytisch, schwach antiseptisch, durchblutungsfördernd; **Verwendung:** Auszüge der Triebe u. Nadeln u. a. galenische Zubereitungen zur innerlichen Anwendung; äußerlich als Badeextrakt; **1.** (med.) innerlich bei Katarrhen der Atemwege, äußerlich bei leichten Muskel- u. Nervenschmerzen (Kommission E); **2.** (volkstümlich) auch zur verstärkten Hautdurchblutung, bei nervösen Zuständen; **Dosierung: 1.** Fichtenspitzen: innerliche Anwendung: 5–6 g Droge, Zubereitungen entsprechend; äußerliche Anwendung: in Bädern entsprechend 200–300 g Droge für ein Vollbad; **2.** Fichtennadelöl: einige Tropfen zur Inhalation in heißes Wasser geben u. Dämpfe einatmen; bei äußerlicher Anwendung einige Tropfen an den betroffenen Bezirken einreiben; in flüssigen u. halbfesten Zubereitungen 10–15 %ig; **Nebenwirkungen: 1.** Fichtenspitzen: keine bekannt; **2.** Fichtennadelöl: evtl. Reizerscheinungen an Haut u. Schleimhäuten; Bronchospasmen können verstärkt werden, insbesondere bei Überdosierung; **Kontraindikation: 1.** Fichtenspitzen: keine bekannt; **2.** Fichtennadelöl: Asthma bronchiale, Pertussis; **Wechselwirkung:** keine bekannt. Vgl. Pinus sylvestris.

Picrasma excelsa *f*: s. Quassia amara.

Picrorhiza kurroa Royle ex Benth. *f*: Kurukraut; mehrjähriges Kraut aus der Familie der Plantaginaceae (Wegerichgewächse); **Arzneidroge:** getrocknetes Rhizom; Monographie: WHO; **Inhaltsstoffe:** antihepatotoxische, bittere Iridoidglukoside wie Picrosid I u. II, Phenolglykoside, Cucurbitacinglykoside; **Verwendung: 1.** im Ayurveda als Choleretikum z. B. gegen Lebererkrankungen, außerdem auch bei Wurmbefall; **2.** in der Tibetischen Medizin bei Tripa- (s. Physiologie der Tibetischen Medizin) u. Blutstörungen, Lebererkrankungen, besonderen Fieberformen u. allg. bei Entzündungen; **Dosierung:** Tagesdosis im Ayurveda: 0,5–1 g des Pulvers aus den gemahlenen Rhizomen, auf 1–2 Einzeldosen verteilt; **Nebenwirkungen:** in höherer Dosierung laxierend.

Picro|toxin *n*: Molekularverbindung von Picrotoxinin u. Picrotin aus Cocculi fructus (s. Anamirta cocculus); Wirkungsspektrum ähnlich Strychnin*; durch kompetitive Verdrängung von Gammaaminobuttersäure (Neurotransmitter im Zentralnervensystem) kann es zu klonisch-tonischen Krämpfen kommen. **Verwendung:** zur Kurz- u. Langzeittherapie peripher-vestibulär bedingter Formen von Schwindel (einschließlich Menière-Krankheit).

Pilula (lat. Kügelchen) *f*: Pille; obsolete Arzneiform von kleiner, kugelförmiger od. auch eiförmiger Gestalt; P. sollten in der Humanmedizin keine Verwendung mehr finden (unhygienische Herstellung, Vielzahl an Hilfsstoffen, die mikrobiell stark verunreinigt sein u. viele Inkompatibilitäten zeigen können, u. unzuverlässige bis beinahe fehlende Wirkstofffreigabe). An ihre Stelle sind die Hartkapseln getreten. Vgl. Arzneiformen; Globuli.

Pimpinella anisum L. *f*: Anis; Pflanze aus der Familie der Apiaceae (Doldengewächse); s. Abb.; **Arzneidroge:** Anisfrüchte (**Anisi fructus**); Monographie: HMPC, ESCOP, WHO, Kommission E; **Inhaltsstoffe:** Früchte mit 2–6 % ätherischem Öl mit trans-Anethol als Hauptinhaltsstoff (80 bis >95 %); Hinweis: Anisfrüchte unmittelbar vor Verwendung anstoßen (quetschen); **Wirkung:** spasmolytisch, antibakteriell, Förderung der Flimmertätigkeit des Bronchialepithels; **Verwendung: 1.** (med.) innerlich bei leichten Oberbauchbeschwerden, die mit Krämpfen u. Blähungen einhergehen (dyspeptische Beschwerden), innerlich u. äußerlich bei Katarrhen der Atemwege (ESCOP, Kommission E); **2.** (traditionell) innerlich bei leichten krampfartigen Beschwerden im Magen-

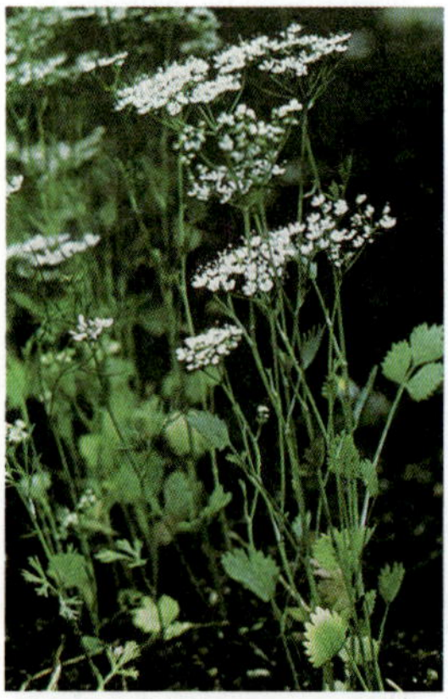

Pimpinella anisum: Pflanze [7]

Darm-Bereich (bei Blähungen) u. als schleimlösendes Mittel bei Husten im Zusammenhang mit einer Erkältung (HMPC); **Dosierung:** bei innerlicher Anwendung mittlere Tagesdosis 3 g Droge; **Nebenwirkungen:** selten Kontaktallergien; Vorsicht bei allergischem Asthma bronchiale; **Kontraindikation:** Allergie gegen Anis u. Anethol; aufgrund fehlender Daten zur Unbedenklichkeit nicht in Schwangerschaft u. Stillzeit anwenden. **Arzneidroge:** ätherisches Öl (**Anisi aetheroleum**, Anisöl); Monographie: HMPC, WHO; nach DAB auch von Illicium* verum (Sternanis) mit dem Hauptbestandteil trans-Anethol; Anisöl des Handels meist synthetisches Anethol (Racemat); enthält dann das 10–20-mal giftigere cis-Anethol; Hinweis: Das ätherische Öl sollte nicht für längere Zeit Luft u. Licht ausgesetzt werden, da dann auch bei natürlichem Anisöl cis-Anethol gebildet werden kann. **Inhaltsstoffe:** 87–94 % trans-Anethol u. 0,1–0,4 % cis-Anethol; **Verwendung:** als Bestandteil von Hustensäften, -tropfen, -pastillen, zum Aromatisieren von Extrakten (z. B. bei Instanttee); (traditionell) bei leichten krampfartigen Beschwerden im Magen-Darm-Bereich (bei Blähungen) u. als schleimlösendes Mittel bei Husten im Zusammenhang mit einer Erkältung (HMPC); **Dosierung:** Anisöl für Erwachsene innerlich 0,05–0,2 ml, 3-mal täglich (nicht länger als 2 Wochen anwenden); **Nebenwirkungen:** selten Kontaktallergien; Vorsicht bei allergischem Asthma bronchiale; **Kontraindikation:** Allergie gegen Anisöl, Anethol u. Apiaceenfrüchte; nicht in Schwangerschaft u. Stillzeit anwenden. **Homöopathie:** Verwendung der getrockneten, reifen Früchte entsprechend dem homöopathischen Arzneimittelbild, z. B. bei Nackenschmerzen, Lumbago.

Pimpinella major (L.) Huds. *f*: Große Bibernelle; ausdauernde Staude aus der Familie der Apiaceae (Doldengewächse); zusammen mit Pimpinella saxifraga L. (Kleine Bibernelle) Stammpflanze der Droge; **Arzneidroge:** Wurzel (Pimpinellae radix, Bibernellwurzel); Monographie: Kommission E; **Inhaltsstoffe:** 0,1–0,6 % ätherisches Öl (insbesondere mit den Tigloyl- bzw. 2-Methylbutyrylestern des Epoxypseudoisoeugenols), Cumarine u. Furanocumarine; Saponine, Kaffeoylchinasäuren; **Wirkung:** sekretomotorisch u. -lytisch; **Verwendung:** **1.** (med.) innerlich bei Katarrhen der oberen Atemwege (Kommission E); **2.** (volkstümlich) als Stomachikum in Bitterschnäpsen u. Gewürzextrakten; Anwendung innerlich bei Erkrankungen der Harnorgane, Nieren- u. Harnblasensteinen; äußerlich zum Gurgeln u. Spülen bei Entzündungen der Mund- u. Rachenschleimhaut; als Badezusatz bei schlecht heilenden Wunden. Die Wirksamkeit bei den volkstümlichen Anwendungsgebieten ist derzeit nicht belegt. **Dosierung:** zerkleinerte Droge für Teeaufgüsse sowie andere galenische Zubereitungen zum Einnehmen, Tagesdosis 6–12 g Droge, Tinktur (1 : 5) 6–15 ml; **Nebenwirkungen:** keine bekannt; **Kontraindikation:** keine bekannt; **Homöopathie:** Verwendung der frischen, unterirdischen Teile entsprechend dem homöopathischen Arzneimittelbild, z. B. bei Wirbelsäulenbeschwerden, Fieberzuständen.

Pinelliae rhizoma *n*: Rhizoma Pinelliae; chin. Ban-Xia; Droge der Chinesischen Medizin*; Wurzelstock von Pinellia* ternata (Thunb.) Makino aus der Familie der Araceae (Aronstabgewächse); **Eigenschaften:** scharf, warm, toxisch, kehrt in Milz, Magen u. Lunge ein; **Wirkung:** trocknet Feuchtigkeit* ein u. wandelt Schleim* um, senkt umgekehrtes Qi* ab u. stillt Übelkeit, löst abdominale Verklumpungen* auf; äußerliche Anwendung zum Abschwellen u. Schmerzstillen; **Anwendung:** bei Feuchtigkeit-Schleim u. Kälte-Schleim (s. Kälte), bei Übelkeit u. Erbrechen durch umgekehrtes Magen-Qi (s. Qi), bei Brustbeklemmung, Erbrechen u. Globus hystericus durch Hitze-Schleim, bei Struma, subkutanen Wucherungen, Geschwüren am Rücken u. an der weiblichen Brust; mit Eiweiß vermischt zur äußerlichen Behandlung von schlecht heilenden Wunden u. Schlangenbissen.

Pinellia ternata (Thunb.) Makino *f*: 15–30 cm hohe Staude aus der Familie der Araceae (Aronstabgewächse); **Arzneidroge:** getrockneter Wurzelstock (Pinelliae rhizoma); **Inhaltsstoffe:** Lignane (z. B. Lariciresinol, Pinoresinol), Lektine (z. B. Pinellin), Adenosin, Coniferylalkohol, Dehydroconiferylalkohol, Flavon-C-glykosid (u. a. Vicenin 1, Corymbosid), Pflanzensäuren (z. B. Protocatechusäure) u. ein brennend schmeckendes 3,4-Dihydroxybenzaldehydglukosid; **Wirkung:** Ein Dekokt aus der Pinellia-Knolle wirkt antiemetisch u. spasmolytisch. Pinellin wirkt bei Lymphozyten von Kaninchen u. Mäusen mitogen, nicht aber bei menschlichen Lymphozyten. **Verwendung:** in der Chinesischen Medizin: s. Pinelliae rhizoma; **Dosierung:** innerlich 6–12 g Droge täglich als Dekokt; äußerlich 3–9 g Droge, entweder in Wasser zerdrückt, als Brei aufgetragen od. die gepulverte Droge in Branntwein pastös verrieben; **Nebenwirkungen:** keine bekannt; **Kontraindikation:** Schwangerschaft; **Wechselwirkung:** keine bekannt.

Pini pumilionis aetheroleum *n*: s. Pinus mugo.

Pinus mugo Turra *m*: Latschenkiefer, Krummholzkiefer; buschiger, breiter Strauch aus der Familie der Pinaceae (Kieferngewächse); s. Abb.; Unterarten sind P. mugo ssp. mugo Zenari u. P. mugo ssp. pumilio (Haenke) Franco. **Arzneidroge:** aus den frischen Nadeln, Zweigspitzen od. jungen Ästen gewonnenes ätherisches Öl (Pini pumilionis aetheroleum, Latschenkiefernöl); **Inhaltsstoffe:** 10–30 % α-Pinen, maximal 2 % Camphen, 3–14 % β-Pinen, 10–20 % Car-3-en, 3–12 % β-Myrcen, 8–14 % Limonen, 10–19 % β-Phellandren, maximal 2,5 % p-Cymen, maximal 8 % Terpinolen, 0,5–5 % Bornylacetat, 0,5–5 % β-Caryophyllen; **Wirkung:** antibakteriell, antivital, sekretolytisch, hyperämisierend; **Verwendung:** (volkstümlich) äußerlich als

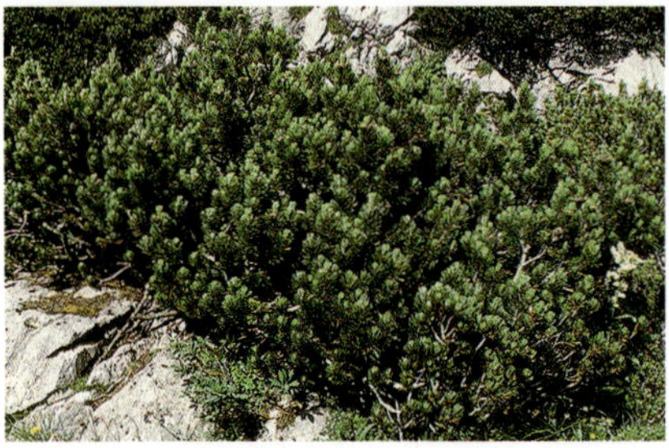

Pinus mugo: Pflanze [5]

Einreibemittel, Inhalationslösungen, als Badezusatz bei katarrhalischen Erkrankungen der Atemwege, bei Erkältungen u. rheumatischen sowie neuralgischen Beschwerden; **Dosierung:** keine bekannt; **Nebenwirkungen:** Reizerscheinungen an Haut u. Schleimhäuten; **Kontraindikation:** Asthma bronchiale, Pertussis, Überempfindlichkeit gegenüber ätherischen Ölen von Nadelhölzern; **Wechselwirkung:** keine bekannt.

Pinus sylvestris L. *m*: Föhre, Kiefer; Baum aus der Familie der Pinaceae (Kieferngewächse); **Arzneidroge:** frische od. getrocknete, im Frühjahr gesammelte Triebe (Pini turiones, Kiefernsprosse); aus frischen Nadeln, Zweigspitzen od. jüngeren Ästen gewonnenes ätherisches Öl (Pini aetheroleum, Kiefernnadelöl); Monographien: Kommission E; **Inhaltsstoffe:** in den Nadeln 0,2–0,5 % ätherisches Öl, α-Pinen (10–50 %), β-Pinen (10–25 %), β-Phellandren (bis zu 20 %), Camphen u. a.; **Wirkung:** Kiefernsprossen u. -öl: sekretolytisch, durchblutungsfördernd, schwach antiseptisch; **Verwendung:** **1.** Kiefernsprossen: innerliche Anwendung: zerkleinerte Droge für Teeaufguss, als Sirup od. Tinktur; äußerliche Anwendung: alkoholische Lösungen, in Salben u. Ölen; **2.** Kiefernnadelöl: Einreibungen in Form von alkoholischen Lösungen, Salben, Gelen, Emulsionen, Ölen, als Inhalat; (med.) **1.** Kiefernsprossen: innerlich bei katarrhalischen Erkrankungen der oberen u. unteren Atemwege, äußerlich bei leichten Muskel- u. Nervenschmerzen (Kommission E); **2.** Kiefernnadelöl als Inhalat, alkoholische Lösung od. Badezusatz innerlich u. äußerlich bei katarrhalischen Erkrankungen der oberen u. unteren Atemwege; äußerlich bei rheumatischen u. neuralgischen Beschwerden (Kommission E); **Dosierung:** **1.** Kiefernsprossen: mittlere Tagesdosis mehrmals täglich 2–3 g Droge, Zubereitungen entsprechend; Einreibungen: Zubereitungen mit Extrakten entsprechend 20–50 % Droge; **2.** Kiefernnadelöl: zur Inhalation einige Tropfen in heißes Wasser geben u. Dämpfe einatmen; äußerliche Anwendung: einige Tropfen an den betroffenen Stellen einreiben; in flüssigen u. halbfesten Zubereitungen 10–15 %; **Nebenwirkungen:** Kiefernnadelöl: Reizerscheinungen an Haut u. Schleimhäuten; Verstärkung von Bronchospasmen; **Kontraindikation:** Verwendung des Öles bei Asthma bronchiale u. Pertussis; **Wechselwirkung:** keine bekannt; **Homöopathie:** Anwendung entsprechend dem homöopathischen Arzneimittelbild, z. B. bei Schwäche des Bandapparats an den Knöcheln, chronischen Erkrankungen des rheumatischen Formenkreises, Entzündungen der Atemwege, Ekzemen, Urtikaria. Vgl. Terebinthina; Picea abies.

Pi-Pa-Ye: s. Eriobotryae folium.

Piper longum L. *n*: Chavica roxburghii; diözische Kletterpflanze aus der Familie der Piperaceae (Pfeffergewächse); **Arzneidroge:** vor der Reife gesammelte Früchte (Piperis longi fructus, Langer Pfeffer, Fliegenpfeffer); **Inhaltsstoffe:** Amide wie Piperin (bis 6 %), Piperidin, ca. 1 % ätherisches Öl, Stärke, Harz; **Wirkung:** Einzelne Amide haben gefäßerweiternde Wirkung. **Verwendung:** (volkstümlich) **1.** bei Verdauungsstörungen, äußerlich bei Befall mit Krätzmilbe; **2.** im Ayurveda bei Bronchitis u. Erkältungskrankheiten, auch als Gewürz; **3.** in der Tibetischen Medizin u. a. bei Verdauungsstörungen, Bädken-Störungen (s. Physiologie der Tibetischen Medizin); **Dosierung:** Tagesdosis im Ayurveda: 0,5–1 g des Pulvers aus den gemahlenen Früchten, auf 1–2 Einzeldosen verteilt; **Nebenwirkungen:** keine bekannt; **Kontraindikation:** keine bekannt; **Wechselwirkung:** keine bekannt.

Piper methysticum *n*: s. Kava-Kava.

Piper nigrum L. *n*: Schwarzer Pfeffer; Kletterpflanze aus der Familie der Piperaceae (Pfeffergewächse); **Arzneidroge:** Früchte (Piperis nigri fructus); ätherisches Öl (Piperis nigri aetheroleum). Schwarzer Pfeffer ist die getrocknete, völlig ausgewachsene, aber unreife Frucht von Piper nigrum. Weißer Pfeffer ist die getrocknete, reife Frucht von Piper nigrum, von der das Pericarpium entfernt wurde. **Inhaltsstoffe:** ätherisches Öl u. scharf schmeckende Säureamide; Piperin; **Wirkung:** antimikrobiell, insektizid, reflektorische Anregung der Speichel- u. Magensaftsekretion; **Verwendung:** (volkstümlich) schwarzer Pfeffer innerlich bei Magenproblemen u. Bronchitis; weißer Pfeffer bei Magenproblemen, Malaria u. Cholera; ätherisches Öl äußerlich als Gegenirritans bei Schmerzen, bei Neuralgien; **Dosierung:** innerlich bis 1,5 g/d, äußerlich keine Dosisangaben erhältlich; **Nebenwirkungen:** Brennen im Mund, Schwellung von Augenlidern u. Konjunktivitis bei Lokalkontakt. Bei Inhalation des Pulvers wurden Todesfälle berichtet. **Kontraindikation:** Schwangerschaft u. Stillzeit für Mengen, die über die Verwendung als Nahrungsmittel hinausgehen; **Wechselwirkung:** Erhöhung der Bioverfügbarkeit von Spartein, Phenytoin, Propranolol u. Theophyllin; **Homöopathie:** Verwendung der unreifen, getrockneten Früchte entsprechend dem homöopathischen Arzneimittelbild, z. B. bei Schleimhautreizungen, Galaktorrhö.

PIR: Abk. für **p**ostisometrische **R**elaxation*.

Piscidia erythrina *n*: s. Piscidia piscipula.

Piscidia piscipula (L.) Sarg. *f*: Piscidia erythrina (Leofl.) L., Erythrina piscipula L.; Baum aus der Familie der Fabaceae (Schmetterlingsblütler); **Arzneidroge:** Wurzelrinde (Piscidiae radicis cortex, Piszidiawurzelrinde); **Inhaltsstoffe:** Isoflavone (Rotenon, Jamaicin, Ichthynon, Piscerythrin, Muneton), Piscidin (vermutlich Saponin), Piscidinsäure, Gerbstoffe; **Wirkung:** keine bekannt; **Verwendung:** (volkstümlich) z. B. als Sedativum u. Schlafmittel, besonders bei Asthma bronchiale, Pertussis. Die Wirksamkeit bei den beanspruchten Anwendungsgebieten ist derzeit nicht belegt. **Dosierung:** keine bekannt; **Nebenwirkungen:** keine bekannt; **Kontraindikation:** keine bekannt; **Wechselwirkung:** keine bekannt; **Homöopathie:** Verwendung der frischen, zu Beginn der Blüte geernteten Wurzelrinde entsprechend dem homöopathischen Arzneimittelbild, z. B. bei Schlafstörungen.

Pistacia lentiscus L. *f*: Mastixpistazie, Mastixstrauch; kleiner immergrüner Baum aus der Familie der Anacardiaceae (Sumachgewächse); **Arzneidroge:** durch Einschnitte aus den Stämmen ausgeflossenes u. erhärtetes Harz (Mastix); **Inhaltsstoffe:** Triterpensäuren, z. B. Masticadienonsäure; ätherisches Öl (nach Ph.Eur. mindestens 1 %) mit Monoterpenen (z. B. α-Pinen); Bitterstoffe; **Wirkung:** ulkusprotektiv; **Verwendung:** (volkstümlich) z. B. zur Herstellung von Pflastern, zur Fixierung von Wundverbänden; bei dyspeptischen Beschwerden, Diarrhö; als Kaumittel, zu Mundwässern, Zahntinkturen, Zahnkitten; **Dosierung:** keine bekannt; **Nebenwirkungen:** keine bekannt; **Kontraindikation:** keine bekannt; **Wechselwirkung:** keine bekannt.

Pitta: s. Dosha.

Pix Betulina *f*: s. Pflanzenteere.

Pix Fagi *f*: s. Pflanzenteere.

Pix Juniperi *f*: s. Pflanzenteere.

Pix Liquida *f*: s. Pflanzenteere.

Pix Lithanthracis *f*: s. Steinkohlenteer.

Pix Pinacearum *f*: s. Pflanzenteere.

Pizhicila (Malayalam pizhicila Ölbad) *n*: s. Purvakarma.

Placebo (lat. placebo ich werde gefallen) *n*: Plazebo, sog. Scheinmedikament; pharmakologisch unwirksame, indifferente Substanz; **Verwendung:** **1.** zu suggestiver Therapie, um einem subjektiven Bedürfnis nach pharmakologischer Therapie zu entsprechen; **2.** i. R. der klinischen Erprobung neuer Arzneimittel (Doppelblindversuch). I. w. S. jede ärztliche Behandlung ohne pharmakologisch begründbare Effekte (sog. Verum-Therapie) od. andere wissenschaftliche Prüfung, die das Befinden des Patienten od. seine körperliche Situation verbessert; die Erwartung des Patienten an die Behandlung u. seine Erfahrung mit bisherigen Behandlern u. Behandlungsmaßnahmen (Konditionierung) haben hierbei einen entscheidenden Einfluss. Die Art der Therapie (Tabletten, auch deren Farbe u. Form, Zäpfchen, Injektionen) hat unterschiedliche Placebo-Wirkungen, ebenso die Art der menschlichen Zuwendung, die Persönlichkeit des Behandelnden u. des Patienten sowie das therapeutische Milieu, in dem die Behandlung stattfindet. Bei den meisten Naturheilverfahren* werden diese Arten von Placebo-Wirkungen konzeptuell mit einbezogen (z. B. sinnliches u. emotionales Erleben einzelner Maßnahmen). Der Placebo-Effekt kann in der Veränderung von subjektiven Parametern (z. B. Stimmung, Antrieb, Sedation, Stimulation) u. Angaben der Patienten zur Symptomverbesserung sowie objektiven Parametern, u. a. des autonomen Nervensystems (z. B. Blutdruck, Herzfrequenz, Pupillenweite) u. Zentralnervensystems (z. B. Schlafstadien, EEG), bestehen. Die durchschnittliche Placebo-Reagibilität liegt bei 15–40 %, u. a. bei Angina pectoris bei 37 % (Abnahme der Herzattacken), bei rheumatoider Arthritis bei 28–50 %, bei Schmerzen verschiedener Genese bei 30–90 % (Schmerzabnahme). Die Ethnomedizin* sieht den Placebo-Effekt als ein Konglomerat sehr unterschiedlicher Sachverhalte, die aus der Sicht der Biomedizin* nicht erklärbar sind. Erkenntnisse über das Wissen von Laien über ihr Kranksein* können zur Klärung beitragen. **Hinweis:** In letzter Zeit hat die Placebo-Forschung erheblichen Auftrieb erhalten, da einerseits bei Naturheilverfahren u. Homöopathie Placebo-Effekte diskutiert werden, andererseits die enorme Bedeutung des P. auch in der konventionellen Medizin (z. B. in der Behandlung von funktionellen Magen-Darm-Störungen, Depressionen) anerkannt wird. Vgl. Pseudoplacebo; Erfahrungsheilkunde; Laienwissen; Psychosomatik; Scheintherapie.

Placobdella officinalis *f*: s. Haementeria officinalis.

Plantago afra L. *f*: Plantago psyllium L.; Flohkraut; einjährige Pflanzen aus der Familie der Plantaginaceae (Wegerichgewächse); zusammen mit Plantago arenaria Waldstein et Kitaibel (Plantago indica L., Indischer Wegerich, Sandwegerich) Stammpflanze der Droge; s. Abb.; **Arzneidroge:** reife Samen (Psyllii semen, Flohsamen; laut DAB mit einer Quellungszahl von mindestens 10) u.

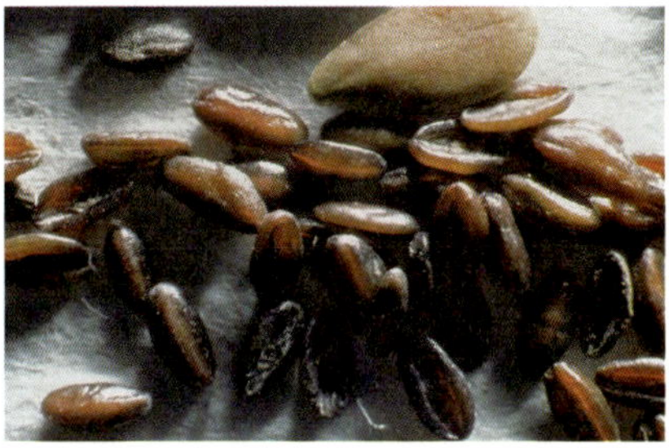

Plantago afra: Samen; oben im Bild zum Größenvergleich ein Leinsamen (Lini semen) [7]

Epidermis mit angrenzenden kollabierten Schichten (Psyllii testa, Flohsamenschalen, Quellungszahl bis 40); Monographie: HMPC, ESCOP, Kommission E; **Inhaltsstoffe:** 10–12 % unverdauliche Schleimstoffe (v. a. aus Xylose u. Arabinose) in der Epidermis der Samenschale; **Wirkung:** Regulierung der Darmperistaltik; cholesterolsenkend, reizlindernd; **Verwendung:** Samen od. Samenschalen, andere galenische Zubereitungen zur inneren Anwendung; **1.** (med.) **a)** innerlich bei habitueller Obstipation, Reizdarmsyndrom (Kommission E); **b)** innerlich bei wiederholt auftretender Obstipation u. zur Erweichung des Stuhles (z. B. bei Analfissuren, Hämorrhoiden, nach rektalen Untersuchungen u. in der Schwangerschaft), auch zur Darmpflege bei Reizdarmsyndrom u. pharmakologisch behandelter Divertikulitis sowie zur Aufrechterhaltung der Verdauung bei ballaststoffarmer Diät u. zur kurzfristigen Therapie unspezifischer Diarrhö (ESCOP); **c)** innerlich bei wiederholt auftretender Obstipation u. zur Erweichung des Stuhles, z. B. bei Analfissuren u. Hämorrhoiden (HMPC); **2.** (volkstümlich) als Mucilaginosum bei Bronchitis od. Enteritis; äußerlich zu Umschlägen bei Erkrankungen des rheumatischen Formenkreises u. Entzündungen; **Dosierung:** Tagesdosis 10–30 g, Zubereitungen entsprechend; Einnahme mit ausreichend Flüssigkeit (mindestens 1 : 10); **cave:** auf reichliche Flüssigkeitszufuhr achten, da Flohsamen auf ein Vielfaches des ursprünglichen Volumens aufquellen sollen (Dehnungsreiz auf die Darmwand); nicht mit Milch einnehmen, zur Behandlung der Obstipation nicht vorquellen; **Nebenwirkungen:** selten allergische Reaktionen, besonders bei Verwendung von pulverisierter Droge; **Kontraindikation:** Ileus, Stenosen der Speiseröhre u. des Magen-Darm-Trakts, gleichzeitige Therapie mit Cumarinen, schwer einstellbarer Diabetes mellitus; Kinder unter 12 Jahren; **Wechselwirkung:** Resorption anderer Arzneimittel kann verhindert werden, daher diese erst 30–60 Minuten nach der Einnahme von Flohsamen einnehmen. Vgl. Plantago ovata.

Plantago arenaria *f*: s. Plantago afra.

Plantago lanceo|lata L. *f*: Spitzwegerich; ausdauernde Pflanze aus der Familie der Plantaginaceae (Wegerichgewächse); s. Abb.; **Arzneidroge:** frisches od. getrocknetes, während der Blütezeit gesammeltes Kraut (Plantaginis lanceolatae folium/herba, Spitzwegerichkraut); Monographie: ESCOP, Kommission E; **Inhaltsstoffe:** 2–3 % Iridoidglykoside (z. B. Aucubin u. Catalpol), 3–8 % Phenylethanoide (Acteosid u. a.), 2–6 % Schleimstoffe, Gerbstoffe, Flavonoide, Kaffeesäurederivate; **Wirkung:** reizlindernd, anti-inflammatorisch, antitussiv, adstringierend, wundheilungsfördernd, immunstimulierend, antibakteriell; **Verwendung:** zerkleinerte Droge als Teeaufguss u. a. galenische Zubereitungen; (med.) innerlich bei Katarrhen der Atemwege, entzündlichen Veränderungen der Mund- u. Rachenschleimhaut; äußerlich bei entzündlichen Hautveränderungen (ESCOP, Kommission E); **Dosierung:** mittlere Tagesdosis: innerlich 3–6 g Droge, Kinder unter 6 Jahren 2–4 g Droge, Zubereitungen entsprechend; **Nebenwirkungen:** keine bekannt; **Kontraindikation:** keine bekannt; **Wechselwirkung:** keine bekannt.

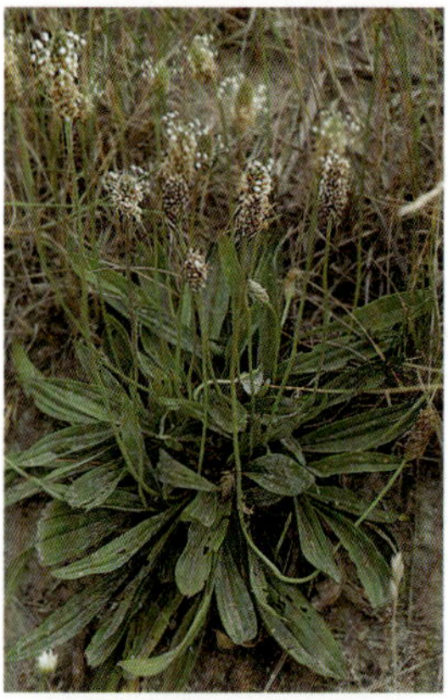

Plantago lanceolata: Blätter u. Blütenstand [11]

Plantago major L. *f*: Breitwegerich; meist ausdauernde Pflanze aus der Familie der Plantaginaceae (Wegerichgewächse); **Arzneidroge:** getrocknetes od. frisches, während der Blütezeit gesammeltes Kraut (Plantaginis majoris herba, Herba Plantaginis majoris); **Inhaltsstoffe:** Iridoidglykoside (z. B. Aucubin, Catalpol), Polysaccharide u. Polyphenole; **Wirkung:** antibakteriell, hepatoprotektiv, anti-inflammatorisch; **Verwendung:** (volkstümlich) innerlich bei Erkrankungen der oberen Atemwege u. Durchfallerkrankungen; äußerlich bei Entzündungen im Mund- u. Rachenbereich; Waschungen od. Umschläge bei Exanthemen u. Wunden, insbesondere Schnittverletzungen; Verwendung der frischen Blätter bei Schnittwunden, Geschwüren od. entzündeten Hautstellen; **Homöopathie:** Verwendung der frischen Pflanze entsprechend dem homöopathischen Arzneimittelbild, z. B. bei stechendem Kopfschmerz, Einnässen, Diarrhö, Hautausschlägen.

Plantago ovata Forssk. *f*: Plantago ispaghula Roxburgh; Flohsamen, Indische Flohsamen; einjährige Pflanze aus der Familie der Plantaginaceae (Wegerichgewächse); **Arzneidroge:** reife Samen (Plantaginis ovatae semen, Indische Flohsamen; laut DAB mit einer Quellungszahl von mindestens 9), Monographie: HMPC, ESCOP, Kommission E; Epidermis mit angrenzenden, kollabierten Schichten (Plantaginis ovatae testa, Plantaginis ovatae seminis tegumentum, Indische Flohsamenschale), Monographie: HMPC, ESCOP, WHO, Kommission E; **Inhaltsstoffe:** unverdauliche Schleimstoffe, ausschließlich in der Epidermis der Samenschale lokalisiert (85 % Arabinoxylane); **Wirkung:** Regulierung der Darmperistaltik, cholesterolsenkend; **Verwendung:** mit reichlich Flüssigkeit als Füll- u. Quellstoffdroge; (med.) **1.** innerlich bei chronischer Obstipation sowie bei Erkrankungen, bei denen ein weicher Stuhl erforderlich ist (z. B. Analfissuren, Hämorrhoiden, während der Schwangerschaft); kurzzeitige Anwendung bei Diarrhö verschiedener Ursache (ESCOP, Kommission E); **2.** innerlich bei wiederholt auftretender Obstipation u. zur Erweichung des Stuhles (z. B. bei schmerzhaftem Stuhlgang, Analfissuren, Hämorrhoiden, rektalen u. analen Untersuchungen) (HMPC). Klinische Studien legen die Verwendung der Drogen bzw. ihrer Zubereitungen auch bei Stuhlunregelmäßigkeiten, Reizdarmsyndrom, Divertikulose, künstlichem Darmausgang u. als unterstützende Maßnahme bei Enteritis regionalis Crohn nahe. **Dosierung:** Tagesdosis bei Samen 12–40 g, bei Samenschalen 4–20 g, mit mindestens 150 ml Wasser auf 5 g Droge einnehmen; **cave:** auf reichliche Flüssigkeitszufuhr achten, da Indische Flohsamen auf ein Vielfaches des ursprünglichen Volumens aufquellen sollen (Dehnungsreiz auf die Darmwand); nicht mit Milch einnehmen, zur Behandlung der Obstipation nicht vorquellen; **Nebenwirkungen:** in Einzelfällen Überempfindlichkeitsreaktionen; **Kontraindikation:** Stenosen im Magen-Darm-Trakt, drohender od. bestehender Darmverschluss, schwer einstellbarer Diabetes mellitus, Schluckstörungen; **Wechselwirkung:** Resorption anderer Arzneimittel kann verhindert werden, daher diese erst 30–60 Min. nach der Einnahme von Indischen Flohsamen einnehmen. Vgl. Plantago afra.

Plastizieren, therapeutisches (gr. πλαστός gebildet, geformt): Form der Kunsttherapie* in der Anthroposophischen Medizin*, bei der die Auseinandersetzung mit dem Medium Ton od. anderen verformbaren Materialien (Holz, Speckstein, Stein u. a.), seinen Gesetzmäßigkeiten u. Ausdrucksmöglichkeiten im Mittelpunkt steht; Formempfinden u. Zusammenspiel von bewusstem Wahrnehmen u. Gestalten werden geschult u. geübt. **Anwendung:** bei funktionellen, psychosomatischen, chronisch-körperlichen u. psychiatrischen Erkrankungen. Vgl. Malen, therapeutisches; Therapie, künstlerische.

Plastizität, neuronale (↑) *f*: Neuroplastizität; Bez. (D. Hebb) für die dynamische Fähigkeit des Gehirns zur Veränderung von Zellarchitektur, -struktur u. -funktion; **Formen: 1.** kortikale n. P.: Fähigkeit zur kortikalen Reorganisation nach Hirnläsion, Vermögen zur Verbesserung der Hirnfunktionen u. Kompensation von Defiziten aufgrund Aktivierung u. funktioneller Erweiterung nicht betroffener Hirnareale; gezielt förderbar z. B. durch neuropsychologische Therapie; **2.** synaptische n. P.: dynamische Vernetzung von Neuronen durch Modulierbarkeit von Prozessen im prä- u. postsynaptischen Teil der Synapse; umfasst Aufbau, Festigung od. Lösung interzellulärer Kontakte; **Bedeutung:** biologisches Substrat für verschiedene Prozesse des Lernens u. Gedächtnisses, Grundlage der zerebralen Informationsverarbeitung. In einer erweiterten Sicht wird vermutet, dass die Fähigkeit der Umsetzung von Bewusstseinsakten, Imaginationen u. affektiven Zuständen in physiologische Vorgänge ebenfalls mit der n. P. verbunden ist, womit eine enge Verbindung von Psyche u. Soma deutlich wird (z. B. durch Emotionen od. Imaginationen ausgelöste Beeinflussung von Schmerzarealen im Gehirn, der Höhe des Blutdrucks, der Aktivität des Immunsystems, der Verdauung od. der Atmung).

Platycodi radix *f*: Radix Platycodi; chin. Jie-Geng; Droge der Chinesischen Medizin*; Wurzeln von Platycodon grandiflorus (Jacq.) A. DC. aus der Familie der Campanulaceae (Glockenblumengewächse); **Eigenschaften:** bitter, scharf, ausgeglichen, kehrt in die Lunge ein; **Wirkung:** verbreitet das Lungen-Qi (s. Qi) u. wandelt Schleim* um, befördert den Rachen, treibt den Eiter heraus; **Anwendung:** bei Blockade des Lungen-Qi, bei eitriger Pneumonie.

Plazebo (lat. placebo ich werde gefallen) *n*: s. Placebo.

Plegie (gr. πληγή Schlag) *f*: s. Lähmung.

Plethora (gr. πληθώρα Fülle) *f*: Überfülle; Bez. für vermehrtes Blutvolumen bei verschiedenen Herz-Kreislauf- u. Atemwegserkrankungen sowie bei Polycythaemia vera (Vermehrung von Erythro-, Granulo- u. Thrombozyten); in der Naturheilkunde u. verschiedenen überlieferten medizinischen Systemen (z. B. Chinesische Medizin*) Teilsymptomatik der Fülle* u. damit Anlass zu ausleitender Therapie*. Vgl. Humoralpathologie.

Plumbum (lat.) *n*: s. Blei.

Plussing *n*: **1.** auch Plusmethode, Verkleppern; spezielle Applikationsweise von homöopathischen Arzneimitteln für akute Erkrankungsfälle, bei der eine geringe Potenzerhöhung eine schnelle Gabenwiederholung bei guter Verträglichkeit ermöglicht; wenige Globuli od. Tropfen einer C- od. D-Potenz werden in Wasser aufgelöst u. vor jeder Einnahme erneut heftig bis zur Blasenbildung in der Flüssigkeit verrührt. **2.** vom indischen Arzt Ramakrishnan besonders in der Krebstherapie eingeführte Art der homöpathischen Arzneimittelgabe, bei der durch häufige Wiederholung von auch hohen C-Potenzen eine starke Abwehrreaktion erzeugt u. so Heilungen erzielt werden sollen.

PME: Abk. für **p**rogressive **M**uskel**e**ntspannung; s. Muskelrelaxation, progressive.

PMR: Abk. für **p**rogressive **M**uskel**r**elaxation*.

Pneumonie (gr. πνεύμων Lunge) *f*: Entzündung der Lunge; **Ursache:** meist infektiös, selten allergisch, chemisch od. physikalisch; begünstigende Faktoren: verminderte Aktivität alveolärer Makrophagen (besonders nach vorausgegangener Virusinfektion), reduzierte mukoziliäre Clearance, Störung des Hustenreflexes, muköse Hypersekretion,

P

trockene Luft (langdauernde Inhalation), Aspiration, inhalative Noxen (Zigarettenrauch); **Therapie:** u. a. **1.** Phytotherapie: s. Bronchitis; **2.** Homöopathie: u. a. Guaiacum*; **3.** Hydrotherapie: u. a. Abklatschung*, Brustwickel*; **4.** Anthroposophische Medizin: u. a. Phosphor*; **5.** Akupunktur* nach den Vorgaben der Chinesischen Medizin; **6.** Chinesische Medizin: u. a. Fritillariae* bulbus, Platycodi* radix; **7.** Inhalationstherapie*, Klopfmassage*, Atmungstherapie*; **8.** ausleitende Verfahren: Cantharidinpflaster*; **9.** Entlastungstage (ausschließliche Ernährung mit Reis od. Obst od. Hafer, maximal 420 kJ bzw. 100 kcal/d, kein Salz).

PNF: Abk. für **p**ropriozeptive **n**euromuskuläre **F**azilitation; aus der Kabat*-Methode entwickeltes eigenständiges Konzept zur Beeinflussung gestörter Sensomotorik (zentral, segmental) bzw. muskulärer Koordinationsstörungen (Dysbalancen) durch adäquate Stimulation (Fazilitation) von Propriozeptoren u. Exterozeptoren mit visuellen, taktilen u. akustischen Reizen; **Ziel:** Wiedererlangung einer physiologischen sensomotorischen Qualität bzw. Förderung von suffizienten Kompensationsmechanismen; **Prinzip:** Afferenzstimulation zur Efferenzschulung; methodisch werden sog. Scapula- u. Beckenmuster (Bewegungen der Scapula bzw. des Beckens in den Diagonalebenen) sowie oberes u. unteres Rumpfmuster angewendet. **Anwendung:** bei gestörter Spinalmotorik, inter- u. intramuskulärer Koordinationsstörung, arthrogener Muskelschwäche, zentraler Fehlsteuerung (Apoplexie) u. chronifiziertem myofaszialem Schmerzsyndrom, zur Beeinflussung gestörter Muskelfunktionsketten. Vgl. Propriozeption.

PN-Therapie (Therapie*) *f*: Kurzbez. für **P**rovokations**n**eutralisationstherapie*.

P

Pock|holz: s. Guaiacum.

Podo|phyllin *n*: s. Podophyllum peltatum.

Podo|phyllum peltatum L. *n*: Fußblatt; ausdauernde Pflanze aus der Familie der Berberidaceae (Sauerdorngewächse); **Arzneidroge:** getrockneter Wurzelstock mit den daran hängenden Wurzeln (Podophylli peltati rhizoma, Fußblattwurzelstock) u. Harz des getrockneten u. gelagerten Wurzelstocks (Podophylli peltati resina, Podophyllin, Fußblattharz); Monographien: Kommission E; **Inhaltsstoffe:** Droge: 3–6 % Harz, das sich nach dem Trocknen bildet u. sein Maximum nach 2 Jahren erreicht; Harz: mindestens 4 % Lignane (z. B. 20 % Podophyllotoxin, 5–10 % α- u. β-Peltatin); **Wirkung:** zytostatisch, antimitotisch, virostatisch; **Verwendung:** getrocknete Droge zur Gewinnung des Harzes ausschließlich zur äußeren Anwendung als alkoholische Lösung od. Suspension; (med.) zur Entfernung spitzer Kondylome (Kommission E); **Dosierung:** 1–2-mal wöchentlich eine 5–25 %ige alkoholische Lösung des Harzes oder eine 5–25 %ige Suspension des Harzes in Öl od. Salben auf die Kondylome auftragen. **Cave:** Behandlung nur unter ärztlicher Aufsicht; wegen Vergiftungsgefahr darf die behandelte Hautfläche nicht größer als 25 cm^2 sein; nicht in die Augen bringen; **Nebenwirkungen:** Häufiger Umgang mit der gepulverten Droge kann schwere Konjunktivitis, Keratitis u. Hautgeschwüre hervorrufen. **Kontraindikation:** Immunschwäche, rezidivierende Herpesinfektionen, positive Luesserologie, offene Wunden, blutende od. entzündete Kondylome u. Warzen; Schwangerschaft u. Stillzeit (wegen fruchtschädigender Wirkung des Podophyllins), Kinder unter 12 Jahren; **Wechselwirkung:** Alkoholkonsum während der Therapie führt zu einer gefährlichen Wirkungsverstärkung des Alkohols; **Homöopathie:** Anwendung entsprechend dem homöopathischen Arzneimittelbild, z. B. bei Erkrankungen von Leber u. Galle, nach Gallenblasenoperation, bei Brechdurchfall, Rektumprolaps, Descensus uteri, Zahnungsbeschwerden.

Poesie|therapie (Therapie*) *f*: von Elfie Greifer, Jack Leedy u. Samuel Spector (seit 1959) entwickelte Form der künstlerischen Therapie* mit einer Verknüpfung von Dichtung u. Therapie; **Prinzip:** Das Gedicht als gefühlsklärender Katalysator u. Deutungslieferant soll gleichermaßen die Gefühls- u. Verstandesebene ansprechen u. dem Klienten helfen, zu adäquater Selbsteinschätzung u. Ausformulierung eigener Wünsche u. Strebungen zu gelangen. In Einzel- od. Gruppensitzungen werden fremde od. eigene Gedichte vorgetragen u. die Klienten aufgefordert, Gefühls- u. Gedankenassoziationen zu äußern, die einem Deutungszusammenhang zugeführt werden. **Anwendung:** bei neurotischen od. somatoformen Störungen; Voraussetzung: motivierte u. reflektierte Patienten, die eine Offenheit für dieses Verfahren besitzen; **Kontraindikation:** Da P. weitgehend aufdeckend arbeitet, ist Vorsicht mit ihrem Einsatz bei psychotischen od. psychosenahen Erkrankungen geboten, weil durch das Verfahren ein psychotischer Schub ausgelöst werden kann (z. B. bei Erkrankungen des schizophrenen Formenkreises).

Polarity-Massage (engl. polarity Polarität; Massage*) *f*: Massagetechnik nach R. Stone (1890–1981) auf der Grundlage des Heilmagnetismus*; **Grundlage:** Der Körper wird wie ein Magnet mit einem positiven u. einem negativen Pol gesehen, wobei die linke Körperhälfte positiv, die rechte negativ geladen sein soll. Elektromagnetische Energie fließt zwischen den beiden Polen von Plus nach Minus. **Prinzip:** Ein gestörter Fluss der Lebensenergie soll durch Massage* in ein Gleichgewicht gebracht werden, indem die aufgeladenen Hände des Masseurs mit den beiden Polen einen Stromkreis schließen. Wissenschaftlich nicht belegtes Verfahren.

Polei|gamander: s. Teucrium marum.

Pollen (lat. pollen feines Mehl): Blütenstaub von Angiospermen (Bedecktsamer); **Arzneidroge:** der von Bienen gesammelte Rohpollen verschiedener Blütenpflanzen, i. d. R. 20–40 verschiedene Blütenpollen; Monographie: Kommission E; **Inhaltsstoffe:** Flavonoide, Phytosterole, mehrfach ungesättigte Fettsäuren, Carotinoide, Kohlenhydrate, ätherisches Öl (Spuren), Nektar, Bienenspeichel; **Wirkung:** appetitanregend; roborierend; **Verwendung:** P. sowie andere Darreichungsformen zum Einnehmen; (med.) als Roborans zur Kräftigung bei Schwächezuständen u. Appetitlosigkeit (Kommission E); **Dosierung:** Tagesdosis 30–40 mg, Zubereitungen entsprechend; Tagesdosis von mikronisierten (aufgeschlossenen) Pollen 3–4 g Droge, Zubereitungen entsprechend; **Nebenwirkungen:** selten Magen-Darm-Beschwerden, chronische allergische Symptome (Eosinophilie, gastrointestinale u. neurologische Beschwerden); **Kontraindikation:** Pollenallergie, schwere Leberkrankheiten, Schwangerschaft u. Stillzeit; **Wechselwirkung:** keine bekannt.

Pollen|ex|trakt (↑; Extrakt*) *m*: s. Roggenpollenextrakt.

Poly|chrest (gr. πολύς viel, zahlreich) *n*: Bez. für ein homöopathisches Arzneimittel, das wegen der sehr großen Anzahl bekannter Symptome in seinem Arzneimittelbild* eine Verschreibung nach dem Ähnlichkeitsprinzip* bei einer Vielzahl von Erkrankungen ermöglicht; bedingt durch Besonderheiten z. B. klimatischer, kultureller od. diätetischer Natur kann die Häufigkeit der den jeweiligen P. entsprechenden Zustände in verschiedenen Regionen u. Kulturkreisen stark variieren. Vgl. Arzneimittel, großes; Arzneimittel, kleines.

Poly|gala amara L. *f*: Kreuzblume; ausdauernde Pflanze aus der Familie der Polygalaceae (Kreuzblumengewächse); **Arzneidroge:** getrocknetes, zur Blütezeit mit der Wurzel gesammeltes Kraut (Polygalae amarae herba (cum radicibus), Bitteres Kreuzblumenkraut); **Inhaltsstoffe:** neutrales Saponin (Senegin), saures Saponin (Polygalasäure), Saponingehalt ca. 1 %, Bitterstoff: Polygalin (Polygamarin), Gaultherin (Phenolglykosid), ätherisches Öl (mit Salicylsäuremethylester); u. a. etwas fettes Öl, Gerbstoffe; **Wirkung:** expektorierend, Magensaftsekretion anregend; beide Wirkungen sind aufgrund der Inhaltsstoffe plausibel; **Verwendung:** (volkstümlich) als Bittermittel bei Magen- u. Verdauungsbeschwerden sowie als mildes Expektorans; **Dosierung:** mittlere Einzeldosis zur Einnahme: 1,5 g Droge pro Tasse, als Dekokt zubereitet; **Nebenwirkungen:** keine bekannt; **Kontraindikation:** keine bekannt; **Wechselwirkung:** keine bekannt.

Poly|gala senega L. *f*: Polygala tenuifolia Willd.; Klapperschlangenwurzel, Senega; ausdauernde Pflanze aus der Familie der Polygalaceae (Kreuzblumengewächse); **Arzneidroge:** getrocknete Wurzeln mit Wurzelstock (Polygalae radix, Senegae radix, Senegawurzel, Klapperschlangenwurzel); Monographie: ESCOP, WHO, Kommission E; **Inhaltsstoffe:** 6–10 % Saponine (Triterpenglykoside, u. a. Senegin), Methylsalicylat, Xanthonderivate; **Wirkung:** sekretolytisch, expektorierend; **Verwendung:** zerkleinerte Droge für Dekokte u. a. galenische Zubereitungen zum Einnehmen; (med.) **1.** bei Katarrhen der oberen Atemwege (Kommission E); **2.** bei Katarrhen der oberen Atemwege, produktivem Husten, chronischer Bronchitis (ESCOP); **Dosierung:** Tagesdosis 1,5–3 g Droge, 1,5–3 g Fluidextrakt, 2,5–7,5 g Tinktur, Zubereitungen entsprechend; **Nebenwirkungen:** bei längerer Anwendung Magen-Darm-Reizungen; **Kontraindikation:** keine bekannt; **Wechselwirkung:** keine bekannt; **Homöopathie:** Verwendung der getrockneten Wurzeln od. des Wurzelkopfs entsprechend dem homöopathischen Arzneimittelbild, z. B. bei Entzündungen der Atemorgane, verschiedenen Augenerkrankungen, Zystitis.

Poly|gonum aviculare L. s. l. *n*: Vogelknöterich; einjährige Pflanze aus der Familie der Polygonaceae (Knöterichgewächse); **Arzneidroge:** zur Blütezeit mit den Wurzeln gesammeltes u. getrocknetes Kraut (Polygoni avicularis herba, Vogelknöterichkraut); Monographie: Kommission E; **Inhaltsstoffe:** bis 1 % Flavonoide (u. a. Avicularin), Schleimstoffe, ca. 1 % Kieselsäure, Phenolcarbonsäuren, ca. 3,6 % Gallotanningerbstoffe; **Wirkung:** adstringierend; **Verwendung:** zerkleinerte Droge für Dekokte u. andere galenische Zubereitungen zum Einnehmen sowie zur lokalen Anwendung; (med.) bei leichten Katarrhen der Atemwege, entzündlichen Veränderungen der Mund- u. Rachenschleimhaut (Kommission E); **Dosierung:** Tagesdosis 4–6 g Droge, Zubereitungen entsprechend; **Nebenwirkungen:** keine bekannt; **Kontraindikation:** keine bekannt; **Wechselwirkung:** keine bekannt; **Homöopathie:** Verwendung des frischen Krautes entsprechend dem homöopathischen Arzneimittelbild, z. B. bei Rheumatismus der Finger.

Poly|mnia sonchi|folia *f*: s. Smallanthus sonchifolius.

Pomeranzen|baum: s. Citrus aurantium ssp. aurantium.

Pomeranzen|schale: s. Citrus aurantium ssp. aurantium.

Populus *m*: Pappel; Bäume aus der Familie der Salicaceae (Weidengewächse); verschiedene Populus-Arten, insbesondere Populus tremula L., Populus alba L., Populus balsamifera L.; **Arzneidroge:** frische od. getrocknete Rinde (Populi cortex, Pappelrinde) u. Laubblätter (Populi folium, Pappelblätter), Negativmonographie Kommission E; getrocknete, geschlossene Blattknospen (Populi gemmae, Pappelknospen), Monographie: Kommission E; **Inhaltsstoffe:** Rinde, Blätter, Knospen: Salicylalkoholderivate (Phenolglykoside, darunter Salicin, Salicortin, Populin), ätherisches Öl (mit α- u. β-Caryophyllen, (+)-Bisabolol, Cadinen u. a.), Flavonoide; **Wirkung:** Rinde, Blätter: antibakteriell, antiödematös, analgetisch, antiphlogistisch; Knospen: antibakteriell, Förderung der Wundheilung, antiphlogistisch; **Verwendung:** Rinde als Bestandteil von Kombinationspräparaten; Knospen in halbfesten Zubereitungen zum Auftragen auf die Haut;

P

beanspruchte Indikationen: Rinde, Blätter: benignes Prostatasyndrom (Stadium I–II) Miktionsbeschwerden, Schmerzen u. rheumatische Beschwerden; (med.) Knospen bei oberflächlichen Hautverletzungen, äußeren Hämorrhoiden, Frostbeulen u. Sonnenbrand (Kommission E). Die Wirksamkeit von Rinde u. Blättern bei den beanspruchten Anwendungsgebieten ist nur schwach belegt. **Dosierung:** Rinde, Blätter: nach Angaben des Herstellers; Knospen: Zubereitungen entsprechend 20–30 % Drogenanteil; Hinweis: Die Rinde hat einen besonders hohen Gehalt an Phenylglykosiden; pseudoallergische Reaktionen aufgrund von Salicylsäure-Intoleranz wurden bisher nicht beschrieben. **Nebenwirkungen:** Rinde, Blätter: sehr selten allergische Reaktionen; Knospen: gelegentlich allergische Reaktionen; **Kontraindikation:** Rinde, Blätter: Überempfindlichkeit gegen Salicylate; Schwangerschaft u. Stillzeit; Knospen: Überempfindlichkeit gegen Pappelknospen, Propolis, Perubalsam u. Salicylate; **Wechselwirkung:** keine bekannt; **Homöopathie: 1.** Populus tremuloides: Verwendung der frischen Rinde junger Zweige u. der Blätter zu gleichen Teilen entsprechend dem homöopathischen Arzneimittelbild, z. B. bei Entzündungen u. Entleerungsstörungen der Harnblase, Verdauungsinsuffizienz; **2.** Populus balsamifera: Verwendung der frischen Triebspitzen entsprechend dem homöopathischen Arzneimittelbild, z. B. bei Entzündungen der oberen Atemwege, Bläschenbildung der Lippen. Vgl. Salix.

Poria *f*: chin. Fu-Ling; Droge der Chinesischen Medizin*; meist auf Pinus densiflora Siebold et Zucc. u. Pinus massoniana Lamb. parasitisch lebender Pilz (Poria cocos (Schw.) Wolf.) aus der Familie der Polyporaceae (Porlingsartige); **Eigenschaften:** süß, mild, ausgeglichen, kehrt in Herz, Milz u. Niere ein; **Wirkung:** fördert die Diurese, saugt Feuchtigkeit* auf, stärkt die Milz, befriedet den Geist; **Anwendung:** bei Ödemen u. Miktionsstörungen, bei Milz*-Leere, bei Leere von Milz u. Herz (s. Herz-Leere).

P

Porst *m*: s. Ledum palustre.

Potentilla anserina L. *f*: Gänsefingerkraut; mehrjähriges Kraut aus der Familie der Rosaceae (Rosengewächse); s. Abb.; **Arzneidroge:** kurz vor od. während der Blüte gesammelte, frische od. getrocknete Blätter u. Blüten (Potentillae anserinae herba, Gänsefingerkraut); Monographie: Kommission E; **Inhaltsstoffe:** 5–10 % Gerbstoffe (mono- u. dimere Ellagitannine), Flavonoide u. Anthocyane, Phytosterole; **Wirkung:** schwach adstringierend; **Verwendung:** als Infus u. Dekokt, Pulver u. a. galenische Zubereitungen zur inneren Anwendung; **1.** (med.) bei leichter Dysmenorrhö, unspezifischen akuten Durchfallerkrankungen, leichten Entzündungen der Mund- u. Rachenschleimhaut (Kommission E); **2.** (volkstümlich) auch bei Darmkoliken u. Meteorismus sowie als Hämostyptikum; **Dosierung:** Tagesdosis 4–6 g Droge, Zubereitungen entsprechend; **Nebenwirkungen:** verstärkte Beschwerden bei Reizmagen; **Kontraindikation:** keine bekannt; **Wechselwirkung:** keine bekannt; **Homöopathie:** Verwendung der frischen, blühenden Pflanze entsprechend dem homöopathischen Arzneimittelbild, z. B. bei Dysmenorrhö, Krämpfen im Bereich des Magen-Darm-Trakts.

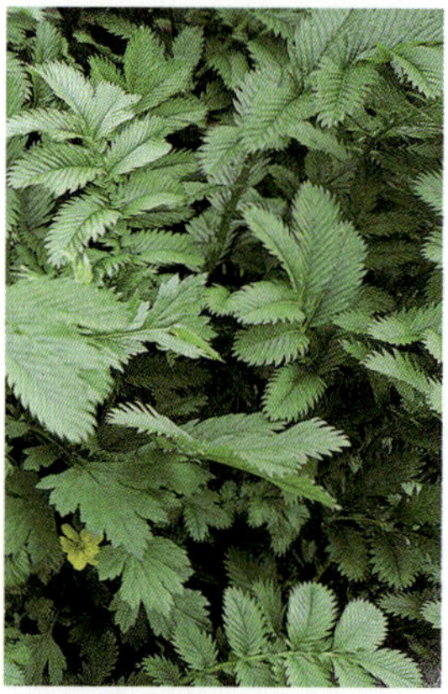

Potentilla anserina: Pflanze [7]

Potentilla erecta (L.) Raeusch. *f*: Potentilla sylvestris Neck., Potentilla tormentilla Neck.; Blutwurz; kleine Staude aus der Familie der Rosaceae (Rosengewächse); s. Abb.; **Arzneidroge:** von den Wurzeln befreiter u. getrockneter, ganzer od. geschnittener Wurzelstock (Tormentillae rhizoma, Tormentillwurzelstock); Monographie: Kommission E; **Inhaltsstoffe:** 15–25 % kondensierte Catechingerbstoffe, Ellagitannine, Tormentosid, Phenolcarbonsäuren; **Wirkung:** adstringierend, antimikrobiell, antihypertensiv; **Verwendung:** zerkleinerte Droge für Dekokte u. Infuse, Tinktur od. andere galenische Zubereitungen zum Einnehmen u. zur lokalen Anwendung; (med.) bei unspezifischer, akuter Diarrhö, leichten Schleimhautentzündungen im Mund- u. Rachenraum (Kommission E); **Dosierung:** Tagesdosis bei innerlicher Anwendung 4–6 g Droge (3-mal täglich in 150 ml

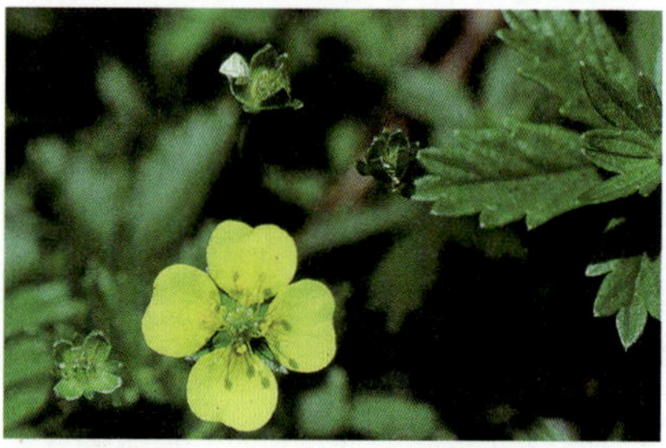

Potentilla erecta: Blüte [7]

Wasser) od. 2–4 g Pulver mit Wasser od. Rotwein aufgeschwemmt); Tinktur unverdünnt 2–3-mal täglich zur Pinselung od. 5–10 Tropfen auf ein Glas Wasser zum Gurgeln; Zubereitungen entsprechend; **Nebenwirkungen:** bei empfindlichen Patienten Magenbeschwerden; **Kontraindikation:** Kinder unter 12 Jahren, Schwangerschaft u. Stillzeit; **Wechselwirkung:** keine bekannt.

Potentilla vesca *f*: s. Fragaria vesca.

Potenz (lat. potentia Fähigkeit) *f*: Fähigkeit, Vermögen; in der Homöopathie* Bez. für ein Arzneimittel, dessen Potenzhöhe oberhalb der materiellen Dosis* liegt; s. Potenzierung.

Potenz|holz (↑): s. Ptychopetalum.

Potenzierung (↑): syn. Dynamisierung, Kraftentwicklung; von Samuel Hahnemann vorgeschriebene, spezielle Herstellungsweise eines homöopathischen Arzneimittels, wobei die Ausgangssubstanz mit einer Trägersubstanz in einem definierten Verhältnis vermischt wird; Hahnemann beabsichtigte mit der Verdünnung der Arzneien zunächst lediglich eine Abschwächung der Wirkung, da diese z. T. heftige Reaktionen bei seinen Patienten auslösten. Mit der Form der schrittweisen Verdünnung verfolgte er neben einer intensiven Durchmischung von Arznei- u. Trägersubstanz eine enorme Einsparung an Verdünnungsmedien. In der praktischen Anwendung stellte er fest, dass die so behandelten Arzneimittel nicht an Wirkung verloren, je stärker sie verdünnt wurden, sondern eher zunahmen, was zu der Bezeichnung P. bzw. Dynamisierung führte. Feste (z. B. mineralische) Stoffe werden mit Milchzucker verrieben, flüssige od. lösliche Substanzen mit einem Alkoholgemisch verschüttelt. Es werden **3 Formen von Verdünnungsschritten** unterschieden, die zu den unterschiedlichen Bezeichnungen der Arzneimittel führen: **1.** Dezimalpotenz (D-Potenz): 1 Teil Ausgangssubstanz wird mit 9 Teilen Trägersubstanz durch 10 kräftige Schüttelschläge vermischt (D1); hiervon wird wiederum 1 Teil mit 9 Teilen Trägersubstanz vermischt (D2) usw.; **2.** Centesimalpotenz (C-Potenz): 1 Teil Ausgangssubstanz wird mit 99 Teilen Trägersubstanz 100-mal verschüttelt od. verrieben (C1); hiervon 1 Teil mit 99 Teilen Trägersubstanz vermischt ergibt C2 usw.; die C-Potenzen waren die bei Hahnemann gebräuchlichsten Arzneien, die später auch mit nur 10 Schüttelschlägen zubereitet wurden. **3.** Quinquagesimillesimapotenz (Q-Potenz): oft nicht korrekt als LM-Potenz bezeichnet; die ersten 3 Potenzierungsschritte werden als Verreibungen wie C-Potenzen hergestellt; danach wird mit getränkten Globuli im Mischungsverhältnis 1 : 50 000 potenziert.

Potenz|rinde (↑): s. Pausinystalia johimbe.

Prä|biotika (lat. prae vorzeitig, davor liegend; Bio-*) *n pl*: s. Milchprodukte, präbiotische.

Prä|kanzerose|test (↑; cancer Krebs) *m*: s. Carcinochromreaktion.

Prä|vention (lat. praevenire zuvorkommen) *f*: prophylaktische Maßnahme, besonders in der Gesundheitspflege u. für psychische u. psychosomatische Störungen im Kindes- u. Erwachsenenalter; **Formen: 1. primäre** P.: Ausschaltung von als gesundheitsschädigend geltenden Faktoren; beginnt im Kindes- u. Jugendalter, insbesondere bei der Erziehung in Elternhaus, Kindergarten u. Schule; umfasst auch Prophylaxe von körperlichem u. sexuellem Missbrauch; **2. sekundäre** P.: Sicherstellung frühestmöglicher Diagnostik u. Therapie von (psychogenen) Erkrankungen durch Routineuntersuchungen bei Kinder-, Allgemein- od. Facharzt, ferner risikomindernde Strategien für Personen mit besonderen Risikofaktoren, z. B. erblicher Belastung für (psychogene) Krankheiten od. Risikofaktoren wie Alkoholmissbrauch, Übergewicht, Nicotinkonsum od. Stress, z. B. Stressabbau im beruflichen Umfeld; **3. tertiäre** P.: Begrenzung bzw. Ausgleich von Krankheitsfolgen, z. B. Verhinderung der Chronifizierung psychischer Störungen durch rechtzeitige, intensive u. umfassende Psychotherapie sowie von Rückfällen bei rezidivierenden od. schubförmig verlaufenden Erkrankungen. Vgl. Prophylaxe; Rehabilitation.

Pranayama (prāṇāyāma; prāṇa, Sanskrit Atem, Lebensodem; āyāma, Sanskrit Kontrolle, Zügelung) *m*: Sammelbez. für die Atemübungen im Yoga* u. eines der 8 Glieder des klassischen Yoga; bei richtiger Anleitung durch einen erfahrenen Yoga-Lehrer lässt sich die Atmung dadurch zunächst wahrnehmen u. dann auch kontrollieren. I. R. von Yoga*-Chikitsa können Schmerzen reduziert, das Nervensystem gekräftigt u. der aerobe Stoffwechsel stimuliert werden.

Preisel|beere: s. Vaccinium vitis-idaea.

Prellung: s. Kontusion.

Prießnitz-Umschlag (Vinzenz P., Hydrotherapeut, Gräfenberg, 1799–1851): feuchter, kalter Leibumschlag (vgl. Wickel), der sich unter trockener Wollumhüllung erwärmt; Prießnitz handelte nach den Grundsätzen: **1.** Kalte Anwendungen dürfen nur auf warme Körper appliziert werden. **2.** Zuleitende, anregende Anwendungen werden von ableitenden, beruhigenden unterschieden. **3.** Zur Heilung chronischer Krankheiten müssen diese zuerst in akute zurückverwandelt werden.

Priester|heiler: Heiler*, der in der Lage ist, i. R. eines magisch-religiösen Welterlebens eine gestörte göttliche Ordnung auszugleichen, z. B. bei so unterschiedlich erscheinenden Problemen wie Dürre u. (eheliche) Unfruchtbarkeit; seine Handlungen bestehen in der Leitung von Ritualen, die sich an die zuständige Gottheit, Geister u. a. richten u. in unterschiedlichsten Formen mit Opfergaben, Tänzen, Gebeten u. a. stattfinden. P. sind in diesem Zusammenhang **Kultführer**, die die komplizierte Abfolge der verschiedenen Handlungen einer Zeremonie, Prozession od. eines Kultes genau kennen u. steuern können, auch wenn der eigentliche Ablauf von der Gemeinschaft durchgeführt wird. Übergangsformen zum Schamanen*, Fetischeur* od. Exorzist* sind beschrieben.

Primär|therapie (lat. primarius einer der ersten; Therapie*) *f*: Form der Psychotherapie* nach A. Janov, deren zentraler Gedanke es ist, dass jede Neurose* auf einen abgesperrten konkreten Urschmerz zurückgeht; dieser umfasst alle Traumen u. Ungerechtigkeiten, die als Kind erlitten wurden. Ziel der P. ist es, im therapeutischen Prozess den Urschmerz zu erreichen u. diesen herauszuschreien (sog. Urschreitherapie). Durch Behandlung des Primärtraumas soll völlige Heilung möglich sein. Zur Erreichung dieses Ziels ist eine initiale 3-wöchige Intensivphase mit täglich einer Sitzung von ca. 3 Stunden Dauer angezeigt, der sich weitere 30–50 Sitzungen (verteilt über 1–2 Jahre) anschließen.

Primel: s. Primula veris.

Primula elatior *f*: s. Primula veris.

Primula veris L. *f*: Primula officinalis (L.) Hill; Apothekerprimel, Frühlingsschlüsselblume, Wiesenschlüsselblume; ausdauerndes Kraut aus der Familie der Primulaceae (Primelgewächse); weitere Stammpflanze der beiden Drogen ist Primula elatior (L.) Hill (Waldschlüsselblume, Hohe Schlüsselblume); s. Abb.; wild lebende Populationen von P. veris sind besonders geschützt (§ 1 Satz 1 Bundesartenschutzverordnung). **Arzneidroge:** getrockneter Wurzelstock mit Wurzeln (**Primulae radix**, Primelwurzel), Monographie: HMPC, ESCOP, Kommission E; getrocknete ganze Blüten mit Kelch (**Primulae flos**, Schlüsselblumenblüten), Monographie: HMPC, Kommission E; **Inhaltsstoffe:** Wurzeln: 5–12 % Triterpensaponine (insbesondere Primulasäure A), Methylester der Salicylsäure (u. a. Primulaverin); Blüten: Flavonoide, Saponine, ätherisches Öl; **Wirkung:** sekretolytisch, sekretomotorisch, expektorierend, antimykotisch (Wurzeln stärker wirksam als Blüten); **Verwendung:** zerkleinerte Droge für Dekokt (Wurzeln) bzw. Teeaufguss (Wurzeln, Blüten) u. a. galenische Zubereitungen zum Einnehmen; auch als Fertigarzneimittel; **1.** (med.) **a)** Wurzeln u. Blüten bei Katarrhen der Atemwege (Kommission E); **b)** Wurzeln bei produktivem Husten, chronischer Bronchitis, Katarrhen der Atemwege (ESCOP); **2.** (traditionell) Wurzeln u. Blüten als Expektorans bei Husten im Zusammenhang mit einer Erkältung (HMPC); **Dosierung:** Wurzeln: Tagesdosis 0,5–1,5 g Droge; 1,5–3 g Tinktur, Zubereitungen entsprechend; Blüten: 2–4 g Droge pro Tag, 2,5–7,5 g Tinktur; Hinweis: für Kinder sind die Blüten vorzuziehen; **Nebenwirkungen:** vereinzelt Magenbeschwerden, Übelkeit; **Kontraindikation:** bekannte Primelallergie, Asthma bronchiale; obstruktive Kehlkopfentzündung bei Kindern; Gastritis u./od. Ulcus ventriculi; **Wechselwirkung:** keine bekannt; **Homöopathie:** Verwendung der zur Blütezeit geernteten, frischen, oberirdischen Teile entsprechend dem homöopathischen Arzneimittelbild, z. B. bei Hautausschlägen, Kopfschmerz.

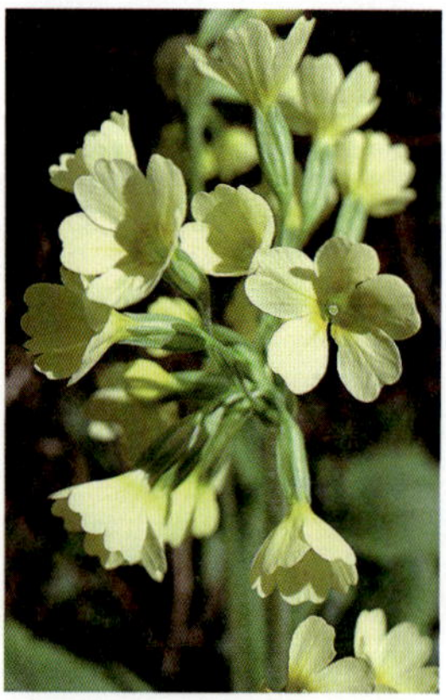

Primula veris: Blüte [5]

Pro|biotika (lat. pro für, zuvor, vor; ↑) *n pl*: s. Milchprodukte, probiotische.

Problem|lösungs|ansatz: aus der Denkpsychologie stammendes Konzept zur Problemlösung, bestehend aus den grundlegenden 3 Elementen Ist-Zustand (Ausgangslage, Problem), Soll-Zustand (Ziel) u. geeignete Intervention (Strategie, Prozedur); kann in der Psychotherapie* auf verschiedenen Ebenen relevant sein: **1.** als Rahmenmodell für jegliche Psychotherapie, bei dem der Patient od. die psychische Störung des Patienten als zu bearbeitendes Problem konzeptualisiert wird; **2.** in der Verhaltenstherapie* zur Strukturierung des diagnostisch-therapeutischen Prozesses (Problemlösungsprozess); **3.** als eigenständige kognitive Intervention (s. Problemlösungstraining); **4.** als Teilschritt innerhalb anderer Interventionen.

Problem|lösungs|training *n*: Problemlösungstherapie; didaktisch stark strukturiertes Verfahren der kognitiven Therapie u. Verhaltenstherapie* zur Steigerung der allg. Problemlösungsfähigkeit (Goldfried, D'Zurilla, 1970); **Prinzip:** Nach der Thematisierung der allg. Einstellung des Klienten zu Problemen u. einer genauen Problem- u. Zieldefinition werden Handlungsalternativen erarbeitet, bewertet, ausgewählt, vom Klienten umgesetzt u. anschließend auf ihre Effizienz hin überprüft. Der Klient soll nach einiger Übung die erlernten Problemlösungsstrategien auf andere Probleme eigenständig übertragen u. anwenden. **Anwendung:** in der Verhaltens- u. Familientherapie*, zur Rückfallprophylaxe bei Schizophrenie, bei psychosomatischer Erkrankung; das P. kann eigenständig durchgeführt werden od. kombiniert mit anderen verhaltenstherapeutischen Techniken, z. B. Rollenspielen, Entspannungsmethoden*. Von besonderer Bedeutung ist P. bei Patienten, die in problematischen Situationen passiv od. impulsiv reagieren, u. für die primäre Prävention.

Pro|cain *n*: Lokalanästhetikum; **Verwendung:** zur Lokalanästhesie*, Neuraltherapie*, bei Quaddeln*, zur Schmerztherapie*, Aslan*-Kur, Wiedemann*-Kur.

Pro|grammieren, neuro|linguistisches: s. NLP.

Pro|gressive Muskel|relaxation (lat. progredi, progressus voranschreiten; musculus Mäuschen; relaxare entspannen): s. Muskelrelaxation, progressive.

Pro|jektions|sym|ptom (lat. proicere hinauswerfen, voransetzen; Symptom*) *n*: syn. Irritationssymptom, reflektorisches Krankheitszeichen; Symptom in Haut, Unterhaut, Muskulatur u. Gefäßbezirken, das Folge einer chronischen Irritation* ist u. von pathologischen Prozessen bzw. Funktionsstörungen innerer Organe sowie von Strukturen des Stütz- u. Bewegungsapparats seinen Ausgang nimmt; z. B. Schmerzen in einem umschriebenen Hautareal (s. Projektionszone) bei Erkrankung eines inneren Organs od. neurophysiologisch übertragene Schmerzen u. Sensibilitätsstörungen; klinisch auffällig durch Hypersensibilität reflektorisch angesprochener Körperareale mit Veränderung z. B. des Muskeltonus, des Berührungs-, Schmerz- u. Temperaturempfindens, der elektrodermalen Parameter (z. B. Hautwiderstand, Potential), des Hautturgors, des Wärmehaushalts u. der humoralen Parameter; in der stärksten Ausprägung als peripheres Irritationssyndrom*. Das P. folgt bestimmten Regeln der Generalisierung: **1.** Lateralitätsregel: Auftreten von Symptomen auf der Seite des auslösenden Prozesses; **2.** Segmentregel. Auftreten von Symptomen im zugehörigen Segment, z. B. Thorakalsegment bei inneren Organen; **3.** Regel der Sekundärzonen: Nach Head (1889) kann jedes Organ Symptome auch in einer Sekundärzone (z. B. im Zervikalsegment u. Trigeminusbereich) auslösen. **4.** Generalisationsregel: Primär lokale P. können sich über mehrere Segmente ausdehnen u. bis zur Halbseitensymptomatik führen. **5.** Seitenkreuzung: Bei kontralateralem Auftreten des P. ist das Achsenorgan verantwortlich. Vgl. Diagnostik chronischer Irritationen; Irritationszentrum, chronisches.

Pro|jektions|zone (↑; gr. ζώνη Gürtel, Streifen) *f*: segmentales, spinales u. vegetativ-reflektorisches Areal auf der Körperoberfläche, in das von Schmerz-Sensoren verschiedener Gewebe (Ligamente, Insertionen, Gelenke, Organe) ausstrahlende Schmerzen bzw. Dysästhesien mit pathologischen Veränderungen (z. B. muskulärer Hypertonus, Hypoxämie, interzelluläre Ödeme, Strukturstörungen) unter Beteiligung des sympathischen Nervensystems reflektiert werden; bei deren Behandlung, z. B. durch Quaddeln* i. R. der Neuraltherapie*, sollen entfernt liegende Organe durch sog. Fernwirkung* beeinflusst werden. Vgl. Head-Zonen; Projektionssymptom; Somatotopie.

Pro|phylaxe (lat. pro für, zuvor, vor; gr. φυλάττειν behüten, beschützen) *f*: Maßnahmen zur Verhütung, Vorbeugung von Krankheiten (z. B. durch Schutzimpfung) u. zur Vermeidung von Krankheitsfolgen; **Beispiele:** Prophylaxe von Essstörungen durch rechtzeitige Aufklärung von Jugendlichen über die Risiken u. die Beeinflussung der Medien durch idealisierende Darstellungen; Angstreduktion z. B. bei der Schwangerschaftsvorbereitung durch Atemtechniken, welche die Geburtsaustreibung erleichtern, od. vor Herztransplantationen u. anderen Operationen am Herzen, um Komplikationen zu vermeiden; rechtzeitige Psychotherapie von Betroffenen nach Katastrophen (Kriegserfahrungen, Verkehrsunfall) zur Vermeidung der Entstehung von posttraumatischen Belastungsstörungen. Vgl. Prävention.

Propolis *n*: Bienenharz, Kittharz der Bienen; von Apis* mellifera zum Befestigen der Wabenzellen verwendete harzartige Masse, die aus den die Knospen bedeckenden, klebrigen Überzügen besonders von Castanea-, Coniferopsida-, Populus- u. Betula-Arten gewonnen wird; **Inhaltsstoffe:** je nach Herkunft u. Sammelzeitpunkt sehr variabel: 3–50 % phenylsubstituierte Carbonsäuren (z. B. Benzoesäure, p-Cumarsäure, 3,4-Dihydroxyzimtsäure, Ferulasäure, Kaffeesäure, Zimtsäure), 1,2–29 % Flavonoide (u. a. Galangin, Apigenin, Kämpferol, Quercetin, Pinobanksin, Pinocembrin), 0,1–8 % ätherische Öle (u. a. Caryophyllen, Cineol, Franesol, Geraniol, Zimtalkohol), 3–5 % Fettsäuren (u. a. Laurinsäure, Myristinsäure, Palmitinsäure), 2–20 % Polysaccharide, bis 5 % Blütenpollen; **Wirkung:** antibakteriell, antiviral, antimykotisch, zytostatisch, antiphlogistisch, adstringierend, lokalanästhetisch, granulationsfördernd, immunstimulierend; **Verwendung:** innerlich: gereinigtes Propolisharz zum Kauen, ethanolische Propolistinktur, Fertigarzneimittel mit ethanolischen Propolistrockenextrakten; äußerlich: Tinkturen u. halbfeste Zubereitungen; (volkstümlich) innerlich bei viralen u. bakteriellen Infekten des oberen Respirationstrakts, unterstützend bei Tonsillitis, leichten bakteriellen Infekten der ableitenden Harnwege, Entzündungen der Mund- u. Rachenschleimhaut, zur Immunstimulation; äußerlich bei Herpes simplex Typ 2, kleineren Schnitt- u. Schürfwunden, gestörter Narbenbildung, Dermatomykosen, Acne vulgaris, Follikulitis, Furunkel; **Dosierung:** innerlich: ethanolische Propolistinktur bei akuten Beschwerden: 20–30 Tropfen bis 5-mal täglich, bei chronischen Erkrankungen 10 Tropfen 3-mal täglich; zu Mundspülung 10–15 Tropfen auf 1 Glas Wasser; Harz: 1–2 g bis 3-mal täglich; äußerlich: 10–20 %ige halbfeste Zubereitungen 1–2-mal täglich auftragen; Tinktur: Umschlag mit 30–50 Tropfen 1-mal täglich; Hinweis: standardisierte Propoliszubereitungen, die auf Pestizidrückstände geprüft wurden, sind zu bevorzugen. **Nebenwirkungen:** innerlich allergische Reaktionen; äußerlich je nach Zusammensetzung u. individueller Disposition Risiko von Allergien Typ IV 0,1–3 %; **Kontraindikation:** innerlich Asthma bronchiale; äußerlich Atopie, bekannte Allergie gegen Propolis, Pappelknospen-, Zimtzubereitungen, Perubalsam, 1,1-

Dimethylallyl-Kaffeesäureester; **Wechselwirkung:** Kreuzallergien mit Korbblütlern möglich.

Proprio|zeption (lat. proprius eigen) *f*: syn. Tiefensensibilität; Wahrnehmung der Stellung u. Bewegung des Körpers im Raum; durch spezifische Sensoren (Propriosensoren) registrierte Informationen über Muskelspannung (Golgi-Sehnenorgan), Muskellänge (Muskelspindel) u. Gelenkstellung bzw. -bewegung werden z. T. auf Rückenmarkebene (monosynaptisch) verschaltet (propriozeptive Reflexe), v. a. aber unter Einbeziehung der Afferenzen von Vestibularapparat u. Mechanosensoren der Haut zentral (in Kleinhirn od. Gyrus postcentralis) verarbeitet. Vgl. PNF.

Pro|vokations|neutralisations|therapie (lat. provocatio Herausforderung; neuter keiner von beiden; Therapie*) *f*: **1.** Kurzbez. PN-Therapie; auf die Allergologen Carlton Lee u. Herbert Rinkel zurückgehende Methode zur Diagnostik von Überempfindlichkeiten; technisch wird eine Testreihe fortlaufender Verdünnungen mit den vermutlich Allergie* auslösenden (Quaddel u. Symptome hervorrufenden) Stoffen intradermal bzw. sublingual durchgeführt u. diejenige Lösung als sog. neutralisierende Dosis identifiziert, welche die Symptome der Überempfindlichkeit zum Abklingen bringt; diese wird dann auch therapeutisch genutzt. **2.** Verfahren zur Behandlung elektrisch überempfindlicher Personen (sog. Elektroallergiker); nach dem gleichen Prinzip werden bestimmte Frequenzen aufgesucht, welche die Symptome zum Verschwinden bringen können. Diese sog. Neutralisationsfrequenzen werden dann auf physiologische Salzlösungen od. Wasser in Reagenzgläsern übertragen u. zur Therapie verwendet. Wissenschaftlich nicht nachvollziehbares Verfahren.

P

Prüfungs|angst: Angst* vor negativer Bewertung des Leistungsverhaltens in Prüfungssituationen; unangenehm empfundener emotionaler Spannungszustand mit psychischen u. physischen Begleiterscheinungen; **Symptome:** Unsicherheit, Unruhe, Erregung (evtl. Panik), Bewusstseins-, Denk- od. Wahrnehmungsstörungen, Anstieg von Puls- u. Atemfrequenz, verstärkte Darm- u. Harnblasentätigkeit, Übelkeit, Zittern, Schweißausbrüche; die Stärke der Angstreaktion ist abhängig von Prüfungssituation (z. B. Wichtigkeit der Prüfung), Persönlichkeitsmerkmalen des Prüfers (z. B. autoritäres Verhalten) u. des Prüflings; wiederholte Misserfolge steigern die Angst. **Formen: 1.** leichte P. (sog. Lampenfieber): normale Reaktion in Antizipation eines Auftritts (z. B. Präsentation, Vortrag, Bewerbungsgespräch), besonders kurz vor dem Auftritt u. evtl. währenddessen; bis zu einem gewissen Grad normale Form der Erwartungsangst, kann jedoch so stark werden, dass ein Auftreten unmöglich wird; **2.** übersteigerte P.: schwere Ausprägung mit Panikanfällen u. starken anhaltenden Angstreaktionen; beeinträchtigt stark die Prüfungsleistung od. -vorbereitung, ist behandlungsbedürftig u. wird als spezifische Phobie* od. im Rahmen einer anderen Angststörung (z. B. soziale Phobie) diagnostiziert; **Therapie:** u. a. **1.** Phytotherapie: u. a. Humulus* lupulus, Melissa* officinalis, Passiflora* incarnata, Valeriana* officinalis; **2.** Homöopathie: u. a. Silbernitrat*, Gelsemium* sempervirens u. Strophanthus gratus; **3.** Autogenes* Training, Akupunktur*, Kneipp*-Therapie; **4.** Psychotherapie* (z. B. Logotherapie*, Verhaltenstherapie*).

Prüfungs|sym|ptom (Symptom*) *n*: Bez. für ein durch ein homöopathisches Arzneimittel erzeugtes Symptom; **Vorkommen: 1.** beabsichtigt i. R. der Arzneimittelprüfung* als Symptom einer arzneimittelspezifischen Kunstkrankheit*; **2.** während der Behandlung am Patienten, bei dem jedes Arzneimittel nicht bereits vorhandene Symptome analog zur Arzneimittelprüfung hervorrufen kann (v. a. bei sensiblen Patienten u. bei nicht exakter Übereinstimmung von Patientenzustand u. Arzneimittelbild). Eine mögliche Intensivierung der zum Applikationszeitpunkt bereits vorhandenen Symptome beruht auf demselben Prinzip u. wird als Erstverschlimmerung* bezeichnet.

Prunellae spica *f*: Spica Prunellae; chin. Xia-Ku-Cao; Droge der Chinesischen Medizin*; getrocknete Ähre von Prunella vulgaris L. aus der Familie der Lamiaceae (Lippenblütler); **Eigenschaften:** bitter, scharf, kalt, kehrt in Leber u. Gallenblase ein; **Wirkung:** klärt Leber*-Feuer, zerstreut Depression* u. Verknotungen*; **Anwendung:** bei Leber-Feuer, bei Leber*-Depression mit Umwandlung in Feuer* od. Schleim-Feuer (s. Schleim).

Pruni semen *n*: Semen Pruni; chin. Yu-Li-Ren; Droge der Chinesischen Medizin*; Samen von Prunus humilis Bunge u. Prunus japonica Thunb. aus der Familie der Rosaceae (Rosengewächse); **Eigenschaften:** scharf, bitter, süß, ausgeglichen, kehrt in Milz, Dickdarm u. Dünndarm ein; **Wirkung:** schmiert den Darm u. befördert den Stuhl, fördert die Diurese, vertreibt Ödeme; **Anwendung:** bei Obstipation durch Säftemangel im Darm, bei Ödemen, abdominalen Schwellungen u. Miktionsstörungen.

Prunus africana (Hook f.) Kalkman *m*: Pygeum africanum Hook f.; Baum aus der Familie der Rosaceae (Rosengewächse); **Arzneidroge:** ganze od. geschnittene, getrocknete Rinde von Stamm u. Zweigen (Pruni africanae cortex); Monographie: ESCOP; **Inhaltsstoffe:** ca. 0,05 % Phytosterole (β-Sitosterol, β-Sitostenon), freie Fettsäuren, pentacyclische Triterpensäuren, langkettige aliphatische Alkohole (z. B. n-Docosanol, n-Tetracosanol); **Wirkung:** anti-inflammatorisch, Abnahme der Beschwerden bei benignem Prostatasyndrom; **Verwendung:** feste od. flüssige Zubereitungen; (med.) innerlich zur symptomatischen Therapie von Beschwerden beim Wasserlassen bei benignem Prostatasyndrom (Stadium I u. II nach Alken) (ESCOP); **Dosierung:** Tagesdosis 100–200 mg eines lipophilen Extrakts; **Nebenwirkungen:** keine bekannt; **Kontraindikation:** keine bekannt; **Wechselwirkung:** keine bekannt.

Prunus domestica L. *m*: Zwetschge, Pflaume; Baum aus der Familie der Rosaceae (Rosengewächse); **Arzneidroge:** getrocknete Früchte (Fructus Prunorum, Backpflaume); **Inhaltsstoffe:** ca. 30 % Wasser, 35–45 % Zucker, ca. 3 % Fruchtsäuren; in den Samen ca. 1 % Amygdalin; **Wirkung:** keine bekannt; **Verwendung:** (volkstümlich) als mildes Laxans; **Dosierung:** keine bekannt; **Nebenwirkungen:** keine bekannt; **Kontraindikation:** keine bekannt; **Wechselwirkung:** keine bekannt.

Prunus lauro|cerasus L. *m*: Kirschlorbeer; Pflanze aus der Familie der Rosaceae (Rosengewächse); **Arzneidroge:** frische Blätter (Laurocerasi folia, Kirschlorbeerblätter); **Inhaltsstoffe:** Blausäureglykoside Prulaurasin u. Prunasin, Emulsin, Zucker, Gerbstoffe; **Wirkung:** analgetisch, spasmolytisch; **Verwendung:** Aus toxikologischen Gründen wird von der therapeutischen Anwendung abgeraten. **Homöopathie:** Laurocerasus: Anwendung entsprechend dem homöopathischen Arzneimittelbild, z. B. bei Atem- u. Bewusstseinsstörungen bei Herz- u. Atemwegserkrankungen.

Prunus spinosa L. *m*: Schlehe, Schlehdorn, Schwarzdorn; Strauch aus der Familie der Rosaceae (Rosengewächse); **Arzneidroge:** Blüten (**Pruni spinosae flos**, Schlehdornblüten); Negativmonographie Kommission E; **Inhaltsstoffe:** Spuren von Amygdalin (in den Samen ca. 3 %), Benzaldehyd, Kämpferol- u. Quercetinglykoside; **Wirkung:** keine bekannt; **Verwendung:** (volkstümlich) z. B. als mildes Laxans, harntreibendes Mittel, sog. Blutreinigungsmittel; **Nebenwirkungen:** keine bekannt; **Kontraindikation:** keine bekannt; **Wechselwirkung:** keine bekannt; **Arzneidroge:** frische od. getrocknete, reife Früchte (**Pruni spinosae fructus**, Schlehdornfrüchte); Monographie: Kommission E; **Inhaltsstoffe:** Gerbstoffe, Proanthocyanidine, Zucker, Säuren, Pektin; **Wirkung:** adstringierend; **Verwendung:** zerkleinerte Droge für Teeaufgüsse u. a. galenische Zubereitungen; **1.** (med.) bei leichten Entzündungen der Mund- u. Rachenschleimhaut (Kommission E); **2.** (volkstümlich) getrocknete Früchte bei Mageninsuffizienz u. Harnblasenerkrankungen. Die Wirksamkeit bei den volkstümlichen Anwendungsgebieten ist derzeit nicht belegt. **Dosierung:** Tagesdosis 2–4 g Droge, Zubereitungen entsprechend; **Nebenwirkungen:** keine bekannt; **Kontraindikation:** keine bekannt; **Wechselwirkung:** keine bekannt; **Homöopathie:** Verwendung der frischen, vor dem Abfallen der Kronblätter geernteten Blüten entsprechend dem homöopathischen Arzneimittelbild, z. B. bei Neuralgie, Harnentleerungsstörungen, Herzinsuffizienz.

Pruritus (lat. prurire jucken) *m*: Hautjucken mit zwanghaftem Kratzen, an dessen Zustandekommen u. Verarbeitung spezielle (unabhängig von der Schmerzleitung) marklose Typ C-Nervenfasern u. Chemosensoren, das vegetative Nervensystem, die Hirnrinde u. Psyche, bestimmte Mediatoren (z. B. Histamin, Trypsin, Kallikrein, Endorphin), das Gefäßsystem der Haut u. die inneren Organe beteiligt sind; durch Kratzen verursachte Hautveränderungen sind strichförmige Rötungen, Krusten, Hyperpigmentierung, Lichenifikation u. Pyodermie. **Formen:** **1.** P. cum materia (sekundärer P.): Juckreiz als Begleiterscheinung von Hauterkrankungen (z. B. atopisches Ekzem*, Urtikaria, Dermatomykosen, Epizoonosen); **2.** P. sine materia: Juckreiz ohne primäre sichtbare Hautveränderungen; Vorkommen bei Erkrankungen innerer Organe (z. B. Cholestasesyndrom, biliäre Zirrhose, Niereninsuffizienz, Urämie, Diabetes* mellitus, Leukämie, Lymphome u. a. maligne Tumoren, intestinale Parasitose), als unerwünschte Arzneimittelwirkung* bei Einnahme von z. B. Opiaten, Codein, ACE-Hemmern, Hydroxyethylstärke, Acetylsalicylsäure, bei Stress, Alkoholmissbrauch, in Schwangerschaft u. hohem Alter od. psychogen; meist ohne nachweisbare auslösende Faktoren (ca. 50 %); **Therapie:** u. a. **1.** Phytotherapie: **a)** (med.) u. a. Aesculus* hippocastanum, Avena* sativa, Capsicum*, Melilotus*, Mentha* x piperita, Ruscus* aculeatus; **b)** (traditionell) u. a. Hamamelis* virginiana, Vitis* vinifera ssp. vinifera; **c)** (volkstümlich) u. a. Cardiospermum* halicacabum, Fumaria* officinalis, Lycopodium* clavatum, Mentha* spicata, Verbena* officinalis, Veronica* officinalis; **2.** Homöopathie: u. a. Anacardium* occidentale, Centella* asiatica, Fagopyrum* esculentum, Rhus* radicans, Schwefel*, Smilax* regelii; **3.** Hydrotherapie: u. a. Wechselguss*, Vollbad* mit Zusatz je nach Ätiologie; **4.** Ayurveda: u. a. Calotropis* gigantea, Pterocarpus* santalinus; **5.** Eigenurintherapie*; **6.** Ernährungstherapie: u. a. vegetarische Kost, Vollwert*-Ernährung, Eliminationsdiät*, Fastentage (s. Fasten); **7.** Mind*-Body-Medizin: Meditation*, progressive Muskelrelaxation*, kognitive Restrukturierung*, Tai*-Ji-Quan, Yoga*.

Pseudo|all|ergie (gr. ψευδής unwahr; Allergen*) *f*: Form der Nahrungsmittelintoleranz*, die dem Erscheinungsbild einer Allergie* entspricht, obwohl keine immunologischen Mechanismen mit der Bildung von Antigen-Antikörper-Komplexen vorliegen; **Ursache:** **1.** bestimmte Lebensmittelzusatzstoffe*; **2.** Acetylsalicylderivate, Salicylate in Lebensmitteln (Beerenfrüchte, Orangen, Aprikosen, Ananas, Gurken, Oliven, Weintrauben); **3.** biogene Amine; **a)** Histamin in Wein, Hefeextrakten, bestimmten Käsesorten (Emmentaler, Parmesan, Roquefort), Fisch u. Sauerkraut; **b)** Serotonin in Bananen; **c)** Tyramin in bestimmten Käsesorten (Camembert, Cheddar) u. Hefeextrakten.

Pseudo|china|rinde: s. Croton niveus.

Pseudo|gnaphalium obtusi|folium *n*: s. Gnaphalium obtusifolium.

Pseudo|placebo (gr. ψευδής unwahr; Placebo*) *f*: Arzneimittel, das mit großer Sicherheit eine be-

P

schriebene Symptomatik nicht zu verbessern vermag, aber eine erhebliche Placebokomponente aufweist (z. B. Vitamintherapie bei funktionellen od. somatoformen Störungen); vgl. Placebo.

Pseudo|psora (↑; Psora*) *f*: s. Tuberkulinismus.

Psora (gr. ψώρα Krätze, Räude) *f*: in der Homöopathie* von Samuel Hahnemann als das am weitesten verbreitete Miasma* postuliert; nach S. Ortega ist die Symptomatik der P. gekennzeichnet von Defekt u. Mangelzuständen, Unterfunktion, Schwäche, Minderwertigkeitsgefühl, mangelnder Wärmeproduktion u. generell der Einschränkung menschlicher Ausdrucksmöglichkeiten. Vgl. Miasmenlehre.

Psoriasis (↑; -iasis*) *f*: syn. P. vulgaris; sog. Schuppenflechte; v. a. bei hellhäutigen Menschen auftretende chronisch-entzündliche systemische Erkrankung mit typischer Hautmanifestation; Beginn in 50 % vor dem 25. Lebensjahr, evtl. nach fieberhafter Infektion (Tonsillitis, Masern u. a.) od. Trauma, mit familiärer Häufung od. nach 50. Lebensjahr ohne positive Familienanamnese; **Klinik:** Verlauf chronisch schubweise, z. T. fulminant; scharf begrenzte, erythematöse, mit silberweißen Schuppen bedeckte, z. T. juckende Herde verschiedener Größe u. Gestalt an mechanisch beanspruchten Arealen (meist Ellenbogen, Knie, Kreuzbeingegend od. behaarter Kopf); durch physikalische, chemische, mechanische od. entzündliche Reizung der Haut sowie durch endogene Noxen (Infektion, HIV-Erkrankung, Schwangerschaft, bestimmte Arzneimittel, Stress) provozierbar; häufig Nagelveränderungen; dermopathische Lymphadenitis; bei ca. 10 % Psoriasis-Arthritis. **Therapie:** u. a. **1.** Phytotherapie: **a)** (med.) u. a. Mahonia* aquifolium; **b)** (volkstümlich) u. a. Aloe*, Arctium*, Artemisia* annua, Centella* asiatica, Nigella* sativa, Olea* europaea, Solanum* dulcamara; **2.** Homöopathie: u. a. Borax*; **3.** Hydrotherapie: u. a. Solebad*; **4.** Lichttherapie*; **5.** Pflanzenteere*, Steinkohlenteer*; **6.** Hirudo* medicinalis; **7.** Apfelessiggetränk*, essentielle Fettsäuren*, Heilerde*; **8.** Ernährungstherapie: u. a. Vollwert*-Ernährung, vegetarische Ernährung, mediterrane Ernährung*, therapeutisches Fasten*; **9.** Mind*-Body-Medizin: Meditation*, progressive Muskelrelaxation*, kognitive Restrukturierung*, Tai*-Ji-Quan, Yoga*.

P

Psorinum (↑) *n*: klassische Nosode* der Homöopathie aus hochpotenziertem Inhalt von Scabiesbläschen.

Psych-: auch Psycho-; Wortteil mit der Bedeutung Seele, Gemüt; von gr. ψυχή.

Psych|iatrie, trans|kulturelle (↑; gr. ἰατρός Arzt) *f*: syn. Ethnopsychiatrie; Bez. für eine eng mit der Ethnopsychologie* u. Ethnomedizin* verbundene Disziplin, die das Fachgebiet der Psychiatrie in anderen Kulturen u. im Hinblick auf andere Kulturen untersucht; Hauptthemen sind der Umgang mit psychischen Erkrankungen allgemein sowie Entstehung u. Symptomatik psychischer Erkrankungen u. Formen der Behandlung. Im ethnomedizinischen Kontext steht die kulturelle Variabilität von Kranksein* u. Erklärungsmodellen* im Vordergrund.

Psycho|ana|lyse (↑; gr. ἀναλύειν auflösen) *f*: wissenschaftliche Methode zur Untersuchung seelischer Vorgänge u. Therapie psychischer Störungen (S. Freud, 1856–1939), die versucht, das Individuum in seinen kulturellen Kontextvariablen zu begreifen; nach dem psychoanalytischen Strukturmodell besteht die Psyche aus den Instanzen Ich (vermittelnd), Es (triebhaft) u. Über-Ich (zensierend) u. umfasst die Bewusstseinsschichten bewusst, unbewusst (dem Bewusstsein unzugänglich) u. vorbewusst (dem Bewusstsein durch Reflexion zugänglich). Unverarbeitete Konflikte zwischen diesen Instanzen bzw. Bewusstseinsschichten, die ausschließlich in kindlichen Entwicklungsphasen entstanden sind, können mit Hilfe von Abwehrmechanismen* scheinbar bewältigt werden u./od. zu psychischen Symptomen, Persönlichkeitsstörungen, Neurosen* od. Psychosen* führen, die einen das Leben einengenden Kompromiss mit dem Konflikt darstellen. Als Form der Psychotherapie* werden in der P. psychische Vorgänge anhand der freien Assoziation* des Patienten od. durch Traumdeutung analysiert. Auch unangenehme, scheinbar sinnlose od. unwichtige Bereiche sollen thematisiert werden (sog. psychoanalytische Grundregel). Die **klassische P.** setzt Leidensdruck sowie die Fähigkeit zu Introspektion* u. Verbalisierung voraus u. wird langfristig, v. a. bei Neurosen, von Analytikern mit spezieller Ausbildung (Lehranalyse) durchgeführt. Veränderungen des Analysanden werden durch Bewusstmachung u. Wiederbelebung des Verdrängten u. Bearbeitung der Übertragung* erreicht; **modifizierte Formen der P.** sind z. B. psychodynamische Gruppentherapie*, psychodynamische Fokaltherapie*, tiefenpsychologisch fundierte Psychotherapie. Vgl. Psychodynamik; Tiefenpsychologie; Psychologie, analytische.

Psycho|diät (↑; Diät*) *f*: s. Reduktionsdiät.

Psycho|dia|gnostik (↑; gr. διαγνωστικός fähig zu unterscheiden) *f*: s. Diagnostik, psychologische.

Psycho|drama (↑) *n*: von J. L. Moreno in den 20er Jahren des 20. Jahrhunderts aus Rollenspiel u. Stegreiftheater entwickelte Gruppenpsychotherapie*, in der intrapsychische u. interpersonelle Konflikte szenisch dargestellt u. bearbeitet werden; **Prinzip:** Durch das Spiel sollen Erlebnisse intensiviert, Einsichten in z. T. unbewusste intrapsychische u. gruppendynamische Prozesse ermöglicht u. allg. Spontanität u. Kreativität gefördert werden, um krank machende, festgefahrene u. einengende Rollen zu überwinden u. neues u. angemesseneres Verhalten zu finden. **Anwendung:** überwiegend eigenständige Therapieform, z. T. auch als Teiltechnik, z. B. im Rahmen einer Verhaltenstherapie; u. a. bei Depressionen*, Abhängigkeit* u. Suchterkrankungen, i. R. von Interaktionstrainings u. Selbsterfahrungsgruppen*.

Psycho|dynamik (↑; gr. δύναμις Kraft, Vermögen) *f*: psychoanalytischer Erklärungsansatz intrapersoneller psychischer Wechselwirkungen; Grundannahme des psychodynamischen Modells: psychische Störung als Ausdruck eines unbewussten intrapsychischen Konflikts (z. B. aus einander widerstrebenden Motivationen od. Strebungen) u. daraus folgender Abwehrmechanismen*. Weitere für die Psychodynamik bedeutsame Persönlichkeitsanteile wie Ich, Es u. Über-Ich bzw. Bewusstes u. Unbewusstes werden dadurch, dass der Therapeut sie erkennt u. bewertet, in einem psychotherapeutischen Prozess (in Einzel- od. Gruppentherapie) nutzbar. Vgl. Psychoanalyse.

Psycho|dys|leptika (↑; Dys-*; gr. λῆψις das Empfangen, Anfall) *n pl*: s. Halluzinogene.

Psycho|hygiene (↑; gr. ὑγιεινός gesund, heilsam) *f*: Teilgebiet der Psychologie, das sich mit der Erhaltung u. Pflege der seelischen Gesundheit sowie der Prävention* belastungsbedingter psychischer Erkrankungen befasst (C. W. Beers u. A. Meyer, 1908); untersucht werden Verhaltensweisen u. Regeln, die der psychischen u. psychosomatischen Gesunderhaltung i. S. einer Prävention von Störungen u. Erkrankungen dienen (z. B. durch Vermeidung von Überlastung u. unangemessener Konfliktverarbeitung). **Anwendung:** bezogen auf **1.** die Umwelt (z. B. Arbeits- u. Kommunikationsgestaltung); **2.** die einzelne Person (i. S. eines auf sich selbst bezogenen Umgangs mit Erziehung, Kontrolle u. Entspannung); **3.** das soziale Gefüge (hinsichtlich der Angemessenheit sozialer Interaktionsprozesse u. Normen). In allen 3 Bereichen werden erzieherische Maßnahmen, Betreuung u. Beratung sowie psychagogische (kindertherapeutische) u. psychotherapeutische Maßnahmen angewendet. Besondere Bedeutung besitzt die P. für in psychosozialen u. medizinischen Berufen Tätige, da diese in besonderer Weise mit Problemen u. Erkrankungen konfrontiert sind (s. Helfersyndrom; Burnout-Syndrom). Allg. psychohygienische Maßnahmen sollten hier z. B. durch Supervision* u. Balint*-Gruppe ergänzt werden. Vgl. Prophylaxe; Salutogenese; Stressbewältigungstraining; Mentalisierung.

Psycho|logie, ana|lytische (↑; -logie*) *f*: syn. komplexe Psychologie; von C. G. Jung (1875–1961) eingeführte Bez. für eine in Abgrenzung zur Psychoanalyse* entwickelte psychoanalytisch orientierte Richtung der Psychologie; das Selbst erscheint als Zentrum des Bewusstseins zwischen Individuum u. Gesellschaft. Den beiden Verhaltenstypen Extraversion u. Introversion stehen die 4 Funktionstypen Denken, Fühlen, Empfinden u. Intuieren gegenüber. Das Unbewusste ist in ein persönliches Unbewusstes, das Vergessenes u. Verdrängtes beinhaltet, u. ein kollektives Unterbewusstes (sog. Archetypen) mit der allg. menschlichen, erblichen Determinante des Verhaltens unterteilt. Die Psyche schafft durch Kompensationen einen Ausgleich zwischen Bewusstsein u. Unbewusstem; eine Störung dieser Selbstregulation kann zur Ausbildung von Komplexen führen. Als Psychotherapiemethode fehlt der a. P. bisher der Wirksamkeitsnachweis.

Psycho|logie der Tibetischen Medizin (↑; ↑) *f*: psychische Grundlage der Drei-Säfte-Lehre der Tibetischen Medizin* (s. Physiologie der Tibetischen Medizin); im Geist-Konzept verschiedener buddhistischer Schulen wird der menschliche Geist mit Unwissenheit (Marigpa) geboren, aus der sich die 3 Geistesgifte Gier, Hass u. Verblendung entwickeln; daraus ergeben sich gesetzmäßig alle weiteren Emotionen u. mentalen Verstrickungen des Menschen, die i. S. der Tibetischen Medizin zu Erkrankungen führen können. Die Unwissenheit gilt daher als entfernte Krankheitsursache (s. Medizin, tibetische). Die 3 Geistesgifte sind der Ursprung der 3 Säfte/Prinzipien sowie aller Emotionen, die das jeweilige Prinzip verstärken: Aus Gier entsteht rLung, aus Hass Tripa u. aus Verblendung Bädken. Die Geistesgifte sind damit die Basis der Physiologie* u. Pathologie der Tibetischen Medizin. Die Geisteshaltung des Menschen hat direkten Einfluss auf seine körperliche Gesundheit; die konkreten therapeutischen Ratschläge zum Verhalten u. zur Lebensweise nehmen darauf Bezug (s. Therapie der Tibetischen Medizin).

Psycho|logie, komplexe (↑; ↑) *f*: s. Psychologie, analytische.

Psycho|logie, trans|kulturelle (↑; ↑) *f*: s. Ethnopsychologie.

Psycho|mimetika (↑; gr. μιμητικός nachbildend) *n pl*: s. Halluzinogene.

Psycho|motorik (↑; lat. movere, motus bewegen, in Bewegung setzen) *f*: therapeutischer Bestandteil der Psychotherapie*, Mototherapie* u. Psychiatrie, der die Bewegung als Mittel zur Beeinflussung von Verhaltensstrukturen u. das Ich-Erleben (z. B. bei Körperschemastörung) zum Inhalt hat, wobei die Wechselwirkung zwischen gestörter Motorik u. Persönlichkeitsdimensionen (z. B. Ängstlichkeit, Aggressivität od. Demotivation) akzentuiert wird; **Prinzip:** Der sog. Kontakt zur Welt, bestehend aus Körper-Welt-Kontakt u. Kinästhetik, soll erzeugt bzw. reguliert werden. Bewegungen u. Situationen sollen erlebt u. wahrgenommen werden, um psychische Irritationen zu beeinflussen od. Kompensationsmechanismen zu erlernen. Die P. schließt neben medizinischen Komponenten auch pädagogische u. soziale mit ein.

Psycho|patho|logie (↑; gr. πάθος Schmerz, Krankheit; -logie*) *f*: Lehre vom Leiden der Seele, i. e. S. wissenschaftliche Methodik zur Erfassung, Beschreibung u. diagnostischen Einordnung von der Norm abweichender Erlebens-, Denk- u. Verhaltensweisen eines als psychisch krank geltenden Menschen; die Definition von Abweichung setzt dabei Normvorstellungen von gesundem u. ungestörtem Seelenleben voraus, die oft zeitgebunden dem wissenschaftlichen Erkenntnisstand sowie kulturellen u. subjektiven Beurteilungseinflüssen unterliegen. Neben der Erforschung von Ätiologie

u. Symptomatik beschäftigt sich die P. mit der Dynamik u. dem Verlauf psychischer Störungen. Sie umfasst Beschreibung, nosologische Klassifikation u. sinnhafte Bewertung der Störungen von Bewusstsein, Denken, Orientierung, Affekt, Ich-Erleben, Wahrnehmung, Antrieb, Persönlichkeit u. Verhalten unter Berücksichtigung des somatischen Befunds u. der sozialen, interaktionellen u. kulturellen Aspekte. Vgl. Diagnostik, psychologische.

Psycho|pharmaka (↑; gr. φάρμακον Heilmittel) *n pl*: Arzneimittel, die v. a. die Aktivität des Zentralnervensystems (Abk. ZNS) beeinflussen u. eine Wirkung auf psychische u. oft auch somatische Funktionen haben; beeinflussen Stimmung, Antrieb, Affektivität, Emotionalität, Aufmerksamkeit u. die integrative Funktion des ZNS; z. B. Antidepressiva, Neuroleptika, Tranquilizer, Psychostimulanzien, Schlafmittel, Antidementiva, Phasenprophylaktika. Vgl. Substanzen, psychotrope.

Psychose (↑; -osis*) *f*: syn. psychotische Störung; komplexe psychische Störung mit gestörtem Selbst- u. Realitätsbezug, die durch Denk-, Wahrnehmungs- u. motorische Störungen, abnorme Erlebnisse u. Erfahrungen eines gesteigerten subjektiven Bedeutungsbewusstseins gekennzeichnet ist; **Einteilung: 1. organisch bedingte** P. (syn. symptomatische P., körperlich begründbare P.); **a)** akute (reversible) organisch bedingte P.: Delir, Dämmerzustand, Durchgangssyndrom, Wochenbettpsychose; **b)** chronische (irreversible) organisch bedingte P. mit strukturellen pathologisch-anatomisch bzw. organisch ausgelösten irreversiblen Veränderungen des Zentralnervensystems; **2. nichtorganische** P.: **a)** schizophrene Psychose (Schizophrenie); **b)** affektive P.: affektive Störung mit psychotischen Symptomen, z. B. Verarmungs- od. Schuldwahn, hypochondrischer Wahn bei Depression, Größenwahn bei Manie; **c)** schizoaffektive P.: Kombination von Symptomen der schizophrenen u. affektiven P.; **Ursache: 1.** organisch bedingte P.: Hirntumoren, Schädelhirntrauma, frühkindlicher Hirnschaden, Intoxikationen, Infektionen (Enzephalitis, Meningitis), Epilepsie, vaskuläre Hirnerkrankungen, Hirnatrophie, endokrine Störungen (z. B. Hypothyreose, Hyperthyreose, Addison-Krankheit), auch bei bestimmten Formen der Hypovitaminose (z. B. Cobalaminmangel-Psychose); Einnahme psychotroper Arzneimittel u. Drogen; **2.** nichtorganische P.: komplexes Bedingungsgefüge körperlicher, seelischer u. sozialer Faktoren, Störungen des Metabolismus u. der Neurotransmitter; **Symptome:** typische Positivsymptomatik (z. B. Wahn, Halluzinationen*), Ich-Erlebensstörungen, Wahrnehmungs-, Auffassungs-, Bewusstseins-, Orientierungs-, Gedächtnis- u. Denkstörungen, Defizite in der affektiven Ausdrucksfähigkeit (Negativsymptomatik); **Therapie:** Behandlung der Grunderkrankung, Ausschaltung nachteiliger Einflüsse, Psychopharmaka* (z. B. Neuroleptika, Lithium, Antidepressiva), Soziotherapie*, Psychotherapie*.

Psycho|somatik (↑; gr. σῶμα Körper) *f*: von J. C. A. Heinroth erstmals 1818 verwendete Bez. für die Wechselwirkung seelischer u. körperlicher Prozesse u. Teilgebiet der Medizin, das Gesundheit* u. Krankheit* als Ergebnis eines Zusammenwirkens von psychischen u. physischen Faktoren sieht; bei Diagnostik, Therapie u. Erforschung von Erkrankungen in der gesamten Medizin (holistischer Ansatz) werden psychische Faktoren einbezogen u. hierfür mit physiologischen, psychologischen u. soziologischen Methoden die Bedeutung psychischer Vorgänge für Entstehung u. Fortdauer körperlicher Erkrankungen berücksichtigt (s. Modell, biopsychosoziales). Die psychosomatische Medizin i. e. S. konzentriert sich v. a. auf Befindlichkeitsstörungen, somatoforme Störungen, Schmerzstörungen, sexuelle Störungen, psychogene Essstörungen*, psychosomatische Störungen (körperliche Erkrankungen, deren Entstehung u. Verlauf durch psychische Symptome u. soziale Konfliktsituationen mit beeinflusst werden) u. somato-psychische Erkrankungen (körperliche Erkrankungen, auf die der Patient mit psychopathologischen Symptomen reagiert). Psychosomatische Behandlungen vereinen unterschiedliche Psychotherapiemethoden (u. a. Fokaltherapie, Verhaltenstherapie*, Körpertherapie*, Entspannungsmethoden*, stationäre Psychotherapie*, Ordnungstherapie*) zu einem somatisch-psychotherapeutischen Gesamtkonzept (Simultantherapie nach P. Hahn, 1974).

Psycho|therapeut (↑; Therapie*) *m*: gesetzlich geschützte Berufsbezeichnung zur Ausübung der Psychotherapie* als Heilkunde; **Aufgabe:** Feststellung, Heilung od. Linderung psychischer Störungen mit Krankheitswert, bei denen Psychotherapie indiziert ist, mit wissenschaftlich anerkannten psychotherapeutischen Verfahren; **Ausbildung: 1. Ärztlicher P.:** Facharzt für Psychosomatische Medizin u. Psychotherapie, Facharzt mit psychotherapeutischer Zusatz-Weiterbildung od. Facharzt für Psychiatrie u. Psychotherapie; **2. Psychologischer P.:** Studium der Psychologie, mehrjährige berufsbegleitende therapeutische Ausbildung u. staatliche Approbation; **3. Kinder- u. Jugendlichenpsychotherapeut:** Studium der Psychologie, Pädagogik od. Sozialpädagogik, mehrjährige berufsbegleitende therapeutische Ausbildung u. staatliche Approbation. Das Psychotherapeutengesetz vom 16.6.1998 (BGBl. I S. 1311), zuletzt geändert am 2.12.2007 (BGBl. I S. 2686), regelt Ausbildung u. Zulassungskriterien der Heilberufe Psychologischer Psychotherapeut sowie Kinder- u. Jugendlichenpsychotherapeut. **Hinweis:** Die Bez. Psychotherapeut darf von anderen Personen als Ärzten, Psychologischen Psychotherapeuten od. Kinder- u. Jugendlichenpsychotherapeuten nicht geführt werden. Psychotherapeutische Leistungen können dagegen auch von Pädagogen u. Sozialpädagogen sowie von Heilpraktikern* nach dem Heilpraktikergesetz angeboten werden, da die Bez. Psychotherapie nicht dem gesetzlichen Schutz unterliegt.

Psycho|therapie (↑; ↑) *f*: Oberbegriff für alle Formen der Behandlung von Störungen, Krankheiten u. Leidenszuständen mit psychologischen Mitteln (ohne pharmakotherapeutische od. chirurgische Methoden); begründet auf unterschiedlichen theoretischen Vorstellungen (z. B. Lernpsychologie, Kognitivismus, humanistische Psychologie od. Psychoanalyse*) sowie dem Kenntnisstand zur Entstehung u. Aufrechterhaltung der zu behandelnden klinischen Phänomene u. darauf aufbauenden Interventionsrationalen. Methodisch genutzt werden dabei u. a. Beziehungsaufbau, verschiedene Arten der Kommunikation (verbal u. nonverbal, direktiv versus nondirektiv, emotionsversus kognitionszentriert) u. der körpertherapeutischen Einflussnahme (mehr od. weniger personod. umwelt-/systembezogen) sowie zahlreiche Methoden zur Veränderung von Verhalten (u. a. Übung, Konfrontation, Unterstützung, Erlebnisse aktivieren). **Einteilung:** **1.** nach Grundorientierung: **a)** psychoanalytisch orientierte P.: z. B. tiefenpsychologisch fundierte P. (z. B. katathym-imaginative Psychotherapie*), psychodynamische Fokaltherapie*, psychodynamische P., analytische P. (Psychoanalyse nach Freud, analytische Psychologie* nach Jung, Individualpsychologie* nach Adler), Transaktionsanalyse*; **b)** humanistisch existentialistische P.: z. B. Gesprächspsychotherapie*, Gestalttherapie*, Logotherapie*, Psychodrama*; **c)** expressive Therapieformen: z. B. Tanztherapie*, Musiktherapie*; **d)** körperorientierte Psychotherapie: z. B. bioenergetische Analyse*, Körpertherapie*; **e)** systemische Psychotherapie: z. B. systemische Familientherapie (s. Therapie, systemische); **f)** Verhaltenstherapie* mit unterschiedlichen Unterformen: z. B. kognitive Verhaltenstherapie*, dialektisch-behaviorale Therapie, mentalisierungsbasierte Schematherapie; auch im Übergang zu integrativen Therapieformen; **g)** Hypnotherapie*; **h)** integrative Therapie* (eklektisch od. über gemeinsame Wirkungsfaktoren definiert); **2.** nach dem Behandlungssetting: z. B. Einzel- od. Gruppenpsychotherapie*, Kurz- od. Langzeittherapie, nieder- od. hochfrequente Psychotherapie; **3.** nach spezifischen Indikationen: z. B. Sexualtherapie*, Krisenintervention*, Autogenes* Training, Biofeedback*, Ergotherapie*, Mototherapie*, Soziotherapie*; **4.** gruppenspezifische Formen: z. B. für Kinder, untere soziale Schichten, Ethnien; **5.** andere (oft adjunktive) Verfahren: z. B. Sozialtherapie. **Geschichte:** Der eigentliche Beginn der P. wird mit dem Aufkommen der Psychoanalyse Ende des 19. Jahrhunderts gleichgesetzt, die, zunächst auf hypnotische Methoden aufbauend, später von vielen tiefenpsychologischen Schulen gefolgt wurde. Parallel dazu entwickelten sich ab 1920 der Behaviorismus u. die darauf in den 50er Jahren aufbauende Verhaltenstherapie, gefolgt von kognitiv-behavioralen Methoden. In den 50er Jahren entwickelte sich außerdem die Tradition der sinnstiftenden (u. a. Logotherapie) u. der humanistisch orientierten Psychotherapieformen (u. a. Gesprächspsychotherapie, Gestalttherapie). Schon in der Psychoanalyse angelegt ist auch der Blick auf die Umwelt des Patienten (soziale Objekte, Kultur), der im Gefolge der Beschäftigung mit der Pathologie menschlicher Kommunikation ebenfalls in den 50er Jahren die Entwicklung der systemisch orientierten (Familien-)Therapien möglich machte. Vgl. Psychotherapeut.

Psycho|therapie, kata|thym-imaginative (↑; ↑) *f*: syn. katathymes Bilderleben, Symboldrama; tiefenpsychologisch orientierte Form der Psychotherapie* (nach H. C. Leuner), bei welcher der Patient durch den Therapeuten angeregt wird, innere Bilder entstehen zu lassen, die durch Beschreibungen des Patienten u. gezielte therapeutische Impulse gemeinsam weiterentwickelt werden, z. B. als Tagtraumtechnik; die Einbeziehung aller Sinnesempfindungen führt zu einer Steigerung der Erlebnisqualität. **Ziel:** symbolische Aufarbeitung von traumatischen Erlebnissen, (unbewussten) Konflikten, Fehlhaltungen od. neurotischen Reaktionsweisen; **Anwendung:** Die Anwendungsbreite ist groß, abhängig von der Erfahrung des Therapeuten: Neurosen*, Persönlichkeitsstörungen, psychosomatische Störungen, Krisenintervention*, Lebenskrisen.

Psycho|therapie, körper|orientierte (↑; ↑) *f*: s. Körpertherapie; Bewegungstherapie, konzentrative.

Psychoto|mimetika (↑; gr. μιμητικός nachbildend) *n pl*: s. Halluzinogene.

Psycho|tonik (↑; gr. τονικός dehnbar, dehnend) *f*: sog. Lehre vom Lebensgefühl; von V. Glaser (1912–1997) entwickelte Atem- u. Bewegungslehre zum Erreichen des Zustands der Eutonie*; Gegenstand der P. ist die Korrespondenz von Befinden, Verhalten u. Körperausdruck. Sie erforscht u. systematisiert die Zusammenhänge muskulärer Verspannungsverteilung u. der Affektivität u. macht diese für den Heilungsprozess nutzbar. In den Therapieverlauf der P. wird eine spezifische Leitbahnarbeit (s. Leitbahnen) eingeschlossen. Von Bedeutung ist auch die Atemreaktion auf Berührungsreize i. R. visueller u. taktiler Diagnostik. Bei Auslösung einer Zuwendungsreaktion soll die Atemreaktion i. S. einer Hinwendung u. sog. Herauswölbung in Richtung Berührung stattfinden (vgl. Obtentus). **Anwendung:** Psychotonische Konzepte werden u. a. in der Physiotherapie*, der Krankenpflege u. der Sport- u. Sprecherziehung sowie als Begleittherapie bei chronischen Erkrankungen zur Verbesserung der Lebensqualität angewendet.

Psychotria ipecacuanha (Brot.) Stokes *f*: Cephaelis ipecacuanha (Brot.) A. Rich.; Mato-Grosso-Ipecacuanha, Brechwurz(el); Staude aus der Familie der Rubiaceae (Rötegewächse); zusammen mit Psychotria acuminata Benth. (Costa-Rica-Ipecacuanha)

Stammpflanze der Droge; **Arzneidroge:** unterirdische Organe (Ipecacuanhae radix, Ipecacuanhawurzel); Monographie: WHO; **Inhaltsstoffe:** 1,8–4 % Isochinolinalkaloide (Emetin*, Cephaelin), 30–40 % Stärke, 3–4 % saure Saponine; **Wirkung:** expektorierend, emetisch, zytotoxisch; **Verwendung:** auf einen Alkaloidgehalt von 1,9–2,1 % eingestellter Trockenextrakt (Ipecacuanhae extractum siccum normatum) u. auf einen Alkaloidgehalt von 0,19–0,21 % eingestellte Tinktur (Ipecacuanhae tinctura normata); (volkstümlich) als Expektorans bei akuter Bronchitis; in Sirupform u. höherer Dosierung als Emetikum* bei Vergiftungen; die Wirksamkeit als Emetikum ist belegt; **Dosierung:** Expektorans: 0,4–1,4 ml Ipecac-Sirup (Erwachsene); Emetikum: 15 ml Ipecac-Sirup, gefolgt von 1–2 Glas Wasser, kann im Bedarfsfall nach 20 Min. wiederholt werden; **Nebenwirkungen:** lokale Reizerscheinungen an Haut u. Schleimhäuten, allergische Reaktionen; bei hoher Dosierung Übelkeit, Erbrechen, starke Diarrhö u. Krämpfe; Schwindel, Hypotonie, Dyspnoe, Tachykardie; **Kontraindikation:** infektiöse u. entzündliche gastrointestinale Erkrankungen, kardiale Erkrankungen, Bewusstlosigkeit, Vergiftungen mit Ätzmitteln, Petroleum, Strychnin, Kinder unter 1 Jahr, Schwangerschaft, Stillzeit, bekannte Unverträglichkeit von P. i.; **Wechselwirkung:** Resorption anderer Arzneimittel kann behindert werden; **Homöopathie:** Anwendung entsprechend dem homöopathischen Arzneimittelbild, z. B. bei Bronchitis, Asthma bronchiale, Pertussis, Magen-Darm-Entzündung, Schleimhautblutung, Kreislaufstörungen.

Psyllii semen *n*: s. Plantago afra.

PT: Abk. für **p**rovokative **T**herapie*.

PTBS: Abk. für **p**ost**t**raumatische **B**elastungs**s**törung*.

Ptero|carpus marsupium Roxb. *m*: großer Laubbaum aus der Familie der Fabaceae (Schmetterlingsblütler); zusammen mit anderen Pterocarpus-Arten Stammpflanze der Droge; **Arzneidroge:** nach Verwundung der Stammrinde (Februar, März) ausgeflossener u. erhärteter Saft (Kino, Resina Kino, Malabarkino); **Inhaltsstoffe:** 70–80 % Kinogerbsäure, Catechingerbstoffe, Kinorot, Brenzcatechin, Kinoin, Protocatechusäure; **Wirkung:** adstringierend; **Verwendung:** (volkstümlich) u. a. als Adstringens für Mund- u. Zahnwässer; bei Diarrhö, Darmbluten; **Dosierung:** 0,3–1,2 g Droge als Pulver od. Dekokt; **Nebenwirkungen:** keine bekannt; **Kontraindikation:** keine bekannt; **Wechselwirkung:** keine bekannt.

Ptero|carpus santalinus L. f. *m*: Roter Sandelbaum; bis 8 m hoher Baum aus der Familie der Fabaceae (Schmetterlingsblütler); zusammen mit Pterocarpus soyauxii Stammpflanze der Droge; **Arzneidroge:** von der Rinde u. dem weißen Splint befreites Kernholz des unteren Stammes (Santali rubri lignum, Lignum Santali rubri, Rotes Sandelholz); Negativmonographie Kommission E; **Inhaltsstoffe:** Santalin A u. B (rote Farbstoffe, Phenylbenzylbenzoxanthone), Pterocarpin, Stilbenderivate, Phenolcarbonsäuren, Gallussäure, wenig ätherisches Öl mit Cedrol u. Eudesmanderivaten (Sesquiterpene); **Wirkung:** keine gut belegten Wirkungen bekannt; **Verwendung:** **1.** im Ayurveda z. B. äußerlich bei Juckreiz, innerlich bei Fieber, Magen-Darm-Beschwerden; durststillend; **2.** in der Tibetischen Medizin bei Tripa-Störungen des Blutes (s. Physiologie der Tibetischen Medizin), äußerlich bei entsprechenden Hauterkrankungen; **Dosierung:** innerliche Tagesdosis im Ayurveda: 3–6 g des gemahlenen Kernholzes, auf 1–2 Einzeldosen verteilt; **Nebenwirkungen:** keine bekannt; **Kontraindikation:** keine bekannt; **Wechselwirkung:** keine bekannt.

Ptycho|petalum *n*: Muira puama; Bäume aus der Familie der Olacaceae (Olaxgewächse); Ptychopetalum olacoides Benth. u. Ptychopetalum uncinatum Anselmino sind Stammpflanze der Droge; **Arzneidroge:** Holz der Stämme bzw. Wurzeln (Muira puama lignum, Potenzholz); Negativmonographie Kommission E; **Inhaltsstoffe:** Behensäureester des Lupeols u. des β-Sitosterols, Phytosterole; **Wirkung:** keine gesicherten Wirkungen bekannt; **Verwendung:** Fluidextrakt; (volkstümlich) innerlich zur Prophylaxe u. Therapie sexueller Funktionsstörungen sowie als Aphrodisiakum, gegen Nervenschwäche u. als Antiphlogistikum; äußerlich bei Potenzstörungen. Die Wirksamkeit bei den beanspruchten Anwendungsgebieten ist derzeit nicht belegt. **Nebenwirkungen:** keine bekannt; **Kontraindikation:** keine bekannt; **Wechselwirkung:** keine bekannt.

Puder: Streupulver zur äußerlichen Anwendung; als reine Wirkstoffpulver od. Gemische mit Hilfsstoffen wie z. B. Talk, Zinkoxid u. Stärke, welche die Haft-, Streu- u. Absorptionsfähigkeit des P. beeinflussen.

Puerariae radix *f*: Radix Puerariae; chin. Ge-Gen; Droge der Chinesischen Medizin*; Knollenwurzeln von Pueraria* montana (Lour.) Merr. var. lobata (Willd.) Maesen et S. M. Almeida ex Sanjappa et Predeep aus der Familie der Fabaceae (Schmetterlingsblütler); **Eigenschaften:** süß, scharf, kühl, kehrt in Milz u. Magen ein; **Wirkung:** löst die Muskeln u. treibt Hitze* zurück, treibt virale Exantheme heraus, lässt Körpersäfte entstehen, stillt den Durst, hebt das Yang u. stoppt Diarrhö; **Anwendung:** bei von außen zugezogenen Oberflächenstörungen (s. Oberfläche), bei verzögerter Ausprägung viraler Exantheme, bei fieberhaften Erkrankungen mit starkem Durstgefühl, bei Diarrhö.

Pueraria montana (Lour.) Merr. var. lobata (Willd.) Maesen et S. M. Almeida ex Sanjappa et Predeep *f*: Pueraria lobata; Kopoubohne, Kudzubohne; Schling- od. Kletterpflanze aus der Familie der Fabaceae (Schmetterlingsblütler); **Arzneidroge:** Wurzeln (Puerariae radix, Kopoubohnenwurzel); **Inhaltsstoffe:** bis 2 % Isoflavonglykoside (u. a. Puerarin, Daidzin), Saponine vom Oleanangrundgerüst (u. a. Kudzusapogenol A, B, C); **Wirkung:** antihypertensiv durch die Isoflavonoide; Puerarin wirkt positiv bei Angina pectoris u. Herzarrhythmien; **Verwendung:** in der Chinesischen Medizin: s. Puerariae radix; **Dosierung:** keine bekannt; **Nebenwirkungen:** keine bekannt; **Kontraindikation:** keine bekannt; **Wechselwirkung:** keine bekannt.

Pulmonaria officinalis L. *f*: Pulmonaria maculosa (Liebl.) Gams; Lungenkraut; ausdauernde Pflanze aus der Familie der Boraginaceae (Rauhblattgewächse); s. Abb.; **Arzneidroge:** getrocknetes Kraut (Pulmonariae herba, Lungenkraut); Negativmonographie Kommission E; **Inhaltsstoffe:** Kohlenhydrate (Fructane u. Schleimpolysaccharide), Mineralsubstanzen (darunter bis zu 5 % Kieselsäure), Gerbstoffe, Flavonoide; **Verwendung:** als Dekokt; (volkstümlich) innerlich bei Erkrankungen der Atemwege, des Magen-Darm-Trakts sowie der Niere u. ableitenden Harnwege, äußerlich als Adstringens u. zur Wundbehandlung; die Wirksamkeit bei den beanspruchten Anwendungsgebieten ist derzeit nicht belegt. **Nebenwirkungen:** nicht bekannt; **Kontraindikation:** nicht bekannt; **Wechselwirkung:** nicht bekannt; **Homöopathie:** frische, oberirdische Teile blühender Pflanzen entsprechend dem homöopathischen Arzneimittelbild, z. B. bei Erkrankungen der oberen u. unteren Atemwege.

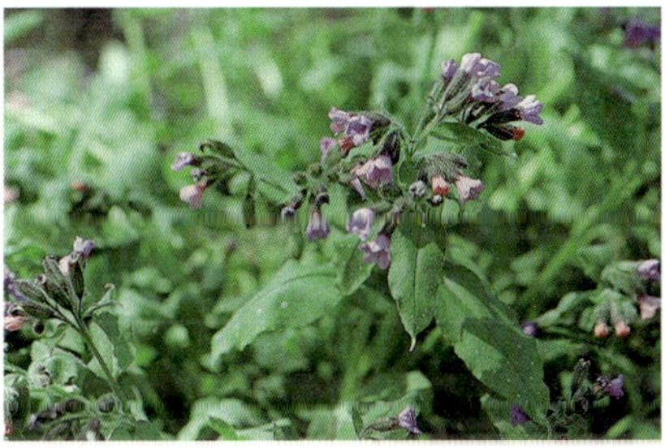

Pulmonaria officinalis: Blüten [5]

Pulsatilla pratensis *f*: s. Anemone pratensis.

Pulsatilla vulgaris *f*: s. Anemone pratensis.

Puls|dia|gnostik (lat. pulsus Schlag, Stoß; gr. διαγνωστικός fähig zu unterscheiden) *f*: in vielen Formen der vorneuzeitlichen Heilkunde angewendete Untersuchungsmethode mit detaillierten Bezügen zu Medizintheorie u. klinischer Praxis in der antiken Chinesischen Medizin*, der Tibetischen Medizin* u. im Ayurveda*; **1.** In der **Chinesischen Medizin** werden mit 3 Fingern die zugänglichen pulsierenden Arterien des Körpers, v. a. die Arteria radialis am rechten u. linken Handgelenk, mit Zeige-, Mittel- u. Ringfinger getastet; der Mittelfinger tastet auf Höhe des Processus styloideus radii an der sog. Guan-Position, der Zeigefinger distal davon an der sog. Cun-Position

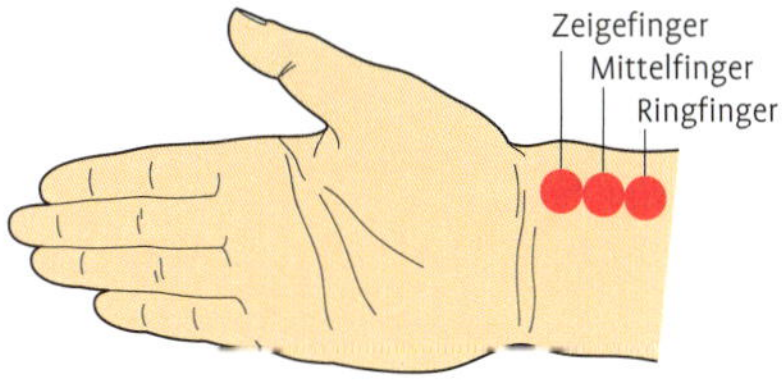

Pulsdiagnostik: Puls-Taststellen nach der Systematik der Chinesischen Medizin: Zeigefinger (Cun-Position; rechtes Handgelenk: Lunge, linkes Handgelenk: Herz), Mittelfinger (Guan-Position; rechtes Handgelenk: Milz/Magen/Darm, linkes Handgelenk: Leber/Gallenblase), Ringfinger (Chi-Position; rechtes Handgelenk: Nieren-Yang, linkes Handgelenk: Nieren-Yin)

u. der Ringfinger ellenbeugenwärts an der sog. Chi-Position. Die verschiedenen Positionen werden den unterschiedlichen Organfunktionen im Brustkorb (Cun-Position), Ober- (Guan-Position) u. Unterbauch (Chi-Position) zugeordnet (s. Abb.). Unterschieden werden 28 Pulsqualitäten bei oberflächlichem, mittlerem u. tieferem Fingerdruck. **2.** diagnostisches Verfahren des **Ayurveda** (s. Diagnostik, ayurvedische), mit dem der aktuelle Zustand der 3 Doshas* festgestellt wird; der Puls wird an der Arteria radialis 2 Fingerbreit proximal des Handgelenks mit Zeige-, Mittel- u. Ringfinger (von distal nach proximal aufgelegt) getastet, bei Frauen bevorzugt am linken Arm, bei Männern am rechten Arm. Unter dem Zeigefinger wird der Zustand des Vāta, unter dem Mittelfinger der des Pitta u. unter dem Ringfinger der des Kapha getastet. Ein dünner schneller Puls weist auf gesteigertes Vāta hin, eine kräftige Pulswelle mittlerer Frequenz auf gesteigertes Pitta u. eine breite Pulswelle niedriger Frequenz auf gesteigertes Kapha. Zudem werden Pulsveränderungen bei Stoffwechselstörungen u. speziellen Krankheiten beschrieben. Die P. sollte morgens am nüchternen Patienten durchgeführt werden. **3.** in der **Tibetischen Medizin** eines der wichtigsten diagnostischen Verfahren (s. Diagnostik der Tibetischen Medizin), mit dem die 3 Säfte (s. Physiologie der Tibetischen Medizin) u. die Organsysteme beurteilt werden; insbesondere wird die Arteria radialis mit dem Zeige-, Mittel- u. Ringfinger im Abstand der Daumenendgliedlänge des Patienten proximal der Handgelenkbeugefalte beginnend getastet. Der Druck der einzelnen Finger wird variiert, um u. a. verschiedene Körperbereiche u. den Funktionszustand der Organsysteme besser beurteilen zu können. Unterschieden werden 36 spezielle Pulsqualitäten sowie zahlreiche sog. Spezialpulse (z. B. Jahreszeitenpulse).

Puls|therapie (↑; Therapie*) *f*: syn. Kippschwingungstherapie*.

Punica granatum L. *f*: Granatapfelbaum; Strauch od. kleiner Baum aus der Familie der Lythraceae (Blutweiderichgewächse); **Arzneidroge:** Fruchtwand (Pericarpium Granati, Granatapfelschalen), Monographie: WHO; Blüten (Flores Granati, Granatblüten); **Inhaltsstoffe:** Fruchtwand: Gerbstoffe (bis 28 %), Schleim, Harz; Blüten: Gerbstoffe; **Wirkung:** keine bekannt; **Verwendung:** (volkstümlich) Fruchtwand u. Blüten als Adstringens; **Dosierung:** keine bekannt; **Nebenwirkungen:** keine bekannt; **Kontraindikation:** keine bekannt; **Wechselwirkung:** keine bekannt; **Homöopathie:** Anwendung entsprechend dem homöopathischen Arzneimittelbild, z. B. bei Magen-Darm-Störungen.

Punkte|diät (Diät*) *f*: von Erna Carise entwickelte fett- u. proteinreiche, kohlenhydratarme Reduktionsdiät* mit beliebiger Nahrungsenergiezufuhr (s. Energiegehalt); **Prinzip:** Alle kohlenhydrathaltigen Lebensmittel erhalten Punkte in Relation zu ihrem Kohlenhydratgehalt, die summiert so niedrig wie möglich gehalten werden. **Ernährungsphysiologische Bewertung:** Aufgrund der extremen Nährstoffrelation kann die P. zu Mangelerscheinungen u. gesundheitlichen Risiken führen u. ist daher abzulehnen. Vgl. Atkins-Diät; Low-Carb-Diät.

Purgation (lat. purgare reinigen) *f*: Reinigung des Darmtrakts durch verstärktes Abführen (z. B. durch die Anwendung von Laxanzien*) bzw. Klistier* od. Darmbad*; vgl. Darmreinigung.

Purpur-Rudbeckia: s. Echinacea purpurea.

Purvakarma (pūrvakarman, Sanskrit Vorbehandlung) *n*: zur Vorbereitung auf die großen ausleitenden Verfahren (s. Panchakarma) i. R. des Ayurveda* eingesetzte Behandlungen; **Prinzip:** Durch die Applikation von Ölen u. Fetten sollen aus dem Gleichgewicht geratene Doshas* aufgeweicht u. emulgiert, durch Wärme u. Schwitzanwendungen verflüssigt u. zur Ausscheidung gebracht werden. **Formen: 1. Pācana:** besondere leichte Ernährung, ggf. kombiniert mit pflanzlichen Arzneien zum Lösen („Verdauen") von Ablagerungen; **2. Snehana:** äußerliche u. innerliche Applikation von Ölen u. Fetten; **a)** Bei der innerlichen Anwendung können entsprechend aufbereitete Öle u. Fette nasal, oral, rektal u. vaginal verabreicht werden. **b)** Zu den äußerlichen Ölanwendungen gehören insbesondere die verschiedenen Körpermassagen, die mit od. gegen den Haarstrich durchgeführt werden. Dabei kommen über den Gelenken kreisende, zwischen den Gelenken drückende sowie sanft streichende Grifftechniken zur Anwendung. **3. Svedana:** vielfältige Wärme- u. Schwitzanwendungen; **a)** lokale Dampfanwendungen od. Dampfbäder des ganzen Körpers u. andere der Sauna* vergleichbare Behandlungsarten; je nach Indikation werden dem Dampf spezifische Kräuter zugesetzt. **b)** Applikation erhitzter Flüssigkeiten (z. B. **Pizhicila**, eine Synchronmassage unter fließendem warmem Öl durch 2 od. 4 Therapeuten) od. auch von Heilkräutermischungen, ggf. mit Reis, die in ein Leinentuch eingeschlagen u. zu Kegeln geformt unter wiederholter Erwärmung zur Massage verwendet werden. **Hinweis:** Obwohl die genannten vielfältigen Anwendungen in der Theorie als vorbereitende Behandlungen beschrieben werden, stellen sie heute auch eine eigenständige Behandlungsmethode dar.

Pygeum africanum *n*: s. Prunus africana.

Pyrethri germanici radix *f*: s. Anacyclus x officinarum.

Pyrethri romani radix *f*: s. Anacyclus pyrethrum.

Pyrethrum cinerarii|folium *n*: s. Tanacetum cinerariifolium.

Pyretika (gr. πυρετικός fiebernd) *n pl*: bei der aktiven Fiebertherapie* verwendete Arzneimittel mit fiebererzeugenden Eigenschaften; i. d. R. werden bakterielle Präparate mit Lipopolysacchariden eingesetzt, die als pyrogene Strukturen von Bakterienwänden die menschliche Abwehr zur körpereigenen Produktion endogener Pyrogene (z. B. Interleukin 1) veranlassen. Es sind aber auch pflanzliche u. virale Präparate bekannt. Der Einsatz von P. ist umstritten; Gefahr von Komplikationen; fehlender Wirksamkeitsnachweis der Therapie, allerdings Hinweise auf positive Wirkungen i. R. der palliativen Tumorbegleittherapie.

Pyri|doxin *n*: syn. Vitamin* B_6.

Pyrus malus *m*: s. Malus domestica.

Q

Q10: Kurzbez. für Coenzym Q_{10}; s. Ubichinone.

Qi *n*: Chi; im weitesten Sinne Bez. für eine Art Lebenskraft, die alle Prozesse des Lebendigen antreibt; kulturspezifisches Konzept, das von vielen chinesisch mitgeprägten asiatischen Gesellschaften aufgegriffen wurde u. Einfluss auf das Verständnis von Politik, Kunst, Musik u. Medizin sowie auf Gebräuche u. weitere Lebensbereiche (z. B. Kampf-, Kochkunst) ausübt; Qi wird auch als feiner Stoff verstanden, der alle anderen Stoffe durchdringen u. diese bewegen, erregen od. verwandeln kann. Das Qi ist Ordnungsprinzipien unterworfen, z. B. in dem Sinne, dass der Lebenskraft eine natürlich vorgegebene Bewegungsrichtung innewohnt: In Lunge, Leber u. Magen soll es absinken, in der Milz aufsteigen, sich im Herz verteilen; sonst entstehen Krankheitszeichen (s. Qi, umgekehrtes). In gewisser Hinsicht ergeben sich Ähnlichkeiten in der Vorstellung vom Qi mit den Feldtheorien in der modernen Physik: Das Qi kann nur indirekt als (Wechsel-)Wirkung auf in seinem Einfluss stehende Prozesse u. Stoffe wahrgenommen werden. **Formen:** **1.** Herz-Qi: unterstützt die Kontraktionsfunktion des Herzens; eine besondere Erscheinungsform ist das Shen*; **2.** Leber-Qi: sorgt für den emotionalen Ausgleich u. unterstützt den freien Fluss des Qi, des Blutes u. der Körpersäfte; **3.** Lungen-Qi: unterstützt die Atmungsfunktionen, reguliert die Schweißproduktion u. ermöglicht die Infektabwehr; **4.** Magen-Qi: hält Aufnahme, Vorverdauung u. Weiterleitung der Nahrung an den Darm aufrecht; **5.** Mitten-Qi: syn. Milz-Qi; unterstützt Verdauungs- u. Stoffwechselfunktionen; **6.** Nieren-Qi: unterstützt die Fortpflanzungs- u. Sexualfunktionen, verleiht dem Lenden- u. Kniebereich Stabilität u. unterhält die Kontinenz; **7.** Ursprungs-Qi: wohnt jedem Wesen von Beginn seiner selbständigen Existenz an inne u. wurde ihm von den Eltern übertragen. Vgl. De-Qi; Qi-Mechanismus.

Qian-Cao: s. Rubiae radix.

Qiang-Huo: s. Notopterygii rhizoma et radix.

Qi-Ebene: in der Chinesischen Medizin* Bez. für das zweite Stadium einer Infektionserkrankung; typische Symptome sind Husten, Fieber u. vermehrtes Schwitzen. Vgl. Wei-Ebene; Ying-Ebene; Xue-Ebene; Scutellariae radix.

Qi Gong *n*: im heutigen China gebräuchliche Bez. für eine Übungspraxis, die auf Gesundheitsförderung, z. T. auch auf esoterische Läuterung u. Entwicklung außergewöhnlicher Fähigkeiten (u. a. Telepathie, Telekinese, Teleportation, Unverletzlichkeit) abzielt; die gesundheitsfördernden u. -erhaltenden Übungen werden auch als Therapieform in der Chinesischen Medizin* angewendet; im alten chin. Schrifttum wird häufiger der Ausdruck Yang-Sheng (Pflege des Lebendigen; allg. Bez. für gesundheitsfördernde Maßnahmen) benutzt. Die teils kultivierenden, teils kathartischen Übungen beinhalten die Arbeit mit der Vorstellungskraft, der Atmung u. der Haltung/Bewegung des Leibes; nicht selten werden Tierbewegungen (s. Abb. 1 u. 2) od. Naturphänomene imitiert. Vgl. Tai Ji Quan; Autogenes Training.

Qi-Heng-Zhi-Fu: s. Außerordentliche Leibesresidenzen.

Qi-Leere: Krankheitskonzept der Chinesischen Medizin*; Erschöpfungszustand; typische Krankheitszeichen sind Dyspnoe, verminderte körperliche Belastbarkeit, vermehrtes Schwitzen u. Beschwerdezunahme bei Anstrengung. Vgl. Qi, umgekehrtes; Leere; Astragali radix; Atractylodis macrocephalae rhizoma; Bupleuri radix; Dioscoreae rhizoma; Ginseng radix.

Qi-Mechanismus *m*: chin. Qi-Ji; Begriff der Chinesischen Medizin*, mit dem das allg. Konzept des Qi* für physiologische u. medizinische Zusammenhänge spezifiziert wird; die Bez. „Mechanik" des Qi steht für die mit dem Konzept Qi verknüpften physiologischen Aktivitäten u. die Vorstellung, dass sich das Qi im Organismus in einer bestimmten Form u. Richtung bewegt (z. B. absinkend in Lunge u. Leber, aufsteigend in der Milz, verteilend im Herz).

Qing-Hao: s. Artemisiae annuae herba.

Qing-Pi: s. Citri reticulatae viride pericarpium.

Qi-Stagnation (lat. stagnare zum Stehen bringen) *f*: Krankheitskonzept der Chinesischen Medizin*; Hemmung der Entwicklung des Qi*; typische Krankheitszeichen sind unscharf begrenzte u. wechselhaft ausgeprägte Schmerzzustände, verbunden mit dem Empfinden einer Distension. Vgl. Stase; Amomi fructus; Aucklandiae radix; Bupleuri radix; Cinnamomi cortex; Citri reticulatae

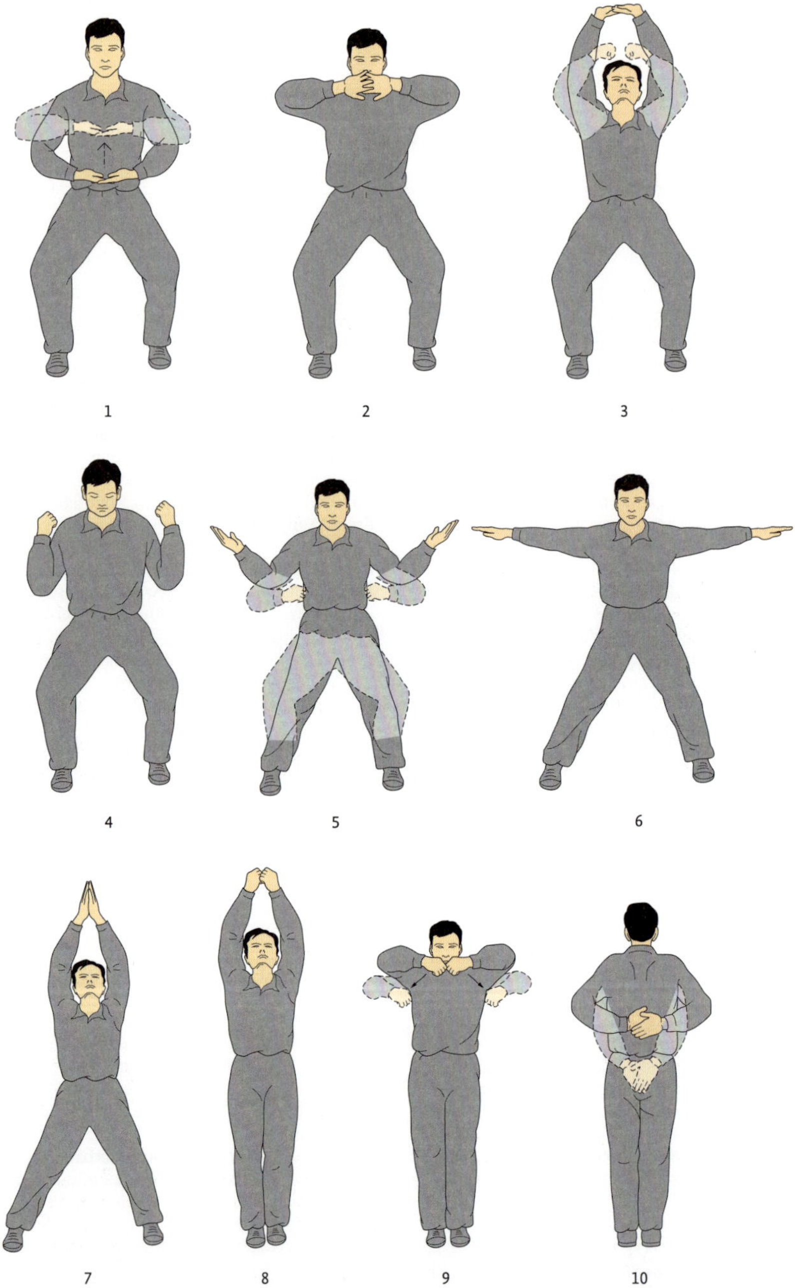

Qi Gong Abb. 1**:** Auswahl von Bewegungsfolgen (der Kranich) [8]

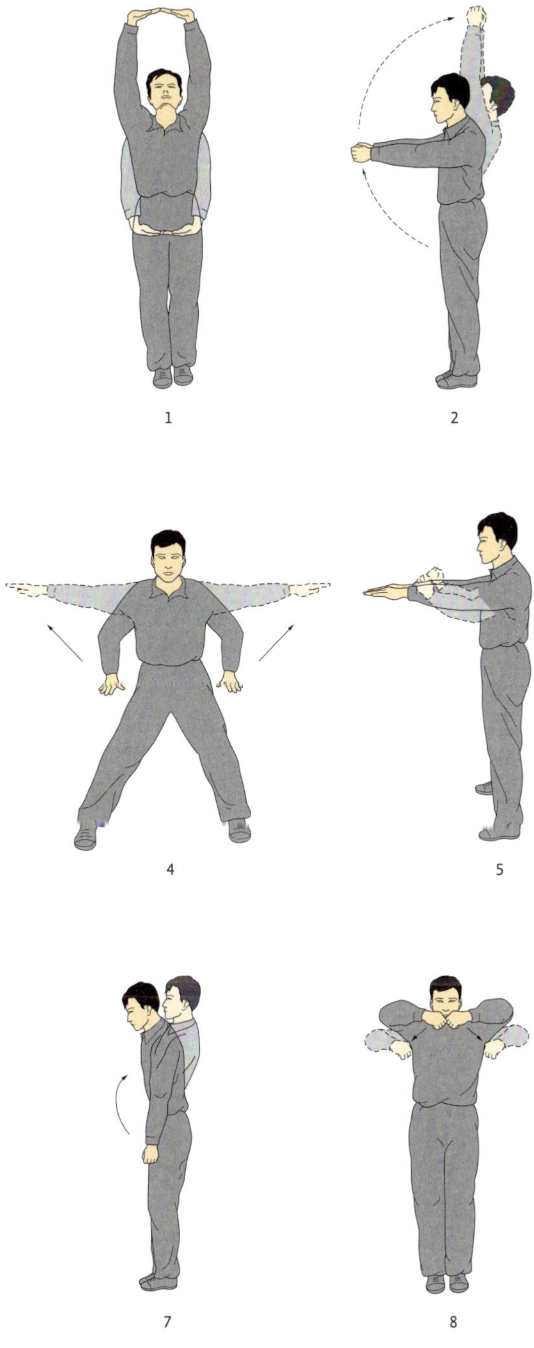

Qi Gong Abb. 2**:** Auswahl von Bewegungsfolgen (der Affe) [8]

viride pericarpium; Citri tangerinae pericarpium; Curcumae radix; Magnoliae officinalis cortex; Myristicae semen; Perillae folium.

Qi, umgekehrtes: Krankheitskonzept der Chinesischen Medizin*; **Formen: 1.** umgekehrtes Qi* der Lunge: typisches Krankheitszeichen ist Husten; **2.** umgekehrtes Qi des Magens: typische Krankheitszeichen sind Übelkeit, Erbrechen, Würgereiz u. Singultus; **3.** umgekehrtes Qi der Leber: typische Krankheitszeichen sind heftige Zornausbrüche mit Nasenbluten od. konjunktivaler Infektion. Vgl. Eriobotryae folium; Perillae fructus; Pinelliae rhizoma.

Q-Potenz (Potenz*) *f*: Abk. für Quinquagesimillesimapotenz; Potenzierung*, bei der in Schritten von 1 : 50 000 potenziert wird.

Quaddeln: intrakutane Applikation eines Arzneimittels (meist eines Lokalanästhetikums, aber auch diagnostischer Substanzen wie Tuberkulinlösungen) mit Quaddelbildung; in der Neuraltherapie* wird davon ausgegangen, dass durch Verminderung des Afferenzstroms aus der Haut über den segmentreflektorischen Weg i. S. einer Segmenttherapie therapeutisch Einfluss auf Erkrankungen im gleichen Segment genommen werden kann. Vgl. Projektionszone.

Qualität (lat. qualitas Beschaffenheit) *f*: in der Homöopathie* Bez. für die ein Symptom näher beschreibende Eigenschaft als (subjektive) Empfindung od. (objektiver) Befund (z. B. fadenziehendes Sekret, brennender od. stechender Schmerz); ausgeprägte Qu. erleichtern die Differenzierung verschiedener Arzneimittelbilder für das jeweilige Symptom (s. Arzneimittelwahl). Besonders ungewöhnliche Empfindungs- u. Befundqualitäten können in Form eines Als*-ob-Symptoms beschrieben sein.

Quanten|medizin (lat. ars medicina ärztliche Kunst) *f*: syn. Energiemedizin*.

Q

Quark|auflage: Packung* aus Quark, der mit Milch od. Molke verrührt u. messerrückendick auf die Haut, ggf. unter einen Wickel*, gestrichen wird; **Anwendung:** bei entzündlichen Hauterkrankungen, rheumatischen Beschwerden od. Sportverletzungen.

Quarz: s. Silicium.

Quassia amara L. *f*: Baum od. Strauch aus der Familie der Simaroubaceae (Bittereschengewächse); **Arzneidroge:** getrocknetes Holz der Äste u. Stämme (Quassiae lignum (surinamense), **Surinam-Bitterholz**; identisch als Arzneidroge verwendet wird das **Jamaika-Bitterholz** von Picrasma excelsa); **Inhaltsstoffe:** Bitterstoffe (Quassinoide, Seco-Triterpene), Alkaloide vom Canthinon- u. β-Carbolin-Typ; **Wirkung:** appetitanregend, Steigerung der Magensaftsekretion, antimikrobiell, insektizid, antitumoral; **Verwendung:** Dekokt u. a. galenische Zubereitungen; (volkstümlich) äußerlich bei Läusebefall, innerlich früher bei dyspeptischem Syndrom, Appetitlosigkeit, als Wurmmittel, bei Fieber; die Wirksamkeit bei diesen Anwendungsgebieten ist derzeit nicht belegt. **Nebenwirkungen:** Die Einnahme größerer Mengen reizt die Magenschleimhaut u. kann zu Übelkeit u. Erbrechen führen; bei Langzeiteinnahme wurden Sehstörungen u. Erblindung beschrieben. **Kontraindikation:** entzündliche Magen- u. Darmerkrankungen, Schwangerschaft u. Stillzeit; **Wechselwirkung:** keine bekannt; **Homöopathie:** Verwendung des getrockneten Holzes der Stämme u. Äste von Picrasma excelsa u. Qu. amara entsprechend dem homöopathischen Arzneimittelbild, z. B. bei Lebererkrankungen, Verdauungsinsuffizienz.

Quebracho, Weißer: s. Aspidosperma quebracho-blanco.

Quecke: s. Agropyron repens.

Queck|silber: chemisches Element, Symbol Hg (Hydrargyrum), OZ 80, rel. Atommasse 200,59; zur Zinkgruppe gehörendes, 1- u. 2-wertiges, bei Raumtemperatur flüssiges u. verdunstendes (hohe biologische Toxizität durch Einatmen), silberweißes Schwermetall; toxisches Spurenelement*; **Vorkommen in Nahrungsmitteln:** Qu. gelangt über die industrielle Verarbeitung in die Umwelt. Aufnahmequellen sind Amalgamfüllungen (s. Amalgam) u. Nahrungsmittel, aber auch Hg-Reste von Thiomersal in einigen Impfstoffen. Toxikologisch bedeutsam ist die Anreicherung von Methylquecksilber (Umwandlungsprodukt von anorganischem Qu. durch Mikroorganismen) in der Nahrungskette*. Besonders hoch ist der Gehalt in Raubfischen. **Intoxikation:** Ein Zusammenhang mit verschiedenen, insbesondere neurotoxischen Erkrankungen wird diskutiert; bei prä- u. postnatal exponierten Säuglingen können motorische u. mentale Beeinträchtigungen auftreten. **Referenzbereich:** 1–10 nmol/l Vollblut; **Verwendung:** in der Anthroposophischen Medizin entsprechend der Wesensgliederdiagnose z. B. bei entzündlichen Durchfallerkrankungen (vgl. Metalltherapie); **Homöopathie:** Anwendung von Mercurius solubilis hahnemanni (großes Mittel) entsprechend dem homöopathischen Arzneimittelbild, z. B. bei Schleimhautentzündungen der Atemwege, des Magen-Darm-Trakts, der Harn- u. Geschlechtsorgane, Hauterkrankungen, Tonsillitis, Entzündungen der Lymphknoten, Hepatitis, Nephritis, Entzündungen anderer drüsiger Organe, Knochenschmerzen, Erkrankungen des rheumatischen Formenkreises, entkräftenden Erkrankungen, Arteriosklerose der Hirngefäße; nicht isopathisch zur Quecksilberausleitung verwenden.

Quelle, radio|aktive: Quellwasser* mit einem bestimmten Gehalt an Radon* u. Salzen des Radiums, der meist zu gering ist, um nachweisbare Effekte im Körper hervorzurufen; es handelt sich entweder um eine Akratotherme (s. Wildwasser) od. Wasser, das noch andere Mineralsalze enthält (z. B. Radiumsol- od. Radiumschwefelquelle).

Quell|wasser: Wasser, das wie natürliches Mineralwasser* seinen Ursprung in einem unterirdischen Wasservorkommen hat, aber mit Ausnahme der mikrobiologischen Anforderungen, den Behandlungsverfahren u. der Abfüllung nicht dessen Anforderungen entspricht, d. h., es braucht nach der Mineral- u. Tafelwasserverordnung keine Mindestmenge an Mineralstoffen* zu enthalten u. kann ohne ernährungsphysiologische Wirkung sein; Enteisenung, Entschwefelung od. Entzug od. Zusatz von Kohlendioxid ist zulässig. Qu. muss in der Zusammensetzung den Kriterien für Trinkwasser entsprechen; zusätzlich gelten Höchstmengen für polycyclische aromatische Kohlenwasserstoffe u. Organohalogenverbindungen.

Quendel: s. Thymus serpyllum.

Quercus *m*: Eiche; Bäume aus der Familie der Fagaceae (Buchengewächse); Quercus robur L. (Stieleiche), Quercus petraea (Matt.) Liebl. (Traubeneiche) u. Quercus pubescens Willd. (Flaumeiche) sind Stammpflanzen der Droge; **Arzneidroge:** geschnittene u. getrocknete Rinde frischer, junger Zweige (Quercus cortex, Eichenrinde); Monographie: HMPC, Kommission E; **Inhaltsstoffe:** 8–20 % Gerbstoffe, insbesondere Gallotannine, Flavonoide; **Wirkung:** adstringierend, antiphlogistisch, antiviral, anthelminthisch; **Verwendung:** zerkleinerte Droge für Dekokte sowie andere galenische Zubereitungen; **1.** (med.) zur innerlichen Anwendung bei unspezifischen akuten Durchfallerkrankungen (nicht länger als 3–4 Tage); äußerlich bei entzündlichen Hauterkrankungen; zur lokalen Behandlung leichter Entzündungen im Mund-, Rachen-, Genital- u. Analbereich (Kommission E); **2.** (traditionell) innerlich zur symptomatischen Therapie leichter Durchfallerkrankungen; äußerlich bei entzündlichen Hauterkrankungen u. zur lokalen Behandlung leichter Entzündungen der Mundschleimhaut (HMPC); **3.** (volkstümlich) bei Frostbeulen, Fußschweiß u. Gicht; **Dosierung:** Spülungen, Umschläge, Gurgellösungen: 20 g feingeschnittene Droge mit 1 l Wasser aufkochen; innerliche Anwendung: 3 g Droge pro Tag, Fertigarzneimittel bevorzugen; Badezusätze: 5 g Droge pro 1 l Wasser aufkochen; Anwendungsdauer maximal 2–3 Wochen; **Nebenwirkungen:** keine bekannt; **Kontraindikation:** äußerlich großflächige Hautschäden; bei Bädern außerdem schwere Herzinsuffizienz, schwere Hypertonie u. schwere fieberhafte Erkrankungen; bei innerlicher Anwendung: keine bekannt; **Wechselwirkung:** bei innerlicher Anwendung verringerte Resorption von Alkaloiden u. anderen basischen Arzneimitteln möglich.

Quercus cortex *m*: s. Quercus.

Quer|friktion (Friktion*) *f*: s. Cyriax-Therapie.

Quetelet-In|dex (Lambert Adolphe Jacques Qu., belgischer Mathematiker, 1796–1874; lat. index Anzeiger) *m*: syn. Body*-mass-Index.

Quetschung: s. Kontusion.

Quillaja saponaria Mol. *f*: immergrüner Baum aus der Familie der Rosaceae (Rosengewächse); **Arzneidroge:** von der Borke u. Außenrinde weitgehend befreite Stammrinde (Quillajae cortex, Quillajarinde, Seifenrinde, Panamarinde); **Inhaltsstoffe:** ca. 10 % Triterpensaponine mit Quillajasäure als Hauptsapogenin, 10–15 % Gerbstoffe, Oxalate; **Wirkung:** adstringierend, expektorierend, immunmodulierend, antiexsudativ; **Verwendung:** zerkleinerte Rinde als Infus u. a. galenische Zubereitungen zum Einnehmen sowie zur äußerlichen Anwendung; (volkstümlich) innerlich als Hustenmittel, bei Bronchitis; äußerlich bei Kopfhauterkrankungen (Schuppen, Seborrhö, Haarausfall); **Nebenwirkungen:** Sensibilisierung gegen Quillajarindenstaub; lokale Reizungen an Haut u. Schleimhäuten; bei Überdosierung gastrointestinale Reizerscheinungen mit Magenschmerzen u. Diarrhö, Leberschäden, Krämpfe, Nierenversagen, Hämolyse, Koma; **Kontraindikation:** innerlich: entzündliche gastrointestinale Erkrankungen, Nierenerkrankungen, insbesondere Nephrolithiasis; **Wechselwirkung:** keine bekannt.

Quitte: s. Cydonia oblonga.

R

Rachen|entzündung: s. Pharyngitis.

Rad.: Abk. für **Rad**ix*.

Radi|ästhesie (lat. radius Strahl; gr. αἴσθησις Empfindung) *f*: Bez. für eine angenommene sog. Strahlenfühligkeit, wobei davon ausgegangen wird, dass der Mensch über eine noch nicht näher bekannte Sinneswahrnehmung auf verschiedene durch natürliche Ursachen bedingte sog. Störfelder reagiert u. solche Reaktionen z. B. durch Wünschelrute* od. Pendel* angezeigt werden; das Auffinden von unterirdischen Wasservorkommen (s. Wasserader), Bodenschätzen u. Hohlräumen durch Mittel der R. ist belegt; darüber hinausgehende Ansprüche sind umstritten, insbesondere das Erkennen geopathogener Orte (s. Globalnetz). Offenbar sind nur wenige Menschen ausreichend sensibel, um die genannten Leistungen tatsächlich zu erbringen. Vgl. Geopathie.

Radix (lat. Wurzel) *f*: Abk. Rad.; unterirdischer Pflanzenteil zur Festigung der Pflanze u. Aufnahme von Wasser u. Mineralien; in der neuen pharmazeutischen Nomenklatur für Arzneidrogen wird die Bez. des Pflanzenteils hinter den Pflanzennamen gestellt (z. B. Ginseng radix; früher voranstellt, z. B. Radix Ginseng). Vgl. Rhizom.

Radon *n*: Verkürzung der veralteten Bez. **Rad**ium-emanati**on**; zu den Edelgasen gehörendes radioaktives Element; Symbol Rn, OZ 86, rel. Atommasse 222; entsteht aus in der Natur vorkommendem Radium-226 durch Zerfall u. macht einen Teil der natürlichen Strahlenexposition aus; physikalische Halbwertzeit 3,825 Tage; zerfällt entsprechend der Uran-Radium-Zerfallsreihe in eine Reihe weiterer Nuklide. Vgl. Radonbad; Heilgase; Heilwasser.

Radon|bad: Bad aus natürlich vorkommenden Quellen od. als künstliche Zubereitung mit Radon*; therapeutische Anwendung wegen der Strahlenbelastung umstritten (vgl. Hormesis); **Anwendung:** bei entzündlichen Erkrankungen des rheumatischen Formenkreises.

Rain|farn: s. Tanacetum vulgare.

Raja-Yoga (Yoga*) *m*: s. Yoga.

Ramulus Cinnamomi *m*: s. Cinnamomi ramulus.

Ramulus Uncariae cum uncis *m*: s. Uncariae ramulus cum uncis.

Randomisierung *f*: Zufallszuteilung; Verfahren zur Ausschaltung von systematischen Fehlern od. Einflüssen für die statistische Auswertung; erfolgt bei der Durchführung von Therapiestudien durch strikte Zufallszuteilung von Patienten auf Behandlungs- u. Kontrollgruppen. Vgl. Studie, randomisierte kontrollierte.

Raphanus sativus L. *m*: Rettich; ein- bis zweijährige Pflanze aus der Familie der Brassicaceae (Kreuzblütler); Raphanus sativus L. var. niger (Miller) S. Kerner (Schwarzer Rettich, Winterrettich) u. Raphanus sativus var. alba (Weißer Rettich) sind Stammpflanzen der Droge; **Arzneidroge:** frische Wurzeln (Raphani sativi radix, Rettichwurzel); Monographie: Kommission E; **Inhaltsstoffe:** Senfölglykoside (Glukosinolate, v. a. Raphanid u. Glukobrassicin), Enzyme (Myrosinasen; nach enzymatischer Spaltung entsteht wasserdampfflüchtiges Senföl); wenig ätherisches Öl; **Wirkung:** sekretionsfördernd im oberen Magen-Darm-Trakt, motilitätsfördernd, antimikrobiell, cholagog; **Verwendung:** Frischpflanzenpresssaft zum Einnehmen; **1.** (med.) bei dyspeptischen Beschwerden (besonders infolge Dyskinesien der Gallenwege), Katarrhen der oberen Atemwege (Kommission E); **2.** (volkstümlich) bei Bronchitis (der frische Rettichsaft, auch mit Kandiszucker) u. als Antispasmodikum bei krampfartigem Husten; **Dosierung:** mittlere Tagesdosis 50–100 ml Presssaft; kurmäßige Einnahme für 4 bis maximal 6 Wochen; **Nebenwirkungen:** Der Verzehr mehrerer Rettichwurzeln od. einer größeren Menge Rettichsaft kann zu Bauchschmerzen, Übelkeit u. Benommenheit führen. **Kontraindikation:** Cholelithiasis; **Wechselwirkung:** keine bekannt; **Homöopathie:** Verwendung der frischen, unterirdischen Teile entsprechend dem homöopathischen Arzneimittelbild, z. B. bei Verdauungsinsuffizienz, postoperativen Blähungsschmerzen, fettiger Haut.

Rasa Shastra (rasaśāstra; rasa, Sanskrit Quecksilber, Metall; śāstra, Sanskrit Wissenschaft, Disziplin) *m*: Form der Medizinischen Alchemie, der Iatrochemie; Fachgebiet im Ayurveda*, das die Herstellung u. Verwendung metallischer Arzneimittel lehrt; seit ca. dem 11. Jahrhundert werden diese Arzneien im Ayurveda beschrieben u. angewendet. Zu ihrer Herstellung werden neben pflanzlichen

Bestandteilen auch verschiedene Mineralien u. Schwermetalle, insbesondere Schwefel (Gandhaka) u. Quecksilber (Rasa), verwendet. Nach komplizierten Prozeduren über mehrere Reinigungs- u. Oxidationsstufen entstehen mineralische Endprodukte, die im Allg. Bhasma genannt werden. Vgl. Siddha-Medizin; Pharmakotherapie, ayurvedische.

Rasayana (rasāyana, Sanskrit verjüngendes Elixier; rasa, Sanskrit Plasma; ayana, Sanskrit Weg, Mittel) *n*: Bez. für eine spezielle Behandlungsart i. R. des Ayurveda*, durch die dem Alterungsprozess entgegengewirkt werden soll; **Formen: 1. Kāmya-R.** zur Steigerung spezieller körperlicher u. geistiger Fähigkeiten; **2. Ājasrika-R.** zur täglichen Gesundheitspflege u. zur Krankheitsprophylaxe; **3. Naimittika-R.** zur Kräftigung in der Rekonvaleszenz. Die verwendeten Heilmittel wirken nicht schon an sich verjüngend, sondern entwickeln diese Eigenschaft erst durch den entsprechenden therapeutischen Kontext. R. beschränkt sich nicht nur auf die Einnahme entsprechender arzneilicher Präparationen, sondern bezieht auch die allg. Lebensführung mit ein. Man spricht in diesem Zusammenhang vom **Ācāra-R.** (rechtes Verhalten als R.): gesundheitsförderndes Verhalten, das den Alterungsprozess positiv beeinflusst u. oft sogar als Voraussetzung für die Wirksamkeit von R.-Präparationen angesehen wird. **Prinzip:** Eine R.-Behandlung kann ambulant od. stationär durchgeführt werden. Durch relatives od. absolutes Fasten* sowie durch die Einnahme verdauungsfördernder Arzneimittel muss zunächst dafür gesorgt werden, giftige Stoffwechselprodukte (Āma) vollständig zu metabolisieren. Als nächstes werden die Abfallprodukte (Mala*) sowie die aus dem Gleichgewicht geratenen Doshas* ausgeleitet, z. B. durch Panchakarma*. Erst dann sollte die pharmakologische R.-Behandlung begonnen werden. Es gibt Heilmittel, die die Gehirn- u. Sinnesfunktionen verbessern, andere, welche die Verdauungskraft od. die Stoffwechselprozesse auf Gewebeebene steigern, u. solche, die die Körpermasse od. Körperkraft, ggf. auch die körperlichen, seelischen od. geistigen Abwehrkräfte (Ojas), vermehren. Zusätzlich zur Einnahme dieser Mittel sollte der Patient die hygienischen u. ethischen Verhaltensregeln befolgen sowie Yoga* praktizieren. Vgl. Vājīkaraṇa; Gesundheitsförderung, ayurvedische; Physiologie, ayurvedische; Therapie, ayurvedische.

R

Ratanhia|wurzel: s. Krameria triandra.

Rausch|pfeffer: s. Kava-Kava.

Raute: s. Ruta graveolens.

Rauvolfia serpentina (L.) Benth. ex Kurz (Leonhard Rauwolf, Arzt, Augsburg, 1540–1596) *f*: Schlangenholz; Pflanze aus der Familie der Apocynaceae (Hundsgiftgewächse); **Arzneidroge:** ganze od. geschnittene, getrocknete Wurzeln (Rauwolfiae radix, Rauwolfiawurzel, Indische Schlangenwurzel); Monographie: WHO, Kommission E; **Inhaltsstoffe:** mindestens 1 % Gesamtalkaloide (berechnet als Reserpin) wie Reserpin, Rescinamin, Deserpidin, Ajmalin, Raubasin, Serpentin; **Wirkung:** blutdrucksenkend, sympatholytisch, sedierend; **Verwendung:** Extrakte mit genau eingestelltem Alkaloidgehalt; (med.) innerlich bei Grenzwerthypertonie (v. a. bei erhöhtem Sympathikotonus, Angst- u. Spannungszuständen, psychomotorischer Unruhe), sofern diätetische Maßnahmen nicht ausreichen (Kommission E); auch als Neuroleptikum; **Nebenwirkungen:** verstopfte Nase, depressive Verstimmung, Müdigkeit, Potenzstörungen; **Kontraindikation:** Depression, Ulcus ventriculi u. duodeni, Phäochromozytom, Schwangerschaft u. Stillzeit; **Wechselwirkung:** Digitalisglykoside, Neuroleptika, Barbiturate, Levodopa, Sympathomimetika, Alkohol; **Homöopathie:** Verwendung der getrockneten Wurzeln (mindestens 1 % Reserpin) entsprechend dem homöopathischen Arzneimittelbild, z. B. bei Hypertonie, Verstimmungszuständen.

Re|aktion (lat. re- zurück; actio Handlung): Antwort des Organismus auf einen Reiz; Teil des Reiz*-Reaktions-Prinzips in der Naturheilkunde.

Re|aktion, adaptive (↑; ↑) *f*: syn. Hormesis*.

Re|aktion, kon|sensuelle (↑; ↑) *f*: gleichsinnige Reaktion eines von einer therapeutischen Maßnahme nicht direkt betroffenen Körperteils; z. B. reagieren bei einem Knieguss* des linken Unterschenkels das rechte Bein u. die Arme bezüglich der Durchblutung. K. R. werden auch zwischen den Füßen u. dem Nasen-Rachen-Raum bzw. den Füßen u. den Organen des Unterleibs beobachtet. Systematische Nutzung i. R. der Kneipp*-Therapie, insbesondere bei arteriellen Durchblutungsstörungen.

Re|aktions|phänomen nach Hopfner (↑; ↑; gr. φαίνεσθαι sich zeigen, erscheinen) *n*: in der Neuraltherapie* beschriebenes Phänomen der reaktiven Verschlechterung von Symptomen für einige Stunden od. Tage nach einer Reflexzonentherapie*; soll bei Reproduzierbarkeit ein deutlicher Hinweis auf das Vorliegen eines chronischen Irritationszentrums* sein. Vgl. Erstverschlimmerung.

Re|aktions|stelle (↑; ↑): Ort reflektorischer Krankheitszeichen (s. Projektionssymptom) an der Körperoberfläche; je nach anatomischer Zielstruktur z. B. an der Haut bzw. Unterhaut als Verquellung, Hyperalgesie, Parästhesie, Wärme-, Kältegefühl, Rötung, Blässe, am motorischen System als Muskeltonuserhöhung; elektrodermale Messungen haben ergeben, dass viele dieser R. (oft identisch mit Akupunkturpunkten*) auch einen signifikant niedrigeren Ohm-Widerstand als ihre Umgebung aufweisen.

Re|aktions|therapie (↑; ↑; Therapie*) *f*: s. Reiz- und Reaktionstherapie.

Rebirthing (engl. rebirth Wiedergeburt): von L. Orr entwickelte, der sog. New-Age-Szene angehörende spirituelle Form der Psychotherapie* mit speziellen Atemtechniken (z. B. Anregung zur Hyperventilation), Körperarbeit u. Meditation*; bei dieser umstrittenen Methode sollen durch das Wiedererleben von prä- u. perinatalen Störungen körperliche u. spirituelle Erfahrungen gemacht werden. Ziel ist die Verarbeitung von durch das Geburtstrauma früh erlittenen Schmerzen. Ähnliche Ansätze verfolgen z. B. die prä- u. die perinatale Psychologie, die im Geburtstrauma eine ontogenetische sog. Blockierung u. Dysregulation der Sozialenergie vermuten. Das R. zeigt einen Mangel an eigener Theorie u. klinischer Prüfung; zudem wird eine pauschale Pathologisierung des Geburtsvorgangs betrieben. Spirituelle u. religiöse Ideologien sowie unseriöse Ausbildungsbedingungen kennzeichnen derzeit das Umfeld. Vgl. Primärtherapie.

Recht|eck|strom: Stromart der niederfrequenten Reizstrombehandlung, bestehend aus steil ansteigenden u. abfallenden Impulsen mit gleichbleibender Stromstärke während des Stromflusses (s. Abb.); **Wirkung:** hyperämisierend u. analgetisierend. Vgl. Elektrotherapie; Reizstrom.

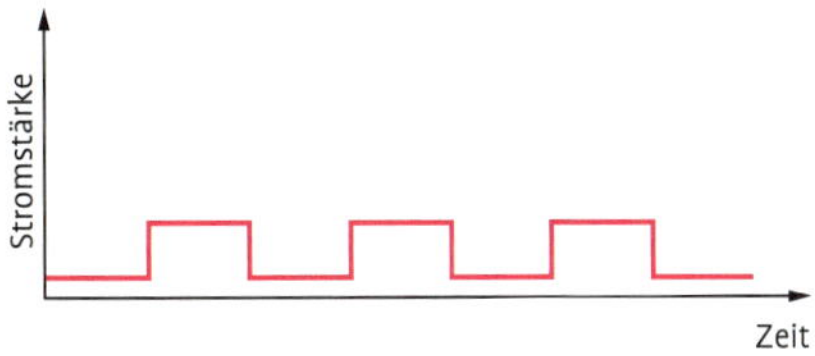

Rechteckstrom

Re|duktions|diät (lat. reductio Zurückführung; Diät*) *f*: umgangssprachl. Schlankheitsdiät, Abmagerungskur; Sammelbez. für eine Vielzahl von Kostformen zur Reduktion des Körpergewichts*, die als wissenschaftlich fundiert, vertretbar bis hin zu unsinnig u. gefährlich zu bewerten sind (s. Tab.); **Formen:** 1. Diäten mit energiereduzierter Mischkost*: auf ernährungsphysiologischen Erkenntnissen basierend; auch längerfristig praktizierbar (z. B. Brigitte*-Diät, Brotdiät*); 2. energiereduzierte, einseitige Mode- u. Crash-Diäten: meist nach dem Autor od. den bevorzugten Lebensmitteln bezeichnet; kurzfristig anwendbar, als Dauerkost aufgrund möglicher Mangelerscheinungen abzulehnen (z. B. Mayo*-Diät, Kartoffel*-Ei-Diät, Schroth*-Kur); 3. kohlenhydratarme R.: fett- u. proteinreiche, energetisch unbegrenzte Diäten; ernährungsphysiologisch unhaltbar; aufgrund ihrer häufig extremen Nährstoffrelation auf Dauer gesundheitsschädlich (z. B. Atkins*-Diät, Punktediät*); 4. Psychodiäten: die Erforschung der psychischen Ursachen von Übergewicht* steht im Mittelpunkt; Einsatz von Bewusstseins- u. Verhaltenstraining sowie mentalen Übungen; häufig ganz ohne Anwendung ernährungstherapeutischer Maßnahmen; 5. Formula- od. Pulverdiäten: Einnahme pulverisierter Nährstoffkonzentrate (vgl. Diät, bilanzierte), die den Anforderungen des § 14 a der Diätverordnung entsprechen; Mangelerscheinungen unwahrscheinlich, jedoch kein Erlernen eines anderen Umgangs mit dem Essverhalten; zu Beginn einer Therapie für stark adipöse Personen evtl. sinnvoll (vgl. Adipositas); 6. Gewichtsreduktionsprogramme: kommerzielle Programme mit dem Ziel einer bedarfsgerechten Ernährung u. langfristigen Ernährungsumstellung; Kombination von Ernährung, Verhaltenstraining, psychologischer Hilfestellung u. Bewegung; bei manchen Programmen als Einstieg Einsatz einer Formeldiät. Vgl. Nulldiät.

Reduktionsdiät Anforderungen an eine empfehlenswerte Reduktionsdiät
Deckung des Bedarfs an essentiellen Nährstoffen
reduzierter Energiegehalt im Bereich des Grundumsatzes (mindestens 5040 kJ bzw. 1200 kcal pro Tag)
Nährwertrelation: 15–20 % Eiweiß, 25–30 % Fett, 50–60 % Kohlenhydrate
reich an komplexen Kohlenhydraten und Ballaststoffen
langfristige Umstellung des Ernährungsverhaltens
langsame Gewichtsreduktion
ausreichender Sättigungseffekt
gute Praktikabilität
ausreichende Flüssigkeitszufuhr
regelmäßige körperliche Aktivität

Re|flex, aurikulo|kardialer (lat. reflectere, reflexus zurückbiegen) *m*: syn. Nogier*-Reflex.

Re|flex|test, vegetativer (↑) *m*: s. VRT-Vegatest.

Re|flex|therapie (↑; Therapie*) *f*: syn. Reflexzonentherapie*.

Re|flex|zonen|massage (↑; gr. ζώνη Gürtel, Streifen; Massage*) *f*: Massagetherapie, die mit speziellen Grifftechniken die reflektorischen Beziehungen der Körperdecke zu inneren Organen (kutiviszeraler Reflex) nutzt, um diese zu beeinflussen; **Formen:** u. a. Bindegewebemassage*, Colonmassage*, Periostmassage*; Sonderform: Nervenpunktmassage*. Vgl. Reflexzonentherapie.

Re|flex|zonen|therapie (↑; ↑; Therapie*) *f*: syn. Reflextherapie; Reiztherapie an bestimmten Punkten u. Zonen der Körperoberfläche, die zu einer lokalen entzündungsähnlichen Reaktion bzw. Erregung von sensorischen Nervenfasern führt; die klinischen Symptome der Sensibilitäts-, Turgor- u. Tonusveränderungen u. die Lokalisation von reflektorischen Krankheitszeichen (s. Projektionssymptom) innerhalb der segmentalen Anatomie (unter Einbezug des gesamten segmental-regulatorischen Komplexes) sind für die praktische Durchführung besonders wichtig. Das Wirkungsprinzip

R

stellen die neurophysiologischen Wechselbeziehungen (viszerokutane, kutiviszerale Segmentreaktionen, neurohumorale Reaktionen) zwischen Körperoberfläche u. inneren Organen od. auch Strukturen des Bewegungsapparats dar; diese sind klinisch-physiologisch beschreibbar, experimentell aber nur z. T. aufgeklärt. **Formen:** Bindegewebemassage*, Colonmassage*, Fußreflexzonentherapie*, Nasenreflexzonentherapie*, Periostmassage*; **Anwendung:** Wirksamkeit bei prämenstruellem Syndrom, Kopfschmerz u. Multipler Sklerose durch einige randomisierte kontrollierte Studien belegt; Hinweise auf positive Effekte zur Schmerzlinderung u. Entspannung in der adjuvanten u. palliativen Tumorbehandlung.

Reform-Ernährung (lat. reformare umgestalten): aus der Ende des 19. Jahrhunderts entstandenen Lebensreformbewegung entwickelte Ernährungslehre; **Prinzip:** Wichtigste Grundziele sind eine möglichst einfache u. naturnahe Ernährung i. R. der Gesundheitskulturen der klassischen Diätetik* u. der Lebensreform, Verbesserung der allg. gesundheitlichen Verfassung, Eindämmung der Verbreitung ernährungsabhängiger Krankheiten u. Stärkung des individuellen Gesundheitsbewusstseins, Förderung biologisch-ökologischer Landwirtschaft u. der Ziele der präventiven Medizin; vorwiegend ovo-lakto-vegetabile Kost (s. Vegetarismus); Verwendung möglichst naturbelassener Lebensmittel mit höchstmöglichem Potential naturgegebener essentieller Nährstoffe u. niedrigem Verarbeitungsgrad, Verzehr von reichlich pflanzlicher Rohkost u. Vollgetreide, Bevorzugung von Nahrungsmitteln aus anerkannt ökologischer Landwirtschaft; Vermeidung energiereicher Lebensmittel, die keine essentiellen Nährstoffe enthalten (z. B. Zucker), sowie von Produkten aus Auszugsmehlen u. Konserven; **ernährungsphysiologische Bewertung:** als Dauerkost geeignet.

Reform|lebens|mittel (↑): Lebensmittel, die nach Ansicht der berufsständischen Organisationen der deutschen Reformhäuser dazu bestimmt sind, v. a. aufgrund eines hohen Gehalts an für die Ernährung des Menschen wichtigen natürlichen Ernährungsfaktoren u. Wirkstoffen od. aufgrund deren günstiger Zusammensetzung der Gesundheitsvorsorge u. -pflege zu dienen; neben dem Gehalt an besonders hochwertigen Rohstoffen richten sich diese Anforderungen auch an eine schonende Be- u. Verarbeitung, Haltbarmachung u. Aufbewahrung. Eine lebensmittelrechtliche Definition existiert nicht. Vgl. Reform-Ernährung.

Regena-Therapie (Therapie*) *f*: Kurzbez. für kausale Regena-Ganzheits-Zell-Regenerations-Therapie; von dem Biologen G. C. Stahlkopf begründete Therapie, bei der sog. Regenaplexe angewendet werden, bestehend aus homöopathischen Einzelmittelkombinationen, die durch sog. biomolekulare bis bioatomare Substanzumwandlung eine bestimmte Regenerationskraft beinhalten sollen; dieser nicht näher bezeichnete Umwandlungsprozess soll dazu führen, dass verschiedene pathogene Substanzen zur Ausscheidung gebracht werden u. eine echte Regeneration eintreten soll. Es ist weder ein homöopathisches bzw. isopathisches Wirkungsprinzip noch ein substitutives Vorgehen erkennbar. Weitere Therapiekomponenten: Mittel zur Blut- u. Lymphentgiftung, organspezifische Tumormittel. Wissenschaftlich nicht belegtes Verfahren.

Re|generations|therapie (lat. regenerare von neuem hervorbringen; Therapie*) *f*: allgemeine Bez. für den Versuch, einem vorzeitigen od. altersbedingten Abbau von Zellen, Leistungsschwäche u. Vitalitätsverlust entgegenzuwirken bzw. vorzubeugen; z. B. Aslan*-Kur, Bogomoletz*-Verfahren, Wiedemann*-Kur.

Regional|an|ästhesie (lat. regio Gegend; gr. ἀναισθησία Unempfindlichkeit) *f*: s. Lokalanästhesie.

Regulation (lat. regula Richtschnur, Norm) *f*: auf Ausgleich einer Störung gerichtete Reaktion innerhalb eines selbststeuernden Systems; Regelung einer Stellgröße i. R. eines Regelkreises (z. B. R. der Körpertemperatur). Vgl. Funktionsdiagnostik, bioelektronische.

Regulations|dia|gnostik, bio|elektronische (↑; gr. διαγνωστικός fähig zu unterscheiden) *f*: s. Funktionsdiagnostik, bioelektronische.

Regulations|therapie (↑; Therapie*) *f*: syn. autoregulative Therapie; Therapie mit dem Konzept, besonders bei chronischen Krankheiten über einen Reiz od. eine Reizserie die natürlichen Regulationsvorgänge zu aktivieren u. eine Heilung od. Normalisierung gestörter Funktionen zu erreichen; vgl. Adaptation; Reiz-Reaktions-Prinzip.

Regulations|therapie, oro|faziale (↑; ↑) *f*: von dem argentinischen Arzt Rudolfo Castillo Morales entwickeltes therapeutisches Verfahren zur Behandlung von Patienten mit sensomotorischen Störungen im Bereich des Gesichts, Mundes u. Rachens, besonders bei Saug-, Kau-, Schluck- u. Sprechstörungen; Ziel der Behandlung ist die Anbahnung normaler od. annähernd normaler Bewegungsmuster, wobei das Kiefer- u. Kopfgelenk eine wesentliche Rolle spielen. Zum Einsatz kommen v. a. manuelle Techniken wie Berührung, Druck, Streichen, Zug u. Vibration. Vgl. Chiropraktik; Medizin, manuelle.

Regulations|thermo|graphie (↑; gr. θερμός Wärme, Hitze; γράφειν schreiben) *f*: syn. Thermoregulationsdiagnostik; Prüfung der Wärmeregulationsfähigkeit des Organismus; **Formen:** **1.** Kontaktthermographie: einzelne Temperaturmessungen durch elektronische Thermometer mit graphischer Darstellung; **2.** kontaktlose Thermographie: Abstandsthermographie mit graphischer Darstellung; **3.** Infrarotthermographie: mit Infrarotkameras aufgezeichnete Abstandsmessung der Wärmestrahlung; **4.** Flüssigkristallthermographie: Plattenthermographie, bei der temperaturabhängige Flüssigkristalle auf die Haut gelegt u.

R

deren Farbveränderungen gemessen werden. **Durchführung:** Untersuchungsbedingungen: vergleichbare Untersuchungszeiten (am besten vormittags), kontrollierte Nahrungsaufnahme, nach Möglichkeit Arzneimittelfreiheit, Entspannung, spezielle Messbedingungen. Die R. umfasst 2 Messungen: eine erste vor u. eine zweite nach einem standardisierten Abkühlungsreiz (z. B. zweite Messung 10 Min. nach dem Eintauchen der Hände in 17–18 °C kaltes Wasser od. erste Messung nach 30-minütigem Aufenthalt in einem Raum mit einer Temperatur von 21–23 °C, zweite Messung nach einem Kältereiz, z. B. nach Entkleiden des Patienten); aus der Differenz dieser beiden Werte werden diagnostische Hinweise abgeleitet. Man unterscheidet eine Regulationsstarre, eingeschränkte, normale u. überschießende Regulation. **Anwendung:** s. Diagnostik chronischer Irritationen; erfassbar sein sollen Hinweise auf eine chronische Irritation* sowie die Regulationsfähigkeit; als allg. Vorsorgeuntersuchung u. zur Therapiekontrolle u. Dokumentation des Therapieerfolgs anwendbar.

Re|habilitation (lat. re- wieder-, zurück; habilis passend, tauglich) *f*: **1.** (allg.) Wiederherstellung, Eingliederung; **2.** Maßnahmen zur Verhinderung od. Abschwächung von Krankheitsfolgen u. zum Ausgleich entstandener Schäden; multi- u. interdisziplinäres Management der funktionalen Gesundheit; unterschieden werden Leistungen zur medizinischen R., Teilhabe am Arbeitsleben (berufliche R.) u. Teilhabe am Leben in der Gemeinschaft (soziale R.). Funktionell wirksame Therapien sind von zentraler Bedeutung. Vgl. Frührehabilitation; Ergotherapie; Sporttherapie; Physiotherapie; Prävention; Soziotherapie.

Rehmanniae radix *f*. Radix Rehmanniae; chin. Sheng-Di-Huang; Droge der Chinesischen Medizin*; Wurzeln von Rehmannia* glutinosa (Gaertn.) Steud. aus der Familie der Plantaginaceae (Wegerichgewächse); **Eigenschaften:** süß, bitter, kalt, kehrt in Herz, Leber u. Niere ein; **Wirkung:** klärt Hitze*, kühlt das Blut, nährt das Yin, lässt Körpersäfte entstehen; **Anwendung:** bei fieberhaften Erkrankungen, wenn die Hitze in Blut u. Nährsubstanzen eintritt, bei Blut*-Hitze, bei Yin*-Leere mit Schädigung der Körpersäfte.

Rehmanniae radix prae|parata *f*: Radix Rehmanniae praeparata; chin. Shu-Di-Huang; Droge der Chinesischen Medizin*; geröstete Wurzeln von Rehmannia* glutinosa (Gaertn.) Steud. aus der Familie der Plantaginaceae (Wegerichgewächse); **Eigenschaften:** süß, etwas warm, kehrt in Leber u. Niere ein; **Wirkung:** nährt das Blut u. mehrt das Yin, füllt das Jing* auf u. mehrt das Mark*; **Anwendung:** bei Blut*-Leere, bei Yin-Leere von Leber u. Niere (s. Leber-Leere; Nieren-Leere), bei Erschöpfung von Jing u. Blut.

Rehmannia glutinosa (Gaertn.) Steud. *f*: 10–40 cm hohe Staude aus der Familie der Plantaginaceae (Wegerichgewächse); **Arzneidroge:** frische od. getrocknete Wurzelknolle (Rehmanniae radix, Rehmanniawurzel); Monographie: WHO; **Inhaltsstoffe:** Iridoide u. Iridoidglykoside, z. B. Catalpol u. Ajugol; polyphenolische Esterglykoside, z. B. Verbascosid, Flavonoide; **Wirkung:** antibakteriell, immunsuppressiv; **Verwendung:** in der Chinesischen Medizin: s. Rehmanniae radix; Rehmanniae radix praeparata; **Dosierung:** als Dekokt; Tagesdosis: 12 bis maximal 30 g Droge; **Nebenwirkungen:** keine bekannt; **Kontraindikation:** keine bekannt; **Wechselwirkung:** keine bekannt.

Reibung: Technik der klassischen Massage*, bei der bestimmte Hautareale mit kräftigem Druck gerade od. kreisend (sog. Zirkelung*) gerieben werden (s. Abb.); **Wirkung:** hyperämisierend, wärmend.

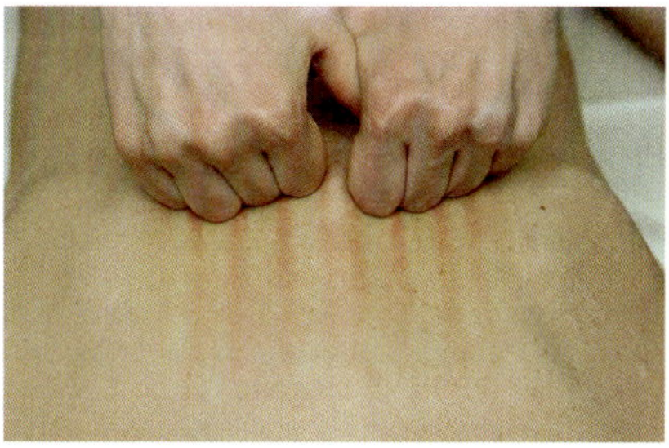

Reibung: Knöchelreibung mit deutlich hyperämisierender Wirkung [9]

Reiki *n*: **1.** aus Japan stammende Bez. für eine universale Lebensenergie* od. die sog. Kraft der Sonne; **2.** Bez. für ein von dem japanischen Mönch Mikao Usui wiederentdecktes Behandlungsverfahren, durch das die Lebensenergie aktiviert, verstärkt bzw. übertragen werden soll mit dem Ziel, das Wohlbefinden zu stärken, Krankheiten vorzubeugen bzw. zu behandeln u. ein höheres Bewusstsein zu erlangen; die R.-Technik besteht in einer Einstimmung u. Handauflegen* auf bestimmte Körperstellen (z. B. die Chakren*), denen dadurch Energie zugeführt werden soll. Eine weitere Technik soll die Sendung von Energie an entfernte Personen ermöglichen (z. B. Ferndiagnose*, Fernheilen*) sowie die Verbindung der individuellen Energie mit der kosmischen ermöglichen. **Anwendung:** zur Entspannung u. zum Stressabbau, bei einem breiten Spektrum von Erkrankungen, z. B. Schmerzen, Migräne. Obwohl die Grundlagen des Verfahrens weitgehend spekulativ sind, zeigen Metaanalysen eine gewisse Wirksamkeit von Verfahren, die dem Reiki ähnlich sind, v. a. zur unspezifischen Verbesserung des Allgemeinbefindens.

Re|in|karnation (lat. re- zurück; in- in, hinein; carnis Fleisch) *f*: Wiederverleiblichung in einem erneuten Erdenleben, meist in einem anderen leiblichen Körper (Pflanze, Tier od. Mensch), die mit einer spirituellen Weiterentwicklung verbunden sein soll; Vorstellungen von R. finden sich z. B. im

Hinduismus u. Buddhismus, in der Anthroposophie* (erneute Erdenleben als Mensch), aber auch in Okkultismus* u. Mystik*; sind meist mit der Vorstellung einer spirituellen Weiterentwicklung sowie dem Glauben an Gesetze des Karma* verbunden.

Reiten, therapeutisches: Sammelbez. für therapeutische Verfahren, bei denen speziell ausgebildete Pferde zum Einsatz kommen; **Formen:** **1.** Hippotherapie*; **2.** heilpädagogisches Reiten: Therapie unter Einbeziehung des Pferdes, wobei die Beziehung zum Pferd von besonderer Bedeutung ist; wird von Sozialpädagogen, Psychotherapeuten u. Erziehern durchgeführt; **3.** heilpädagogisches Voltigieren: gymnastische Übungen auf dem an der Longe geführten Pferd; wird von einem Pädagogen mit Zusatzausbildung durchgeführt; **Anwendung:** bei neurologischen u. psychomotorischen Erkrankungen, ADHS, Lernentwicklungsstörungen, Verhaltensstörungen.

Reiz: **1.** Stimulus; (physiologisch) physikalischer bzw. chemischer Prozess in der Umwelt od. dem Körperinneren, der im Organismus auf Rezeptoren wirkt u. bei Überschreiten einer Reizschwelle eine Erregung, Reaktion od. Wahrnehmung auslöst; vgl. Reiz- und Reaktionstherapie. **2.** (psychologisch) Bez. für einen Vorgang, der im Organismus eine Veränderung des psychischen Zustands bewirkt.

Reiz|blase: s. Harnblase, überaktive.

Reiz|darm|syn|drom (gr. σύνδρομος mitlaufend, begleitend) *n*: Abk. RDS; früher Colon irritabile, Reizkolon; funktionelle Darmstörung ohne nachweisbare biochemische od. strukturelle Normabweichung mit die Lebensqualität relevant beeinträchtigenden, >3 Monate andauernden intestinalen Symptomen (z. B. Bauchschmerz, Blähung, i. d. R. mit Stuhlveränderung) bei Ausschluss anderer Erkrankungen als mögliche Ursache für diese Symptome; Vorkommen meist bei Frauen; Komorbidität mit Depression od. anderer psychischer od. somatoformer Störung; **Symptome:** z. B. intermittierender abdominaler Schmerz wechselnder Intensität u. Lokalisation, Obstipation od. Diarrhö bzw. Wechsel zwischen Obstipation u. Diarrhö, Gefühl der inkompletten Darmentleerung, Blähung; häufig Kombination mit anderen Symptomen (z. B. Migräne, Dysmenorrhö, Palpitation); **Therapie:** u. a. **1.** Phytotherapie: **a)** (med.) u. a. Iberis* amara, Lavandula* angustifolia ssp. angustifolia, Linum* usitatissimum, Mentha* x piperita, Plantago* afra; **b)** (volkstümlich) u. a. Commiphora* molmol, Mentha* crispa, Mentha* spicata, Plantago* ovata; **2.** Hydrotherapie: u. a. Kurzwickel*, Leibwaschung*, Lendenwickel*; **3.** Akupunktur*, Moxibustion* u. chinesische Phytotherapie nach den Vorgaben der Chinesischen Medizin; **4.** lokale u. systemische Wärmetherapie (je nach Konstitution); **5.** Colonmassage*, Segmentmassage*; **6.** Symbioselenkung*, Probiotika; **7.** Heilerde*, Trinkmoor*; **8.** Ernährungstherapie unter Beachtung von Nahrungsmittelunverträglichkeiten: u. a. Vollwert*-Ernährung, vegetarische Ernährung, Eliminationsdiät*, therapeutisches Fasten*; **9.** Mind*-Body-Medizin: Atementspannung, Meditation*, Stressreduktion, Tai*-Ji-Quan, Yoga*. Vgl. Dyspepsie, funktionelle; Somatisierungsstörung.

Reiz|klima (Klima*) *n*: s. Heilklima.

Reiz|körper|therapie (Therapie*) *f*: Therapieverfahren der Erfahrungsheilkunde* u. Naturheilkunde*, bei dem durch Anwendung autologer Substanzen (z. B. Eigenblut, Eigenurin) od. durch äußere Applikation hautreizender Substanzen (z. B. Artemisia-Arten, Cantharidin*) u. Verfahren (z. B. Baunscheidt*-Verfahren) der Körper zu einer Abwehrreaktion (immunologisch/unspezifisch) gebracht werden soll, die eine therapeutisch regulierende Funktion auf den Organismus hat; vgl. Immunmodulation; Nosode; Umstimmungstherapie.

Reiz|magen: s. Dyspepsie, funktionelle.

Reiz-Re|aktions-Prinzip (Reaktion*) *n*: Abk. RRP; Bez. für den kausalen Zusammenhang von Reiz* u. darauf erfolgender Reaktion; die individuelle Fähigkeit des Organismus zur Reagibilität stellt die Grundlage von am RRP orientierten diagnostischen (z. B. Palpation von Triggerpunkten) u. therapeutischen Maßnahmen (z. B. Reiz-* und Reaktionstherapie, Stimulationstherapie*) dar. Vgl. Arndt-Schultz-Gesetz.

Reiz|streifen: Bez. für einen streifenförmigen Ortsbereich, auf dem Rutengänger eine Reaktion (z. B. mit einer Wünschelrute*) erfahren; unterirdische Wasservorkommen werden von besonders erfahrenen Rutengängern anhand charakteristischer R. oft zuverlässig erkannt. Kreuzungen solcher Streifen können angeblich pathogene Eigenschaften aufweisen (s. Globalnetz). Zahlreiche Berichte aus der Erfahrungsheilkunde stützen diese These, eine wissenschaftliche Beweisführung steht aber aus. Vgl. Geopathie; Radiästhesie.

Reiz|strom: **1.** syn. Impulsstrom; niederfrequente Stromimpulse, deren Impulsparameter (Impulsform, Amplitude, Impulsdauer, Impulspause, Frequenz) über die therapeutischen Wirkungen (Analgesie, Muskeldetonisierung od. -tonisierung, Resorption) entscheiden; **2.** Bez. für den v. a. in der Elektrodiagnostik* u. Elektrotherapie* angewendeten Exponentialstrom* od. Rechteckstrom*; ruft eine direkte neuromuskuläre Reizung hervor. Vgl. Faradisation.

Reiz|überflutung: s. Flooding.

Reiz- und Re|aktions|therapie (Reaktion*; Therapie*) *f*: Bez. für ein therapeutisches Prinzip in der Naturheilkunde, bei dem die therapeutische Maßnahme als unspezifischer Reiz verstanden wird, der den Organismus zur Regulation von Körperfunktionsstörungen i. S. einer Normalisierung anregt (funktionelle u. trophische Adaptation*); Voraussetzung dafür ist eine noch vorhandene Reaktionsfähigkeit des Organismus (s. Reiz-Reaktions-Prinzip). Neben der Reizmodalität spielen in der

Reiz- u. Reaktionstherapie Reizdauer, -intensität u. -frequenz eine große Rolle. Typische Reize sind kurzfristige Anwendungen von Wärme od. Kälte (s. Hydrotherapie), Bäder in Heilquellen, Klimawechsel, körperliches Training, diätetische Maßnahmen u. Reizkörpertherapie*. Vgl. Regulationstherapie.

Reiz|zentrum *n*: syn. chronisches Irritationszentrum*.

Reiz|zone (gr. ζώνη Gürtel, Streifen) *f*: syn. Irritationszone*.

Re|lations|patho|logie (lat. relatio Beziehung; Patho-*; -logie*) *f*: Bez. für eine von Gustav Ricker entwickelte Hypothese, wonach jedes Krankheitsgeschehen zu einer Funktionsänderung der Endstrombahn einer Region führt, die durch Ort u. Intensität des auslösenden Reizes bestimmt ist; vgl. Ricker-Stufengesetz.

Re|laxation, post|iso|metrische (lat. relaxare entspannen) *f*: Abk. PIR; Technik der Physiotherapie* u. Methode der Manuellen Medizin*, um sog. reflektorische Weichteilphänomene (Muskelverspannungen, myofaszialer Triggerpunkt*) u. Muskelfehlspannung (meist Hypertonus) zu beeinflussen; **Prinzip:** Ausnutzung neurophysiologischer Gesetzmäßigkeiten, die besagen, dass auf eine Kontraktion eine Relaxation folgt; die Anspannungsphase sollte 10 Sekunden, die Entspannungsphase 20 Sekunden dauern. **Anwendung:** bei schmerzhaften Muskelspannungsstörungen, meist i. R. von Fehlbelastungen.

Re|laxation, pro|gressive (↑) *f*: s. Muskelrelaxation, progressive.

Remky-Test *m*: syn. Histamin-Bindehaut-Test (Abk. HBT); Verfahren zur Diagnostik* chronischer Irritationen; **Prinzip:** Nach dem Einbringen von geringen Mengen hochverdünnten Histamins (1 : 5000) in den Konjunktivalsack kommt es bei einseitigen sog. Kopfherden auf der Seite des Herdes zu einer stärkeren Hyperämie der Konjunktivalgefäße als auf der unbelasteten Seite. Wissenschaftlich umstrittenes Verfahren mit geringer Verbreitung.

Ren-Shen: s. Ginseng radix.

Repertorisierung (lat. repertorium Verzeichnis): Vorgehen bei der homöopathischen Arzneimittelwahl*, bei dem Patientensymptome in einem Repertorium* nachgeschlagen werden, um alle Arzneimittel, die diese Symptome in ihrem Arzneimittelbild* enthalten, aufzufinden; i. w. S. auch die Auswertung der gefundenen Einträge hinsichtlich der für diese Symptomenkombination ähnlichsten Arzneimittelbilder; Auswertungen können nach Schlüsselsymptomen*, Anzahl der abgedeckten Rubriken, Summe der Wertigkeiten u. weiteren Kriterien erfolgen. Wegen der prinzipiellen Unvollständigkeit von Materia* medica u. Repertorium* sowie der großen Diskrepanz der Anzahl bekannter Symptome verschiedener Arzneimittel ist jedes Repertorisierungsergebnis nur als Hinweis auf in Frage kommende Arzneimittel zu verstehen u. ist keine definitive Indikation für ein Arzneimittel.

Repertorium (↑) *n*: Verzeichnis von in der homöopathischen Arzneimittelprüfung* produzierten od. am Patienten geheilten Symptomen; Listen von Arzneimitteln sind in Rubriken zusammengefasst, deren Überschrift jeweils ein Symptom formuliert. Die Anordnung der Rubriken variiert je nach Werk u. Ansatz des Autors, wobei die Bedeutung eines Arzneimittels innerhalb der Rubrik durch eine Gewichtung (sog. Wertigkeit*) ausgedrückt wird. Wichtige Repertorien sind u. a. von Boger-Bönninghausen, Boericke u. am bedeutsamsten das von Kent, auf dessen Systematik auch die modernen erweiterten Repertorien, das Synthetische Repertorium u. das Complete Repertory, die auch in Computer-Versionen existieren, aufbauen. Vgl. Arzneimittellehre, homöopathische; Materia medica.

Rescue Remedy (engl. rescue Rettung; remedy Heilmittel): auch Notfalltropfen, Erste-Hilfe-Tropfen; Rezeptur in der Bach*-Blütentherapie, die eine Kombination verschiedener Blütenkonzentrate beinhaltet (Cherry Plum, Clematis, Impatiens, Rock Rose, Star of Bethlehem); durch R. R. soll die psychoenergetische Stabilität wiederhergestellt werden. **Anwendung:** bei plötzlich auftretenden unangenehmen Situationen, die Panik, Fluchtgefühl, Todesangst, Schock u. drohende Bewusstlosigkeit auslösen; Wirksamkeit wissenschaftlich nicht belegt; Hinweis auf unspezifische positive Wirkung zur Angstreduktion bei Prüfungskandidaten; **cave:** adjuvante Maßnahme, die nicht zu einer zeitlichen Verzögerung einer adäquaten medizinischen Diagnose u. Notfallversorgung führen darf.

Residenzen außer|halb der üblichen (lat. residentia Wohnsitz) *fpl*: s. Außerordentliche Leibesresidenzen.

Resina (lat.) *f*: Harz; fester od. zähflüssiger Ausscheidungsstoff von Pflanzen; **Einteilung:** in Hart- (z. B. Colophonium), Weich- (auch Balsam; z. B. Terebinthina*, Balsamum peruvianum), Gummi- u. fossiles Harz (z. B. Bernstein).

Re|sonanz|homöo|pathie (lat. resonare widerhallen; Homöopathie*) *f*: von H. W. Schimmel (1993) entwickelte Anwendung homöopathischer Arzneimittel nach Resonanzprinzipien, die gesunden Organen, Organ- u. Zellstrukturen sowie Mikroorganismen (Pilze, Viren) zugeordnet werden; durch Schwingungen der Zellmembran sollen Toxine eliminiert u. Mikroorganismen zum Zerfall gebracht werden. **Anwendung:** Im Gegensatz zur klassischen Homöopathie* (mit Arzneimittelbildern*) wird die R. nach funktioneller u. klinischer Diagnose angewendet. Anwendungsgebiete sind systemische Pilzerkrankungen, virale Infektionen u. chronische Intoxikationen, wenn andere Maßnahmen erfolglos sind. Behandlung mit 13 Organkomplexen u. 9 Spezialitäten, die vorwiegend aus

1–3 homöopathischen Einzelmitteln in Potenzakkorden (z. B. D6 u. D12) bestehen.

Re|sonanz|therapie, dia|gnostische (↑; Therapie*) *f*: Abk. DRT; von dem Ingenieur F. Ochsenreither entwickeltes diagnostisches u. therapeutisches Verfahren, das den menschlichen Organismus als Resonanzkörper benutzt; der Patient erhält eine Elektrode u. wird mit einem sog. Jentikal-Hydro-Potenzierer verbunden, der die Symptomübertragung intensivieren soll. Die zweite Elektrode (sog. Abstrahlungselektrode) hält der Therapeut in der Hand, der nun verstärkt die elektromagnetischen sog. Informationen des Patienten erhalten u. die Symptome empathisch i. S. der Resonanz mitfühlen soll. Dies führt zur Übertragung von Schmerz u. diversen Empfindungen (z. B. Geruch, Geschmack) auf den Therapeuten, der gleichzeitig mit Hilfe eines Arzneimitteltests (durch sog. Erfühlen des richtigen Arzneimittels) eine Symptomerleichterung bzw. ein Verschwinden der Übertragungsphänomene bei sich selbst erreichen soll. Der zusätzliche Gebrauch einer sog. Lecher-Antenne als Schleifenresonanzkörper soll die Diagnostik spezifischer Frequenzwerte von Schadstoffen erleichtern. Die therapeutische Gabe der gefundenen Arzneimittel als potenzierte Isotherapeutika (s. Isopathie) stellt die Behandlungsbasis dar. Zu Indikation u. Kontraindikation werden vom Autor keine Angaben gemacht. Wissenschaftlich spekulatives Verfahren ohne klinischen Wirksamkeitsnachweis.

Re|sorption (lat. resorbere wieder einschlürfen) *f*: **1.** syn. Absorption; Aufnahme von Stoffen (z. B. Nährstoffe, Arzneimittel) über die Haut od. Schleimhaut (Magen-Darm-Trakt, Atmungsorgane) od. aus Geweben in die Blut- od. Lymphbahn; vgl. Malabsorption; **2.** aktiver od. passiver Vorgang zur Rückgewinnung (Reabsorption) von Wasser u. zahlreichen organischen Substanzen aus dem Primärharn der Nierentubuli in die peritubulären Kapillaren.

R

Re|strukturierung, kognitive (lat. re- zurück; structura Zusammenfügung): Verfahren der Psychotherapie* mit dem Ziel, durch Bewusstmachen von Verhaltensauffälligkeiten u. psychosozialen Ursachen psychischer Symptome eine kognitive Veränderung von Einstellungen, Motivationen u. Verhalten zu induzieren; **Anwendung:** u. a. bei Depression*, Essstörungen*. Vgl. Verhaltenstherapie.

RET: Abk. für rational-emotive Therapie*.

Retinal *n*: s. Vitamin A.

Retinol *n*: s. Vitamin A.

Rettich: s. Raphanus sativus.

Revici-Krebs|kont|rolle *f*: auch Lipidtherapie, Chemotherapie nach biologischen Grundsätzen; schulmedizinisch nicht anerkanntes Verfahren nach E. Revici zur Krebstherapie; beruht auf der Annahme, dass Krebs* durch ein Ungleichgewicht zwischen anabolen od. konstruktiven u. katabolen od. destruktiven Körperprozessen entsteht. Die Beurteilung des Gleichgewichts basiert auf der Ermittlung des spezifischen Gewichts, des pH-Werts u. der Oberflächenspannung von Harnproben. Lipidalkohole, Zink, Eisen u. Coffein werden den anabolen u. Fettsäuren, Schwefel, Selen u. Magnesium den katabolen Prozessen zugeordnet. Zur Stärkung der körpereigenen Krebsbekämpfungsfähigkeit werden jeweils die fehlenden Substanzen für den Wiederaufbau der biochemischen Balance verabreicht.

Review, systematisches *n*: systematische Übersichtsarbeit; systematische Zusammenfassung aller verfügbaren wissenschaftlichen Primärstudien zu einer klar formulierten Fragestellung; vgl. Metaanalyse; N=1-Studie; Outcome-Studie; Studie, kontrollierte; Studie, randomisierte kontrollierte.

Rhabarber: s. Rheum palmatum.

Rhamnus cathartica L. *m*: Kreuzdorn, Echter Purgier-Kreuzdorn; Strauch aus der Familie der Rhamnaceae (Kreuzdorngewächse); **Arzneidroge:** Früchte (Rhamni cathartici fructus, Kreuzdornbeeren); Monographie: Kommission E; **Inhaltsstoffe:** Anthranoide (1,8-Dihydroxyanthracenderivate); **Wirkung:** laxierend, peristaltikanregend, antiabsorptiv, hydragog; **Verwendung:** flüssige u. feste Darreichungsformen; **1.** (med.) bei Obstipation (Kommission E); **2.** (volkstümlich) bei Erkrankungen, bei denen eine leichte Defäkation erwünscht ist (Analfissuren, Hämorrhoiden, zur Vorbereitung von diagnostischen Eingriffen im Magen-Darm-Bereich); diese Anwendung kann nicht mehr befürwortet werden. **Dosierung:** Tagesdosis 20–30 mg Hydroxyanthracenderivate in Fertigarzneimitteln; Wirkungseintritt nach 6–12 Stunden; Hinweis: Teeaufgüsse sind schlecht verträglich; die Anwendungsdauer ist auf 1–2 Wochen zu beschränken; **Nebenwirkungen:** bei höherer Dosierung krampfartige Magen-Darm-Beschwerden; bei chronischem Gebrauch Elektrolytverluste (insbesondere Kalium), dadurch Muskelschwäche u. Störung der Herzfunktion möglich, Albuminurie, Hämaturie; nach Absetzen reversible Melanosis coli; **Kontraindikation:** Ileus, akute entzündliche Darmerkrankungen, Enteritis regionalis Crohn, Colitis ulcerosa, Appendizitis, abdominale Schmerzen unbekannter Ursache, Schwangerschaft u. Stillzeit, Kinder unter 12 Jahren; **Wechselwirkung:** bei Langzeitanwendung durch Kaliummangel Verstärkung der Wirkung von herzwirksamen Glykosiden sowie Beeinflussung der Wirkung von Antiarrhythmika möglich; **Homöopathie:** Anwendung entsprechend dem homöopathischen Arzneimittelbild, z. B. bei Verdauungsinsuffizienz.

Rhamnus frangula *m*: s. Frangula alnus.

Rhamnus purshiana *m*: s. Frangula purshiana.

Rhei radix et rhizoma *f*: **1.** Radix et Rhizoma Rhei; chin. Da-Huang; Droge der Chinesischen Medizin*; Wurzeln u. Wurzelstock von Rheum* palmatum L., Rheum palmatum L. var. tanguticum Maxim. ex Regel u. Rheum officinale Baill. aus der

Familie der Polygonaceae (Knöterichgewächse); **Eigenschaften:** bitter, kalt, kehrt in Milz, Magen, Dickdarm, Leber u. Herz ein; **Wirkung:** drainiert nach unten u. attackiert Zusammenballungen*, um sie aufzulösen, klärt Hitze* u. drainiert Feuer*, kühlt das Blut, stillt Blutungen, löst Gift auf, belebt das Blut u. beseitigt Stasen*; **Anwendung:** bei Stagnationen im Magen-Darm-Trakt mit Obstipation, bei Gastroenteritis mit intermittierender Obstipation, bei nach oben loderndem Hitze-Feuer, bei Blutungen bei Blut*-Hitze, bei eitrigen Hauterkrankungen u. Verbrennungen durch Hitze*-Gift, bei postpartaler Blut*-Stase, bei Ikterus od. Miktionsstörung durch Feuchtigkeit-Hitze (s. Feuchtigkeit). **2.** s. Rheum palmatum.

Rheuma|bad: warm-heißes Voll-* od. Dreiviertelbad* mit einem Badezusatz* (Rheumabad i. e. S.), der durchblutungsfördernde, entzündungs- u. schmerzlindernde u./od. muskellockernde Eigenschaften aufweist; Badezusätze sind oft pflanzlicher Herkunft, z. B. Wacholderöl (s. Juniperus communis), Wintergrünöl, Rosmarinöl (s. Rosmarinus officinalis), Eukalyptusöl (s. Eucalyptus globulus), od. auch chemisch definiert (z. B. Methylsalicylat). Vgl. Kräuterbad.

Rheum officinale *n:* s. Rheum palmatum.

Rheum palmatum L. *n:* Medizinalrhabarber, Rhabarber; Staude aus der Familie der Polygonaceae (Knöterichgewächse); s. Abb.; zusammen mit Rheum officinale Baill. (Rhabarber) Stammpflanze der Droge; **Arzneidroge:** getrocknete, geschälte u. meist gespaltene unterirdische Organe (Rhei radix, Rhabarberwurzel); Monographie: HMPC, ESCOP, WHO, Kommission E; **Inhaltsstoffe:** mindestes 2,5 % Anthranoide vom O-Glykosidtyp (Rhein- u. Physciontyp), ca. 5 % Gallotannine, Catechingerbstoffe, Pektine, bis zu 3 % Flavonoide; **Wirkung:** adstringierend, antidiarrhoisch, laxierend, hydragog; **Verwendung:** geschnittene Droge, Drogenpulver, Trockenextrakte für verschiedene galenische Zubereitungen; **I.** (med.) **1.** innerlich **a)** bei Obstipation (Kommission E); **b)** zur kurzfristigen Behandlung bei gelegentlich auftretender Obstipation (HMPC, ESCOP); **2.** äußerlich alkoholische Auszüge zu Pinselungen bei Entzündungen des Zahnfleischs u. der Mundschleimhaut; **II.** (volkstümlich) in kleinen Mengen (Einzeldosis 0,1–0,2 g Droge) als Adstringens u. Stomachikum; **III.** in der Chinesischen Medizin: s. Rhei radix et rhizoma; **Dosierung:** Tagesdosis 20–30 mg Hydroxyanthracenderivate, berechnet als Rhein; Anwendungsdauer maximal 2 Wochen; **Nebenwirkungen:** in Einzelfällen krampfartige Magen-Darm-Beschwerden; bei längerer Anwendung Elektrolytverluste (insbesondere Kalium) mit dadurch möglicher Muskelschwäche u. Störung der Herzfunktion, Albuminurie, Hämaturie, reversible Melanosis coli; Dauereinnahme kann zur Verstärkung der Darmträgheit führen. **Kontraindikation:** Ileus jeder Genese, akute entzündliche Darmerkrankungen, Enteritis regionalis Crohn, Colitis ulcerosa, Appendizitis, abdominale Schmerzen unbekannter Ursache, Kinder unter 12 Jahren, Schwangerschaft u. Stillzeit; **Wechselwirkung:** bei Kaliummangel Verstärkung der Wirkung von herzwirksamen Glykosiden sowie Beeinflussung der Wirkung von Antiarrhythmika möglich; Kaliumverluste können durch Thiaziddiuretika, Nebennierensteroide u. Süßholzwurzel verstärkt werden. **Homöopathie:** Verwendung der von Stängelanteilen u. kleineren Wurzeln u. dem größten Teil der Rinde befreiten unterirdischen Teile entsprechend dem homöopathischen Arzneimittelbild, z. B. bei Durchfallerkrankungen, Verhaltensstörungen bei Kindern u. Zahnungsbeschwerden.

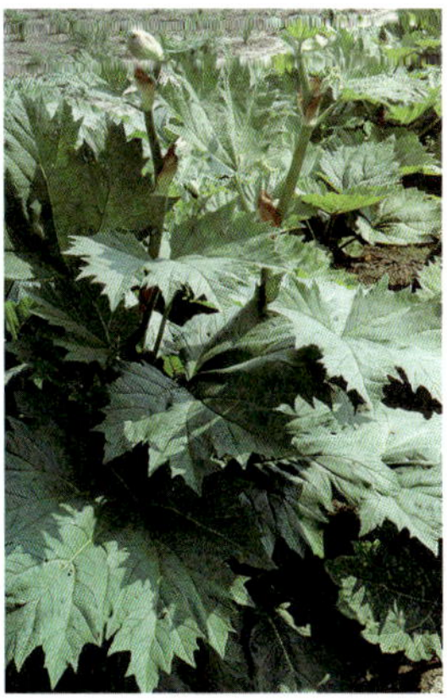
Rheum palmatum: Pflanze [7]

Rhinitis (gr. ῥίς, ῥινός Nase; -itis*) *f*; Koryza, Schnupfen; oberflächlicher Katarrh der Nasenschleimhaut; häufig afebril od. subfebril verlaufend, nach einem trockenen Vorstadium (allgemeines Krankheitsgefühl, Brennen u. Kitzeln in Nase u. Rachen, Niesreiz) auftretend; **Formen: 1.** akute Rh.: zunächst seröse, später meist schleimig-eitrige Sekretion; Erreger: z. B. Rhino-, Adeno-, Echoviren; häufig Initialsymptom anderer Infektionskrankheiten (u. a. Masern, Grippe*, Pertussis*); **2.** chronische Rh. (od. Rhinopathie): länger dauernde Irritations- bzw. Entzündungszustände aufgrund einer Volumenzunahme (Hyperämie u. Ödem od. Hypertrophie) der Schleimhaut v. a. im Bereich der Nasenmuscheln mit Behinderung der Nasenatmung; Ursachen: z. B. chemische od. physikalische Noxen, Nasenfremdkörper, Rhinolithen, Nasentumoren, endokrinologische Erkrankungen; **Therapie:** u. a. **1.** Phytotherapie: **a)** (med.) u. a. Echinacea* purpurea, Eucalyptus* globulus, Filipendula* ulmaria, Foeniculum* vulgare ssp. vulgare var. vulgare, Mentha* x piperita, Sambucus* nigra, Tilia*; **b)** (traditionell) u. a. Echinacea* pallida; **c)** (volkstümlich) u. a. Aralia* racemosa, Artemisia* annua, Baptisia* tinctoria, Cymbopogon* citratus, Cymbopogon* winterianus, Euphrasia* officinalis, Hibiscus* sabdariffa, Hyssopus* officinalis, Iris*, Melaleuca* alternifolia, Mentha* crispa, Mentha* spicata, Myrtus* communis, Nepeta* cataria, Ocimum* basilicum, Origanum* majorana, Pinus* mugo, Rosa* canina, Rubus* idaeus, Stachys* officinalis; **2.** Homöopathie: u. a. Aralia racemosa, Arsenum jodatum (s. Arsen), Cinnamomum* camphora, Cinnamomum* verum, Citrus* sinensis, Luffa* operculata, Urginea* maritima, Verbascum*; **3.** Kopfdampf*, Nasenspülung mit Sole; **4.** Akupunktur* nach den Vorgaben der Chinesischen Medizin; **5.** Ayurveda: u. a. Piper* longum, Trikaṭu (s. Pharmakotherapie, ayurvedische, Tab. dort). Vgl. Atemwegserkrankungen.

Rhiz.: Abk. für **Rhizom***.

Rhizom (gr. ῥίζα Wurzel) *n*: Abk. Rhiz.; Wurzelstock; Erdspross von Pflanzen mit Speicherfunktion, der sich zu Knollen od. Rüben entwickeln kann; in der neuen pharmazeutischen Nomenklatur für Arzneidrogen wird die Bez. des Pflanzenteils hinter den Pflanzennamen gestellt (z. B. Zingiberis* rhizoma; früher vorangestellt, z. B. Rhizoma Zingiberis); vgl. Radix.

Rhododendron aureum *n*: s. Rhododendron chrysanthum.

Rhododendron chrysanthum Pall. *n*: Rhododendron aureum Georgi; Goldgelbe Alpenrose, Sibirische Schneerose; immergrüner, alpiner Strauch aus der Familie der Ericaceae (Heidekrautgewächse); **Arzneidroge:** Blätter (Rhododendri chrysanthi folium, Gelbe Alpenrosenblätter); **Inhaltsstoffe:** Acetylandromedol, Arbutin, Rhododendrol, Rhododendrin, Flavonoide u. a.; **Verwendung:** (volkstümlich) z. B. zur Durchspülungstherapie bei Erkrankungen der ableitenden Harnwege, bei rheumatischen Beschwerden; die Wirksamkeit bei den beanspruchten Anwendungsgebieten ist derzeit nicht belegt. **Dosierung:** keine bekannt; **Nebenwirkungen:** keine bekannt; **Kontraindikation:** keine bekannt; **Wechselwirkung:** keine bekannt; **Homöopathie:** Verwendung der getrockneten, beblätterten Zweige von Rhododendron campylocarpum, Rhododendron chrysanthum od. deren Hybriden entsprechend dem homöopathischen Arzneimittelbild, z. B. bei Erkrankungen des rheumatischen Formenkreises, Neuralgien, Orchitis.

Rhododendron ferrugineum L. *n*: (Rostblättrige) Alpenrose, Almrausch; immergrüner Strauch aus der Familie der Ericaceae (Heidekrautgewächse); **Arzneidroge:** getrocknete Laubblätter (Rhododendri ferruginei folium, Alpenrosenblätter); Negativmonographie Kommission E; **Inhaltsstoffe:** Diterpene (Acetylandromedol), Phenylbutanderivate (Rhododendrol, Rhododendrin), Triterpene (Ursolsäure, Friedelinderivate); **Verwendung:** Teeaufguss (volkstümlich) bei Hypertonie, Erkrankungen des rheumatischen Formenkreises, Arthrose u. Ischialgie; außerdem bei Trigeminusneuralgie u. Migräne; die Wirksamkeit bei den beanspruchten Anwendungsgebieten ist nicht belegt; aufgrund der möglichen Risiken ist eine therapeutische Anwendung nicht vertretbar; **Nebenwirkungen:** bei Überschreiten der Tagesdosis (5–6 g) Erbrechen mit Diarrhö u. starker Benommenheit; nach Verzehr von acetylandromedolhaltigem Honig Erbrechen, Diarrhö, Schmerzen u. Krämpfe im Magen-Darm-Bereich; **Homöopathie:** Verwendung der getrockneten, beblätterten Zweige entsprechend dem homöopathischen Arzneimittelbild, z. B. bei Erkrankungen des rheumatischen Formenkreises, Neuralgien, Orchitis.

-rhö: auch -rhoe, -rhoea, -rhe; Wortteil mit der Bedeutung Fließen, Strömung, Flut; von gr. ῥοή.

Rhois aromatica *n*: s. Rhus aromatica.

RhS: Abk. für **rh**ythmisches **S**ystem; s. Dreigliederung, funktionelle.

Rh-Tinktur *f*: in der Anthroposophischen Medizin* verwendeter wässriger, fermentierter Heilpflanzenextrakt, der bei unterschiedlichen Temperaturen (4 °C/37 °C) zeitweise rhythmisch (rh) geschüttelt wird; Herstellung nach APC*.

Rhus aromatica Ait. *m*: Rhois aromatica L., Rhus canadensis L.; Gewürzsumach; Baum aus der Familie der Anacardiaceae (Sumachgewächse); **Arzneidroge:** Wurzelrinde (Rhois aromaticae radicis cortex, Gewürzsumachwurzelrinde); **Inhaltsstoffe:** Gallussäurederivate, Orcin-β-D-glukosid, ätherisches Öl; **Wirkung:** bakteriostatisch, antiphlogistisch; **Verwendung:** (volkstümlich) bei überaktiver Harnblase, entzündlichen Erkrankungen der ableitenden Harnwege; **Dosierung:** 3-mal täglich 1 TL Drogenpulver mit 150 ml Wasser aufkochen; 3-mal täglich 1800–3600 mg wässriger Trockenextrakt; die Droge ist Bestandteil von Kombinationspräparaten. **Nebenwirkungen:** keine bekannt; **Kontraindikation:** keine bekannt; **Wechselwirkung:** keine bekannt; **Homöopathie:** Verwendung der frischen Wurzelrinde entsprechend dem homöopathischen Arzneimittelbild, z. B. bei Harnblasenschwäche.

Rhus radicans L. *m*: Toxicodendron quercifolium (Michx.) Greene, Rhus toxicodendron L., Giftsumach; Pflanze aus der Familie der Anacardiaceae (Sumachgewächse); **Arzneidroge:** Blätter (Toxicodendron folium, Giftsumachblätter); **Inhaltsstoffe:** Urushiol (Gemisch aus Brenzcatechinderivaten), Gerbstoff, Gallussäure, Gummi, Harz, ätherisches Öl; **Wirkung:** giftig; **Verwendung:** in der Allopathie keine Anwendung mehr; **Nebenwirkungen:** Urushiol ist eines der stärksten Kontaktallergene (sog. Rhus-Dermatitis); orale Aufnahme des beim Reiben od. Quetschen der Blätter austretenden Milchsafts kann heftige Vergiftungserscheinungen (Erbrechen, Gastroenteritis, Koliken, Hämaturie, Benommenheit, Schwindel) hervorrufen. **Homöopathie:** **1.** Verwendung der frischen, unterirdischen Teile entsprechend dem homöopathischen Arzneimittelbild, z. B. bei juckenden Hauterkrankungen, Neuralgie, rheumatischen Schmerzen, grippalem Infekt; **2.** Verwendung der frischen Blätter entsprechend dem homöopathischen Arzneimittelbild, z. B. bei juckenden Hauterkrankungen, fieberhaften Infektionskrankheiten mit Benommenheit, Entzündungen der Atemwege, des Magen-Darm-Trakts od. der Augen, Menstruationsstörungen, Kopfschmerz, Neuralgie, Lähmungen, Schwindel, Gelenkerkrankungen des rheumatischen Formenkreises, Verletzungsfolgen, Angst-, Unruhe- u. Verstimmungszuständen.

Rhus toxico|dendron *m*: s. Rhus radicans.

Rhythmen, bio|logische (gr. ῥυθμός Gleichmaß, Takt) *m pl*: rhythmische Phänomene, denen vom Einzeller bis zum Menschen alle Lebewesen u. alle Organisationsebenen, vom subzellulären Niveau bis zu Organsystemen, unterliegen; die Periodenlängen b. Rh. umfassen die Spanne von Millisekunden bis Jahren u. werden durch exogene (z. B. Tagesperiodik des Sonnenlichts, Jahreszeiten) u. endogene Taktgeber, sog. innere Uhren (z. B. Hormone), gesteuert. Unterschieden werden **1.** zirkadiane Rhythmen (Tagesrhythmen): z. B. Körpertemperatur, Schlaf-Wach-Rhythmus, Serotoninproduktion; **2.** ultradiane Rhythmen (Rhythmendauer <24 Stunden): z. B. Herzschlag, Atemfrequenz, Aktionspotential; **3.** infradiane Rhythmen (Rhythmendauer >24 Stunden): z. B. Menstruationszyklus. Vgl. Biorhythmus; Chronobiologie.

Ribes nigrum L. *n*: Schwarze Johannisbeere; Strauch aus der Familie der Grossulariaceae (Stachelbeergewächse); **Arzneidroge:** während od. kurz nach der Blüte gesammelte u. getrocknete Blätter (Ribis nigri folium, Schwarze Johannisbeerblätter); Monographie: HMPC, ESCOP; **Inhaltsstoffe:** 0,5 % Flavonolglykoside (besonders Isorhamnetin-, Myricetin- u. Quercetinglykoside), ätherisches Öl, Anthocyane, Diterpene; **Wirkung:** diuretisch (aquaretisch), schwach saluretisch; **Verwendung:** zerkleinerte Teedroge als Teeaufguss; **1.** (med.) innerlich unterstützend bei rheumatischen Beschwerden (ESCOP); **2.** (traditionell) innerlich zur Linderung von Gelenkrheumatismus, zur Erhöhung der Harnmenge i. R. einer Durchspülungstherapie bei geringfügigen Beschwerden der ableitenden Harnwege (HMPC); **3.** (volkstümlich) u. a. präventiv bei Nierengrieß, Arthritis, Gicht, Diarrhö; **Dosierung:** 3–4-mal täglich Teeaufguss aus einem gehäuften TL Droge (3–4 g Droge pro Tasse Tee); **Nebenwirkungen:** keine bekannt; **Kontraindikation:** bei bekannter Überempfindlichkeit gegenüber Inhaltsstoffen der Droge; aufgrund fehlender Daten zur Unbedenklichkeit wird die Verwendung der Droge während Schwangerschaft u. Stillzeit nicht empfohlen. **Wechselwirkung:** keine bekannt.

Ribo|flavin *n*: s. Vitamin* B_2.

Ricin *n*: Phytotoxin (Lectin) aus den Samen von Ricinus* communis; Aufnahme in die Zelle durch Endozytose, Anlagerung an Ribosomen u. Hemmung der Proteinsynthese; tödliche Vergiftungen bei Verzehr schon weniger Samen; nicht enthalten in kalt gepresstem Rizinusöl*.

Ricini oleum *n*: s. Rizinusöl.

Ricinus com|munis L. *m*: Christuspalme, Rizinus; Pflanze aus der Familie der Euphorbiaceae (Wolfsmilchgewächse); **Arzneidroge:** s. Rizinusöl; **Homöopathie:** Verwendung des reifen Samens entsprechend dem homöopathischen Arzneimittelbild, z. B. bei Durchfallerkrankungen.

Ricker-Stufen|gesetz (Gustav R., Pathologe, 1870–1940): Bez. für ein von Ricker 1924 i. R. seiner Relationspathologie* beschriebenes Gesetz, das sich mit dem regelhaften Einfluss des Nervensystems auf die Endstrombahn u. damit auf die Gewebe befasst; das Reaktionsverhalten der Endstrombahn auf Reize wird in 3 Stufen eingeteilt: **1.** Gefäßdilatation u. Kreislaufbeschleunigung (helle Rötung) durch schwache Reize; **2.** Verengung der Gefäße u. in Folge Ischämie (Blässe) durch mittlere Reize; **3.** rote Stase mit Austritt von Blutzellen bis hin zur Nekrose, Abszessbildung (entzündliche Hyperämie, Exsudation mit Bläschenbildung, Dauerstase mit Nekrose) durch starke bis stärkste Reize. Wissenschaftlich nur noch von historischer Bedeutung.

Rieth-Kost: s. Anti-Pilz-Diät.

Ringel|blume: s. Calendula officinalis.

Ritter|sporn: s. Consolida regalis.

Rizinus|öl: Ricini oleum; durch kalte Pressung der geschälten Samen von Ricinus* communis gewonnenes fettes Öl von hoher Viskosität, das in Ethanol löslich ist; Monographie: WHO; **Inhaltsstoffe:** fettes Öl mit mindestens 80 % Triricinolein (Ricinolsäure), Öl-, Linol-, Palmitin-, Stearinsäure; die starken Giftstoffe Ricin* u. Ricinin werden zu 100 % entfernt. **Wirkung:** laxierend, antiabsorptiv, hydragog; **Verwendung:** direkt od. abgefüllt in Weichkapseln; **1.** (med.) kurzfristig bei akuter u. habitueller Obstipation; **2.** (volkstümlich) bei Hauterkrankungen; **Dosierung:** Erwachsene 1–2 EL bzw. 4–6 g in Kapseln, Kinder bis 2 Jahre täglich 1–5 ml, Kinder ab 2 Jahren 5–15 ml; Anwendungsdauer maximal 2 Wochen; **Nebenwirkungen:** in Einzelfällen krampfartige Magen-Darm-Beschwerden; bei längerer Anwendung kann es zu Elektrolytverlusten kommen. **Kontraindikation:** Ileus jeder Genese, akute entzündliche Darmerkrankungen, Enteritis regionalis Crohn, Colitis ulcerosa, Appendizitis, abdominale Schmerzen unbekannter Ursache; Kinder unter 12 Jahren; Schwangerschaft, Stillzeit; **Wechselwirkung:** Arzneimittel mit einer geringen therapeutischen Breite nicht gleichzeitig einnehmen (Abschwächung od. Verstärkung ihrer Wirksamkeit).

rLung (rLung, tibetisch Wind, Luft) *m*: s. Physiologie der Tibetischen Medizin.

Robinia pseudo|acacia L. *f*: Robinie, Falsche Akazie; Pflanze aus der Familie der Fabaceae (Schmetterlingsblütler); **Arzneidroge:** Rinde; **Inhaltsstoffe:** Lektine (Robin, Phasin), Glykosid Syringin, Gerbstoff, Harz; **Homöopathie:** Verwendung der frischen Rinde junger Zweige entsprechend dem homöopathischen Arzneimittelbild, z. B. bei Hyperazidität, Diarrhö.

Robinie: s. Robinia pseudoacacia.

Roeder-Methode (Heinrich R., Arzt, Elberfeld, 1866–1918) *f*: Verfahren zur Reizbehandlung der Tonsillen; **Durchführung:** Die Behandlung erfolgt in 4 Schritten: **1.** massierende Absaugung der Gaumenmandeln (mit Glasglocke); **2.** arzneiliche Wischmassage der Rachenmandeln; **3.** arzneiliche Wischmassage der beiden unteren Nasengänge mit einem wattetragenden Häkchen, Finger od. einer Knopfsonde; **4.** Bestäuben der Tonsillen mit Kaffeekohle od. Aufbringen einer Echinacea- od. H_2O_3-Lösung; Vorsicht bei der technischen Durchführung (Verletzungsgefahr). **Wirkung:** lokale Lymphdrainageeffekte von bakteriellen Toxinen; die anatomischen Beziehungen der Tonsillen u. Nasenschleimhaut zu Hypophyse, Zwischenhirn u. vegetativem Nervensystem sollen die neurohumoralen u. vegetativ-reflexiven Fernwirkungen der R.-M. erklären. **Anwendung:** u. a. bei chronischen Entzündungen des Nasen-Rachen-Raums, während der Fastentherapie zur Steigerung der Ausleitung, bei Ekzemen, Otitis media, Acne vulgaris, Prostatitis, Erkrankungen des rheumatischen Formenkreises, chronischer Infektneigung der oberen Atemwege; **Kontraindikation:** Verletzungen im Manipulationsbereich. Wissenschaftlich nicht gesichertes Verfahren. Vgl. Nasenreflexzonentherapie.

Roggen|pollen|ex|trakt (Pollen*; Extrakt*) *m*: Pollinis siccum extractum; Bez. für einen Pollenextrakt, der zu über 90 % aus Pollen von Roggen (Secale* cereale L.) u. zu maximal 10 % aus Pollen von Wiesen-Lieschgras (Phleum pratense L.) u. Mais (Zea* mays L.) besteht; **Inhaltsstoffe:** α-Aminosäuren, Phytosterole, Kohlenhydrate, Fettsäuren u. deren Ester; **Wirkung:** antikongestiv, antiphlogistisch, spasmolytisch; **Verwendung:** (med.) Fertigarzneimittel in Form von Kapseln bei Miktionsbeschwerden bei Prostataadenom (Stadium I–II nach Alken), abakterieller Prostatitis; **Dosierung:** Tagesdosis 80–120 mg Gesamtextrakt, Wirkungseintritt frühestens nach 3 Monaten; **Nebenwirkungen:** sehr selten leichte Magen-Darm-Beschwerden, allergische Hautreaktionen; **Kontraindikation:** keine bekannt; **Wechselwirkung:** keine bekannt.

Roh|kost: syn. Frischkost; Bez. für alle in unerhitzter Form verzehrfähigen u. genießbaren pflanzlichen u. z. T. auch tierischen Lebensmittel; Bestandteil einer ausgewogenen Mischkost* u. a. in Form von rohen Salaten, frischem Obst, frisch gepressten Säften, Nüssen, Vorzugsmilch. Vgl. Rohkost-Ernährung.

Roh|kost-Ernährung: Sammelbez. für verschiedene alternative Ernährungsformen* mit Verzehr von unerhitztem Gemüse, Obst, Nüssen, Samen u. Keimlingen u. weitgehendem od. völligem Verzicht auf gekochte Nahrung zur Gesunderhaltung, Erlangung eines längeren Lebens sowie Heilung u. Prophylaxe von Krankheiten; Unterschiede bestehen im Ausmaß des Rohkost-Anteils u. in der Nahrungszusammensetzung, insbesondere im Hinblick auf Fleisch u. Milch(-produkte), Obstanteil u. Flüssigkeitsmenge; **Einteilung:** s. Tab.; **1.** vegane R.-E.: **a)** mit überwiegendem Obst- u. Gemüseanteil; **b)** mit überwiegendem Obstanteil; **c)** mit hohem Kräuteranteil; **2.** ovo-lakto-vegetabile R.-E.; **3.** R.-E. mit Verzehr von rohen tierischen Lebensmitteln (Fleisch, Eiern u. Insekten); umfasst auch die Instinktotherapie*. **Ernährungsphysiologische Bewertung:** Aufgrund der unzureichenden Versorgung mit bestimmten Nährstoffen (u. a. Vitamin* D, Vitamin* B_{12}, bei jungen Frauen Ei-

Rohkost-Ernährung

Ausrichtung	Bezeichnung	Begründer
vegan		
mit Obst- und Gemüseanteil	Fit* for Life	Harvey und Marilyn Diamond
	Urgesetz der natürlichen Ernährung	Walter Sommer
	Natürlicher Weg zur strahlenden Gesundheit	Norman Walker
	Harmonische Ernährungslehre	Devanando O. Weise
mit hohem Obstanteil	Schleimfreie Heilkost*	Arnold Ehret
	Leben ohne Kochtopf	Helmut Wandmaker
mit hohem Kräuteranteil	Die Urzeitmedizin*	Franz Konz alias Chrysostomos
ovo-lakto-vegetabil	Waerland*-Kost (überwiegende Rohkost-Ernährung)	Are Waerland
	Natural* Hygiene	Herbert Shelton
mit Fleischverzehr	Die Kraftquelle Rohkost	Leslie und Susannah Kenton
	Instinktotherapie*	Guy-Claude Burger
	Essbare Gesundheit*	Michael Lukas Möller

R

sen*) ist eine reine R.-E. auf Dauer nicht zu empfehlen. Dies gilt insbesondere für Schwangere, Stillende, Kinder u. ältere Menschen. Eine große Anzahl der Theorien ist nach dem Stand der Wissenschaft nicht haltbar; zu einigen besteht derzeit weder ein Beweis noch ein Gegenbeweis. Vgl. Vegetarismus.

Roh|milch: Milch, die weder erhitzt noch in einer Molkerei bearbeitet, sondern lediglich nach dem Melken gefiltert u. gekühlt wird; wegen evtl. vorhandener Krankheitserreger darf R. nur unter besonderen Bedingungen direkt vom Erzeugerbetrieb im sog. Ab-Hof-Verkauf abgegeben werden. **Vorzugsmilch** ist die einzige Milchsorte, die als unbehandelte R. in den Handel gebracht werden darf; sie unterliegt strengen amtlichen u. tierärztlichen Hygienekontrollen. Das Infektionsrisiko ist aufgrund vorgeschriebener laufender Kontrollen des Viehbestands, des Hofes u. der Milch deutlich geringer als bei R. im Ab-Hof-Verkauf. **Hinweis:** R. (einschließlich der Vorzugsmilch) ist aufgrund eines möglichen Infektionsrisikos für Schwangere, Säuglinge u. Kranke mit eingeschränkter Immunabwehr nicht zu empfehlen.

Rolfing (Ida P. Rolf, amerikanische Chemikerin, 1896–1979): syn. strukturelle Integration; geschützte Bez. für eine von Ida P. Rolf entwickelte ganzheitliche manuelle Behandlungsmethode zur Verbesserung der Körperhaltung u. der ihr zugrunde liegenden psychischen Verfassung; **Prinzip:** Durch eine intensive, tiefe u. teilweise schmerzhafte Massage* des ganzen Körpers bzw. durch gezielten manuellen Druck soll die Formbarkeit des Binde- u. Muskelgewebes genutzt werden, um eine Neuordnung der Körperstruktur zu ermöglichen u. somit zum psychischen Wohlbefinden beizutragen. Zusätzlich sollen durch Schulung von Bewegung u. Selbstwahrnehmung belastende Bewegungsgewohnheiten bewusst gemacht u. durch schonende u. ökonomische Bewegungsformen ersetzt werden. Wissenschaftlicher Nachweis steht aus. Vgl. Körpertherapie.

Rolle, heiße: therapieunterstützende physikalische Maßnahme, bei der ein Handtuch trichterförmig gerollt u. mit heißem Wasser gefüllt wird; beim Abrollen der Rolle kann die Wärme der Außenseite der Rolle dosiert für die Stimulation von Körperregionen genutzt werden. **Wirkung:** reaktiv verstärkte Durchblutung auch tiefer liegender Strukturen u. somit umfassende Entspannung; **Anwendung:** zur Regulierung des vegetativen Nervensystems u. als Vorbereitung weiterer physiotherapeutischer Maßnahmen.

Roll|kur (Kur*) *f*: bei Gastritis, Ulcus ventriculi u. funktionellen Magenbeschwerden angewendete Behandlung, bei der sich der liegende Patient nach Einnahme von 2 Tassen Kamillentee (aus echten Kamillenblüten; s. Matricaria recutita), verstärkt durch 10–15 ml Kamillentinktur pro Liter aus echten Kamillenblüten, auf nüchternen Magen langsam um seine Längsachse rollt (jeweils 15 Min. Bauchlage, Seitenlage, Rückenlage, andere Seitenlage); auf diese Weise soll die Magenschleimhaut allseitig benetzt werden. Die R. muss 1-mal täglich über mindestens 8–10 Tage durchgeführt werden. **Hinweis:** Römische Kamille (Chamaemelum* nobile) sollte hierfür nicht verwendet werden.

Rollung: Bez. für eine der klassischen Massagetechniken, die v. a. an großen Muskelgruppen durchgeführt wird; **Wirkung:** primär muskeltonisierender Effekt. Vgl. Massage.

Rooibos: s. Aspalathus linearis.

Rosa canina L. *f*: Hundsrose, Gemeine Heckenrose; Strauch aus der Familie der Rosaceae (Rosengewächse); zusammen mit Rosa pendulina L., Rosa rugosa Thunb. u. Rosa moschata Hermann u. a. Arten Stammpflanze der Droge; **Arzneidroge:** **1.** reife, geöffnete, von Früchten u. auf dem Fruchtboden aufsitzenden Haaren weitgehend befreite, getrocknete Achsenbecher der Scheinfrucht (Rosae pseudofructus, Cynosbati fructus sine semine, Hagebuttenschalen), Monographie: ESCOP, Negativmonographie Kommission E; **2.** reife, getrocknete Scheinfrüchte mit den darin sitzenden Früchten u. anhaftenden Kelchblättern (Rosae pseudofructus cum fructibus, Cynosbati fructus cum semine, Hagebutten), Negativmonographie Kommission E; **Inhaltsstoffe:** in den Hagebuttenschalen 0,2–2 % Ascorbinsäure, 3 % Äpfel- u. Zitronensäure, Procyanidine, Catechine, Carotinoide; in den Hagebutten mit Früchten 0,03–1,85 % Ascorbinsäure, 3 % Äpfel- u. Zitronensäure, 11 % Pektinsäuren, Procyanidine, Catechine, Carotinoide; **Wirkung:** Hagebuttenschalen leicht diuretisch, Hagebutten mit Früchten antioxidativ, antientzündlich; Hinweis: wissenschaftliche Untersuchungen liegen nur für Hagebuttenschalen mit Früchten vor; **Verwendung:** zerkleinerte Hagebutten u. Hagebuttenschalen als Infus od. andere galenische Zubereitung; **1.** (med.) adjuvant zur Verbesserung der Beweglichkeit der Gelenke (ESCOP); **2.** (volkstümlich) zur Prophylaxe u. Therapie von Vitamin-C-Mangelerkrankungen, Erkältungskrankheiten u. grippalen Infekten, als Geschmackskorrigens in Teemischungen, häufig in Verbindung mit Hibiskusblüten; bei Magen-Darm-Erkrankungen; **Dosierung:** 2,5 g getrocknete Droge 2-mal täglich od. 2–5 g getrocknete Droge mehrmals täglich als Teeaufguss; **Nebenwirkungen:** leichte gastrointestinale Störungen bei Dosierungen ab 45 g/d; **Kontraindikation:** keine bekannt; **Wechselwirkung:** keine bekannt.

Rosa centi|folia *f*: s. Rosa gallica.

Rosa damascena *f*: s. Rosa gallica.

Rosa gallica L. *f*: Rose, Essigrose; Pflanze aus der Familie der Rosaceae (Rosengewächse); zusammen mit Rosa damascena Miller, Rosa centifolia L. (Hundertblättrige Rose) u. deren rosa- u. rotblühenden Varietäten Stammpflanze der Droge; **Arzneidroge:** vor dem Aufblühen gesammelte u. getrocknete Kronblätter (Rosae flos, Rosenblütenblätter); Monographie: Kommission E; **Inhalts-**

stoffe: bis 0,02 % ätherisches Öl (20–38 % duftbestimmendes L(–)-Citronellol u. 14 % Geraniol, Nerol), außerdem Polyphenole (Flavonolglykoside u. Anthocyane) u. 10–25 % kondensierte Gerbstoffe; **Wirkung:** adstringierend, antiphlogistisch; **Verwendung:** als Teeaufguss u. a. galenische Zubereitungen zu Mundspülungen; (med.) bei leichten Entzündungen im Bereich der Mund- u. Rachenschleimhaut (Kommission E); **Dosierung:** 1–2 g Droge auf 200 ml Wasser; Hinweis: Die in der Erfahrungsheilkunde angegebenen vielfältigen weiteren Indikationen (innerlich bei Blutungen, Fluor albus, Lungenkatarrh u. Asthma bronchiale) sind nicht plausibel u. nicht belegt. **Nebenwirkungen:** keine bekannt; **Kontraindikation:** keine bekannt; **Wechselwirkung:** keine bekannt.

Rosa moschata *f*: s. Rosa canina.

Rosa pendulina *f*: s. Rosa canina.

Rosa rugosa *f*: s. Rosa canina.

Rose: s. Rosa gallica.

Rosen|lorbeer: s. Nerium oleander.

Rosmarin: s. Rosmarinus officinalis.

Rosmarinus officinalis L. *m*: Rosmarin; Halbstrauch aus der Familie der Lamiaceae (Lippenblütler); s. Abb.; **Arzneidroge:** Laubblätter (Rosmarini folium, Rosmarinblätter), Monographie: HMPC, ESCOP, WHO, Kommission E; aus den Laubblättern gewonnenes ätherisches Öl (Rosmarini aetheroleum, Rosmarinöl), Monographie: HMPC, WHO; **Inhaltsstoffe:** Blätter: 1,0–2,5 % ätherisches Öl (1,8-Cineol, Borneol, Kampfer, α-Pinen), ca. 8 % Lamiaceengerbstoffe (Rosmarinsäure), Bitterstoffe (Carnosolsäure), Triterpensäuren; **Wirkung:** spasmolytisch, Steigerung des Koronardurchflusses, hautreizend u. durchblutungsfördernd; **Verwendung:** zerkleinerte Droge für Infuse, Drogenpulver, Trockenextrakte, ätherisches Rosmarinöl u. a. galenische Zubereitungen; **1.** (med.) **a)** innerlich bei dyspeptischen Beschwerden, äußerlich unterstützend bei Kreislaufbeschwerden u. rheumatischen Beschwerden (Kommission E); **b)** innerlich zur Verbesserung der Funktion von Leber u. Gallenblase; äußerlich zur Förderung der Wundheilung (ESCOP); **2.** (traditionell) innerlich u. äußerlich zur symptomatischen Behandlung von dyspeptischen Beschwerden u. milden krampfartigen Magen-Darm-Störungen; zur Linderung von geringfügigen Muskel- u. Gelenkschmerzen (HMPC); **3.** (volkstümlich) u. a. zur symptomatischen Behandlung von Verdauungsbeschwerden u. zur Unterstützung der renalen Ausscheidung; **4.** in der Anthroposophischen Krankenpflege äußerlich als Waschung zur Aktivierung; Bäder zur unterstützenden Behandlung bei Diabetes mellitus; **Dosierung:** äußerlich: 50 g Droge auf ein Vollbad, Einreibung: 6–10 % ätherisches Öl in halbfesten u. flüssigen Zubereitungen; innerlich Tagesdosis 4–6 g Droge, 1,5 g pro Tasse od. in Teemischungen od. 10–20 Tropfen ätherisches Öl; **Nebenwirkungen:** keine bekannt; **Kontraindikation:** keine bekannt; **Wechselwirkung:** keine bekannt; **Homöopathie:** Verwendung der getrockneten Blätter entsprechend dem homöopathischen Arzneimittelbild, z. B. bei Magen-Darm-Störungen.

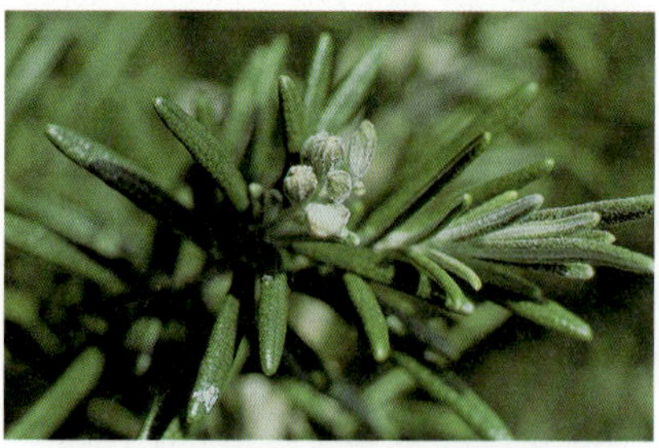

Rosmarinus officinalis: Nadeln u. Blütenknospe [7]

Rosmarin, Wilder: s. Ledum palustre.

Ross|fenchel: s. Oenanthe aquatica.

Ross|kastanie: s. Aesculus hippocastanum.

Ross|pappel: s. Malva sylvestris.

Rotations|diät (lat. rotatio Drehen; Diät*) *f*: Diätform, bei der ein Lebensmittel, das an einem Tag verzehrt wurde, frühestens nach 5 Tagen wieder verzehrt werden darf, da erst nach diesem Zeitraum die Inhaltsstoffe mit großer Wahrscheinlichkeit ausgeschieden sind; **Prinzip:** Die Zutaten der R. sollten möglichst überschaubar gehalten u. ein Abstand von 4 Stunden zwischen den Mahlzeiten eingehalten werden. Auch gut verträgliche Nahrungsmittel sollten nicht ständig konsumiert werden, um eine Gewöhnung u. damit mögliche neue Unverträglichkeiten zu vermeiden. Als Unverträglichkeitsreaktionen werden neben Hautreaktionen od. Verdauungsstörungen auch Migräne, Gelenkschmerzen od. Erschöpfung angesehen. Dieses Konzept ist wissenschaftlich umstritten.

Rot|busch|tee: s. Aspalathus linearis.

Rot|klee: s. Trifolium pratense.

Rot|öl: s. Johanniskrautöl.

Rot|wurzel|salbei: s. Salvia miltiorrhiza.

Rou-Dou-Kou: s. Myristicae semen.

Rou-Gui: s. Cinnamomi cortex.

RRP: Abk. für **R**eiz*-**R**eaktions-**P**rinzip.

Rube|fazienzien (lat. rubefacere röten) *n pl*: hautrötende Mittel (Salbe, Liniment, Pflaster, Tinktur), die lokal reizende ätherische Öle (z. B. Rosmarinöl, Kampfer, Terpentinöl, Niaouliöl, Cajeputöl) bzw. Paprikaextrakt enthalten; Senfmehl- u. Senfölzubereitungen führen bei zu langer Einwirkung zu Blasenbildung (sog. Vesikanzien).

Rubia cordi|folia L. *f*: Ostindische Krappwurzel; ausdauernde Pflanze aus der Familie der Rubiaceae (Rötegewächse); **Arzneidroge:** Wurzeln (Rubiae radix); **Inhaltsstoffe:** Anthranoide (u. a. Purpurin, Munjistin, Alizarin), Naphthalinderivate (u. a. Mollugin, Rubidate), Triterpene (u. a. Rubiatriol) u. cyclische Hexapeptide (RA-I bis VII); **Verwendung:** in der Chinesischen Medizin: s. Rubiae radix; **Dosierung:** keine bekannt; **Nebenwirkungen:** keine bekannt; **Kontraindikation:** keine bekannt; **Wechselwirkung:** keine bekannt.

Rubiae radix *f*: Radix rubiae, chin. Qian-Cao; Droge der Chinesischen Medizin*; Wurzeln von Rubia* cordifolia aus der Familie der Rubiaceae (Rötegewächse); **Eigenschaften:** bitter, kalt, kehrt in die Leber ein; **Wirkung:** kühlt u. bewegt das Blut u. stoppt Blutungen, löst Stasen* auf u. stillt Schmerzen, stillt Husten u. beseitigt Schleim; **Anwendung: 1.** äußerlich bei traumatischen Blutungen z. B. nach Zahnextraktionen zur Blutstillung; innerlich bei Blutungen aufgrund von Blut*-Stase u. Blut*-Hitze v. a. bei Metrorrhagie; **2.** bei traumabedingten Schmerzen, Amenorrhö durch Blut-Stase, Dysmenorrhö, zur Förderung des Abgangs der Lochien, Schmerzen im Bereich des Thorax u. des Hypochondriums durch Blut-Stase; **3.** bei produktivem Husten; **4.** naphthochinonhaltiger Extrakt bei Leukopenie unter Chemo- od. Strahlentherapie.

Rubia tinctorum L. *f*: Färberröte, Krapp; Staude aus der Familie der Rubiaceae (Rötegewächse); **Arzneidroge:** getrocknete Wurzel (Rubiae tinctorum radix, Krappwurzel); Negativmonographie Kommission E; **Inhaltsstoffe:** 2–4 % Anthracenderivate (besonders Alizarin, Lucidin u. Ruberythrinsäure), Asperulosid; **Wirkung:** keine bekannt; **Verwendung:** Eine Therapie mit Krappwurzel ist aufgrund des genotoxischen Risikos bei Langzeitanwendung u. nicht ausreichend belegter Wirksamkeit nicht zu vertreten. **Nebenwirkungen:** hepatotoxisch; wahrscheinlich Förderung von Nierenstein- u. Harnblasensteinbildung; rotgefärbter Harn, Speichel, Schweiß; möglicherweise Verfärbung von Kontaktlinsen; Lucidin wirkt genotoxisch. Im Tierversuch (Ratte) entstanden durch Lucidin dosisabhängig benigne u. maligne Leber- u. Nierentumoren. **Homöopathie:** Verwendung der getrockneten Wurzel entsprechend dem homöopathischen Arzneimittelbild, z. B. bei Nephrolithiasis.

Rubus fruticosus L. s. l. *m*: Rubus plicatus Weihe et Nees; (Echte) Brombeere; Strauch aus der Familie der Rosaceae (Rosengewächse); **Arzneidroge:** während der Blütezeit gesammelte u. getrocknete, fermentierte od. nichtfermentierte Laubblätter (Rubi fruticosi folium, Brombeerblätter); Monographie: Kommission E; **Inhaltsstoffe:** Gerbstoffe (Gallo- u. Ellagitannine), Pflanzensäuren (Äpfel-, Oxal-, Zitronen- u. Isozitronensäure), Flavonoide u. pentacyclische Triterpensäuren; **Wirkung:** adstringierend; **Verwendung: 1.** (med.) bei unspezifischen, akuten Durchfallerkrankungen, leichten Entzündungen im Bereich der Mund- u. Rachenschleimhaut (Kommission E); **2.** (volkstümlich) als Wundheilmittel u. für Waschungen bei Exanthemen; **Dosierung:** zerkleinerte Blätter allein od. in Mischungen mit anderen Drogen für Teeaufgüsse sowie für Mundspülungen; Tagesdosis 4,5 g Droge, Zubereitungen entsprechend; **Nebenwirkungen:** keine bekannt; **Kontraindikation:** keine bekannt; **Wechselwirkung:** keine bekannt.

Rubus idaeus L. *m*: Himbeere; Halbstrauch aus der Familie der Rosaceae (Rosengewächse); **Arzneidroge:** Laubblätter (Rubi idaei folium, Himbeerblätter); Negativmonographie Kommission E; **Inhaltsstoffe:** 13–15 % Gerbstoffe (insbesondere Tannin), Flavonoide, Vitamin C; **Wirkung:** adstringierend, lokal antientzündlich; **Verwendung:** feingeschnittene Blätter, allein od. in Mischungen mit anderen Drogen, als Teeaufguss; (volkstümlich) bei Diarrhö, Fieber, Erkältung, Magen-Darm-Beschwerden, Exanthemen, zum Gurgeln bei Entzündungen des Mund- u. Rachenraums. Die Wirksamkeit bei den beanspruchten Anwendungsgebieten ist derzeit nicht belegt. **Dosierung:** 1,5 g mit 150 ml kochendem Wasser übergießen, bis 6-mal täglich, Flüssigextrakt (1 : 1 in 25 %igem Ethanol) 4–8 ml 3-mal täglich; **Nebenwirkungen:** keine bekannt; **Kontraindikation:** bei innerlicher Anwendung östrogensensitive Tumoren, Endometriose, Uterusmyome, Schwangerschaft, Stillzeit; **Wechselwirkung:** verminderte Resorption von Mineralstoffen, Sedativa, Schlafmitteln u. Antidepressiva möglich.

Rubus plicatus Weihe et Nees *m*: s. Rubus fruticosus.

Rübe, Gelbe: s. Daucus carota.

Rücken|blitz: s. Blitzguss.

Rücken|guss: Guss* nach Kneipp im Bereich der Körperrückseite; **Durchführung:** Beginn am rechten Fuß über die Beinrückseite bis über das Gesäß u. an der Beininnenseite zurück zum Fuß; vom linken Fuß in gleicher Weise zum Rücken; dann von der rechten Hand über die Schulter u. die rechte Rückenhälfte bis zum Gesäß, weiter von der linken Hand über linke Schulter, Rückenhälfte u. Bein zum linken Fuß; **Anwendung:** s. Armguss.

Rück|vergiftung: Bez. der Homotoxikologie* für einen Zustand, der eintritt, wenn physiologische Ausscheidungsvorgänge (z. B. Schweißsekretion, Menstruationsblutung) gehemmt sind od. im Krankheitsfall eine im Ablauf befindliche Reaktionsphase (s. Phasenlehre) unterbrochen od. pharmakologisch behindert wird, z. B. während einer Grippe, bei Tonsillitis, Ekzem- od. Abszessbildung; die Homotoxikologie geht davon aus, dass die Behinderung der Ausleitung (bzw. Elimination) ausscheidungspflichtiger Homotoxine zu sog. retoxischen Imprägnationsphasen u. neurohumoralen Vergiftungssymptomen führen kann.

Ruhe|umsatz: syn. Grundumsatz*.

Ruhr|kraut: s. Helichrysum arenarium.

Ruhr|kraut, Viel|köpfiges: s. Gnaphalium obtusifolium.

Rumex acetosa L. *m*: (Wiesen-)Sauerampfer; ausdauernde Pflanze aus der Familie der Polygonaceae (Knöterichgewächse); **Arzneidroge:** Kraut (Rumicis acetosae herba, Sauerampferkraut); **Inhaltsstoffe:** Calciumoxalat u. freie Oxalsäure, Flavonoide, Gerbstoffe, Vitamin C; **Verwendung:** (volkstümlich) zur Durchspülungstherapie bei Erkrankungen der ableitenden Harnwege, zur Förderung der Infektabwehr; Bestandteil von Fertigarzneimitteln zur Anwendung bei akuten u. chronischen Entzündungen der Nasennebenhöhlen u. der Atemwege; **Dosierung:** keine bekannt; **Nebenwirkungen:** keine bekannt; der Gehalt an Oxalsäure gibt Anlass zur Vorsicht bei der Verwendung. **Kontraindikation:** nicht bekannt; **Wechselwirkung:** nicht bekannt; **Homöopathie:** frische, im Juni gesammelte Wurzel entsprechend dem homöopathischen Arzneimittelbild, z. B. bei Hauterkrankungen, Krämpfen, Halsschmerzen.

Runzel|wurzel: s. Aletris farinosa.

Ruscus aculeatus L. *m*: Stechender Mäusedorn; immergrüner, stechender Strauch aus der Familie der Ruscaceae (Mäusedorngewächse); s. Abb.; **Arzneidroge:** getrockneter, ganzer od. zerkleinerter Wurzelstock mit Wurzeln (Rusci rhizoma, Mäusedornwurzelstock); Monographie: HMPC, ESCOP, Kommission E; **Inhaltsstoffe:** 4–6 % Steroidsaponine (Ruscin, Ruscosid), Phytosterole, Triterpene; **Wirkung:** venentonisierend, kapillarabdichtend, antiphlogistisch, diuretisch; **Verwendung:** standardisierte Fertigarzneimittel; **1.** (med.) zur unterstützenden Therapie bei chronisch-venöser Insuffizienz (Schmerzen, Schweregefühl in den Beinen, nächtliche Wadenkrämpfe, Juckreiz, Schwellung) u. zur unterstützenden Therapie bei Hämorrhoiden (ESCOP, Kommission E); **2.** (traditionell) zur Besserung der Beschwerden u. des Schweregefühls in den Beinen im Zusammenhang mit leichten venösen Durchblutungsstörungen u. bei Hämorrhoiden zur Linderung von Brennen u. Juckreiz (HMPC); **3.** (volkstümlich) zur vermehrten Harnausscheidung; **Dosierung:** nativer Gesamtextrakt, Tagesdosis entsprechend 7–11 mg Gesamtruscogenine; **Nebenwirkungen:** selten Magenbeschwerden u. Übelkeit; **Kontraindikation:** keine bekannt; **Wechselwirkung:** keine bekannt.

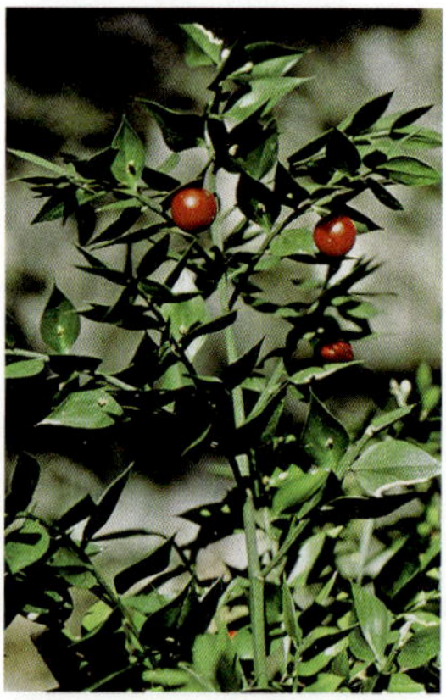

Ruscus aculeatus: Pflanze u. Frucht [5]

Ruta graveolens L. *f*: Gartenraute, Weinraute, Raute; Staude aus der Familie der Rutaceae (Rautengewächse); s. Abb.; **Arzneidroge:** vor der Blüte gesammelte u. getrocknete Laubblätter (Rutae herba, Weinrautenblätter); aus den krautigen Teilen gewonnenes ätherisches Öl (Rutae aetheroleum);

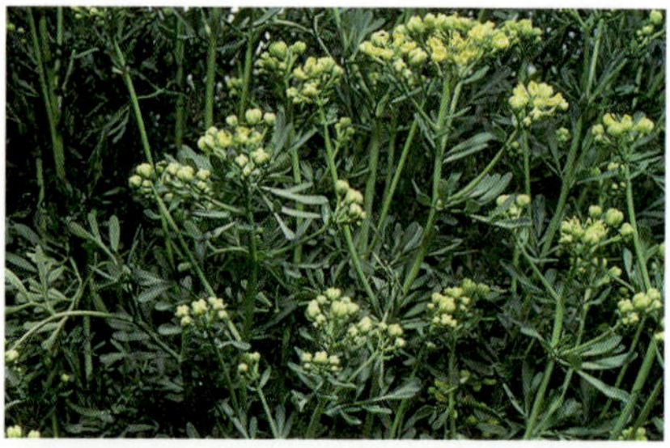

Ruta graveolens: Pflanze [5]

Negativmonographie Kommission E; **Inhaltsstoffe:** ätherisches Öl, besonders mit 2-Nonanon, 2-Nonylacetat u. 2-Undecanon; Flavonoide (hauptsächlich Rutosid), Chalepsin, Furanocumarine (Bergapten, Xanthotoxin, 5-Methoxypsoralen), Alkaloide (Arbin, Arborinin); **Wirkung:** fertilitätshemmend, spasmolytisch, diuretisch, anthelminthisch, antimikrobiell; **Verwendung:** als Teeaufguss od. Fluidextrakt; (volkstümlich) innerlich bei Menstruationsbeschwerden, zum Schwangerschaftsabbruch u. zur Schwangerschaftsverhütung; bei Entzündungen der Haut u. Schleimhäute, Dyspepsie, Diarrhö, Leber- u. Gallenerkrankungen, rheumatischen Beschwerden, Atemwegserkrankungen, Schmerzen u. als Beruhigungsmittel; ätherisches Öl innerlich bei Krämpfen u. Menstruationsbeschwerden, äußerlich bei Warzen u. als Insektenrepellent. Die Wirksamkeit bei den beanspruchten Anwendungsgebieten ist derzeit nicht belegt. **Cave:** Eine therapeutische Verwendung ist wegen des ungünstigen Nutzen-Risiko-Verhältnisses abzulehnen. **Nebenwirkungen:** innerlich: gastrointestinale Beschwerden, Depression, Schlafstörungen, Müdigkeit, Schwindel, Leber- u. Nierenschäden; Kontaktdermatitis u. Lichtdermatosen durch äußerlich angewendetes ätherisches Öl u. frische Blätter; bei Einnahme großer Dosen Verwirrtheitszustände, Erbrechen, heftige Magenschmerzen, Krämpfe; **Kontraindikation:** Schwangerschaft, Leber- u. Nierenerkrankungen, Erkrankungen der ableitenden Harnwege, entzündliche Magen-Darm-Erkrankungen; **Homöopathie:** Verwendung des frischen, zu Beginn der Blüte gesammelten Krautes entsprechend dem homöopathischen Arzneimittelbild, z. B. bei Quetschungen, Kontusionen, Distorsionen, körperlicher Überanstrengung, Varizen u. Rheumatismus der Wirbelsäule.

Ruten|gänger: s. Radiästhesie; Wünschelrute.

S

Sabal serrulata *f*: s. Serenoa repens.

Sabdariff|eibisch: s. Hibiscus sabdariffa.

Saccharo|myces cerevisiae *m*: s. Faex medicinalis.

Säckel|blume: s. Ceanothus americanus.

Säfte|mangel: Krankheitskonzept der Chinesischen Medizin*; typische Krankheitszeichen sind Trockenheit*, Obstipation u. konzentrierter Harn. Vgl. Jin-Ye; Armeniacae amarum semen.

Säge|palme: s. Serenoa repens.

Sättigung: Befriedigung des Hungers*, aber nicht des Appetits*; Regulation durch den ventromedialen Hypothalamus (Sättigungszentrum).

Säuerling: Bez. für kohlensäurehaltiges Wasser mit mehr als 1 g Kohlendioxid pro kg; **Anwendung:** Kohlensäurebäder (z. B. zur Behandlung von peripheren Durchblutungsstörungen od. bei Hypertonie).

Säuglings|milch: Muttermilchersatznahrung; industriell hergestellte S. aus Kuhmilch wird der Muttermilch mehr (adaptierte S.) od. weniger (teiladaptierte S.) angeglichen. Seit 1993 wird entsprechend den EG-Richtlinien zwischen Anfangs- u. Folgemilch unterschieden. Außerdem kann hypoallergene Milchnahrung (Kennzeichnung H.A.) für allergiegefährdete Säuglinge u. Spezialnahrung für Kinder mit Kuhmilchallergie* verwendet werden. Selbstherstellung von S. ist nicht zu empfehlen, da absolute hygienische Sorgfalt u. Genauigkeit bei der Zubereitung erforderlich sind u. die Ausgewogenheit in Bezug auf den Nährstoffgehalt industriell hergestellter S. nicht erreicht werden kann. Vgl. Säuglingsmilch, alternative.

Säuglings|milch, alternative: selbst hergestellte Muttermilchersatznahrung i. R. verschiedener alternativer Ernährungsformen* unter Verwendung von Rohmilch*, Wasser, (unerhitztem) Vollgetreide u. Honig; in der anthroposophischen Ernährung* zusätzlich Mandelmus od. Sahne als Fettzugabe; Zutaten in der Makrobiotik* sind Vollkornreis, Gerste od. Kokoh*, Sojabohnen, Sesamsamen, Gerstensirup u. Wasser, evtl. Vollmilch; **ernährungsphysiologische Bewertung:** A. S. ist unbedingt abzulehnen, da sie nicht bedarfsdeckend ist u. für den Säugling gesundheitsschädigend sein kann. Bei Verwendung von Rohmilch besteht die Gefahr einer bakteriellen Kontamination, außerdem ist nichthomogenisierte Milch für den Säugling schwerer verdaulich. Vollkorngetreide sollte nicht vor dem 6. Lebensmonat verwendet werden, da es die Entstehung von Zöliakie fördern kann. Unerhitzte Nahrungsmittel (z. B. rohes Getreide) bergen ein weiteres Infektionsrisiko in sich; außerdem ist die allergene Potenz bei naturbelassenen Nahrungsmitteln größer als bei erhitzten. Eine ausschließliche Säuglingsernährung mit sog. Mandelmilch und a. S. auf Pflanzenbasis ist aufgrund der unzureichenden Mengen an Nahrungsenergie, essentiellen Aminosäuren, Calcium u. Eisen abzulehnen.

Säuglings|nahrung: für die Säuglingsernährung benutzte Nahrungsmittel; in den ersten 4–6 Monaten Muttermilch bzw. Säuglingsmilch*; danach zusätzlich Beikost*. Vgl. Heilnahrung.

Säuglings|nahrung, milch|freie: Spezialnahrung für Säuglinge, die Kuhmilch nicht vertragen; s. Kuhmilchallergie. Vgl. Säuglingsmilch.

Säure-Basen|therapie (Therapie*) *f*: therapeutisches Verfahren, das auf die Behandlung der von vielen naturheilkundlichen Autoren unterstellten Tendenz zur Übersäuerung des Blutes bzw. der Stoffwechsellage in Zusammenhang mit Zivilisationskost, Stress u. chronischen Erkrankungen gerichtet ist; **Prinzip:** z. B. im Rahmen einer Ernährungstherapie* mit speziellen basischen Nahrungsmitteln od. durch direkte Verabreichung von Basenpulver; zudem werden Mineralien substituiert sowie stressreduzierende u. ordnungstherapeutische Maßnahmen durchgeführt. Die Kontrolle der S.-B. soll meist durch den Patienten selbst mit Harn-pH-Messung erfolgen, die Rückschlüsse auf den Gewebezustand erlauben soll (Messtechnik nach Sander). Andere Verfahren bestimmen die Pufferkapazität des Blutes (Messtechnik nach Jörgensen). Wissenschaftlich umstrittenes Verfahren.

Safran: s. Crocus sativus.

Saft|fasten: Nahrungsverzicht (Fasten*) für einen od. mehrere Tage, bei dem Frischsäfte aus reifem Obst (möglichst aus ökologischem Anbau) od. kommerzielle Obstsäfte (mit Wasser im Verhältnis 1 : 1 verdünnt), Gemüseabkochungen od. Kräutertees getrunken werden; zur Einleitung ist ein Obsttag empfehlenswert (Ballaststoffe haben sättigende Wirkung u. erleichtern den Einstieg). Die

Diurese wird in den ersten Tagen durch ein günstiges Verhältnis von Kalium zu Natrium in Obst- u. Gemüsesäften (7 : 1 bis 50 : 1) gefördert. **Anwendung:** insbesondere bei akuten fieberhaften Erkrankungen. Vgl. Teefasten.

Salai|baum: s. Boswellia serrata.

Salaiguggul-Baum: s. Boswellia serrata.

Sal anti|catarrhale factitium (lat. sal Salz) *n*: s. Sal Ems factitium.

Salbe: Unguentum; halbfeste Arzneizubereitung zur lokalen Anwendung; entweder als einphasige Zubereitung verschiedener Fette, Öle od. Wachse, mit denen die Wirkstoffe gemischt werden, od. als Emulsion* vom Typ Wasser-in-Öl.

Salbei: s. Salvia officinalis.

Salbei, Chinesischer: s. Salvia miltiorrhiza.

Salbei|gamander *m*: s. Teucrium scorodonia.

Sal Carolinum factitium (lat. sal Salz) *n*: dem Karlsbader* Salz nachgebildetes Gemisch aus 22 Teilen Natrium- u. 1 Teil Kaliumsulfat, 9 Teilen Natriumchlorid u. 18 Teilen Natriumhydrogencarbonat; **Verwendung:** als Laxans* (6 g in 1 l Wasser).

Sal Ems factitium (↑) *n*: syn. Sal anticatarrhale factitium; dem Emser* Salz nachgebildetes Gemisch aus 69 Teilen Natriumhydrogencarbonat, 28 Teilen Natriumchlorid u. 1,5 Teilen Natriumsulfat sowie 1,5 Teilen Kaliumsulfat; **Verwendung:** zur Inhalation, zum Gurgeln u. Spülen bei leichten Entzündungen der Atemwege (2,5–3,5 g/l Wasser).

Sal febri|fugum Sylvii (↑) *n*: s. Kalium chloratum.

Salix *f*: Weide; Holzpflanzen aus der Familie der Salicaceae (Weidengewächse); Salix alba L., Salix purpurea L., Salix fragilis L. u. andere Salix-Arten sind Stammpflanzen der Droge; s. Abb.; **Arzneidroge:** ganze od. geschnittene, getrocknete Rinde junger Zweige od. ganze, getrocknete Stückchen junger Zweige des laufenden Jahres (Salicis cortex, Weidenrinde); Monographie: HMPC, ESCOP, WHO, Kommission E; **Inhaltsstoffe:** 1,5–11 % Salicylalkoholderivate (u. a. Salicin, Salicortin, Fragilin, Populin, Tremulacin; Salicin wird im Körper zu Salicylsäure verstoffwechselt), Catechingerbstoffe, Kaffeesäurederivate, Flavonoide; **Wirkung:** antipyretisch, antiphlogistisch, analgetisch; **Verwendung:** flüssige u. feste Darreichungsformen zur innerlichen Anwendung; **1.** (med.) **a)** bei fieberhaften Erkrankungen, Kopfschmerz, rheumatischen Beschwerden (Kommission E); **b)** zur Besserung leichter Rückenschmerzen sowie zur symptomatischen Behandlung leichter Gelenkarthrose u. bei rheumatischen Beschwerden (ESCOP); **c)** zur kurzzeitigen Behandlung leichter Rückenschmerzen (HMPC); **2.** (traditionell) bei leichten Gelenkschmerzen, bei Fieber im Zusammenhang mit Erkältungen u. Kopfschmerz (HMPC); **Dosierung:** mittlere Tagesdosis entsprechend 60–240 mg Gesamtsalicin; Fertigarzneimittel mit definiertem Wirkstoffgehalt sind zu bevorzugen. **Nebenwirkungen:** keine bekannt; **Kontraindikation:** Vorsicht bei Überempfindlichkeit gegenüber Salicylaten, Nieren- u. Leberfunktionsstörungen, Asthma bronchiale, akutem gastroduodenalem Ulkus, Diabetes mellitus, Gicht, Hämophilie, Hypothrombinämie; Schwangerschaft u. Stillzeit; **Wechselwirkung:** möglicherweise wie bei Salicylaten (Behinderung der Wirkung von Beta-Rezeptoren-Blockern, gesteigerte Toxizität von Alkohol, Antikoagulanzien, Heparin, Methotrexat, nichtsteroidalen Antiphlogistika, Sulfonylharnstoffen), jedoch keine gesicherten Erkenntnisse, da die Salicylatkonzentrationen nur gering sind. **Homöopathie: 1.** Salix nigra: Verwendung der frischen Rinde entsprechend dem homöopathischen Arzneimittelbild, z. B. bei Übererregbarkeit; **2.** Salix purpurea: Verwendung der frischen Rinde entsprechend dem homöopathischen Arzneimittelbild, z. B. bei Verdauungsstörungen, Schwindel. Vgl. Populus.

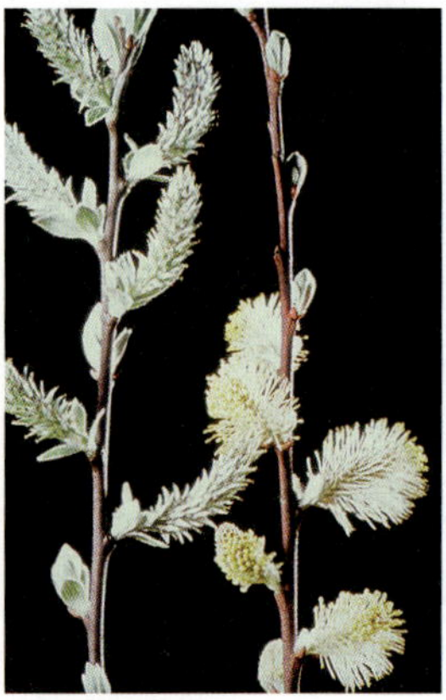

Salix: Pflanze [5]

Salpeter|säure: s. Acidum nitricum.

Saluto|genese (lat. salus Gesundheit; gr. γένεσις Erzeugung, Entstehung) *f*: von Aaron Antonovsky (1923–1994) geprägte Bez. für den individuellen Entwicklungsprozess von Gesundheit, der sich als zeitbezogenes Ergebnis vorwiegend personaler Lern- u. Reifungsprozesse, genetischer Ausstattung, physiologischen Verhaltens u. soziobiologischer Umweltfaktoren darstellt (Melchart, 1993); das Konzept der S. begründet sich auf der Fragestellung: Wie entsteht od. erhält sich Gesundheit u. welche Faktoren fördern sie? Antonovsky definierte die Fähigkeiten des Individuums, mit Belastungen des Lebens erfolgreich u. kreativ umzugehen, als **Kohärenzgefühl**, das als Grundorientierung das Ausmaß eines umfassenden, dauerhaften u. gleichzeitig dynamischen Gefühls des Vertrauens darauf ausdrückt, dass **1.** die Ereignisse im Leben strukturiert, vorhersehbar u. erklärbar sind (comprehensibility); **2.** die Ressourcen verfügbar sind, um den aus den Ereignissen stammenden Anforderungen gerecht zu werden (manageability); **3.** diese Anforderungen Herausforderungen sind, die Interventionen u. Engagement lohnen (meaningfulness; Übersetzung nach K. Köhle, 1994). Nach Melchart spielen salutogenetische Prinzipien i. R. einer evidenzbasierten Prävention u. naturheilkundlichen Therapie eine grundlegende Rolle. Vgl. Autoregulation.

Salviae miltior|rhizae radix *f*: Radix Salviae miltiorrhizae; chin. Dan-Shen; Droge der Chinesischen Medizin*; Wurzeln von Salvia miltiorrhiza* Bunge aus der Familie der Lamiaceae (Lippenblütler); **Eigenschaften:** bitter, etwas kalt, kehrt in Herz, Herzbeutel u. Leber ein; **Wirkung:** belebt das Blut u. vertreibt Stasen*, reguliert die Menstruation u. stillt Schmerzen, kühlt das Blut u. löst Geschwüre auf, klärt das Herz u. befriedet den Geist; **Anwendung:** bei gynäkologischen Störungen, Schmerzen in der Herzgegend u. im Abdomen aufgrund von Blut*-Stase, bei eitrigen u. geschwollenen Hautläsionen, bei fieberhaften Erkrankungen mit Unruhe, Koma, Palpitationen u. Schlafstörungen aufgrund von ausgeprägtem Herz-Feuer.

Salvia miltior|rhiza Bunge *f*: Chinesischer Salbei, Rotwurzelsalbei; aufrechte, mehrjährige Pflanze aus der Familie der Lamiaceae (Lippenblütler); **Arzneidroge:** Wurzeln (Salviae miltiorrhizae radix); **Inhaltsstoffe:** Phenole (u. a. Lithospermat B), Diterpenchinone (u. a. Tanshinon II-A, Hydroxytanshinon II-A, Dihydrotanshinon I, Cryptotanshinon) u. Catecholderivate (u. a. Protocatechualdehyd, Danshensu, Salvianolsäuren); **Wirkung:** Tanshinone u. Danshensu wirken anti-ischämisch; **Verwendung:** in der Chinesischen Medizin: s. Salviae miltiorrhizae radix; **Dosierung:** keine bekannt; **Nebenwirkungen:** keine bekannt; **Kontraindikation:** keine bekannt; **Wechselwirkung:** keine bekannt.

Salvia officinalis L. *f*: Salbei, Echter Dalmatinischer Salbei, Gartensalbei; Halbstrauch aus der Familie der Lamiaceae (Lippenblütler); s. Abb.; **Arzneidroge:** ganze od. geschnittene, getrocknete Laubblätter (Salviae officinalis folium, Salbeiblätter); Monographie: HMPC, ESCOP, Kommission E; **Inhaltsstoffe:** 1,5–2,5 % ätherisches Öl (Salviae aetheroleum; mit den Hauptwirkstoffen α- u. β-Thujon, Cineol u. Kampfer); bis 6 % Lamiaceengerbstoffe (u. a. Rosmarinsäure), Diterpenbitterstoffe (Carnosol), 1–3 % Flavonoide, Steroide, Triterpene; **Wirkung:** antibakteriell, fungistatisch, virostatisch, adstringierend, sekretionsfördernd, schweißhemmend; **Verwendung:** geschnittene Droge für Teeaufgüsse, alkoholische Auszüge u. Destillate zum Gurgeln, Spülen u. zu Pinselungen, Fertigarzneimittel; **1.** (med.) **a)** äußerlich bei Entzündungen der Mund- u. Rachenschleimhaut, innerlich bei vermehrter Schweißsekretion (ESCOP, Kommission E); **b)** innerlich bei dyspeptischen Beschwerden (Kommission E); **2.** (traditionell) innerlich bei leichten dyspeptischen Beschwerden wie Sodbrennen u. Blähungen sowie gegen übermäßiges Schwitzen; äußerlich zur symptomatischen Behandlung von Entzündungen im Mund- u. Rachenbereich u. zur Behandlung von leichten Hautentzündungen (HMPC); **Dosierung:** zum Gurgeln als Infus 4–6 g Droge pro Tasse, als Tinktur 5 g auf ein Glas Wasser; zur innerlichen Anwendung Tagesdosis 4–6 g Droge, 2,5–7,5 g Tinktur, 1,5–3 g Fluidextrakt; **Nebenwirkungen:** Auftreten epileptiformer Krämpfe bei länger dauernder Anwendung von alkoholischem Extrakt; **Kontraindikation:** Anwendung von alkoholischen Extrakten während der Schwangerschaft; **Wechselwirkung:** keine bekannt; **Homöopathie:** Verwendung der frischen Blätter entsprechend dem homöopathischen Arzneimittelbild, z. B. bei Störung der Schweißbildung.

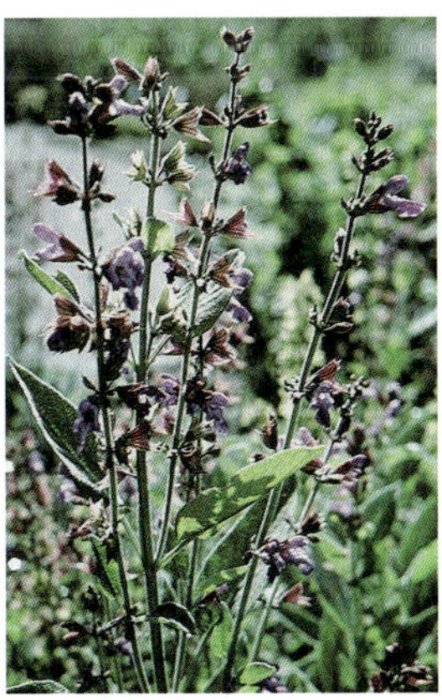

Salvia officinalis: Pflanze [7]

Salz|bad: s. Solebad.

Salz|säure: s. Acidum muriaticum.

Sambucus ebulus L. *m*: Attich, Zwergholunder; ausdauernde, krautartige, bis 2 m hohe Pflanze aus der Familie der Adoxaceae (Moschuskrautgewächse); **Arzneidroge:** Früchte (Ebuli fructus, Attichbeeren, Eppichbeeren), Wurzeln (Ebuli radix, Attichwurzel, Eppichwurzel, Zwergholunderwurzel), Blätter (Ebuli folium, Attichblätter, Eppichblätter); **Inhaltsstoffe:** Früchte: Flavonoid- u. Anthocyanglykoside (z. B. Sambubiose), cyanogene Glykoside, etwas ätherisches Öl u. a.; Wurzeln: Iridoidglykoside, Gerbstoffe, Spuren ätherischen Öles; Blätter: u. a. Bitterstoffe, ätherisches Öl; **Verwendung:** (volkstümlich) Früchte u. Wurzeln: z. B. zur Anregung der Harnausscheidung, bei Obstipation; Blätter: als harn- u. schweißtreibendes Mittel; **Dosierung:** keine bekannt; **Nebenwirkungen:** Der Genuss roher Früchte kann zu Erbrechen führen. **Kontraindikation:** keine bekannt; **Wechselwirkung:** keine bekannt.

Sambucus nigra L. *m*: Schwarzer Holunder; Strauch aus der Familie der Adoxaceae (Moschuskrautgewächse); s. Abb.; **Arzneidroge:** Blüten (Sambuci flos, Holunderblüten); Monographie: HMPC, WHO, Kommission E; **Inhaltsstoffe:** bis

S

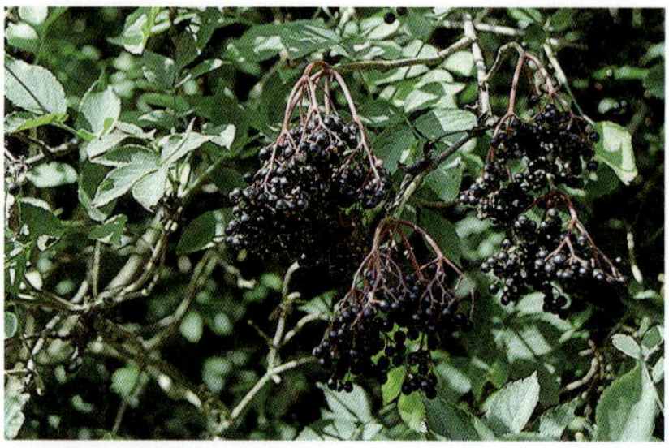

Sambucus nigra: Frucht [5]

zu 3,5 % Flavonoide (v. a. Rutin), Hydroxyphenylcarbonsäuren, Phytosterole, 0,03–0,14 % ätherisches Öl, Schleimstoffe; **Wirkung:** schweißtreibend, die Bronchialsekretion steigernd, antioxidativ; **Verwendung:** zerkleinerte Droge als Teeaufguss; **1.** (med.) bei Erkältungskrankheiten (Kommission E); **2.** (traditionell) zur Linderung der ersten Symptome einer unkomplizierten Erkältung (HMPC); **Dosierung:** mittlere Tagesdosis 10–15 g Droge als Teeaufguss (3 g pro Tasse), möglichst heiß trinken; **Nebenwirkungen:** keine bekannt; **Kontraindikation:** keine bekannt; **Wechselwirkung:** keine bekannt; **Homöopathie:** Verwendung der frischen Blätter u. Blütenstände zu gleichen Teilen entsprechend dem homöopathischen Arzneimittelbild, z. B. bei Entzündungen der Atemwege.

Sand|bad: nur noch selten angewendete Einhüllung des ganzen Körpers in Sand mit einer Temperatur von 37–48 °C meist für 30 Min. od. von einzelnen Körperteilen in Sand mit einer Temperatur von 50–55 °C für 1 Stunde; **Wirkung:** örtliche Hyperthermie; **Anwendung:** z. B. bei Erkrankungen* des rheumatischen Formenkreises; v. a. bei Spondylitis ankylosans. Vgl. Peloid.

Sand|dorn: s. Hippophae rhamnoides.

Sandel|baum, Roter: s. Pterocarpus santalinus.

Sandel|holzbaum, Weißer: s. Santalum album.

Sandel|holz, Weißes: s. Santalum album.

Sand|ried|gras: s. Carex arenaria.

Sand|stroh|blume: s. Helichrysum arenarium.

Sand|wegerich: s. Plantago afra.

Sangre de Drago: s. Croton lechleri.

Sanguinaria canadensis L. *f*: Kanadische Blutwurzel; krautige Pflanze mit Rhizom aus der Familie der Papaveraceae (Mohngewächse); **Arzneidroge:** getrockneter Wurzelstock mit anhängenden Wurzeln (Sanguinariae canadensis rhizoma, Kanadische Blutwurzel); **Inhaltsstoffe:** 3–9 % Benzylisochinolinalkaloide, v. a. Sanguinarin, daneben Chelerythrin, Protopin, Berberin u. a.; **Wirkung:** antimikrobiell (wirkt insbesondere auf plaquebildende Bakterien), antientzündlich, expektorierend, emetisch, spasmolytisch; **Verwendung:** (volkstümlich) u. a. Extrakte als Zusätze zu Mundwässern u. Zahnpasten zur Kariesprophylaxe, bei Bronchitis, Asthma bronchiale, Nasenpolypen; **Dosierung:** 60–500 mg Droge, 3-mal täglich; bei Nasenpolypen wird das Drogenpulver als Schnupfmittel verabreicht. **Nebenwirkungen:** bei Überdosierung u. a. Reizungen u. Schwellungen der Schleimhäute, Erbrechen, Schwindelgefühl, Sehstörungen, Lähmungen. Die Verwendung der Droge in Mundwässern u. Zahnpasten wird allg. als unbedenklich eingestuft; die amerikanische Food and Drug Administration (Abk. FDA) hat den Gebrauch in Nahrungsmitteln, Getränken u. pharmazeutischen Zubereitungen aufgrund der Giftwirkung der Droge jedoch als nicht sicher eingestuft. **Kontraindikation:** keine bekannt; **Wechselwirkung:** keine bekannt; **Homöopathie:** getrockneter Wurzelstock mit anhängenden Wurzeln (mindestens 2 % Alkaloide) entsprechend dem homöopathischen Arzneimittelbild, z. B. bei Migräne, Entzündungen der Atemwege, klimakterischen Hitzewallungen, Erkrankungen des rheumatischen Formenkreises.

Sanguiniker (lat. sanguis Blut) *m*: s. Temperament.

Sangui|sorba officinalis L. *f*: Großer Wiesenknopf; Halbrosettenstaude aus der Familie der Rosaceae (Rosengewächse); **Arzneidroge:** Blätter (Sanguisorbae herba, Wiesenknopfkraut), Wurzeln (Sanguisorbae radix, Wiesenknopfwurzel); **Inhaltsstoffe:** Blätter: Triterpensaponine (u. a. Sanguisorbin), Gerbstoffe, Flavonoide; Wurzeln: bis zu 25 % Gerbstoffe, 2–5 % Saponine (Sanguisorbin); **Wirkung:** blutstillend; **Verwendung:** (volkstümlich) Blätter u. Wurzeln z. B. innerlich bei Blutungen verschiedener Genese, äußerlich zur Wundbehandlung; die Wirksamkeit bei den beanspruchten Anwendungsgebieten ist derzeit nicht belegt. **Dosierung:** keine bekannt; **Nebenwirkungen:** keine bekannt; **Kontraindikation:** keine bekannt; **Wechselwirkung:** keine bekannt; **Homöopathie:** Anwendung entsprechend dem homöopathischen Arzneimittelbild, z. B. bei Uterusblutungen, Varikose, Diarrhö.

Sang-Ye: s. Mori folium.

Sanicula europaea L. *f*: Sanikel; ausdauernde Pflanze aus der Familie der Apiaceae (Doldengewächse); **Arzneidroge:** zur Blütezeit gesammelte u. getrocknete grundständige Blätter (Saniculae herba, Sanikelkraut, Heildoldenkraut); Monographie: Kommission E; **Inhaltsstoffe:** ca. 13 % Triterpensaponine (Saniculoside A–D), Lamiaceengerbstoffe (Chlorogensäure, Rosmarinsäure); **Wirkung:** antimikrobiell, expektorierend, adstringierend; **Verwendung:** als Dekokt od. andere galenische Zubereitungen zum Einnehmen; **1.** (med.) bei leichten Katarrhen der Atemwege (Kommission E); **2.** (volkstümlich) auch bei Hauterkrankungen u. Ulcus ventriculi, Bronchitis u. Furunkulose; **Dosierung:** Tagesdosis 4–6 g Droge, Zubereitungen entsprechend; **Nebenwirkungen:** keine bekannt; **Kontraindikation:** keine bekannt; **Wechselwirkung:** keine bekannt; **Homöopathie:** Verwendung der frischen, blühenden, oberirdischen Teile entsprechend dem homöopathischen Arzneimittelbild, z. B. bei Diarrhö.

Sanikel: s. Sanicula europaea.

Santa|kraut: s. Eriodictyon californicum.

Santalum album L. *n*: Weißer Sandelholzbaum; immergrüner Baum aus der Familie der Santalaceae (Sandelholzgewächse); **Arzneidroge:** von Rinde u. Splintholz befreites Kernholz des Stammes u. der Zweige (Santali albi lignum, Weißes Sandelholz); Monographie: Kommission E; ätherisches Öl (Santali albi aetheroleum); **Inhaltsstoffe:** 3–5 % ätherisches Öl mit Sesquiterpenalkoholen (50 % cis-α-Santalol u. 20,9 % cis-β-Santalol); Triterpene, Phytosterole; **Wirkung:** antimikrobiell, spasmolytisch; **Verwendung:** zerkleinerte Droge für Dekokte sowie andere galenische Zubereitungen zum Einnehmen, ätherisches Öl in magensaftresistenter Umhüllung; (med.) zur unterstützenden Therapie bei Infektionen der ableitenden Harnwege (Kommission E); **Dosierung:** Tagesdosis 10–20 g Droge, Zubereitungen entsprechend; ätherisches Öl: Tagesdosis 1–1,5 g; in der Selbstmedikation nicht länger als 6 Wochen einnehmen; Hinweis: Sandelholz wird meist in Kombination mit anderen harntreibenden od. harndesinfizierenden Drogen verwendet. **Nebenwirkungen:** Übelkeit, gelegentlich Hautjucken; **Kontraindikation:** Erkrankungen des Nierenparenchyms; **Wechselwirkung:** keine bekannt; **Homöopathie:** Verwendung des durch Wasserdampfdestillation gewonnenen ätherischen Öles aus dem Kernholz des Stammes u. der Zweige entsprechend dem homöopathischen Arzneimittelbild, z. B. bei Urethritis.

Saponariae albae radix *f*: s. Gypsophila.

Saponariae rubrae radix *f*: s. Saponaria officinalis.

Saponaria officinalis L. *f*: Echtes Seifenkraut; Pflanze aus der Familie der Caryophyllaceae (Nelkengewächse); s. Abb.; **Arzneidroge:** getrocknete Wurzeln, Wurzelstock u. Ausläufer (Saponariae rubrae radix, Rote Seifenwurzel); Monographie: Kommission E; **Inhaltsstoffe:** 2,8–8,6 % Triterpensaponine; **Wirkung:** expektorierend; **Verwendung:** zerkleinerte Droge für Teeaufgüsse, Dekokte u. a. galenische Zubereitungen; **1.** (med.) innerlich bei Katarrhen der oberen Atemwege (Kommission E); **2.** (volkstümlich) äußerlich in Form von Bädern, Umschlägen, Waschungen auch bei Flechten, Hautausschlägen, Ekzemen; **Dosierung:** Tagesdosis 1,5 g Droge, Zubereitungen entsprechend; **Nebenwirkungen:** selten Magenreizung; **Kontraindikation:** keine bekannt; **Wechselwirkung:** keine bekannt; **Homöopathie:** Verwendung der getrockneten, unterirdischen Teile entsprechend dem homöopathischen Arzneimittelbild, z. B. bei Kopf- u. Augenschmerzen.

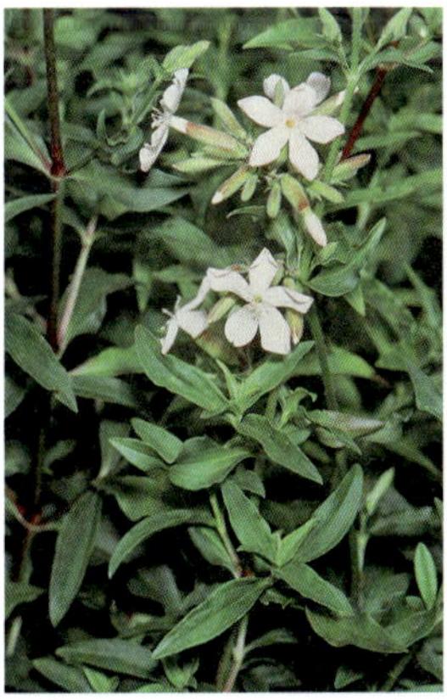

Saponaria officinalis: Pflanze [5]

Saponine (lat. sapo Seife) *n pl*: Gruppe von in Pflanzen häufig vorkommenden wasserlöslichen Glykosiden, deren Aglykone der Steroid-, tetra- od. pentacyclischen Triterpen- bzw. Steroidalkaloidreihe angehören (Steroid-, Triterpen- bzw. Steroidalkaloidsaponine); der Kohlenhydratanteil besteht aus mehreren Monosacchariden bzw. Uronsäuren, von denen entweder 1, 2 od. 3 Ketten mit dem Aglykon verknüpft sind (Mono-, Bis- od. Tridesmoside). Je nach Struktur sind Eigenschaften mit unterschiedlicher Ausprägung vorhanden: starkes seifenähnliches Schaumvermögen (Name!) in wässriger Lösung, hämolytische Wirkung, Toxizität für Fische, Komplexbildung mit Sterolen (z. B. Cholesterol*) u. antibiotische Aktivität (besonders gegen niedere Pilze u. Mollusken); außerdem Vorkommen stark toxischer S. in Tieren (z. B. in Seewalzen, -gurken u. -sternen); **Vorkommen in Nahrungsmitteln:** besonders in Hülsenfrüchten; die gesundheitsfördernde Wirkung ist wegen der geringen Resorptionsrate hauptsächlich auf den Magen-Darm-Trakt beschränkt (entzündungshemmend, cholesterolsenkend, antikanzerogen, antimikrobiell, immunmodulierend). Saponinhaltige **Arzneidrogen: 1.** expektorierend: Hedera* helix (Blätter), Primula* veris (Blüten, Wurzeln), Polygala* senega (Wurzeln), Glycyrrhiza* glabra (Wurzeln); **2.** venentonisierend: Ruscus* aculeatus (Wurzelstock), Aesculus* hippocastanum (Samen); **3.** emulgierend: Quillaja* saponaria.

Saposhnikoviae radix *f*: Radix Saposhnikoviae, Ledebouriellae radix, Radix Ledebouriellae; chin. Fang-Feng; Droge der Chinesischen Medizin*; Wurzeln von Saposhnikovia divaricata (Turcz.) Schischk. aus der Familie der Apiaceae (Doldengewächse); **Eigenschaften:** scharf, süß, leicht warm, kehrt in Harnblase, Leber u. Milz ein; **Wirkung:** vertreibt Wind*, löst die Oberfläche*, besiegt Feuchtigkeit*, stillt Krämpfe, stoppt Diarrhö; **Anwendung:** bei Oberflächenstörung durch äußere pathogene Faktoren, bei Wind-Kälte-Feuchtigkeit-Bi (s. Bi-Syndrome), bei tetanischen Krämpfen u. Konvulsionen bei Kindern.

Sarkode (gr. σάρξ, σαρκός Fleisch) *f*: aus potenziertem gesundem Gewebe hergestelltes homöopathisches Arzneimittel; vgl. Nosode.

Sarothamnus scoparius *m*: s. Cytisus scoparius.

Sarsaparilla, Wilde: s. Aralia racemosa.

Sarsaparille: s. Smilax regelii.

Sassafras albidum (Nutt.) Nees **var. molle** (Raf.) Fern. *n*: Sassafras officinale Th. Nees et Eberm.; sommergrüner Baum aus der Familie der Lauraceae (Lorbeergewächse); **Arzneidroge:** Wurzelholz mit od. ohne Rinde (Sassafras lignum, Sassafrasholz, Fenchelholz), geschälte u. getrocknete Wurzelrinde (Sassafras cortex, Sassafraswurzelrinde, Fenchelholzrinde), ätherisches Öl des Wurzelholzes (Sassafras aetheroleum, Sassafrasöl); **Inhaltsstoffe:** 1–2 % ätherisches Öl im Wurzelholz, 6–9 % in der Rinde mit Safrol (80–90 %) als Hauptkomponente neben 5-Methoxyeugenol, Asaron, Kampfer u. a.; im Holz außerdem Lignane, z. B. D-(+)-Sesamin, in der Rinde Alkaloide vom Aporphin- u. Reticulintyp; **Wirkung:** diuretisch, diaphoretisch; **Verwendung:** Infus u. andere galenische Zubereitungen aus Holz u. Rinde; (volkstümlich) bei Verdauungsbeschwerden, Hauterkrankungen, Katarrhen, rheumatischen Beschwerden u. Gicht; Sassafrasöl innerlich bei körperlicher u. geistiger Schwäche, Erkrankungen des rheumatischen Formenkreises u. Gicht, Erkrankungen im Urogenitalbereich; äußerlich bei rheumatischen Schmerzen u. Insektenstichen. Die Wirksamkeit bei diesen Anwendungsgebieten ist derzeit nicht belegt. **Cave:** Wegen des ungünstigen Nutzen-Risiko-Verhältnisses ist die therapeutische Verwendung von Sassafrasdrogen nicht vertretbar. **Nebenwirkungen:** Safrol ist ein Nervengift u. wirkt hepatokanzerogen.

Sauer|ampfer: s. Rumex acetosa.

Sauer|stoff|in|fusions|therapie (Infusum*; Therapie*) *f*: intravenöse Verabreichung von Sauerstoff als spezielle Variante der Sauerstofftherapie*; Anwendung wegen Risiken u. unklarer Wirkung lange Zeit umstritten, da früher auch Luftembolien induziert wurden. Dies wird jedoch mit den heute zugelassenen Geräten mit Gasfallen für die Sauerstoff-*, die Ozon-* u. die hämatogene Oxidationstherapie* verhindert.

S

Sauer|stoff-Mehr|schritt-Therapie (Therapie*) *f*: von Manfred von Ardenne (1907–1997) entwickeltes Verfahren, bei dem sauerstoffangereicherte Atemluft unter verschiedenen Bedingungen, häufig bei körperlicher Aktivität sowie nach vorheriger Gabe von Vitamin* B_1, Vitamin* C, Dipyridamol u./od. Magnesiumorotat, inhaliert wird; der Energiestatus des Körpers besonders von untrainierten od. geschwächten Personen soll verbessert werden u. für längere Zeit auf hohem Niveau bleiben; dadurch soll es zu universalen Auswirkungen bei der Behandlung vieler Erkrankungen kommen. Überzeugende Befunde zu einer klinischen Wirksamkeit wurden bisher nicht vorgelegt. Vgl. Sauerstofftherapie.

Sauer|stoff-Ozon-Behandlung: syn. Ozontherapie*.

Sauer|stoff|therapie (Therapie*) *f*: **1.** Inhalation von Sauerstoff bei ungenügender Lungenfunktion, auch in der konventionellen Medizin bei respiratorischer Global- u. Partialinsuffizienz; auch bei koronarer Herzkrankheit übliches Verfahren; **2.** Behandlung mit Sauerstoff (Inhalation, Insufflation) bzw. definierten Ozon-Sauerstoffgemischen (intramuskuläre Injektion, Infusion, Darminsufflation, äußerliche Anwendung) als sog. Biologisches Heilverfahren; Ziel der Behandlung ist die permanente Erhöhung des arteriellen Sauerstoffpartialdrucks in Ruhe bei gleichzeitiger Vergrößerung der arteriell-venösen O_2-Druckdifferenz u. Senkung des CO_2-Partialdrucks. Die Sauerstoffinhalation wird häufig mit anderen Verfahren kombiniert (z. B. Bewegungstraining; s. Sauerstoff-Mehrschritt-Therapie). **cave:** Bei jeder inhalativen Sauerstofftherapie muss die Toxizität berücksichtigt werden. Vgl. Ozontherapie; Oxidationstherapie, hämatogene.

Saug|massage (Massage*) *f*: Schröpfkopfmassage; Kombination aus Massage* u. trockenem Schröpfen*; **Prinzip:** Der Schröpfkopf wird tangential über den zu behandelnden Bereich der Körperoberfläche geführt (s. Abb.). Damit wird das zu behandelnde Areal vergrößert u. die Behandlungsdauer pro Flächeneinheit reduziert. In Abhängigkeit von erzeugtem Unterdruck, Behandlungszeit pro Fläche u. individuellen Gewebefaktoren kommt es i. d. R. zu petechialen Blutungen in die Haut. **Anwendung:** bei funktionellen Schmerzsyndromen des Rückens sowie in Gelenkregionen, bei Neuralgien, bei funktionellen Organbeschwerden (Herz-Kreislauf-, Darmstörungen) Durchführung im Bereich der entsprechenden Head*-Zonen; **Kontraindikation:** akute entzündliche Erkrankungen der Haut, Lymphödeme, erhöhte Blutungsneigung, Varikose. Wissenschaftlich nicht gesichertes Verfahren.

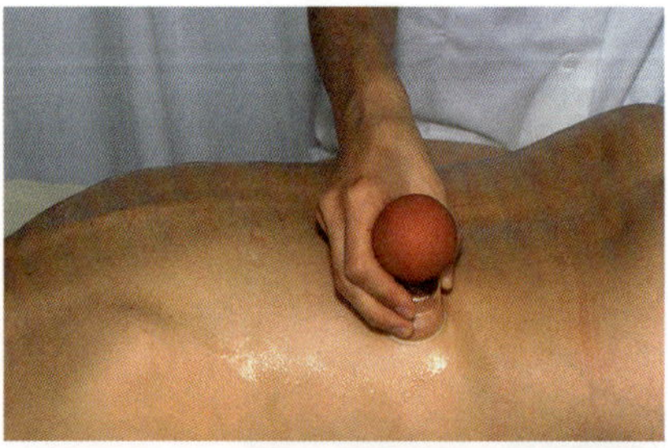

Saugmassage [9]

Sauna *f*: syn. finnisches Bad; trockene Heißluftbehandlung (Temperatur 70–100 °C, Luftfeuchtigkeit 5–20 %) des ganzen Körpers, evtl. in Kombination mit Dampfaufgüssen; großes Temperaturgefälle von der Decke des Saunaraums bis zum Boden (z. B. Decke 90 °C, Boden 60 °C); **Durchführung:** Dauer 10–20 Minuten, danach Abkühlung (Kaltwassergüsse, Kaltbad, Freibad) u. Ruhepause; mehrmalige Wiederholung; **Anwendung:** zur Steigerung des Wohlbefindens u. der allgemeinen Widerstandskraft gegen Infektionen sowie zur Durchblutungsregulation.

Saventaro: s. Uncaria tomentosa.

Scabiosa arvensis *f*: s. Knautia arvensis.

Scabiosa succisa *f*: s. Succisa pratensis.

Schaarschuch-Haase-Lösungs|therapie (Therapie*) *f*: Methode der Körperwahrnehmungsschulung, die von Alice Schaarschuch in den 50er Jahren des 20. Jahrhunderts entwickelt u. von Hedi Haase erweitert wurde; Bestandteile sind Körpertastbarkeit, Atemtherapie, Massagegrifftechniken, Lagerungen u. Atmungslenkung durch sog. Packegriffe (Abheben der oberen Hautschichten parallel zum Patientenkörper) mit dem Ziel einer psychophysischen Eutonisierung.

Schachtel|halm: s. Equisetum arvense.

Schadens|zauber: s. Hexerei.

Schad|stoffe, bio|gene: syn. biogene Substanzen; chemische Verbindungen, die von lebenden Organismen synthetisiert werden u. oberhalb bestimmter Konzentrationen, abhängig von der Art des Stoffes u. der Applikation, Dauer der Einwirkung u. individueller Empfindlichkeit, im Organismus zu vorübergehender Schädigung bis zum Tod führen können; kommen im Gegensatz zu Fremdstoffen* auch natürlicherweise in Lebensmitteln vor. **Einteilung: 1.** primär toxische b. Sch. (syn. Antinutritiva, antinutritive Inhaltsstoffe): von Organismen produzierte Substanzen mit funktioneller Bedeutung wie Schädlingsresistenz od. Abwehr von Feinden; z. B. biogene Amine, Cyanogene, Oxalsäure*; **2.** sekundär toxische b. Sch.: entstehen bei der Lagerung od. Verarbeitung von Lebensmitteln; z. B. heterocyclische aromatische Amine*, polycyclische aromatische Kohlenwasserstoffe*, Nitrate*, Nitrosamine*, Mykotoxine, bakterielle Toxine.

Schad|wellen: von dem Physiker W. Langreder (1985, 1989, 1992) i. R. seiner medizinischen Mikromagnetik* (Abk. MMM) geprägte Bez. für sog. Störwellen, die tief im Zellinneren lokalisiert sein sollen; daher wird in der MMM eine sog. Schadwellenbeseitigung u. Zellsäuberung, z. B. durch Einsatz von 24 unterschiedlichen elektromagnetischen Informationen (als Teilmagneten in diversen 5 ml-Fläschchen verpackt), zur Behandlung angeboten. Die MMM kennt auch sog. **Schönwellen** mit heilendem Charakter.

Schaf|garbe: s. Achillea millefolium.

Schamane *m*: Person, deren Aufgabe als Heiler* in einer Reise in die jenseitige Welt besteht mit dem Ziel, die Seele eines Kranken zurückzuholen u. mit seinem Körper wieder zu verbinden; i. R. einer Zeremonie bedient er sich dabei der Technik der Ekstase*. Gekennzeichnet ist der Sch. durch bestimmte Merkmale, u. a. die mit charakteristischen formalen Elementen versehene Schamanentrommel. Das Vorkommen des Sch. wurde v. a. für den sibirischen u. südostasiatischen Raum beschrieben, aber auch in anderen Teilen der Welt (v. a. in indianischen Gruppen) finden sich schamanistische Elemente in mehr od. weniger großer Vollständigkeit. Dazu gehören Träume von Berufung, eine lange Lehrzeit, ein (od. mehrere) begleitendes transzendentales Wesen, die Reise in die jenseitige Welt (Himmelsflug), Persönlichkeitsänderung, Tod u. Wiedergeburt. Der **Schamanismus** ist keine spezielle Religion, sondern eine Technik im Umgang mit Erfahrungen von Anderem, einer Integration von Außen- u. Innenbeobachtung, welche die Annahmen von Natur – Mensch, Körper – Geist transzendiert. Daher hat der Sch. in der Jägergesellschaft auch über die des Heilers hinausgehende Funktionen wie z. B. Priestertum u. Sozialarbeit. Nachdem der Schamanismus von Ärzten u. Ethnologen lange Zeit als psychische Erkrankung eingeordnet u. Sch. als gestörte Persönlichkeiten angesehen wurden, setzt sich immer mehr die Auffassung durch, dass Besessenheitszeremonien als Therapieformen anzusehen sind, die durchaus Gemeinsamkeiten mit aktuellen Techniken der in der westlichen Medizin praktizierten Einzel- u. Gruppentherapien haben. Als sog. Neo-Schamanismus od. moderner westlicher Schamanismus kann er sowohl alternativer Spiritualität als auch dem esoterischen Gesundheitsmarkt zugeordnet werden. Vgl. Priesterheiler; Besessenheitskult; Medizinmann.

Scharbocks|kraut: s. Cochlearia officinalis.

Schaukel|diät (Diät*) *f*: Reduktionsdiät* mit 3-tägig abwechselndem Verzehr von ansäuernder Kost (protein- u. fettreich, z. B. Hülsenfrüchte, Getreide, Vollkornbrot, Fleisch, Fisch, Käse, Quark, Eier) u. alkalisierender Kost (Vollmilch, Obst, Gemüse) zur Änderung des pH-Werts des Harns (sauer-alkalisch), um insbesondere Koli- u. Proteusbakterien im Wachstum zu hemmen; **Anwendung:** bei bakteriellen Erkrankungen der Harnwege; heute obsolet, da eine bessere Harnansäuerung mit Ammoniumchlorid u. eine Harnalkalisierung mit Natriumbicarbonat u. Zitronensäure zu erreichen ist.

Scheide|kunst: Teil der Spagyrik*; Anwendung bei der spagyrischen Herstellung von Arzneimitteln, bei der versucht wird, durch den Vorgang der Scheidung eine Veränderung der inneren Struktur der Arcana* (Heilkraft) zu erreichen, um sie aus den inneren Verbindungen mit dem Stoff zu trennen; dabei sollen z. B. die Giftwirkung von einer Arznei getrennt werden u. die sog. gerechte Wirkung i. S. einer harmonisierenden Heilwirkung erhalten bleiben. Vgl. Alchemie.

Schein|therapie (Therapie*) *f*: Placeboersatz in klinischen Studien für den Vergleich mit Therapieverfahren, denen kein adäquates Placebo* gegenübergestellt werden kann; kann z. B. in klinischen Studien eingesetzt werden, die untersuchen, ob

S

die therapeutischen Effekte der Akupunktur spezifischer od. unspezifischer Natur sind. Was eine aussagefähige Scheinakupunktur darstellt, wird derzeit noch kontrovers diskutiert.

Scheller-Test *m*: Testverfahren zum mutmaßlichen Nachweis von Krebserregern (sog. Viromyzeten); wissenschaftlich widerlegt. Vgl. Krebs.

Schenkel|guss: Guss* nach Kneipp vom Fuß (wie Knieguss*, aber weiter hoch) bis zum Gesäß bzw. zur Leistenbeuge; **Anwendung:** bei venösen Beschwerden, zur Abhärtung*.

Schierling, Gefleckter: s. Conium maculatum.

Schild|drüsen|über|funktion (lat. functio Verrichtung, Funktion) *f*: s. Hyperthyreose.

Schisandrae fructus *m*: Fructus Schisandrae; chin. Wu-Wei-Zi; Droge der Chinesischen Medizin*; Früchte von Schisandra chinensis (Turcz.) Baill. u. Schisandra sphenanthera Rehd. et E. H. Wls. aus der Familie der Schisandraceae (Sternanisgewächse); **Eigenschaften:** sauer, warm, kehrt in Lunge, Niere u. Herz ein; **Wirkung:** zieht die Einflüsse der Lunge zusammen, mehrt die Einflüsse der Niere, lässt Körpersäfte entstehen, zieht den Schweiß zusammen, verdichtet das Jing*, stillt Diarrhö, befriedet Herz u. Geist; **Anwendung:** bei chronischem Husten, Leere-Keuchen, bei Schädigung der Körpersäfte mit Durstgefühl, Spontanschweiß u. Nachtschweiß, bei Potenzstörungen u. chronischer Diarrhö, bei Herz-Blut-Leere u. Nieren-Yin-Mangel, als Pulver bei Leberschädigung (z. B. bei Hepatitis).

Schlacken|kost: Kost, die durch einen hohen Gehalt u. a. an Vollkornprodukten, Gemüse u. Obst große Mengen an Ballaststoffen* enthält; **Anwendung:** z. B. bei Obstipation, Diabetes mellitus, Übergewicht u. Divertikulose.

Schlaf|mohn: s. Papaver somniferum.

Schlaf|störung: subjektiv empfundene bzw. objektiv beobachtbare Abweichung vom normalen Schlaf in quantitativer bzw. qualitativer Hinsicht, die mit eingeschränkter Tagesbefindlichkeit einhergeht; häufig Symptom einer psychischen od. körperlichen Erkrankung; **Einteilung:** **1.** Insomnie (Ein- u./od. Durchschlafstörung); **2.** schlafbezogene Atmungsstörungen, insbesondere obstruktives u. zentrales Schlafapnoesyndrom; **3.** Hypersomnie mit Ursprung im Zentralnervensystem; **4.** zirkadiane Schlaf-Wach-Rhythmus-Störungen (gestörte zeitliche Verteilung von Schlafen u. Wachen innerhalb des 24-Stunden-Tages; vgl. Chronobiologie); **5.** schlafbezogene Bewegungsstörungen, z. B. Restless-Legs-Syndrom, periodische Beinbewegungen; **Therapie:** u. a. **1.** Phytotherapie: u. a. Angelica* archangelica, Ballota* nigra, Calluna* vulgaris, Cypripedium* calceolus, Humulus* lupulus, Lamium* album, Lavandula* angustifolia, Melissa* officinalis, Papaver* rhoeas, Passiflora* incarnata, Valeriana* officinalis, Yohimbin*; **2.** Homöopathie: u. a. Anemone* pratensis, Aquilegia* vulgaris, Avena* sativa, Coffea*, Cypripedium* calceolus, Eschscholzia* californica, Hyoscyamus* niger, Passiflora* incarnata, Piscidia* piscipula, Schwefel*, Sepia* officinalis, Strychnos* nux-vomica, Valeriana* officinalis, Zink*; **3.** Hydrotherapie*: u. a. Arm-*, Fuß-*, Halbbad*, Kurz-*, Lenden-* u. Wadenwickel*; **4.** Chinesische Medizin: u. a. Nelumbinis* semen, Ophiopogonis* radix, Salviae* miltiorrhizae radix, Ziziphi* spinosae semen; **5.** Autogenes* Training, Entspannungsmethoden*, Hypnose*, progressive Muskelrelaxation*, Qi* Gong, Farbtherapie*, Heilmagnetismus*, Ohrkerze*, Sophrologie*.

Schlamm: s. Peloid.

Schlamm|bad: syn. Schlickbad; Voll-* od. Teilbad* unter Anwendung feinkörniger Sedimente (Heilschlamm) aus stehenden Gewässern (Binnenseen, Wattenmeer, Quellmund der Mineralquellen); als Dickschlamm (Peloid*) für Wärmepackungen (hohe Wärmekapazität), dünnbreiig für Bäder (Sorption chemischer Inhaltsstoffe); **Anwendung:** s. Moorbad; Fango.

Schlangen|holz: s. Rauvolfia serpentina.

Schlangen|wurzel, Indische: s. Rauvolfia serpentina.

Schlankheits|diät *f*: s. Reduktionsdiät.

Schlankheits|kur (Kur*) *f*: Maßnahme zur Reduktion des Körpergewichts, die häufig an einen längeren Kuraufenthalt gebunden ist; Kombination von Bewegungstherapie* u. dem Versuch einer Umstellung der Ernährungsgewohnheiten; **Anwendung:** z. B. zur Prophylaxe od. Therapie von Diabetes mellitus od. Arthrose. Vgl. Reduktionsdiät.

Schleh|dorn: s. Prunus spinosa.

Schlehe: s. Prunus spinosa.

Schleier|kraut: s. Gypsophila.

Schleifen|blume, Bittere: s. Iberis amara.

Schleim: Konzept der Chinesischen Medizin* zur Komplikation von Krankheitsverläufen; Sch. kann aus anhaltender blockierender Feuchtigkeit* entstehen od. als Komplikation anderer blockierender krankheitsauslösender Faktoren wie Hitze*, Kälte* u. Trockenheit* auftreten; typische Krankheitszeichen sind sichtbare Schleimabsonderung od. hörbare Verschleimung, Gewebeverquellungen, starke Trübung von Körpersäften od. Sinneseindrücken, Trübung von Gedanken u. Gefühlen u. ausgeprägtes Beklemmungsgefühl. Sch. kann in Kombination mit anderen Krankheitszeichen auftreten: **1. Schleim-Akkumulation:** typische Krankheitszeichen sind Schleimhusten, weißer, dünnflüssiger od. schaumiger Sch., Beklemmungsgefühl der Brust, Brodeln in der Kehle, Giemen u. Brummen, Übelkeit, Appetitlosigkeit, Schweregefühl der Glieder u. des Leibes, fahl-gelbliche Gesichtsfarbe u. verquollenes Gesicht; **2. Schleim-Blockade:** Auswirkung einer Schleim-Akkumulation, d. h. extreme Hemmung der Bewegung von Qi* u. Blut; kann in Kombination mit Qi*-Stagnation od. Blut*-Stase auftreten; **3. Schleim-Feuer:** typische Krankheitszeichen sind Schleim-Akkumulation u. ausgeprägte Entzündungszeichen wie hohes Fieber od. Zeichen der Sepsis, häufig auch mit Bewusstseinsstörungen; **4. Schleim-Hitze:** typische Krankheitszeichen sind Schleim-Akkumulation u. Entzündungszeichen; **5. Schleim-Feuchtigkeit:** Krankheitszeichen des Sch. kombiniert mit denen der Feuchtigkeit*; **6.** trockener Schleim*. Vgl. Wind.

Schleim|fasten: Form des Fastens* mit Haferschleim als einziger Nahrungsquelle, besonders für magen- u. darmempfindliche Personen geeignet.

Schleim, trockener: Krankheitskonzept der Chinesischen Medizin*; typische Krankheitszeichen sind eine Kombination von Zeichen der Trockenheit* u. Zeichen des Schleims*, wobei meist spärlicher u. sehr zäher Schleim auftritt.

Schlick|bad: syn. Schlammbad*.

Schlüssel|blume: s. Primula veris.

Schlüssel|sym|ptom (Symptom*) *n*: Bez. in der Homöopathie* für ein Symptom mit hoher Spezifität für ein Arzneimittel u. häufigem Vorkommen bei damit geheilten Fällen; meist sehr ungewöhnlich u. differenziert, so dass es eine schnelle u. sichere Arzneimittelwahl* ermöglicht, sofern das Arzneimittelbild* der übrigen Patientensymptomatik entspricht. Vgl. Symptom, vollständiges.

Schmerz|syn|drom, myo|fasziales (gr. σύνδρομος mitlaufend, begleitend) *n*: s. Triggerpunkt.

Schmerz|therapie (Therapie*) *f*: Anwendung verschiedener therapeutischer Prinzipien (auch sukzessive od. simultan) zur Beeinflussung akuter u. chronischer Schmerzzustände; man unterscheidet zwischen pharmakologischer u. nichtpharmakologischer sowie zwischen kausaler u. symptomatischer Schmerztherapie. Kausale Sch. zielt u. a. auf die Beseitigung nervöser od. neurohumoraler Fehlregulationen, v. a. einer sympathischen Fehlsteuerung mit Selbstunterhaltung chronischer Schmerzen. Symptomatische Sch. erfolgt z. B. durch: **1.** Verringerung der Erregung von Schmerz-Sensoren; **2.** Blockade der Nervenleitung; **3.** Hemmung der zentralnervösen Schmerzinformation; **4.** Beeinflussung des Schmerzerlebnisses. **Methoden:** zum (kombinierten) Einsatz kommen: **1.** systemische Pharmakotherapie mit nichtsteroidalen Antiphlogistika, Paracetamol, Metamizol sowie Opioiden u. Opiaten, z. B. im Sinne des WHO-Stufenschemas; **2.** lokale bzw. lokoregionäre Sch. mit therapeutischer Lokalanästhesie*, rückenmarknaher Analgesie, Neurolyse, neurochirurgischer Schmerzoperation, radiologischer Therapie; **3.** Phytotherapie: **a)** systemisch z. B. mit Zubereitungen aus Salicis cortex (s. Salix), Harpagophytum* procumbens, Urtica* dioica, Boswellia* serrata, Petasites* hybridus (nur bei Migräne u. Kopfschmerz); **b)** lokal mit Rotöl (aus Hypericum* perforatum), Salbenzubereitungen mit Capsicum* frutescens; **4.** physikalische Therapie: v. a. Physiotherapie* (u. a. manuelle Therapie), Massage*, Anwendung von Kälte u. Wärme im Direktkontakt od. durch Infrarotstrahlung*, Elektrotherapie*, v. a. TENS (s. Neurostimulation), Galvanisation* (z. B. Stanger*-Bad), Ultraschalltherapie (s. Ultraschall) u. Magnetfeldtherapie*; **5.** psychisch u. körperorientierte Verfahren: z. B. Verhaltenstherapie*, Autogenes* Training, progressive Muskelrelaxation*, Biofeedback*, Hypnotherapie*, Meditation*, Atmungstherapie*, Yoga*, Qi* Gong; **6.** Akupunktur*, Elektroakupunktur*, Lasertherapie* am Akupunkturpunkt, Akupunkturpunktmassage*, Aurikulotherapie*, Elektroneuraltherapie*; **7.** ausleitende Therapie*: Anwendung von Blutegeln (s. Hirudo medicinalis), Schröpfen*, Aschner*-Methode, Baunscheidt*-Verfahren, Cantharidinpflaster*; **8.** selten angewandte, nichtklassifizierbare Verfahren (Auswahl): Eichotherm*-Behandlung, Farbtherapie*, Gelosentherapie*, Mesotherapie*, Mora*-Therapie, Reiki*, Saugmassage*, Softlaser*, Zilgrei*-Methode. **Hinweis:** Zur Dokumentation der Wirksamkeit einer Sch. sind das Führen eines Schmerztagebuchs u. die Beurteilung der Schmerzstärke auf einer visuellen Analogskala (Abk. VAS) durch den Patienten empfehlenswert; ferner regelmäßige Beobachtung durch den Therapeuten (z. B. im Hinblick auf den Schmerzmittelkonsum).

Schnee|ball, Amerikanischer: s. Viburnum prunifolium.

Schnee|ball, Gemeiner: s. Viburnum opulus.

Schnee|flocken|baum, Virginischer: s. Chionanthus virginicus.

Schnee|gehen: Maßnahme zur Abhärtung* nach Kneipp, bei der einige Sekunden barfuß auf weichem Schnee gelaufen wird; anschließende Wiedererwärmung durch Laufen mit Fußbekleidung. Vgl. Tautreten.

Schnee|rose, Sibirische: s. Rhododendron chrysanthum.

Schnell|imbiss: s. Fast-Food.

Schnitzer-Kost (Johann Georg Sch., deutscher Zahnarzt, geb. 1930): vegetarische Ernährungsform (s. Vegetarismus) zur Prophylaxe u. Therapie verschiedener Erkrankungen (z. B. Erkrankungen des rheumatischen Formenkreises, Herz-, Gefäß u. Kreislauferkrankungen, Zahnkaries u. Parodontose), Verbesserung der Lebensqualität u. Stärkung der Abwehrkräfte; **Prinzip:** Bevorzugung von Nahrungsmitteln* aus ökologischem Landbau; Meiden von Auszugsmehlen, raffiniertem Zucker, Fleisch, Fisch, gehärteten u. raffinierten Fetten u. Ölen, gekochtem Gemüse u. Obst, Säften (auch frisch gepresst), Kaffee u. Alkohol; **Formen:** **1.** Schnitzer-Intensivkost (zur Therapie): ausschließlich vegetabile Rohkost als sog. Urnahrung aus „lebendigen" (nicht behandelten) Lebensmitteln mit einem Energiegehalt von ca. 6300 kJ/d (bzw. 1500 kcal/d); der Tagesplan besteht morgens aus Frischkornbrei mit Obst, mittags u. abends aus Salatrohkost mit geschrotetem od. gekeimtem Getreide od. Nüssen; **2.** Schnitzer-Normalkost (zur Prävention): gemäßigtere Form, die zusätzlich geringe Mengen an Vollkornbrot u. -gebäck, Milchprodukten, Eiern u. Kartoffeln erlaubt;

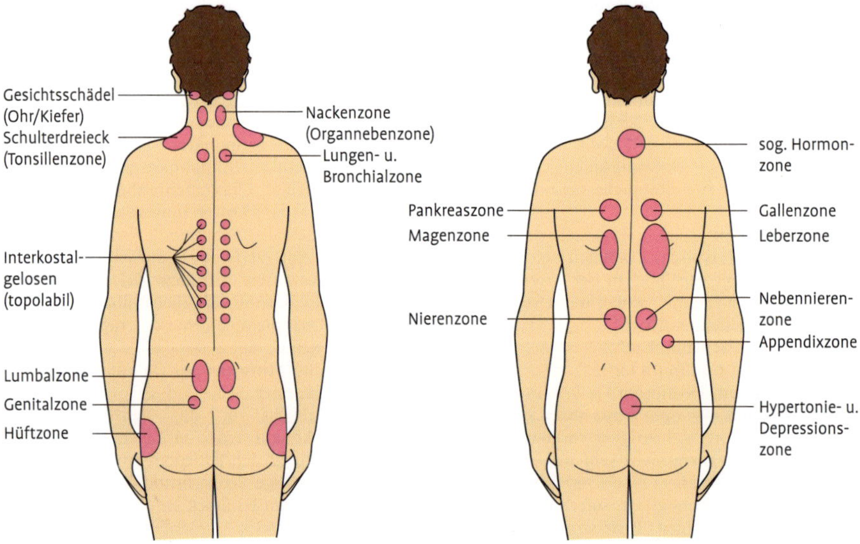

Schröpfen Abb. 1: Schröpfreflexzonen am Rücken nach J. Abele

Energiegehalt ca. 9200 kJ/d (bzw. 2200 kcal/d); **ernährungsphysiologische Bewertung:** Intensivkost als vegane Rohkost*-Ernährung auf Dauer problematisch; Normalkost als Dauerernährung geeignet.

Schnupfen: s. Rhinitis.

Schnur|baum: s. Sophora flavescens.

Schöll|kraut: s. Chelidonium majus.

Schön|wellen: s. Schadwellen.

Schon|klima (Klima*) *n*: s. Heilklima.

Schon|kost: syn. gastroenterologische Basisdiät*.

Schröpfen: seit der Antike in allen bedeutenden Kulturen u. medizinischen Systemen benutztes Verfahren einer hautreizenden Therapie mit lokalen u. reflektorischen Wirkungen, bei dem in verschiedenen, der Haut an bestimmten Stellen (sog. Schröpfzonen; s. Abb. 1) aufgesetzten Hohlkörpern ein Unterdruck erzeugt wird, so dass Haut u. Unterhaut tief in das Gefäß hineingesogen werden; i. d. R. kommt es hierbei zu subkutanen petechialen Blutungen, je nach Unterdruck u. Gewebekonstitution auch zu einem Hämatom. Beim sog. blutigen Schröpfen tritt nach zuvor erfolgter Skarifikation der Haut Blut aus dem Körper aus. **Technik:** Im Inneren des sog. Schröpfkopfes (ursprünglich z. B. Bambusstabsegmente od. Tierhörner, jetzt überwiegend Glasgefäße; s. Abb. 2) wird ein Wattebausch mit etwas Spiritus abgebrannt. Beim Abkühlen der erhitzten Luft entsteht ein Vakuum; alternativ wird die Luft aus dem bereits aufgesetzten Schröpfkopf mit einem Gummiball od. elektrischen Pumpen abgesaugt. **Wirkung:** Ältere Vorstellungen zu den Wirkungsmechanismen gehen von einer Manipulation nicht materieller

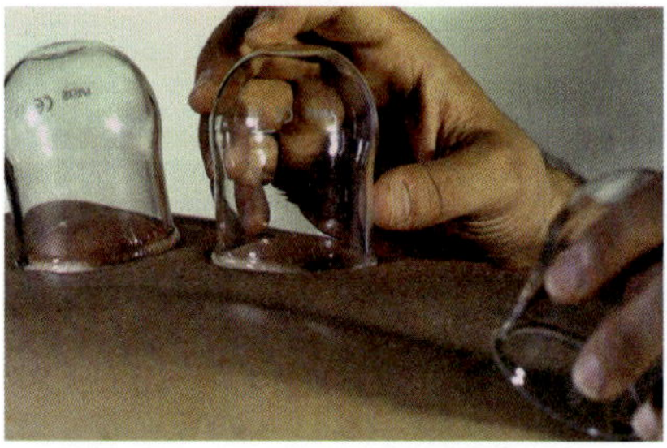

Schröpfen Abb. 2: gläserne Schröpfköpfe [9]

Anteile des Menschen (z. B. dem Absaugen von Krankheitsstoffen) od. von Gewebeflüssigkeiten (beides auch i. S. einer Materia* peccans) als ableitende Therapie* od. ausleitende Therapie* aus. Ein modernes neurophysiologisches Konzept beschäftigt sich mit den lokalen u. reflektorischen Wirkungen der Maßnahme selbst u. den Wirkungen des erzeugten Hämatoms. In der Traditionellen Chinesischen Medizin* gelten das unblutige u. blutige Sch. als Brennmethode (ähnlich der Moxibustion*), weil dabei Feuer zur Erzeugung des Vakuums im Schröpfkopf eingesetzt wird. **Anwendung:** bei schmerzhaften Weichteilsyndromen des Bewegungsapparats (besonders bei einer lokalen Symptomatik der Fülle*) u. viszeralen Schmerzsyndromen (auch bei einer Fülle in den segmental zugeordneten Bereichen der Haut u. Unterhaut).

Schröpf|massage (Massage*) *f*: s. Saugmassage.

Schroth-Kur (Johannes Sch., Naturheilkundiger, Niederlindewiese, 1798–1856; Kur*) *f*: Form der naturheilkundlichen Ernährungstherapie* zur allgemeinen Umstimmung u. Entschlackung des Organismus, insbesondere bei Stoffwechselerkrankungen u. Erkrankungen* des rheumatischen Formenkreises; **Prinzip:** **1.** Anwendung feuchtwarmer Packungen zur Stimulation der Wärmeproduktion; **2.** fett-, protein- u. salzarme Kost, bei der nach Originalvorschrift leichter Weißwein (heute meist durch Frucht- u. Gemüsesäfte ausgetauscht) zur Steigerung des Stoffwechsels getrunken wird; periodischer Wechsel von 3 Trockentagen (Verzehr von Getreideschrotbrei, Schrotsemmeln, Vollkorn- u. Knäckebrot, Trockenobst, Nüssen), 2 kleinen (1 l Flüssigkeit) u. 2 großen Trinktagen (2 l Flüssigkeit); stationäre Durchführung über 3–4 Wochen; der Energiegehalt ist mit ca. 1700–3400 kJ/d (bzw. 400–800 kcal/d) sehr niedrig. Vgl. Heilfasten.

Schüßler-Salze (Wilhelm Heinrich Sch., Arzt, Oldenburg, 1821–1898) *f*: s. Biochemie nach Schüßler.

Schüttel|mixtur (lat. mixtura Mischung) *f*: s. Lotion.

Schul|medizin (lat. ars medicina ärztliche Kunst) *f*: Bez. für die allg. anerkannte u. an den medizinischen Fakultäten i. S. einer Wissenschaft gelehrte Medizin; gelegentlich wird deren Ausschließlichkeitsanspruch kritisiert u. die Bez. diskriminierend benutzt. Erstmals wurde der Begriff in der 2. Hälfte des 19. Jahrhunderts von homöopathischen Ärzten als polemische Abgrenzung geprägt, später in ähnlicher Absicht auch von Naturheilkundlern, bis er sich mit Beginn des 20. Jahrhunderts auch als wertneutrale Bez. für die herrschende Richtung der Heilkunde durchsetzte. Vgl. Allopathie; Alternativmedizin; Komplementärmedizin.

Schuppen|flechte: s. Psoriasis.

Schwäche: s. Erschöpfungszustände.

Schwalben|wurz, Knollige: s. Asclepias tuberosa.

Schwamm|gurke: s. Luffa aegyptiaca.

Schwarz|dorn: s. Prunus spinosa.

Schwarz|erle: s. Alnus glutinosa.

Schwarz|kümmel: s. Nigella damascena.

Schwarz|nessel: s. Ballota nigra.

Schwarz|wurz: s. Symphytum officinale; Symphytum x uplandicum.

Schweden|diät (Diät*) *f*: von Jonas Bergström entwickelte proteinarme, jedoch nicht proteinselektive (s. Kartoffel-Ei-Diät) Diät mit 20–30 g Protein pro Tag nach freier Wahl; zur ausreichenden Deckung des Aminosäurebedarfs Supplementierung mit 6,5 g essentiellen Aminosäuren; **Anwendung:** bei Nierenerkrankungen.

Schweden|trunk: auch Schwedenbitter; Bez. für eine Kombination aus Arzneipflanzenauszügen, z. B. aus Angelica* archangelica, Aloe*, Elettaria* cardamomum, Cassia* senna, Cinnamomum* aromaticum, Fraxinus* ornus, Commiphora* molmol, Carlina* acaulis, Gentiana* lutea, Cinnamomum* camphora, Crocus* sativus, Valeriana* officinalis u. Vitamin C in wässrig-alkoholischer Lösung (15 Volumenprozent Ethanol); **Anwendung:** traditionell zur Unterstützung der Verdauungsfunktion; **Kontraindikation:** Präileus, Ileus, Stenosen im Magen-Darm-Trakt.

Schwefel: Sulfur; chemisches Element, Symbol S, OZ 16, rel. Atommasse 32,07; zur Sauerstoffgruppe (Chalkogene) gehörendes, festes, gelbliches, 2-, 4- u. 6-wertiges Nichtmetall; **biochemische Funktion:** Bestandteil der Aminosäuren Cystein u. Methionin u. damit einer Vielzahl von Proteinen (z. B. Insulin, Ribonuklease); Sulfat wird für Konjugationsreaktionen in der Leber zur Entgiftung von Phenolen, Steroiden u. Indoxyl benötigt. **Vorkommen in Nahrungsmitteln:** besonders in Fleisch, Eiern, Milch u. Milchprodukten sowie Nüssen u. Leguminosen; Bedarf u. Mangelerscheinungen: bisher nicht bekannt; **Intoxikation:** Durch synergetische Wechselwirkungen mit Molybdän* kann es durch Bildung von Kupfer-Schwefel-Molybdän-Verbindungen zu einem Kupfermangel kommen. **Homöopathie:** (Sulfur) Anwendung (Polychrest) entsprechend dem homöopathischen Arzneimittelbild bei verschiedenen, v. a. chronischen Hauterkrankungen, juckenden Ekzemen u. Hauteiterungen, akuten u. chronischen Entzündungen der Atemorgane, des Magen-Darm-Trakts, der Harn- u. Geschlechtsorgane, bei Leber- u. Verdauungsinsuffizienz, Varikose, Hämorrhoiden, Blutungen, Herz-Kreislauf-Beschwerden, Blutdruckstörungen, rheumatischen Beschwerden, Schlafstörungen, nervösen Störungen, Schwächezuständen, Verhaltensstörungen, Verstimmungszuständen; von Samuel Hahnemann in seiner späten Phase häufigstes verwendetes Arzneimittel (als Antipsorikum).

Schwefel|anti|mon, schwarzes *n*: s. Antimonium crudum.

Schwefel|bad: **1.** natürliches Sch.: s. Schwefelquelle; **2.** künstliches Sch.: durch Zusatz von 100–200 g Schwefelsalz (Kaliumsulfat) zubereitetes Vollbad*; **Anwendung:** bei Erkrankungen* des rheumatischen Formenkreises.

Schwefel|quelle: gelösten (H_2S) bzw. ionogen gebundenen Schwefelwasserstoff sowie Sulfide enthaltende Quelle mit mindestens 1 mg Gesamtschwefel pro Liter; **Anwendung:** bei entzündlichen u. degenerativen Gelenkerkrankungen, Gicht, Hauterkrankungen (keratolytischer Effekt). Vgl. Sulfatwasser.

Schwell|strom: Folge von Gleichstromimpulsen mit kontinuierlich an- u. wieder absteigender Intensität, durch die nacheinander die Muskelfasern mit entsprechender Reizschwelle stimuliert werden; so entstehen keine Muskelzuckungen, sondern anschwellende Kontraktionen, d. h. fließende Bewegungen, die eine physiologische Muskelaktion simulieren. Vgl. Elektrotherapie; Niederfrequenztherapie.

Schwer|erde: s. Barium carbonicum.

Schwert|lilie: s. Iris.

Schwindel: Vertigo; Oberbegriff für subjektive Störungen der Orientierung des Körpers im Raum; **Einteilung: 1.** nach der subjektiven Wahrnehmung: z. B. Dreh-, Schwank-, Lift- u. Benommenheitsschwindel; **2.** nach dem Auslösungsmechanismus: Lagerungsschwindel, orthostatischer Schwindel bei raschem Aufrichten, Reiz-, phobischer u. a. psychogener Schwindel; **3.** nach Dauer der Beschwerden: Attacken- (z. B. benigner paroxysmaler Lagerungsschwindel) u. Dauerschwindel; **4.** nach dem Ort der Störung: **a)** vestibulärer Schwindel bei Vestibularisschädigung (einschließlich Menière-Krankheit); **b)** okularer Schwindel bei Erkrankungen des visuellen Systems (z. B. Augenmuskellähmung) od. bei Erkrankungen somatosensibler Nervenbahnen (Polyneuropathie, Rückenmarkerkrankung); **Therapie:** u. a. **1.** Phytotherapie: **a)** (med.) u. a. Ginkgo* biloba; **b)** (volkstümlich) u. a. Tanacetum* parthenium; auch Komplexpräparate; **2.** Homöopathie: u. a. Anamirta* cocculus, Borax*, Petroleum*, Rhus* radicans, Salix* purpurea, Strychnos* nux-vomica, Viscum* album; **3.** Cranio*-Sacral-Therapie, Lagerungstraining, Manuelle Medizin*, Physiotherapie; **4.** Neuraltherapie* (reflektorisch u. zervikal); **5.** Tai*-Ji-Quan, Qi* Gong; **6.** Mind*-Body-Medizin: Meditation*, progressive Muskelrelaxation*, Stressreduktion. Vgl. Somatisierungsstörung.

Scilla maritima *f*: s. Urginea maritima.

Scopol|amin *n*: in Solanaceen (Nachtschattengewächsen) vorkommendes Alkaloid mit parasympatholytischer Wirkung; **Verwendung:** als Mydriatikum, zur Prophylaxe der Reisekrankheit (transdermale Anwendung); im Gegensatz zu Hyoscyamin* wirkt S. motorisch dämpfend.

Scopolia carniolica Jacq. *f*: Glockenbilsenkraut; ausdauernde Pflanze aus der Familie der Solanaceae (Nachtschattengewächse); **Arzneidroge:** geschälte, getrocknete Wurzelstöcke (Scopoliae rhizoma, Glockenbilsenkrautwurzelstock); Monographie: Kommission E; **Inhaltsstoffe:** 0,3–0,8 % Tropanalkaloide (z. B. bis 0,4 % L-Hyoscyamin, Scopolamin in Spuren); **Wirkung:** parasympatholytisch, anticholinerg, positiv chronotrop u. dromotrop, spasmolytisch; **Verwendung:** innerlich in galenischen Zubereitungen; **1.** (med.) bei Spasmen des Magen-Darm-Trakts, der Gallenwege u. der ableitenden Harnwege bei Erwachsenen u. Schulkindern (Kommission E); **2.** (volkstümlich) bei Meteorismus; **Dosierung:** mittlere Einzeldosis entsprechend 0,25 mg Gesamtalkaloide, berechnet als L-Hyoscyamin; maximale Tagesdosis entsprechend 3 mg Gesamtalkaloide, berechnet als L-Hyoscyamin. Hinweis: nur in Kombination mit anderen Spasmolytika verwenden; **Nebenwirkungen:** Mundtrockenheit, Abnahme der Schweißsekretion, Wärmestau, Hautrötung, Akkommodationsstörungen, Miktionsbeschwerden, Auslösung eines Glaukomanfalls; **Kontraindikation:** Engwinkelglaukom, Prostataadenom mit Restharnbildung, Tachykardie, mechanische Stenosen im Magen-Darm-Bereich, Megakolon; **Wechselwirkung:** Verstärkung der anticholinergen Wirkung bei gleichzeitiger Einnahme von tricyclischen Antidepressiva, Amantadin, Chinidin.

Scrophularia nodosa L. *f*: Braunwurz; Staude aus der Familie der Scrophulariaceae (Braunwurzgewächse); **Arzneidroge:** zur Blütezeit gesammelte u. getrocknete oberirdische Teile (Scrophulariae herba, Braunwurzkraut); Wurzeln (Scrophulariae radix, Braunwurz); **Inhaltsstoffe:** Kraut: Saponine, Flavonoide (Diosmin, Hesperidin u. Hesperetin), Iridoide (z. B. Aucubin, Harpagid) sowie Zucker u. a.; Wurzeln: Iridoide, organische Säuren, evtl. Saponine u. Stachyose; **Verwendung:** (volkstümlich) Kraut u. Wurzeln z. B. bei Ekzemen; **Dosierung:** 2–8 g getrocknetes Kraut als Infus; **Nebenwirkungen:** keine bekannt; **Kontraindikation:** keine bekannt; **Wechselwirkung:** keine bekannt; **Homöopathie:** Verwendung der ganzen, frischen, vor Blütebeginn gesammelten Pflanze entsprechend dem homöopathischen Arzneimittelbild, z. B. bei Schwächezustand, Enddarmentzündung, Milchschorf, Drüsenverhärtung.

Scrophulosis (lat. scrofulae Halsdrüsen; -osis*) *f*: s. Skrofulose.

Scutellaria baicalensis Georgi *f*: jap. Ogon, Baikal-Helmkraut; 25–60 cm hohe Staude aus der Familie der Lamiaceae (Lippenblütler); **Arzneidroge:** Wurzeln (Scutellariae radix); Monographie: WHO; **Inhaltsstoffe:** 15–21 % Flavonoide (u. a. Baicalin, Baicalein, Calein, Wogonin, Wogonosid, Scutellarein), Flavon-C-Glykoside, Flavanone u. Chalkone; **Wirkung:** Wurzeldekokte wirken antibakteriell. Baicalin u. Baicalein besitzen antiasthmatische Aktivität, weitere Flavonoide hemmen die Thrombozytenaggregation. **Verwendung:** in der Chinesischen Medizin: s. Scutellariae radix; **Dosierung:** keine bekannt; **Nebenwirkungen:** keine bekannt; **Kontraindikation:** keine bekannt; **Wechselwirkung:** keine bekannt.

Scutellariae radix *f*: Radix Scutellariae; chin. Huang-Qin; Droge der Chinesischen Medizin*; Wurzeln von Scutellaria* baicalensis Georgi aus der Familie der Lamiaceae (Lippenblütler); **Eigenschaften:** bitter, kalt, kehrt in Lunge, Magen, Gallenblase u. Dickdarm ein; **Wirkung:** klärt Hitze*, trocknet Feuchtigkeit* aus, drainiert Feuer*, löst Gift auf, kühlt das Blut, stillt Blutungen, sichert die Leibesfrucht; **Anwendung:** bei Feuchtigkeit-Hitze (s. Feuchtigkeit), bei Fülle*-Hitze in der Qi*-Ebene, Lungen*-Hitze, bei Geschwüren u. Abszessen durch Hitze*-Gift, bei Blut*-Hitze, bei Fülle-Hitze in der Schwangerschaft.

Secale|alkaloide *n pl*: s. Ergotalkaloide.

Secale cereale L. *n*: Roggen; Pflanze aus der Familie der Poaceae (Süßgräser); **Arzneidroge:** s. Roggenpollenextrakt. Vgl. Secale cornutum.

Secale cornutum *n*: Mutterkorn; das vom Schlauchpilz Claviceps purpurea (Fries) Tulasne

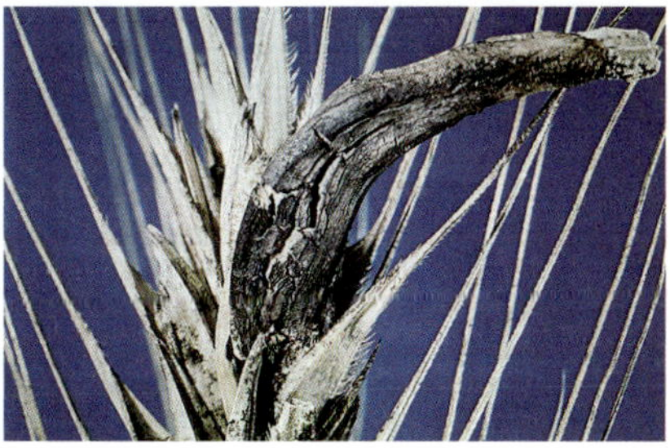

Secale cornutum: Samen [5]

(Familie Clavicipitaceae) gebildete, bis 35 mm lange, schwärzlich-violette Dauermyzel, das v. a. auf Secale cereale (Roggen) parasitiert u. als gebogener Zapfen (Sklerotium) anstelle des Roggenkorns aus den Spelzen hervordrängt; s. Abb.; Negativmonographie Kommission E; **Inhaltsstoffe:** über 30 Alkaloide, darunter Säureamidalkaloide (z. B. Ergometrin) u. Peptidalkaloide (z. B. Ergotamin, Ergotoxin), fettes Öl, Farbstoffe, Amine, Ergosterol; **Verwendung:** zur Gewinnung der Reinalkaloide od. Alkaloidfraktionen (s. Ergotalkaloide); seit der Antike Verwendung zur Geburtshilfe u. als Abortivum; im Mittelalter häufig epidemieartige Massenerkrankung durch mit S. c. verunreinigtes Brotgetreide (sog. Sankt-Antonius-Feuer od. Kriebelkrankheit); **Homöopathie:** Verwendung entsprechend dem homöopathischen Arzneimittelbild, z. B. bei Gebärmutterkrämpfen, Muskelkrämpfen, Krampfleiden, Lähmungen, Durchblutungsstörungen bei Schlagaderkrankheiten, Blutungsneigung.

Sechs Durch|schleusungs|organe (gr. ὄργανον Werkzeug) *n pl*: chin. Liu-Fu, Fu-Organe; in der Chinesischen Medizin* Bez. für Gallenblase, Magen, Dünndarm, Dickdarm, Harnblase u. die Drei* Erwärmer, deren gemeinsame Funktion das Durchschleusen u. Ausleiten von Nahrungs- bzw. Ausscheidungsstoffen ist; vgl. Außerordentliche Leibesresidenzen; Fünf Speicherorgane; Systematische Entsprechung der Fünf Wandlungsphasen.

Sẹdum acre L. *n*: (Scharfer) Mauerpfeffer, Steinpfeffer; ausdauernde Pflanze aus der Familie der Crassulaceae (Dickblattgewächse); **Arzneidroge:** zur Blütezeit gesammelte, frische od. getrocknete, oberirdische Teile (Sedi acri herba, Mauerpfefferkraut); **Inhaltsstoffe:** Piperidinalkaloide (z. B. Sedamin, Isopelletierin u. Sedinin) sowie Flavonoide, Gerbstoffe, Schleim, Gummi u. a.; **Wirkung:** keine eindeutige pharmakologische Wirkung nachgewiesen; **Verwendung:** (volkstümlich) z. B. als blutdrucksenkendes Mittel; äußerlich zur Wundbehandlung; die Wirksamkeit bei den beanspruchten Anwendungsgebieten ist derzeit nicht belegt. **Dosierung:** Tagesdosis 3 g Droge; **Nebenwirkungen:** beim Zerkauen Reizerscheinungen im Mund; bei Einnahme größerer Mengen kann es zu Erbrechen u. Diarrhö kommen. **Kontraindikation:** entzündliche Erkrankungen des Magen-Darm-Trakts, Entzündungen der ableitenden Harnwege; **Wechselwirkung:** keine bekannt; **Homöopathie:** Verwendung der frischen, blühenden Pflanze entsprechend dem homöopathischen Arzneimittelbild, z. B. bei Afterschmerzen.

See|bad: Kurort am Meer; Wirkung auf den Organismus durch Kombination der Schon- u. Reizfaktoren des Klimas* (reine, allergenarme Luft, maritimes Aerosol, geringe Tagesschwankungen der Temperatur, Abkühlungsreize, Wind, Sonne) u. der mechanischen u. Solereize der Bäder; **Anwendung:** bei Atemwegs- u. Hauterkrankungen, Allergien*, Somatisierungsstörung*. Vgl. Klimakurort.

Seelen|körper: syn. Aura*.

Seelen|leib: Astralleib; in der Anthroposophischen Medizin* Träger aller seelischen Empfindungen u. körperlichen vegetativen Reaktionen (u. a. Atmung, Blutdruck, Muskeltonus), endokrinen Vorgänge u. Ausscheidungsprozesse; Verbindung zwischen den körperlichen (Stoffleib*) u. den individuell-geistigen (Ich*-Organisation) Bedingungen zur Regulation der Vorgänge des Lebens; aus dem S. stammt alle gerichtete, aber auch instinktive Bewegung. Er äußert sich in den unterschiedlichen Stimmungen od. als Gesamtgestimmtheit. Vgl. Lebensleib.

SEG: Abk. für Segmentelektrographie*.

Segmẹnt|dia|gnostik (lat. segmẹntum Abschnitt; gr. διαγνωστικός fähig zu unterscheiden) *f*: Bez. für ein diagnostisches Verfahren, das sich auf die reflektorisch veränderten Gewebe u. ihre Projektionssymptome* richtet, die anhand ihrer Topographie auf funktionelle Erkrankungen in den tieferen somatischen u. viszeralen Bereichen (z. B. auf bestimmte innere Organe) hinweisen; durch (funktionelle) Palpation u. Kibler-Hautfaltentechnik lassen sich reflektorische Veränderungen im Gewebe feststellen, die das klinische Bild eines peripheren Irritationssyndroms* mit Schmerz, Muskelkontraktionen, verändertem Blutfluss, Schweißproduktion u. Schwellungen annehmen können. Nach Head (1889) werden die Reflexsymptome primär in jenen Dermatomen* u. Myotomen (Thorakalsegmente) erscheinen, die über den gleichen segmental-regulatorischen Komplex angeschlossen sind wie das gestörte Organ. Zudem soll jedes Organ auch eine Sekundärzone in den Zervikalsegmenten u. im Trigeminusbereich auslösen können. Vgl. Irritationszone; Head-Zone.

Segmẹnt|elektro|graphie (↑; gr. ἤλεκτρον Bernstein, an dem zuerst elektrostatische Kräfte beobachtet wurden; γράφειν schreiben) *f*: Abk. SEG; diagnostisches Verfahren nach Schimmel u. daraus abgeleitete computergestützte Form, die die menschliche Regulationsfähigkeit (Reaktionsfähigkeit) auf standardisierte elektrische Reizgeber in definierten Reflexzonen darstellen will; **Prinzip:** Verabreichung von elektrischen Reizen über

Elektrodenpaare u. Zuordnung zu bestimmten Segmentzonen, Untersuchung der Reagibilität der Hautareale in verschiedenen Etagen (Kopf, Thorax, Bauch, Becken), quadrantenbezogene Errechnung definierter Bewertungsziffern für sog. Belastungs- u. Störfaktoren sowie Gewinnung von allg. Hinweisen zur Regulationsfähigkeit; Veränderungen der Belastungsfaktoren werden als funktionelle, Veränderungen der Störfaktoren als morphologische Störungen gedeutet. **Durchführung:** Bestimmung der elektrischen Hautleitfähigkeit mit gepulsten Gleichstromfrequenzen von 13 Hz zwischen jeweils 2 übereinanderliegenden Elektroden durch Verabreichung von positiven u. negativen Strömen; die Messstrecke zwischen den jeweiligen Elektroden soll in festgelegter Art u. Weise verändert werden. Die SEG-Impulse werden mit bestimmten Reizgeberprogrammen in die Haut geleitet u. mit Hilfe bestimmter Parameter (Summenfaktor, Rückstromfaktor, Relation positives/negatives Impulspaket) interpretiert. **Anwendung:** als Vorsorgeuntersuchung auf Regulationsfähigkeit, zur Bestimmung des energetischen Gesamtzustands u. der Rechts- u. Linksbelastung (Lateralitätsbestimmung), zur diagnostischen Dokumentation u. therapeutischen Verlaufskontrolle; **Kontraindikation:** Schwangerschaft, Herzschrittmacher u. schwere Herzrhythmusstörungen. Wissenschaftlich umstrittenes Verfahren; von Vorteil ist die Untersucherunabhängigkeit während der Regulationsprüfung, da eine Beeinflussung des technischen Messvorgangs durch den Untersucher nicht möglich ist. Vgl. Diagnostik chronischer Irritationen.

Segmẹnt|massage (↑) *f*: Reizbehandlung in den korrespondierenden Zonen (Segmenten) der Körperdecke (Haut, Bindegewebe, Muskulatur, Faszien) der viszeralen Organe (s. Abb.); Innervationszonen der Haut (Head*-Zonen), des Unterhautbindegewebes (Bindegewebezonen) sowie des Periosts (Sklerotome*) u. der Skelettmuskeln (Myotome) sind mit inneren Organen (Viszerotome) auf den segmentalen Ebenen des Rückenmarks verbunden. **Anwendung:** bei chronischen organischen Affektionen (z. B. koronare Herzkrankheit), chronischen Magenerkrankungen (Ulcus ventriculi, Gastritis), Darmerkrankungen (Colitis ulcerosa, Reizdarmsyndrom), chronischer Bronchitis. Vgl. Neuraltherapie; Reizkörpertherapie.

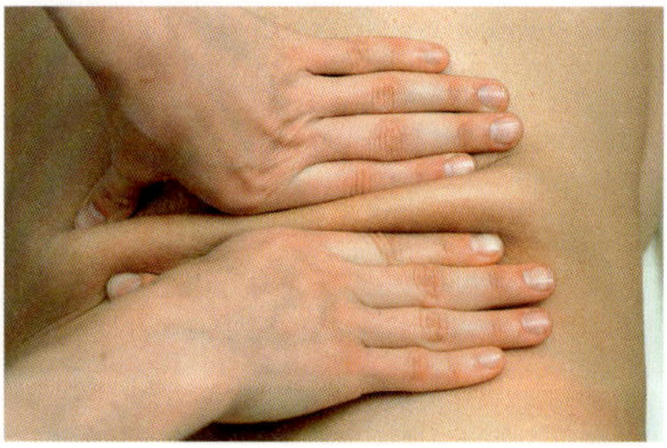

Segmentmassage: Sägegriff [9]

S

Seiden|pflanze, Sy̲rische: s. Asclepias syriaca.

Seifen|kraut, Echte̲s: s. Saponaria officinalis.

Seifen|rinde: s. Quillaja saponaria.

Seifen|wurzel, Rote: s. Saponaria officinalis.

Seifen|wurzel, Weiße: s. Gypsophila.

Seiten|beziehung: s. Lateralität.

Sekụnden|phänomen (gr. φαίνεσθαι sich zeigen, erscheinen) *n*: syn. Huneke-Phänomen; Bez. im Rahmen der Neuraltherapie* für die sofortige Beschwerdefreiheit eines Patienten nach Infiltration eines chronischen Irritationszentrums*; die Wirkung soll mindestens 20 Stunden (bei Zahnbehandlung 8 Stunden) anhalten u. bei Wiederauftreten der Beschwerden reproduzierbar sein, bis nach wiederholten Injektionen eine dauerhafte Symptomfreiheit eintritt.

Selbst|erfahrungs|gruppe: **1.** auf K. Lewin zurückgehende Form der Gruppenpsychotherapie*, bei der unter Anleitung durch Konfrontation des einzelnen Teilnehmers mit den Reaktionen der Gruppe selbstreflexive Prozesse initiiert werden sollen; **2.** Gruppe von psychotherapeutisch od. medizinisch tätigen Personen, die durch Erfahrungsaustausch Verständnis für Motivation u. evtl. unbewusste Mechanismen ihres eigenen Handelns (z. B. im Rahmen einer Psychotherapie*) gewinnen, z. B. Balint*-Gruppe; vgl. Supervision.

Selbst|heilung: Vorstellung in der Naturheilkunde* u. Komplementärmedizin*, dass die Natur (Physis) des Menschen aus eigener Kraft eine Erkrankung überwindet, wobei entsprechende Verfahren diesen Prozess lediglich anregend, stärkend od. unterstützend begleiten sollen; in diesem Sinne werden teilweise die Begriffe Naturheilverfahren* u. Physiotherapie* interpretiert.

Selbst|hilfe: Gesamtheit aller Aktivitäten, die Menschen zur Wiederherstellung ihrer Gesundheit* od. zur Bewältigung von Krankheit* u. Krankheitsfolgen mobilisieren; **Formen: 1. individuelle u. familiäre** S.: umfasst Selbstdiagnose, Pflege, Selbstmedikation u. psychosoziale Unterstützung von Angehörigen (vgl. Angehörigengruppe); **2. Selbsthilfegruppe:** freiwilliger, meist loser Zusammenschluss von Menschen, die selbst od. als Angehörige von gleichen Erkrankungen od. psychischen od. sozialen Problemen betroffen sind; Ziel: Meinungs- u. Informationsaustausch, Stabilisierung u. (gemeinsame) Bewältigung der Lebenssituation u. ggf. Veränderung der persönlichen Lebensumstände, häufig auch Einwirkung auf das soziale u. politische Umfeld; Selbsthilfegruppen ermöglichen psychosoziale Unterstützung in Lebenskrisen, die Thematisierung von Tabuthemen u. Entlastung durch die Erfahrung, nicht mit der persönlichen Problematik allein zu sein. Selbsthilfegruppen existieren z. B. für chronische Erkrankungen (z. B. Multiple Sklerose), Krankheitsfolgen (z. B. künstlicher Darmausgang), Suchterkrankungen (z. B. Abhängigkeit), psychische Erkrankungen (z. B. psychogene Essstörungen), Gewalt (gegen Frauen, Kinder), Behinderungen (z. B. Blindheit, Amputation) u. Umwelterkrankungen (z. B. durch Elektrosmog). **3. Selbsthilfeinitiative:** Zusammenschluss verschiedener Selbsthilfegruppen zur gemeinsamen Öffentlichkeits- u. Lobbyarbeit; z. B. Landesverbände u. Bundesverband der Angehörigen psychisch Kranker (z. B. Kinder psychisch kranker Eltern); **4.** Intermediäre Strukturen dienen dem Informationsaustausch zwischen Selbsthilfegruppen, als Anlauf- od. Koordinierungsstelle für Interessierte bzw. Betroffene u. als Schnittstelle mit dem professionellen System. Organisierte Selbsthilfezusammenschlüsse können einen Ersatz für erodierte primäre soziale Netze u. damit einen wichtigen Faktor sozialer u. gesundheitlicher Problembewältigung darstellen. Sie leisten Hilfe v. a. zur Krankheitsbewältigung u. zum Informationsaustausch unter Betroffenen, die vom professionellen System nicht erbracht werden bzw. nicht erbracht werden können: **1.** Entlastung (die Erfahrung, nicht allein mit der Erkrankung zu sein, wirkt erleichternd); **2.** Informations- u. Erfahrungsaustausch (neue Mitglieder können von den anderen lernen); **3.** psychosoziale Unterstützung in Lebenskrisen (familiäre Konflikte infolge chronischer Erkrankung); **4.** Thematisierung von Tabuthemen (z. B. Sexualität mit künstlichem Darmausgang od. nach Amputation); **5.** Eröffnung neuer Problemfelder (z. B. Elektrosmog), die medizinisch (noch) nicht erkannt od. akzeptiert werden. **Durchführung:** 7–15 Mitglieder arbeiten aktiv, selbstbestimmt u. kontinuierlich in einer Selbsthilfegruppe an einem gemeinsamen Krankheitsthema od. einem psychosozialen Problem. Die Gruppe arbeitet autonom ohne professionelle Helfer (Ärzte, Psychologen, Sozialarbeiter), kooperiert zeitweise mit ihnen od. wird von ihnen angeleitet. Arbeitsprinzip ist eine größtmögliche Offenheit unter den Teilnehmern u. Verschwiegenheit nach außen. Insgesamt führt S. zur Steigerung der Patientenkompetenz u. dem Erwerb einer aktiveren u. selbstbewussteren Rolle gegenüber Ärzten. Wissen u. Erfahrung der Gruppe können auch anderen bzw. der Öffentlichkeit zur Verfügung gestellt werden. **Hinweis:** bundesweite Anlaufstelle für Selbsthilfegruppen-Interessenten: Nationale Kontakt- u. Informationsstelle zur Unterstützung von Selbsthilfegruppen (NAKOS), Wilmersdorfer Str. 39, 10627 Berlin; Tel.: 030 31018960, Fax 030 31018970; Homepage: http://www.nakos.de, E-Mail: selbsthilfe@nakos.de.

Selbst|management *n*: Fähigkeit, persönliche Angelegenheiten überschauen, planen u. organisieren zu können; durch verhaltenstherapeutisch ausgerichtete Strategien können die für ein effektives S. erforderlichen Kompetenzen wie Selbstbeobachtung, Selbstinstruktion, Selbstverstärkung, Selbstkontrolle u. Selbstregulation erworben werden, z. B. im Rahmen von Problembewältigung od. Gesundheitstraining. Die Selbstmanagement-Therapie (F. H. Kanfer) basiert darauf, dass es eine der wichtigsten Aufgaben des Therapeuten ist, Patienten zu Veränderungen zu motivieren (z. B. Förderung der Selbstwirksamkeit), wobei die wichtigsten Veränderungen jedoch unter Selbstkontrolle des Patienten erfolgen. Der Patient wird als Individuum mit Fähigkeiten zu planvollem u. zielgerichtetem Handeln verstanden, der in der Lage ist, die erforderlichen Techniken der Selbstveränderung zu erlernen u. umzusetzen.

Selbst|regulation (Regulation*) *f*: s. Autoregulation.

Selbst|sicherheits|training *n*: Training sozialer Kompetenz; Verfahren der kognitiven Therapie u. Verhaltenstherapie* mit dem Ziel, Teilnehmer u. a. durch Kommunikationstraining in die Lage zu versetzen, sich sozial kompetent über ihre Anliegen, Gefühle u. Absichten auszutauschen u. neue Erfahrungen mit eigenem Verhalten in schwierigen Situationen zu machen; anhand praktischer Beispiele übt der Patient mit Wahrnehmungsübungen, Therapeutenrückmeldung u. audiovisuellem Feedback in therapeutischen Situationen u. später in realen Alltagssituationen, sein Verhalten zu korrigieren. **Anwendung:** u. a. bei Störungen, die mit Defiziten der sozialen Kompetenz einhergehen können (z. B. Depression, soziale Phobie, ängstlich-vermeidende Persönlichkeitsstörung, Schizophrenie, Borderline-Persönlichkeitsstörung, Abhängigkeit, psychosomatische Störungen); S. kann als Einzel- u. Gruppentherapie bei allen Störungen eingesetzt werden, bei denen die Selbstwertproblematik im Mittelpunkt steht u. von Patient u. Therapeut als behandlungsbedürftig angesehen wird.

Selbst|wirksamkeit: s. Selbstmanagement.

Selen (gr. σελήνη Mond, Mondschein) *n*: chemisches Element, Symbol Se, OZ 34, rel. Atommasse 78,96; 2-, 4- u. 6-wertiges, zur Sauerstoffgruppe (Chalkogene) gehörendes Halbmetall; essentielles Spurenelement*; **biochemische Funktion:** Bestandteil der Glutathionperoxidase, die mit Vitamin E, schwefelhaltigen Aminosäuren u. Katalase der Lipidoxidation in Membranen entgegenwirkt u. somit die Bildung vieler zellschädigender Produkte verhindert (Antioxidans); antikanzerogene Wirkung; **Vorkommen in Nahrungsmitteln:** Seefisch, Fleisch, Innereien, Pilze, Nüsse, Sesam u. Getreideprodukte; Bedarf für Erwachsene (D-A-CH 2008): Schätzwert 30–70 μg/d; **Mangelerscheinungen:** Erstes Symptom ist die Erhöhung der Lebertransaminasen u. der Kreatinkinase; Nagelveränderungen (weiße Flecken), dünne u. blasse Haare, Skelettmyopathie, Kardiomyopathie, erythrozytäre Makrozytose durch niedrige Selenspeicher bei Frühgeborenen, Alkoholkrankheit u. parenterale Ernährung; alimentär bedingt durch proteinarme Kost u. bei einem hohen Grad regionaler Selbstversorgung auf selenarmen Böden; **Intoxikation:** alimentär nicht bekannt; bei Inhalati-

S

on von Selenstaub Reizung der Atemwege, knoblauchartiger Atemgeruch, Leberzirrhose, Haarausfall, Herzmuskelschwäche; **Referenzbereich:** 0,8–1,8 μmol/l Serum; **Verwendung:** Die Wirksamkeit in der Tumorprävention ist wahrscheinlich, in der Tumortherapie wird sie diskutiert. Es gibt Belege für einen Nutzen von S. bei Lymphödem nach Mastektomie. **Homöopathie:** Anwendung entsprechend dem homöopathischen Arzneimittelbild, z. B. bei Hautausschlägen, Seborrhö, Entzündungen der oberen Atemwege, Verdauungsinsuffizienz, Schwächezuständen.

Seleni|cereus grandi|florus (L.) Britt. et Rose *m*: Cactus grandiflorus, Cereus grandiflorus; Königin der Nacht; kletternder Kaktus aus der Familie der Cactaceae (Kaktusgewächse); **Arzneidroge:** frische od. getrocknete Blüten (Selenicerei grandiflori flos) u. oberirdische Teile (Selenicerei grandiflori herba); Negativmonographie Kommission E; **Inhaltsstoffe:** Blüten: Betalaine (roter Farbstoff Betacyan), Flavonolglykoside; Kraut: biogene Amine (besonders Tyramin, N-Methyltyramin u. N,N-Dimethyltyramin) u. Flavonolglykoside; **Wirkung:** positiv inotrop; **Verwendung:** (volkstümlich) alkoholische Extrakte u. a. galenische Zubereitungen bei Herzbeschwerden, Angina pectoris, Harnwegserkrankungen; die Wirksamkeit bei den beanspruchten Anwendungsgebieten ist derzeit nicht belegt. Eine Selbstmedikation wird nicht empfohlen. **Homöopathie:** Anwendung entsprechend dem homöopathischen Arzneimittelbild, z. B. bei Krämpfen von Muskulatur, Gefäßen u. Hohlorganen, Schleimhautblutungen, organischer u. funktioneller Herzkrankheit, Gefäßverkalkung u. Hypertonie.

Sellerie: s. Apium graveolens.

Semecarpus anacardium L. f. *m*: Anacardia orientalia; Ostindischer Tintenbaum; immergrüner, bis 10 m hoher Baum aus der Familie der Anacardiaceae (Sumachgewächse); **Arzneidroge:** reife, getrocknete Früchte (Anacardii orientalis fructus, Anacardium, Ostindische Elefantenläuse); **Inhaltsstoffe:** phenolische Verbindungen wie Cardol, Gerbstoffe, Harz u. Farbstoff; in den Samen ca. 47 % fettes Öl mit Anacardsäure; **Wirkung:** antientzündlich, antimikrobiell, Serumcholesterol senkend; **Verwendung:** im Ayurveda Balsam aus der Frucht als Hautreizmittel, gegen Warzen u. Hühneraugen, bei rheumatoider Arthritis; wird wegen der Nebenwirkungen nur mit größter Vorsicht u. nur von spezialisierten Ärzten angewendet. Die Wirksamkeit bei entzündlichen Veränderungen ist im Tierversuch nachgewiesen worden. **Nebenwirkungen:** Auch bei äußerlicher Anwendung wurden schmerzhafte Miktion, blutiger Harn u. schmerzhafte Stühle beobachtet. **Kontraindikation:** keine bekannt; **Wechselwirkung:** keine bekannt; **Homöopathie:** Verwendung der reifen, getrockneten Früchte entsprechend dem homöopathischen Arzneimittelbild, z. B. bei Hautausschlägen, Verdauungsinsuffizienz, Ulcus ventriculi u. duodeni, geistiger Erschöpfung, Verstimmungszuständen, Wahnvorstellungen.

Semen (lat.) *n*: Samen; für Samenpflanzen charakteristische Verbreitungseinheit bzw. eine junge Pflanze im Ruhezustand; in der neuen pharmazeutischen Nomenklatur für Arzneidrogen wird die Bez. des Pflanzenteils hinter den Pflanzennamen gestellt (z. B. Myristicae* semen; früher vorangestellt, z. B. Semen Myristicae).

Sempervivum tectorum L. **ssp. tectorum** *n*: (Echte) Hauswurz; Rosettenpflanze aus der Familie der Crassulaceae (Dickblattgewächse); wild lebende Populationen sind besonders geschützt (§ 1 Satz 1 Bundesartenschutzverordnung). **Arzneidroge:** Blätter (Sempervivi tectori folium); **Inhaltsstoffe:** Äpfelsäure u. a. Carbonsäuren, Gerbstoffe u. Schleimstoffe; **Wirkung:** adstringierend, antioxidativ, leberprotektiv; **Verwendung:** (volkstümlich) Saft der frischen Blätter als Wundheilmittel; **Dosierung:** Kompresse, Pflanzensaft mit Wasser verdünnt; **Nebenwirkungen:** keine bekannt; **Kontraindikation:** keine bekannt; **Wechselwirkung:** keine bekannt; **Homöopathie:** Verwendung der frischen, vor der Blüte gesammelten Blätter (der Blattrosette, Durchmesser 6–14 cm) entsprechend dem homöopathischen Arzneimittelbild, z. B. bei knotigen Verhärtungen in Haut, Zunge u. Brust, Warzen.

Senecio jacobaea L. *m*: Jacobaea vulgaris; Jakobskreuzkraut, Jakobsgreiskraut; zwei- bis mehrjährige Pflanze aus der Familie der Asteraceae (Korbblütler); **Arzneidroge:** getrocknete oberirdische Teile der blühenden Pflanze (Senecionis jacobaeae herba); **Inhaltsstoffe:** bis 0,9 % Pyrrolizidinalkaloide, ätherisches Öl, Mineralsalze, besonders Phosphate u. Oxalate; **Verwendung:** Die therapeutische Verwendung ist aufgrund des Gehalts an Pyrrolizidinalkaloiden, die hepatotoxisch, kanzerogen u. mutagen wirken können, nicht vertretbar.

Senecio nemorensis (L.) **ssp. fuchsii** (C. C. Gmel.) Celak. *m*: Senecio ovatus; Fuchskreuzkraut; geophytische Rhizomstaude aus der Familie der Asteraceae (Korbblütler); **Arzneidroge:** oberirdische Teile (Senecionis herba); Negativmonographie Kommission E; **Inhaltsstoffe:** bis 0,1 % Pyrrolizidinalkaloide, ca. 0,1 % ätherisches Öl, Flavonoide, Cumarinderivate u. Sesquiterpenester; **Verwendung:** Die therapeutische Verwendung ist aufgrund des Gehalts an Pyrrolizidinalkaloiden, die hepatotoxisch, kanzerogen u. mutagen wirken können, nicht vertretbar.

Senega *f*: s. Polygala senega.

Senf|mehl: s. Brassica nigra.

Senf|mehl|fuß|bad: warm-heißes Fußbad* (nach Kneipp bis einschließlich Unterschenkel, sonst auch nur den Fuß betreffend) mit Zusatz von Senfmehl (s. Sinapis alba; Brassica nigra); **Wirkung:** verstärkte Durchblutung; **Anwendung:** u. a. bei kalten Füßen, Erkältung, Harnwegsinfektion, Kopfschmerz; **Hinweis:** Wegen starker Hautreizung muss das Senfmehl nach der Anwendung vollständig entfernt werden.

Senf, Schwarzer: s. Brassica nigra.

Senf, Weißer: s. Sinapis alba.

Senf|wickel: Wickel* mit Tüchern, die in mit Senfmehl (2–3 EL) versetztes, heißes (ca. 48 °C) Wasser getaucht wurden; nach Anwendung Senfkörnchen mit warmem Wasser von der Haut abwaschen; **Wirkung:** stark hyperämisierend; **Anwendung:** z. B. bei Bronchitis; **cave:** bei empfindlicher Haut Reizungen u. Verbrennungen möglich.

Sennes|pflanze: s. Cassia senna.

Sepia officinalis L. *f*: Tintenfisch; Molluske aus der Familie der Sepiidae (Sepien); **Homöopathie:** Anwendung entsprechend dem homöopathischen Arzneimittelbild, z. B. bei verschiedenen, v. a. chronischen Hauterkrankungen, Entzündungen u. Störungen der Verdauungsorgane, Störungen der weiblichen Geschlechtsorgane, Entzündungen der Harnorgane u. Harnentleerungsstörungen, Erkrankungen des rheumatischen Formenkreises, Varikose, Kopfschmerz, Schlafstörungen, Erschöpfungszuständen, seelischen Störungen u. depressiven Verstimmungszuständen.

Serenoa repens (Bartr.) Small *f*: Sabal serrulata (Michx.) Nichols; Sägepalme; kurzstämmige Buschpalme aus der Familie der Arecaceae (Palmengewächse); s. Abb.; **Arzneidroge:** getrocknete, reife Früchte (Sabalis serrulatae fructus, Serenoae repentis fructus, Sägepalmenfrüchte); Monographie: ESCOP, WHO, Kommission E; **Inhaltsstoffe:** fettes Öl mit C_8- bis C_{16}-gesättigten Fettsäuren, Fettsäureethylester, Fettalkohole, Hydroxyfettsäuren, γ-Linolensäure), δ-7- u. δ-5-Phytosterole (β-Sitosterol u. zahlreiche Derivate), Gibberelinsäure, wasserlösliche Polysaccharide; **Wirkung:** antiandrogen, antiproliferativ, antiexsudativ, antiödematös, anti-inflammatorisch, spasmolytisch, Hemmung der 5α-Reduktase; **Verwendung:** Fertigarzneimittel; (med.) bei Miktionsbeschwerden bei benignem Prostatasyndrom (Stadium I u. II) (ESCOP, Kommission E); **Dosierung:** Tagesdosis: 320 mg eines mit lipophilen Lösungsmitteln extrahierten Extrakts; **Nebenwirkungen:** selten Magenbeschwerden; **Kontraindikation:** keine bekannt; **Wechselwirkung:** keine bekannt; **Homöopathie:** frische, reife Früchte entsprechend dem homöopathischen Arzneimittelbild, z. B. bei Entzündungen der ableitenden Harnwege, Harnblasenentleerungsstörungen.

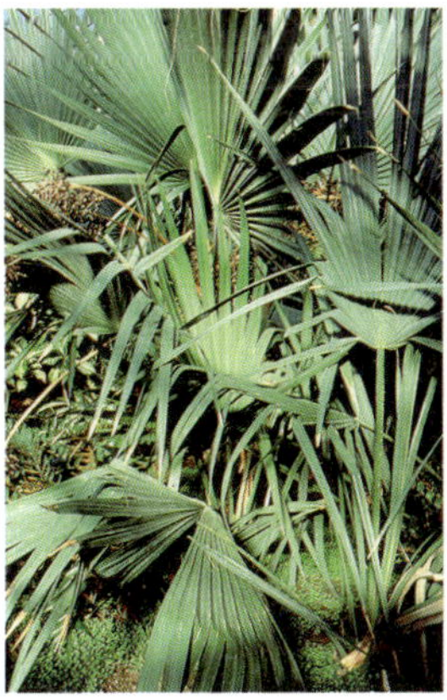

Serenoa repens: Pflanze [5]

Sero|therapie (lat. serum Molke, Blutwasser; Therapie*) *f*: s. Serumtherapie.

Sero|zyto|therapie (↑; gr. κύτος Zelle; Therapie*) *f*: Sonderform der Serumtherapie*; **Prinzip:** Gabe eines sog. Anti-Gewebe-Globulins, das durch die Immunisierung von Pferden hergestellt wird, denen spezifische heterologe Schweinegewebe-Antigene verabreicht wurden.

Serpylli herba *f*: s. Thymus serpyllum.

Serum-in-aqua-Test (lat. serum Molke, Blutwasser; aqua Wasser) *m*: spekulativer Krebs(früh)erkennungstest, der i. S. eines Serumpräzipitationsverfahrens aus geringen Veränderungen der Eiweißfällung im Serum Hinweise auf eine Krebsentwicklung gewinnen möchte; wissenschaftlich widerlegtes Verfahren. Vgl. Krebs.

Serum|kristallisation (↑; gr. κρύσταλλος Eis) *f*: s. Kristallisationstest.

Serum|therapie (↑; Therapie*) *f*: auch Serotherapie; therapeutische Verabreichung von antikörperhaltigen Seren von Tieren, die mit menschlichen Organextrakten behandelt wurden; soll eine Aktivierung sog. körpereigener Funktionsdefekte u. sog. gealterter od. funktionsgestörter Organantigene bewirken; **Sonderform:** Serozytotherapie*; **Anwendung:** meist als Bestandteil der Wiedemann*-Kur bei Infektanfälligkeit, hormonal bedingten Störungen, Gefäßkrankheiten, degenerativ-entzündlichen Erkrankungen des rheumatischen Formenkreises; **Kontraindikation:** akute entzündliche Prozesse, Atopien, schwere Herz- u. Niereninsuffizienz. Wissenschaftlich umstrittenes Verfahren.

Serum|therapie, kombinierte (↑; ↑) *f*: syn. Wiedemann*-Kur.

Sexual|psycho|therapie (lat. sexualis das Geschlecht betreffend; Psych-*; Therapie*) *f*: Oberbegriff für Therapieformen, die sich auf W. Masters u. V. Johnson gründen, u. für weitere symptomzentrierte u. erfahrungsorientierte psychotherapeutische Verfahren für Paare u. Einzelpatienten; **Anwendung:** bei allen sexuellen Funktionsstörungen, die bereits länger als 6 Monate andauern (soweit diese von Betroffenen od. Partnern als behandlungsbedürftig erlebt werden), sowie abweichendem Sexualverhalten (sofern Leidensdruck, Zeichen sexueller Sucht od. eine Gefährdung von Beteiligten bestehen); **Methode:** Bearbeitung des Körperselbstbilds, Sensate-focus-Übungen (Betonung der sensorischen Empfindung u. Förderung der Körperwahrnehmung, Training konstruktiver sexueller Kommunikation), körperliche Selbstexploration, selbsterkundende Masturbation, systematische Desensibilisierung*, zeitweiliges Koitusverbot, Teasing-Methode (wiederholte Stimulation des Penis bis zur Erektion, anschließende Relaxation u. erneute Stimulation), Trennungshilfen; u. U. psychotherapeutische Bearbeitung zugrunde liegender Konflikte bzw. von Beziehungsstörungen.

Sexual|störung (↑): s. Funktionsstörungen, sexuelle.

Sexual|therapie (↑; Therapie*) *f*: allgemeine Bez. für die Behandlung sexueller Funktionsstörungen; kann Pharmakotherapie od. Psychotherapie umfassen u. Teil der Behandlung von Sexualpräferenzstörungen sein; meist i. S. von Sexualpsychotherapie* verwendet.

Sferics *n pl*: Kurzbez. für (engl.) *atmo**spheric***; Bez. für atmosphärische Impulsstrahlung mit längerwelligen Nachschwankungen; periodische Felder, die durch atmosphärische Entladungen entstehen; S. aus dem Nahbereich von Gewittern sollen prinzipiell biotrope Effekte i. S. von meteorologischen Belastungen auslösen können. Vgl. Atmospherics.

Shan-Yao: s. Dioscoreae rhizoma.

Shan-Zha: s. Crataegi fructus.

Shan-Zhu-Yu: s. Corni fructus.

Sha-Ren: s. Amomi fructus.

Shen *n*: chin. Bez. für den Geist, der im Herzen gespeichert wird, mentale Aktivitäten, Schlafen u. Wachsein bestimmt u. das Bewusstsein formt; manifestiert sich als individuelle Seele des Menschen einerseits als sog. Po, dem Seelenaspekt, der in den Menschen als erster Lebenshauch einströmt u. ihn als letzter Atemzug wieder verlässt, u. andererseits als Hun, das i. S. der Persönlichkeit eines Menschen auch sein körperliches Dasein überdauern kann. Shen entspricht als immaterielles Phänomen seinem Wesen nach dem Qi*, bezieht sich jedoch i. e. S. auf Kognitionen u. seelische Regungen.

Sheng-Di-Huang: s. Rehmanniae radix.

Shi|atsu (jap. shi Finger; atsu Druck) *n*: in Japan entwickelte, aus der chinesischen Manualtherapie* hervorgegangene Behandlung mit Ausübung von Druck u. Reibung auf bestimmte Hautbereiche, Muskeln u. Gelenke (auch entlang der Leitbahnen*), durch die ein Ausgleich u. eine Harmonisierung innerhalb des Organismus angestrebt werden sollen; Durchführung auch in 35 °C warmem Wasser (Wassershiatsu). Wissenschaftlich nicht belegtes Verfahren. Vgl. Akupunkturpunktmassage.

Shi-Gao: s. Gypsum fibrosum.

Shikimi: s. Illicium anisatum.

Shoti|mehl: Bez. für Stärke aus dem frischen Rhizom von Curcuma* zedoaria.

Shu-Di-Huang: s. Rehmanniae radix praeparata.

Siddha-Medizin (lat. ars medicina ärztliche Kunst) *f*: Traditionelle Indische Medizin* Südindiens, insbesondere im Südosten Indiens (Bundesstaat Tamil Nadu) verbreitet; die S.-M. soll ursprünglich von Heiligen (Sanskrit Siddha), welche den Gott Shiva verehrten, gelehrt worden sein. Eine eigene medizinische Literatur der S.-M., meist in Tamil verfasst, wird seit ca. dem 16. Jahrhundert beschrieben. Die theoretischen Grundanschauungen der S.-M. entsprechen bis auf wenige Besonderheiten den Lehren des Ayurveda*. In der Diagnose ist insbesondere die Pulsdiagnostik* hoch entwickelt. Die Besonderheiten der S.-M. liegen v. a. im Bereich der Arzneimitteltherapie, u. a. mit einer Fülle metallischer Präparationen (auch solchen mit Verwendung von Quecksilber*); im Ayurveda sind alchemistische Präparationen in der Spezialdisziplin des Rasa* Shastra zu finden. Der Gebrauch alkalischer Metallpräparationen u. auch des menschlichen Harns als Arznei sind einige Beispiele für Besonderheiten der Siddha-Medizin. Vgl. Unani-Medizin; Pharmakotherapie, ayurvedische.

Signaturen|lehre (lat. signare mit einem Zeichen versehen, kenntlich machen): auf der Annahme, dass Gott in Zeichen, Formen u. Farben festlegte, was in der Natur der Heilung des Menschen dienen solle, basierende Auffassung der mittelalterlichen Ärzte (z. B. Paracelsus); Beispiele sind Chelidonium* majus, das wegen seiner gelben Farbe der Blüten bei der Gelbsuchtbehandlung Verwendung gefunden hat, sowie Euphrasia* officinalis (Augentrost) für die Therapie von Augenerkrankungen. Vgl. Iatromagie.

Silber: chemisches Element, Symbol Ag (Argentum), OZ 47, rel. Atommasse 107,87; zur Kupfergruppe gehörendes, 1-, selten 2- od. 3-wertiges, weiß glänzendes Edelmetall; löslich in Salpetersäure u. konzentrierter Schwefelsäure; schwärzt sich an der Luft durch Bildung von Silbersulfid; **Intoxikation:** Durch häufigen Kontakt mit Silberstaub kann es zur Inkorporation u. Ablagerung von Silberkörnchen in der Haut mit Blaugrau-Verfärbung der Haut (Argyrie) od. Ausbildung eines Silbersaums am Zahnfleischrand kommen. **Verwendung: 1.** (med.) Silberfolien u. -pulver zur Wundbehandlung u. Wasserentkeimung; **2.** in der Anthroposophischen Medizin spezielle pharmazeutische Zubereitungen z. B. zur Stärkung der regenerierenden Kräfte, bei Folgen von psychischen Traumata (vgl. Metalltherapie); **Homöopathie:** (Argentum metallicum) Anwendung von Zubereitungen aus der Umsetzung von Silbersalzen mit Zink entsprechend dem homöopathischen Arzneimittelbild, z. B. bei chronischer Pharyngitis u. Laryngitis, geistiger Erschöpfung u. Störungen des Nervensystems mit Paresen u. Krämpfen der Extremitäten, entzündlichen Schwellungen der Ovarien.

Silber|baum: s. Ginkgo biloba.

Silber|distel: s. Carlina acaulis.

Silber|nitrat *n*: Lapis infernalis, Argentum nitricum; sog. Höllenstein; $AgNO_3$; farblose, durchsichtige, tafelförmige Kristalle od. Stäbchen; **Verwendung:** äußerlich als Ätzmittel zur Warzenbe-

S

handlung; **Homöopathie:** Anwendung entsprechend dem homöopathischen Arzneimittelbild, z. B. bei psychosomatischen Erkrankungen des Magen-Darm-Trakts, Migräne.

Silicea *n*: s. Silicium.

Silicium (lat. silex Kiesel, Feuerstein) *n*: chemisches Element, Symbol Si, OZ 14, rel. Atommasse 28,09; zur Kohlenstoffgruppe gehörendes, 4-wertiges Halbmetall; nach Sauerstoff das meist verbreitete Element; wichtigstes gesteinsbildendes Mineral; Spurenelement* (im Organismus v. a. an Lipoide gebunden); **biochemische Funktion:** trägt zur Stabilität von Kollagen u. Elastin (Mukopolysaccharide) bei; eine Funktion bei der Einlagerung von Calcium in Knochen u. Knorpel unabhängig von Vitamin D wird diskutiert; unerlässlich für die maximale Aktivität der Prokollagen-Prolin-Dioxygenase im Knochen; **Vorkommen in Nahrungsmitteln:** besonders in ballaststoffreichem Vollkorngetreide, Wurzelgemüse, Mineralwasser; **Intoxikation:** alimentär nicht bekannt; Erkrankungen durch Inhalation von Silikatstaub (Berufskrankheit Silikose); **Referenzbereich:** 138 μmol/l Serum; **Verwendung:** in der Anthroposophischen Medizin Verwendung von Quarz (kristallines Siliciumdioxid) z. B. zur Anregung der Formkräfte, Kräftigung des Bindegewebes; **Homöopathie:** (Acidum silicium, Silicea) Anwendung entsprechend dem homöopathischen Arzneimittelbild, z. B. bei chronischen Entzündungen, Eiterungen u. Fistelbildungen von Haut, Lymphdrüsen, Schleimhäuten, Knochen u. Gelenken, bei Gewebewucherungen, geistiger Erschöpfung.

Silybum marianum (L.) Gaertner *n*: Carduus marianus; Mariendistel, Frauendistel; distelartige Pflanze aus der Familie der Asteraceae (Korbblütler); s. Abb.; **Arzneidroge:** vom Pappus befreite reife Früchte (Silybi mariani fructus, Mariendistelfrüchte); Monographie: ESCOP, WHO, Kommission E; **Inhaltsstoffe:** 1,5–3 % Silymarin (Komplex aus den Flavonolignanen Silybin, syn. Silibinin, Silydianin u. Silychristin), ca. 26 % fettes Öl mit mehrfach ungesättigten Fettsäuren; **Wirkung:** antihepatotoxisch bei verschiedenen Leberschädigungsmodellen, antiphlogistisch, antifibrotisch; **Verwendung:** zerkleinerte Droge für Infuse, andere galenische Zubereitungen (Silymaringemische) zum Einnehmen; Fertigarzneimittel; (med.) **1.** bei dyspeptischen Beschwerden (Kommission E); **2.** zur unterstützenden Behandlung bei chronisch entzündlichen Lebererkrankungen u. Leberzirrhose (ESCOP, Kommission E); **Dosierung:** mittlere Tagesdosis 12–15 g Droge für Teeaufgüsse, Zubereitungen entsprechend 200–400 mg Silymarin pro Tag berechnet als Silybinin; **Nebenwirkungen:** vereinzelt leichte laxierende Wirkung (Zubereitungen); **Kontraindikation:** keine bekannt; **Wechselwirkung:** keine bekannt; **Homöopathie:** Verwendung der reifen, vom Pappus befreiten Früchte (mindestens 1,0 % Silymarin) entsprechend dem homöopathischen Arzneimittelbild, z. B. bei Leber- u. Gallenerkrankungen, Hämorrhoiden, Varizen, rheumatischen Erkrankungen der Schulter od. Hüfte.

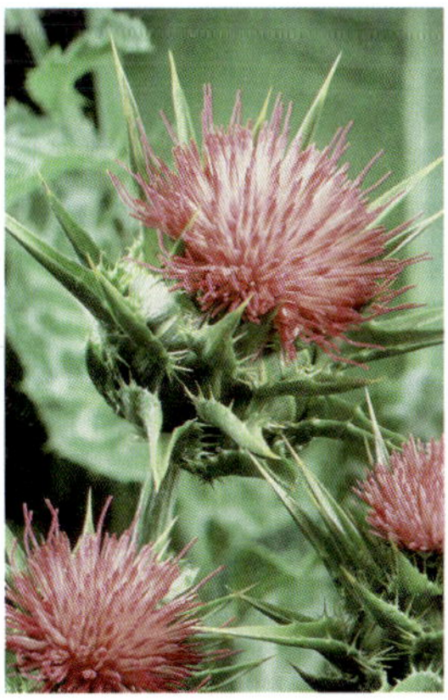

Silybum marianum: Blüte [5]

Sily|marin *n*: s. Silybum marianum.

Simile (lat. similis ähnlich) *n*: homöopathisches Arzneimittel, dessen Arzneimittelbild* dem Zustand des Patienten ähnliche Symptome enthält; auch mit der Bedeutung des sog. ähnlichsten Mittels verwendet; vgl. Ähnlichkeitsprinzip; Simillimum.

Simile|findung (↑): s. Arzneimittelwahl.

Similia similibus curentur (lat.): „Ähnliches werde mit Ähnlichem behandelt"; von Samuel Hahnemann stammende Formulierung des grundlegenden Therapieprinzips der Homöopathie*; s. Ähnlichkeitsprinzip.

Simillimum (lat. similis ähnlich) *n*: Bez. für ein dem Krankheitszustand sehr ähnliches homöopathisches Arzneimittel, dessen Arzneimittelbild* sehr genau der Patientensymptomatik entspricht (s. Ähnlichkeitsprinzip); i. d. R. wird das Arzneimittel rückblickend nach einer schnellen, umfassenden u. anhaltenden Besserung als S. bezeichnet. Vgl. Simile.

Simonton-Methode (O. Carl S., Onkologe, Kalifornien, 1942–2009) *f*: syn. Visualisierung nach Simonton; spekulative Krebstherapie, Selbsthilfetechnik u. Methode der Psychoonkologie unter Zuhilfenahme von visuellen Bildern; durch Entspannung u. Visualisierung soll die physische, mentale u. emotionale Balance des Patienten wiederhergestellt werden. Außerdem wird der Patient angehalten, sich den Tumor als eine weiche, schwache Zellmasse, die konventionelle Behandlung als stark u. effektiv u. seine Leukozyten als aggressive Zerstörer der Krankheit vorzustellen. Es gibt Hinweise auf positive kognitive u. psychische (z. B. bei Angst*, Depression*) sowie physiologische Effekte (bei Hypertonie).

Sinapis alba L. *f*: Brassica alba; Weißer Senf; Pflanze aus der Familie der Brassicaceae (Kreuzblütler); **Arzneidroge:** gemahlene, entölte Senfsamen (Sinapis albae semen, syn. Erucae semen DAC); Monographie: Kommission E; **Inhaltsstoffe:** Senfölglykoside (Glukosinolate, u. a. Sinalbin, syn. Sinigrin), 1,2–3,4 % freies Senföl (entsteht durch enzymatische Spaltung während der Breiaufbereitung), fettes Öl, Schleim, Eiweiß; **Wirkung:** hautreizend, bakteriostatisch; **Verwendung:** äußerlich als Breiumschlag; **1.** (med.) bei Katarrhen der Atemwege, chronisch-degenerativen Gelenkerkrankungen, Weichteilrheumatismus (Kommission E); **2.** (volkstümlich) äußerlich z. B. bei Katarrhen der Atemwege u. bei Erkrankungen des rheumatischen Formenkreises; innerlich bei Verdauungsstörungen; **Dosierung:** Breiumschlag: 4 EL Pulverdroge unmittelbar vor der Anwendung mit warmem Wasser bis zu einer breiartigen Konsistenz verrühren; Tagesdosis 60–240 g Droge; Umschläge bei Kindern 5–10 Minuten, bei Erwachsenen 10–15 Minuten auf der Haut belassen; **Nebenwirkungen:** bei Anwendung von länger als 2 Wochen Gefahr von Haut- u. Nervenschäden; **Kontraindikation:** Nierenerkrankungen (Senföl wird durch die Haut resorbiert); keine Anwendung bei Kindern unter 6 Jahren; **Wechselwirkung:** keine bekannt; **Homöopathie:** Verwendung der reifen Samen entsprechend dem homöopathischen Arzneimittelbild, z. B. bei Entzündungen der Atemwege u. des Magen-Darm-Trakts.

Sinapis nigrae semen *n*: s. Brassica nigra.

Sinusitis (lat. sinus Krümmung, Ausbuchtung; -itis*) *f*: akute od. chronische Entzündung der Nasennebenhöhlen mit Eiterung u. evtl. Empyembildung; **Ursache:** aus der Nasenhöhle fortgeleitete Infektion v. a. mit Viren, Streptococcus pneumoniae, Haemophilus influenzae, Strepto- u. Staphylokokken u. a. (häufig Mischinfektion), auch als eosinophile Pilzsinusitis; bei Sinusitis maxillaris auch dentogene Infektion; **Symptome:** allgemeine Abgeschlagenheit, Gesichtsschmerzen u. Kopfschmerz, (einseitige) Behinderung der Nasenatmung; die chronische S. verläuft oft symptomarm. **Therapie:** u. a. **1.** Phytotherapie: (med.) u. a. Pelargonium* sidoides, Rumex* acetosa; auch Komplexpräparate; **2.** Homöopathie: u. a. Luffa* aegyptiaca, Verbascum*; **3.** Hydrotherapie: u. a. Gesichtsguss*, Inhalationstherapie*, Kopfdampf*, Wechselguss*; **4.** Akupunktur* u. Akupunkturpunktmassage* nach den Vorgaben der Chinesischen Medizin; **5.** Thermotherapie, lokale Wärme (Rotlicht, Ingwerauflage, Senfmehlauflage); **6.** Neuraltherapie*; **7.** Periostmassage*.

S

Sitz|bad: Form des Teilbads*, bei dem der Unterkörper ohne die Beine in eine mit Wasser gefüllte Sitzbadewanne od. Schüssel getaucht wird; **Anwendung: 1.** kaltes S. mit Zusätzen von z. B. Kamille od. Haferstroh bei entzündeten Hämorrhoiden, perianalen Entzündungen u. während der Schwangerschaft nach dem 3. Monat; **2.** warmes, ansteigendes S. bei spondylogenen Beschwerden u. überaktiver Harnblase.

Skabiosen|kraut: s. Knautia arvensis.

Sklero|tome (gr. σκληρός hart, trocken; τομή Schnitt, Abschnitt) *n*: aus den Ursegmenten* hervorgehendes Anlagenmaterial (Zellkomplexe) der Wirbel; auf der Knochenhaut befindliche Fläche, die entsprechend den Head*-Zonen innere Organe repräsentieren soll; vgl. Periostmassage; Segmentmassage.

Skorbut|kraut: s. Cochlearia officinalis.

Skrofulose (lat. scrofulae Halsdrüsen; -osis*) *f*: **1.** in der Homöopathie* Bez. für eine Diathese* mit starken lymphatischen Reaktionen; **2.** historischer Begriff, der früher mit der (Disposition zur) Tuberkulose in Zusammenhang gebracht wurde; nach heutiger schulmedizinischer Auffassung handelt es sich um eine sehr seltene Haut- u. Lymphknotenerkrankung im Kindesalter auf allergischer Grundlage. Die häufigsten klinischen Erscheinungen sind chronisch-katarrhalische Entzündungen, z. B. Rhinitis, Blepharitis, Konjunktivitis, Keratitis (Facies scrophulosa) u. Lymphadenitis.

Smallanthus sonchifolius (Poepp. et Endl.) H. Rob. *m*: Polymnia sonchifolia (Poepp. u. Endl.); Yacon, Erdbirne, Aricoma; mehrjähriges Kraut aus der Familie der Asteraceae (Korbblütler), heimisch in Kolumbien, Ecuador, Peru; **Arzneidroge:** Wurzel (Smallanthus-sonchifolius-Wurzel); **Inhaltsstoffe:** Inulin (ca. 14 mg/g Trockenmasse), Fructo-Oligosaccharide (35 % frei, 25 % gebunden), Kalium (ca. 335 mg/g Trockenmasse), Protocatechusäure, Chlorogensäure, Caffeinsäure, Ferulinsäure, Xanthin; **Wirkung:** süß schmeckend, darmregulierend, präbiotisch; **Verwendung:** (volkstümlich) Wurzelscheiben, Pulver, Tee, ausgepresster Saft, zu Blöcken (Chancaca) eingedickter Saft bei Diabetes mellitus, als Grundnahrungsmittel, Süßungsmittel; **Dosierung:** 2–5 getrocknete Wurzelscheiben zwischen den Mahlzeiten kauen, täglich 10 g Scheiben (entspricht 0,47 BE); 5 g Granulat (entspricht 0,12 BE), 15 ml Sirup (entspricht 0,92 BE); **Nebenwirkungen:** keine bekannt; **Kontraindikation:** keine bekannt.

Smilax aristolochii|folia *f*: s. Smilax regelii.

Smilax regelii Kill. et C. V. Morton *f*: Smilax officinalis; Sarsaparille; Kletterpflanze aus der Familie der Smilacaceae (Stechwindengewächse); zusammen mit **Smilax aristolochiifolia** Stammpflanze der Droge; **Arzneidroge:** getrocknete Wurzeln (Sarsaparillae radix), Sarsaparillewurzel; Negativmonographie Kommission E; **Inhaltsstoffe:** 0,5–2 % Steroidsaponine, Quercetin, Phytosterole; **Wirkung:** diuretisch, antiseptisch, juckreizstillend, expektorierend, appetitsteigernd; **Verwendung:** Eine therapeutische Anwendung ist angesichts der Risiken nicht vertretbar. **Nebenwirkungen:** Schleimhautreizung; in hohen Dosen massive Diurese, Schwitzen, Brechdurchfall, Magenreizung u. temporäre Nierenschäden; **Wech-**

selwirkung: Wirkungsverstärkung od. -abschwächung gleichzeitig eingenommener Arzneimittel möglich; **Homöopathie:** Verwendung von Zubereitungen entsprechend dem homöopathischen Arzneimittelbild, z. B. bei juckenden Hautausschlägen, Entzündungen u. Reizungen der Harnwege, Rheumatismus.

Snehana (snehana, Sanskrit Einfetten, Einölen) *n*: s. Purvakarma.

Socken, nasse: spezielle Kaltanwendung* nach Kneipp; s. Fußwickel.

Soft|laser (engl. soft sanft) *m*: Gerät zur energetisch niedrigen Lasertherapie* mit einer Leistungsdichte von bis zu 3000 mW/cm^2 u. einer Energiedichte von bis zu 50 J/cm^2 (damit deutlich unter den zu chirurgischen Zwecken weit verbreiteten Lasergeräten); als Laserquellen werden Helium-Neon-Gas (632,8 nm), Infrarotdioden (z. B. 830 nm) od. defokussiert CO_2 (10 600 nm) u. Argon (488 nm u. 514,5 nm) verwendet. Das monochromatische Licht des Lasers* ist sichtbar, erwärmt nicht u. zerstört kein Gewebe. **Wirkung:** Es werden vielfältige, z. B. wachstums- u. durchblutungsfördernde, viruzide, biostimulative, regenerative u. schmerzlindernde Eigenschaften diskutiert. Wirkungshypothesen: u. a. biochemische Effekte wie die Freisetzung bestimmter Substanzen (u. a. Histamin, Serotonin, Bradykinin), Modifikation enzymatischer u. fibrinolytischer Vorgänge durch absorbierte Energieeffekte, ATP-Syntheseförderung u. Umsetzung in Lichtenergie (photodynamische Prozesse) für energiearme Zellen, Stabilisierung der Membranpotentiale. Die biologische Aktivität von Softlaserlicht ist wissenschaftlich umstritten u. z. T. widerlegt.

Soja: s. Glycine max.

Soja|lecithin *n*: s. Glycine max.

Soja|milch: Sojaprodukt, das aus feingemahlenen gelben Sojabohnen u. Wasser unter Dampfanwendung hergestellt wird; **Verwendung:** in Asien v. a. für die Weiterverarbeitung zu Tofu*; in Europa häufig als Ersatz für Kuhmilch bei Kuhmilchallergie*, ohne deren Nährwert* zu erreichen.

Soja|protein *n*: s. Glycine max.

Soja|quark: syn. Tofu*.

Solanin *n*: giftiges Steroid-Alkaloid-Glykosid in verschiedenen Solanum-Arten (Nachtschattengewächse), bei der Kartoffel z. B. in Blättern, Blüten u. Beerenfrüchten; besonders hohe Konzentration in Kartoffelkeimen u. ergrünten Teilen der Knollen; sachgerecht gelagerte Kartoffelknollen enthalten unter 0,01 % S. Durch Lichteinwirkung steigt der Gehalt an u. kann zur **Solaninvergiftung** führen: toxische Dosis für den Menschen ca. 25 mg, tödliche Dosis (bei Kindern) über 400 mg; bei Erwachsenen keine Todesfälle beschrieben; Symptome: Brennen im Hals, Kopfschmerz, Mattigkeit, Bauchschmerzen, Erbrechen, Diarrhö.

Solanum dulc|amara L. *n*: Bittersüßer Nachtschatten, Bittersüß; Halbstrauch aus der Familie der Solanaceae (Nachtschattengewächse); **Arzneidroge:** getrocknete 2- bis 3-jährige, im Frühjahr vor dem Austreiben der Blätter od. im Spätherbst nach dem Abfallen der Blätter gesammelte Stängel (Dulcamarae stipites, Bittersüßstängel); Monographie: Kommission E; **Inhaltsstoffe:** 0,07–0,4 % Steroidalkaloidglykoside mit anticholinerger Wirkung (Tomatidenol, Soladulcidin, Solasodin), bis 0,18 % Steroidsaponine, Gerbstoffe; **Wirkung:** cortisonartig, adstringierend, anticholinerg, antimikrobiell; die Steroidsaponine sind wirksamkeitsmitbestimmend; **Verwendung: 1.** (med.) äußerlich zur unterstützenden lokalen Therapie bei chronischem Ekzem (Kommission E); **2.** (volkstümlich) Infuse od. Dekokte bei Asthma bronchiale, Erkrankungen des rheumatischen Formenkreises, Gicht u. auch äußerlich bei verschiedenen Hauterkrankungen (Herpes simplex, Psoriasis vulgaris, Ekzem) u. Quetschungen. In einer älteren Untersuchung ergaben sich deutliche Rückgänge bei chronischen Ekzemen u. juckenden Dermatosen; die Wirksamkeit ist für die anderen angegebenen Anwendungsgebiete nicht ausreichend belegt. **Dosierung:** für äußere Anwendung Dekokte od. Infuse entsprechend 1–2 g zerkleinerter Droge auf ca. 250 ml Wasser; andere galenische Zubereitungen: zu empfehlen sind nur standardisierte Auszüge mit einem Mindestgehalt an basischen u. neutralen Steroidsaponinen; **Nebenwirkungen:** keine bekannt; bei oraler Anwendung sind Intoxikationen beschrieben; **Kontraindikation:** keine bekannt; **Homöopathie:** (Dulcamara) Verwendung der frischen, vor der Blüte gesammelten Triebe entsprechend dem homöopathischen Arzneimittelbild, z. B. bei fieberhaften Infekten sowie Entzündungen im Bereich von Atemwegen, Magen-Darm-Trakt, Gelenken u. Haut, die durch Kälte u. Nässe ausgelöst werden.

Solarium (lat. Sonnenuhr) *n*: technische Anlage zur künstlichen Ganz- od. Teilkörperbestrahlung mit Ultraviolettstrahlen (besonders UV-A u. UV-B); **Anwendung:** meist aus kosmetischen Gründen, selten auch i. R. der Lichttherapie*; **cave:** Hautschädigung bei Überdosierung.

Sole|bad (lat. solutio Lösung): Salzbad; kochsalzreiche Mineralwasserquelle (mindestens 1,4 % Natriumchlorid); **Wirkung:** starke Reizwirkung auf die Haut (osmotische Anregung des Hautstoffwechsels) u. auf die Grundeinstellung (parasympathikoton) des vegetativen Nervensystems; entschuppend, Wasserverlust der Haut, Zunahme der Transparenz der Hornschicht für UV-Strahlung; **Anwendung:** als Vollbad mit schwacher Sole z. B. bei arterieller Hypotonie, mit mittelstarker/starker Sole z. B. bei Psoriasis, Sklerodermie u. atopischem Ekzem; auch bei Erkrankungen des rheumatischen Formenkreises.

Solidago *f*: Goldrute; Pflanzen aus der Familie der Asteraceae (Korbblütler); Solidago virgaurea L. (Echte Goldrute), Solidago serotina Atton (Solidago gigantea Willdenow, Riesengoldrute), Solidago canadensis L. (Kanadische Goldrute); s. Abb.;

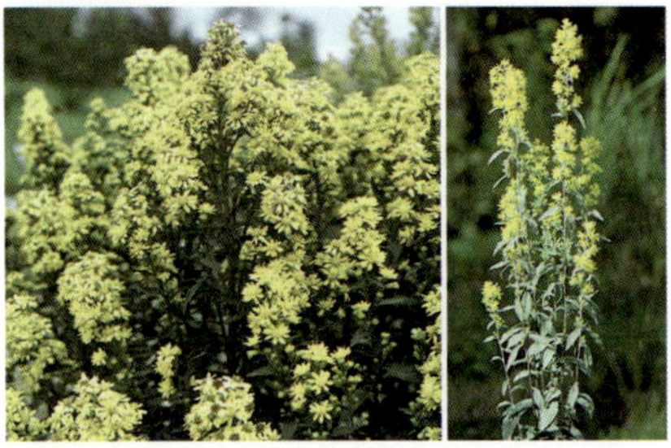

Solidago: Pflanze u. Blüte [7]

Arzneidroge: oberirdische Teile (Solidaginis virgaureae herba, Echtes Goldrutenkraut; Solidaginis herba, Goldrutenkraut); Monographie: HMPC, ESCOP, Kommission E; **Inhaltsstoffe:** je nach Species 1–3 % Flavonoide, Saponine, Phenolglykoside, Gerbstoffe, ätherisches Öl; **Wirkung:** aquaretisch, schwach spasmolytisch, antiphlogistisch; **Verwendung:** zerkleinerte Droge für Infuse u. a. galenische Zubereitungen; **1.** (med.) zur Durchspülungstherapie bei entzündlichen Erkrankungen der ableitenden Harnwege, prophylaktisch bei Harnsteinen u. Nierengrieß (ESCOP, Kommission E); **2.** (traditionell) zur Erhöhung der Harnmenge, unterstützend bei leichten Beschwerden der ableitenden Harnwege (HMPC); **3.** (volkstümlich) auch bei überaktiver Harnblase u. rheumatischen Beschwerden; **Dosierung:** Tagesdosis 6–12 g Droge, Zubereitungen entsprechend; Hinweis: eine Flüssigkeitszufuhr von mindestens 2 l/d ist anzustreben; der Stängelanteil der Droge sollte unter 20 % liegen; **Nebenwirkungen:** keine bekannt; **Kontraindikation:** Ödeme infolge eingeschränkter Herz- od. Nierentätigkeit; **Wechselwirkung:** keine bekannt; **Homöopathie:** Verwendung der frischen Blüten entsprechend dem homöopathischen Arzneimittelbild, z. B. bei Niereninsuffizienz u. Lebererkrankungen.

Soll-Gewicht: Körpergewicht*, das bei Kindern der 50. Perzentile eines gegebenen Alters entspricht; vgl. Normalgewicht.

Somatisierungs|störung (gr. σῶμα Körper): früher allgemeines psychosomatisches Syndrom, vegetatives Syndrom, psychovegetatives Syndrom; meist vor dem 30. Lebensjahr beginnende Form einer somatoformen Störung mit multiplen, im Verlauf z. T. wechselnden körperlichen Symptomen von mindestens 2-jähriger Dauer ohne pathophysiologisch od. anatomisch nachweisbare Ursachen bzw. Korrelate (funktionelle Störungen); z. T. Komorbidität mit depressiver Störung od. Angststörung; **Symptome:** Alle Organsysteme u. Körperregionen können betroffen sein, meist Kopf- u. Rückenschmerz; chronisch fluktuierender Verlauf mit häufig schwerwiegenden gesundheitlichen Beeinträchtigungen, z. B. Fehlindikationen für nicht notwendige Operation od. diagnostische Eingriffe; Weigerung, den Befund des Fehlens körperlicher Erklärungen zu akzeptieren; **Therapie:** u. a. **1.** Phytotherapie: u. a. Eleutherococcus* senticosus, Hypericum* perforatum, Yohimbin*; **2.** Hydrotherapie: u. a. Kneipp*-Kur, Oberkörperwaschung*, Seebad*; **3.** Autogenes* Training, Gelosentherapie*, progressive Muskelrelaxation*; **4.** (ggf. stationäre) Psychotherapie, Fokaltherapie, kognitive Verhaltenstherapie*.

Somato|topie (↑; gr. τόπος Ort) *f*: Projektion innerer Organe auf die Hautoberfläche (insbesondere Füße, Hände, Ohren, Zunge, Mund, Schädel) bzw. Iris, wobei funktionelle u. organische Beziehungen aus dem Entwicklungsprozess bestehen sollen; Erklärungsmodell z. B. für Segmentmassage*, Akupunktur* u. Augendiagnostik*. Vgl. Fitzgerald-Zonen; Fußreflexzonentherapie; Head-Zonen.

Somiten (↑) *n pl*: syn. Ursegmente*.

Sommer|hitze: äußerer krankheitsauslösender Faktor in der Chinesischen Medizin*; führt zu Erkrankungen wie Hitzschlag od. Sommergrippe.

Sommer|linde: s. Tilia.

Sonden|ernährung: s. Ernährung, künstliche.

Sonnen|brand: Dermatitis solaris; akute Lichtdermatose, phototraumatische Reaktion bei normaler Lichtempfindlichkeit durch Überdosierung von UV-Licht mit nachfolgender Prostaglandinbildung; **Symptome:** ausgeprägte Rötung der Haut, evtl. Blasenbildung, Fieber, später Schuppung der lichtexponierten Hautstellen; **Therapie:** u. a. **1.** Phytotherapie: **a)** (med.) u. a. Hamamelis* virginiana, Populus*; **b)** (traditionell) u. a. Avena* sativa, Hypericum* perforatum; **c)** (volkstümlich) u. a. Aloe*, Camellia* sinensis, Verbena* officinalis; **2.** Homöopathie: u. a. Aloe, Apis* mellifera, auch Komplexmittel.

Sonnen|hut, Blasser: s. Echinacea pallida.

Sonnen|hut, Purpur|roter: s. Echinacea purpurea.

Sonnen|hut, Schmal|blättriger: s. Echinacea angustifolia.

Sonnen|kost: syn. Fit* for Life.

Sonnen|tau: s. Drosera.

Sophorae flavescentis radix *f*: Radix Sophorae flavescentis; chin. Ku-Shen; Droge der Chinesischen Medizin*; Wurzeln von Sophora* flavescens Ait. aus der Familie der Fabaceae (Schmetterlingsblütler); **Eigenschaften:** bitter, kalt, kehrt in Herz, Leber, Magen, Dickdarm u. Harnblase ein; **Wirkung:** klärt Hitze*, trocknet Feuchtigkeit* aus, fördert die Diurese, tötet Parasiten; **Anwendung:** bei Magen-Darm-Erkrankungen mit Feuchtigkeit-Hitze, bei Erkrankungen der Haut u. des äußeren Genitale mit Feuchtigkeit-Hitze.

Sophora flavescens Ait. *f*: Schnurbaum; krautige Pflanze aus der Familie der Fabaceae (Schmetterlingsblütler); **Arzneidroge:** Wurzeln (Sophorae flavescentis radix, Schnurbaumwurzel); **Inhaltsstoffe:** Chinolizidinalkaloide, u. a. Matrin, Oxymatrin u. Sophocarpin (nach Chinesischem Arzneibuch muss der Alkaloidgehalt mindestens 2 %

betragen); ferner Flavonoide, z. B. Kushenol A–O, sowie Saponine; **Wirkung:** Matrin wirkt antiulzerogen u. antiasthmatisch; Matrin, Oxymatrin u. Sophocarpin zeigen zytostatische Wirkung bei bestimmten Tumorzelllinien. **Verwendung:** in der Chinesischen Medizin: s. Sophorae flavescentis radix; **Dosierung:** keine bekannt; **Nebenwirkungen:** keine bekannt; **Kontraindikation:** keine bekannt; **Wechselwirkung:** keine bekannt.

So|phro|logie (gr. σῶς heil, gesund; φρήν Geist, Verstand; -logie*) *f*: auf den Kolumbianer Alfonso Caycedo (1960) zurückgehende (Forschungs-)Richtung, welche die Beeinflussung des Bewusstseins i. S. einer Bewusstseinsschulung untersucht; **Grundlagen:** Die Methode enthält Elemente der Hypnose* u. der konzentrativen Selbstentspannungstechnik u. unterscheidet 3 Bewusstseinsebenen, die Wach- u. Schlaf- sowie die sophroliminale Ebene, die einem hypnotischen Schlafzustand entsprechen soll. **Ziel:** Erreichen eines sophroliminalen Zustands, in dem man zu tiefer Entspannung u. Erleben fähig sein soll u. eine sog. Harmonie des Gehirns anstrebt; **Anwendung:** geeignet bei Angst*, Stressfolgeerkrankungen, Schlaflosigkeit, nervösen Herzbeschwerden, Menstruationsstörungen, Klimakterium sowie in der komplementären Krebstherapie zur Stabilisierung der Lebensqualität. Wissenschaftlich umstritten sind die esoterisch-philosophisch anmutenden Erklärungsansätze für Prozesse, die i. R. anderer Disziplinen (z. B. Hypnose) definiert sind.

Sorbus aucuparia L. *m*: Eberesche, Vogelbeerbaum; Baum aus der Familie der Rosaceae (Rosengewächse); **Arzneidroge:** frische, getrocknete od. gekochte u. dann getrocknete Früchte (Sorbi aucupariae fructus, Ebereschenbeeren); Negativmonographie Kommission E; **Inhaltsstoffe:** Parasorbinsäure u. Parasorbosid, Fruchtsäuren (z. B. Äpfel- u. Weinsäure), 4,6–8 % Zucker (50 % Saccharose, Glukose, D-Sorbit, L-Idit), Catechingerbstoffe, Carotinoide, Anthocyane, cyanogene Glykoside (z. B. Prunasin, Amygdalin) u. Flavonoide; **Wirkung:** schwach laxierend, diuretisch, lokal reizend; **Verwendung:** Fluidextrakt u. a. galenische Zubereitungen aus frischen Früchten; (volkstümlich) v. a. als Laxans, bei Erkrankungen des rheumatischen Formenkreises u. Störungen der Harnsäureausscheidung. Die Wirksamkeit bei den beanspruchten Anwendungsgebieten ist nicht belegt. **Nebenwirkungen:** In frischen Früchten enthaltene Parasorbinsäure, die durch Trocknen u. Kochen zerstört wird, kann in höheren Dosen zu lokalen Reizerscheinungen führen.

SORKC-Schema: syn. SORKC-Modell; Verhaltensmodell, das Verhalten u. Erwerb von Verhalten (Lernen) als Abfolge von Reiz (**S**timulus, Situation), **O**rganismus (interne Bedingungen einer Person), **R**eaktion (Response, Verhalten), **K**ontingenz (Regelmäßigkeit des Verhaltens) u. Konsequenz (**C**onsequence, Einsetzen einer Verstärkung od. Bestrafung als Folge des Verhaltens) beschreibt; bezieht sich auf die Prinzipien der klassischen u. operanten Konditionierung; es werden die motorische, die kognitive, die psychophysiologische Ebene u. teilweise auch eine emotionale Ebene unterschieden, die das Verhalten des Patienten konstituieren u. anhand derer die zur Verhaltensauffälligkeit führende sog. SORKC-Kette beschrieben werden kann. **Anwendung:** in der Verhaltenstherapie* i. R. der horizontalen Verhaltens- u. Bedingungsanalyse. Vgl. BASIC-ID-Modell.

Sowa Rigpa (tibetisch Wissen bzw. Wissenschaft vom Heilen): s. Medizin, tibetische.

Sozial|verträglichkeit (lat. socialis die Gemeinschaft, Gesellschaft betreffend): (ernährungsmedizinisch) Maßstab zur Bewertung des ökologischen Ernährungssystems* in Bezug auf die Menschen, die von der Erzeugung, Verarbeitung, Vermarktung u. Zubereitung von Lebensmitteln od. vom (Welt-)Agrarhandel betroffen sind; Betrachtungen im Hinblick auf S. dienen zur Konzeption sozialverträglichen Ernährungsverhaltens mit dem Ziel, soziale Gerechtigkeit weltweit zu fördern.

Sozio|therapie (↑; Therapie*) *f*: Bez. für alle Verfahren, mit denen die Krankheitsverarbeitung von Patienten mit psychischen Störungen durch Maßnahmen zur Gestaltung von Zeit u. Milieu sowie durch Veränderung des sozialen Umfelds gefördert werden soll; dazu gehört u. a. die Einbeziehung der Angehörigen in den therapeutischen Prozess (vgl. Angehörigengruppe), die Schaffung eines Netzes sozialer Beziehungen sowie Wohnungs- u. Arbeitsplatzsicherung bzw. -beschaffung. Verschiedene abgestufte Formen des betreuten Wohnens haben bei der Reintegration psychisch kranker Menschen in die Heimatgemeinden eine besondere Bedeutung. Bei der **Milieutherapie** als Sonderform der S. wird eine gesellschaftliche Wiedereingliederung durch bewusste Gestaltung des sozialen Milieus (Schaffung klarer Normen, Klärung von Erwartungen u. Vorstellungen) u. Übernahme von Aufgaben in der Gemeinschaft angestrebt. Viele Rehabilitations- u. Kurbehandlungen haben eine soziotherapeutische Komponente.

Spa|gyrik *f*: **1.** von Carl-Friedrich Zimpel (1801–1879) entwickelte Heilkunde in Abwandlung der Homöopathie*; die Therapie erfolgt mit einer Auswahl von jeweils 7 sog. innerlichen Pflanzenmitteln, äußerlich anzuwendenden Elektrizitätsmitteln u. Geheimmitteln (Arcana*); Sp. geht von der Vorstellung aus, dass die im Wesen der Pflanze schlummernde Heilkraft durch einen bestimmten Verarbeitungsprozess (Gärung, Destillation, Veraschung; s. Spagyrika) zugänglich gemacht werden muss. Zusätzlich werden mineralische, metallische u. tierische Substanzen verwendet. Das Evidenzniveau der Spagyrik entspricht dem der Homöopathie. **2.** s. Heinz-Spagyrik. Daneben gibt es weitere Variationen der Sp. (nach Kraus, Pekana, Strathmeyer), die allesamt als nicht anerkannte, paramedizinische Verfahren gelten.

Spa|gyrika *n pl*: Bez. für Arzneimittel, die aufgrund spagyrischer Vorschriften in unterschiedlicher Weise hergestellt werden; nach Zimpel (1801–1879) wird das zerkleinerte Pflanzenmaterial zunächst mit Wasser u. Hefe versetzt u. vergoren. Danach wird das Material einer Wasserdampfdestillation unterworfen u. das Destillat in Alkohol aufgefangen. Der Rückstand der Destillation wird verascht, die Asche mit dem Destillat vereint u. nach 48 Stunden filtriert. Das Filtrat ist die spagyrische Urtinktur. Nach Kraus wird das vergorene Pflanzenmaterial nicht destilliert, sondern abgepresst u. der Pressrückstand extrahiert. Die Urtinktur setzt sich aus Presssaft, Extrakt u. Ethanol zusammen. Für die Anwendung spagyrischer Hauptmittel (Komplexpräparate zur innerlichen Anwendung), spezieller Mittel zur zusätzlichen Anwendung, von Elektrizitätsmitteln (Komplexpräparate zur äußerlichen Anwendung) u. spagyrischen Einzelmitteln werden die Arzneimittelbilder* aus der klassischen Homöopathie* übernommen, obwohl sich die spagyrischen Präparationen stark von den homöopathischen unterscheiden.

Spanische Fliege: s. Cantharidin.

Spargel: s. Asparagus officinalis.

Spartium tinctorium *n*: s. Genista tinctoria.

Spatholobi caulis *m*: Caulis Spatholobi; chin. Ji-Xue-Teng; Droge der Chinesischen Medizin*; Stängel von Spatholobus suberectus Dunn aus der Familie der Fabaceae (Schmetterlingsblütler); **Eigenschaften:** bitter, leicht süß, warm, kehrt in die Leber ein; **Wirkung:** bewegt das Blut u. füllt es auf, reguliert die Menstruation, entspannt die Sehnen u. belebt die Netzgefäße (s. Leitbahnen); **Anwendung:** Menstruationsstörungen mit Blut*-Leere; Wind-Kälte-Bi (s. Bi-Syndrome) mit Gelenkschmerzen, Gefühlsstörungen u. Lähmungen; als Paste bei Leukopenie.

Species (lat. Anblick, Erscheinung, Ideal) *f*: **1.** (biologisch) Art; Grundeinheit der Taxonomie; setzt sich nach der internationalen Nomenklatur zusammen aus dem Gattungsnamen (Genus) als Substantivum u. dem Speciesnamen als Attribut, entweder als Adjektiv (Pseudomonas aeruginosa), absoluter Nominativ (Pseudomonas tomato) od. in der Genitivform nach der entsprechenden Erkrankung od. dem Erstbeschreiber (Pseudomonas mallei od. Pseudomonas delafieldii). **2.** (pharmazeutisch) Gemisch verschiedener Kräuter als Arzneitee, z. B. Sp. pectoralis (Brusttee), Sp. diuretica (harntreibender Tee).

Spezialität (↑) *f*: s. Fertigarzneimittel.

Spica Prunellae *f*: s. Prunellae spica.

Spiraea ulmaria *f*: s. Filipendula ulmaria.

Spiritismus (lat. spiritus Windhauch, Geist, Seele) *m*: allgemeine Bez. für die Lehre, nach der sich Verstorbene durch ein sog. Medium mitteilen können bzw. nach der über ein Medium u. mit unterschiedlichen Techniken Kontakt mit diesen sog. Geistern aufgenommen werden kann; vgl. Ekstase; Geistheilung.

Spiritus camphoratus (↑) *m*: Kampferspiritus; Zusammensetzung: 1 Teil Campher cristallisatus, 7 Teile Ethanol 90 % (V/V), 2 Teile Wasser; **Verwendung:** als hyperämisierende Einreibung bei Erkrankungen des rheumatischen Formenkreises.

Spiritus di|lutus (↑) *m*: verdünnter Weingeist, Ethanol 70 %; **Verwendung:** zur Hände- u. Gerätedesinfektion.

Spiritus Vini gallici (↑) *m*: Franzbranntwein; Flüssigkeit aus unterschiedlichen Anteilen von Ethanol, Wasser, Farb- u. Aromastoffen; **Verwendung:** äußerlich zur Lockerungsmassage.

Spitz|wegerich: s. Plantago lanceolata.

Spongia marina *f*: s. Euspongia officinalis.

Spontan|bericht (lat. spontaneus freiwillig, von selbst entstanden): s. Anamnese, homöopathische.

Sport|therapie (Therapie*) *f*: Teil der Bewegungstherapie*; Behandlungsmethode zur Therapie u. Rehabilitation von Patienten unter gruppendynamischen, sportpädagogischen u. sportwissenschaftlichen Gesichtspunkten sowie unter Ausnutzung trainingsphysiologischer Gesetzmäßigkeiten; **Anwendung:** inbesondere bei Herz-Kreislauf- u. Lungenerkrankungen, Erkrankungen des rheumatischen Formenkreises, Schädigungen des Bewegungssystems, endokrinologischen Erkrankungen od. psychosomatischen Störungen; zunehmend auch bei u. nach malignen Erkrankungen zur Verbesserung der Lebensqualität u. Leistungsverbesserung.

Sprach|therapie (↑) *f*: therapeutische Sprachgestaltung; Therapieform der Anthroposophischen Medizin*, die auf der sog. Sprachgestaltung, einer von Marie u. Rudolf Steiner entwickelten Kunstform für Schauspiel u. Rezitation, aufbaut; insbesondere der Atem wird gesundend eingesetzt, wobei einzelne Laute (Vokale, Konsonanten), Lautworte od. auch Spruch- u. Gedichtformen eine therapeutische Spezialisierung bewirken u. die Beziehung zum jeweiligen Krankheitsbild herstellen sollen. Die Anwendung verschiedener Rhythmen (Jambus, Trochäus u. a.) ist dabei besonders wichtig. Vgl. Therapie, künstlerische.

Sprue, ein|heimische *f*: s. Zöliakie.

Spuren|elemente (lat. elementum Grundstoff) *n pl*: Elemente, die in sehr geringen Mengen (unterschiedliche Kriterien: Anteil an der Körpermasse kleiner als 0,01 % bzw. geringer als der Eisenanteil, d. h. 0,1–0,001 %; Menge von 10^{-6}–10^{-12} g pro Gramm Körpergewicht) im Organismus vorkommen (s. Tab. 1); einige Sp. haben physiologische Bedeutung (**essentielle Sp.**); ein Entzug ruft Mangelerscheinungen hervor (s. Tab. 2). Sp. werden mit Trinkwasser, Nahrung u. Atemluft aufgenommen. Die übermäßige Zufuhr physiologisch nützlicher Sp. sowie die (z. B. infolge Umweltverschmutzung) vermehrte Aufnahme einiger Elemente (toxische Sp.) kann schädlich wirken. Vgl. Mineralstoffe.

Srotas *n*: s. Physiologie, ayurvedische.

ST: Abk. für systemische Therapie*.

Spurenelemente Tab. 1
Übersicht über beim Menschen nachgewiesene Spurenelemente[1]

physiologische Funktion bekannt	möglich	keine	toxisch
Chrom*	Brom	Aluminium	Antimon
Eisen*	Cadmium*	Barium	Arsen*
Iod*	Fluor*	Beryllium	Blei*
Cobalt*	Nickel*	Bor	Quecksilber*
Kupfer*	Silicium*	Caesium	Lanthanoide
Magnesium*	Strontium	Edelgase	Thallium*
Mangan*		Gold*	
Molybdän*		Lithium*	
Selen*		Platinmetalle	
Vanadium		Rubidium	
Zink*		Silber*	
Zinn*		Tellur	
		Titan	

[1] Nicht berücksichtigt sind radioaktive Isotope.

Spurenelemente Tab. 2
Essentielle Elemente des menschlichen Organismus (Auswahl)

Element	Körperbestand (g)	Tagesbedarf (mg) nach D-A-CH 2008	hauptsächliche Mangelerscheinungen
Eisen	3,5 – 4,5	10 – 15 [1]	mikrozytäre Anämie
Zink	1,4 – 2,3	7 – 10 [1]	Wachstumsstörungen, Haarausfall, verzögerte Wundheilung
Kupfer	0,08 – 0,12	1 – 1,5 [1]	mikrozytäre Anämie, Wachstumsstörungen
Mangan	0,012 – 0,020	2 – 5 [1]	Sterilität, Knochenfehlbildungen (Chondrodystrophie)
Molybdän	~0,020	0,05 – 0,1	beim Menschen keine bekannt
Iod	0,010 – 0,020	0,18 – 0,2	Hypothyreose, Kretinismus
Chrom	<0,006	0,03 – 0,1	beim Menschen keine bekannt
Selen	nicht bekannt	0,03 – 0,07	Leber-, Muskel- und Herzfunktionsstörungen, Verminderung der Aktivität des Immunsystems und der Resistenz gegen Pathogene (z. B. Viren und Umweltgifte)

[1] abhängig von Alter, Geschlecht und Funktionszustand des Organismus (z. B. Schwangerschaft)

Stabilisatoren (lat. stabilis fest) *m pl*: **1.** Sammelbez. für Lebensmittelzusatzstoffe* (Emulgatoren*, Dickungs-* u. Geliermittel), die die Struktur von Lebensmitteln* erhalten u. verbessern u. die Feinverteilung von nicht mischbaren Stoffen in Lebensmitteln ermöglichen; **2.** Mittel zur Stabilisation von Arzneizubereitungen.

Stachys officinalis (L.) Trev. *n*: Betonica officinalis, Stachys betonica; Betonie, Flohblume, Heilziest; Halbrosettenstaude aus der Familie der Lamiaceae (Lippenblütler); **Arzneidroge:** Kraut (Betonicae herba, Betonienkraut); **Inhaltsstoffe:** Betonicin, Stachydrin, Turicin, Cholin, Bitterstoffe sowie Gerbstoffe (bis 15 %); **Verwendung:** (volkstümlich) z. B. gegen Erkältungskrankheiten, Gelbsucht, Blähungen u. Diarrhö; **Dosierung:** keine bekannt; **Nebenwirkungen:** keine bekannt; **Kontraindikation:** keine bekannt; **Wechselwirkung:** keine bekannt.

Stanger-Bad (Johann St., Gerbermeister, Ulm, 1843–1909; Heinrich St., Gerbermeister, Ulm, geb. 1854): Form des Elektrobads* als hydroelektrisches Vollbad* zur galvanischen Durchströmung des Körpers (längs od. quer) in auf- od. absteigender Stromrichtung; **Wirkung:** komplexe Wirkung auf motorische (Tonusänderung der Muskeln), sensorische (Analgesie) u. vasomotorische (Hyperämie) Nervenfasern; zusätzlich (elektrophoretische) Resorption antirheumatischer Badezusätze (ursprünglich Gerberlohe) u. muskuläre Entspannung durch Auftrieb u. Wärme im Bad; **Anwendung:** bei Erkrankungen des rheumatischen Formenkreises sowie nervalen (Lähmungen, Schmerzen) u. peripher-angiopathischen Erkrankungen. Vgl. Galvanisation.

Stannum (lat.) *n*: s. Zinn.

Staphisagria *f*: s. Delphinium staphisagria.

Stase (gr. στάσις Stillstand, Stauung) *f*: Krankheitskonzept der Chinesischen Medizin*; typisches Krankheitszeichen ist eine gehemmte Zirkulation von Blut u. Qi*; äußert sich häufig mit funktionell bedingten Schmerzen u./od. umschriebenen schmerzempfindlichen Verhärtungen. Vgl. Blut-Stase; Qi-Stagnation; Crataegi fructus; Moutan cortex radicis; Persicae semen; Rhei radix et rhizoma; Rubiae radix; Salviae miltiorrhizae radix.

StBS: Abk. für **St**offwechsel-**B**ewegungs**s**ystem; s. Dreigliederung, funktionelle.

Stech|apfel, Weißer: s. Datura stramonium.

Stech|palme: s. Ilex aquifolium.

Steig|bild|methode *f*: Oberbegriff für aus der Anthroposophie* entwickelte Methoden, bei denen Gestaltmuster von in Kapillaren von Filterpapier od. Chromatographiepapier aufsteigenden Lösungen sichtbar gemacht u. zu diagnostischen Zwecken eingesetzt werden; **Formen: 1.** kapillardynamische Blutuntersuchung*; **2.** Steigbildmethode nach Kolisko u. Hauschka; wird insbesondere zur Beurteilung der Qualität von Nahrungsmitteln eingesetzt.

Stein|klee: s. Melilotus.

Stein|kohlen|teer: Pix Lithanthracis; durch trockene Destillation von Steinkohle anfallender Teer; **Inhaltsstoffe:** Naphthalin, Phenanthren, Anthracen, Phenol u. Phenolderivate (Benzol, Toluol, Benzoesäure, Pyridinbasen u. a.), kanzerogene Stoffe wie Benzopyrene u. Dibenzanthrazene; **Wirkung:** antiphlogistisch, antiproliferativ, antimikrobiell, antimykotisch, photosensibilisierend, mutagen, kanzerogen; **Verwendung:** in Form von Lotionen u. Salben; bei chronischem u. atopischem Ekzem, Psoriasis, Pityriasis simplex capillitii; **cave:** St. enthält kanzerogene Bestandteile; die therapeutische Anwendung sollte nur in begründeten u. vom Arzt ständig kontrollierten Fällen erfolgen. **Nebenwirkungen:** unangenehmer Geruch, Wäscheverschmutzung, Kontaktallergien, Teerfollikulitis, bei großflächiger Anwendung Gefahr der Nierenschädigung, selten phototoxische Reaktionen (Teersonnendermatitis); **Kontraindikation:** Xeroderma pigmentosa, Nävusdysplasie, Basalzellnävi, exsudative od. pustulöse Form der Psoriasis; Schwangerschaft u. Stillzeit, Säuglingsalter; beschränkte Anwendung im Genital-, Inguinal-, Skrotal-, Perineal-, Axillarbereich sowie bei Kleinkindern; **Wechselwirkung:** UV-Licht. Vgl. Pflanzenteere.

Stein|leiden: s. Nephrolithiasis.

Stein|pfeffer: s. Sedum acre.

Stellariae radix *f*: Radix Stellariae; chin. Yin-Chai-Hu; Droge der Chinesischen Medizin*; Wurzeln von Stellaria dichotoma L. var. lanceolata Bunge aus der Familie der Caryophyllaceae (Nelkengewächse); **Eigenschaften:** süß, etwas kalt, kehrt in Leber u. Magen ein; **Wirkung:** klärt Yin*-Leere, vertreibt Fieber bei mangelernährten Kindern; **Anwendung:** bei Fieber bei Yin-Leere, bei Fieber bei mangelernährten Kindern.

Stellaria media (L.) Vill. *f*: Alsine media; Vogelmiere; ein- od. zweijähriges Kraut aus der Familie der Caryophyllaceae (Nelkengewächse); **Arzneidroge:** Kraut (Stellariae mediae herba); **Inhaltsstoffe:** Ascorbinsäure (Vitamin C), Fett, Rutosid sowie in der Wurzel Stärke u. in den Samen fettes Öl; **Verwendung:** (volkstümlich) äußerlich bei schlecht heilenden Wunden, Ekzemen, gegen Hämorrhoiden; innerlich bei Erkrankungen des rheumatischen Formenkreises, Gicht, Gelenkerkrankungen, Tuberkulose; die Wirksamkeit der Droge bei den beanspruchten Anwendungsgebieten ist derzeit nicht belegt. **Dosierung:** keine bekannt; **Nebenwirkungen:** keine bekannt; **Kontraindikation:** keine bekannt; **Wechselwirkung:** keine bekannt; **Homöopathie:** Verwendung des frischen, blühenden Krautes entsprechend dem homöopathischen Arzneimittelbild, z. B. bei Erkrankungen des rheumatischen Formenkreises, Lebererkrankungen.

Stemm|führung: s. Brunkow-Stemmführung.

Steno|kardie (gr. στενός eng, schmal; καρδία Herz) *f*: s. Angina pectoris.

Stephaniae tetrandrae radix *f*: Radix Stephaniae tetrandrae, chin. Fen-Fang-Ji; Droge der Chinesischen Medizin*; Wurzeln von Stephania* tetrandra aus der Familie der Menispermaceae (Mondsamengewächse); **Eigenschaften:** bitter, kalt, kehrt in Lunge, Milz u. Harnblase ein; **Wirkung:** vertreibt Wind-Feuchtigkeit (s. Wind), stillt Schmerzen, fördert die Diurese u. treibt Ödeme zurück, wandelt Schleim* um u. lindert das Keuchen, senkt den Blutdruck, hemmt Karzinome; **Anwendung:** **1.** bei Gelenkschmerzen bei Fülle*-Hitze, Schmerzen der Extremitäten bei Feuchtigkeit-Hitze (s. Feuchtigkeit), traumabedingten Schmerzen, fibröser Schultersteife, Angina pectoris; **2.** bei Ödemen, Dysurie; **3.** bei Atembeschwerden bei Fülle-Hitze der Lunge mit Hämoptyse, asthmatischen Beschwerden u. Tuberkulose; **4.** bei arterieller Hypertonie v. a. bei koronarer Herzerkrankung; **5.** adjuvant zur Unterstützung der Primärtherapie u. zur Linderung unerwünschter Wirkungen v. a. bei Lungenkarzinomen u. epithelialen Tumoren.

Stephania tetrandra S. Moore *f*: mehrjährige Schlingpflanze aus der Familie der Menispermaceae (Mondsamengewächse); **Arzneidroge:** Wurzeln; **Inhaltsstoffe:** in Wurzelknollen u. Blättern (+)-Tetrandrin, ein Bisbenzylisochinolinalkaloid mit gefäßerweiternder, blutdrucksenkender, entzündungshemmender u. antipyretischer Wirkung; **Verwendung:** in der Chinesischen Medizin: s. Stephaniae tetrandrae radix; **Dosierung:** keine bekannt; **Nebenwirkungen:** keine bekannt; **Kontraindikation:** keine bekannt; **Wechselwirkung:** keine bekannt.

Stephans|kraut: s. Delphinium staphisagria.

Sterculia-Gummi: s. Sterculia urens.

Sterculia trag|acantha *f*: s. Sterculia urens.

Sterculia urens Roxb. *f*: bis zu 9 m hoher Baum aus der Familie der Malvaceae (Malvengewächse); zusammen mit anderen Sterculia-Arten, z. B. Sterculia villosa u. Sterculia tragacantha, Stammpflanze der Droge; **Arzneidroge:** erstarrte pathologische Absonderung der Bäume (Gummi Tragacantha indica, Indischer Tragant, Karaya-Gummi, Sterculia-Gummi); **Inhaltsstoffe:** ca. 75 % Schleim mit ca. 43 % D-Galakturonsäure, ca. 15 % D-Galaktose, ca. 14–17 % L-Rhamnose, ferner freie Essigsäure, weiterhin Mineralstoffe u. Gerbstoffe; **Wirkung:** Serumcholesterol u. Serumlipid senkend; stuhlbeeinflussend; **Verwendung:** (volkstümlich) bei Obstipation; **Dosierung:** Tagesdosis 4–8 g; bei Einnahme muss auf reichlich Flüssigkeitszufuhr geachtet werden. **Nebenwirkungen:** keine bekannt; **Kontraindikation:** keine bekannt; **Wechselwirkung:** keine bekannt.

Sterculia villosa *f*: s. Sterculia urens.

Stern|anis: s. Illicium verum.

Stern|anis, Japanischer: s. Illicium anisatum.

Stern|wurzel: s. Aletris farinosa.

Stibium sulfuratum nigrum *n*: s. Antimonium crudum.

Stief|mütterchen, Wildes: s. Viola tricolor.

Stigma (gr. στίγμα Stich, Punkt) *n*: (botanisch) Bez. für die Narbe des Griffels in einer Blüte; arzneilich verwendet werden z. B. die St. von Zea* mays u. Crocus* sativus. In der neuen pharmazeutischen Nomenklatur für Arzneidrogen wird die Bez. des Pflanzenteils hinter den Pflanzennamen gestellt (z. B. Croci stigma; früher vorangestellt, z. B. Stigma Croci).

Stimulations|therapie (lat. stimulare anstacheln, antreiben; Therapie*) *f*: am Reiz*-Reaktions-Prinzip orientierte Behandlungsform, die dem Organismus durch Aktivierung u. bewusste Auslenkung (Umstimmung*) aus der Normfunktion einen Anstoß zur Regulation i. S. einer Normalisierung geben soll (hygiogenetisches Wirkungsprinzip); die zum Einsatz kommenden Reize werden von Vertretern der klassischen Naturheilkunde als überwiegend natürlich od. der Natur nachempfunden bezeichnet (z. B. Licht, Luft, Wasser, Phytotherapie). Neben diesen sog. naturistischen werden auch physikalische (z. B. Wärme, Kälte, Druck, Zug) u. bioinformative Faktoren (z. B. Elektrotherapie*, Stanger*-Bad) zur Stimulation körpereigener Fähigkeiten u. Fertigkeiten zur Regeneration, Regulation* u. Abwehr eingesetzt. Vgl. Reizkörpertherapie.

Stimulus (lat. Stachel, Anreiz, Qual) *m*: s. Reiz.

Stipites (lat. stipes Pfahl) *m pl*: (pharmazeutisch) Bez. für Pflanzenstängel; arzneilich verwendet werden z. B. die St. von Solanum* dulcamara, früher auch von Laminaria* u. Mentzelia cordifolia. In der neuen pharmazeutischen Nomenklatur für Arzneidrogen wird die Bez. des Pflanzenteils hinter den Pflanzennamen gestellt (z. B. Dulcamarae stipites; früher vorangestellt, z. B. Stipites Dulcamarae).

Stock|malve: s. Alcea rosea.

Stör|feld: syn. chronisches Irritationszentrum*.

Stör|feld|behandlung: s. Neuraltherapie.

Störung, hypo|chondrische: früher Hypochondrie; starke auf den Körper bezogene Angst*, an einer lebensgefährlichen Krankheit zu leiden, die der körperlichen Situation nicht entspricht u. unbegründet ist (über 6 Monate anhaltend); geht mit gesteigerter Selbstbeobachtung u. Überbewertung von Körperwahrnehmungen einher u. führt zu immer neuen ärztlichen Besuchen u. Untersuchungen. **Vorkommen:** hohe Komorbidität mit anderen somatoformen Störungen, Angststörungen; **Symptome:** zwanghaftes Gedankenkreisen um die Themen Krankheit u. Gesundheit; unklare Symptome, die als Krankheitsindikatoren fehlinterpretiert werden; repetitive Selbstbeobachtung u. -überprüfung körperlicher Funktionen; häufige Arztbesuche u. anhaltende Infragestellung der negativen körperlichen Befunde; kann sich bis zum hypochondrischen Wahn steigern; Verlauf meist chronisch od. rezidivierend; **Therapie:** Fokaltherapie, Verhaltenstherapie* (v. a. kognitive Verfahren mit Fokus auf Fehlinterpretationen); ggf. selektive Serotonin-Wiederaufnahme-Hemmer. Vgl. Kranksein.

Störung, saisonal-af|fektive: saisonal abhängige Depression (Abk. SAD), sog. Winterdepression; meist zwischen Herbst u. Frühjahr regelmäßig auftretende depressive Störung (s. Depression), die im Allg. mit Vitalstörungen, gesteigertem Schlafbedürfnis u. Gewichtszunahme einhergeht; **Ursache:** wahrscheinlich fehlende Adaptation des Körpers an kürzere Tage mit geringer Lichteinwirkung u. damit mangelnder Synchronisation im zirkadianen System; **Therapie: 1.** Antidepressiva, Hypericum* perforatum; **2.** Lichttherapie*.

Stoff|leib: physischer Leib; in der Anthroposophischen Medizin* Bez. für alles dasjenige des menschlichen u. tierischen Körpers, das materiell vorhanden ist; wird während des Lebens durch Lebensleib*, Seelenleib* u. Ich*-Organisation (diese nur beim Menschen) gestaltet u. bleibt im Tod als Leichnam zurück. Der St. trägt die jedem Organ od. Gewebesystem eigene (gesunde) Form u. deren pathologische Veränderung, die Deformation. Dem St. entstammt die Fülle messbarer, objektiver Befunde.

Stoff|wechsel-Bewegungs|system *n*: s. Dreigliederung, funktionelle.

Stomachika (gr. στόμαχος Magen) *n pl*: appetit- u. verdauungsanregende Mittel, z. B. Zubereitungen aus Bitterstoffdrogen sowie aromatische Bittermittel (s. Amara); die vorhandenen Geruchs- u. Geschmacksstoffe lösen Reflexe aus, die über den Nervus vagus die Magensaftsekretion in Gang bringen; **Anwendung:** bei funktioneller Dyspepsie*.

Stomatitis (gr. στόμα Mund, Öffnung; -itis*) *f*: Entzündung der Mundschleimhaut; häufig in Verbindung mit Gingivitis auftretend; **Ursache:** u. a. mangelnde Mundhygiene, reduzierter Allgemeinzustand, Immunsuppression, Infektion, Allergie, Intoxikation; **Therapie:** u. a. **1.** Phytotherapie: **a)** (med.) u. a. Agrimonia* eupatoria, Althaea* officinalis, Arnica* montana, Calendula* officinalis, Coffea*, Commiphora* molmol, Hamamelis* virginiana, Krameria* triandra, Lamium* album, Plantago* lanceolata, Polygonum* aviculare, Potentilla* anserina, Potentilla* erecta, Prunus* spinosa, Quercus*, Rheum* palmatum, Rosa* gallica, Rubus* fruticosus, Salvia* officinalis, Syzygium* aromaticum, Syzygium* cumini, Thymus* vulgaris, Tussilago* farfara, Usnea*, Vaccinium* myrtillus; **b)** (volkstümlich) u. a. Acacia* catechu, Ajuga* reptans, Alchemilla* vulgaris, Marrubium* vulgare, Mentha* crispa, Pimpinella* major, Plantago* major, Propolis*, Rubus* idaeus, Verbena* officinalis; **2.** Homöopathie: u. a. Borax*, auch Komplexmittel; **3.** Symbioselenkung*, Probiotika; **4.** Selen*, Zink*; **5.** Ernährungstherapie: Vollwert*-Ernährung, mediterrane Ernährung*, therapeutisches Fasten*.

Storch|schnabel, Gefleckter: s. Geranium maculatum.

S

Stramonii folium *n*: s. Datura stramonium.

Stramonii semen *n*: s. Datura stramonium.

Streichung: syn. Effleurage; klassische Massagetechnik, bei der die flache Hand mit leichtem Druck über die Haut streicht (Oberflächenstreichung; s. Abb. 1) bzw. die Haut dehnt (Tiefenstreichung; s. Abb. 2); **Wirkung:** Förderung der Hautdurchblutung u. des venösen Rückstroms sowie der Detonisierung. Vgl. Massage.

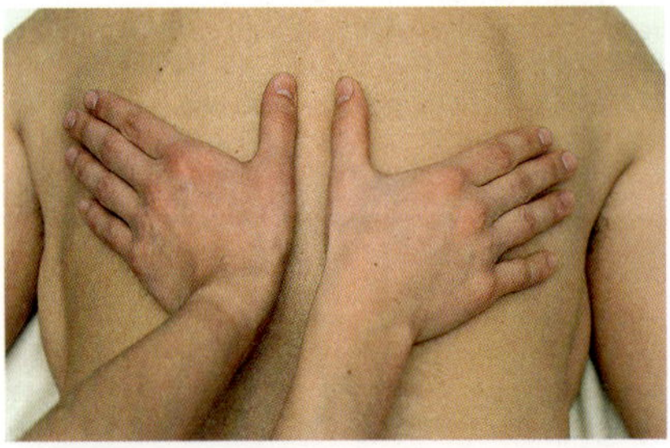

Streichung Abb. 1: Oberflächenstreichung [9]

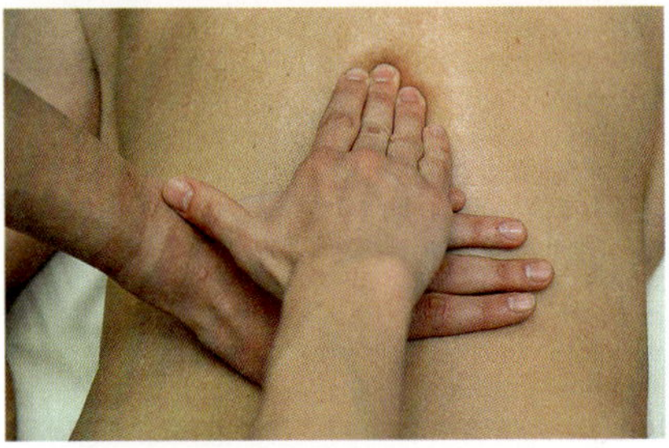

Streichung Abb. 2: Tiefenstreichung [9]

Stress|bewältigungs|training *n*: Gruppe von Übungsprogrammen zur Stressreduktion, um insbesondere bei Gesunden mehr Ausgeglichenheit u. bessere Funktionsfähigkeit zu erreichen; Ziel des St. ist die Analyse bestehender Stresssituationen u. deren Bearbeitung auf verschiedenen Ebenen: **1.** Körperebene: Abbau psychophysiologisch unangemessener Spannungszustände durch das Erlernen von Entspannungsmethoden*; **2.** adäquate Bewertung von Lebenssituationen mit hohem Stresspegel u. dessen Reduzierung durch kognitive Umstrukturierung (vgl. Verhaltenstherapie, kognitive; Therapie, rational-emotive); **3.** Aufbau angemessenerer Verhaltensweisen durch das Entwickeln effektiverer Bewältigungsstrategien, i. R. des Selbstmanagements* Zeitmanagement, Prioritätensetzung u. Selbstreflexion; **4.** unspezifische Maßnahmen, die eine gesunde Lebensführung fördern (Ernährung, Sport u. ggf. Nicotinentwöhnung). Unter den verfügbaren Übungsprogrammen sollte immer klienten- u. problemzentriert ausgewählt werden.

Stretching (engl. Streckung): sog. gehaltenes Dehnen; Bez. für die Dehnung von Muskulatur u. bindegewebigen Strukturen der Gliedmaßen, z. B. nach längeren Inaktivitätsphasen u. zur Vorbereitung sowie Nachbereitung sportlicher Aktivitäten; sollte nur im aufgewärmten Zustand erfolgen. Vgl. Bewegungstherapie.

Streu|kügelchen: s. Globuli.

Stroh|blume: s. Helichrysum arenarium.

Strom, dia|dynamischer: s. Bernard-Ströme.

Strom, faradischer: s. Wechselstrom.

Strom, galvanischer: s. Iontophorese.

Stroph|an|thin *n*: herzwirksames Glykosid zur parenteralen Anwendung aus Strophanthus gratus (Wall. et Hook) Baill. (g-St.) bzw. Strophanthus kombe Oliv. (k-St.); vgl. Digitalisglykoside.

strukturiertes pflanzliches Ei|weiß (lat. structura Zusammenfügung): s. textured vegetable protein.

Strychnin *n*: Alkaloid* aus den Samen von Strychnos* nux-vomica u. Strychnos ignatii sowie aus der Rinde von Strychnos gaultheriana; Reflexkrampfgift mit Lähmung hemmender Synapsen im Zentralnervensystem durch Antagonisierung des inhibitorisch wirkenden Transmitters Glycin; **Wirkung:** Erhöhung der Krampfbereitschaft u. Auslösung von Krampfanfällen durch äußere Reize od. Substanzen mit zentral erregender Wirkung; letale Dosis: 30–300 mg bzw. 5 mg (Kleinkind).

Strychnos nux-vomica L. *f*: Brechnuss; Baum aus der Familie der Loganiaceae (Loganiengewächse); **Arzneidroge:** reife getrocknete Samen (Strychni semen, Nux vomica); Negativmonographie Kommission E; **Inhaltsstoffe:** 2–3 % Indolalkaloide (Strychnin, Brucin, α- u. β-Colubrin u. a.), Phytosterole, fettes Öl; **Wirkung:** s. Strychnin; **Verwendung:** Von der Verwendung wird angesichts der erheblichen toxikologischen Risiken u. der nicht belegten Wirksamkeit dringend abgeraten. **Nebenwirkungen:** Bei längerer Anwendung, besonders bei vorbestehenden Leberschäden, kann es zur Kumulation von Strychnin kommen. **Homöopathie:** Verwendung von Zubereitungen (Polychrest) entsprechend dem homöopathischen Arzneimittelbild, z. B. bei fieberhaften Erkrankungen, Entzündungen der Atemorgane, Entzündungen u. Krampfzuständen des Magen-Darm-Trakts, Leber- u. Gallenerkrankungen, Obstipation, Hämorrhoiden, Beschwerden durch Nahrungs-, Arznei- u. Genussmittel, Harnwegserkrankungen, Kreislaufbeschwerden, Schwindel, Angina pectoris, Blutungen, Kopfschmerz, Neuralgie, rheumatischen Schmerzen, Krämpfen an Hohlorganen, Muskelkrämpfen, Lähmungen, Schlafstörungen, nervlicher Überreiztheit, Verstimmungszuständen.

Studie, kontrollierte *f*: Untersuchung, bei der dem zu prüfenden Gegenstand (z. B. Therapie, Verfahren) mindestens ein anderer gegenübergestellt wird; durch den Vergleich ist ein klinischer Wirksamkeitsnachweis möglich. Kontrollierte Studien sollten möglichst randomisiert (s. Randomisierung) durchgeführt werden, um die Aussagekraft der Ergebnisse zu erhöhen (s. Studie, randomisierte kontrollierte). Vgl. Metaanalyse; N=1-Studie; Outcome-Studie; Review, systematisches.

Studie, randomisierte kontrollierte *f*: Untersuchung, bei der eine definierte Grundgesamtheit nach frei festzulegenden Zielgrößen (Messvariable, Einflussgrößen, Erfassungsmethoden) nach dem Zufallsprinzip in 2 od. mehr strukturgleiche Gruppen aufgeteilt wird, die mit unterschiedlichen Verfahren behandelt werden; zwischen den Studienarmen wird die Wirksamkeit der Verfahren verglichen. Unterscheiden sich die interessierenden Outcomes der Gruppen, ist ein Rückschluss auf die Effektivität der Verfahren zu ziehen. Dieses Studiendesign wird international als Standard angesehen. Vgl. Metaanalyse; N=1-Studie; Outcome-Studie; Review, systematisches; Studie, kontrollierte.

Stufen|gesetz: s. Ricker-Stufengesetz.

Stuhl|ana|lyse (gr. ἀναλύειν auflösen) *f*: mikrobiologische Untersuchung des Stuhls zur Bestimmung der Dickdarmflora; herkömmliche qualitative St. erfassen nur aerobe Bakterien, da anaerobe Bakterien im Probenröhrchen absterben. Seit 2008 ermöglichen quantitative St. über eine optimierte Multiplex-PCR (Abk. für engl. polymerase chain reaction) auch die Bestimmung anaerober Bakterien (>95 % der Dickdarmflora); neben der exakten Analyse probiotischer Bakterienstämme können Pilze, Parasiten u. pathogene Bakterien erfasst werden. Vgl. Dysbiose; Symbioselenkung.

Suan-Zao-Ren: s. Ziziphi spinosae semen.

Sub|stanzen, anthropo|gene (lat. substantia Wesen, Beschaffenheit, Stoff) *fpl*: s. Fremdstoffe.

Sub|stanzen, bio|aktive (↑) *fpl*: früher nichtnutritive Inhaltsstoffe; Bez. für zahlreiche Inhaltsstoffe der Nahrung, die nicht zu den Nährstoffen* zählen, jedoch wichtige gesundheitsfördernde Wirkungen haben; s. Ballaststoffe; Pflanzenstoffe, sekundäre.

Sub|stanzen, bio|gene (↑) *fpl*: syn. biogene Schadstoffe*.

Sub|stanzen, psycho|trope (↑) *fpl*: pflanzliche, halbsynthetische od. synthetische Substanzen, welche die Psyche des Menschen über zentralnervöse Prozesse im Hinblick auf Wahrnehmungen, Denken, Fühlen u. Handeln beeinflussen; z. B. Alkohol, Opioide, Cannabinoide, Sedativa, Schlafmittel, Cocain, andere Stimulanzien einschließlich Coffein, Halluzinogene, Tabak, flüchtige Lösungsmittel; **cave:** insbesondere bei höherer Dosierung akute Intoxikationen sowie z. T. lebensgefährliche Auswirkungen möglich (z. B. Atemstillstand, Herz-Kreislauf-Stillstand, Selbst- u. Fremdgefährdung). Vgl. Psychopharmaka.

Succisa pratensis Moench *f*: Scabiosa succisa L., Morsus diaboli; Teufelsabbiss; ausdauernde, 15–50 cm hohe Pflanze aus der Familie der Dipsacaceae (Kardengewächse); **Arzneidroge:** Wurzeln (Radix Morsus diaboli, Teufelsabbisswurzel); **Inhaltsstoffe:** Saponine, Bitterstoffe, Gerbstoffe u. a.; **Verwendung:** (volkstümlich) z. B. bei Husten, als sog. Blutreinigungsmittel, gegen Würmer; äußerlich bei Hauterkrankungen, Schleimhautentzündungen; **Dosierung:** keine bekannt; **Nebenwirkungen:** keine bekannt; **Kontraindikation:** keine bekannt; **Wechselwirkung:** keine bekannt.

Succus Liquiritiae *m*: Süßholzsaft, Lakritze; durch Kochen von Süßholzwurzeln mit Wasser u. anschließendem Eindampfen hergestellter Extrakt; **Verwendung:** s. Glycyrrhiza glabra.

Such|diät (Diät*) *f*: syn. Additionsdiät*.

Sucht: s. Abhängigkeit.

Sucht|therapie (Therapie*) *f*: Oberbegriff für alle Behandlungsmaßnahmen bei Abhängigkeit* von psychotropen Substanzen*, meist als Kombination verschiedener Verfahren in der Entzugs-, Entwöhnungs- u. Nachsorgephase; umfasst medizinische, psychologische u. sozialtherapeutische Maßnahmen; **Schwerpunkte: 1.** Motivationsarbeit während des Entzugs*; **2.** Bearbeitung des Abhängigkeitsprozesses u. das Einüben alternativer Sozialisationsformen (Leben ohne Suchtmittel) in der Entwöhnungsphase (s. Entwöhnungsbehandlung); **3.** Stabilisierung der Entwöhnung in der Nachsorgephase. Zur S. gehören außerdem die gezielte Rückfallprophylaxe u. die Einbindung des sozialen Umfelds (z. B. in Form von Angehörigenarbeit; s. Angehörigengruppe).

Suda|bad: Kurzbez. für **sub**aquales **Darmbad***.

Sudori|fera (lat. sudor Schweiß; ferre bringen) *n pl*: s. Diaphoretika.

Süß|holz|strauch: s. Glycyrrhiza glabra.

Süß|stoffe: natürliche od. synthetische Verbindungen (z. B. Saccharin, Cyclamat, Aspartam, Acesulfam) mit wesentlich höherer Süßkraft als Saccharose (Saccharin z. B. 550-fach), die keinen od. einen im Verhältnis zu ihrer Süßkraft zu vernachlässigenden Nährwert* besitzen; **Verwendung:** insbesondere in der Diätkost für Diabetiker u. Übergewichtige als Ersatzstoffe für Zucker; der Nutzen ist nicht belegt (Schweinemastfutter enthält z. B. Süßstoffe zur rascheren Gewichtssteigerung). Lebensmittelrechtlich zählen S. zu den Lebensmittelzusatzstoffen*; Art, Verwendung, Höchstmengenbegrenzungen u. Kenntlichmachung sind in der Diätverordnung bzw. Zusatzstoff-Zulassungsverordnung geregelt.

Sug|gestion (lat. suggestio Eingebung, Einflüsterung) *f*: seelische Beeinflussung von Vorstellungen, Denk- u. Handlungsinhalten sowie Affekten; **Formen: 1. Fremd-** od. **Heterosuggestion:** S. durch eine andere Person, z. B. in Form der Hypnose*; **2. Autosuggestion:** S. durch die Person selbst, z. B. bei bestimmten Entspannungsmethoden* wie Autogenes* Training, Meditation*, durch Selbstbeeinflussung, bestimmte Formen der Kognition, z. B. internale Verbalisierung (Leitsätze, Formeln), od. durch ein inneres Bild; kann zu therapeutisch erwünschten psychischen u. somatischen Veränderungen führen; die rationale Dimension der Persönlichkeit wird dabei meist umgangen u. bei Fremdsuggestion die emotionale, zwischenmenschliche Beziehung (Interaktion) bewusst od. unbewusst genutzt. Die S. spielt in der Medizin eine bedeutsame Rolle in der Arzt*-Patient-Beziehung. Vgl. Trance.

Sulfat|wasser: nach seinen metallischen Kationen (Natrium-, Magnesium-, Calcium-, Eisen-, Aluminiumsulfat) u. weiteren charakterisierenden Ionen (z. B. Chlorid-, Hydrogencarbonat-Ionen) der Mineralquelle benanntes Wasser; **Anwendung:** innerlich bei Leber-, Gallenblasen-, Darmstörungen, Diabetes mellitus.

Sulfur (lat.) *n*: s. Schwefel.

Sumbulus moschatus *m*: s. Ferula moschata.

Summations|dia|gnostik (lat. summa Ansammlung, Summe; gr. διαγνωστικός fähig zu unterscheiden) *f*: Bez. für die Kombination mehrerer Krebstestverfahren, um die Evidenz der Aussagen zu verbessern, von Windstosser Karzinogramm bzw. von Zabel Summationsdiagnose genannt; z. B. wird die spektralanalytische Vollblutuntersuchung* nach Rilling mit der Dreifachmessung* u. dem Scheller*-Test kombiniert. Die Aussage- u. Beweiskraft nimmt allerdings durch bloße Addition von Testverfahren ohne gesicherte Gütekriterien (Validität, Reliabilität, Spezifität, Sensitivität) nicht zu. Vgl. Krebs.

Sumpf|porst: s. Ledum palustre.

Super|vision (lat. super über (hinaus), oben; visio Sehen, Blicken, Ansicht) *f*: **1.** Beobachtung u. Analyse des Verhaltens von Psychotherapeuten* u. Angehörigen sozialer Berufe durch einen Supervisor zur allg. fachlichen Begleitung u. Beobachtung eines Behandlungsprozesses mit dem Ziel, den Ablauf u. die Qualität der durchgeführten (Psycho-)Therapie zu optimieren; im psychotherapeutischen Kontext direkte Beobachtung od. indirekte, auf Schilderung beruhende od. durch Tonbandaufnahmen ermöglichte Analyse des Verhaltens eines Psychotherapeuten u. der Interaktion zwischen Patient u. Psychotherapeut durch den Supervisor; **Ziel:** Aufdeckung u. Korrektur von methodischen Fehlern u. Interaktionsproblemen (z. B. in der therapeutischen Beziehung) sowie Beurteilung der Fähigkeiten u. Fortentwicklung der Kompetenz des Therapeuten; **Formen:** Einzel- od. Gruppensupervision; interaktionelle Fallarbeit (Abk. IFA) mit Schwerpunkt auf den emotionalen Aspekten der therapeutischen Beziehung, Balint-Arbeit (s. Balint-Gruppe), Intervision (kollegiale S., Peergroup-S.: gleichrangige, gleichberechtigte Mitglieder); **Anwendung:** v. a. in der Psychotherapie-Ausbildung; **2.** Verfahren zur Teamberatung z. B. in psychosozialen Arbeitsbereichen mit hoher psychischer Belastung (z. B. Hospizarbeit, Onkologie, Psychiatrie, Sozialarbeit, Betreuungs- od. Pflegeeinrichtungen).

Supplement|prä|parate (lat. supplementum Ergänzung, Verstärkung) *n pl*: syn. Nährstoffpräparate; zusätzlich zur Nahrung eingenommene Substanzen zur Prophylaxe od. Behebung von Defiziten eines od. mehrerer Nährstoffe*; **Anwendung:** u. a. Vitamin D zur Prävention u. Therapie von Osteoporose, Folsäure zur Prävention von Neuralrohrdefekten u. Aborten, Magnesium zur Therapie von Muskelkrämpfen. Durch die Einnahme verschiedener S. können Nährstoffmengen aufgenommen werden, die deutlich über den empfohlenen Mengen liegen. Bei einigen wasserlöslichen Vitaminen kann dies zu negativen Wirkungen führen (z. B. Vitamin C zu Diarrhö od. Gastritis, Nicotinsäure im Grammbereich zu Flush u. Hautjucken). Bei fettlöslichen Vitaminen kann es zu bedenklichen Anreicherungen kommen (s. Hypervitaminose), wenn die empfohlenen Zufuhrmengen deutlich überschritten werden. Eine erhöhte Aufnahme an Mineralstoffpräparaten kann die Resorption anderer Nährstoffe beeinflussen.

Sup|positorium (lat. etwas, das von unten eingeschoben wird) *n*: Zäpfchen; kegel-, walzen- od. torpedoförmige Arzneiform* aus bei Körpertemperatur schmelzenden Substanzen (z. B. Hartfett, Glycerolgelatine); als Arzneiträger zur rektalen Applikation, z. B. bei proktologischen Erkrankungen, als Vaginal- u. Stuhlzäpfchen.

Sup|puranzien (lat. suppurare forteitern, zum Eitern bringen) *n pl*: Eiter ableitende bzw. einschmelzende Mittel.

Susto (der Schrecken od. das Erschrecken): i. d. R. nach einem heftigen u. oft übernatürlichen Schrecken, der zum sog. Verlust der Seele führt, auftretende Beschwerden wie z. B. Agitiertheit, Apathie u. Verwirrtheit; **Vorkommen:** in den traditionellen Kulturen Südamerikas. Vgl. Syndrom, kulturgebundenes.

Svedana (svedana, Sanskrit Schwitzanwendung): s. Purvakarma.

Sykose (gr. σῦκον Feige; -osis*) *f*: auch Sykosis, Feigwarzenkrankheit; klassisches Miasma* der Homöopathie, das ursprünglich mit Kondylomen, heute meist mit Gonorrhö assoziiert ist; nach S. Ortega ist die Symptomatik der S. gekennzeichnet durch Ausuferung, Extroversion, Übermaß an Intensität u. Häufigkeit, Hyperfunktion u. Hypertrophie. Vgl. Miasmenlehre.

Sym|biose (gr. συμβίωσις Zusammenleben) *f*: Zusammenleben artverschiedener Organismen zu gegenseitigem Nutzen; z. B. Mensch u. Mikroorganismen (Bakterien) im Darm: Bereitstellung von Nahrung gegen Fermentation der Nahrung, Stimulation des Immunsystems, Schutz vor Ansiedlung von Krankheitserregern an die Darmschleimhaut. Vgl. Dysbiose; Symbioselenkung.

Sym|biose|lenkung (↑): ältere Bez. für den Versuch, eine gestörte Besiedlung der Darmschleimhaut gezielt zu normalisieren u. damit z. B. gestörte Abwehrverhältnisse zu verbessern; **Einteilung:** in 3 Phasen: **1.** Reduktion der gestörten Darmflora durch anorganische Substanzen (z. B. Magnesiumperoxid, Heilerde*); **2.** Stimulation der Magensaft- u. Gallesekretion durch Bitterstoffe (s. Amara) sowie Verbesserung der Dünndarmflora durch Laktose u. Kamillenextrakt (s. Matricaria recutita); **3.** mikrobiologische Therapie* mit Probiotika, meist begleitet von einer Ernährungsumstellung i. S. einer Vollwertkost*; **Anwendung:** bei funktioneller Dyspepsie, Reizdarmsyndrom*, Allergien*, atopischem Ekzem*, rheumatoider Arthritis*, Infektanfälligkeit, Zustand nach Chemo- bzw. Strahlentherapie, durch mikrobiologische Stuhlanalyse* nachgewiesenen Darmdysbiosen (s. Dysbiose).

Symbol|drama (gr. σύμβολον Merkmal, Abzeichen, Sinnbild) *n*: syn. katathym-imaginative Psychotherapie*.

Sym|pathie|prinzip (gr. συμπαθεῖν mitempfinden, in Wechselwirkung stehen) *n*: s. Medizin, sympathetische.

Sym|phytum officinale L. *n*: (Gemeiner) Beinwell, Schwarzwurz; mehrjährige Staude aus der Familie der Boraginaceae (Rauhblattgewächse); s. Abb.; **Arzneidroge:** getrocknete Wurzeln mit Wurzelstock (Symphyti radix); die in Fertigarzneimitteln genutzte Droge stammt ausschließlich aus dem Anbau von Zuchtsorten; Monographie: ESCOP, Kommission E; **Inhaltsstoffe:** Schleimstoffe, Allantoin* (bis 1,5 %), Gerbstoffe (8–9 %), Pyrrolizidinalkaloide (0,03 %; natürliche Variabilität um den Faktor 10; in der aus dem Anbau stammenden Droge sind praktisch keine Pyrrolizidinalkaloide mehr nachweisbar); **Wirkung:** Schleimstoffe: lokal reizmindernd; Allantoin: wundheilungs- u. zellregenerationsfördernd; Pyrrolizidinalkaloide: bei Ratten hepatotoxisch, kanzerogen u. mutagen nach oraler Zufuhr; **Verwendung:** Fertigarzneimittel; **1.** (med.) äußerlich **a)** bei Prellungen, Zerrungen u. Verstauchungen (ESCOP, Kommission E); **b)** bei Gelenkarthrose, Sehnenscheidenent-

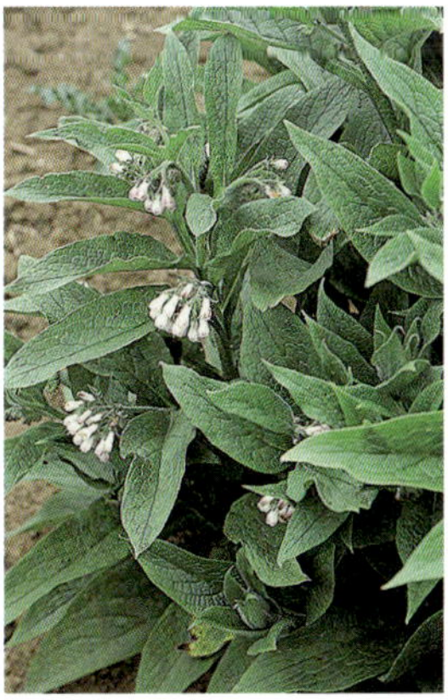

Symphytum officinale: Pflanze [7]

zündung, Epikondylitis (ESCOP). Die Wirksamkeit bei diesen Anwendungsgebieten wurde in klinischen Studien belegt. **2.** (volkstümlich) auch bei Schleimbeutel-, Knochenhaut- u. Venenentzündung sowie bei sog. Drüsenschwellung; **Dosierung:** in Salben, Kataplasmen u. a. Zubereitungen zur äußerlichen Anwendung; nicht mehr als 1 mg Pyrrolizidinalkaloide pro Tag; Anwendung nur auf intakter Haut, nicht in die Augen u. auf Schleimhäute aufbringen u. nicht länger als 4–6 Wochen pro Jahr; nur Fertigarzneimittel mit deklariertem Pyrrolizidinalkaloid-Gehalt sollten verwendet werden. **Nebenwirkungen:** selten lokale Hypersensitivität; **Kontraindikation:** Schwangerschaft; **Homöopathie:** Verwendung der Wurzeln u. Blätter entsprechend dem homöopathischen Arzneimittelbild, z. B. bei Knochen- u. Knochenhautverletzungen.

Sym|phytum x uplandicum Nym. *n*: Futterbeinwell, Kanadischer Beinwell, Schwarzwurz; reine Kulturpflanze (Hybrid aus Symphytum officinale L. u. Symphytum asperum Lepechin) aus der Familie der Boraginaceae (Rauhblattgewächse); **Arzneidroge:** frische, oberirdische Teile der Pflanze (Symphytum-uplandicum-Kraut); **Inhaltsstoffe:** entsprechen weitgehend denen von Symphytum* officinale; in der Zuchtsorte sind keine Pyrrolizidinalkaloide nachweisbar. **Wirkung:** entspricht weitgehend der von Symphytum officinale; **Verwendung:** Fertigarzneimittel; **1.** (med.) äußerlich bei Prellungen, Zerrungen u. Verstauchungen; **2.** (volkstümlich) äußerlich bei Knochenbrüchen, Wunden, Sehnenscheidenentzündungen, Verstauchungen, Blutergüssen, Wundgeschwüren; die Wirksamkeit der Droge bei Knochenbrüchen ist nicht hinreichend klinisch belegt. **Nebenwirkungen:** keine bekannt; **Kontraindikation:** keine bekannt.

Sym|ptom (gr. σύμπτωμα Begleiterscheinung) *n*: Beschwerde, fassbares od. angegebenes Krankheitszeichen; in der **Homöopathie** wird als S. jede krankhafte Lebensäußerung gewertet, die in zeitlichem Zusammenhang mit der Einnahme eines Arzneimittels bei einer Arzneimittelprüfung* od. mit dem Beginn einer Erkrankung auftritt od. sich verändert u. nicht auf andere Einflüsse zurückzuführen ist. Bei der Wahl von Konstitutions- od. antimiasmatischen Mitteln können sogar Merkmale ohne eigentlichen Krankheitswert als S. gewertet werden. S. werden als Ausdruck der Reaktion auf Stressoren aller Art (auch Arzneimittel; s. Erstverschlimmerung, Prüfungssymptom) betrachtet. Sie gelten als notwendige Begleiterscheinungen beim Versuch des Organismus, die beste ihm mögliche Ausgewogenheit von Funktionen aufrechtzuerhalten; daher wird die Fähigkeit zur Produktion angemessen ausgeprägter S. positiv bewertet. S. sind die Grundlage der Erstellung von Arzneimittelbildern; sie werden in der homöopathischen Anamnese* u. im Prüfungsprotokoll möglichst im vom Patienten geäußerten Originalwortlaut aufgezeichnet (sog. Originalsymptome), da bereits feine Nuancierungen für die Arzneimittelwahl* bestimmend sein können.

Sym|ptom|erhebung (↑): syn. Fallaufnahme*.

Sym|ptom, parasitäres (↑) *n*: bei einer homöopathischen Arzneimittelprüfung* auftretendes Prüfungssymptom*, das auf den Krankheitszustand des Prüfers u. nicht auf das geprüfte Arzneimittel zurückzuführen ist.

Sym|ptom, patho|gnomonisches (↑) *n*: in der Homöopathie* Bez. für ein Krankheitszeichen, das für eine klinische Diagnose od. Epidemie (s. Genius epidemicus) typisch ist; gelegentlich wird dem p. S. als dem Charakteristikum einer Krankheit u. nicht eines individuellen Kranken von vornherein keinerlei Gewicht bei der Arzneimittelwahl* beigemessen, wodurch intensive Symptome des Patienten außer acht gelassen werden. Andererseits führt die ausschließliche Beachtung des p. S. (s. Indikation, klinische) zur Vernachlässigung gerade der zur Differenzierung der Arzneimittelbilder* v. a. im chronischen Fall notwendigen krankheitsfernen Symptome (z. B. Geistes-* und Gemütssymptome, Begleitsymptom*, Allgemeinsymptom*). Vgl. Indikation, bewährte.

Sym|ptom|verschiebung (↑): in der Homöopathie* Bez. für die Veränderung der Krankheitssymptome nach Einleitung einer Behandlung; vgl. Erstverschlimmerung; Heilung; Hering-Regel; Unterdrückung.

Sym|ptom, vollständiges (↑) *n*: in der Homöopathie* Bez. für ein Symptom* mit Angaben über Lokalisation, Ätiologie (s. Causa), Qualität* u. Modalität*; bei der Unterscheidung von Arzneimittelbildern* (s. Arzneimittelwahl) stellen v. S. einen Hinweis auf ihre Differenziertheit dar, ohne dass es zu einer Höherbewertung des Symptoms kommen muss (s. Hierarchisierung).

Syn|drom, de|pressives (gr. σύνδρομος mitlaufend, begleitend) *n*: Bez. für Symptomenkomplex, bei dem die Symptome deprimierte Stimmung, Antriebsarmut, Interessenverlust, Verlust des Selbstvertrauens, Erschöpfung, Schuldgefühle, Denk-, Konzentrations- u. Schlafstörungen, Adynamie, seltener psychomotorische Agitiertheit gehäuft gemeinsam vorkommen; vgl. Depression.

Syn|drom|dia|gnostik, chinesische (↑; gr. διαγνωστικός fähig zu unterscheiden) *f*: Bez. für ein diagnostisches Vorgehen der Chinesischen Medizin*, das dem in der modernen naturwissenschaftlichen Medizin verankerten Krankheitsbegriff eine stärker individualisierende Betrachtung von Zustandsmustern gegenüberstellt; die ch. S. versucht zu beschreiben, in welcher Weise der Organismus durch ein Krankheitsgeschehen aus seiner natürlichen Ordnung ausgelenkt wird; die zu beobachtenden u. festzustellenden Symptome u. Zeichen werden psychovegetativen Zustandsbildern zugeordnet, die nach den Vorstellungen der antiken Medizinphysiologie benannt werden (z. B. chronische Verdauungsinsuffizienz als Milz-Qi-Leere; s.

S

Milz-Leere). Ziel der Behandlung solcher syndromalen Muster ist die Wiederannäherung an einen stabilen homöostatischen Zustand.

Syn|drom, klimakterisches (↑) *n*: meist während des Klimakteriums vorkommende typische **Trias** aus Hitzewallungen, Schwindel u. Schweißausbrüchen; daneben auch psychonervöse (Reizbarkeit, Lustlosigkeit, Leistungsabfall, Schlafstörungen) u. somatische (Atrophie des Genitales u. der Mammae, Adipositas, Osteoporose) Störungen; **Therapie:** u. a. **1.** Phytotherapie: **a)** (med.) u. a. Actaea* racemosa, Trifolium* pratense; **b)** (volkstümlich) u. a. Alchemilla* vulgaris, Leonurus* cardiaca; **2.** Homöopathie: u. a. Actaea racemosa, Sanguinaria* canadensis; **3.** Hydrotherapie: u. a. Kurzwickel*, Leibauflage*, Teilbad*, Wechselbad*, Sauna*; **4.** Akupunktur* nach den Vorgaben der Chinesischen Medizin; **5.** Ayurveda einschließlich Massagen u. ayurvedischer Phytotherapie; **6.** Neuraltherapie*; **7.** Trinkkur*; **8.** Ernährungstherapie: u. a. Vollwert*-Ernährung, mediterrane Ernährung*, sojareiche Ernährung, traditionelle asiatische Kost, Omega-3-Fettsäuren; **9.** Bewegungstherapie: aerobes Ausdauertraining; **10.** Mind*-Body-Medizin: Meditation*, progressive Muskelrelaxation*, Stressreduktion, Tai*-Ji-Quan, Yoga*.

Syn|drom, kultur|gebundenes (↑) *n*: Symptomenkonstellation mit Ätiologie, Diagnose u. Therapie, die nicht unabhängig von ihrem kulturspezifischen Kontext verstanden werden kann; zur Einschätzung u. zum interkulturellen Vergleich eines k. S. gilt, dass die Ätiologie in zentralen Bedeutungsfeldern u. Verhaltensnormen einer Gesellschaft fußt, die Diagnose auf kulturspezifischer Technologie u. Vorstellungswelt basiert u. die Therapie nur durch Teilnehmer der gleichen Kultur erfolgreich durchgeführt werden kann. Demzufolge kann die Biomedizin* ein k. S. nicht korrekt erkennen, sondern definiert es nach den eigenen Erkenntnismöglichkeiten einschließlich einer eigenen Einschätzung des Therapieerfolgs um. Damit ist i. R. der Ethnomedizin* ein großer ideengeschichtlicher Differenzierungsprozess vervollständigt: Die kritische Auseinandersetzung mit dem Exotischen der fremden Kultur führt zur Entdeckung der kulturellen Bindung von Krankheit an Kultur. Der zweite entscheidende Schritt ist, diese Erkenntnis auch auf die eigene Kultur zu beziehen. Über die sog. klassischen Erscheinungen wie Pibloktoq, Koro*, Amok*, Latah u. Susto* hinaus werden als k. S. nun auch Unter-* u. Mangelernährung*, Anorexia nervosa, Übergewicht* u. a. diskutiert. Schließlich wird in einem dritten Schritt dem Gedanken widersprochen, dass nur spezielle Syndrome an die Kultur gebunden sind; jede Krankheit ist grundsätzlich an Kultur gebunden. Die erste systematische Zusammenfassung der k. S. wurde von Pow Meng Yap (1962) erstellt. In der Ethnopsychologie* u. transkulturellen Psychiatrie* hat der Begriff k. S. Begriffsbildungen wie exotische Psychosen, regionale Neurosen u. Volkskrankheiten abgelöst. Vgl. Kranksein; Erklärungsmodell.

Syn|drom, psycho|vegetatives (↑) *n*: s. Somatisierungsstörung.

Syphilinum *n*: syn. Luesinum*.

Syphilis *f*: **1.** syn. Lues (venerea); sog. harter Schanker; durch Treponema pallidum hervorgerufene u. i. d. R. beim Geschlechtsverkehr (nur ausnahmsweise indirekt) übertragene meldepflichtige Geschlechtskrankheit mit typischen Manifestationen an Haut- u. Schleimhäuten sowie (unbehandelt) progredientem Verlauf; **2.** in der Homöopathie* eines der 3 klassischen Miasmen* (s. Miasmenlehre); nach S. Ortega ist ihre Symptomatik gekennzeichnet durch Degeneration u. Destruktion von Geweben od. im psychischen Bereich durch Rückzug, Perversion, Fehlfunktion, Spasmen u. Ulzera.

Systematische Entsprechung der Fünf Wandlungs|phasen: im antiken China entstandenes Ordnungsprinzip aller Erscheinungen bezogen auf die Eigenschaften der 5 Grundelemente Holz (biegsam), Feuer (heiß u. emporlodernd), Erde (aufnehmend), Metall (spröde u. teilend) u. Wasser (kühl u. die Tiefe suchend); s. Tab.; die Einteilung im Entsprechungssystem erfolgt nach dem Prinzip der Ähnlichkeit u. auf Basis des Analogieschlusses. **Beispiel:** Der Frühling entspricht der Wandlungsphase Holz, weil hier frische, junge Triebe sprießen. Die Farbe lindgrün entspricht dieser Wandlungsphase aus dem gleichen Grund. Grüne Früchte schmecken sauer. Im Frühjahr kommen Winde auf. Ein Zornausbruch ist wie ein aufbrausender Wind im Inneren, der aus der Leber kommt. Wind zieht das Geäst in der Natur schief; eine plötzlich auftretende Schiefhaltung ist daher durch Wind bedingt; wenn eine ganze Körperseite schief ist (z. B. beim Schlaganfall), so ist dies durch inneren Wind bedingt. Nach den antiken naturphilosophischen Vorstellungen stehen die Fünf Wandlungsphasen in verschiedenen Wechselbeziehungen: **1.** Hervorbringung: Holz bringt bei Verbrennung Feuer hervor, Feuer bringt Erde hervor, Erde Metall, Metall Wasser u. Wasser wieder Holz. **2.** Förderung: allg. Vorstellung einer gegenseitigen Balance durch Abstimmung zwischen Hervorbringung u. Hemmung; **3.** Hemmung: Metall hemmt Holz (Holzfällung), Holz hemmt Erde (Wurzeln festigen den Untergrund), Erde hemmt Wasser (Deich), Wasser hemmt Feuer (Löschwasser), Feuer hemmt Metall (Schmelze). Vgl. Medizin, chinesische.

System, medizinisches *n*: s. Medizinsystem.

System, rhythmisches *n*: s. Dreigliederung, funktionelle.

Syzygium aromaticum (L.) Merr. et L. M. Perry *n*: Jambosa caryophyllus (Sprengel) Niedenzu, Eugenia caryophyllata Thunberg; Gewürznelkenbaum; Baum aus der Familie der Myrtaceae (Myrtengewächse); **Arzneidroge:** getrocknete Blütenknospen von Gewürznelken (Caryophylli flos); Monographie: WHO, Kommission E; **Inhaltsstoffe:**

Systematische Entsprechung der Fünf Wandlungsphasen					
Erscheinung	Holz	Feuer	Erde	Metall	Wasser
Jahreszeit	Frühling	Sommer	Spätsommer	Herbst	Winter
Witterungseinfluss	Wind	Sommerhitze	Feuchtigkeit	Trockenheit	Kälte
Entwicklung	Keimen/ Entstehen	Wachstum	Umwandlung	Reifung/Ernte	Speicherung
Zang-Organ	Leber	Herz	Milz	Lunge	Niere
Fu-Organ	Gallenblase	Dünndarm	Magen	Dickdarm	Harnblase
Sinnesorgan/ Sinnesfunktion	Auge/Sehen	Zunge/Sprechen	Mund/ Schmecken	Nase/Riechen	Ohr/Hören
Gewebe	Sehne	Gefäße	Fleisch	Poren der Haut	Knochen
Emotion	Wut/Zorn	Freude/Hektik	Grübeln/Sorge	Trauer	Angst/Furcht
Laut	Rufen	Lachen	Singen	Schluchzen	Seufzen
Geschmack	sauer	bitter	süß	scharf	salzig
Geruch	ranzig	verbrannt	wohlriechend	verdorben	faulig
Farbe	lindgrün	scharlachrot	ockergelb	weiß/glasig	schwarz
Himmelsrichtung	Osten	Süden	Mitte	Westen	Norden

mindestens 15 % ätherisches Öl (Caryophylli floris aetheroleum, Nelkenöl, mit 80–90 % Eugenol), Flavonoide, Phenolcarbonsäuren; **Wirkung:** antiseptisch, antibakteriell, antifungal, antiviral, lokalanästhetisch, spasmolytisch; **Verwendung:** Drogenpulver, ganze od. zerkleinerte Droge zur Gewinnung des ätherischen Öles sowie andere galenische Zubereitungen zur lokalen Anwendung; **1.** (med.) bei entzündlichen Veränderungen der Mund- u. Rachenschleimhaut, zur lokalen Schmerzstillung in der Zahnheilkunde (Kommission E); **2.** (volkstümlich) bei Insektenstich, Dematitis, als Stomachikum, zu Mundwässern; **Dosierung:** in Mundwässern entsprechend 1–5 % ätherisches Öl, in der Zahnheilkunde unverdünntes ätherisches Öl; **Nebenwirkungen:** in konzentrierter Form gewebereizend; **Kontraindikation:** keine bekannt; **Wechselwirkung:** keine bekannt.

Syzygium cumini (L.) Skeels *n*: Syzygium jambolanum (Lam.) DC.; Jambolanapflaume; Pflanze aus der Familie der Myrtaceae (Myrtengewächse); **Arzneidroge:** getrocknete Stammrinde (Syzygii cumini cortex, Syzygiumrinde); Monographie: Kommission E; **Inhaltsstoffe:** Phytosterole (u. a. β-Sitosterol), Gerbstoffe (vom Typ der Gallussäure u. Ellagitannine), Flavonoide; **Wirkung:** adstringierend, leicht antiphlogistisch, juckreizstillend; **Verwendung:** zerkleinerte Rinde für Dekokte u. a. galenische Zubereitungen; (med.) innerlich bei unspezifischer, akuter Diarrhö; lokal bei leichten Entzündungen der Mund- u. Rachenschleimhaut; äußerlich als Kompresse bei leichten, oberflächlichen Entzündungen der Haut (Kommission E); **Dosierung:** mittlere Tagesdosis 3–6 g; Zubereitungen entsprechend; **Nebenwirkungen:** keine bekannt; **Kontraindikation:** Schwangerschaft u. Stillzeit; **Wechselwirkung:** keine bekannt; **Homöopathie:** Verwendung der getrockneten Samen entsprechend dem homöopathischen Arzneimittelbild, z. B. unterstützend bei Diabetes mellitus.

Syzygium jambolanum *n*: s. Syzygium cumini.

S

T

Tabak: s. Nicotiana tabacum.

Tabak, Indianischer: s. Lobelia inflata.

Tabebuia impetiginosa (Martius ex DC.) Standley *f*: Tabebuia avellanedae Lorentz ex Griseb., Tecoma avellanedae (Lorentz ex Griseb.) Speg.; Baum aus der Familie der Bignoniaceae (Trompetenbaumgewächse); **Arzneidroge:** getrocknete Rinde u. Kernholz (**Lapacho**, Tabebuiae cortex, Tabebuia-Rinde); **Inhaltsstoffe:** Naphtho- u. Furanochinonderivate, hauptsächlich Lapachol (Holz) u. Lapacholderivate (Rinde); **Wirkung:** Für Rindenextrakte u. einzelne, aus der Rinde isolierte Stoffe konnten analgetische, antivirale, antibakterielle, antifungale, antiparasitische, antiphlogistische, antitumorale, immunmodulierende u. zytotoxische Effekte beobachtet werden. **Verwendung:** als Dekokt; (volkstümlich) innerlich u. äußerlich bei Tumoren, Magenschmerzen, Fieber, Hauterkrankungen (z. B. Ekzemen, Pilzinfektionen), Erkältung, fieberhaften Erkrankungen, Asthma bronchiale, Erkrankungen des rheumatischen Formenkreises; die Verwendung der Droge bei Tumoren u. anderen Erkrankungen geht v. a. auf Erfahrungen der Indianer Perus, Paraguays u. Boliviens zurück. Die Wirksamkeit der Droge u. ihrer Zubereitungen bei diesen Anwendungsgebieten ist derzeit nicht belegt. **Cave:** Naphthochinone vom Typ des Lapachols haben hautirritierende Eigenschaften. Es sollte daher auf die äußerliche Anwendung der Droge in Form von Arzneibädern verzichtet werden. **Dosierung:** innerlich 2 TL geschnittene Droge in 1 l Wasser 5 Min. kochen, anschließend 15 Min. ziehen lassen, dann abseihen; über den Tag verteilt trinken; nicht länger als 6 Wochen anwenden, dann 4 Wochen Pause; **Nebenwirkungen:** bei hohen Dosierungen (ab 1,5 g Lapachol) schwere Übelkeit, Erbrechen, Diarrhö, Schwindel, Anämie, Blutungsneigung; **Kontraindikation:** Therapie mit Antikoagulanzien, Verlängerung der Prothrombinzeit; **Wechselwirkung:** alle Substanzen, welche die Blutungsneigung erhöhen.

Tabu *n*: Verbot aufgrund von gesellschaftlichen Normen u. Werten; bei einem Tabubruch erfolgen Sanktionen. Nach S. Freud (vgl. Psychoanalyse) ist ein T. ein Verbot von Handlungen, die aus moralischen Gründen nicht erlaubt sind.

Tachy|kardie (gr. ταχύς schnell, plötzlich; καρδία Herz) *f*: Herzrhythmusstörung mit Anstieg der Herzfrequenz (Erwachsene >100/Min.); führt zu verkürzter Diastolendauer mit erniedrigtem Schlagvolumen; **Symptome:** unterschiedlich je nach Form der T., Herzfrequenz u. Vorerkrankung (z. B. evtl. Auslösen einer Angina pectoris); asymptomatisch od. Palpitation, bei hämodynamischer Wirksamkeit Schwindel, Dyspnoe, Schwäche, Synkope, kardiogener Schock bis Herz-Kreislauf-Stillstand; **Therapie:** u. a. **1.** Phytotherapie: u. a. Chinidin*, Crataegus*, Digitalisglykoside*, Strophanthin*; **2.** Hydrotherapie: u. a. Armbad*, Armguss*, Brustguss*, Brustwickel*; **3.** Akupunktur* nach den Vorgaben der Chinesischen Medizin; **4.** Neuraltherapie*; **5.** Nahrungsergänzung mit Omega-3-Fettsäuren; **6.** Mind*-Body-Medizin: Biofeedback*, Meditation*, progressive Muskelrelaxation*, Stressreduktion, Tai*-Ji-Quan, Yoga*.

Tafel|wasser: Mischung aus Trinkwasser u. natürlichem Mineralwasser*; wird nicht an der Quelle abgefüllt, sondern aus natürlichem, salzreichem Wasser (Natursole) od. Mineralwasser sowie aus Meerwasser hergestellt. Nach der Mineral- u. Tafelwasserverordnung sind als Zusatzstoffe Mineralsalze (z. B. Natrium- u. Calciumchlorid) u. Natriumhydrogencarbonat erlaubt. Bei den mikrobiologischen Anforderungen gelten dieselben Maßgaben wie bei natürlichem Mineralwasser, zusätzlich Höchstmengen für polycyclische aromatische Kohlenwasserstoffe* u. Organohalogenverbindungen.

Tag|traum|technik *f*: s. Psychotherapie, katathym-imaginative.

Taiga|wurzel: s. Eleutherococcus senticosus.

Tai-Ji-Quan *n*: Schattenboxen; alte chinesische Leibesübung; ursprünglich in der Kampfkunst (chin. Wu-Shu) verwurzelte höchste Form (Tai-Ji: oberster Firstbalken; Quan: Faust) der Beherrschung der Prinzipien der antiken Naturphilosophie (v. a. Ausgleich von Yin u. Yang; s. Yin-Yang-Lehre) in der Selbstverteidigung; später auch in vereinfachter Form als Gesundheitsübung praktiziert. Vgl. Qi Gong; Medizin, chinesische.

Takata-Ara-Re|aktion (Reaktion*) *f*: Testverfahren, das mit Eiweißpräzipitation im Blutserum von Patienten Aussagen über das Vorliegen eines Krebsgeschehens treffen soll; die sog. Flockungszahlreaktion wird zur Grundlage der Krebsdiagnose gemacht. Details der Durchführungstechnik sind dem Witting*-Test ähnlich. Wissenschaftlich spekulatives u. obsoletes Verfahren. Vgl. Krebs.

Talisman (gr. τέλεσμα Geld, geweihter Gegenstand) *m*: Glücksbringer; s. Amulett.

Tamari: natürliche Sojasauce aus ganzen fermentierten Sojabohnen (s. Glycine max); **Verwendung:** u. a. in der Makrobiotik*.

Tamarinde: s. Tamarindus indica.

Tamarindus indica L. *m*: Tamarinde; bis zu 25 m hoher Baum aus der Familie der Fabaceae (Schmetterlingsblütler); **Arzneidroge:** musartiges Fruchtfleisch (Tamarindorum pulpa, Tamarindenmus); **Inhaltsstoffe:** 12–15 % freie Säuren, hauptsächlich Weinsäure, Zitronen- u. Äpfelsäure, ca. 8 % Kaliumhydrogentartrat, 25–30 % Invertzucker u. Pektin; **Wirkung:** antimikrobiell, entzündungshemmend; **Verwendung:** (volkstümlich) bei Obstipation als mildes Laxans, bei Leber- u. Gallenbeschwerden; die Wirksamkeit der Droge ist derzeit nicht belegt; die beschriebene laxierende Wirkung könnte aber durch den Gehalt der Droge an Pektinen u. organischen Säuren plausibel sein. **Dosierung:** Rohes Tamarindenmus mit heißem Wasser anrühren, durch ein Sieb pressen u. auf dem Wasserbad zu einem dicken Extrakt eindampfen; je 5 Teile des noch warmen Muses mit 1 Teil mittelfein gepulvertem Zucker vermischen. Tamarindenmus muss schwarzbraun sein, muss sauer, darf aber nicht brenzlig schmecken. **Nebenwirkungen:** keine bekannt; **Kontraindikation:** keine bekannt; **Wechselwirkung:** keine bekannt; **Homöopathie:** Verwendung des getrockneten Fruchtfleischs entsprechend dem homöopathischen Arzneimittelbild, z. B. bei Magenschmerzen.

Tanacetum cinerariifolium (Trev.) Schultz Bip. *n*: Chrysanthemum cinerariifolium (Trev.) Vis., Pyrethrum cinerariifolium Trev.; Dalmatinische Insektenblume; Staude aus der Familie der Asteraceae (Korbblütler); **Arzneidroge:** getrocknete, geschlossene od. halbgeöffnete Blüten (Pyrethri flos); **Inhaltsstoffe:** 0,3–8 % Pyrethrine: Ester der (+)-trans-Chrysanthemumsäure (Chrysanthemate) bzw. der (+)-trans-Pyrethrinsäure (Pyrethrate); Pyrethrinoide od. Pyrethroide sind synthetische Analoga der Pyrethrine; Sesquiterpenlactone (Pyrethrosin, Tatridin A u. B u. a.), Flavonoide, Carotinoide, Lignane (Sesamin), Thiophene; **Wirkung:** insektizid, molluskizid, antimikrobiell; **Verwendung:** äußerlich, als Flüssigextrakt in verschiedenen Zubereitungen bei Scabies u. Läusen; **Dosierung:** Flüssigextrakt 1-mal täglich auf befallene Regionen auftragen, nach 10 Min. mit reichlich Wasser abspülen; **Nebenwirkungen:** allergische Reaktionen bei Personen mit Korbblütlerallergie, bei Überdosierung neurotoxisch; **Kontraindikation:** Asthma bronchiale, bekannte Allergie gegenüber Korbblütlern; **Wechselwirkung:** keine bekannt.

Tanacetum parthenium (L.) Schultz Bip. *n*: Matricaria parthenium L., Chrysanthemum parthenium; Mutterkraut; Pflanze aus der Familie der Asteraceae (Korbblütler); **Arzneidroge:** zur Blütezeit gesammelte oberirdische, getrocknete Teile (Tanaceti parthenii herba, Mutterkraut); Monographie: HMPC, ESCOP; **Inhaltsstoffe:** ca. 0,2 % ätherisches Öl (44 % Campher u. 23 % trans-Chrysanthenylacetat als Hauptbestandteile); Sesquiterpenlactone (mindestens 0,2 % Parthenolid, Canin, 10-Epi-Canin u. a.), lipophile u. hydrophile Flavonoide; **Wirkung:** anti-inflammatorisch, antiulzerogen, antimikrobiell; **Verwendung:** Drogenpulver od. andere galenische Zubereitungen; **1.** (med.) zur Migräneprophylaxe (ESCOP); **2.** (traditionell) als Fertigarzneimittel; zur Reduzierung der Häufigkeit u. Schwere von wiederkehrendem Kopfschmerz (HMPC); nicht länger als 2 Monate anwenden; bei anhaltendem Kopfschmerz unbedingt Arzt konsultieren; **3.** (volkstümlich) bei Fieber, Arthritis, Asthma bronchiale, Erkrankungen des rheumatischen Formenkreises, Ohrensausen, Schwindel; die Wirksamkeit der Droge bei diesen Anwendungsgebieten ist umstritten. Hinweis: Für die Indikation Migräneprophylaxe liegen mehrere positive klinische Studien vor. **Dosierung:** Tagesdosis 50–120 mg Pulver, Zubereitungen entsprechend; Anwendung für mehrere Monate wird empfohlen, wobei eine allmähliche Dosisreduktion angestrebt werden sollte; **Nebenwirkungen:** sehr selten Mundulzerationen, Entzündung der Zunge; sehr selten Kontaktallergien, nach längerer Anwendung selten Bauchschmerzen u. Verdauungsprobleme; **Kontraindikation:** Überempfindlichkeit gegenüber T. p. u. a. Korbblütlern; Schwangerschaft u. Stillzeit (bei Selbstmedikation); **Wechselwirkung:** keine bekannt.

Tanacetum vulgare L. *n*: Chrysanthemum vulgare (L.) Bernh., Chrysanthemum tanacetum; Rainfarn; Pflanze aus der Familie der Asteraceae (Korbblütler); **Arzneidroge:** Blüten (Flores Tanaceti, Chrysanthemi vulgaris flos, Rainfarnblüten), Kraut (Herba Tanaceti, Chrysanthemi vulgaris herba, Rainfarnkraut); Negativmonographie Kommission E; **Inhaltsstoffe:** im Kraut bis 0,8 %, in den Blüten bis 1,5 % ätherisches Öl mit Thujon als Hauptkomponente; Sesquiterpenoxide aus der Gruppe der Germacranolide (Parthenolid u. a.), Eudesmanolide u. Guajanolide; **Wirkung:** anthelminthisch, antimikrobiell, spasmolytisch, karminativ, abortiv; **Verwendung:** (volkstümlich) als Wurmmittel gegen Enterobius vermicularis (Madenwurm) u. Ascaris lumbricoides (Spulwurm), bei Migräne, Neuralgie, rheumatischen Beschwerden, Meteorismus u. Appetitmangel; **cave:** Bei missbräuchlicher Verwendung größerer Mengen der Droge treten Vergiftungssymptome bis hin zu klonisch-tonischen Krämpfen, starke Beschleunigung der Atmung, Arrhythmie, Nieren- u. Leberschädigung auf. Angesichts der Risiken kann eine therapeutische Verwendung nicht vertreten werden. **Ho-**

möopathie: Verwendung der frischen, oberirdischen Teile blühender Pflanzen ohne verholzte Stängel entsprechend dem homöopathischen Arzneimittelbild, z. B. bei nervöser Erschöpfung, Krämpfen der Muskulatur u. der Hohlorgane.

Tang: s. Fucus.

Tannen|klee: s. Anthyllis vulneraria.

Tannin *n*: Acidum tannicum; Gerbsäure; Gemisch aus Estern der D-Glukose mit Gallussäure, das aus Gallen (Wucherungen an den jungen Trieben bestimmter Eichenarten, verursacht durch Stich u. Eiablage bestimmter Wespenarten) gewonnen wird; **Verwendung:** s. Gerbstoffe.

Tantra (tantra, Sanskrit Text, Lehrbuch) *n*: **1.** Bez. in Hinduismus u. Buddhismus für die Literatur zur Verehrung der weiblichen Gottheit (in diesem Zusammenhang auch Śakti „Kraft", „Energie" genannt); körperliche u. psychisch-mentale Übungen, die i. R. des tantrischen Rituals von großer Bedeutung sind, werden gelegentlich herausgelöst aus dem rituellen Zusammenhang auch alleine als T., T.-Medizin od. tantrische Medizin bezeichnet. **Ursprünge:** Eine umfangreiche Literatur des T., v. a. in Sanskrit u. Tibetisch, ist etwa seit den ersten Jahrhunderten n. Chr. nachweisbar. Die größtenteils von anonymen Autoren geschriebenen Texte, deren Verfasserschaft meist einer Gottheit (dem Gott Shiva, der Göttin od. auch dem Buddha) zugeschrieben wird, sind oft in einer schwer verständlichen okkulten Sprache verfasst, deren Sinn sich nur dem Eingeweihten erschließt. **Theorie:** T. ist eine esoterische Tradition, bei der generell gilt, dass Lehre u. Praxis nur in direkter Beziehung von einem Lehrmeister (Guru) od. einer Lehrmeisterin erlernt werden können. Charakteristisch für die Weltanschauung des T. ist die Annahme, dass die ganze sinnlich wahrnehmbare Welt einschließlich des menschlichen Leibes göttlicher Natur ist. Es wird eine Einheit zwischen dem Kosmos u. dem menschlichen Leib postuliert. Durch Beherrschung des eigenen Körpers u. regelmäßige Übung psycho-experimenteller Techniken kann deshalb auch der Kosmos beeinflusst werden. Auf der Basis dieser Anschauung haben sich im T. auch mystische u. magische Praktiken entwickelt. Ziel des T.-Übenden ist die Erlangung von geistiger u. körperlicher Vollkommenheit (Sanskrit Siddhi). Da der Körper göttlicher Natur ist, kann durch die rituelle Ausübung körperlicher Aktivitäten, wie etwa des Essens od. des Geschlechtsaktes, die Befreiung erlangt werden. **Anwendung:** Die Praxis des T. umfasst psychisch-mentale u. körperliche Übungen. Bei den körperlichen Übungen des T. besteht eine enge Beziehung zum Yoga*, der seinerseits stark vom T. beeinflusst wurde. Die Lehre von den Chakren* ist Teil einer besonderen Physiologie, die sich im T. entwickelt hat. Zu den psychischen u. mentalen Übungen gehört das konzentrierte Wiederholen besonderer Silben u. Laute, die **Mantra** (Sanskrit etwa Werkzeug des Denkens) genannt werden; der Einsatz des Mantras bei der Meditation* u. die korrekte Aussprache, die für eine wirkungsvolle Übung notwendig ist, werden bei einer Einweihung von einem Lehrmeister bzw. einer Lehrmeisterin vermittelt. Auch die Meditation über geometrische Diagramme, welche Makro- u. Mikrokosmos symbolisieren (sog. **Yantra** od. **Mandala**), od. über personifizierte Darstellungen von Gottheiten ist gebräuchlich. Nachdem durch systematische körperliche u. psychisch-mentale Übung die Beherrschung von Körper u. Sinnen erlangt wurde, kann der Übende an den esoterischen Ritualen des T. teilnehmen. Dazu gehören der Genuss von alkoholischen Getränken, Fleisch, Fisch u. besonderen Getreidezubereitungen sowie der Vollzug des Geschlechtsverkehrs in rituellem Zusammenhang. **Hinweis:** Besonders die letztgenannten Praktiken werden heute in der westlichen Welt häufig mit T. gleichgesetzt. In Verbindung mit vereinfachten psychologischen Vorstellungen von Triebunterdrückung wird T. dann zu einer Therapie, mit der unterdrückte Triebkräfte freigesetzt werden sollen. Abgesehen davon, dass solche Therapien bei unqualifizierter Durchführung psychische u. somatische Störungen hervorrufen können, wird dabei völlig übersehen, dass diese Praktiken im klassischen T. erst nach langer systematischer Schulung u. i. R. eines komplexen Rituals durchgeführt werden. **2.** Vier Tantras; s. Gyü-shi.

Tantra-Medizin (lat. ars medicina ärztliche Kunst) *f*: s. Tantra.

Tanz|therapie (Therapie*) *f*: Bewegungs-* u. künstlerische Therapie* mit enger Verbindung zur Körpertherapie*; gehört zu den humanistischen Psychotherapien* u. grenzt sich gegen die rein physiotherapeutische Bewegungstherapie ab, da auch ein körperlich-psychischer Prozess angestoßen werden soll; primär soll ein Erlebnis- u. Handlungsangebot für den Klienten gemacht u. ein konfliktorientierter Zugang zu motorischen Bewegungsformen ermöglicht werden. Die T. integriert körperliche, emotionale u. kognitive Prozesse, um psychotherapeutische u. persönlichkeitserweiternde Ziele zu erreichen. Der Ausdruck wird über die Körpersprache sichtbar, z. B. über die Haltung od. die Bewegungsdynamik. Eine sog. Handlungsverarmung soll so überwunden u. z. B. in der Motio die Emotio neu bearbeitet werden können. **Anwendung:** zur Therapie bei somatoformen Störungen, Angst*, Depression*, Essstörungen* u. zur Gesundheitsförderung. Vgl. Musiktherapie; Harmonik.

Tao-Ren: s. Persicae semen.

Tapotement (franz. tapoter sanft klopfen) *n*: syn. Klopfmassage*.

Tapping (engl. to tap pochen, klopfen) *n*: syn. Klopfmassage*.

Taraxacum officinale Weber ex Wiggers s. l. *n*: Leontodon taraxacum; Löwenzahn, Kuhblume; ausdauernde Pflanze aus der Familie der Asteraceae (Korbblütler); s. Abb.; **Arzneidroge:** frische od.

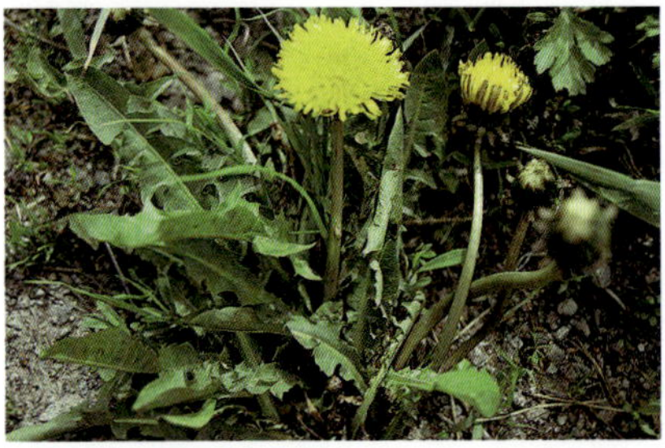

Taraxacum officinale: Pflanze [5]

getrocknete oberirdische Teile (Taraxaci folium, Löwenzahnblätter), Monographie: HMPC, ESCOP; Wurzeln (Taraxaci radix, Löwenzahnwurzel), Monographie: ESCOP; im Frühjahr vor der Blütezeit gesammelte u. getrocknete ganze Pflanze (Taraxaci radix cum herba), Monographie: HMPC, WHO, Kommission E; **Inhaltsstoffe:** Bitterstoffe (Lactucopikrin, Taraxacin), Eudesmolide, Germacronolide (Sesquiterpene), Triterpene (z. B. Taraxasterol), Phytosterole; Phenylcarbonsäuren, in der Wurzel ca. 1,1 % Schleim; Inulin (2 % im Frühjahr, im Herbst bis zu 40 %), Flavonoide, Mineralstoffe; **Wirkung:** choleretisch, aquaretisch, appetitanregend, Steigerung der Magensaftsekretion; **Verwendung:** als Teeaufguss u. in Fluid-, Spissum- u. Trockenextrakten als Bestandteil von Kombinationspräparaten; **1.** (med.) **a)** ganze Pflanze u. Wurzeln bei Appetitlosigkeit, dyspeptischen Beschwerden, Störungen des Galleflusses, zur Anregung der Diurese (ESCOP, Kommission E); **b)** Blätter zur Erhöhung der Harnmenge als Begleittherapie z. B. bei rheumatischen Beschwerden, zur Prophylaxe von Nierengrieß (ESCOP); **2.** (traditionell) in Form von Teezubereitungen od. Fertigarzneimitteln; ganze Pflanze u. Blätter zur Durchspülungstherapie bei leichten Harnwegsbeschwerden, ganze Pflanze bei dyspeptischen Beschwerden (HMPC); **3.** (volkstümlich) ganze Pflanze bei Gicht, Leber-, Gallen-, Nieren- u. Harnblasenerkrankungen, Erkrankungen des rheumatischen Formenkreises, chronischen Ekzemen; **Dosierung:** Infus: 1 EL der geschnittenen Droge pro Tasse Wasser; Dekokt: 3–4 g geschnittene od. gepulverte Droge pro Tasse Wasser; Tinktur: 3-mal 10–15 Tropfen; **Nebenwirkungen:** superazide Magenbeschwerden möglich, Hautekzeme bei Kontakt mit dem Milchsaft (Taraxinsäureglukosid); **Kontraindikation:** Verschluss der Gallenwege, Gallenblasenempyem, Ileus; bei Gallensteinleiden nur nach Rücksprache mit dem Arzt einnehmen; **Wechselwirkung:** keine bekannt; **Homöopathie:** Verwendung der ganzen, frischen, blühenden Pflanze entsprechend dem homöopathischen Arzneimittelbild, z. B. bei Entzündungen u. Erkrankungen des Leber-Galle-Systems.

Taub|nessel, Weiße: s. Lamium album.

Tausend|gülden|kraut: s. Centaurium erythraea.

Tauto|pathie (gr. ταὐτά auf dieselbe Weise; -pathie*) *f*: in der Homöopathie* Bez. für eine Unterform der Isopathie*, bei der nach einer meist massiven od. langfristigen Anwendung eines unpotenzierten Arzneimittels gegen eine dadurch hervorgerufene Arzneimittelkrankheit* dasselbe Arzneimittel in potenzierter Form angewendet wird. Vgl. Potenzierung.

Tau|treten: Wasseranwendung nach Kneipp zur Abhärtung*, bei der 3–5 Min. barfuß in feuchtem Gras gelaufen wird; anschließende Wiedererwärmung durch schnelles Gehen in Fußbekleidung. Vgl. Schneegehen.

Taxus baccata L. *m*: Eibe; Strauch od. kleiner Baum aus der Familie der Taxaceae (Eibengewächse); zusammen mit anderen Taxus-Arten Stammpflanze der Droge; s. Abb.; wild lebende Populationen von T. baccata sind besonders geschützt (§ 1 Satz 1 Bundesartenschutzverordnung). **Arzneidroge:** frische Nadeln (Eibennadeln, Piceae taxus-baccatae); **Inhaltsstoffe:** Nadeln: 0,02–0,1 % Diterpene mit Taxanstruktur, z. B. 10-Deacetylbaccatin III, das halbsynthetisch zu Docetaxel weiterverarbeitet wird; Gemisch strukturell verwandter Esteralkaloide (sog. Taxin); cyanogene Glykoside (Taxiphyllin), Flavonoide; **Wirkung:** kardiotoxisch, neurotoxisch, spasmolytisch; Docetaxel wirkt tumorhemmend durch Unterbrechung der Mitose in der Interphase. **Verwendung: 1.** Docetaxel zur Behandlung von lokal fortgeschrittenem od. metastasierendem Mammakarzinom u. anderen Karzinomen; **2.** (volkstümlich) Eibennadeln früher als Wurmmittel, gegen Epilepsie u. zur Abtreibung; diese Anwendungsgebiete sind therapeutisch nicht begründet; vom Einsatz der Droge ist aufgrund ihrer extremen Giftigkeit dringend abzuraten. **Nebenwirkungen:** Eibennadeln sind ebenso wie alle anderen Teile der Pflanze infolge des Gehalts an Taxanderivaten extrem giftig; Todesfälle sind beschrieben. **Homöopathie:** Verwendung der frischen Zweigspitzen entsprechend dem homöopathischen Arzneimittelbild, z. B. bei Hautpusteln, Verdauungsinsuffizienz. Vgl. Taxus brevifolia.

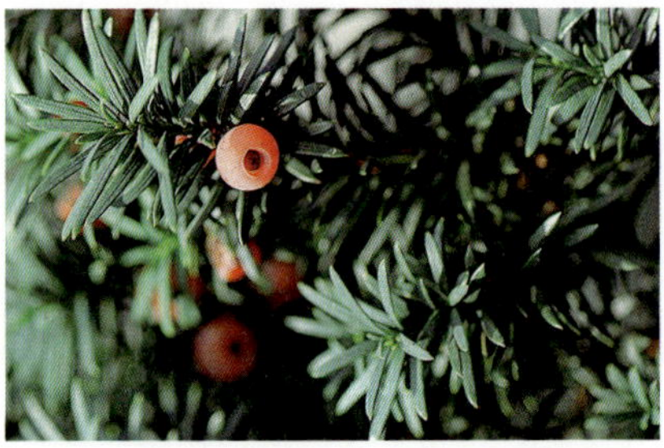

Taxus baccata: Frucht [5]

Taxus brevi|folia Nutt. *m*: Pazifische Eibe; Baum aus der Familie der Taxaceae (Eibengewächse); **Arzneidroge:** Rinde alter Bäume (Taxus-brevifolia-Rinde); **Inhaltsstoffe:** Diterpene mit Taxanstruktur (0,01–0,03 % Paclitaxel); **Wirkung:** Paclitaxel wirkt tumorhemmend durch Unterbrechung der Mitose in der Interphase. **Verwendung:** früher zur Gewinnung von Paclitaxel, das heute vorwiegend halbsynthetisch aus Baccatin III gewonnen wird, welches in den Nadeln verschiedener Eibenarten in hoher Konzentration vorkommt; eine Gewinnung aus pflanzlichen Zellkulturen wird ebenfalls beschrieben. Verwendung von Paclitaxel in der gynäkologischen Onkologie u. zur Therapie von malignem Melanom, kleinzelligem Bronchialkarzinom sowie Kopf- u. Halstumoren; **Nebenwirkungen:** bei Paclitaxel besonders Knochenmarktoxizität; außerdem periphere Neuropathie, Stomatitis, Myalgie, Myelosuppression. Vgl. Taxus baccata.

TCM: Abk. für **T**raditionelle **C**hinesische **M**edizin*.

TDI: Abk. für (engl.) ***t**olerable **d**aily **i**ntake*; s. acceptable daily intake.

Tecoma avellanedae *f*: s. Tabebuia impetiginosa.

Tee|baum|öl, Australisches: s. Melaleuca alternifolia.

Tee|baum|öl, Neu|seeländisches: s. Leptospermum scoparium.

Tee|fasten: kompletter Nahrungsverzicht für 1–8 Tage mit Aufnahme von ungesüßtem Heilkräutertee u. Wasser (2–3 l/d) sowie täglicher Entleerung des Verdauungstrakts; **Anwendung:** bei akuten (fieberhaften) Erkrankungen. Vgl. Fasten; Saftfasten.

Tee|pilz: s. Kombucha.

Teer: s. Pflanzenteere; Steinkohlenteer.

Tee|strauch: s. Camellia sinensis.

Teil|bad: Eintauchen eines Körperteils in Wasser; in der Kneipp*-Therapie Anwendung von kalten, warmen, ansteigenden u. Wechselteilbädern als Arm-*, Fuß-*, Sitz-*, Halb-* od. Dreiviertelbad* als ständig wechselnde Reize. Vgl. Bad; Vollbad.

Teil|simile (lat. similis ähnlich) *n*: homöopathisches Arzneimittel, dessen Arzneimittelbild* nur teilweise dem Krankheitszustand des Patienten ähnlich ist; der Begriff wird meist rückblickend bezüglich der Güte einer früheren Arzneimittelwahl* verwendet. Vgl. Ähnlichkeitsprinzip.

Tele|pathie (gr. τῆλε fern; -pathie*) *f*: Bez. für das Empfangen u. Senden fremder seelischer u. gedanklicher Inhalte sowie von Schwingungen u. Wellen anderer Art ohne Zuhilfenahme der gewöhnlichen Sinnesorgane od. technischer Hilfsmittel; vgl. Ferndiagnose; Fernheilen.

TEM: Abk. für **T**raditionelle **E**uropäische **M**edizin*.

Temoe lawak: s. Curcuma xanthorrhiza.

Tempeh: aus Indonesien stammendes Produkt aus angekeimten Sojabohnen (s. Glycine max), die mit einem Schimmelpilz fermentiert werden; sehr hoher Eiweißgehalt (20 %); **Verwendung:** in der Makrobiotik*.

Temperament (lat. temperamentum richtiges Maß, gute Mischung, Mäßigung) *n*: individueller, an die Persönlichkeitsstruktur gebundener Ablauf seelischer Vorgänge; in der Humoralpathologie* wurden den 4 Säften schwarze Galle, Schleim, Blut u. gelbe Galle bzw. den Elementen Erde, Wasser, Luft u. Feuer die T. des Melancholischen (trübsinnige Gemütsverfassung, Grübelneigung, Verstimmung, Gehemmtheit), Phlegmatischen (langsam, zäh), Sanguinischen (gesteigerte Erregbarkeit, Heiterkeit, Gereiztheit, reaktionsschnell) u. Cholerischen (heftig, leicht aufbrausend, jähzornig) zugeordnet. Vgl. Konstitution.

TENS: Abk. für **t**ranskutane **e**lektrische **N**ervensti**m**ulation; s. Neurostimulation.

Terebinthina *f*: Terpentin; aus den Stämmen von Pinus-Arten (Kiefern-Arten), insbesondere Pinus* sylvestris L., Pinus nigra J. F. Arnold, Pinus palustris Miller (Pinus australis Michaux filius) u. Pinus pinaster Aiton, durch Verletzung der Rinde u. Ausfluss aus schizogenen Exkretgängen gewonnener Balsam; daraus wird durch Wasserdampfdestillation gereinigtes ätherisches Öl (Terebinthinae aetheroleum rectificatum, gereinigtes Terpentinöl) gewonnen; **Inhaltsstoffe:** ätherisches Öl (Monoterpene, darunter 73–85 % α-Pinen, 13–22 % β-Pinen, ca. 5 % Δ^3-Caren, Limonen); Monographie: Kommission E; **Wirkung:** hyperämisierend, antiseptisch, vermindert die Bronchialsekretion; **Verwendung:** das Öl selbst, Salben u. a. galenische Zubereitungen (10–50 %ig) innerlich (Inhalation) u. äußerlich; (med.) bei chronischen Erkrankungen der Bronchien mit starker Sekretion (innerlich u. äußerlich), äußerlich bei rheumatischen u. neuralgischen Beschwerden (Kommission E); **Dosierung:** zur Inhalation 3–5 Tropfen in heißes Wasser geben; zur äußerlichen Anwendung: einige Tropfen bzw. flüssige od. halbfeste Zubereitungen an den betroffenen Stellen einreiben; **Nebenwirkungen:** allergische Reaktionen; bei äußerlicher, großflächiger Anwendung sind Schädigungen der Nieren u. des Zentralnervensystems möglich; **Kontraindikation:** Überempfindlichkeit gegenüber ätherischen Ölen; bei Inhalationen akute Entzündungen der Atemorgane; **Wechselwirkung:** keine bekannt; **Homöopathie:** Verwendung des gereinigten Terpentinöls entsprechend dem homöopathischen Arzneimittelbild, z. B. bei Entzündungen des Darmes od. der Harnwege, Hauterkrankungen. Vgl. Larix decidua.

Terebinthinae aether|oleum rectificatum *n*: s. Terebinthina.

Terebinthina laricina *f*: s. Larix decidua.

Terminal|punkt|dia|gnostik, elektro|physio|logische (lat. terminus Ende, Grenze, Schluss; gr. διάγνωσις Entscheidung) *f*: Abk. ET; von H. W. Schimmel eingeführte Methode zum Nachweis von funktionellen Störungen i. R. der funktionellen Medizin*; **Prinzip:** Ohne Einsatz von Fremdströmen werden körpereigene Ströme im Nanoampere-Bereich an den Akupunkturpunkten* u.

T

Leitbahnen* nachgewiesen, die Hinweise auf den energetischen Zustand der Leitbahnen u. der damit kommunizierenden Organe u. Organsysteme geben sollen.

Terminal|punkt|dia|gnostik, en|ergetische (↑; ↑) *f*: Abk. ETD; elektronographisches Verfahren (s. Elektronographie) nach P. Mandel, das (ähnlich der Kirlian*-Photographie) mit Hochfrequenzströmen u. dem Phänomen der Elektrolumineszenz den Gesamtumlauf der in den Leitbahnen* pulsierenden Energie aller sog. Terminalpunkte an beiden Händen (s. Abb.) u. Füßen bildlich darstellen will; **Prinzip:** Veränderungen an einzelnen Leitbahnendpunkten werden modifiziert mit Hilfe der theoretischen Grundlagen der klassischen Akupunktur* gedeutet. Bestimmte Strahlentypen sind Krankheitsgruppen zugeordnet; so soll ein Strahlenverlust an Fingerkuppen (Yang-Bereich) u. Zehenkuppen (Yin-Bereich) einem klinischen Erschöpfungsbild mit hormonaler Dysregulation entsprechen. Die Verdichtung eines Strahlungsphänomens soll hingegen für eine toxische Gesamtbelastung u. eine sog. ringförmige Starre, die Einförmigkeit der Strahlungsqualität für degenerative Tendenzen stehen. Wissenschaftlich nicht belegtes u. schulmedizinisch umstrittenes Verfahren.

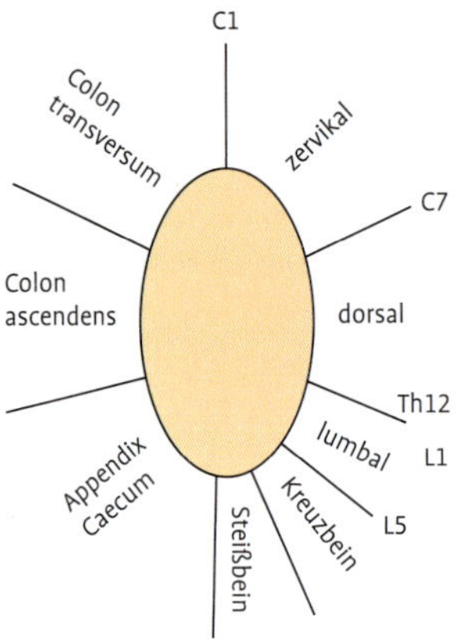

Terminalpunktdiagnostik, energetische: sektorale Topographie am rechten Zeigefinger (Fingerkuppe) [4]

Terpene *n pl*: große Gruppe von Naturstoffen, die aus Isopreneinheiten aufgebaut sind; z. B. Carotinoide*.

Terpentin *n*: s. Terebinthina.

Terpentin|öl, gereinigtes: s. Terebinthina.

Terpentin, venezianisches *n*: s. Larix decidua.

Terrain-Kur (franz. terrain Gebiet, Gelände; Kur*) *f*: syn. Terraintraining; kurmäßige Anwendung der am Kurort herrschenden klimatischen Einflüsse zusammen mit körperlicher Aktivität (Gymnastik, Sport, Spazierengehen, Radfahren); vgl. Balneotherapie; Klimatherapie; Thalassotherapie.

Terriér-Massage (Massage*) *f*: s. Manipulativmassage.

Testa (lat. Schale, Decke) *f*: botanische Bez. für Samenschale; arzneilich werden T. z. B. von Kakao- (s. Theobroma cacao) u. Flohsamen (s. Plantago afra) verwendet. In der neuen pharmazeutischen Nomenklatur für Arzneidrogen wird die Bez. des Pflanzenteils hinter den Pflanzennamen gestellt (z. B. Psyllii testa; früher vorangestellt, z. B. Testa Psyllii).

Test, psycho|logischer: psychologisches Untersuchungsverfahren zur wissenschaftlich fundierten Ermittlung individuell variierender Leistungen, Fähigkeiten od. Eigenschaften von Personen im Vergleich zu einer normierten Population mit bekannter Testleistung (sog. Eich- od. Normstichprobe); die Testkonstruktion wird vor dem Hintergrund einer geeigneten Testtheorie vorgenommen. Die meisten p. T. erfassen eine komplexe Eigenschaft durch Messung mehrerer beitragender Einzelleistungen mit Aufgaben od. Fragen (sog. Items od. Merkmale). Das Gesamttestergebnis (z. B. Intelligenz) ergibt sich aus der Gesamtheit der Ergebnisse der Einzelleistungen (z. B. Raumvorstellung, schlussfolgerndes Denken, Merkfähigkeit, Sprachflüssigkeit). Methodisch leistungsfähige psychologische Tests sind vorwiegend standardisiert u. erfüllen die Testgütekriterien Objektivität, Reliabilität (Zuverlässigkeit) u. Validität (Gültigkeit). **Einteilung: 1.** Leistungstest: u. a. Intelligenztest, neuropsychologischer Test (Erfassung der kognitiven Leistungsfähigkeit u. a. in den Bereichen Aufmerksamkeit, Gedächtnis, Sprache, exekutive Funktionen); **2.** Persönlichkeitstest: psychometrischer Test zur Erfassung verschiedener Persönlichkeitsmerkmale durch Selbstauskunft (z. B. Freiburger Persönlichkeitsinventar, Gießen-Test); **3.** projektiver Test: Verzicht auf ein mathematisch-statistisches Messmodell; stattdessen wird auf die klinische Erfahrung des Testers u. die Sicherheit seines Deutungsvermögens vertraut. Beispiele sind Rohrschach-Test, Thematischer Apperzeptionstest, Wartegg-Zeichentest u. Picture-Frustration-Test. Es werden Zweifel am Aussagegehalt der Ergebnisse geäußert. **4.** gesprächsdiagnostische Verfahren, Verhaltensbeobachtung u. -analyse. Vgl. Diagnostik, psychologische.

Tetra|hydro|fol|säure: s. Folsäure.

Teucrium marum L. *n*: Amberkraut, Katzengamander, Katzenkraut, Mastichkraut; Strauch aus der Familie der Lamiaceae (Lippenblütler); zusammen mit Teucrium montanum (Berggamander) u. Teucrium polium ssp. polium (Poleigamander) Stammpflanze der Droge; **Arzneidroge:** Kraut (Herba Teucrii, Gamanderkraut); **Inhaltsstoffe:** ätherisches Öl mit dem lipophilen Iridoid Teucriumlacton C, Bitterstoffe (Diterpene), Flavonoide u. Triterpensäuren; **Verwendung:** (volkstümlich) z. B. als krampflösendes Mittel bei Magen-, Nieren-, Gallen- u. Harnblasenerkrankungen; bei

Husten; die Wirksamkeit der Droge bei diesen Anwendungsgebieten ist derzeit nicht belegt. **Dosierung:** als Infus; 1,5 g Droge für 1 Tasse Tee; **Nebenwirkungen:** keine bekannt; **Kontraindikation:** keine bekannt; **Wechselwirkung:** keine bekannt; **Homöopathie:** Verwendung des frischen Krautes entsprechend dem homöopathischen Arzneimittelbild, z. B. bei Nasenpolypen, Bronchialkatarrhen, Nagelbetteiterung.

Teucrium montanum *n*: s. Teucrium marum.

Teucrium polium *n*: s. Teucrium marum.

Teucrium scoro|donia L. *n*: Waldgamander, Salbeigamander; Strauch aus der Familie der Lamiaceae (Lippenblütler); **Arzneidroge:** Kraut (Herba Teucrii scorodoniae); **Inhaltsstoffe:** ätherisches Öl, Iridoide, diterpenoide Bitterstoffe, Phenylpropane u. Flavonoide; **Verwendung:** (volkstümlich) z. B. bei Bronchitis; **Dosierung:** bei Bronchitis 2 TL Droge auf 1 Tasse Tee; **Nebenwirkungen:** keine bekannt; **Kontraindikation:** keine bekannt; **Wechselwirkung:** keine bekannt; **Homöopathie:** Verwendung der frischen, oberirdischen Teile blühender Pflanzen entsprechend dem homöopathischen Arzneimittelbild, z. B. chronische Entzündungen der Atemwege.

Teufels|abbiss: s. Succisa pratensis.

Teufels|auge: s. Adonis vernalis.

Teufels|biss|wurzel: s. Chamaelirium luteum.

Teufels|kralle, Süd|afrikanische: s. Harpagophytum procumbens.

Textured vegetable protein: Abk. TVP; strukturiertes pflanzliches Eiweiß; Sojaprodukt, das aus dem nach der Sojaölgewinnung zurückgebliebenen Schrot gewonnen wird; das Eiweiß wird herausgelöst, in eine faserartige, fleischähnliche Struktur gebracht, geformt u. mit Geschmacksstoffen versehen. **Verwendung:** als pflanzlicher Fleischersatz.

Thalasso|therapie (gr. θάλασσα Meer; Therapie*) *f*: kurgemäße Nutzung der den Meeresküsten eigenen Reizfaktoren: Klima (Strahlung, Aerosol*), Bäder (Sole, Brandung, Heilschlamm, Fango*), verbunden mit Allergenarmut; **Anwendung:** besonders bei Erkrankungen der Haut u. Atemwege. Vgl. Balneotherapie; Terrain-Kur.

Thallium *n*: chemisches Element, Symbol Tl, OZ 81, rel. Atommasse 204,37; weiches, bleiähnliches 1- u. 3-wertiges Metall aus der Bor-Gruppe; oxidiert leicht an feuchter Luft; **Intoxikation:** akute Vergiftung nach einer Latenz von 1–4 Tagen mit Erbrechen u. Diarrhö, Magen- u. Darmblutungen, Krämpfen, Leberschädigung; dann Polyneuropathie mit peripheren Lähmungen, Sensibilitätsstörungen u. psychischen Veränderungen; vollständiger Haarausfall i. d. R. am 13. Tag, Mees-Streifen der Fingernägel; Erblindung möglich; **Homöopathie: 1.** Thallium metallicum: Anwendung entsprechend dem homöopathischen Arzneimittelbild, z. B. bei Haarausfall, Lähmungen; **2.** Thallium aceticum: Anwendung entsprechend dem homöopathischen Arzneimittelbild, z. B. bei Lähmungen, Gefühlsstörungen der unteren Gliedmaßen als Folge von Wirbelsäulenerkrankungen, Haarausfall; **3.** Thallium sulfuricum: Anwendung entsprechend dem homöopathischen Arzneimittelbild, z. B. bei Haarausfall, Neuralgie.

Thallus (gr. θαλλός Schössling) *m*: primitiver Vegetationskörper der niederen Pflanzen (Thallophyten), der im Gegensatz zum Kormus der höheren Pflanzen (Kormophyten) nicht in Wurzel u. Spross gegliedert ist; Rotalgen, Grünalgen, Braunalgen, Flechten, Pilze u. Moose bilden Th. aus, die bei den hochdifferenzierten Formen (Braunalgen, Moose) Ansätze zu echter Gewebebildung zeigen.

Thea sinensis *f*: s. Camellia sinensis.

Thein *n*: s. Coffein.

Theo|broma cacao L. *n*: Kakaobaum; bis 5 m hoher Baum aus der Familie der Malvaceae (Malvengewächse); **Arzneidroge:** von der Schale befreite, fermentierte u. schwach geröstete Samen (**Cacao semen**, Kakaosamen, Kakaobohnen) u. Samenschalen (**Cacao testae**, Kakaoschalen); Negativmonographie Kommission E; **Inhaltsstoffe:** Methylxanthine, insbesondere Theobromin (1–4 %), Coffein (0,05–0,4 %), Gerbstoffe u. ca. 50 % Triglyceride (Kakaobutter), Flavonoide, Tyramin, Phenylethylamin, Magnesium; **Wirkung:** Methylxanthine: diuretisch, koronar- u. vasodilatatorisch, zentralnervös stimulierend, kardiostimulierend u. leicht muskelrelaxierend, Thrombozytenaggregation hemmend; **Verwendung:** (volkstümlich) Kakaosamen bei infektiösen Darmerkrankungen, Asthma bronchiale, Bronchitis, Reizhusten; heute nur noch als Geschmackskorrigens, da die Wirksamkeit bei den oben genannten Anwendungsgebieten nicht belegt ist; Samenschalen in Teemischungen bei Leber-, Harnblasen- u. Nierenerkrankungen, Diabetes mellitus, gegen Diarrhö u. als Stärkungsmittel, zur Erhöhung der Milchsekretion während der Laktation; auch hier ist die Wirksamkeit nicht belegt. **Nebenwirkungen:** allergische Hautreaktionen, Migräne, Obstipation, Verstärkung eines Reizdarmsyndroms, gastroösophagealer Reflux, in hohen Dosen Tachykardie u. Schlafstörungen; **Kontraindikation:** Schwangerschaft (in hohen Dosen); **Wechselwirkung:** Verstärkung der Wirkung coffeinhaltiger Drogen; **Arzneidroge:** Fett aus den gerösteten Samen, das nach Fermentation, Trocknung u. Zermahlen der Kerne ausgepresst wird (**Cacao oleum**, Butyrum Cacao, Kakaobutter, Kakaoöl); **Inhaltsstoffe:** Palmitin- (26 %), Stearin- (34 %), Ölsäure- (37 %) u. Linolsäureglyceride (2 %); **Verwendung:** als Suppositoriengrundmasse mit einem Schmelzbereich von 32–34 °C; verdirbt leicht durch den Gehalt an ungesättigten Fettsäuren; **Nebenwirkungen:** gelegentlich Exanthem.

Theo|bromin *n*: 3,7-Dimethylxanthin; Purinderivat insbesondere in Kakaosamen (s. Theobroma cacao), auch z. B. in Coffea*, Guarana (s. Paullinia cupana) u. schwarzem Tee (s. Camellia sinensis);

Wirkung: ähnlich wie Coffein* diuretisch u. positiv inotrop.

Theo|sophie (gr. θεός Gott; σοφία Kenntnisse, Wissen) *f*: sog. Gottesweisheit; Bez. eines unmittelbaren Wissens vom Göttlichen; z. B. durch direkte Erkenntnis od. mystisches Erleben; vgl. Mystik.

Therapie (gr. θεραπεία Pflege, Heilung) *f*: Behandlung von Krankheiten, Heilverfahren; in einer Systematik naturheilkundlicher Verfahren werden folgende therapeutische Prinzipien unterschieden: **1.** Elimination: Entfernung schädlicher Stoffe od. Anteile (z. B. antibiotische Therapie, chirurgische Verfahren); **2.** Substitution: Hinzufügen fehlender Stoffe (z. B. Insulin bei der Therapie des Diabetes mellitus); **3.** Direktion: (überwiegend pharmakologische) Beeinflussung einzelner Funktionsgrößen (z. B. Beta-Rezeptoren-Blocker bei Hypertonie); **4.** Stimulation: therapeutische Reizung zur Anregung der „Natur" (Physis) eines Menschen zur Gesundung od. zum Erhalt von Gesundheit (z. B. Kalt- od. Warmreize bei der Kneipp-Hydrotherapie).

Therapie, ableitende (↑) *f*: Begriff aus der Humoralpathologie*, der die Vorstellung wiedergibt, dass durch verschiedene Behandlungen (v. a. physiotherapeutische Verfahren) falsch verteilte od. gestaute Körpersäfte u. Energien innerhalb des Organismus umverteilt od. von bestimmten Körperregionen abgeleitet werden können, um sie ggf. zu einer Ausscheidung (sog. Ausleitung) zu bringen; i. w. S. kann Ableitung auch als Ablenkung verstanden werden, z. B. wenn durch lokale Reize das allg. Körpergefühl u. die Körperwahrnehmung von einem schmerzhaften Befund abgelenkt werden können (z. B. Senfölfußbäder bei Kopfschmerz). Vgl. Therapie, ausleitende.

Therapie, aktivierende (↑) *f*: auch aktive Therapie; in der Physiotherapie* u. Naturheilkunde* gebräuchliche Bez. für eine Behandlung, die neben den somatischen Wirkungen anregende Einflüsse ausübt (z. B. Bewegungstherapie*) u. Möglichkeiten zur Eigenbehandlung (sog. Hilfe zur Selbsthilfe) u. Förderung der Persönlichkeit des Patienten bietet; der a. Th. steht die **passive Therapie** gegenüber, bei der beruhigende, dämpfende u. Katharsis fördernde Wirkungen (z. B. durch milde Formen der Massage u. Balneotherapie*, meditative Entspannungsmethoden* u. körperorientierte Psychotherapien) angestrebt werden. Vgl. Selbstheilung.

Therapie, anti|psorische (↑) *f*: Bez. aus der Miasmenlehre* Samuel Hahnemanns für eine nach Abklingen der (meist akuten) Erkrankung fortgesetzte Behandlung mit einem antimiasmatischen Arzneimittel*, die zum Ziel hat, ein der Krankheit zugrunde liegendes u. noch latent vorhandenes Miasma* zu bekämpfen; basierend auf diesem Konzept wurde die konstitutionelle Therapie* von nicht an Miasmen orientierten homöopathischen Richtungen abgeleitet.

Therapie, aus|leitende (↑) *f*: Bez. für Behandlungsmethoden der Humoralmedizin (s. Humoralpathologie), bei denen schädliche od. überflüssige Körpersäfte u. Energien i. S. der antiken Humores vermehrt zur Ausscheidung gebracht werden sollen; typische Verfahren: s. Tabelle. Vgl. Materia peccans; Therapie, ableitende.

Therapie, ausleitende
Ab- und ausleitende Verfahren und Arzneimittel

Magen-Darm-Trakt
emetische Verfahren*
Klistierbehandlungen (s. Klistier)
Purgationen* mit verschiedenen ausleitenden Arzneimitteln
Darmbad*
Blutentziehungen
Aderlass*
lokale Blutentziehungen, z. B. Blutegel (s. Hirudo medicinalis) und blutiges Schröpfen*
emmenagoge Verfahren*
diuretische Verfahren*
Diät
Diuretika*
Trinkkuren*
diaphoretische Verfahren*
Anregung des Hautstoffwechsels
Wärme und körperliche Aktivität
Diaphoretika*
Kopf
Niesmittel
Atemwege
Expektoranzien*
Ableitung auf die Haut (Derivation*)
Schröpfbehandlungen (s. Schröpfen)
physikalische Behandlungen
Teilaspekte der Balneotherapie*
Rubefazienzien*
Vesikation*
Pustulanzien (z. B. Baunscheidt*-Verfahren)
Fontanelle*
Kauterisation*

Therapie, auto|regulative (↑) *f*: s. Regulationstherapie.

Therapie, ayur|vedische (↑) *f*: therapeutische Maßnahmen i. R. des Ayurveda*; in den ältesten Quellen zum Ayurveda aus den ersten Jahrhunderten n. Chr. werden **8 therapeutische Disziplinen** genannt: **1.** Innere Medizin (Kāyacikitsā); **2.** Chirurgie (Śalya); **3.** Behandlung von Erkrankungen im

T

Bereich des Kopfes (Śālākya); **4.** Behandlung der Besessenheit (Bhūtavidyā); **5.** Kinderheilkunde u. Geburtshilfe (Kaumārabhṛtya); **6.** Toxikologie (Agadatantra); **7.** stärkende u. verjüngende Therapie (Rasāyana*); **8.** Therapie zur Stärkung der Zeugungskraft (Vājīkaraṇa*). Im Laufe der Jahrhunderte wurden einige der ursprünglichen Disziplinen ersetzt, andere kamen hinzu; z. B. steht inzwischen anstelle der Behandlung der Besessenheit die Psychiatrie (Manoroga). Heute gibt es im Ayurveda **16 Fachdisziplinen**, die an ayurvedischen Hochschulen gelehrt werden. Nach den allg. Grundlagen des Ayurveda sind auch die Anschauungen zur **Therapie** umfassend. Nach einer praktischen Einteilung wird sie in 4 Bereiche geteilt: **1.** Ernährung; **2.** allg. Diätetik u. Ordnungstherapie; **3.** ausgleichende Therapie: zielt auf eine Beseitigung der Krankheitssymptome (s. Purvakarma; Pharmakotherapie, ayurvedische); **4.** ausleitende Therapie (Panchakarma*). **Ziel** der ayurvedischen Therapie ist die Beseitigung von Krankheiten u. die Wiederherstellung der individuellen Konstitution (s. Konstitutionslehre, ayurvedische). Mit spezifischen Empfehlungen zu Ernährung u. Verhalten sollen Krankheitsursachen gemieden werden. Die verschiedenen Elemente der a. Th. werden je nach individueller Situation des Patienten kombiniert. So kann es z. B. sinnvoll sein, vor Einnahme spezifischer Arzneimittel eine ausleitende Therapie durchzuführen, damit die Arznei anschließend besser wirksam ist. Vgl. Diagnostik, ayurvedische; Ernährung, ayurvedische; Gesundheitsförderung, ayurvedische; Pathogenese, ayurvedische; Physiologie, ayurvedische.

Therapie der Tibetischen Medizin (↑) *f*: therapeutische Verfahren der Tibetischen Medizin* zur Behandlung konstitutioneller Erkrankungen (s. Konstitutionslehre der Tibetischen Medizin) sowie akuter u. chronischer Störungen des Gleichgewichts der 3 Säfte/Prinzipien (s. Physiologie der Tibetischen Medizin); **Formen: 1.** allg. innere u. äußere somatische Therapieformen, individuell angepasst an Konstitution (s. Konstitutionslehre der Tibetischen Medizin), aktuellen Gesundheitszustand, humorale Störung u. spezifisches Krankheitsbild, außerdem an Jahreszeit u. Lebensalter; **a)** Ernährungstherapie (s. Ernährung der Tibetischen Medizin); **b)** Ratschläge zu Lebensweise u. Verhalten; **c)** Arzneimitteltherapie (s. Arzneimittel der Tibetischen Medizin); **d)** als äußere Therapieformen Moxibustion*, Massagen*, Hor-me*, medizinische Bäder, Schröpfen*, Aderlass*, Kauterisation*, Packungen*, Goldene-Nadel-Therapie; **2.** tantrische Therapien zur Auflösung von Störungen u. Blockaden auf der feinstofflichen Ebene; z. T. als Selbsthilfe angewendet; außerhalb der klassischen Gyü-shi-Tradition (s. Gyü-shi) u. a. auch Meditation*, tibetisches tantrisches Yoga u. spezielle Atemtechniken (z. B. Tsa-rLung-Praxis, rlung rodgu-bhrugs); **3.** Eine grundsätzliche Therapie der entfernten Krankheitsursache (Heilung der geistigen Verfehlungen; s. Psychologie der Tibetischen Medizin) kann aus tibetisch-buddhistischer Sicht nur durch spirituelle Praxis des Dharma (buddhistische Lehre, 8-facher Pfad) erfolgen.

Therapie, feministische (↑) *f*: Mitte der 60er Jahre des 20. Jahrhunderts i. R. der feministischen Bewegung entstandener philosophischer Ansatz für die Durchführung von Psychotherapie* mit dem Ziel der Befreiung von kulturspezifischen Festlegungen der Geschlechterrollen; grundsätzlich ist die Berücksichtigung dieser Idee (mit Ausnahme der Psychoanalyse*) in unterschiedlichen Therapieformen möglich. **Anwendung:** i. R. von Einzel-, Paar- u. Familientherapie, v. a. bei Problemen der Sexualität, bei Depression u. Gewalttätigkeit.

Therapie, harmonikale (↑) *f*: syn. Harmonik*.

Therapie, im|muno-augmentative (↑) *f*: Abk. IAT; von dem amerikanischen Zoologen Burton (1977) entwickeltes Verfahren zur Tumorbehandlung, bei dem bestimmte Proteinfaktoren aus dem Blutserum von Krebspatienten verabreicht werden; **Prinzip:** Die Wirkungshypothese basiert auf der Annahme, dass im Blut von Tumorpatienten ein Überschuss an sog. blockierenden Proteinfaktoren bei gleichzeitigem Mangel an sog. antiblockierenden Proteinfaktoren u. Tumorkomplementfaktoren bestehen soll. Es wird postuliert, dass die gegen Tumorzellen gerichteten Tumorantikörper, die ihrerseits von Tumorkomplementfaktoren aktiviert werden, einen Tumorzerfall bewirken können. Der Abbau dieser nekrotisierten u. über die Leber eliminierten Tumorzellen soll zu einer Überlastung der Leber führen können; zu deren Schutz werden die sog. blockierenden Proteinfaktoren, die wiederum durch sog. antiblockierende Proteinfaktoren reguliert werden, produziert. Durch die IAT sollen diese Faktoren gezielt applizierbar u. insbesondere die nützlichen Tumorantikörper vermehrbar sein. Die Einzelfaktoren werden aus menschlichem Spenderserum u. aus Tumorgewebe gewonnen. Die Dosierung wird individualisiert u. mit einem sog. Immunmonitoring gesteuert. Neben einer initialen Intensivphase wird z. T. jahrelang eine Langzeitbehandlung mit Selbstinjektionen durchgeführt. **Anwendung:** bei Tumorerkrankungen (in den USA); in Deutschland bei Erkrankungen des rheumatischen Formenkreises (z. B. Spondylitis ankylosans, Sarkoidose), chronischen Virusinfektionen, chronischem Müdigkeitssyndrom, Multipler Sklerose; **Nebenwirkungen:** allergische Reaktionen aufgrund des Fremdeiweißes, Infektionsgefahr durch Blutbestandteile. Umstrittenes Verfahren ohne wissenschaftlich gesicherten Wirksamkeitsnachweis.

Therapie, integrative (↑) *f*: schulenübergreifende Therapieform, die aus verschiedenen therapeutischen, auch weltanschaulichen Orientierungen Konzepte u. Vorgehensweisen entnimmt u. entweder zu einer an der individuellen Problematik orientierten eklektischen Vorgehensweise zusammenfasst od. im Zuge einer meta-theoretischen

Rekonstruktion eine übergreifende Therapieform begründet; **Beispiel:** Der von J. W. Urban begründete gemeinsame Einsatz verschiedener Therapieverfahren zur Freisetzung natürlicher Energie u. Kreativität umfasst Theorie u. Techniken von Psychoanalyse*, Gestalttherapie*, Primärtherapie*, Transaktionsanalyse*, bioenergetischer Analyse* u. anderen körperbezogenen Verfahren, die in Abhängigkeit vom Erfahrungs- u. Ausbildungsstand des Therapeuten kombiniert werden, um der Persönlichkeit des jeweiligen Klienten besser gerecht zu werden.

Therapie, kon|stitutionelle (↑) *f*: Behandlung unter Beachtung von Merkmalen der Konstitution*; i. R. der klassischen Homöopathie* u. der Anthroposophischen Medizin* wird der Patient häufig langfristig mit dem zu seiner Konstitution ähnlichsten Arzneimittel (Konstitutionsmittel*) im Wechsel mit dem für eine evtl. interkurrente Erkrankung* notwendigen Akutmittel* behandelt.

Therapie, künstlerische (↑) *f*: **1.** übergeordnete Bez. für verschiedene im 20. Jahrhundert entstandene Therapieformen, deren Gemeinsamkeit in der professionell therapeutisch begleiteten künstlerischen Eigentätigkeit der Patienten besteht; der Begriff umfasst u. a. Kunsttherapie*, Musiktherapie*, Tanztherapie*, Heileurythmie*, Schauspieltherapie sowie Poesietherapie* u. Bibliotherapie*. Das therapeutische Vorgehen ist geprägt durch psychotherapeutische, anthroposophische sowie künstlerische Schwerpunktsetzungen. Die längste Tradition der k. Th. besteht in der Anthroposophischen Medizin*, wo z. B. Musiktherapie, therapeutisches Malen*, therapeutisches Plastizieren* sowie Sprachtherapie* eingesetzt werden u. der künstlerische Gestaltungs- u. Wahrnehmungsprozess zentrale Bedeutung hat. **Ziel:** Anregung der Eigenaktivität, Innovation u. Selbsterfahrung bzw. Selbsterkennung durch künstlerische Tätigkeit; die aktive Beteiligung des Patienten an Genesung u. Krankheitsbewältigung wird gefördert. **Anwendung:** K. Th. kann bei allen akuten u. chronischen Erkrankungen sowohl somatischer als auch psychischer Genese eingesetzt werden; insbesondere chronische Krankheiten benötigen starke Anregungen von außen, da hier die Selbstheilungskräfte nur noch gering wirksam sind. K. Th. wird mit kurativer, rehabilitativer sowie präventiver Zielsetzung in vielen Bereichen der Medizin eingesetzt. **2.** syn. Gestaltungstherapie; Bez. für aus der Beschäftigungstherapie (s. Ergotherapie) u. zum Teil aus den theoretischen Grundlagen der imaginalen Techniken der humanistischen Psychotherapie (z. B. katathym-imaginative Psychotherapie*) entstandene Therapieform mit dem Ziel, durch künstlerische Tätigkeit Eigenaktivität, Innovation u. Selbsterfahrung bzw. Selbsterkennung anzuregen.

Therapie, manuelle *f*: s. Medizin, manuelle.

Therapie, mikro|bio|logische (↑) *f*: orale od. parenterale Anwendung mikrobiologischer Präparate aus lebenden (Probiotika) bzw. abgetöteten Mikroorganismen einschließlich deren Bestandteilen u. Metaboliten zu therapeutischen Zwecken; als Präparate werden meist symbiontische Mikroorganismen (z. B. Escherichia coli, Lactobacillus, Bifidobacterium) u. Autovakzine* verwendet. **Ziel:** Modulation der körpereigenen Abwehr, Anregung von Stoffwechselfunktionen, Normalisierung der Floraverhältnisse auf der Darmschleimhaut; **Anwendung:** bei Abwehrschwäche, Allergien, Asthma bronchiale, atopischem Ekzem u. anderen Hauterkrankungen, Erkrankungen des rheumatischen Formenkreises u. bei funktionellen sowie chronisch-entzündlichen Darmerkrankungen, unterstützend auch in der Krebstherapie; als belegt gelten Verbesserung der Verträglichkeit einer Antibiotikatherapie, Verhinderung frühkindlichen atopischen Ekzems durch Behandlung der schwangeren u. stillenden Mutter sowie Remissionserhaltung bei Colitis ulcerosa u. Pouchitis; Hinweise auf eine Wirksamkeit bei chronischer Obstipation, durch Chemotherapie bedingter Mukositis u. atopischem Ekzem bei Erwachsenen. Vgl. Immunmodulation; Symbioselenkung.

Therapie, multi|modale (↑) *f*: **1.** syn. Breitspektrum-Verhaltenstherapie; psychotherapeutisches Konzept nach A. Lazarus (1979), bei dem sich Diagnose u. Therapieplan an Defiziten u. Exzessen von 7 Grundmodalitäten auf der Basis des BASIC*-ID-Modells orientieren; **Prinzip:** Nach Lazarus sind Individuen meist nicht durch eines, sondern durch verschiedene Probleme belastet u. müssen ggf. auch mit verschiedenen Methoden behandelt werden. Die Behandlung wird als pädagogischer Prozess betrachtet, in dem adäquate Reaktionsmuster vorwiegend nach Methoden der Verhaltenstherapie* u. anhand kognitiver Techniken erlernt werden. **Anwendung:** u. a. bei familiären Problemen, psychosomatischen Erkrankungen, kindlichen Verhaltensstörungen; **2.** Anwendung verschiedener Methoden der Psychotherapie bei einem Patienten in einem Zeitabschnitt, z. B. unter stationären Bedingungen; Voraussetzung für die m. T. ist die Besprechung des jeweiligen Patienten u. die Koordinierung der Therapieverfahren in einem Team, das alle Therapeuten umfasst.

Therapie, passive (↑) *f*: s. Therapie, aktivierende.

Therapie, physikalische (↑) *f*: Verfahren der Physiotherapie* zur allg. Anregung od. gezielten Behandlung gestörter physiologischer Funktionen (Reiz-* u. Reaktionstherapie, Regulationstherapie*) mit physikalischen, naturgegebenen Mitteln; **Formen:** Anwendung von **1.** mechanischen Reizen: Massagetherapie (s. Massage), Krankengymnastik; **2.** thermischen Reizen: z. B. Kryotherapie*, künstliche Hyperthermie*, auch Hydrotherapie*; **3.** elektrischen Reizen: Elektrotherapie*; **4.** aktinischen Reizen: Lichttherapie*.

Therapie, pro|vokative (↑) *f*: Abk. PT; von F. Farrelley Anfang der 60er Jahre des 20. Jahrhunderts entwickelte Form der Psychotherapie*; in ihrem direkten Zugang weist die PT Gemeinsamkeiten mit der rational-emotiven Therapie* u. in ihrer Klientenzentriertheit Bezüge zur Gesprächspsychotherapie* auf. **Prinzip:** Anhand spaßhafter Übertreibungen, die für den Klienten erkennbar provokant sind, werden ihm seine Wahrnehmungsverzerrungen gespiegelt, irrtümliche Annahmen u. irrationale Überzeugungen benannt. Mit Humor u. Übertreibung sollen Widerstand u. in der Abwehr erstarrte u. dadurch gebundene Energien gelöst u. für die Therapie nutzbar gemacht werden. **Anwendung:** PT od. Teile ihrer Techniken können grundsätzlich bei jeder psychischen Störung u. Erkrankung verwendet werden.

Therapie, rational-e|motive (↑) *f*: Abk. RET; Form der kognitiven Therapie (A. Ellis, 1950) mit der zentralen Annahme, dass sog. irrationale Ideen (dysfunktionale, nicht hilfreiche Überzeugungen, Einstellungen) Ursache psychischer Störungen sind, die in einer Therapie identifiziert u. durch rationale Denkmuster ersetzt werden können; **Prinzip:** Nach der sog. A-B-C-D-E-Interventionstechnik geht es darum, dass nicht die eigentlichen Erfahrungen (A für aktivierendes Ereignis, Auslösesituation) zu Konsequenzen in Gefühlen u. Verhalten führen (C für engl. consequences), sondern kognitive Prozesse (Bewertungen von A), denen irrationale Denkmuster (B für engl. belief system) zugrunde liegen. Im Disput (D) findet eine rationale Problemanalyse statt, wobei die hinderliche Wirkung von B erkannt u. als Effekt (E) die Einsicht in den Vorteil rationaler Gedanken bewirkt wird. Die Effekte werden dann durch konkrete Umsetzung in der Realität gefestigt. Vgl. Verhaltenstherapie, kognitive; Psychotherapie.

Therapie, systemische (↑) *f*: **1.** syn. systemische Psychotherapie; Form der Psychotherapie*, bei der die Index-Person (Symptomträger, dessen Störung eine Dysfunktion des Systems widerspiegeln soll) als Teil eines Systems (z. B. Familie) aufgefasst u. die Behandlung dieser Person über Veränderungen des Systems angestrebt wird, **2.** Abk. ST; i. e. S. Form der Familientherapie* (H. Stierlin), bei der wesentliche Beziehungs- u. Systemkräfte innerhalb der Familie erfasst werden sollen, um sie therapeutisch zu nutzen; **Prinzip:** Die Familie wird als eine therapeutische Einheit angesehen, deren Beziehungsmuster verändert werden, wenn ein Mitglied erkrankt ist. Die s. Th. arbeitet mit Interventionen, die auf eine Änderung des familiären Systems abzielen u. einen befreienden Dialog sowie eine positive Gegenseitigkeit bewirken. Sie fokussiert auf das Interaktionsverhalten der einzelnen Familienmitglieder u. die gegenseitigen Beziehungsmuster, Machtverhältnisse u. emotionalen Bedürfnisse. Eine Konfliktverarbeitung erfolgt im interpersonalen Raum auf der Verhaltensebene, ohne die früheren persönlichen od. familiären Entwicklungen zu stark einzubeziehen (M. Selvini Pallazoli). Angewendet wird dabei häufig die sog. **paradoxe Verschreibung:** Das problematische Verhalten wird nicht der Erwartung entsprechend kritisiert, sondern positiv verordnet, um den damit verbundenen Überraschungseffekt für eine Einsichts- u. Verhaltensänderung zu nutzen.

Therapie, zyto|plasmatische (↑) *f*: auch Therapie mit makromolekularen Organextrakten nach Karl E. Theurer; therapeutische Substitution von fehlenden od. defekten Faktoren des zytoplasmatischen Stoffwechsels (z. B. bei hereditären genetischen Defekten od. infolge Zelldegeneration im Alter od. Krankheitsfall); dazu werden u. a. verschiedene Arten von Nukleinsäuren (Desoxyribonukleinsäure, Ribonukleinsäure), Zellfermenten, Proteinen u. Polysacchariden aus heterologen u. z. T. homologen fetalen u. juvenilen Organen verwendet (Form der Organotherapie*). Neben dem Substitutionsprinzip stehen auch die Stimulierung u. Induktion körpereigener Stoffwechselfunktionen (vorwiegend immunologisch-endokriner Funktionen) sowie der Reparaturmechanismus defekter Nukleinsäuren im Vordergrund der Wirkungshypothesen, die wissenschaftlich umstritten sind. Bei Autoimmunkrankheiten soll durch wiederholte Gabe kleinster Dosen makromolekularer Organextrakte eine sog. low zone tolerance erzeugt werden. **Anwendung:** u. a. bei genetisch bedingten od. erworbenen Stoffwechseldefekten, Autoimmunkrankheiten, zur Regeneration im Alter, Prophylaxe; **Nebenwirkungen:** allergische Sofortreaktionen; **Kontraindikation:** akute Infektionen u. lebensbedrohliche Erkrankungen, frische Impfungen, akute allergische Reaktionen.

Thermal|quelle (gr. θερμός Wärme, Hitze): syn. Therme; Wasser, dessen natürliche Temperatur am Quellaustritt stets >20 °C ist; als Heilwasser* bezeichnet, wenn es therapeutisch eingesetzt wird (z. B. bei Erkrankungen des rheumatischen Formenkreises). Vgl. Wildwasser.

Therme (↑) *f*: syn. Thermalquelle*.

Thermo|genese, nahrungs|induzierte (↑; gr. γενής hervorbringend, erzeugend) *f*: veraltet spezifisch-dynamische Wirkung; Stoffwechselerhöhung nach der Nahrungsaufnahme bei eiweißreichen Mahlzeiten; die Umwandlungsprozesse der Verdauung setzen einen Teil der Energie in Form von Wärme frei, die nur teilweise zur Aufrechterhaltung der Körpertemperatur nutzbar ist. Vgl. Energiebedarf.

Thermo|regulations|dia|gnostik (↑; Regulation*; gr. διαγνωστικός fähig zu unterscheiden) *f*: syn. Regulationsthermographie*.

Theurer-Therapie: **1.** s. Therapie, zytoplasmatische; **2.** syn. Gegensensibilisierung*.

Thi|amin (INN) *n*: s. Vitamin B_1.

Thryallis glauca (Poir.) O. Kuntze *f*: Galphimia glauca (Poir.) Cav.; Pflanze aus der Familie der Malpighiaceae (Malpighiengewächse); **Arzneidroge:** getrocknete Blätter u. Blütenstände; Wurzeln; **Verwendung:** (volkstümlich) in Südamerika die Blätter als Wundheilmittel, die Wurzeln bei Erkrankungen der Harnwege; **Homöopathie:** Anwendung entsprechend dem homöopathischen

Arzneimittelbild, z. B. bei Haut- u. Schleimhautallergien.

Thuja occidentalis L. *f*: Abendländischer Lebensbaum; Pflanze aus der Familie der Cupressaceae (Zypressengewächse); s. Abb.; **Arzneidroge:** beblätterte Zweigspitzen (Thujae summitates, Lebensbaumspitzen); **Inhaltsstoffe:** ätherisches Öl (α- u. β-Thujon), Desoxypodophyllotoxin, Gerbstoffe, Harze, Thujin, Thujugin; **Wirkung:** virostatisch, immunmodulierend; **Verwendung:** (med.) äußerlich alkoholische Tinktur aus den Triebspitzen bei kleinen Warzen; innerlich in Kombinationspräparaten zur Steigerung des unspezifischen Immunsystems; **Dosierung:** mehrmals täglich 1 ml zur äußerlichen Pinselung; innerlich nur in Kombinationspräparaten nach Angaben des Herstellers; **Nebenwirkungen:** bei höherer Dosierung des ätherischen Öles u. bei oraler Aufnahme höherer Dosierungen klonisch-tonische Krämpfe, degenerative Veränderungen der Leber, Nierenschäden; **Kontraindikation:** Nephritis, Schwangerschaft, Stillzeit, Kinder unter 12 Jahren; **Wechselwirkung:** keine bekannt; **Homöopathie:** Verwendung der frischen Zweige entsprechend dem homöopathischen Arzneimittelbild, z. B. bei Haut- u. Schleimhauterkrankungen, Verdauungsinsuffizienz, Erkrankungen des rheumatischen Formenkreises, Verstimmungszuständen.

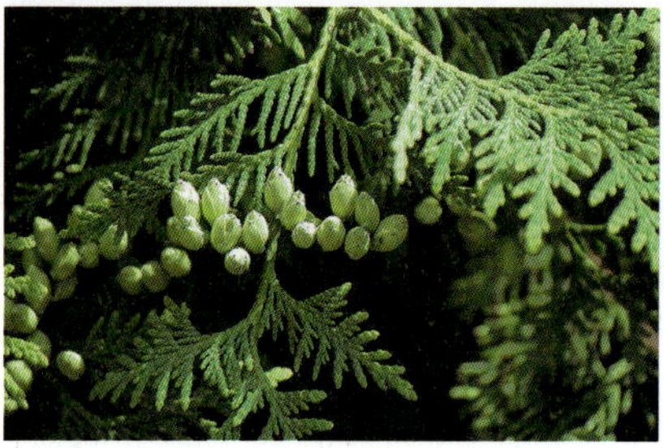

Thuja occidentalis: Zweige mit schuppenförmigen Blättern u. weiblichen Zapfen [11]

T

THX: s. Gesamtthymusextrakt.

Thymian: s. Thymus serpyllum; Thymus vulgaris.

Thymol *n*: Hauptbestandteil des ätherischen Öles von Thymus* vulgaris u. anderen Thymusarten mit starker antibakterieller Wirkung; **Verwendung:** als Bestandteil von Antiseptika z. B. in Mund- u. Gurgelwässern bei Stomatitis u. Gingivitis; bei Ekzemen u. Hämorrhoiden.

Thymol|trübungs|test *m*: spekulativer Krebs(früh)erkennungstest, bei dem aus geringfügigen Änderungen der Serumeiweißlabilität u. Fällbarkeit im Serum Schlüsse hinsichtlich einer möglichen Krebsgefährdung gezogen werden; wissenschaftlich nicht nachgewiesenes Verfahren. Vgl. Krebs.

Thymus pulegioides L. *m*: s. Thymus serpyllum.

Thymus serpyllum L. *m*: Feldthymian, Wilder Thymian, Quendel; schwach verholzter Halbstrauch aus der Familie der Lamiaceae (Lippenblütler); zusammen mit Thymus pulegioides Stammpflanze der Droge; **Arzneidroge:** zur Blütezeit gesammelte u. getrocknete oberirdische Sprosse (Serpylli herba); Monographie: Kommission E; **Inhaltsstoffe:** 0,2–0,6 % ätherisches Öl (Serpylli aetheroleum; mit 20–40 % Carvacrol, 1,5–2 % Thymol), 3 % Lamiaceengerbstoffe, Flavonoide; **Wirkung:** antimikrobiell, (broncho-)spasmolytisch, sekretomotorisch; **Verwendung:** als Teeaufguss u. a. galenische Zubereitungen zum Einnehmen; **1.** (med.) bei Katarrhen der oberen Atemwege (Kommission E); **2.** (volkstümlich) bei Pertussis u. Bronchitis sowie bei dyspeptischen Beschwerden; schwächer wirksam als Thymi herba (s. Thymus vulgaris); **Dosierung:** Tagesdosis 4–6 g Droge, Zubereitungen entsprechend; Hinweis: gut für Kinder geeignet; **Nebenwirkungen:** keine bekannt; **Kontraindikation:** keine bekannt; **Wechselwirkung:** keine bekannt. Vgl. Thymus vulgaris.

Thymus|therapie (gr. θύμος Brustdrüse; Therapie*) *f*: Form der Organotherapie*, bei der definierte Einzelpeptide od. Peptidgemischpräparationen aus Kälberthymusdrüsen zur Immunmodulation* od. Stimulierung des zellvermittelten Immunsystems eingesetzt werden; verwendet werden v. a. subkutan applizierbare, unverdünnte, standardisierte Peptidgemische (in Deutschland seit 2009 nur noch als Gesamtthymusextrakte* in ärztlicher Eigenproduktion, nicht mehr als kommerzielle Fertigarzneimittel zugelassen) sowie verdünnte Gesamtthymusextrakte u. Präparate zur peroralen Anwendung. **Anwendung:** bei Infektionsneigung, zur adjuvanten u. palliativen Tumortherapie (Reduktion der Myelotoxizität unter bestimmten Chemotherapien), bei chronischem Müdigkeitssyndrom, Allergien, Immundefekten. Schulmedizinisch umstrittene Therapie.

Thymus vulgaris L. *m*: (Gemeiner) Thymian, Römischer Quendel, Gartenthymian; Halbstrauch aus der Familie der Lamiaceae (Lippenblütler); zusammen mit Thymus zygis L. (Spanischer Thymian) Stammpflanze der Droge; s. Abb.; **Arzneidroge:** Laubblätter mit Blüten (Thymi herba, Thymiankraut), Monographie: HMPC, ESCOP, WHO, Kommission E; ätherisches Öl (Thymi aetheroleum, Thymianöl), Monographie: HMPC; **Inhaltsstoffe:** Thymiankraut: mindestens 1,2 % ätherisches Öl (Thymi aetheroleum; mit 20–25 % Thymol* u. 3–10 % isomerem Carvacrol), Lamiaceengerbstoffe (u. a. Rosmarinsäure), Flavonoide (u. a. Thymonin), Triterpene; Thymianöl: ca. 1–3 % β-Myrcen, 5–10 % γ-Terpinen, 15–28 % p-Cymol, 4–6 % Linalool, 0,2–2,6 % Terpinen-4-ol, 36–55 % Thymol, 1–4 % Carvacrol; **Wirkung:** bronchospasmolytisch, expektorierend, antibakteriell, antiviral; **Verwendung:** geschnittene Droge, Drogenpulver, Flüssigextrakt od. Trockenextrakt; **1.** (med.) Thymiankraut **a)** äußerlich u. innerlich bei Symptomen der

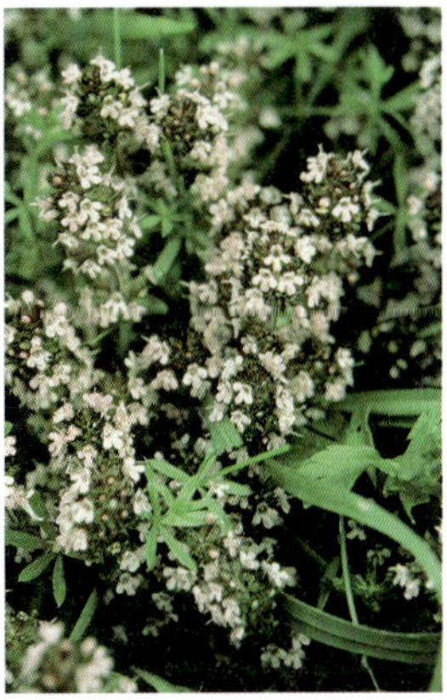

Thymus vulgaris: Blütenstand [7]

Bronchitis u. der Pertussis, Katarrhen der oberen Atemwege (ESCOP, Kommission E); **b)** bei Mundschleimhautentzündungen, schlechtem Mundgeruch (ESCOP); **2.** (traditionell) **a)** Thymiankraut als schleimlösendes Mittel bei Husten i. R. einer Erkältung (HMPC); **b)** Thymianöl (ätherisches Öl) als schleimlösendes Mittel, zur Besserung der Symptome bei Husten u. Erkältungen (HMPC); **3.** (volkstümlich) bei dyspeptischen Beschwerden sowie zu Kräuterbädern u. Spülungen; **Dosierung: 1.** Kommission E: **a)** 1–2 g Droge pro Tasse als Infus mehrmals täglich nach Bedarf; **b)** Fluidextrakt 1–3-mal täglich bis zu einer Tagesdosis von 2 g; **c)** 5 %iges Infus für Umschläge, Gurgellösung, Mundspülung; **2.** HMPC: als schleimlösendes Mittel 4–5 Tropfen, 3–5-mal täglich; als Badezusatz 0,007–0,025 g/l; **Nebenwirkungen:** keine bekannt; **Kontraindikation:** keine bekannt; **Wechselwirkung:** keine bekannt; **Homöopathie:** Verwendung der frischen, blühenden Pflanze entsprechend dem homöopathischen Arzneimittelbild, z. B. bei Bronchialerkrankungen. Vgl. Thymus serpyllum.

Thymus zygis L. *m*: s. Thymus vulgaris.

Tian-Hua-Fen: s. Trichosanthis radix.

Tian-Ma: s. Gastrodiae rhizoma.

Tian-Men-Dong: s. Asparagi radix.

Tibetische Medizin (lat. ars medicina ärztliche Kunst) *f*: s. Medizin, tibetische.

Tiefen|psycho|logie (Psych-*; -logie*) *f*: von E. Bleuler erstmals 1910 geprägte Sammelbez. für auf der Psychoanalyse* beruhende psychotherapeutische Schulrichtungen, die die Wirksamkeit des Unbewussten untersuchen u. therapeutisch zu beeinflussen suchen; unbewussten seelischen Prozessen u. den sog. Tiefenschichten der Persönlichkeit kommt damit eine zentrale Bedeutung zu; es wird angenommen, dass im Unbewussten liegende Spannungen u. Tendenzen in abgewandelter od. verfremdeter Form in das Bewusstsein aufsteigen od. dass sie Verhaltensweisen hervorbringen, die zunächst unerklärlich sind. Durch Bewusstmachung u. Deutung können diese Prozesse verständlich gemacht werden. Aus der T. abgeleitete psychotherapeutische Verfahren zielen darauf ab, das Verhältnis bewusster u. unbewusster Persönlichkeitsanteile so zu gestalten, dass eine Nachreifung der Gesamtpersönlichkeit möglich wird. Vgl. Individualpsychologie; Assoziation, freie; Psychologie, analytische.

Tiefen|sensibilität (lat. sensus Empfindung, Gefühl) *f*: syn. Propriozeption*.

Tief|kühl|kost: Gefrierkost; Bez. für Lebensmittel, die unter sachgerechter Anwendung der Verfahrenstechnik in geeigneten Vorrichtungen tiefgefroren u. bei mindestens −18 °C gelagert u. transportiert werden; aus ernährungsphysiologischer Sicht ist die Tiefkühlung eine günstige Konservierungsmethode (weitgehender Erhalt von Vitaminen, kein Zusatz von Konservierungsstoffen* nötig). Der hohe Energieeinsatz bei der Herstellung u. zur Aufrechterhaltung der Tiefkühlkette ist aus ökologischer Sicht kritisch zu bewerten.

Tilia *f*: Linde; Bäume aus der Familie der Tiliaceae (Lindengewächse); Tilia platyphyllos Scop. (Sommerlinde) u. Tilia cordata Mill. (Winterlinde) sind Stammpflanzen der Droge; s. Abb.; **Arzneidroge:** getrocknete Blütenstände (Tiliae flos, Lindenblüten); Monographie: Kommission E; **Inhaltsstoffe:** ca. 1 % Flavonoide (Tilirosid), ätherisches Öl, ca. 10 % Schleimstoffe, ca. 2 % Gerbstoffe, Kaffeesäurederivate; **Wirkung:** antimikrobiell, entzündungshemmend, hustenreizlindernd, diaphoretisch; **Verwendung: 1.** (med.) als Tee bei Erkältungskrankheiten, trockenem Reizhusten (Kommission E); **2.** (volkstümlich) als schweißtreibendes u. krampflösendes Mittel, z. B. bei fieberhaften Erkrankungen, Magenbeschwerden, Unruhezuständen; **Dosierung:** ein gehäufter TL (ca. 2 g) auf eine große Tasse Wasser; möglichst heiß trinken; Tagesdosis 2–4 g Droge; **Nebenwirkungen:** keine bekannt; **Kontraindikation:** keine bekannt; **Wechselwirkung:** keine bekannt.

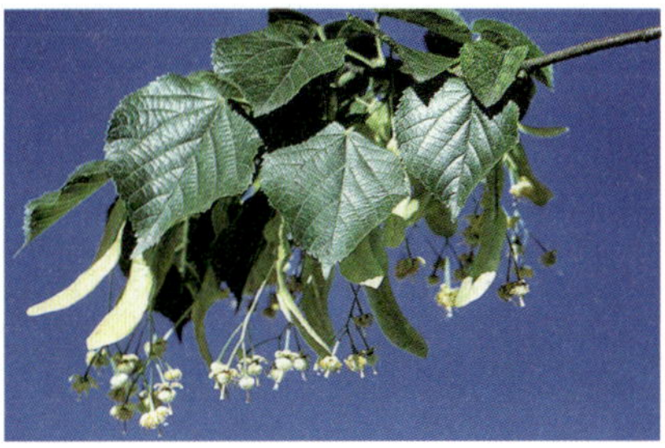

Tilia: Blatt u. Blüte [7]

TIM: Abk. für **T**raditionelle **I**ndische **M**edizin*.

Tinctura (lat. das Färben) *f*: s. Tinktur.

Ting-Li-Zi: s. Lepidii seu descurainiae semen.

T

Tinktur (lat. tinctura das Färben) *f*: Tinctura; durch Mazeration od. Perkolation* hergestellter Auszug aus getrockneten Arzneipflanzen mit Ethanol (meist 70 %ig), z. B. Arnika-, Baldrian-, Enzian-, Myrrhen-, Ratanhiatinktur; Bez. auch für Lösung von Trockenextrakten in Ethanol-Wasser-Gemischen mit entsprechender Konzentration.

Tinten|baum, Ost|indischer: s. Semecarpus anacardium.

Tinten|fisch: s. Sepia officinalis.

TM: **1.** Abk. für **T**ibetische **M**edizin*; **2.** Abk. für transzendentale **M**editation*.

Toco|pherole *n pl*: syn. Vitamin* E.

Tofu *m*: syn. Sojaquark; aus Ostasien stammendes Lebensmittel, das aus Sojamilch* gewonnen wird, indem das enthaltene Protein bei Hitze (ca. 70 °C) durch Zugabe von Calciumsulfat (industrielles Fällungsmittel) od. Nigari (Gerinnungssalz aus Meersalz) gerinnt; nach Absetzen des Quarks u. Abgießen des Wassers wird das Produkt gepresst. **Verwendung:** potentielle Eiweißquelle für Vegetarier (Proteingehalt 8–11 %; s. Vegetarismus). Vgl. Glycine max.

tolerable daily intake: s. acceptable daily intake.

Toll|kirsche: s. Atropa belladonna.

Tolu|balsam: s. Myroxylon balsamum.

Ton: Aluminiumsilikat mit unterschiedlicher Zusammensetzung; **Verwendung:** weißer T. (Kaolin) äußerlich als Puder od. Paste bei Hauterkrankungen, innerlich bei Diarrhö. Vgl. Heilerde.

Ton|erde: Aluminiumoxid; **Verwendung:** als essigweinsaure Tonerdelösung (Solutio aluminii acetico-tartarici) äußerlich als Adstringens bei Prellungen, Zerrungen, Stauchungen u. Insektenstichen.

Tonika (gr. τονός Spannung) *n*: Arzneimittel, mit denen traditionell der Spannungszustand des Körpers angeregt werden soll (z. B. Gentiana* lutea, Panax* ginseng); neben einer Anspannung der Muskulatur sollen auch eine bessere Spannung der glatten Muskulatur der Gefäße mit Blutdruckanhebung u. eine größere Reaktionsbereitschaft des gesamten Nervensystems mit entsprechender Steigerung von Vigilanz* sowie körperlicher u. geistiger Leistungsfähigkeit erreicht werden; Anwendung auch in der Rekonvaleszenz.

T

Tonsillitis (lat. tonsilla Mandel; -itis*) *f*: syn. Angina tonsillaris; Tonsillopharyngitis, sog. Mandelentzündung; Entzündung der Gewebe des lymphatischen Rachenrings (insbesondere Gaumenmandeln); **Formen: 1. T. acuta:** meist durch Viren (ca. 80 %; Adeno-, Parainfluenza-Viren) u. betahämolysierende Streptokokken der Gruppe A, seltener durch Haemophilus influenzae, sehr selten durch Staphylo- u. Pneumokokken verursacht; **Symptome:** meist plötzlicher Beginn mit hohem Fieber (evtl. Schüttelfrost), Halsschmerzen (besonders beim Schlucken), kloßige Sprache, Druckschmerzhaftigkeit u. Schwellung der submandibulären Lymphknoten, Rötung u. Schwellung der Tonsillen (Angina catarrhalis), häufig einzelne Beläge (sog. Stippchen) an Kryptenmündungen od. über Lymphfollikeln (Angina follicularis), selten konfluierende Beläge, die u. U. über die Tonsillen hinausreichen; **2. T. chronica:** meist durch Mischinfektion mit anaeroben u. aeroben Erregern unter Beteiligung betahämolysierender Streptokokken der Gruppe A verursacht; **Symptome:** anamnestisch häufig rezidivierende T.; geringe Beschwerden (sog. Halskratzen), vergrößerte zervikale Lymphknoten, Foetor ex ore, dabei gerötete Tonsillen mit narbiger u. zerklüfteter Oberfläche, peritonsillärer Druckschmerz, aufgehobene Luxierbarkeit der Tonsillen bei Spateldruck auf vorderen Gaumenbogen; **Therapie:** u. a. **1.** Phytotherapie: **a)** (med.) u. a. Commiphora* molmol; **b)** (traditionell) u. a. Salvia* officinalis; **c)** (volkstümlich) u. a. Alnus* glutinosa, Croton* lechleri, Cyclanthera* pedata, Propolis*; **2.** Homöopathie: u. a. Atropa* belladonna, Barium* carbonicum, Ginkgo* biloba, Guaiacum*, Hepar* sulfuris, Lac* caninum, Quecksilber*; **3.** Hydro-/Thermotherapie: u. a. Halswickel* (Kartoffelauflage*, Leinsamenwickel*); **4.** Akupunktur* nach den Vorgaben der Chinesischen Medizin; **5.** Neuraltherapie*. Vgl. Pharyngitis.

Ton|therapie (Therapie*) *f*: therapeutische Anwendung von Tönen, z. B. bei der Musiktherapie*, Harmonik* u. Klangtherapie*; vgl. Multicom-Therapie.

Torf: dunkel- bis schwarzbraun gefärbte Mischung von zersetzten Pflanzenteilen, die aus dem Moor* gewonnen wird; Badetorf (Wassergehalt bis zu 90 %) enthält 20–40 % Huminsäure im Trockenen, Gerbsäure, Substanzen mit östrogenähnlicher Wirkung u. Mineralsalze. **Verwendung:** s. Moorbad; Moorpackung.

Tormentillae rhizoma *f*: s. Potentilla erecta.

Totalität der Sym|ptome (lat. totus ganz; Symptom*) *f*: s. Gesamtheit der Symptome.

Toxico|dendron querci|folium *n*: s. Rhus radicans.

Traditionelle Chinesische Medizin (lat. ars medicina ärztliche Kunst) *f*: s. Medizin, traditionelle chinesische.

Traditionelle Chinesische Ortho|pädie (gr. ὀρθός richtig, gerade; παῖς Kind) *f*: s. Orthopädie, traditionelle chinesische.

Traditionelle Indische Medizin (lat. ars medicina ärztliche Kunst) *f*: s. Medizin, traditionelle indische.

Tragant, Indischer: s. Sterculia urens.

Training, auto|genes *n*: s. Autogenes Training.

Training sozialer Kom|petenz *n*: s. Selbstsicherheitstraining.

Trance (lat. transire hinübergehen) *f*: **1.** (psychotherapeutisch) Zustand mit veränderter Bewusstseinslage u. eingeschränkter od. selektiv ausgerichteter Empfänglichkeit für Umweltreize, der sich besonders zur Aufnahme von Suggestionen* eignet; die in T. befindliche Person verliert das Ich-Bewusstsein, obwohl die (körperliche u. geistige) Konzentrationsfähigkeit meist erhalten bleibt. Es werden häufig unbewusste Erinnerungen zugänglich; Entspannung u. Phantasielenkung werden möglich. Der Zustand wird in Hypnose*, bei Selbstversenkung u. beim Schlafwandeln erreicht. **2.** (ethnomedizinisch) Zustand einer psychischen Transformation, der bei einem Medium durch eine zweite Person od. einen Geist herbeigeführt wird u. oft als Ekstase* erscheint; das Bewusstsein kann verändert werden, ohne dass sich das Medium später daran erinnern kann. Eine weitere Form ist die T. der Schamanen*, die sich selbst (u. ggf. Klienten) durch Ekstase-Techniken in diesen Zustand versetzen.

Trans|aktions|ana|lyse (lat. trans hinüber, hindurch; actio Handlung; gr. ἀναλύειν auflösen) *f*: von E. Berne (1967) entwickeltes psychoanalytisch orientiertes (s. Psychoanalyse) Konzept der Einzel- u. Gruppentherapie, dessen zugrunde liegende Persönlichkeitstheorie annimmt, dass der Mensch aus 3 abgrenzbaren Ich-Zuständen (Eltern-Ich, Erwachsenen-Ich u. Kindheits-Ich) heraus handelt; die T. untersucht Verhalten u. Empfinden einer Person u. die Kommunikation mit anderen Menschen. Zentraler Begriff der T. ist das sog. Skript (individueller Lebensplan), in dem wesentliche Merkmale eines Lebens vorgegeben sind u. das auf Prägungen in der frühen Kindheit, v. a. durch die Eltern, zurückgeführt wird. Therapeutische Veränderungen erfolgen auf der Basis von 4 **Analyseebenen: 1.** Strukturanalyse (Untersuchung der Ich-Zustände); **2.** Transaktionsanalyse i. e. S. (Untersuchung von Kommunikationsmustern in Bezug auf die verschiedenen Ich-Zustände); **3.** Spielanalyse (Aufklärung des Umgangs mit Gefühlen, u. a. durch Rollenspiele); **4.** Skriptanalyse. Ziel der T. ist das Akzeptieren der eigenen Person u. die Ausbildung einer autonomen Persönlichkeit, deren Fähigkeit zu Bewusstheit, Spontaneität u. Intimität („Ich bin o. k.“).

Trans|fett|säuren: ungesättigte Fettsäuren mit einer od. mehreren Doppelbindungen in trans-Konfiguration, die durch Umlagerung der Doppelbindungen aus der cis-Form entstehen; **biochemische Funktion:** T. erhöhen den LDL-Cholesterolspiegel u. senken gleichzeitig den HDL-Cholesterolspiegel. Essentielle Fettsäuren* verlieren in trans-Konfiguration ihre biologische Wirksamkeit. Große Mengen T. können die cis-Form der essentiellen Fettsäuren aus deren Enzymsystemen verdrängen. **Vorkommen in Nahrungsmitteln:** geringe Mengen in Milchprodukten u. erhitzten fettreichen Lebensmitteln; größere Mengen in Fetten (z. B. gehärteter Margarine u. Bratfettsorten), die durch die partielle Härtung von ungesättigten Fettsäuren entstehen; auf der Zutatenliste erscheinen T. nicht gesondert (enthalten in „gehärtete Fette“). **Intoxikationen:** Eine überdurchschnittlich hohe Aufnahme von T. kann gesundheitliche Risiken (z. B. erhöhtes Arterioskleroserisiko) beinhalten. Menschen mit Fettstoffwechselstörungen u. Herz-Kreislauf-Erkrankungen, Schwangere u. Stillende sollten T. meiden.

Trauben|kur: s. Vitis vinifera.

Trauben|silber|kerze: s. Actaea racemosa.

Trenn|kost: s. Hay-Trennkost.

Trichosanthis fructus *m*: Fructus Trichosanthis; chin. Gua-Lou; Droge der Chinesischen Medizin*; Früchte von Trichosanthes kirilowii Maxim. aus der Familie der Cucurbitaceae (Kürbisgewächse); **Eigenschaften:** süß, leicht bitter, kalt, kehrt in Lunge, Magen u. Dickdarm ein; **Wirkung:** klärt die Lunge, wandelt Schleim* um, weitet die Brust u. zerstreut Verklumpungen*, schmiert den Darm u. befördert den Stuhl; **Anwendung:** bei Husten aufgrund von Schleim-Hitze (s. Schleim), bei Bi*-Syndrom der Brust mit Schleim-Hitze, bei Obstipation durch Säftemangel im Darm, bei Entzündung der weiblichen Brust mit schmerzhafter Schwellung.

Trichosanthis radix *f*: Radix Trichosanthis; chin. Tian-Hua-Fen; Droge der Chinesischen Medizin*; Wurzeln von Trichosanthes kirilowii Maxim. aus der Familie der Cucurbitaceae (Kürbisgewächse); **Eigenschaften:** süß, etwas bitter, etwas kalt, kehrt in Lunge u. Magen ein; **Wirkung:** klärt Hitze*, lässt Körpersäfte entstehen, klärt die Lunge, befeuchtet Trockenheit*, bringt Ödeme zur Rückbildung, treibt Eiter heraus; **Anwendung:** bei Fülle*-Hitze mit Durst, bei Lungen*-Hitze mit trockenem Husten, bei Abszessbildung durch Hitze*-Gift.

Tri|folii fibrini folium *n*: s. Menyanthes trifoliata.

Tri|folium pratense L. *n*: Rotklee, Wiesenklee; Pflanze aus der Familie der Fabaceae (Schmetterlingsblütler); **Arzneidroge:** Rotkleeblätter (Trifolii pratensis folium); **Inhaltsstoffe:** Isoflavone (Formononetin, Biochanin A), Coumestrol, Cumarine, organische Säuren (α-Ketoglutarsäure, Brenztraubensäure, Ascorbinsäure), Galaktosyldiglyceride; **Wirkung:** östrogenartig, antiöstrogen (in hohen Dosen), antioxidativ; **Verwendung:** Fertigprodukt, standardisiert auf Isoflavone bei klimakterischen Beschwerden; Hinweis: T. p. wird in Deutschland als Nahrungsergänzungsmittel* ohne arzneiliche Aussagen gehandelt. **Dosierung:** mittlere Tagesdosis 80 mg Extrakt; **Nebenwirkungen:** leichte Übelkeit, sehr selten Urtikaria, Myalgie, Kopfschmerz, Übelkeit; **Kontraindikation:** hormonabhängige Erkrankungen (Mamma-, Uterus- u. Ovarialkarzinom, Endometriose, Uterusmyome), Blutungsneigung, Schwangerschaft u. Stillzeit; **Wechselwirkung:** vermutlich Abschwächung der Wirkung von Tamoxifen, möglicherweise Verstärkung der Wirkung von Cumarinen; **Homöopathie:** Verwendung der frischen, oberirdischen Teile entsprechend dem homöopathischen Arzneimittelbild, z. B. bei Entzündungen der Ohrspeicheldrüse (Parotitis epidemica) od. der Atemwege.

Trigger|punkt (engl. trigger Auslöser): **1.** Reizpunkt, dessen Berührung Schmerzen auslöst (z. B. bei Gesichtsneuralgien); **2. myofaszialer T.** (Abk. MTrP): von Janet Travell u. David G. Simons

(1942, 1952) eingeführte Bezeichnung für bestimmte aktive bzw. latente (nicht aktive) Schmerzpunkte; mehrere aktive MTrP verursachen das myofasziale Schmerzsyndrom (Abk. MSS). Pathophysiologisch ist der MTrP eine lokale Kontraktionsenergiekrise ohne spezifische Histologie. Klinisch handelt es sich um einen druckdolenten Knoten in einem Hartspannstrang, der bei mechanischer Stimulation eine lokale Zuckungsantwort u. eine typische Schmerzausbreitung (referred pain) auslöst. **Therapie:** Ausschaltung der lokalen Muskeldysfunktion u. der sekundär unterhaltenden Faktoren durch dry* needling nach Gunn, postisometrische Relaxation*, Ultraschall, TENS (s. Neurostimulation), Lokalinfiltration mit Procain, Gelotripsie*. Vgl. Gelose.

Trigonella foenum-graecum L. *f*: Griechischer Bockshornklee; einjähriges Kraut aus der Familie der Fabaceae (Schmetterlingsblütler); **Arzneidroge:** getrocknete reife Samen (Trigonellae foenugraeci semen, Foenugraeci semen, Bockshornkleesamen); Monographie: ESCOP, WHO, Kommission E; **Inhaltsstoffe:** Steroidsaponine (nach Hydrolyse 0,6–1,7 % Spirostanolsapogenine: 95 % Diosgenin u. Yamogenin im Verhältnis 3 : 2); **Wirkung:** innerliche Anwendung: Cholesterolspiegel senkend durch erhöhte fäkale Cholesterolausscheidung, Butglukose senkend, antioxidativ, appetitsteigernd; äußerliche Anwendung: antiphlogistisch; **Verwendung: 1.** (med.) **a)** innerlich bei Appetitlosigkeit, äußerlich lokal bei Entzündungen (Kommission E); **b)** innerlich bei Appetitlosigkeit, zur adjuvanten Therapie bei Diabetes mellitus, als Adjuvans zusätzlich zu einer fettarmen Diät bei Hypercholesterolämie (tierexperimentell u. humanpharmakologisch Blutglukose u. Cholesterolspiegel senkende Wirkung nachgewiesen); äußerlich bei Furunkulose, Ulzera, Ekzemen (ESCOP); **2.** (volkstümlich) äußerlich bei Ekzemen u. Geschwüren; innerlich bei Katarrhen der oberen Atemwege, bei Magenbeschwerden sowie zur Förderung der Milchbildung in der Stillzeit; die Wirksamkeit bei diesen Anwendungsgebieten ist nur teilweise belegt. **3.** Bockshornsamen ist Bestandteil des Curry-Gewürzes. **Dosierung:** bei Appetitlosigkeit: 1–6 g Drogenpulver bis 3-mal täglich mit Wasser vor den Mahlzeiten; als Adjuvans bei Diabetes mellitus u. Hypercholesterolämie: 25 g Samenpulver pro Tag; äußerlich: 50 g Samenpulver in 250 ml Wasser 5 Min. gekocht, als warmfeuchte Auflage; **Nebenwirkungen:** selten Allergien; **Kontraindikation:** keine bekannt; **Wechselwirkung:** Die Absorption anderer Arzneimittel kann bei gleichzeitiger Einnahme verzögert werden.

Trink|kur (Kur*) *f*: Kur, mit der v. a. durch regelmäßige u. systematische innerliche Anwendung von Heilwasser* Umstimmung u. Heilung bei Nieren-, Harnblasen- u. Lebererkrankungen erreicht werden sollen.

Trink|moor: innerlich anzuwendender Torf* (Fertigpräparat); **Wirkung:** Gerbstoffe u. Huminsäuren des Torfs sollen im Darm entzündungshemmend wirken u. die Darmflora beeinflussen. **Anwendung:** v. a. bei Durchfallerkrankungen. Vgl. Heilerde.

Tripa (mkhris-pa, tibetisch Galle) *f*: s. Physiologie der Tibetischen Medizin.

Tritici levis fructus *m*: Fructus Tritici levis; chin. Fu-Xiao-Mai; Droge der Chinesischen Medizin* u. des Ayurveda*; Früchte von Triticum aestivum L. aus der Familie der Poaceae (Süßgräser); **Eigenschaften:** in der Chinesischen Medizin: süß, kühl, kehrt in das Herz ein; **Wirkung:** in der Chinesischen Medizin: mehrt das Qi*, beseitigt Hitze*, stillt Schweiß; **Anwendung: 1.** in der Chinesischen Medizin bei Spontanschweiß, Nachtschweiß, bei Yin*-Leere mit Unruhe; **2.** im Ayurveda zur allg. Stärkung u. zur Förderung der männlichen Libido, äußerlich als Bestandteil von Auflagen bei Gelenkentzündungen u. Geschwüren.

Triticum repens L. *m*: s. Agropyron repens.

Trituration (lat. tritus das Reiben) *f*: Abk. trit.; galenische Form der Milchzuckerverreibung von Arzneimitteln, speziell bei Homöopathika gebräuchlich.

Trocken|blut|muster: syn. Bolen-Heitan-Test; spekulativer Krebstest, bei dem ein Bluttropfen auf einen Objektträger aufgebracht u. nach Antrocknung aus dem so entstandenen Bild (ringartige Verdickungen u. a.) Rückschlüsse auf eine Tumorentstehung bzw. auf das Vorliegen eines Tumors gezogen werden; eine andere Technik besteht darin, dass der Bluttropfen schräg auf den Objektträger aufgebracht u. die Abrinnspur interpretiert wird. Vgl. Krebs.

Trocken|bürsten: Behandlung der trockenen Haut mit einer Bürste; **Wirkung:** stark durchblutungsfördernd, intensive Massage* der Haut u. der oberen Muskelschichten; Vorsicht bei empfindlicher Haut. Vgl. Bürstenbad.

Trockenheit: äußerer krankheitsauslösender Faktor in der Chinesischen Medizin*; Krankheitszeichen sind Austrocknung von Haut u. Schleimhäuten, trockener Husten u. ggf. Obstipation. Vgl. Schleim, trockener.

Tropaeolum majus L. *n*: (Große) Kapuzinerkresse; einjährige, oft kriechende od. kletternde Pflanze aus der Familie der Tropaeolaceae (Kapuzinerkressengewächse); s. Abb.; **Arzneidroge:** ganzes, frisches Kraut (Tropaeoli herba, Kapuzinerkressenkraut); Monographie: Kommission E; **Inhaltsstoffe:** Glukosinolate: 0,08 % Glukotropaeolin, aus dem nach enzymatischer Spaltung Benzylsenföl (Benzylisothiocyanat) als Hauptbestandteil entsteht, Vitamin C; **Wirkung:** bakteriostatisch, virostatisch, antimykotisch, äußerlich hyperämisierend; **Verwendung: 1.** (med.) Fertigarzneimittel innerlich zur unterstützenden Behandlung von Infektionen der ableitenden Harnwege u. Katarrhen der Atemwege; äußerlich bei leichten Mus-

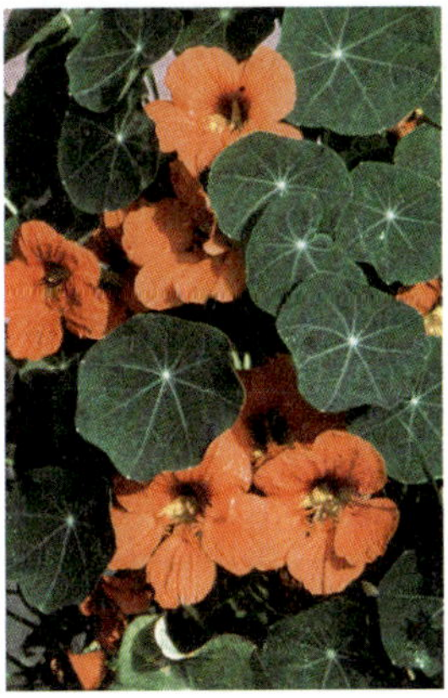

Tropaeolum majus: Blatt u. Blüte [7]

kelschmerzen (Kommission E); **2.** in der Küche Verwendung der frischen Blätter wegen des scharfen u. kresseartigen Geschmacks als Salatbeimischung; unreife Früchte od. Blütenknospen gelegentlich als Ersatz für Kapern (sog. falsche Kapern); **Dosierung:** Tagesdosis 3-mal 15 mg Benzylsenföl in magensaftresistenten Weichgelatinekapseln nach dem Essen; Begrenzung der Anwendungsdauer auf 4–6 Wochen; **Nebenwirkungen:** gelegentlich Haut- u. Schleimhautirritationen, Magen-Darm-Beschwerden, flüchtiges urtikarielles Exanthem; bei Überdosierung Albuminurie; äußerlich Kontaktallergien; **Kontraindikation:** Magen- u. Darmulzera, Nierenerkrankungen, Säuglings- u. Kleinkindesalter; **Wechselwirkung:** Verringerung der Alkoholtoleranz.

Tuber (lat.) *n*: **1.** (anatomisch) Höcker, (knöcherner) Vorsprung; **2.** (dermatologisch) primäre Hauteffloreszenz; **3.** (pharmazeutisch) Wurzelknolle.

Tuberkulinismus (lat. tuberculum kleiner Höcker, kleine Schwellung) *m*: auch Tuberkulinie, Pseudopsora; neueres Miasma* in der Homöopathie, gekennzeichnet durch eine Symptomatik der Erschöpfung; kann als psoro-sykotische od. psoro-syphilinische Mischform angesehen werden. Vgl. Miasmenlehre.

Tui-Na *n*: s. Manualtherapie, chinesische.

Tumor|diät (lat. tumor Geschwulst; Diät*) *f*: s. Krebsdiät.

Tumor|erkrankung (↑): s. Krebs.

Tumor|therapie, bio|logische (↑; Therapie*) *f*: therapeutisches Verfahren bei Krebs, das auf einer biologischen Krebsabwehr basiert, d. h. auf der Vorstellung, dass der Organismus selbst in der Lage ist, maligne transformierte Zellen u. Tumoren durch körpereigene Vorgänge abzubauen od. das Wachstum u. die Expansion des Tumors zu hemmen (sog. immune surveillance); umgekehrt wird davon ausgegangen, dass ein Immundefekt Ausbildung u. Verlauf einer Krebserkrankung begünstigen kann. **Formen:** Umfangreiche u. sog. ganzheitliche Diagnose- u. Therapieprogramme werden sowohl protektiv als auch zur (Begleit-)Behandlung einer Krebserkrankung angeboten. Diese beinhalten Immunrestaurierung, Darmsanierung, Herdsanierung, Ernährungsumstellung, Vermeidung psychischer Belastungen zusammen mit die Lebensqualität verbessernden Verfahren (z. B. Ordnungstherapie*, Bewegungs- u. Selbstmanagement-Training, Simonton*-Methode) u. Ausschaltung toxischer Belastungen. Eine zentrale Stellung nimmt die Immunmodulation* ein, die z. T. auch von der konventionellen Onkologie genutzt wird.

Turnera diffusa Willd. **var. aphrodisiaca** (L. F. Ward) Urb. *f*: Damiana; Strauch aus der Familie der Turneraceae (Safranmalvengewächse); **Arzneidroge:** während der Blütezeit gesammelte u. getrocknete Blätter (Turnerae diffusae folium, Damianae folium, Damianablätter), auch zusammen mit den Zweigen (Turnerae diffusae herba, Damianae herba, Damianakraut); Negativmonographie Kommission E; **Inhaltsstoffe:** ätherisches Öl (mit 1,8-Cineol, α- u. β-Pinen, p-Cymol), Bitter- u. Gerbstoffe, Arbutin; **Wirkung:** aphrodisierend u. stimulierend, die Harnwege desinfizierend; **Verwendung:** (volkstümlich) früher als Aphrodisiakum, bei sexuellen Funktionsstörungen, Überarbeitung, geistiger Überforderung, nervöser Schwäche sowie zur Steigerung u. Erhaltung der geistigen u. körperlichen Leistungsfähigkeit. Die Wirksamkeit bei den beanspruchten Anwendungsgebieten ist derzeit nicht belegt. **Homöopathie:** Verwendung der während der Blütezeit gesammelten u. getrockneten Blätter entsprechend dem homöopathischen Arzneimittelbild, z. B. bei sexueller Schwäche, Menstruationsstörungen.

Tu-Si-Zi: s. Cuscutae semen.

Tussilago farfara L. *m*: Huflattich, Brustlattich; mehrjähriges Kraut aus der Familie der Asteraceae

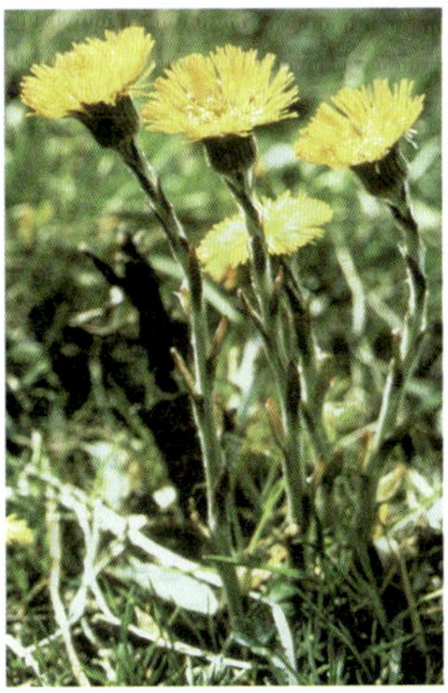

Tussilago farfara: Pflanze [5]

T

(Korbblütler); s. Abb.; **Arzneidroge:** Laubblätter (Farfarae folium, Huflattichblätter); Monographie: Kommission E; **Inhaltsstoffe:** ca. 7–8 % saure Schleimpolysaccharide, 5 % Gerbstoffe u. in Spuren (bis 0,015 %) hepatotoxische Pyrrolizidinalkaloide; **Wirkung:** reizlindernd u. antientzündlich; **Verwendung:** zerkleinerte Droge für Infuse, Frischpflanzenpresssaft od. andere galenische Zubereitungen zum Einnehmen; **1.** (med.) bei akuten Katarrhen der Atemwege mit Husten u. Heiserkeit, akuten, leichten Entzündungen der Mund- u. Rachenschleimhaut (Kommission E); **2.** (volkstümlich) auch bei Reizungen im Magen-Darm-Trakt, Fieber, Krämpfen u. Entzündungen der Harnwege; **Dosierung:** Tagesdosis 4,5–6 g, Zubereitungen entsprechend; die Tagesdosis von Huflattichtee u. von Teemischungen darf nicht mehr als 10 µg bzw. bei Extrakten u. Frischpflanzenpresssaft 1 µg Pyrrolizidinalkaloide enthalten; maximale Anwendungsdauer 4–6 Wochen pro Jahr. Hinweis: Inzwischen wurden Sorten mit pyrrolizidinfreien Blättern gezüchtet. **Nebenwirkungen:** keine bekannt; **Kontraindikation:** Schwangerschaft u. Stillzeit; **Wechselwirkung:** keine bekannt; **Homöopathie:** Verwendung der frischen Blätter entsprechend dem homöopathischen Arzneimittelbild, z. B. bei Bronchitis.

TVP: Abk. für (engl.) ***t**extured* **v**egetable **p**rotein.*

Typen|lehre: Versuch, psychische u. somatische Eigenschaften einer Persönlichkeit einander zuzuordnen u. nach bestimmten Kriterien (z. B. Temperament* od. Konstitution*) systematisch einzuteilen.

TZI: Abk. für **T**hemen**z**entrierte **I**nteraktion*.

U

UAW: Abk. für **u**nerwünschte **A**rzneimittel**w**irkung*.

Ubi|chinone *n pl*: tetrasubstituierte Benzochinonderivate mit einer variablen isoprenoiden Seitenkette (6–10 Untereinheiten) in Position 6; **Vorkommen:** in allen Mitochondrien von Mikroorganismen, Pflanzen u. Tieren; im tierischen Organismus mit 10 Untereinheiten (sog. Ubichinon 10 od. Coenzym Q_{10}); **biochemische Funktion:** Entfernung bzw. Reduktion freier Radikale u. Peroxide (unabhängig von Vitamin E) in Membranen, Elektronenüberträger in der Atmungskette, Schutz von Polyenfettsäuren der Lipoproteine im frühen Stadium der Oxidation, integraler Bestandteil der NADH-Oxidase; **Mangelerscheinungen:** bei Beeinträchtigung der Eigensynthese (z. B. durch zu geringe Phenylalanin- od. Tyrosinzufuhr, Mangel an bestimmten Vitaminen, chronische Leberzirrhose u. Alkoholabusus od. Einnahme von HMG-CoA-Reduktase-Hemmern) Erschöpfung, Müdigkeit, mangelnde körperliche Leistungsfähigkeit u. Muskelschwäche; **Wirkung:** Unterstützung des mitochondrialen Energiestoffwechsels.

Über|ernährung: Form der Fehlernährung*, v. a. in Industrienationen, mit anhaltendem Ernährungsverhalten, das durch eine wesentlich erhöhte Kalorienzufuhr im Verhältnis zum Energiebedarf* zu Übergewicht* u. ggf. Adipositas* führt.

Überfülle: s. Plethora.

Über|gewicht: erhöhtes Körpergewicht* durch Zunahme von Muskelmasse, Wasser od. Fettgewebe; größte Bedeutung für die gesundheitliche Beeinträchtigung hat die Vermehrung u. Bildung von Fettgewebe. Die Grenzen zwischen Normalgewicht* u. Ü. sind nicht einheitlich definiert; häufig wird die Einteilung nach Body*-mass-Index verwendet. Einfluss auf die Entwicklung eines Ü. haben u. a. metabolische u. genetische Faktoren, körperliche Aktivität, Störungen der Sättigungsregulation, familiäre Traditionen der Ernährungsgewohnheiten, soziales Umfeld u. Psyche. Ü. ist ein Risikofaktor für verschiedene Erkrankungen, z. B. Hypertonie*, Diabetes* mellitus, Hyperlipidämie, Gicht* u. Gefäßerkrankungen (v. a. Arteriosklerose*). **Therapie:** Gewichtsreduktion durch negative Energiebilanz* i. R. einer empfehlenswerten Reduktionsdiät*, dauerhafte Ernährungsumstellung, Bewegung, Sport. Vgl. Adipositas.

Übertragung: aus der Psychoanalyse* stammender Begriff für die i. R. einer therapeutischen Beziehung vom Patienten bzw. Klienten ausgehende Übertragung unbewusster (positiver od. negativer) Gefühle auf den Therapeuten, die in der psychoanalytischen Theorie (s. Psychoanalyse) als wichtiger Wirkungsmechanismus einer Therapie angesehen werden; diese vom Patienten ausgehenden Wünsche, Phantasien u. Beziehungsmuster, die ursprünglich gegenüber wichtigen Bezugspersonen bestanden (z. B. Eltern), werden in Bezug zum Therapeuten wieder erlebt bzw. auf ihn übertragen. Als **Gegenübertragung** werden Gefühle u. Vorstellungen des Therapeuten als Reaktion auf das Verhalten des Patienten bezeichnet.

Über|wärmungs|bad: Vollbad* mit hoher Temperatur (>40 °C) zur Erzielung einer künstlichen Hyperthermie*; Dauer je nach Verträglichkeit, möglichst mindestens 30 Min.; anschließend Bettruhe in einer Schwitzpackung; **Wirkung:** schweißtreibend (verstärkt durch Lindenblütentee), muskelrelaxierend u. evtl. immunmodulierend (sog. passive Fiebertherapie). **Anwendung:** nur noch selten bei Erkrankungen des rheumatischen Formenkreises u. malignen Tumorerkrankungen. Vgl. Warmbad; Bad, indifferentes.

Über|wärmungs|therapie (Therapie*) *f*: s. Hyperthermie, künstliche.

Übungs|therapie (↑) *f*: physiotherapeutische Behandlungsmethode in Form von passiven u. aktiven Bewegungsübungen u. als Koordinationsgymnastik (Ziel-, Geh- u. Gleichgewichtsübungen), durch die zuerst bewusst ausgeführte Bewegungen automatisiert werden sollen; **Anwendung:** u. a. bei neurologischen Erkrankungen sowie nach Unfällen u. Verletzungen als sog. funktionelle Behandlung. Vgl. Bewegungstherapie; Sporttherapie.

Ufer|wolfs|trapp: s. Lycopus.

Ulcus cruris (lat. ulcus Geschwür) *n*: Unterschenkelgeschwür; Substanzdefekt der Haut, meist am distalen Unterschenkel; **Ursache:** v. a. chronisch-venöse Insuffizienz, seltener periphere arterielle Verschlusskrankheit, exulzerierender Tumor, Pyodermie u. a.; **Therapie:** u. a. **1.** Phytotherapie:

a) (med.) u. a. Aesculus* hippocastanum, Myroxylon* balsamum, Ruscus* aculeatus; b) (volkstümlich) u. a. Arnica* montana, Echinacea* angustifolia, Fraxinus* excelsior, Hamamelis* virginiana; 2. Hydrotherapie: u. a. Bad mit Eichenrinde (s. Quercus) od. Equisetum* arvense, Kohlensäurebad, Lehmauflage, Quarkauflage*; 3. Akupunktur* nach den Vorgaben der Chinesischen Medizin; 4. energetisch niedrige Lasertherapie*; 5. äußerliche Anwendung von Heilerde*, Obstessig, Kohlblättern, medizinischem Honig; 6. Enzymtherapie*; 7. Ultraschall*; 8. manuelle Lymphdrainagetherapie*; 9. Ozontherapie*; 10. Hirudo* medicinalis, Madentherapie.

Ulcus duo|deni (↑) *n*: s. Ulkus, gastroduodenales.

Ulcus ventriculi (↑) *n*: s. Ulkus, gastroduodenales.

Ulkus (lat. ulcus Geschwür) *f*: Ulcus; Geschwür; Substanzdefekt der Haut od. Schleimhaut (u. darüber hinausgehender Schichten); meist schlecht heilend u. mit intensiver Entzündungsreaktion verbunden; **Therapie:** u. a. 1. Phytotherapie: a) (med.) u. a. Trigonella* foenum-graecum; b) (volkstümlich) u. a. Alcea* rosea, Baptisia* tinctoria, Centella* asiatica, Ilex* paraguariensis, Lawsonia* inermis, Plantago* major, Vaccinium* myrtillus, Zanthoxylum* fraxineum; 2. Homöopathie: u. a. Acidum* nitricum, Hydrastis* canadensis, Marsdenia* condurango; 3. Hydrotherapie: u. a. Bad mit Eichenrinde (s. Quercus) od. Equisetum* arvense, Kohlensäurebad, Lehmauflage, Quarkauflage*; 4. Akupunktur* nach den Vorgaben der Chinesischen Medizin; 5. energetisch niedrige Lasertherapie*; 6. äußerliche Anwendung von Heilerde*, Obstessig, Kohlblättern, medizinischem Honig; 7. Enzymtherapie*; 8. Ultraschall*; 9. manuelle Lymphdrainagetherapie*; 10. Ozontherapie*; 11. Hirudo* medicinalis, Madentherapie. Vgl. Ulcus cruris.

Ulkus, gastro|duo|denales (↑) *n*: Magen- u. Zwölffingerdarmgeschwür; zusammenfassende Bez. für im Zwölffingerdarm (Ulcus duodeni) od. Magen (Ulcus ventriculi) lokalisiertes Geschwür; **Vorkommen:** Inzidenz bei Ulcus ventriculi 50 : 100 000, bei Ulcus duodeni 150 : 100 000 Personen u. Jahr; Verhältnis Männer : Frauen 1 : 1 bzw. 3 : 1; **Ursache:** 1. Helicobacter pylori (Abk. HP) assoziiert: Besiedlung bei Ulcus duodeni in 95–99 %, bei Ulcus ventriculi in 75 % der Fälle; Folge der chronischen HP-Gastritis mit Ungleichgewicht zwischen aggressiven u. defensiven Schleimhautfaktoren (oft erhöhte Säure-, Pepsin- u. verminderte duodenale Bicarbonatsekretion mit verminderter Säureneutralisation); 2. HP-negativ: meist Einnahme von nichtsteroidalen Antiphlogistika (Prostaglandinsynthese-Hemmung), Nicotinkonsum; selten Zollinger-Ellison-Syndrom, Hyperparathyroidismus; 3. akutes Stressulkus: Komplikation nach Polytrauma, Verbrennung od. Operation mit langer intensivmedizinischer Betreuung; **Symptome:** 1. Ulcus ventriculi: epigastrische Schmerzen, sowohl nüchtern als auch postprandial; 2. Ulcus duodeni: oft epigastrische (Nüchternschmerz) od. periumbilikale Schmerzen; **Therapie:** u. a. 1. Phytotherapie: a) (med.) u. a. Glycyrrhiza* glabra, Linum* usitatissimum, Matricaria* recutita; b) (volkstümlich) u. a. Brassica* oleracea convar. capitata var. capitata, Centaurea* benedicta, Croton* lechleri, Hippophae* rhamnoides, Sanicula* europaea; 2. Homöopathie: u. a. Geranium* maculatum, Semecarpus* anacardium; 3. Hydrotherapie: u. a. Kurzwickel*, Leibwaschung*, Lendenwickel*; 4. Akupunktur* u. chinesische Phytotherapie nach den Vorgaben der Chinesischen Medizin; 5. Ayurveda: u. a. Azadirachta* indica; 6. Periostmassage*, Segmentmassage*; 7. Rollkur*; 8. Symbioselenkung, Probiotika; 9. Ernährungstherapie: u. a. gastroenterologische Basisdiät*. Vgl. Dyspepsie, funktionelle.

Ulme: s. Ulmus minor.

Ulmus minor Mull. emend. Richens *n*: Ulmus campestris auct. non L., Ulmus caprinifolia Ruppius ex Suckow; Feldrüster, Ulme; Baum mit breiter Krone u. doppelt gesägten, asymmetrischen Blättern aus der Familie der Ulmaceae (Ulmengewächse); **Arzneidroge:** Rinde (Ulmi minoris cortex, Ulmenrinde); **Inhaltsstoffe:** Schleimstoffe, Gerbstoffe, Phlobaphene u. Phytosterole; **Wirkung:** adstringierend, harntreibend; **Verwendung:** (volkstümlich) innerlich z. B. bei Diarrhö; äußerlich zu erweichenden Umschlägen u. Waschungen bei Wunden; die Wirksamkeit der Droge bei den beanspruchten Anwendungsgebieten ist derzeit nicht belegt. **Dosierung:** Bereitung eines Absudes aus der Rinde; 2 TL Droge je Tasse Wasser; 2–3-mal täglich eine Tasse trinken; äußerlich 20 %iger Absud, 1 : 1 mit Wasser verdünnt; **Nebenwirkungen:** keine bekannt; **Kontraindikation:** keine bekannt; **Wechselwirkung:** keine bekannt.

Ultra|schall (lat. ultra jenseits): hochfrequente Schwingungen (Longitudinalwellen) mit einer Frequenz von mehr als 20 kHz (oberhalb der menschlichen Hörgrenze; meist 800 kHz bis 3 MHz); **Formen: 1. Impulsschall:** U. mit inkonstanter, meist sinusförmig wechselnder Intensität; relevante Parameter sind Impulspause u. Amplitudenhöhe; bei hochfrequentem Impulsschall besteht auch bei hoher Energiedosis keine thermische Belastung der Oberfläche. **2. Gleichschall:** U. mit konstanter Intensität; Schallwellen werden in Luft zu 99 % reflektiert, daher ist eine Ankopplung des Schallkopfs bei therapeutischer od. diagnostischer Anwendung mit Gel od. Wasser notwendig. **Anwendung: 1. diagnostisch:** zur Sichtbarmachung von Körperstrukturen mit unterschiedlicher Dichte mit Hilfe des umgekehrten piezoelektrischen Effekts; **2. therapeutisch:** besonders durch Absorption der Wellen an Grenzschichten kommt es zur dosisabhängigen Umwandlung der Mechanoenergie in Wärme (Grenzschichtenerwärmung); therapeutischer Bereich: 0,7–1,5 W/cm^2; Zielstrukturen sind mesenchymale

Gewebe (Sehnen, Kapsel, Bänder); z. B. bei Erkrankungen des Bewegungssystems, v. a. posttraumatischen Veränderungen u. Erkrankungen des rheumatischen Formenkreises; **niederfrequenter U.** (20–130 kHz) aufgrund der mechanischen Wirkung zur sog. Mikromassage auf zellularer Ebene; Intensität 0,3–0,5 W/cm²; Anwendung des niederfrequenten U. u. a. bei Enteropathie, myofaszialem Triggerpunkt*, Polyarthrose, Raynaud-Symptomatik, Osteoporose, Fraktur, Ulcus cruris, Wunden. Sonderform: **Phonophorese:** Arzneimittel im Ankoppelgel als Möglichkeit des topischen Arzneimitteltransports; **cave:** Bei zu hoher Dosierung kann es insbesondere durch Reflexion an Grenzflächen (z. B. am Knochen) zu Überwärmung u. Gewebeschäden kommen. Vgl. Hochfrequenztherapie.

Umckaloabo *n*: s. Pelargonium sidoides.

Umstimmung: bewusste Auslenkung, z. B. von neurovegetativen, psychoendokrinen od. immunologischen Parametern durch diagnostisch-therapeutische Reizsetzung (z. B. durch Schröpfen*, Hirudo* medicinalis, Eigenbluttherapie*, Wärmetherapie), wodurch die Reaktionsbereitschaft des Organismus od. eines seiner Teilsysteme verbessert u. schließlich in Richtung einer parasympathischen Reaktion gelenkt werden soll; allg. auch Kräftigung des Körpers zur Abwehr-, Leistungs- u. Motivationssteigerung sowie Förderung von Wachstums- u. Fortpflanzungsprozessen z. B. durch Reizkörpertherapie* od. bestimmte körperliche Trainingsprogramme (Muskelaufbautraining). Vgl. Umstimmungstherapie.

Umstimmungs|therapie (Therapie*) *f*: therapeutisches Prinzip aus dem Bereich der Erfahrungsheilkunde*; **Formen:** u. a. Baunscheidt*-Verfahren, Fasten*, Eigenbluttherapie*, Klimatherapie* u. große Hydrotherapie*; **Wirkung:** Durch einen meist seriell gesetzten Reiz wird eine komplexe Gegenregulation des Körpers provoziert mit dem Ziel der Eigenregulierung u. Harmonisierung gestörter Regelkreise, meist einer Änderung der vegetativen Reaktionslage od. einer Anregung der Immunfunktionen (Umstimmung*). **Anwendung:** v. a. bei chronischen Krankheiten u. anlagebedingten Schwächen (s. Diathese), die nicht durch eine spezifische Therapie zu beeinflussen sind. Vgl. Abhärtung; Fiebertherapie, aktive; Mayr-Kur; Organotherapie; Reizkörpertherapie.

Umwelt|medizin (lat. ars medicina ärztliche Kunst) *f*: interdisziplinäres Fachgebiet der Medizin, das sich mit der Erforschung, Behandlung u. Prävention umweltbedingter Gesundheitsrisiken u. Gesundheitsstörungen befasst; **Einteilung: 1. präventive** U. mit umwelthygienischen, epidemiologischen u. präventivmedizinischen Schwerpunkten; **2. klinische** U. mit individualmedizinischer Ausrichtung. Vgl. Medizin, ökologische.

Umwelt|toxiko|logie (gr. τοξικόν φάρμακον Pfeilgift; -logie*) *f*: Wissenschaftszweig zur Beschreibung u. Erforschung der Wirkungen schädlicher Stoffe in Luft, Gewässer u. Erde, die das ökologische Gleichgewicht stören u. Menschen, Tiere od. Pflanzen bedrohen; die Schadstoffe in der Außenluft stammen v. a. aus Rauch, Auspuffgasen u. von Industrieanlagen, in der Innenluft u. a. von Zigarettenrauch, Ausdünstungen schadstoffbelasteter Baustoffe od. Einrichtungsgegenstände. In die Gewässer gelangen Schadstoffe durch Anwendung von Pestiziden in der Landwirtschaft, aus Industrieabwässern, aus Mülldeponien, infolge Verschmutzung des Grundwassers durch Heizöl od. der Meere durch Rohöl u. Hochseeverklappung giftiger Abfälle. Von Bedeutung ist die Anreicherung der Schadstoffe in der Nahrungskette*. Vgl. Umweltmedizin; Schadstoffe, biogene.

Umwelt|verträglichkeit: (ernährungsmedizinisch) Maßstab zur Bewertung des ökologischen Ernährungssystems* in Bezug auf Wechselwirkungen zwischen Ernährungs- u. Ökosystemen; erfasst werden u. a. Rohstoff- u. Energieverbrauch, Schadstoffemissionen sowie Müllentstehung in den einzelnen Teilbereichen des Ernährungssystems mit dem Ziel, ein umweltverträgliches Ernährungsverhalten zu konzipieren.

Unani-Medizin (englische Schreibweise für arabisch-persisch Yunani; lat. ars medicina ärztliche Kunst) *f*: Yunani-Medizin; Heilkunde des islamischen Kulturraums, die auf der antiken Medizin, insbesondere den Schriften Galens (s. Humoralpathologie), basiert; von Gelehrten wie Avicenna (arabisch Ibn Sina) u. Averroes (arabisch Ibn Rushd) weiterentwickelt, wurde die U.-M. nach der Etablierung der islamischen Herrschaft auf dem indischen Subkontinent seit dem 12./13. Jahrhundert auch hier gelehrt u. praktiziert. Bis ins 19. Jahrhundert bestand eine enge Wechselbeziehung zum Ayurveda*, insbesondere im Bereich der Arzneimitteltherapie. Im 20. Jahrhundert kam es zu einer zunehmenden Professionalisierung der U.-M. in Indien. Heute ist sie in Indien ein anerkanntes medizinisches System (s. Medizin, traditionelle indische). **Prinzip:** Grundlage der U.-M. ist eine antike Anschauung von 4 Elementen (Feuer, Wasser, Luft u. Erde), aus denen die Welt zusammengesetzt ist. Im Menschen gibt es entsprechend der Humoralpathologie* die 4 Körpersäfte Blut, Schleim, gelbe Galle u. schwarze Galle. Der Mensch ist gesund, wenn sich diese 4 Säfte im Gleichgewicht befinden; bei einem Ungleichgewicht besteht Krankheit. Diese wird mit einer differenzierten Symptomatologie sowie durch Untersuchung des Harns, des Stuhls u. des Pulses diagnostiziert. In der Therapie werden pflanzliche, tierische u. mineralische Substanzen verabreicht.

Uncariae ramulus cum uncis *m*: Ramulus Uncariae cum uncis; chin. Gou-Teng; Droge der Chinesischen Medizin*; Zweige mit Dornen von Uncaria rhynchophylla Miq. aus der Familie der Rubiaceae (Rötegewächse); **Eigenschaften:** süß, etwas kalt, kehrt in Leber u. Herzbeutel ein; **Wirkung:** löscht den Wind* aus u. stoppt Krämpfe, klärt Hitze* u. besänftigt die Leber; **Anwendung:** bei sich im Inneren bewegendem Leber*-Wind, bei Hitze der Leber-Leitbahn (s. Leitbahnen, Tab. dort) od. aufsteigendem Leber*-Yang, bei arterieller Hypertonie.

Uncaria gambir (Hunter) Roxb. *f*: Nauclea gambir; Kletterstrauch aus der Familie der Rubiaceae (Rötegewächse); zusammen mit Uncaria elliptica (Katzenkralle) Stammpflanze der Droge; **Arzneidroge:** Extrakt aus den Blättern u. jungen Trieben (Gambir, Gambir-Catechu, Gelbes Katechu); **Inhaltsstoffe:** 75 % Catechine, hauptsächlich D-Catechin (Cianidanol) u. Catechingerbstoffe, Quercetin, ferner Fluorescin; **Wirkung:** antimikrobiell; **Verwendung:** (volkstümlich) innerlich bei gastrointestinalen Störungen, z. B. bei Diarrhö; äußerlich in Mund- u. Gurgelwässern; **Dosierung:** Tagesdosis: innerlich 0,5–2 g Droge; äußerlich 2,5–5 ml Tinktur; **Nebenwirkungen:** keine bekannt; **Kontraindikation:** keine bekannt; **Wechselwirkung:** keine bekannt.

Uncaria tomentosa (Willd. ex Schult.) DC. *f*: Uncaria guinensis; Garabato, Saventaro, Krallendorn; Liane des süd- u. mittelamerikanischen Regenwalds aus der Familie der Rubiaceae (Rötegewächse); **Arzneidroge:** getrocknete Rinde von Stamm od. Wurzeln (Uncariae tomentosae cortex, Katzenkrallenrinde); Monographie: WHO; **Inhaltsstoffe:** 0,15–3,8 % pentacyclische Oxindolalkaloide (Speciophyllin, Mitraphyllin, Uncarin F, Pteropodin, Isomitraphyllin u. Isopteropodin), in kleinen Mengen tetracyclische Oxindolalkaloide (v. a. Isorhynchophyllin), Indolalkaloide (Akuammigin, Tetrahydroalstonin, Hirsutin), Sterole, Flavanole; **Wirkung:** immunmodulierend (pentacyclische Oxindolalkaloide), anti-inflammatorisch; **Verwendung:** zerkleinerte Droge, Trockenextrakte, Fertigarzneimittel in fester od. flüssiger Form zur oralen Anwendung; (volkstümlich) zur Therapie von entzündlichen Erkrankungen wie rheumatoider Arthritis, bei aktivierten Arthrosen; **Dosierung:** täglich 60–100 ml eines Dekokts der getrockneten Rinde (20 g/l); 20–60 mg eines Trockenextrakts (Extraktion wässrig-sauer; 1,2–1,5 % pentacyclische Oxindolalkaloide); **Hinweis:** Über mögliche Risiken bei Langzeitanwendung (länger als 4 Wochen) liegen keine zuverlässigen Daten vor. **Nebenwirkungen:** Kopfschmerz, Schwindel u. Erbrechen; **Kontraindikation:** Zustand nach Organtransplantation, Autoimmunerkrankungen, Schwangerschaft u. Stillzeit; **Wechselwirkung:** Verstärkung der Wirkung von Antihypertensiva möglich.

Unguentum (lat.) *n*: s. Salbe.

Universal|mittel (lat. universalis das Ganze umfassend): **1.** Allheilmittel, Panacea; Heilmittel mit einem sehr breiten Indikationsspektrum; **2.** Bez. für bestimmte Mittel, die in der Spagyrik* angewendet werden.

Unruhe: s. Angst.

Unter|drückung: in der Homöopathie* Bez. für eine meist durch Arzneimittel erzwungene Verschiebung des Schwerpunkts der Krankheitsmanifestation zu lebensbedrohlicheren od. -einschränkenderen Formen; entspricht einem Therapieverlauf entgegen der Richtung der Hering*-Regel od. aufwärts/einwärts im Drei*-Ebenen-Modell.

Unter|ernährung: Form der Fehlernährung*, bei der aufgrund unzureichender Nahrungsaufnahme die Energiezufuhr unter dem individuellen Energiebedarf* liegt; führt zu Fettgewebeschwund u. damit zu Gewichtsverlust bis zu Untergewicht. Generell muss die U. von der Mangelernährung* u. der Malabsorption* (z. B. bei Pankreasinsuffizienz, Nahrungsmittelallergien u. -unverträglichkeiten) unterschieden werden. Meist tritt beim Hungerzustand nicht nur ein Mangel an Nahrungsenergie, sondern auch an zahlreichen Nährstoffen* auf (sog. qualitative Fehlernährung). Hauptform der U. in den Entwicklungsländern ist die Protein-Energie-Malnutrition; Vorkommen in westlichen Industrienationen als Folge maligner neoplastischer Krankheiten sowie als Anorexia nervosa (s. Essstörungen).

Unter|guss: Guss* nach Kneipp im Bereich der unteren Extremitäten; **Durchführung:** wird als Erweiterung des Schenkelgusses* bis zur Lendenbzw. Magenregion hinaufgeführt; **Anwendung:** s. Knieguss.

Unter|körper|waschung: Waschung* nach Kneipp; **Durchführung:** Beginn am rechten Fußrücken, über die Außenseite des Beins bis zum Gesäß, an der Beinvorderseite wieder bis zum Fuß u. an der Beininnenseite hoch bis zur Leistenbeuge; ebenso die linke Seite; abschließend werden Gesäß u. Kreuzbeinregion sowie der Unterleib in kreisenden Bewegungen gewaschen. **Anwendung:** als thermisches Regulationstraining, bei Kreislaufregulationsstörungen, varikösem Symptomenkomplex u. Hämorrhoiden.

Unter|schenkel|geschwür: s. Ulcus cruris.

Unter|wasser|gymnastik *f*: Physiotherapie im Wasser unter Ausnutzung von Auftrieb, Wasserwiderstand u. -temperatur; zu übende Bewegungen sind leichter od. gegen einen Widerstand bei durch Wärme gelockerter Muskulatur durchführbar. **Kontraindikation:** Herzinsuffizienz, Epilepsie, offene Wunden, Thrombose.

Unter|wasser|massage (Massage*) *f*: Massage im Vollbad* zur Ausnutzung der reflektorischen Muskelentspannung durch den Auftrieb u. die Wärme des Wassers; **Durchführung:** mit der fühlenden Hand des Masseurs (Unterwasser-Handmassage) od. apparativ mit einem von ihm geführten Wasserstrahl einstellbaren Drucks (Unterwasser-Druckstrahlmassage; 0,5–2,5 bar).

Unter|wickel: Wickel* nach Kneipp von den Füßen bis zu den Achselhöhlen; die Arme bleiben frei.

Urginea maritima (L.) Baker *f*: (molekulargenetisch) Drimia maritima (L.) Stearn, Scilla maritima

U

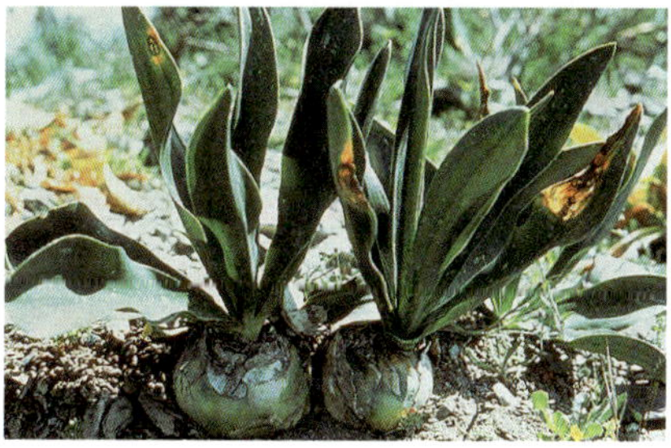

Urginea maritima: Pflanze [5]

L.; Meerzwiebel; Giftpflanze aus der Familie der Hyacinthaceae (Hyazinthengewächse); s. Abb.; **Arzneidroge:** in Streifen geschnittene, getrocknete, mittlere, fleischige Blätter der bald nach der Blüte gesammelten Zwiebel der weißzwiebeligen Rasse (Scillae bulbus, Meerzwiebel); Monographie: Kommission E; **Inhaltsstoffe:** ca. 0,1–4 % herzwirksame Glykoside vom Bufadienolid-Typ (Scillaren A, Proscillaridin A), Flavonoide u. Anthocyane; **Wirkung:** positiv inotrop, negativ chronotrop; **Verwendung:** Die Anwendung der Droge ist obsolet; therapeutisch von Bedeutung ist nur Proscillaridin, das bei leicht eingeschränkter Herzleistung mit Kreislauflabilität angewendet wird. **Nebenwirkungen:** Magenreizung, Appetitverlust, Diarrhö, Erbrechen, Kopfschmerz, Herzrhythmusstörungen, Krämpfe; bei Überdosis Unruhe, Übelkeit, Erbrechen, lebensbedrohliche Herzrhythmusstörungen, Sehstörungen, Bewusstseinseintrübung, Depressionen, Verwirrung, Halluzinationen, Psychosen, Herzstillstand, Krampfanfälle, Asphyxie, Tod; **Kontraindikation:** Herzrhythmusstörungen, AV-Block 2. u. 3. Grades, hypertrophe Kardiomyopathie, Carotissinussyndrom, WPW-Syndrom, Aortenaneurysma; bei Hyperkaliämie, bei Hypokaliämie, bei infektiösen od. entzündlichen gastrointestinalen Erkrankungen, Schwangerschaft u. Stillzeit; **Wechselwirkung:** Verstärkung der Wirkung durch andere, herzwirksame Glykoside enthaltende Drogen, Calcium, Succus Liquiritiae, stimulierende Laxanzien, Glukokortikoide, Antiarrhythmika, Chinidin, Arzneimittel, die zu Kaliummangel führen. **Homöopathie:** Verwendung des ethanolischen Digestivs der frischen, fleischigen Zwiebelschuppen entsprechend dem homöopathischen Arzneimittelbild, z. B. bei Herzinsuffizienz, Harnblasenentleerungsstörungen, Rhinitis. Vgl. Digitaloide.

Urin|an|alyse (gr. οὖρον Urin; ἀναλύειν auflösen) *f*: diagnostisches Verfahren der Tibetischen Medizin* mit Untersuchung des Urins u. a. auf Farbe, Sediment, Blasen, Geruch im Verlauf seiner Abkühlung u. einer speziellen Rühr- u. Schütteltechnik; vgl. Diagnostik der Tibetischen Medizin.

Urịn|therapie (↑; Therapie*) *f*: s. Eigenurintherapie.

Ur|schrei|therapie (Therapie*) *f*: s. Primärtherapie.

Ur|segmẹnte (lat. segmẹntum Abschnitt) *n pl*: syn. Somiten; Gliederungen des embryonalen Mesoderms, die sich ab dem 20. Tag der Embryonalentwicklung paarig um das Neuralrohr lagern (42–44 Paare); differenzieren sich in Sklerotome* (pluripotentes Bindegewebe, sog. Mesenchym; Weiterentwicklung zur Wirbelsäule), Dermatome* (Anlagen von Dermis u. Subkutis) u. Myotome (Anlagen der segmentalen Rumpfmuskulatur).

Ursprungs-Qị: s. Qị.

Urtịca (lat. urtịca Brennnessel) *f*: Brennnessel; Pflanzen aus der Familie der Urticaceae (Brennnesselgewächse); Urtica dioica L. (Große Brennnessel), Urtica urens L. (Kleine Brennnessel) u. deren Hybride sind Stammpflanzen der Drogen; s. Abb.; **Arzneidroge:** getrocknete, ganze od. geschnittene Blätter (**Urticae folium**, Brennnesselblätter), während der Blütezeit gesammelte, oberirdische Teile (**Urticae herba**, Brennnesselkraut); Monographien: HMPC, ESCOP, Kommission E; **Inhaltsstoffe:** Brennnesselblätter u. -kraut enthalten Kaffeoyläpfelsäure u. deren Ester sowie Flavonoide u. Mineralsalze (insbesondere Kalium, Silikate); **Wirkung:** diuretisch, analgetisch, lokalanästhetisch; dosisabhängige Hemmung der durch Lipopolysaccharide (Abk. LPS) stimulierten Sekretion von TNF-α (Abk. für Tumor-Nekrose-Faktor) u. Interleukin-1β; **Verwendung:** **1.** (med.) **a)** zur unterstützenden Therapie rheumatischer Beschwerden, Arthrosen u. Arthritis sowie zur Durchspülung bei entzündlichen Harnwegserkrankungen (ESCOP, Kommission E); **b)** zur Durchspülungstherapie zur Prophylaxe u. Therapie von Nierengrieß (Kommission E); **2.** (traditionell) Brennnesselblätter u. -kraut zur Erhöhung der Harnmenge bei leichten Harnwegsbeschwerden sowie zur Linderung von leichten rheumatischen Gliederschmerzen (HMPC); **3.** (volkstümlich) bei Leber- u. Gallenbeschwerden, zur Anregung des Stoffwechsels, bei rheumatischen Beschwerden, Gicht u. Hauter-

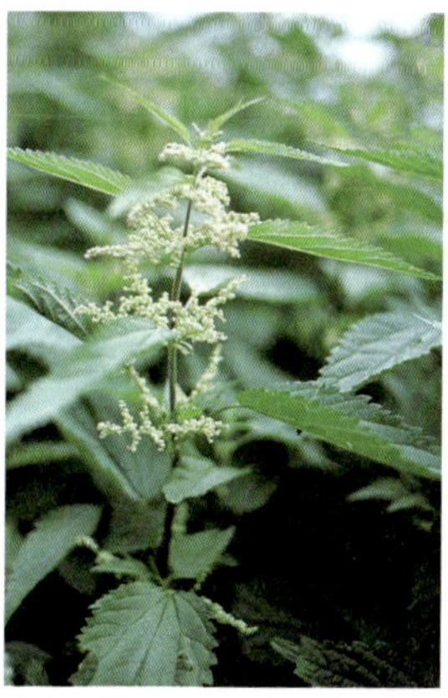

Urtica: Blüte [7]

krankungen, als Haarwuchs- u. Schuppenmittel; frische Triebe zum Peitschen der Haut bei rheumatischen Beschwerden; Blätter als lokale Auflage bei rheumatischen Beschwerden; Wirksamkeitsnachweise liegen vor bei Osteoarthrose, rheumatoider Arthritis, aktivierter Gonarthrose u. Coxarthritis; **Dosierung**: Verordnungsschema: 3–5 g Droge als Tee bis 3-mal pro Tag; hydroethanolischer Extrakt entsprechend 8–12 g Droge pro Tag in 2–3 Tagesdosen; propanolischer Extrakt: 2–3-mal 145 mg/d; äußerlich: Frische Blätter werden lokal auf die schmerzende Region 1-mal täglich für 30 Sekunden aufgelegt. Der Therapieeffekt beginnt nach oraler Anwendung im Mittel nach 11 Tagen, Langzeitanwendung ist sinnvoll. **Nebenwirkungen:** selten gastrointestinale Beschwerden u. Allergien; **Kontraindikation**: keine bekannt. **Arzneidroge:** ganze, geschnittene od. gepulverte, getrocknete Rhizome u. Wurzeln der Pflanze (**Urticae radix**, Brennnesselwurzel); Monographie: HMPC, ESCOP, WHO, Kommission E; **Inhaltsstoffe:** u. a. Phytosterole in geringer Konzentration, Scopoletin, Urtica-dioica-Agglutinin (0,1 %), Phenylpropane, Ceramide u. saure Polysaccharide; **Wirkung:** anti-inflammatorisch, Hemmeffekte auf die Prostata-Aromatase (Urtica dioica-Agglutinin) u. die 5-α-Reduktase; **Verwendung:** (med.) **1.** zur symptomatischen Therapie von Miktionsbeschwerden bei benignem Prostatasyndrom Stadium I u. II nach Alken (Kommission E, ESCOP); **2.** bei nächtlichem Harndrang, Störung der Harnblasenentleerung mit Restharnbildung, schmerzhaftem u. erschwertem Wasserlassen sowie Harnverhalt (ESCOP); **Dosierung:** 4–6 g zerkleinerte Droge pro Tag als Tee, Zubereitungen entsprechend; **Nebenwirkungen:** in seltenen Fällen Magen-(Darm-)Beschwerden, allergische Hautreaktionen; **Kontraindikation**: keine bekannt; **Homöopathie:** (Urtica urens) Verwendung der frischen blühenden Pflanze entsprechend dem homöopathischen Arzneimittelbild, z. B. bei nesselsuchtartigen Hauterkrankungen (z. B. Urticaria), Nierenerkrankungen, Gicht.

Ur|tinktur (Tinktur*) *f*: flüssiger Ausgangsstoff (Essenz, Lösung, Tinktur*) pflanzlicher, tierischer od. mineralischer Herkunft zur Herstellung potenzierter homöopathischer Arzneimittel; pflanzliche U. wird nach dem HAB nur durch die Herstellung u. im Gegensatz zu Phytotherapeutika nicht durch analytische Untersuchung u. Haltbarkeitsuntersuchung spezifiziert. Im allgemeinen Sprachgebrauch wird oft nicht korrekt jede, auch feste Ausgangssubstanz vor der Potenzierung* als U. bezeichnet. Vgl. Nosode.

Ur|zeit|medizin (lat. ars medicina ärztliche Kunst) *f*: syn. Urzeittherapie; von Franz Konz entwickelte vegane Rohkost*-Ernährung; **Prinzip:** Ausgehend von der These, dass die für den Menschen vorgegebene optimale Nahrung (aufgrund seiner gemeinsamen Vorfahren) die des Menschenaffens sei, besteht diese überwiegend aus Nüssen, Samen u. Wildkräutern; entbehrt jeder wissenschaftlichen Grundlage.

Usnea *f*: Bartflechten; auf Rinden lebende Flechten (Lichenes) aus der Familie der Usneaceae; Usnea barbata L. Wiggers, Usnea florida L. Fries, Usnea hirta L. Hoffmann, Usnea plicata L. Fries u. a. sind Stammpflanzen der Droge. **Arzneidroge:** getrockneter Thallus (Usnea species); Monographie: Kommission E; **Inhaltsstoffe:** Flechtensäuren (z. B. Usninsäure, Usnarsäure, Thamnolsäure, Lobarsäure); **Wirkung:** antimikrobiell; **Verwendung: 1.** (med.) Drogenzubereitungen für Lutschtabletten sowie vergleichbare feste Darreichungsformen bei leichten Schleimhautentzündungen im Mund- u. Rachenbereich (Kommission E); **2.** (volkstümlich) auch als Expektorans, bei Diarrhö u. zur lokalen Behandlung von Hautulzerationen; **Nebenwirkungen:** keine bekannt; **Kontraindikation**: keine bekannt.

Uvae ursi folium *n*: s. Arctostaphylos uva-ursi.

Uzara *n*: s. Xysmalobium undulatum.

V

Vaccinium myrtillus L. *n*: Heidelbeere, Blaubeere; Pflanze aus der Familie der Ericaceae (Heidekrautgewächse); s. Abb.; **Arzneidroge:** reife getrocknete (Myrtilli fructus siccus, Getrocknete Heidelbeeren) bzw. frische od. tiefgefrorene Beeren (Myrtilli fructus recens, Frische Heidelbeeren); Monographie: ESCOP, WHO, Kommission E; **Inhaltsstoffe:** 5–12 % Catechingerbstoffe, Anthocyane u. Flavonglykoside, Fruchtsäuren; **Wirkung:** adstringierend; **Verwendung:** getrocknete ganze Beeren für Dekokte u. a. galenische Zubereitungen sowie zur lokalen Anwendung; **1.** (med.) innerlich bei unspezifischen, akuten Durchfallerkrankungen, äußerlich bei leichten Entzündungen der Mund- u. Rachenschleimhaut (ESCOP, Kommission E); **2.** (volkstümlich) innerlich bei Erbrechen, Blutungen u. Hämorrhoiden; äußerlich bei schlecht heilenden Geschwüren u. Hauterkrankungen; Extrakte aus frischen Heidelbeerfrüchten in Fertigarzneimitteln zur Prophylaxe von Nachtblindheit u. Verbesserung der Nachtsehleistung; **Dosierung:** 20–60 g Droge pro Tag; Dekokt über den Tag verteilt trinken; zur lokalen Anwendung als 10 %iges Dekokt. Hinweis: wegen des guten Geschmacks besonders für Kinder geeignet; **Nebenwirkungen:** keine bekannt; **Kontraindikation:** keine bekannt; **Wechselwirkung:** keine bekannt.

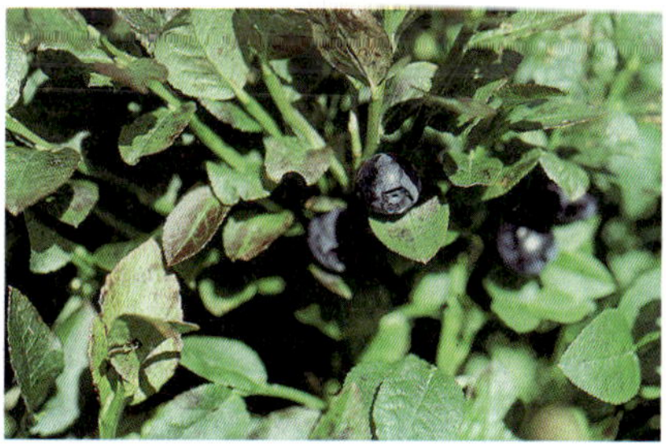

Vaccinium myrtillus: Frucht [7]

Vaccinium vitis-idaea L. *n*: Preiselbeere; Pflanze aus der Familie der Ericaceae (Heidekrautgewächse); **Arzneidroge:** getrocknete Blätter (Vitis idaeae folium, Preiselbeerblätter); **Inhaltsstoffe:** ca. 3–7 % Arbutin, ca. 10 % Gerbstoffe, Flavonoide; **Wirkung:** harndesinfizierend; **Verwendung:** (volkstümlich) zerkleinerte Droge für Teezubereitungen bei entzündlichen Erkrankungen der ableitenden Harnwege; die Wirkung ist aufgrund des enthaltenen Arbutins u. der Gerbstoffe plausibel; außerdem bei Gicht u. Erkrankungen des rheumatischen Formenkreises; **Dosierung:** Teeaufguss aus 3–4 EL Droge, bis 5-mal täglich; Hinweis: geschmacklich Bärentraubenblättern (s. Arctostaphylos uva-ursi) überlegen; **Nebenwirkungen:** keine bekannt; **Kontraindikation:** keine bekannt; **Wechselwirkung:** keine bekannt.

Vaji|karana (vājīkaraṇa, Sanskrit Aphrodisiakum; vājī, Sanskrit Kraft; karaṇa, Sanskrit Erzeugung) *n*: Bez. für eine Teildisziplin des Ayurveda*, die auf die Steigerung der männlichen Sexualkraft u. die Besserung der Zeugungsfähigkeit spezialisiert ist; die Anwendungen sollen zwischen dem 16. u. 70. Lebensjahr erfolgen. **Prinzip:** Während der Therapie sollten sexuelle Kontakte eingeschränkt werden. Vor der Pharmakotherapie werden zunächst Körper u. Geist gereinigt (z. B. durch Panchakarma* u. Yoga*). Die anschließend gegebenen Arzneien enthalten neben Milch, Butterschmalz u. Honig i. d. R. zahlreiche weitere tierische (z. B. Vogeleier) u. pflanzliche Bestandteile. Auch rein pflanzliche Arzneien werden verabreicht. Wie bei Rasāyana* gehören zu V. auch allg. Verhaltensregeln u. diätetische Empfehlungen. Vgl. Therapie, ayurvedische; Gesundheitsförderung, ayurvedische.

Valeriana officinalis L. s. l. *f*: Baldrian, Großer Baldrian; mehrjährige Staude aus der Familie der Valerianaceae (Baldriangewächse); s. Abb.; **Arzneidroge:** Wurzeln mit Rhizomen u. Ausläufern (Valerianae radix, Baldrianwurzel); Monographie: HMPC, ESCOP, WHO, Kommission E; **Inhaltsstoffe:** 0,1–1,7 % ätherisches Öl (mit Mono- u. Sesquiterpenen), Valerensäuren, Valepotriate u. deren Abbauprodukte, Lignane, Kaffeesäurederivate, Gammaaminobuttersäure, Glutamin u. Arginin; **Wirkung:** beruhigend, zentral dämpfend, antikonvulsiv, muskelentspannend. Wirksamkeitsnachweise für Besserungen der Tagesbefindlichkeit u. der Schlafqualität liegen vor; ähnliches gilt auch für Kombinationspräparate aus Baldrian-Extrakt (640 mg/d) u. Melissen-Extrakt (320 mg/d; s.

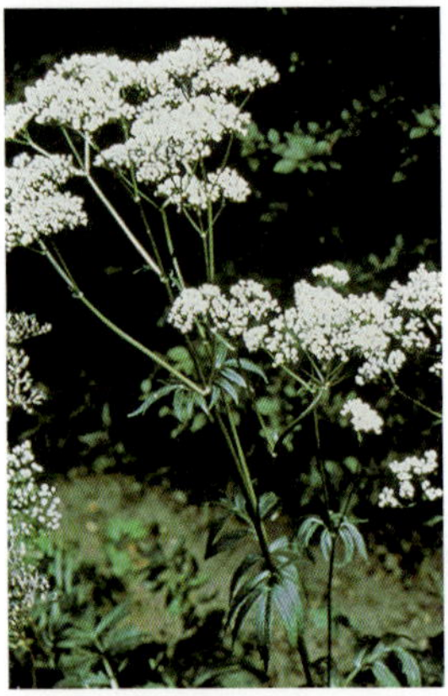

Valeriana officinalis: Pflanze [5]

Melissa officinalis) od. Kombinationen von Baldriankraut u. Hopfenzapfen (s. Humulus lupulus) u./od. Passionsblumenkraut (s. Passiflora incarnata). **Verwendung: 1.** (med.) **a)** bei Unruhezuständen, nervös bedingten Einschlafstörungen (ESCOP, Kommission E); **b)** zur Besserung leichter nervöser Beschwerden u. Einschlafstörungen (HMPC); **2.** (traditionell) zur Behandlung leichter stressbedingter Symptome sowie als Schlafhilfe (HMPC); **3.** (volkstümlich) auch bei überaktiver Harnblase, funktionellen Herzbeschwerden u. Spasmen im Magen-Darm-Trakt; Gastritis u. Reizmagen; die Wirksamkeit der Droge bei den volkstümlichen Anwendungsgebieten ist derzeit nicht belegt. **Dosierung:** 1–3 g Droge als Tee vor dem Einschlafen bzw. 3-mal täglich, ca. 600 mg Extrakt pro Tag in galenischen Zubereitungen; nach HMPC (traditional use) während des Abends u. vor dem Einschlafen je 1-mal 0,1–1 g getrocknete Baldrianwurzel, 15 ml Frischpflanzenpresssaft od. 15 ml Baldrianöl (ätherisches Öl der Baldrianwurzel); Vollbad: 100 g Droge; **Nebenwirkungen:** keine bekannt; **Kontraindikation:** Monopräparate mit Baldrian, Kombinationspräparate: Kinder unter 3 Jahren; **Hinweis:** Soforteffekte wurden nicht nachgewiesen; ein negativer Einfluss auf das Fahrverhalten durch Baldrian-Hopfen-Kombinationen od. Baldrian-Melissenblätter-Kombinationen wurde in kontrollierten Studien ausgeschlossen. **Homöopathie:** Verwendung der nicht über 40 °C getrockneten Wurzel entsprechend dem homöopathischen Arzneimittelbild, z. B. bei Schlafstörungen mit Unruhe, nervösen Störungen, Ischiasschmerz.

Varikose (lat. varix Krampfader; -osis*) *f*: sog. Krampfaderleiden; ausgedehnte Bildung von Varizen (unregelmäßig schlauchförmig od. ampullärknotenförmig erweiterte u. geschlängelte Venen), i. e. S. die V. der Beine; **Formen: 1. primäre** (idiopathische) V.: meist konstitutionell bedingt als Folge einer allg. angeborenen (familiären) Bindegewebeschwäche (Manifestation mit zunehmendem Alter häufiger); prädisponierende Faktoren: stehende Tätigkeit, Adipositas, weibliches Geschlecht; Schwangerschaft; im Kindes- u. Jugendalter häufig durch angeborene Venenklappeninsuffizienz bzw. -agenesie od. Gefäßfehlbildungen; **2. sekundäre** V.: **a)** als Folge anderer Venenerkrankungen, die zu einer Obliteration bzw. zur lokalen Insuffizienz von Venenklappen der betroffenen Vene (meist Phlebothrombose, Insuffizienz der Venae perforantes) führen; bei Klappeninsuffizienz tiefer Beinvenen erfolgt der hauptsächlich durch die sog. Muskelpumpe bewirkte venöse Rückstrom (entgegen der physiologischen Strömungsrichtung) vermehrt über die durch Crossen u. Venae perforantes mit den tiefen Beinvenen in Verbindung stehenden oberflächlichen Venen. **b)** posttraumatisch nach direktem Trauma od. bei ausgedehnten Narbenfeldern; **Klinik:** oberflächliche u. tiefe Varizen u. durch die Abnahme des venösen Blutrückstroms u. den dadurch erhöhten peripheren Venendruck Stauungserscheinungen, Dermatofasziosklerose u. Ulcus* cruris; **Therapie:** u. a. **1.** Phytotherapie: **a)** (med) u. a. Aesculus* hippocastanum, Hamamelis* virginiana, Melilotus*, Ruscus* aculeatus, Vitis* vinifera; **b)** (volkstümlich) u. a. Centella* asiatica, Corylus* avellana, Fagopyrum* esculentum, Hepatica* nobilis, Hesperidin*, Lythrum* salicaria; **2.** Hydrotherapie: u. a. Fußbad*, Halbbad*, Knieguss*, Leibauflage*, kaltes Sitzbad*; **3.** Akupunktur* nach den Vorgaben der Chinesischen Medizin; **4.** Kompressionstherapie, manuelle Lymphdrainagetherapie*; **5.** reflektorische Therapie (Varizenzone): Schröpfen*, Hirudo* medicinalis, Neuraltherapie*; **6.** Ernährungstherapie*: u. a. Gewichtsnormalisierung, salzarme Kost, therapeutisches Fasten*; **7.** Bewegungstherapie*.

Vasica|blätter: s. Justicia adhatoda.

Vata: s. Dosha.

Veganer (engl. vegetarian vegetarisch) *m*: strikter bzw. strenger Vegetarier, der sämtliche vom Tier stammenden Nahrungsmittel ablehnt, z. T. auch Honig; häufig auch Ablehnung von Gebrauchsgegenständen, deren Material von Tieren stammt (z. B. Leder, Wolle); sog. new vegans (neue Veganer) verzichten zusätzlich auf jede erhitzte Nahrung. Vgl. Rohkost-Ernährung; Vegetarismus.

Vega|test *m*: s. VRT-Vegatest.

Vegetarier (lat. vegetare beleben) *m*: sich vorwiegend od. ausschließlich von pflanzlicher Nahrung Ernährender; s. Vegetarismus.

Vegetarismus (↑) *m*: Ernährungsform u. Lebensweise, bei der aus ethisch-religiösen, gesundheitlichen, sozialen, toxikologischen, ökologischen, ökonomischen, kosmetischen, spirituellen bzw. ästhetischen Motiven neben pflanzlichen Lebensmitteln nur solche Produkte tierischen Ursprungs verzehrt werden, die von lebenden Tieren stammen (Milch, Eier, Honig; mit Ausnahme der Veganer*); **Formen:** **1.** streng vegetarisch od. vegan (völliges Meiden vom Tier stammender Nahrungsmittel, bei den new vegans auch erhitzter Nahrung); **2.** lakto-vegetarisch (Verzehr auch von Milch u. Milchprodukten); **3.** ovo-vegetarisch (Verzehr auch von Eiern); **4.** ovo-lakto-vegetarisch (Verzehr auch von Eiern, Milch u. Milchprodukten); **ernährungsphysiologische Bewertung:** **1.** Die ovo-lakto-vegetarische Form ist als Dauerkost geeignet. Eine bedarfsgerechte Ernährung ist bei ausreichender Menge an Ei u. Milchprodukten möglich. Günstig zu bewerten sind die hohe Zufuhr an Kohlenhydraten, Ballaststoffen*, antioxidativen Vitaminen u. sekundären Pflanzenstoffen* bei gleichzeitig niedriger Zufuhr an gesättigten Fettsäuren, Cholesterol* u. Purinen. **2.** Bei der veganen Form sind eine hohe Nährstoff- u. geringere Energiedichte vorteilhaft, jedoch ist die Bedarfsdeckung mit Proteinen, Eisen, Calcium, Vitamin D u. Vitamin B_{12} kritisch. Eine Bedarfsdeckung ist bei umfangreichem Ernährungswissen u. geschickter Kostzusammenstellung möglich, evtl. ist eine Supplementierung erforderlich; nicht zu empfehlen für Schwangere, Stillende, Säuglinge u. Kleinkinder. **3.** Vegane Rohkost-Ernährung ist trotz der hohen Nährstoffdichte aufgrund einer geringen Energiedichte u. der Defizite an bestimmten Nährstoffen (v. a. Vitamin* D, Vitamin* B_{12}, bei jungen Frauen Eisen*) nicht als Dauerkost geeignet.

Vegeto|therapie (lat. vegetus lebhaft, munter; Therapie*) *f*: s. Orgontherapie.

Veilchen|wurzel: s. Iris.

Venen|beschwerden (lat. vena Röhrchen, Kanal): s. Varikose.

Veratrum album L. *n*: Weiße Nieswurz, Weißer Germer; Pflanze aus der Familie der Melanthiaceae (Schwarzblütengewächse); **Arzneidroge:** getrockneter Wurzelstock mit Wurzeln (Veratri rhizoma, Weiße Nieswurz, Germerwurzel); **Inhaltsstoffe:** Veratrum-Alkaloide Protoveratrin A u. B u. Germerin, weitere Alkaloide, Alkamine, Glykoside, Fett, Stärke, Zucker; **Wirkung:** stark giftig; **Homöopathie:** Anwendung entsprechend dem homöopathischen Arzneimittelbild, z. B. bei drohendem Kreislaufversagen bei Infektionskrankheiten u. Diarrhö, Neuralgie, psychischen Erkrankungen mit Antriebssteigerung; bei Kollapszuständen auch in der Anthroposophischen Medizin.

Verbasci flos *m*: s. Verbascum.

Verbascum *n*: Königskerze, Wollblumen; Stauden aus der Familie der Scrophulariaceae (Braunwurzgewächse); Verbascum densiflorum Bertol. (Verbascum thapsiforme Schrad., Großblütige Königskerze), Verbascum phlomoides L. (Filzige Königskerze) u. Verbascum thapsus L. (Echte Königskerze, Kleinblütige Königskerze) sind Stammpflanzen der Droge; **Arzneidroge:** getrocknete, auf die Blütenblätter mit angewachsenen Staubblättern reduzierte Blüten (Verbasci flos, Wollblumen); Monographie: HMPC, Kommission E; **Inhaltsstoffe:** ca. 3 % Schleimstoffe, Iridoide (z. B. Aucubin), Saponine (z. B. Verbascosid), bis ca. 4 % Flavonoide, bis ca. 10 % Invertzucker; **Wirkung:** reizlindernd, expektorierend, antiphlogistisch; **Verwendung:** in Teemischungen u. a. galenischen Zubereitungen; **1.** (med.) bei Katarrhen der Atemwege, insbesondere in der Pädiatrie (Kommission E); **2.** (traditionell) zur Besserung der Symptome bei Halsschmerzen im Zusammenhang mit trockenem Husten u. Erkältung (HMPC); **3.** (volkstümlich) bei Erkältungskrankheiten als schweißtreibendes Mittel, gegen Husten sowie Harnblasen- u. Nierenerkrankungen; **Dosierung:** Tagesdosis 3–4 g Droge, Zubereitungen entsprechend (Kommission E); 1,5–2 g Droge für Teeaufguss, 3–4-mal täglich eine Tasse warmen Tee trinken (HMPC); Hinweis: Droge muss sehr trocken aufbewahrt werden. **Nebenwirkungen:** keine bekannt; **Kontraindikation:** keine bekannt; **Wechselwirkung:** keine bekannt; **Homöopathie:** (Verbascum thapsiforme) Verwendung des frischen, bei Blütebeginn gesammelten Krautes entsprechend dem homöopathischen Arzneimittelbild, z. B. bei Entzündungen der oberen Atemwege u. der Nasennebenhöhlen, Neuralgien im Kopf- u. Brustkorbbereich.

Verbena officinalis L. *f*: Eisenkraut; ein- bis mehrjährige Pflanze aus der Familie der Verbenaceae (Eisenkrautgewächse); **Arzneidroge:** während der Blütezeit gesammelte u. getrocknete Laubblätter u. obere Stängelabschnitte (Verbenae herba); Negativmonographie Kommission E; **Inhaltsstoffe:** Iridoidglykoside (Verbenalin, Hastatosid) u. Kaffeesäurederivate (Verbascosid); **Wirkung:** antimikrobiell, immunstimulierend, antitumoral, diuretisch, antitussiv, anti-inflammatorisch, sekretolytisch; **Verwendung:** (volkstümlich) als Teeaufguss innerlich bei Erkrankungen der Atemwege, der Mund- u. Rachenschleimhaut, bei Magen-Darm-Störungen, nervösen Störungen, Leber- u. Gallenerkrankung, rheumatischen Beschwerden; äußerlich als Gurgelmittel bei Erkältungen, bei Hauterkrankungen mit Juckreiz, Sonnenbrand u. Verbrennungen. Die Wirksamkeit bei den beanspruchten Anwendungsgebieten ist derzeit nicht belegt.

Verbrennung: thermische Gewebeschädigung; **Ursache:** Hitzeeinwirkung durch Flüssigkeit bzw. Dampf (Verbrühung; meist <100 °C), direkte Flamme (ca. 900 °C), Explosion, Elektrounfall, Strahlung (z. B. akute Lichtdermatose od. als thermische Strahlenwirkung), Wärmeleitung über Metall od. Chemikalie u. a.; **Einteilung:** **1.** entsprechend Tiefenausdehnung in der Haut: **Grad 1:** Verletzung der Epidermis mit Rötung, Schwellung, Schmerz, Wundgrund trocken; narbenlose Heilung; **Grad 2 a:** Abheben der Epidermis von der Dermis mit Blasenbildung, starke Schmerzen, Wundgrund rot u. feucht; narbenlose Heilung; **Grad 2 b:** wie 2 a, aber Wundgrund blass (Koagulation, Thrombose); Narbenheilung; **Grad 3:** Total-

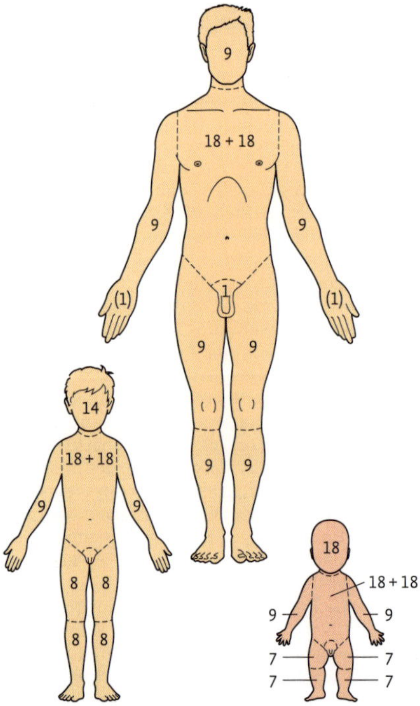

Verbrennung: Abschätzung der betroffenen Körperoberfläche in Prozent bei Erwachsenen, Kindern (5 Jahre) u. Säuglingen; Neunerregel u. Handflächenregel

zerstörung von Haut u. Hautanhangsgebilden; wie 2 b, aber schmerzlos (Nadelstichprobe) u. Wundgrund weiß-braun (Koagulationsnekrose, Schorf); Narbenheilung, häufig Keloidbildung u. Kontraktur; **Grad 4:** auch Subkutis, Knochen, Sehnen, Muskeln, Gelenke betroffen; Karbonisation (Verkohlung); **2.** entsprechend Ausdehnung der betroffenen Körperoberfläche (Abk. KOF); Schätzung meist durch: **a)** Neunerregel nach Wallace: Kopf (einschließlich Hals), Arm, Unterschenkel, Oberschenkel, Thoraxvorderseite, -rückseite, Unterkörpervorderseite (Abdomen), -rückseite entsprechen je ca. 9 % KOF bei Erwachsenen; modifiziert für Kinder (relativ größerer Anteil von Kopf u. Hals an KOF u. größere KOF in Relation zum Körpergewicht): s. Abb.; **b)** Handflächenregel: Handfläche entspricht (auch bei Kindern) ca. 1 % KOF; **c)** (später in Klinik) genauere Einschätzung durch spezielle Tabellen (z. B. nach Lund u. Browder); **3.** in Schweregrade nach der Deutschen Gesellschaft für Verbrennungsmedizin; **Therapie: 1.** lokale Erstmaßnahmen: Entfernen von Kleidung u. bei V. ≤1 % KOF schnellstmögliches Kühlen mit fließendem Wasser (18 °C), bis Schmerzlinderung eintritt, jedoch maximal 10 Min.; lockeres Abdecken offener Wundflächen steril u. trocken evtl. mit spezieller metallbeschichteter Folie; keine Anwendung von Salben; **2.** Phytotherapie: **a)** (med.) Hypericum* perforatum, Myroxylon* balsamum; **b)** (volkstümlich) u. a. Aloe*, Centella* asiatica, Honig*, Melaleuca* alternifolia, Olea* europaea, Verbena* officinalis; **3.** Homöopathie: u. a. Apis* mellifera, Calendula* officinalis, Urtica* urens; **4.** essentielle Fettsäuren*.

Verdauungs|störung: s. Dyspepsie, funktionelle.

Verfahren, dia|phoretisches: Teil der ausleitenden Therapie*, bei dem verschiedene Mittel (s. Diaphoretika) u. Methoden zur Anregung der Schweißsekretion eingesetzt werden, die gleichzeitig zur Ausscheidung von Giftstoffen führen sollen.

Verfahren, di|uretisches: Form der ausleitenden Therapie* zur Anregung der natürlichen Harnausscheidung; als pflanzliche Diuretika bzw. Aquaretika dienen u. a. Birkenblätter (s. Betula), Orthosiphon* stamineus, Ononis* spinosa, Asparagus* officinalis, Equisetum* arvense u. Brennnesselkraut (s. Urtica), die mit großen Trinkmengen kombiniert werden.

Verfahren, emetisches: sog. Brechverfahren; kaum noch verwendete Form der ausleitenden Therapie*, bei der der Organismus von schädlichem Mageninhalt befreit u. reflektorische Vorgänge im oberen Magen-Darm-Trakt angeregt werden sollen; als Emetikum* wird v. a. Psychotria* ipecacuanha eingesetzt. **Anwendung:** bei Kopfschmerz, Migräne, Tonsillitis, Magen- u. Gallenerkrankungen; im Einzelfall zur primären Dekontamination bei oraler Intoxikation (innerhalb der ersten Stunde nach Ingestion) u. klarem Bewusstsein.

Verfahren, em|menagoges: kaum noch verwendete Methode der ausleitenden Therapie* zur Förderung der Menstruation, z. B. durch Heilpflanzen (s. Emmenagogum); **Anwendung:** bei verschiedenen Erkrankungen (v. a. Erkrankungen des rheumatischen Formenkreises, Kopfschmerz, Depression) in der Vorstellung, schlechte Säfte (i. S. der antiken Humores; s. Humoralpathologie) aus dem Körper zu entfernen.

Verhaltens|modi|fikation (lat. modificare regulieren) *f*: **1.** allgemeine Bez. für den Prozess der Veränderung von beobachtbaren Verhaltensweisen sowie von Kognitionen, Emotionen* u. psychophysiologischen Prozessen; **2.** systematische Anwendung lernpsychologischer u. anderer psychologischer Ansätze mit dem Ziel einer Verhaltensänderung (v. a. Förderung erwünschter u. Reduktion problematischer Verhaltensweisen); vgl. Verhaltenstherapie.

Verhaltens|therapie (Therapie*) *f*: Abk. VT; von Eysenck geprägte Bez. für eine Form der Psychotherapie*, die Verhalten als durch einen Lernprozess erworben u. entsprechend veränderbar ansieht; im Gegensatz zu tiefenpsychologisch orientierten Verfahren (s. Tiefenpsychologie; Psychoanalyse), die sich mit Ursachen befassen, untersucht die V. mit einer Verhaltensanalyse (s.

SORKC-Schema; BASIC-ID-Modell) die Bedingungen für eine Erkrankung u. zielt auf eine Veränderung des aktuellen Verhaltens ab. **Prinzip:** Modifikation problematischen Erlebens u. Verhaltens durch störungsspezifische u. übergreifende Verfahren; hierbei Berücksichtigung prädisponierender, auslösender u./od. aufrechterhaltender Störungsbedingungen ausgehend von Störungsdiagnostik u. individueller Problem- u. Verhaltensanalyse; stark handlungsorientiert; schließt kognitive Ansätze (interne Motivationen, Einstellungen, Emotionen) ein; **Methode: 1.** klassische Konditionierung (Erzeugung von bedingten Reflexen u. Reaktionen durch das Setzen spezifischer Reize); **2.** operante (instrumentelle) Konditionierung (Lernen am Erfolg bzw. mit Hilfe von positiven u. negativen Verstärkern); **Verfahren: 1.** Basisfertigkeiten: Methoden der Gestaltung der therapeutischen Beziehung, Gesprächsführung, Verhaltensdiagnostik u. des Motivationsaufbaus; **2.** störungsübergreifende Verfahren: u. a. Konfrontationstherapie*, Biofeedback*, Rollenspiel, operante Methoden (z. B. positive Verstärkung, Extinktion), kognitive Intervention (z. B. Selbstinstruktionstraining, Problemlösungstraining*), Entspannungsmethoden*, Kommunikationstraining u. Konditionierung; **3.** störungsspezifische Verfahren mit für eine bestimmte psychische Störung spezifischen Behandlungselementen bei Angststörung, Depression, somatoformen Störungen, Essstörungen, Borderline-Persönlichkeitsstörung, Abhängigkeit, sexuellen Funktionsstörungen. Vgl. Therapie, rational-emotive; Verhaltenstherapie, kognitive.

Verhaltens|therapie, kognitive (↑) *f*: Bez. für verschiedene Formen der Psychotherapie*, die auf kognitiven Lerntheorien basieren; im Gegensatz zur klassischen Verhaltenstherapie* mit dem Schwerpunkt auf externer Kontrolle hat sich durch Integration der kognitiven Therapie u. der Verhaltenstherapie eine Form der Psychotherapie entwickelt, die explizit die Relevanz von Kognitionen (Wahrnehmung, Denken, Sprechen, Informationsaufnahme u. -verarbeitung) bei der Entstehung psychischer Störungen u. bei psychotherapeutischen Interventionen betont. Vgl. Therapie, rational-emotive.

Verkleppern: s. Plussing.

Verklumpungen: Krankheitskonzept der Chinesischen Medizin*; bezeichnet weiche Tumoren. Vgl. Verknotungen; Arctii fructus; Forsythiae fructus; Fritillariae bulbus; Pinelliae rhizoma; Trichosanthis fructus; Violae herba.

Verknotungen: Krankheitskonzept der Chinesischen Medizin*; bezeichnet harte Tumoren. Vgl. Verklumpungen; Menthae herba; Prunellae spica.

Verletzung: s. Wunde.

Veronica officinalis L. *f*: Ehrenpreis; mehrjährige krautige Pflanze aus der Familie der Plantaginaceae (Wegerichgewächse); **Arzneidroge:** während der Blütezeit gesammeltes u. getrocknetes Kraut (Veronicae herba, Ehrenpreiskraut); Negativmonographie Kommission E; **Inhaltsstoffe:** 0,5–1 % Iridoidglykoside (z. B. Aucubin u. Catalpol sowie die Catapolester Veronicosid, Verprosid u. Mussaenosid), Flavonoide, 9,5 % Triterpensaponine, 0,56 % Gerbstoffe; **Wirkung:** ulkusprotektiv u. -heilend, expektorierend, antidiarrhoisch; **Verwendung:** (volkstümlich) als Infus innerlich bei Erkrankungen der Atemwege, des Magen-Darm-Trakts, der Leber u. der ableitenden Harnwege, bei Gicht u. rheumatischen Beschwerden, bei nervöser Überreiztheit; äußerlich als Gurgelmittel bei Schleimhautentzündungen, zur Wundheilung u. bei chronischen Hauterkrankungen mit Hautjucken. Die Wirksamkeit bei den beanspruchten Anwendungsgebieten ist nicht belegt.

Verschlackung: umgangssprachliche Bez. für die Ablagerung von eliminationspflichtigen Zwischen- u. Endprodukten des Stoffwechsels (z. B. Harnsäure), Exo- u. Endotoxinen, Immunkomplexen u. a. in Bindegewebe od. Interstitium sowie in bradytrophe Gewebe; pathologische Speicherung fettlöslicher Substanzen (auch Umweltgifte) im Fettgewebe (erleichtert durch dauerhaft überhöhte Energiezufuhr), im Bindegewebe als Proteoglykane, in der kapillaren Basalmembran als Lipoproteide u. in der arteriellen Tunica media z. B. als Cholesterol-Protein-Komplex od. als Amyloid. Vgl. Entschlackung.

Verschreibung, paradoxe: s. Therapie, systemische.

Verstauchung: s. Distorsion.

Verstopfung: s. Obstipation.

Very-point-Methode (engl. very sehr/maximale Reaktion bzw. verify überprüfen; point Punkt) *f*: eine von dem Arzt u. Akupunkteur Jochen Gleditsch entwickelte Technik zur exakten Auffindung reflektorisch veränderter Hautpunkte, die anschließend mit Akupunktur* behandelt werden; zur Lokalisation des Hautpunkts erfolgt eine Vorlokalisation durch sorgfältige Palpation u. anschließendes tangentiales, locker-betupfendes Bestreichen des Hautareals mit einer feinen Akupunkturnadel, bis diese mühelos bei erkennbarem Widerstandsverlust (engl. loss of resistance) in das Gewebe eindringt.

Vesikation (lat. vesica Blase) *f*: sog. Blasenzug; aus der Humoralpathologie* stammendes Verfahren, das B. Aschner als Verfahren der ausleitenden Therapie* in seine Konstitutionsbehandlung (s. Aschner-Methode) einführte; eines der bekanntesten Mittel zur V. ist das Cantharidinpflaster*. Die dadurch erzeugte Blase wird ca. 8–12 (bis maximal 24) Std. nach Anlegen des Pflasters steril u. unter Erhalt der Blasenhaut geöffnet u. der lymphreiche Blaseninhalt von einigen Therapeuten als Autovakzine* reinjiziert. **Wirkung:** Als Wirkungsmechanismen werden u. a. verstärkte Durchblutung, Immunmodulation, Lymphdrainage u. Normalisierung des pH-Wertes des Bindegewebes diskutiert. **Anwendung:** bei arthritischen bzw. arthrotischen Gelenkschmerzen (s. Arthritis; Arthrose), Interkostalneuralgien, spastischen Oberbauchbeschwerden (Magenschmerzen, Krämpfen des Magen-Darm-Trakts, Ulkuserkrankung), bei Ohrenerkrankungen, zur Drainage über infizierten Körperhöhlen; **Kontraindikation:** Nieren- u. Harnblasenentzündungen, vorgeschädigte od. sehr zarte Hautstellen. Forensisch sollte auf die Möglichkeit der persistierenden Hyperpigmentierung der Haut hingewiesen werden.

Viburnum opulus L. *n*: Gemeiner Schneeball; Strauch aus der Familie der Adoxaceae (Moschuskrautgewächse); **Arzneidroge:** getrocknete Rinde (Viburni opuli cortex); **Inhaltsstoffe:** Triterpene, Gerbstoffe, 0,3 % ätherisches Öl, Viburnin (Glukosid der Baldriansäure), Harz mit zahlreichen Fettsäuren (v. a. Baldrian-, Capron-, Essig-, Isovalerian- u. Palmitinsäure); **Wirkung:** spasmolytisch, adstringierend; **Verwendung:** phytotherapeutisch obsolet; **Nebenwirkungen:** bei höheren Dosen od. nach längerem Gebrauch Schwindel, Erbrechen, Sprach-, Bewegungs- u. Bewusstseinsstörungen, Dyspnoe, Mundtrockenheit; **Homöopathie:** Verwendung von Zubereitungen aus der frischen Rinde entsprechend dem homöopathischen Arzneimittelbild, z. B. bei Dysmenorrhö.

Viburnum pruni|folium L. *n*: Viburnum prunifolium ferrugineum, Viburnum rufidulum; Schneeballbaum, Amerikanischer Schneeball; Strauch aus der Familie der Caprifoliaceae (Geißblattgewächse); **Arzneidroge:** getrocknete Stamm- u. Zweigrinde (Viburni prunifolii cortex); Monographie: WHO; **Inhaltsstoffe:** Scopoletin, Tannine, Oxalsäure, Salicin, Salicylsäure; **Wirkung:** spasmolytisch; **Verwendung:** Droge für Dekokte u. Tinktur zum Einnehmen; (volkstümlich) bei Dysmenorrhö, Diarrhö; die Wirkung ist unzureichend belegt; **Dosierung:** Tagesdosis 3-mal 2 TL als Dekokt; **Nebenwirkungen:** keine bekannt; **Kontraindikation:** Acetylsalicylsäure-Sensitivität, Nierenstein, Schwangerschaft; **Wechselwirkung:** Behinderung der Resorption von Mineralstoffen aus der Nahrung (Oxalsäure); **Homöopathie:** Verwendung von Zubereitungen aus den frischen, reifen Früchten entsprechend dem homöopathischen Arzneimittelbild, z. B. bei Menstruationsstörungen, Schwangerschaftsbeschwerden, nervösen Störungen.

Vicht-Krankheit: Bez. der sog. Hildegard*-Medizin für Präkanzerose bzw. die sog. Krebs-Vor-Krankheit (G. Hertzka, 1989); die lateinische Originalbezeichnung lautet „tortiones" od. „colica". Der Auffassung Hildegard von Bingen zufolge entsteht die V.-K. als Folge v. a. sog. kalter schlechter Körpersäfte. Die diagnostischen Zeichen sind kolikartige Bauchschmerzen, rheumatoide Beschwerden u. Herzschmerzen. Vgl. Krebsmanagement nach Hildegard.

Vier|säfte|lehre: s. Humoralpathologie.

Vier Tantras (Tantra*) *n pl*: s. Gyü-shi.

Vier|zellen|bad (lat. cella Kammer, Raum): syn. Zellenbad*.

Vigilanz (lat. vigilantia Wachsamkeit) *f*: Wachheit bzw. Wachsamkeit u. damit verbunden eine erhöhte Reaktionsbereitschaft des Organismus.

Vikariation (lat. vicarius stellvertretend) *f*: **1.** Bez. aus der Homotoxikologie* für das Phänomen der Krankheitsveränderung, d. h. das Wechseln einer Krankheit von einer Krankheitsphase (od. einem Krankheitsstadium) in die nächste; dieser Vorgang zeigt sich an der Verschiebung von Krankheitssymptomen, z. B. von einem Ekzem zum Asthma bronchiale od. umgekehrt (sog. Metamorphose). Unterschieden werden eine progressive u. eine regressive V.; innerhalb der sog. 6-Phasen-Tabelle der Krankheitsentwicklung (s. Phasenlehre, Tab. dort) bedeutet die progressive V. eine Verschlimmerung, die regressive V. Entgiftung u. Heilung. **2.** in der Homöopathie* sind vikarierende Symptome Ausdruck des Körpers für ein inneres Leiden, z. B. äußeres Ekzem bei innerer Psora*, aber auch für Symptome, die andere ersetzen, z. B. Nasenbluten wechselt mit Kopfschmerz od. verschwindet bei Auftreten der Menstruation.

Vinca-Alkaloide *n pl*: Gruppe von ca. 60 Alkaloiden aus Catharanthus roseus (L.) G. Don (Vinca rosea L., Tropisches Immergrün), Vinca* minor u. a. Catharanthus- u. Vinca-Arten; z. T. Kernspindelgifte, die zur Mitosehemmung in der Metaphase führen; **Verwendung:** v. a. Vinblastin, Vincristin u. Vindesin als Zytostatika (z. B. bei Hodentumoren).

Vinca minor L. *f*: (Kleines) Immergrün; Halbstrauch aus der Familie der Apocynaceae (Immergrüngewächse); s. Abb.; **Arzneidroge:** oberirdische Teile (Vincae minoris herba); Negativmonographie Kommission E; **Inhaltsstoffe:** 0,3–1 % Monoterpen-Indolalkaloide (z. B. 25–65 % Vincamin; s. Vinca-Alkaloide); **Wirkung:** hypotensiv, negativ chronotrop, positiv inotrop, spasmolytisch, immunsuppressiv, zytotoxisch; **Verwendung:** (volkstümlich) zur Unterstützung des Hirnstoffwechsels, als Geriatrikum, Sedativum, Antihypertonikum, zur Blutstillung. Die therapeutische Verwendung ist wegen nicht ausreichend belegter Wirksamkeit, nicht ausreichender u. stark schwankender Plasmakonzentration an Vincamin bei Anwendung der Droge sowie aufgrund des Verdachts auf Blutbildveränderungen

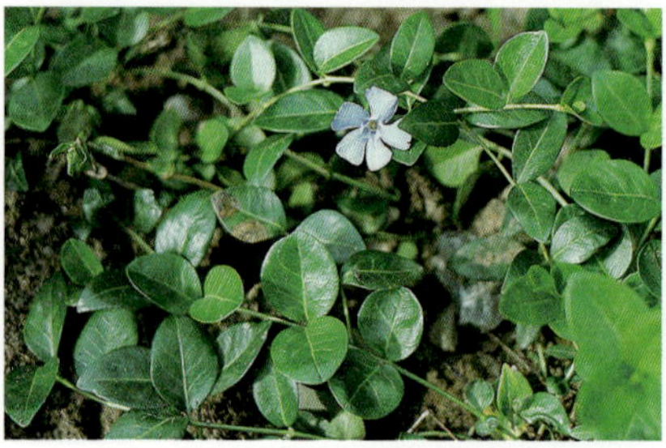

Vinca minor: Pflanze [7]

V

nicht vertretbar. **Homöopathie:** Verwendung der frischen oberirdischen Teile blühender Pflanzen mit anhängenden Wurzeln entsprechend dem homöopathischen Arzneimittelbild, z. B. bei nässenden Ekzemen, Schleimhautblutung.

Vincent-Methode (Louis-Claude V., Hydrologe, Libanon, Paris) *f*: s. Bioelektronik nach Vincent.

Violae herba: Herba Violae; chin. Zi-Hua-Di-Ding; Droge der Chinesischen Medizin*; oberirdische Teile von Isatis tinctoria L. aus der Familie der Brassicaceae (Kreuzblütler); **Eigenschaften:** bitter, scharf, kalt, kehrt in Herz u. Leber ein; **Wirkung:** klärt Hitze*, löst Gift, drängt Geschwüre zurück, zerstreut Verklumpungen*; **Anwendung:** bei eitrigen u. entzündlichen Hauterkrankungen durch Hitze*-Gift, bei Schlangenbissverletzungen.

Viola tri|color L. *f*: (Wildes) Stiefmütterchen; ein- bis mehrjährige Pflanze aus der Familie der Violaceae (Veilchengewächse); zusammen mit Viola arvensis Stammpflanze der Droge; **Arzneidroge:** zur Blütezeit gesammelte u. getrocknete oberirdische Teile (Violae tricoloris herba, Violae tricoloris herba cum flore, Stiefmütterchenkraut mit Blüten); Monographie: ESCOP, HMPC, Kommission E; **Inhaltsstoffe:** Flavonoide, Methylsalicylglykosid, Phenolcarbonsäuren, ca. 10 % Schleimstoffe, Saponine; **Wirkung:** antiphlogistisch, antioxidativ; **Verwendung:** zerkleinerte Droge für Infuse od. Dekokte sowie andere galenische Zubereitungen zur äußerlichen Anwendung; **1.** (med.) bei leichten seborrhoischen Hauterkrankungen, Milchschorf; weitere Indikation: Windeldermatitis (ESCOP, Kommission E); **2.** (traditionell) innerlich u. äußerlich zur symptomatischen Behandlung leichter seborrhoischer Hauterkrankungen (HMPC); **3.** (volkstümlich) innerlich bei Obstipation, bei Katarrhen der Atemwege, als sog. Blutreinigungsmittel; **Dosierung:** **1.** Kommission E: **a)** 3-mal täglich 1,5 g Droge, Zubereitungen entsprechend; **b)** Sitzbad: 2–3 EL Stiefmütterchenkraut mit 1 l kochendem Wasser übergießen, 15 Min. ziehen lassen, Überstand in das Badewasser geben; **2.** HMPC: **a)** innerlich 3 g geschnittene Droge zur Teezubereitung, 1–3-mal täglich; **b)** äußerlich 5–20 g geschnittene Droge, 2–3-mal täglich; **Nebenwirkungen:** keine bekannt; **Kontraindikation:** keine bekannt; **Wechselwirkung:** keine bekannt; **Homöopathie:** frische, oberirdische Teile blühender Pflanzen entsprechend dem homöopatischen Arzneimittelbild, z. B. bei Ekzemen, Entzündungen der Harnwege.

Viscum album L. *n*: Mistel; Hexenbesen; kugelförmig wachsender, strauchartiger Halbschmarotzer (verschiedene Wirtsbäume) aus der Familie der Santalaceae (Sandelholzgewächse); s. Abb.; **Arzneidroge:** Zweige mit Blättern, Blüten u. Früchten (Visci albi herba, Mistelkraut); Monographie: Kommission E; **Inhaltsstoffe:** Glykoproteine, v. a. Lektine, z. B. Mistellektin I (Viscum-album-Agglutinin, Abk. VAA-I), II u. III; Polypeptide (Viscotoxine), Flavonoide, Lignane, Kaffeesäurederivate,

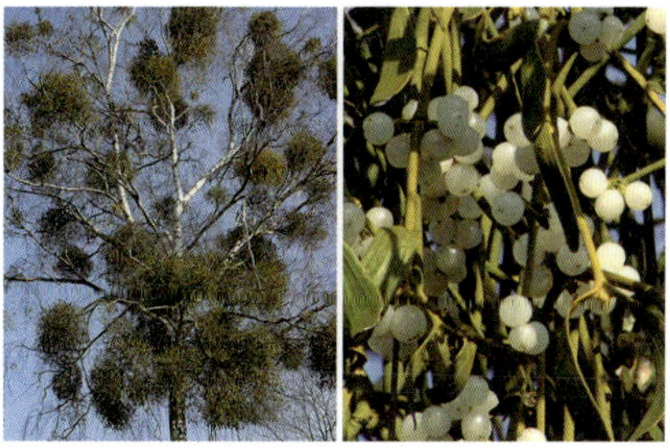

Viscum album: Pflanzen u. Frucht [5]

biogene Amine, Kohlenhydrate (konjugierte Glykoproteine, Glykolipide); **Wirkung:** zytostatisch, unspezifisch immunstimulierend; Besserung des Allgemeinbefindens u. der psychischen Befindlichkeit von Tumorpatienten; **Verwendung:** Frischpflanze, Schnitt- od. Pulverdroge zur Herstellung von Injektionslösungen; **1.** (med.) parenterale Anwendung zur Palliativtherapie i. S. einer unspezifischen Reiztherapie bei malignen Tumoren (Phytotherapie; Anthroposophie: s. Misteltherapie), entzündlich-degenerativen Gelenkerkrankungen (Kommission E); **2.** (volkstümlich) z. B. als blutdrucksenkendes Mittel u. Herzmittel; **Dosierung:** nach Angaben des Herstellers; **Hinweis:** Es werden allopathische phytotherapeutische Mistelpräparate (auf VAA-I standardisiert) u. anthroposophische Mistelpräparate verwendet; **Nebenwirkungen:** bei parenteraler Verabreichung dosisabhängig Schüttelfrost, Fieber, Kopfschmerz, pektanginöse Beschwerden, orthostatische Kreislaufstörungen, allergische Reaktionen, entzündliche Reizerscheinungen der Venen, subkutane Knotenbildungen am Injektionsort, Lymphknotenschwellungen u. Aktivierung von Entzündungen; **Kontraindikation:** Eiweißüberempfindlichkeit, chronisch-progrediente Infektionen; bekannte Allergien gegen Mistelzubereitungen, akut-entzündliche u. hochfieberhafte Erkrankungen, nicht ausreichend therapierte Hyperthyreose, Schwangerschaft; **Wechselwirkung:** keine bekannt; Kombination mit anderen Immunstimulanzien* wird nicht empfohlen. **Homöopathie:** Verwendung der frischen, im Herbst geernteten, beblätterten Sprosse u. Früchte entsprechend dem homöopathischen Arzneimittelbild, z. B. bei Hypertonie, Hypotonie, Schwindelgefühl, Herzkranzgefäßverengung, Herzrhythmusstörungen, Verschleißerscheinungen der Gelenke.

Visualisierung nach Simonton (lat. visus Sehschärfe): syn. Simonton*-Methode.

Vital|blut|bild (lat. vitalis zum Leben gehörend): spekulatives Verfahren nach Brehmer zum Nachweis von sog. Krebserregern (auch Syphonospora polymorpha); wissenschaftlich mehrfach widerlegtes Verfahren. Vgl. Krebs.

Vital|feld|therapie (↑; Therapie*) *f*: schulmedizinisch nicht anerkanntes Verfahren zur Verbesserung u. Normalisierung der biomagnetischen Vorgänge in einem Organismus; **Prinzip:** Es werden elektromagnetische Wellen (therapeutisch wirksam im Bereich von 750 kHz bis 3 GHz) u. ein Magnetfeld mit schwachen, physiologischen Feldstärken eingesetzt. Zusätzlich erzeugte Schwingungen im Bereich der ultraschwachen elektromagnetischen Signale, die unter physiologischen Bedingungen u. i. R. der kybernetischen Steuerung denjenigen der Zelle entsprechen sollen, regen den Körper dazu an, fehlende ultraschwache Signale wieder selbst aufzubauen, so dass das krankhafte Zellsystem sich regenerieren kann. Die über Therapiebänder applizierten Signale sollen für den Heilungsprozess erforderliche biochemische Reaktionen in Gang setzen. Zudem sollen über einen Zusatzeingang des Gerätes sog. Schwingungsinformationen von Arzneimitteln (z. B. Homöopathika, Allopathika, Nosoden*) direkt an den gewünschten Ort gebracht werden. **Anwendung:** bei chronisch-degenerativen, akut entzündlichen u. allergischen Erkrankungen.

Vita|logie (↑; -logie*) *f*: von P. W. Huggler (1937–1996) begründetes Gesundheitssystem, nach dem eine sog. innere Intelligenz (engl. innate) mit Hilfe des Zentralnervensystems den Körper steuert u. koordiniert; durch eine Störung dieses Kontrollorgans (z. B. durch Fehlstellungen u. Druck besonders im Bereich des 1. u. 2. Halswirbels) soll es zu einer Unterbrechung der Weiterleitung von Informationen kommen, die wiederum zu Verspannungen, körperlichem Ungleichgewicht u. Krankheit führen kann. Entspannung im Bereich der Wirbelsäule u. besonders der Halsmuskulatur unter Anleitung eines Therapeuten soll dem Körper bei Selbstheilung u. Regeneration helfen.

Vital|stoffe (↑): s. Vollwertkost.

Vit|amin A *n*: Sammelbez. für eine Gruppe fettlöslicher (natürlicher u. synthetischer) Verbindungen mit Retinoidstruktur; aus biologischer, pharmakologischer u. ernährungsphysiologischer Sicht nur Substanzen mit voller V.-A-Aktivität (s. Vitamine), d. h. Retinol u. seine Ester; biologisch am wirksamsten ist **Vitamin A_1** (der Alkohol all-trans-Retinol); Provitamine (Carotinoide*, z. B. α-, β-, γ-Carotin) können vom Körper aufgenommen u. in Retinol umgewandelt werden; **biochemische Funktion:** Der Wirkungsmechanismus ist nicht in allen Fällen eindeutig bekannt; insbesondere beteiligt am Sehvorgang (V. A bildet in Form von 11-cis- od. all-trans-Retinal zusammen mit dem Protein Opsin das Sehpigment Rhodopsin), an Wachstum, Entwicklung u. Differenzierung von Epithelgewebe, Reproduktion (Spermatogenese, Entwicklung der Plazenta, Fetalentwicklung) sowie Testosteronproduktion; **Vorkommen in Nahrungsmitteln:** als Retinol in Tieren u. tierischen Produkten (z. B. Fischleberöl, Leber, Eier, Milch u. Milchprodukte), als 3,4-Didehydroretinol (**Vitamin A_2**) in Salzwasserfischen (v. a. Hai, Heilbutt, Makrele) sowie als Carotinoide in Gemüse u. Obst (v. a. Karotten, Feldsalat, Petersilie, Spinat, Aprikosen); Bedarf für Erwachsene (D-A-CH 2008): Männer 1,0 mg Retinoläquivalente (Abk. RE) pro Tag, Frauen 0,8 mg RE pro Tag; 1 mg RE entspricht 1 mg (od. 3,3 IE) Retinol, 6 mg all-trans-β-Carotin od. 12 mg anderer Provitamin-A-Carotinoide; **Mangelerscheinungen:** V.-A-Mangel steht weltweit unter den Vitamin-Mangel-Zuständen an erster Stelle; in Industrienationen eher selten; Risikogruppen sind Frühgeborene, junge Frauen u. Männer über 65 Jahre. Durch längere Mangelernährung* u. Fehlernährung*, Maldigestion* bzw. Malabsorption* (z. B. bei Enteritis regionalis Crohn u. Zöliakie), totale parenterale Ernährung, Pankreaserkrankungen u. Alkoholkrankheit kann es zu Störungen der Dunkeladaptation bis zur Nachtblindheit (Nyktalopie) als Frühsymptom, zu Störungen des Wachstums, der Differenzierung epithelialer Gewebe (Keratomalazie), Eintrocknung der Binde- u. Hornhaut (Xerophthalmie), Verhornung der Talgdrüsen, Atrophie der Schleimdrüsen u. Schleimhäute, Störungen der Knochenbildung, der Fortpflanzung (Atrophie der Testes u. Ovarien) u. in der Schwangerschaft zu Fehlbildungen des Fetus kommen. **Hypervitaminose:** bei längerer Einnahme von mehr als 30 mg/d (chronische Form) u. bei therapeutischer Anwendung großer V.-A-Mengen Auftreten von Übelkeit, Erbrechen, Kopfschmerz, trockener Haut u. Schleimhäute, später auch von Schwellungen des Periosts, Hämorrhagien, Haarausfall, Reizbarkeit, Spontanfrakturen; bei Schwangeren teratogene Wirkung.

Vit|amin A_1 *n*: s. Vitamin A.

Vit|amin A_2 *n*: s. Vitamin A.

Vit|amin B_1 *n*: Thiamin, Aneurin; wasserlösliches Vitamin*, das aus einem Pyrimidinring besteht, der über eine Methylengruppe mit einem Thiazolring verbunden ist; biologisch aktiv ist Thiamindiphosphat; **biochemische Funktion:** Coenzym der Transketolase im Pentosephosphatzyklus u. bei der Decarboxylierung verschiedener α-Ketosäuren (z. B. Pyruvat, α-Ketoglutarat); vermutlich spielt V. B_1 in Form von Thiamintriphosphat eine noch nicht bekannte Rolle im Nervensystem. **Vorkommen in Nahrungsmitteln:** in fast allen tierischen u. pflanzlichen Lebensmitteln, meist jedoch nur in geringen Mengen; besonders in Vollkorngetreide (z. B. Weizenkeimlinge, Roggen, Haferflocken, Reis, Mais), Hefe, Hülsenfrüchten, Kartoffeln, Sonnenblumenkernen, Schweinefleisch, Innereien u. Fisch (z. B. Forelle, Lachs); Bedarf für Erwachsene (D-A-CH 2008): Männer 1,2 mg/d, Frauen 1,0 mg/d; **Mangelerscheinungen:** V. B_1 zählt in allen Altersgruppen zu den kritischen Nährstoffen. Bei Alkoholkrankheit besteht sehr häufig ein Mangel. Auftreten von Gewichtsverlust, Appetitlosigkeit, herabgesetzter Magensaftproduktion, Herz-Kreislauf-Versagen, Muskelschwäche, Muskellähmungen, Wadenkrämpfen, psychischen Veränderungen (Müdigkeit, Depressionen, Angstzustände, Reizbarkeit) durch Mangelernährung* u. Fehlernährung*, Malabsorption* bzw. erhöhten Bedarf (z. B. Schwangerschaft, Laktation, chronische Hämodialyse), Beri-Beri (kombinierte Vitamin-Protein-Mangelkrankheit), Wernicke-Enzephalopathie, **Hypervitaminose:** alimentär nicht bekannt; bei längerer oraler Aufnahme zu therapeutischen Zwecken in seltenen Fällen Magenbeschwerden, Kopfschmerz, Schweißausbrüche, Tachykardie, Hautreaktionen mit Juckreiz u. Urtikaria.

Vit|amin B_2 *n*: Riboflavin; veraltet Lactoflavin; wasserlösliches Vitamin* mit den Derivaten Flavinmononukleotid (Abk. FMN) u. Flavin-Adenin-Dinukleotid (Abk. FAD); **biochemische Funktion:** FMN u. FAD sind Coenzyme bzw. prosthetische Gruppen wasserstoffübertragender Flavoproteine od. Flavinenzyme im oxidativen Stoffwechsel, z. B. bei der Dehydrierung u. Desaminierung von D-Aminosäuren, Übertragung von Substratwasserstoff auf Ubichinon (Atmungskette) u. Bildung von Wasserstoffperoxid. **Vorkommen in Nahrungsmitteln:** in tierischen u. pflanzlichen Lebensmitteln; besonders in Milch u. Milchprodukten, Fleisch (Leber), Eiern, Vollkorngetreideerzeugnissen u. Seefisch (z. B. Hering, Makrele, Seelachs); Bedarf für Erwachsene (D-A-CH 2008): Männer 1,4 mg/d, Frauen 1,2 mg/d; **Mangelerscheinungen:** Die Zufuhr an V. B_2 ist im Durchschnitt ausreichend; Versorgungsengpässe sind lediglich bei älteren Menschen u. jüngeren Frauen, besonders bei Einnahme oraler Kontrazeptiva, festzustellen. Wachstumsstörungen, entzündliche Veränderungen der Schleimhäute, seborrhoische Dermatitis, Mundwinkelrhagaden (in schweren Fällen normochrome normozytäre Anämie) treten selten u. dann erst nach Wochen bei Mangelernährung* od. Fehlernährung*, gesteigertem Bedarf (z. B. Schwangerschaft, Stillen, Leistungssport, chronische Hämodialyse), Malabsorption, Phototherapie bei Hyperbilirubinämie des Neugeborenen u. chronischer Einnahme von Arzneimitteln (z. B. orale Kontrazeptiva, tricyclische Antidepressiva) auf. **Hypervitaminose:** weder alimentär noch bei therapeutischer Anwendung hoher Dosierungen bekannt.

Vit|amin B_3 *n*: s. Niacin.

Vit|amin B_5 *n*: s. Pantothensäure.

Vit|amin B_6 *n*: Pyridoxin; veraltet Adermin; wasserlösliches Vitamin, das alle 3-Hydroxy-2-methylpyridin-Derivate (Pyridoxol, Pyridoxal u. Pyridoxamin sowie deren 5′-Phosphorsäureester) mit biologischer Aktivität des Pyridoxins umfasst; alle Verbindungen können im Stoffwechsel ineinander umgewandelt werden; **biochemische Funktion:** als Pyridoxal- u. Pyridoxaminphosphat Coenzym in ca. 100 Enzymen fast ausschließlich des Aminosäurestoffwechsels, z. B. Transaminasen u. L-Aminosäuredecarboxylasen; Pyridoxalphosphat tritt mit Proteinen als Modulator in Wechselwirkung, wie z. B. mit Steroid-Rezeptoren od. mit Hämoglobin (Erhöhung der Sauerstoffaffinität, Verhinderung der Polymerisierung des Sichelzellhämoglobins); **Vorkommen in Nahrungsmitteln:** als Pyridoxal u. Pyridoxamin hauptsächlich in tierischen (Innereien, besonders Leber; Fleisch, Fisch u. Milchprodukten), als Pyridoxin auch in pflanzlichen Lebensmitteln (z. B. Vollkorngetreide, Kartoffeln, Hülsenfrüchte, Bananen); Bedarf für Erwachsene (D-A-CH 2008): Männer 1,5 mg/d, Frauen 1,2 mg/d; wegen der zentralen Rolle im Aminosäurestoffwechsel ist der Bedarf vom Proteinumsatz abhängig. **Mangelerscheinungen:** Die Aufnahme von V. B_6 ist in der Altersgruppe der 19–35-Jährigen u. bei Alkoholkrankheit häufig unzureichend. Isolierter V.-B_6-Mangel ist alimentär selten; meist besteht eine Unterversorgung mit weiteren Vitaminen des Vitamin-B-Komplexes. Durch Mangelernährung* od. Fehlernährung*, gesteigerten Bedarf (z. B. Schwangerschaft, Stillzeit, chronische Hämodialyse) u. chronische Einnahme von Arzneimitteln (z. B. hormonale Kontrazeptiva, Isoniazid, D-Penicillamin) kann es zu Dermatitis im Nasen- u. Augenbereich, Entzündungen im Mund u. an den Lippen, Schlaflosigkeit, nervösen Störungen, erhöhter Reizbarkeit, eisenrefraktärer, hypochromer mikrozytärer Anämie u. Krämpfen im Säuglingsalter kommen. **Hypervitaminose:** alimentär nicht bekannt; bei therapeutischer Anwendung hoher Dosierungen selten periphere, sensorische Neuropathie mit Gangstörungen, Reflexstörungen u. Beeinträchtigung des Tast- u. Temperaturempfindens.

Vit|amin B_7 *n*: s. Biotin.

Vit|amin B_9 *n*: s. Folsäure.

Vit|amin B_{12} *n*: Cobalamin; Sammelbez. für eine Gruppe wasserlöslicher, strukturell ähnlicher (System von 4 Pyrrolringen, Cobalt* als Zentralatom) Verbindungen; Unterschiede bestehen in der Art der Reste, die am sechsten Liganden des Cobalts substituiert sind, z. B. Desoxyadenosyl-, Cyano-, Methyl- od. Hydroxycobalamin; **biochemische Funktion:** Als Coenzym ist Methylcobalamin an der Methylgruppenübertragung (z. B. bei der Methioninsynthese aus Homocystein) beteiligt; dadurch nimmt V. B_{12} auch an der Überführung der Speicher- u. Transportformen der Folsäure* in ihre Wirkungsform teil. Adenosylcobalamin ist an intramolekularen Umlagerungsreaktionen von Alkylresten beim Abbau ungeradzahliger Fettsäuren od. der Aminosäuren Methionin, Threonin u. Isoleucin beteiligt. **Vorkommen in Nahrungsmitteln:** V. B_{12} wird ausschließlich von Mikroorganismen synthetisiert u. kommt daher nur in tierischen Lebensmitteln (insbesondere Leber, Niere, Muskelfleisch, Fisch, Eier, Milch u. Milchprodukte) vor; in geringen Mengen auch in vergorenen pflanzlichen Produkten (z. B. Sauerkraut u. Bier) sowie in Wurzeln von Pflanzen, die V. B_{12} aus Bodenbakterien aufnehmen. Viele der in der Natur vorkommenden B_{12}-Vitamine haben für den Menschen keine Vitaminwirksamkeit (s. Vitamine). Bedarf für Erwachsene (D-A-CH 2008): 3,0 µg/d; während Schwangerschaft u. Stillzeit wird eine um 0,5 µg/d höhere Zufuhr empfohlen. **Mangelerscheinungen:** Zu den Risikogruppen zählen sich streng vegetarisch Ernährende (s. Vegetarismus) u. Alkoholkranke, wobei sich ein Mangel sehr selten u. dann erst nach 5–10-jähriger V.-B_{12}-freier Ernährung entwickelt. Bei Mangelernährung* u. Fehlernährung*, Resorptionsstörungen (z. B. Intrinsic-Faktor-Mangel) od. angeborener Cobalamin-Transportstörung kann es zu perniziöser Anämie mit Leuko- u. Thrombopenie sowie zur Degeneration der Hinter- u. Seitenstränge des Rückenmarks (funikuläre Myelose mit Störungen der Tiefensensibilität, hyperaktiven Reflexen u. Ataxie) od. zu epithelialen Veränderungen der Mukosa des Verdauungstrakts kommen. **Hypervitaminose:** weder alimentär noch bei therapeutischer Anwendung hoher Dosierungen bekannt.

Vit|amin B_C *n*: s. Folsäure.

Vit|amin-B-Kom|plex (lat. complexus Umfassen) *m*: Bez. für die wasserlöslichen Vitamine* B_1, B_2, B_6, B_{12}, Biotin*, Folsäure*, Pantothensäure* u. Niacin*; z. T. werden auch Cholin u. Inositol dazugezählt.

Vit|amin C *n*: Acidum ascorbicum, Ascorbinsäure; wasserlösliches, leicht oxidierbares Vitamin*, das L-Threo-hex-2-enono-1,4-lacton u. dessen Derivate mit biologischer Wirkung von L-(+)-Ascorbinsäure umfasst; **biochemische Funktion:** Radikalfänger; dient als Redoxsystem bei Hydroxylierungsreaktionen (z. B. Kollagen-, Carnitin-, Tyrosin-, Katecholamin- u. Steroidsynthese), ist am mikrosomalen Elektronentransport beteiligt, fördert die Eisenresorption, hemmt die Nitrosaminbildung u. beeinflusst evtl. das Immunsystem. **Vorkommen in Nahrungsmitteln:** in pflanzlichen u. (besonders durch Supplementierung) tierischen Lebensmitteln weit verbreitet, da höhere Pflanzen u. die meisten Tiere aus Glukose V. C synthetisieren können; besonders in Obst (z. B. Sanddorn, schwarze Johannisbeeren, Kiwi u. Zitrusfrüchte), Gemüse (Petersilie, Paprika, Grünkohl, Broccoli, Kartoffeln) u. Leber; Bedarf für Erwachsene (D-A-CH 2008): 100 mg/d; für Raucher wird eine um 50 mg/d höhere Zufuhr empfohlen. **Mangelerscheinungen:** Bei den Ernährungsgewohnheiten in Deutschland ist die Bedarfsdeckung meist gut. Durch Fehlernährung* od. Mangelernährung* (z. B. alleinstehende, ältere Menschen, Extremdiäten, Alkoholkrankheit) bzw. erhöhten Bedarf (z. B. Schwangerschaft, Dialyse, Rauchen) u. Malabsorption* kann es zu Skorbut mit Frühsymptomen wie verminderter körperlicher Leistungsfähigkeit, Müdigkeit, Reizbarkeit, Gelenk- u. Gliederschmerzen sowie später zu Blutungen in Haut, Schleimhäute u. Muskulatur, schwammigem Zahnfleisch, Zahnausfall, schlechter Wundheilung, Infektanfälligkeit u. hypochromer mikrozytärer Anämie kommen; bei Säuglingen Auftreten der Möller-Barlow-Krankheit; **Hypervitaminose:** weder alimentär noch bei therapeutischer Anwendung hoher Dosierungen bekannt; bei zu hoher oraler Zufuhr im Grammbereich Auftreten von Diarrhö.

Vit|amin D *n*: Calciferole; Sammelbez. für eine Gruppe fettlöslicher Vitamine* zur Regulation des Calcium- u. Phosphathaushalts, die chemisch den Steroiden nahestehen; die beiden wichtigsten Calciferole sind das pflanzliche Ergocalciferol (Vitamin D_2) u. das tierische Cholecalciferol (Vitamin D_3), die v. a. als Provitamine Ergosterol bzw. 7-Dehydrocholesterol vorliegen. Die eigentlichen V. entstehen unter Einwirkung von Ultraviolettstrahlung. Die biologisch aktive Form ist das 1,25-Dihydroxycholecalciferol, das im Körper durch 2-malige Hydroxylierung aus Cholecalciferol entsteht. Da 7-Dehydrocholesterol u. somit V. D aus Cholesterol* im Organismus synthetisiert werden kann, stellt es kein Vitamin im eigentlichen Sinn dar; **biochemische Funktion:** Regulation des Calcium- u. Phosphathaushalts über Darm (Förderung der Calcium- u. Phosphatresorption), Nieren (Förderung der Calcium- u. Phosphatrückresorption) u. Knochen (Mobilisation von Calcium u. Phosphat sowie Mineralisierung) unter Mitwirkung von Parathormon u. Calcitonin; **Vorkommen in Nahrungsmitteln:** besonders in tierischen Lebensmitteln, z. B. in Fischleberöl u. Fisch (v. a. Hering, Lachs, Sardinen), geringe Mengen in Fleisch, Eigelb, Milch u. Milchprodukten sowie Avocado; Bedarf für Erwachsene (D-A-CH 2008): 5 µg/d (1 µg = 40 IE); der gesunde Erwachsene kann seinen Bedarf bei ausreichender Sonnenexposition durch Eigensynthese decken. Die Zufuhr durch Lebensmittel ist nur von untergeordneter Bedeutung, kann jedoch unter kritischen Bedingungen (Klima, Lebensweise, Hautfarbe) wichtig sein. In den nördlichen Breiten (außer im Hochgebirge) findet aufgrund der fehlenden od. im Winterhalbjahr zu flachen Sonneneinstrahlung (Oktober bis März) praktisch keine Vitamin-D-Bildung in der besonnten Haut statt. Die Mehrheit der Bevölkerung weist suboptimale Werte auf (<100 mmol/l Blutserum). Die üblichen Dosierungsempfehlungen reichen i. d. R. nicht aus, um optimale Vitamin-D-Spiegel zu erreichen. Hierfür sind meist 1000–2000 IE/d erforderlich. **Mangelerscheinungen:** Zu den Risikogruppen zählen unreife Frühgeborene, mehr als 6 Monate ausschließlich gestillte Kinder ohne calciumhaltige Beikost u. vegan ernährte Kinder. Durch ungenügende Resorption u. renale Reabsorption von Calcium u. Phosphat kann es zu schweren Mineralisationsstörungen des Skelettsystems (Rachitis) bei Säuglingen u. Kleinkindern mit irreversibler Deformierung der weichen Knochen kommen. Zur Prophylaxe bei reif geborenen Säuglingen wird eine tägliche Gabe von 500 IE (12,5 µg) Vitamin D_3 (evtl. in Kombination mit Fluorid als Kariesprophylaxe) empfohlen. Ursachen eines V.-D-Mangels bei Erwachsenen mit

Auftreten einer Osteomalazie können ungenügende alimentäre Zufuhr, ungenügende UV-Exposition, Malabsorption* u. Maldigestion*, Leberzirrhose sowie Niereninsuffizienz sein. Studien der letzten Jahre haben gezeigt, dass bei optimalen Vitamin-D-Spiegeln die Häufigkeit des Auftretens bestimmter Krebserkrankungen (z. B. Brustkrebs) im Vergleich zu niedrigen Spiegeln halbiert ist, die Mortalität im Zusammenhang mit Herzerkrankungen (z. B. Herzinsuffizienz od. KHK) signifikant niedriger ist u. Depressionen deutlich seltener auftreten. **Hypervitaminose:** in seltenen Fällen schon bei einer täglichen Zufuhr von 25–50 µg mit Appetitlosigkeit, Übelkeit, Polyurie, Entkalkung der Knochen u. Erhöhung der Calciumkonzentration im Plasma, in Extremfällen Calciumablagerungen in der Tunica intima von Gefäßen, in Herz, Lunge u. Nierentubuli.

Vit|amine *n pl*: organische Verbindungen, die vom Organismus für lebenswichtige Funktionen benötigt, aber im Stoffwechsel nicht od. nicht in ausreichendem Umfang synthetisiert werden können u. regelmäßig mit der Nahrung zugeführt werden müssen (s. Tab.); z. T. kann der Organismus Vitaminvorstufen (Provitamine) in die Wirkungsform umsetzen (z. B. Vitamin A u. Calciferole). Neben spezifischen Funktionen (z. B. Vitamin A für den Sehvorgang) sind einige V. Bestandteile von Coenzymen, die den Zellstoffwechsel katalysieren. V. werden in fett- u. wasserlösliche Verbindungen unterschieden; fettlösliche V. können im Gegensatz zu wasserlöslichen gespeichert werden, was eine Überdosierung (s. Hypervitaminose) ermöglicht. Beim Menschen entstehen **Mangelerscheinungen** (Hypovitaminose*, Avitaminose*) infolge falscher od. ungenügender Ernährung, ungenügender intestinaler Resorption, gestörter Darmflora (z. B. durch Antibiotika) od. Zufuhr von Vitamin-Antagonisten. Vitaminmangel kann mit Leberschäden (Störung des Stoffwechsels, Depotverlust), Alkoholkrankheit (Leberschäden u. Mangelernährung), Schwangerschaft u. Stillzeit (erhöhter Bedarf) assoziiert sein. Ernährungsbedingter Mangel ist bei ausreichender Nahrungsmittelaufnahme sehr selten. Der tägliche Bedarf nimmt allgemein bei Krankheit, Stress, Schwangerschaft u. in der Stillzeit zu. Vgl. Non-Vitamine.

Vitamine

Name	Abk.	biologisch aktive Form
fettlösliche Vitamine		
Retinol, Retinal, Retinsäure	A	Retinol, Retinal, Retinsäure z. T.
Calciferol	D	1,25-Dihydroxycholecalciferol
Tocopherol	E	α-, β-, γ-, δ-Tocopherol
Phyllochinon	K_1	Difarnesylnaphthochinon
Menachinon, Farnochinon	K_2	Difarnesylnaphthochinon
wasserlösliche Vitamine		
Ascorbinsäure	C	Ascorbinsäure
Thiamin	B_1	Thiamindiphosphat
Riboflavin	B_2	FMN, FAD
Niacin	B_3, PP[1]	NAD, NADP
Pyridoxin	B_6	Pyridoxalphosphat
Pantothensäure	B_5[1]	Coenzym A
Biotin	H[1]	Carboxybiotin
Folsäure	B_9[1]	Tetrahydrofolsäure
Cobalamin	B_{12}	5-Desoxyadenosylcobalamin

[1] veraltete Bezeichnung

Vit|amin E *n*: Tocopherole; Sammelbez. für eine Gruppe fettlöslicher Vitamine*, die alle Derivate des Tocols u. Tocotrienols mit derselben biologischen Aktivität wie die des RRR-α-Tocopherols umfasst; zu den 8 natürlichen Tocopherolen zählen α-, β-, γ-, δ-Tocopherol bzw. -Tocotrienol; **biochemische Funktion:** noch nicht vollständig geklärt; evtl. direkte Membranschutzwirkung, Einflüsse auf die Proteinbiosynthese u. Funktionen im neuromuskulären System; die antioxidative Wirkung von V. E in vivo u. die Fähigkeit, aggressive Sauerstoffradikale unschädlich zu machen, ist dagegen gut untersucht. **Vorkommen in Nahrungsmitteln:** besonders in pflanzlichen Lebensmitteln, (vornehmlich in kaltgepressten) pflanzlichen Ölen (v. a. Weizenkeimöl, Sonnenblumenöl), Nüssen (v. a. Walnuss, Erdnuss), Getreide u. Gemüse; Bedarf für Erwachsene (D-A-CH 2008): Männer 14 mg, Frauen 12 mg RRR-α-Tocopheroläquivalent pro Tag; 1 mg RRR-α-Tocopheroläquivalent entspricht 1 mg (od. 1,49 IE) RRR-α-Tocopherol; zunehmend bei steigender Zufuhr an Polyensäuren; die Bedarfsdeckung ist bei durchschnittlicher Ernährung gewährleistet. **Mangelerscheinungen:** alimentär selten; Risikogruppen sind Säuglinge u. Kleinkinder, die mehrere Monate mit alternativer Säuglingsmilch* ernährt werden. Durch pathologische Veränderungen der Verdauungs- u. Absorptionsprozesse od. totale parenterale Ernährung kann es zu Störungen im Bereich der Reproduktion, der Muskulatur, des Nervensystems, des Gehirns, des kardiovaskulären Systems, der Erythrozyten u. der Leber kommen. **Hypervitaminose:** nicht bekannt.

Vit|amin H *n*: s. Biotin.

Vit|aminisierung: Zusatz von Vitaminen* zu Lebensmitteln; gesetzlich geregelt in der Verordnung über vitaminisierte Lebensmittel.

Vit|amin K *n*: Phyllochinone; Sammelbez. für eine Gruppe fettlöslicher Vitamine* mit strukturell unterschiedlichem Grundgerüst, aber ähnlicher antihämorrhagischer Wirkung; Vitamin K_1 (Phyllochinon) u. Vitamin K_2 (Menachinon) kommen natürlicherweise vor, während es sich bei Vitamin K_3 (Menadion) u. Vitamin K_4 (Menadiolester) um synthetische Verbindungen handelt; **biochemische Funktion:** in der Leberzelle an der Biosynthese verschiedener Blutgerinnungsfaktoren beteiligt (Prothrombin, Faktor VII, IX u. X); Wirkungen in der Atmungskette werden diskutiert. **Vorkommen in Nahrungsmitteln:** Menachinone werden von Bakterien u. Phyllochinone von höheren Pflanzen synthetisiert, so dass sowohl in tierischen als auch in pflanzlichen Lebensmitteln V. K enthalten ist; insbesondere in Gemüse (Sauerkraut, Broccoli, Spinat, Kopfsalat, Rosenkohl, Blumenkohl), weniger in Obst, Getreide (v. a. Hafer, Mais, Weizenkleie), Milch u. Milchprodukten sowie Fleisch (v. a. Geflügel). Bedarf für Erwachsene (D-A-CH 2008): Schätzwert: Männer 70 µg/d, Frauen 60 µg/d; da Säuglinge häufig einen V.-K-Mangel aufweisen, wird eine V.-K-Prophylaxe empfohlen. **Mangelerscheinungen:** verlängerte Blutgerinnungszeit, Blutungen in verschiedene Gewebe u. Organe sowie Hämorrhagie durch Schädigung der Darmflora (z. B. durch Antibiotika, Sulfonamide), Malabsorptionssyndrome, chronische Lebererkrankungen u. die Anwesenheit von V.-K-Antagonisten; gehäuftes Auftreten von Osteoporose bei V.-K.-Mangel; alimentär selten; bei Säuglingen Hirnblutungen. Die verlängerte Gerinnungszeit wird therapeutisch als Thrombose- u. Herzinfarktprophylaxe genutzt. **Hypervitaminose:** selten; kann Hämolyse, Erbrechen, Porphyrinurie u. Thrombose hervorrufen.

Vit|amin|mangel: s. Avitaminose; Hypovitaminose.

Vitaminoide *n pl*: Non*-Vitamine, mit Ausnahme der essentiellen Fettsäuren*.

Vit|amin PP *n*: s. Niacin.

Vitex agnus-castus L. *m*: Keuschlamm, Mönchspfeffer; Strauch aus der Familie der Lamiaceae (Lippenblütler); s. Abb.; **Arzneidroge:** ganze, reife, getrocknete Früchte (Agnicasti fructus, Keuschlammfrüchte); Monographie: HMPC, ESCOP, WHO, Kommission E; **Inhaltsstoffe:** bicyclische Diterpene des Labdan- u. Clerodantyps (z. B. Rotundifuran), Iridoidglykoside (Aucubin, Agnusid), fettes Öl (α-Linolen-, Öl- u. Linolsäure), lipophile Flavonoide, ätherisches Öl (4-Terpineol, α-Pinen, Germacren B u. a.); **Wirkung:** in vitro Hemmung der Prolaktinsekretion; **Verwendung:** wässrig-alkoholische Auszüge (50–70 %ig) aus zerkleinerten Früchten als Flüssig- od. Trockenextrakt in Fertigarzneimitteln zum Einnehmen; **1.** (med.) **a)** bei Regeltempoanomalien, Menstruationsstörungen (Polymenorrhö, Oligomenorrhö, Amenorrhö), prämenstruellen Beschwerden, Mastodynie (Kommission E); **b)** bei prämenstruellem Syndrom einschließlich Spannungsgefühl u. Schmerzen in den Brüsten; außerdem bei Menstruationsstörungen wie zu häufigen, zu wenigen od. fehlenden Regelblutungen (ESCOP); **2.** (traditionell) zur Linderung von leichten Symptomen (prämenstruelles Syndrom) in den Tagen vor der Menstruation (HMPC); **3.** (volkstümlich) zur Förderung des Milchflusses, als Anaphrodisiakum; **Dosierung:** Tagesdosis 30–40 mg Droge in Form wässrig-alkoholischer Auszüge, bei prämenstruellen Beschwerden bis zu 240 mg; Mindestanwendungsdauer 3 Monate; **Nebenwirkungen:** gelegentlich juckende, urtikarielle Exantheme; **Kontraindikation:** Schwangerschaft u. Stillzeit; **Wechselwirkung:** keine bekannt; **Homöopathie:** (Agnus castus) Anwendung entsprechend dem homöopathischen Arzneimittelbild, z. B. bei Impotenz, Hypogalaktie, nervösen Verstimmungszuständen.

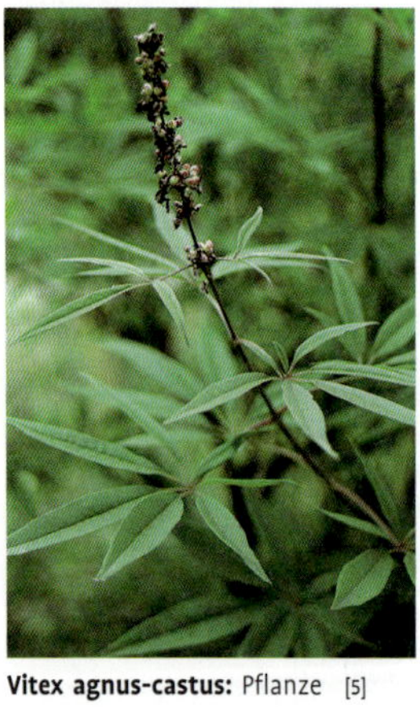

Vitex agnus-castus: Pflanze [5]

Vitis vinifera L. **ssp. vinifera** *f*: Wein, Echte Weinrebe, Weinstock; kletternder Strauch aus der Familie der Vitaceae (Weinrebengewächse); **Arzneidroge:** Blätter (Vitis viniferae folium, Rote Weinlaubblätter (var. tinctoria), Weinblätter); Monographie: HMPC, ESCOP; **Inhaltsstoffe:** 4–5 % Flavonoide (v. a. Quercetin-3O-β-D-Glucuronid), Polyphenole, oligomere Procyanidine; **Wirkung:** antiödematös, antiphlogistisch, kapillarabdichtend, Hemmung der Thrombozytenaggregation, antioxidativ; **Verwendung:** **1.** (med.) wässrige od. ethanolisch-wässrige Extrakte in Form von standardisierten Fertigarzneimitteln zur Einnahme bei chronisch-venöser Insuffizienz (HMPC, ESCOP); **2.** (traditionell) zur Besserung der Symptome von schweren Beinen, die auf einer venösen Durchblutungsstörung beruhen; zur symptomatischen Besserung von Juckreiz u. Brennen im Zusammenhang mit Hämorrhoiden; zur symptomatischen Behandlung von trockenen Augen (HMPC); **3.** (volkstümlich) frische Trauben bei Traubenkuren (basierend auf der laxierenden u. diuretischen Wirkung der Tartrate) u. zur Weinherstellung; getrocknete Trauben als Laxans, Stomachikum u. bei Heiserkeit; Rosinen, Sultaninen u. Korinthen zu Backwaren; das fette Öl der Kerne (Traubenkernöl) bei Diarrhö, als Speiseöl u. in der

Kosmetik; **Dosierung:** empfohlene Tagesdosis: 360–720 mg Extrakt; **Nebenwirkungen:** keine bekannt; **Kontraindikation:** keine bekannt; **Wechselwirkung:** keine bekannt.

Völle|gefühl: s. Dyspepsie, funktionelle.

Vogel|beer|baum: s. Sorbus aucuparia.

Vogel|knöterich: s. Polygonum aviculare.

Vogel|miere: s. Stellaria media.

Vojta-Methode (Václav V., Kinderneurologe, Prag, Köln, 1917–2000) *f*: Form der Diagnostik u. Therapie frühkindlicher Bewegungsstörungen (zentrale Koordinationsstörungen, infantile Zerebralparese) auf neurophysiologischer Grundlage; **Prinzip: 1.** Verhinderung pathologischer Bewegungsmuster mit Reflexlokomotion (sog. Reflexkriechen u. Reflexumdrehen); **2.** Bahnung physiologischer Bewegungsabläufe unter Einbeziehung sog. Auslösezonen (z. B. Hinterhaupt, Rippen, Kreuzbein), auf die fazilitierender Druck ausgeübt wird. Vgl. Bobath-Konzept; Kabat-Methode.

Volks|medizin (lat. ars medicina ärztliche Kunst) *f*: Teilbereich der Volkskunde, der besonders im ausgehenden 19. Jahrhundert bis ca. 1940 v. a. Einzelheiten des Laienwissens* über Heilung u. Heilpflanzen gesammelt, zusammengestellt u. als Glaubensvorstellung interpretiert hat, ohne die Zusammenhänge u. Krankheitskonzeptionen herauszuarbeiten; die neuere Forschung hat in der Konzeption ihrer Vorgehensweisen neue Wege eingeschlagen, indem Phänomene der V. in Beziehung zu den einzelnen Epochen des jeweiligen Kulturraums gesetzt werden. Vgl. Ethnomedizin; Medizinsystem.

Voll|bad: vollständiges Eintauchen des Körpers mit Ausnahme des Kopfes in Wasser; durch Druckbelastung u. Wärmestauung (bei Warmbad* bzw. Überwärmungsbad*) stark kreislaufbelastend; **Anwendung:** je nach Indikation der verwendeten Badezusätze (s. Arzneibad; Kräuterbad); **Kontraindikation:** Herzinsuffizienz, Hypertonie, Ateminsuffizienz. Vgl. Dreiviertelbad.

Voll|blut|untersuchung, spektral|ana|lytische: von dem Arzt S. Rilling (1970) eingeführtes Verfahren, bei dem durch spektralanalytische Untersuchung des Vollbluts charakteristische Abweichungen im Mineralstoffgehalt bei verschiedenen Erkrankungen erkennbar sein sollen; spezielle sog. Ionenreliefs der insgesamt 8 untersuchten chemischen Elemente (Natrium, Kalium, Calcium, Magnesium, Kupfer, Eisen, Aluminium, Zink) sollen sich auch bei Krebserkrankungen zeigen (vermehrt Kalium-, Magnesium-, Calcium-, Eisen- u. Aluminium-Ionen); Melanompatienten sollen danach z. B. eine um 22 % erhöhte Kaliumkonzentration im Vollblut aufweisen. Es existieren mittlerweile verschiedene Modifikationen dieses Testverfahrens. Spekulatives u. wissenschaftlich nicht gesichertes Verfahren. Vgl. Krebs.

Voll|guss: Guss* nach Kneipp, der den ganzen Körper umfasst; **Durchführung:** Beginn am rechten Fuß über die Rückseite des Beins zum Gesäß u. innen abwärts; ebenso vom linken Fuß zum Gesäß u. dann über die rechte Rückenseite, den rechten Arm, die Schulter zum linken Arm; zwischen rechtem u. linkem Schulterblatt hin u. her u. über die linke Seite zum linken Fuß; auf der Körpervorderseite erneut vom rechten Fuß über die Beinaußenseite zur Hüfte u. zurück; vom linken Fuß über Bauch u. Brust bis zum Schlüsselbein u. zurück; **Anwendung:** als thermisches Regulationstraining, zur Kreislaufanregung; **Kontraindikation:** Hypertonie, Kreislaufinsuffizienz.

Voll|kost: Bez. für eine Kost, die den Bedarf an essentiellen Nährstoffen* deckt, in ihrem Energiegehalt den Energiebedarf* berücksichtigt, Erkenntnisse der Ernährungsmedizin zur Prävention beachtet, in ihrer Zusammensetzung den üblichen Ernährungsgewohnheiten angepasst ist u. sich nach den Empfehlungen der Deutschen* Gesellschaft für Ernährung richtet; enthält ohne Einschränkung alle Nahrungsbestandteile (Kohlenhydrate, Lipide, Proteine, Ballaststoffe, Vitamine u. Mineralstoffe) in einem ausgewogenen Verhältnis. Vgl. Vollkost, leichte; Ernährung, vollwertige.

Voll|kost, leichte: Kostform zur Vermeidung von unspezifischen Intoleranzen im Bereich des Magen-Darm-Trakts (z. B. Magendruck, Völlegefühl, Blähungen, Schmerzen, Übelkeit, Sodbrennen), die nach der Nahrungsaufnahme beim Gesunden, aber besonders bei Erkrankungen der Verdauungsorgane auftreten können; Unterscheidung zur Vollkost* durch Nichtverwenden von Lebensmitteln, die erfahrungsgemäß häufig Unverträglichkeiten auslösen (s. Tab.); **Prinzip:** Generell gemieden werden Fette, zu heiße u. zu kalte Speisen, grobe u. frische Brotsorten, blähende Gemüsearten, scharfe Gewürze, stark zucker- u. salzhaltige Speisen, kohlensäurehaltige Getränke, Alkohol u. Nicotin. Bevorzugt werden fettarme Zubereitungstechniken (Dünsten, Dämpfen, Grillen, Garen in Folie) u. häufige kleine Mahlzeiten, die in Ruhe eingenommen u. gründlich gekaut werden.

Voll|wert der Nahrung: von Werner Kollath (1892–1970) geprägter Begriff für die Eigenschaften naturbelassener (Ausnahmen: z. B. Bohnen, Kartoffeln, die erhitzt werden müssen), wenig verarbeiteter pflanzlicher u. tierischer Lebensmittel, in denen alle für eine gesunderhaltende Ernährung wichtigen Inhaltsstoffe in vollem Umfang enthalten sind; im Gegensatz dazu stehen verarbeitete Lebensmittel, in denen wertvolle Inhaltsstoffe vermindert, zerstört od. abgetrennt, d. h. die Nährstoffdichte herabgesetzt u. die Energiedichte häufig erhöht wurden. Vgl. Ernährung, vollwertige; Vollwert-Ernährung; Vollwertkost.

Voll|wert-Ernährung: ganzheitlich (d. h. gesundheitlich, ökologisch u. gesellschaftlich) begründete Ernährungsweise, basierend auf ernährungswissenschaftlichen u. ernährungsmedizinischen Grundlagen sowie den Prinzipien von Bircher-Benner (s. Bircher-Benner-Kost) u. Kollath (s. Vollwert der Nahrung); Ernährungsempfehlungen ha-

Vollkost, leichte
Lebensmittel, Speisen und Getränke, die erfahrungsgemäß Unverträglichkeiten auslösen (nach der Arbeitsgemeinschaft für klinische Diätetik, 1994)

Lebensmittel	Intoleranzen (%)
Hülsenfrüchte	30,1
Gurkensalat	28,6
frittierte Speisen	22,4
Weißkohl	20,2
CO_2-haltige Getränke	20,1
Grünkohl	18,1
fette Speisen	17,2
Paprikagemüse	16,8
Sauerkraut	15,8
Rotkohl	15,8
süße und fette Backwaren	15,8
Zwiebeln	15,8
Wirsing	15,6
Pommes frites	15,3
hartgekochte Eier	14,7
frisches Brot	13,6
Bohnenkaffee	12,5
Kohlsalat	12,1
Mayonnaise	11,8
Kartoffelsalat	11,4
Geräuchertes	10,7
Eisbein	9,0
zu stark gewürzte Speisen	7,7
zu heiße und zu kalte Speisen	7,6
Süßigkeiten	7,6
Weißwein	7,6
rohes Stein- und Kernobst	7,3
Nüsse	7,1
Sahne	6,8
paniert Gebratenes	6,8
Pilze	6,1
Rotwein	6,1
Lauch	5,9
Spirituosen	5,8
Birnen	5,6
Vollkornbrot	4,8
Buttermilch	4,5
Orangensaft	4,5
Vollmilch	4,4
Kartoffelklöße	4,4
Bier	4,4
schwarzer Tee	3,5
Apfelsinen	3,4
Honig	3,1
Speiseeis	2,4
Schimmelkäse	2,2
Trockenfrüchte	2,2
Marmelade	2,2
Tomaten	1,9
Schnittkäse	1,6
Camembert	1,3
Butter	1,2

V

ben die Gesundheits-, Umwelt- u. Sozialverträglichkeit des Ernährungssystems zum Ziel; damit sollen hohe Lebensqualität, Gesundheit, Schonung der Umwelt u. soziale Gerechtigkeit weltweit gefördert werden. **Prinzip:** überwiegend lakto-vegetabile Ernährungsweise (s. Vegetarismus) mit Bevorzugung von gering verarbeiteten Lebensmitteln; die Hälfte der Nahrung besteht aus unerhitzter Frischkost aus möglichst saisonalen u. regionalen Produkten aus anerkannt ökologischer Landwirtschaft, die mit geringem Transport- u. Verpackungsaufwand hergestellt wurden. Zu gesundheitlich wertvollen Lebensmitteln zählen Vollkornprodukte, Gemüse u. Obst, Kartoffeln, Hülsenfrüchte sowie Milch u. Milchprodukte; daneben können Fleisch, Fisch u. Eier verzehrt werden. Die Zubereitung erfolgt schonend u. mit wenig Fett. Gemieden werden Lebensmittelzusatzstoffe* sowie Nahrungsmittel, die mit bestimmten Technologien hergestellt wurden (Gentechnik, Food Design, radioaktive Bestrahlung). Die **Einteilung der Lebensmittel** erfolgt über den jeweiligen Verarbeitungsgrad mit einer Mengenemp-

Vollwert-Ernährung
Empfehlungen für die Lebensmittelauswahl gesunder Erwachsener

Lebensmittel/Eigenschaften	Wertstufen[1] sehr empfehlenswert	empfehlenswert	weniger empfehlenswert	nicht empfehlenswert
Verarbeitungsgrad	nicht/gering verarbeitete Lebensmittel (unerhitzt)	mäßig verarbeitete Lebensmittel (v. a. erhitzt)	stark verarbeitete Lebensmittel (v. a. konserviert)	übertrieben verarbeitete Lebensmittel und Isolate/Präparate
Mengenempfehlung	etwa die Hälfte der Nahrungsmenge	etwa die Hälfte der Nahrungsmenge	nur selten verzehren	möglichst meiden
Getreide	gekeimtes Getreide, Vollkornschrot (z. B. Frischkornmüsli), frisch gequetschte Flocken	Vollkornprodukte (z. B. Vollkornbrot, -nudeln, -flocken, -feinbackwaren), Vollkorngerichte	Nicht-Vollkornprodukte (z. B. Weißbrot, Graubrot, weiße Nudeln, Cornflakes, Auszugsmehl-Feinbackwaren), geschälter (weißer) Reis	Getreidestärke (z. B. Maisstärke), Ballaststoffpräparate
Gemüse, Obst	Frischgemüse, milchsaures Gemüse, Frischobst	erhitztes Gemüse (auch milchsaures), erhitztes Obst, Tiefkühlgemüse, -obst	Gemüsekonserven (z. B. Tomaten in Dosen), Obstkonserven (z. B. Kirschen in Gläsern)	Vitaminpräparate, Mineralstoffpräparate, Tiefkühlfertiggerichte
Kartoffeln		gekochte Kartoffeln (möglichst Pellkartoffeln)	Fertigmischungen (z. B. Knödelmischung)	Pommes frites, Chips, Kartoffelstärke
Hülsenfrüchte		gekeimte, blanchierte Hülsenfrüchte, erhitzte Hülsenfrüchte	Sojamilch, Tofu, Fertigmischungen (z. B. Bratlingmischung)	Sojafleisch (TVP), Sojaprotein, Sojalecithin
Nüsse, Fette, Öle	mäßig Nüsse, Mandeln, Ölsamen (z. B. Sonnenblumenkerne, Sesam), Ölfrüchte (z. B. Oliven)	mäßig geröstete Nüsse, Nussmuse, kaltgepresste, nichtraffinierte Öle, ungehärtete Pflanzenmargarinen mit hohem Anteil an Kaltpressöl, Butter	gesalzene Nüsse, extrahierte, raffinierte Fette und Öle, ungehärtete Pflanzenmargarinen, Kokosfett, Palmkernfett, Butterschmalz	Nuss(-Nougat)-Creme, gehärtete Margarinen
Milch, Milchprodukte	Vorzugsmilch	pasteurisierte Vollmilch, Milchprodukte ohne Zutaten, Käse ohne Zusatzstoffe	H-Milch(-produkte), Milchprodukte mit Zutaten, Käse mit Zusatzstoffen	Sterilmilch, Kondensmilch, Milchpulver, Milchzucker, Milch-, Molkenprotein, Milch- und Käse-Imitate, Schmelzkäse
Fleisch, Fisch, Eier		mäßig Fleisch (bis 2-mal/Woche), Fisch (bis 1-mal/Woche), Eier (bis 2-mal/Woche)	Fleischwaren, -konserven, Wurstwaren, -konserven, Fischwaren, -konserven	Innereien, Eipulver
Getränke	ungechlortes Trinkwasser, kontrolliertes Quellwasser, natürliches Mineralwasser	Kräuter-, Früchtetees, verdünnte Fruchtsäfte, verdünnte Gemüsesäfte, Getreidekaffee	Tafelwasser, Fruchtnektare, Kakao, Bohnenkaffee, schwarzer Tee, Bier, Wein	Limonaden, Cola-Getränke, Fruchtsaftgetränke, Instantkakao, Instant-, Sportlergetränke, Spirituosen

Fortsetzung nächste Seite

Fortsetzung v. S. 445

Vollwert-Ernährung
Empfehlungen für die Lebensmittelauswahl gesunder Erwachsener

Lebensmittel/Eigenschaften	Wertstufen[1] sehr empfehlenswert	empfehlenswert	weniger empfehlenswert	nicht empfehlenswert
Gewürze, Kräuter, Salz	ganze oder frisch gemahlene Gewürze, frische Kräuter	gemahlene Gewürze, getrocknete Kräuter, iodiertes Meer-, Kochsalz	Kräutersalz, Meersalz, Kochsalz	Aromastoffe (natürliche, naturidentische, synthetische), Geschmacksverstärker (Glutamat)
Süßungsmittel	frisches, süßes Obst	mäßig Honig (nicht wärmegeschädigt, verdünnt), Trockenobst (ungeschwefelt, eingeweicht)	Honig (wärmegeschädigt), Trockenobst (geschwefelt), Apfel-, Birnendicksaft, Vollrohrzucker, Ahornsirup, Zuckerrübensirup	isolierte Zucker (z. B. Haushalts-, Trauben-, Fruchtzucker, brauner Zucker), Süßwaren, Süßigkeiten, Süßstoffe

[1] Die Übergänge zwischen den Wertstufen sind teilweise fließend.

fehlung von „sehr empfehlenswert“ bis „nicht empfehlenswert“ (s. Tab.). Vollwertig i. S. der V.-E. sind möglichst gering verarbeitete Lebensmittel, die noch den vollen Wert der natürlicherweise vorhandenen Inhaltsstoffe besitzen (vgl. Ernährung, vollwertige). Empfohlene Teilmaßnahmen zur schrittweisen **Ernährungsumstellung: 1.** Erhöhung des Anteils an Salaten aus Gemüse u./od. Obst; **2.** Verminderung der Gesamtfettaufnahme (auf ca. 70–80 g/d); **3.** Erhöhung des Anteils an Vollkornprodukten bei gleichzeitiger Verminderung des Verzehrs an isolierten Zuckern u. damit hergestellten Produkten; **4.** Verringerung des Anteils an tierischen Lebensmitteln; **5.** Einbeziehung einer Frischkornmahlzeit* in den Speiseplan. **Ernährungsphysiologische Bewertung:** bedarfsgerechte Ernährung; gleichzeitig bestehen die Vorteile einer (ovo-)lakto-vegetabilen Ernährung; als Dauerkost geeignet.

Voll|wert|kost: syn. Bruker-Kost; von Max-Otto Bruker entwickelte, vorwiegend ovo-lakto-vegetabile Kostform (s. Vegetarismus) nach den Prinzipien von Bircher-Benner (s. Bircher-Benner-Kost) u. Kollath (s. Vollwert der Nahrung); Ziele der V. sind Prophylaxe u. Therapie von Erkrankungen sowie Stärkung der Abwehrkräfte. **Prinzip:** Bevorzugung von Gemüse, Getreide u. Obst aus biologischem Anbau in nicht erhitzter Form, Butter u. naturbelassenen Ölen, da diese sog. lebendige Lebensmittel sind, die noch alle Vitalstoffe (d. h. Vitamine, Mineralstoffe, Enzyme, hochungesättigte Fettsäuren, Ballast-, Wirk- u. Aromastoffe) enthalten; der Anteil der Rohkost* sollte mindestens ein Drittel der Nahrungsmenge betragen mit täglich einer Frischkornmahlzeit*. Der Verzehr von Rohmilch u. Rohmilchprodukten sowie Eiern ist erlaubt, im Krankheitsfall allerdings zu meiden. Generell gemieden werden sog. tote Nahrungsmittel (ohne Vitalstoffe), z. B. Auszugsmehle u. deren Produkte, Fabrikzucker, raffinierte Öle u. Fette, Fleisch sowie Genussmittel*. **Ernährungsphysiologische Bewertung:** Es gelten die Vorteile einer ovo-lakto-vegetabilen Ernährung; als Dauerkost geeignet. Die i. R. der V. empfohlene alternative Säuglingsmilch* ist strikt abzulehnen.

Voltigieren, heil|pädagogisches (lat. voltare wenden, drehen): s. Reiten, therapeutisches.

Vomitus (lat.) *m*: s. Erbrechen.

Vorzugs|milch: s. Rohmilch.

VRT-Vega|test *m*: syn. vegetativer **R**eflex**t**est nach H. W. Schimmel; Modifikation der Elektroakupunktur* nach Voll (Abk. EAV), bei der lediglich von 1 od. 3 Messpunkten (unter Verwendung von Silberelektroden) u. der Beurteilung der sog. Zeigerwegstrecke als Kriterium für Belastung u. Diagnosefindung ausgegangen wird; ähnlich wie die bioelektronische Funktionsdiagnostik* entstand das Verfahren aus dem praktischen Anliegen, die umfangreichen Messpunkte der EAV zu verringern. Bei jeder Messung am reproduzierbaren Messpunkt werden verschiedene sog. homöopathisierte Informationsträgerampullen (z. B. Mesenchym- od. DNA-Ampullen) in den Messkreislauf eingebracht. Der Tester erhält die Antwort über die Veränderung des elektrischen Potentials des Messpunkts u. des bei der Messung festgestellten Zeigerausschlags i. S. einer Ja/Nein-Antwort (Ausgangswerteinstellung). Das Verfahren wird zur Beurteilung der Regulationsfähigkeit des Organismus herangezogen. Zudem wird ein Herdtest zur Aufklärung chronischer Irritationen* durchgeführt. Schwerpunkt des Verfahrens ist jedoch der Arzneimitteltest, mit dem das Verfahren begonnen wird. Weitere technische Erweiterungen stellen die Filterverfahren u. Absorbertechniken dar. **Anwendung:** zum Auffinden von Entzündungsherden (s. Irritationszentrum, chronisches), bei chronischen Befindlichkeitsstörungen, Schmerzsyndromen. Umstrittenes Verfahren. Vgl. Diagnostik chronischer Irritationen.

VT: Abk. für **V**erhaltens**t**herapie*.

W

Wacholder: s. Juniperus communis.

Wacholder|teer: s. Pflanzenteere.

Wachse: Cera; zu den Lipiden gehörende fettartige, leicht schmelzbare Verbindungen, (chemisch) Ester langkettiger, einwertiger Alkohole mit höheren Fettsäuren; neben chemisch synthetisierten u. teilsynthetisierten W. gibt es mineralische (Ceresin), pflanzliche (Carnauba) u. tierische W., z. B. Bienenwachs (Cera flava) u. Wollwachs (Adeps lanae); letztere werden zur Salbenherstellung verwendet.

Waden|wickel: feucht-kalter Wickel* nach Kneipp vom Knöchel über die Wade bis zum Knie; **Anwendung:** zur Fiebersenkung, bei Schlafstörungen; bei venösen Beschwerden auch mit Lehm; **Kontraindikation:** akut kalte Füße. Vgl. Beinwickel.

Waerland-Kost (Are W., Naturphilosoph, Finnland, 1876–1955): Ernährungs- u. Lebensführungssystem nach den Grundsätzen, dass der Mensch als geistig-seelisch-körperliches Wesen anzusehen ist u. sich das menschliche Bewusstsein durch Harmonie mit den Kräften der Natur entwickelt; **Ziel:** Krankheitsprophylaxe, Ausgleich der „Übersäuerung" des Körpers, Beseitigung der „Fäulnisbakterien" im Dickdarm; **Prinzip:** Grundlage dieser lakto-vegetabilen Ernährung (s. Vegetarismus) ist rohes Gemüse, ergänzt durch in Schale gekochte Kartoffeln, rohes Obst u. Obstkompott, Milch u. Milchprodukte, Vollkornbrot, Nüsse, Samen sowie Kruska (Getreidebrei aus verschiedenen geschroteten Vollgetreidearten: Weizen, Roggen, Gerste, Hafer), der kurz aufgekocht u. zum Quellen aufgestellt wird; weitgehendes Meiden von Zucker, konservierten u./od. konzentrierten Nahrungsmitteln, Fleisch, Fisch, Eiern, Kochsalz, scharfen Gewürzen, Essig, Alkohol, hohem Fettkonsum; sparsamer Gebrauch von Pflanzenölen; Flüssigkeitsaufnahme sollte 3–3,5 l/d betragen. **Ernährungsphysiologische Bewertung:** ausreichende Nährstoffversorgung; als Dauerkost geeignet.

Wärme|therapie (Therapie*) *f*: s. Hyperthermie, künstliche.

Wahr|sager: s. Divinator.

Wahr|sage|rute: syn. Wünschelrute*.

waist-hip ratio (engl. Taille-Hüfte-Verhältnis): Parameter zur Bestimmung der Fettgewebeverteilung aus dem Quotienten von Taillen- u. Hüftumfang; sollte bei Männern <1, bei Frauen <0,85 sein; korreliert eng mit dem Auftreten u. Verlauf von koronarer Herzkrankheit, Hypertonie, Diabetes mellitus u. a. Stoffwechselstörungen u. hat einen höheren Aussagewert als das Ausmaß des Übergewichts*. Vgl. Body-mass-Index.

Wald|erd|beere: s. Fragaria vesca.

Wald|gamander: s. Teucrium scorodonia.

Wald|hasel|strauch: s. Corylus avellana.

Wald|meister: s. Galium odoratum.

Wald|rebe, Aufrechte: s. Clematis recta.

Wald|schlüssel|blume: s. Primula veris.

Walkung: der Knetung* ähnliche Massagetechnik, bei der ganze Muskelgruppen zur Lockerung passiv geknetet u. somit verlängert werden (s. Abb.); Verlängerungsrichtung im rechten Winkel zum Muskelverlauf.

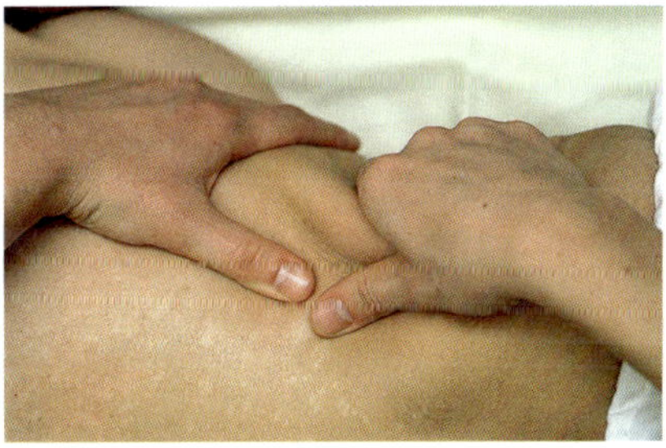

Walkung [9]

Wal|nuss, Echte: s. Juglans regia.

Wal|nuss, Graue: s. Juglans cinerea.

Wannen|bad: in einer Badewanne vorgenommenes Bad*; je nach Wasserhöhe als Voll-*, Dreiviertel-* od. Halbbad*.

Wanzen|kraut: s. Actaea racemosa.

Warm|bad: Bad* mit warmem Wasser (36–38 °C, bei Teilbädern* wie Dreiviertelbad* auch höhere Temperaturen); vgl. Bad, indifferentes; Überwärmungsbad.

Waschung: hydrotherapeutische Maßnahme mit einem in kaltes Wasser getauchten Tuch; mildeste

Form der Kaltanwendung*, die eine reaktive Hyperämie bewirken soll; Durchführung während der Kneipp*-Kur meist morgens vor dem Aufstehen; **Anwendung:** als thermisches, abhärtendes Training, bei psychovegetativen u. Kreislaufregulationsstörungen.

Wasser|ader: Bez. für räumlich eng begrenzte Bereiche in kristallinem u. karstigem Untergrund (z. B. Klüfte, Spalten, Auflockerungszonen), in denen Wasser vorkommt; in der Radiästhesie* wird der Begriff in einer sehr allg. Bedeutung ohne wissenschaftliche Basis verwendet. W. sollen Belastungsfaktoren für die körpereigene Abwehr darstellen u. bei längerem Aufenthalt über ihnen (Arbeits-, Schlafplatz) zu Abwehrschwäche u. chronischen Krankheiten führen. Vgl. Geopathie; Erdstrahlen.

Wasser|dost: s. Eupatorium perfoliatum.

Wasser|fasten: Nahrungsverzicht (Fasten*) für einen od. mehrere Tage, bei der nur die Einnahme von Wasser erlaubt ist; **Anwendung:** wenn Fasten indiziert ist, aber z. B. wegen Nahrungsmittelallergie* vorübergehend auf sämtliche Allergene verzichtet werden soll.

Wasser|fenchel: s. Oenanthe aquatica.

Wasser|hyazinthe: s. Eichhornia crassipes.

Wasser|kresse: s. Nasturtium officinale.

Wasser|kümmel: s. Oenanthe aquatica.

Wasser|nabel: s. Centella asiatica.

Wasser, ozonisiertes: Wasser, dem Ozon* zugesetzt wurde; **Anwendung:** bei superinfizierten Wunden, Infektionen u. zur Desinfektion in der Zahnmedizin; gelegentlich zur Spülung im Urogenitalbereich. Vgl. Ozontherapie.

Wasser|sucht: s. Ödem.

Wasser|treten: Kaltanwendung* nach Kneipp in einem Tretbecken od. einer Badewanne mit Wasser von 10–18 °C u. einer Wasserhöhe bis handbreit unter die Kniekehle; **Durchführung:** Bei jedem Schritt wird das Bein mit der Fußspitze nach unten (Storchenschritt) ganz aus dem Wasser herausgehoben; Dauer 20–50 Sekunden, bis zum Eintritt eines leicht ziehenden Schmerzes; nach Beendigung Wiedererwärmung durch schnelles Gehen in Beinbekleidung; **Anwendung:** zur Abhärtung*, bei venösen Beschwerden. Vgl. Fußbad.

Wechsel|bad: Bad* in abwechselnd warmem u. kaltem Wasser; in der Kneipp*-Therapie meist als Wechselfuß- od. -armbad; **Durchführung:** zuerst ca. 3–5 Min. in warmem (36–38 °C), dann 20–40 Sek. bis zum Eintritt eines schmerzähnlichen Gefühls in leitungskaltem Wasser, nochmals warm u. abschließend wieder kurz kalt; danach ohne abzutrocknen Anziehen u. Bewegen bis zur Wiedererwärmung u. reaktiven Hyperämie; **Anwendung:** allg. als thermisches Training u. zur Kreislaufregulierung. Vgl. Wechselguss.

Wechsel|guss: Guss* mit abwechselnd warmem u. kaltem Wasser; in der Kneipp*-Therapie meist als Wechselknie-, Wechselarm- od. Wechselvollguss; **Durchführung:** ca. 3–5 Min. mit warmem (36–38 °C), dann 20–40 Sek. bis zum Eintritt eines schmerzähnlichen Gefühls mit leitungskaltem Wasser, nochmals warm u. abschließend wieder kurz kalt; **Anwendung:** s. Wechselbad. Vgl. Dusche.

Wechsel|strom: auch faradischer Strom; elektrischer Strom, bei dem die Ladungsträger (Elektronen od. Ionen) ihre Bewegungsrichtung periodisch ändern (s. Abb.); Gegensatz: Gleichstrom*. Vgl. Elektrotherapie.

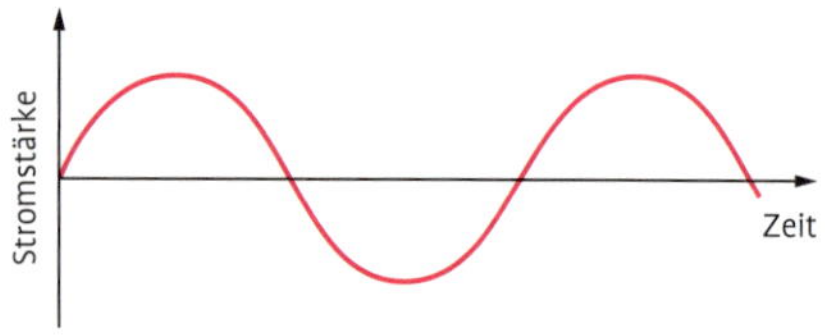

Wechselstrom

Wechsel|wirkung: **1.** Arzneimittelbeziehung*, welche die Wirkung der Arzneimittel stören, aufheben, verstärken, weiterführen od. vollenden kann; **2.** in der Homöopathie* Bez. für eine besondere Art der Reaktion auf ein Arzneimittel; Sonderform der Erstwirkung, bei der erst eine Mittelwiederholung die erwünschte Wirkung bringt.

Wegerich, Indischer: s. Plantago afra.

Weg|lass|diät (Diät*) *f*: syn. Eliminationsdiät*.

Weg|malve: s. Malva sylvestris.

Weg|warte: s. Cichorium intybus.

Weich|teil|technik *f*: Bez. der Manuellen Medizin* u. der Osteopathie* für sog. Arbeit am weichen Gewebe; der Begriff wurde vermutlich zur Abgrenzung gegen die Massage* eingeführt; es handelt sich vorwiegend um eine Art Vorbereitung des Bewegungssystems auf die osteopathischen (s. Osteopathie) u. chiropraktischen Korrektionstechniken mit dem Ziel, den muskulären Tonus zu erniedrigen. Die Inhibition wird durch eine kurzzeitige an- u. abklingende digitale Kompression einer Muskelverhärtung durchgeführt. Weitere Techniken sind Längstraktionen u. Dehnungen der Muskulatur ohne Gleitbewegungen bzw. Friktionen von Haut u. Muskel.

Weide: s. Salix.

Weiden|röschen: s. Epilobium.

Wei-Ebene: syn. Abwehrebene; in der Chinesischen Medizin* Bez. für das erste Stadium einer Infektionserkrankung; typische Symptome sind Kopf- u. Gliederschmerzen, Abneigung gegen Wind u. Kälte, Halsschmerzen u. nur geringes Fieber. Vgl. Qi-Ebene; Ying-Ebene; Xue-Ebene.

Wei-Erkrankung: in der Chinesischen Medizin* Bez. für eine atrophische Störung; z. B. Feuchtigkeit-Hitze-Wei (W.-E. mit Zeichen von Feuchtigkeit-Hitze; s. Feuchtigkeit). Vgl. Atractylodis rhizoma.

weight cycling: s. Jo-Jo-Effekt.

Weihe-Druck|punkte: von dem Homöopathiearzt A. Weihe (1840–1896) im Jahr 1886 beschriebene

Punkte der Körperoberfläche (s. Projektionssymptom) bzw. der segmentalen Zonen, die allein od. auf Druck schmerzhaft sein können; Weihe beschrieb ein System von ca. 266 Druckpunkten (196 paarig u. 70 unpaarig) u. postulierte Bezüge zwischen bestimmten Symptomen, homöopathischen Arzneimitteln u. diesen Punkten. Die Lokalisation der meisten W.-D. stimmt mit den in der Akupunktur* definierten Punkten (s. Akupunkturpunkte) überein, obwohl Weihe die Akupunktur nicht bekannt war. Die Beobachtungen fanden zu seiner Zeit keine große Beachtung; wissenschaftliche u. klinische Aktualisierung erfuhren die W.-D. erst in Zusammenhang mit der Homöosiniatrie* u. der Neuraltherapie*.

Weih|rauch: s. Boswellia serrata.

Wei-Ling-Xian: s. Clematidis radix.

Wein: s. Vitis vinifera ssp. vinifera.

Wein|raute: s. Ruta graveolens.

Weiß|dorn: s. Crataegus.

Wellness-Getränk: Erfrischungsgetränk, z. B. auf der Basis von Frucht- u. Gemüsesäften od. Tee, dem eine gesundheitsfördernde Wirkung zugeschrieben wird; vgl. Lebensmittel, funktionelle.

Weltmann-Ko|agulations|band (lat. coagulare gerinnen): spekulativer Test zur Krebs(früh)erkennung i. S. eines unspezifischen Eiweißlabilitätstests, bei dem aus geringfügigen Veränderungen der Serumeiweißlabilität Rückschlüsse auf Fehlregulationen des Organismus u. Frühhinweise auf eine Krebsentstehung möglich sein sollen; vgl. Krebs.

Wermut: s. Artemisia absinthium.

Wertigkeit: in der Homöopathie* Bez. für **1.** Kennzeichnung der relativen Intensität eines Symptoms od. der Häufigkeit einer Qualität od. Modalität innerhalb eines Arzneimittelbildes*; **2.** die meist dreistufige Gewichtung der Häufigkeit eines Arzneimittels bezüglich eines bestimmten Symptoms im Repertorium*. Die Anzahl der Grade u. ihre Zuordnung variieren je nach Autor. Ursprünglich kennzeichnete W. eine Klassifizierung: 1-wertig bedeutete, dass das Symptom nur in Arzneimittelprüfungen aufgetreten ist, 2-wertig stand für häufiger in Prüfungen u. klinisch in Heilungen bestätigt, 3-wertig entsprechend für sehr häufig auftretend.

Wertigkeit, bio|logische: Maß für die Qualität eines Lebensmittels in Bezug auf den Proteingehalt, abhängig vom absoluten Gehalt u. dem Verhältnis der essentiellen Aminosäuren zueinander; **1.** klassische Definition aus der Tierernährung: Die b. W. gibt an, wie viel Gramm Körperprotein aus 100 g eines bestimmten resorbierten Nahrungsproteins synthetisiert werden können; d. h., ein Nahrungsprotein hat die Wertigkeit 100, wenn aus 100 g die gleiche Menge körpereigenes Protein aufgebaut (retiniert) werden kann.

$$\text{biologische Wertigkeit} = \frac{\text{retinierter Stickstoff} \times 100}{\text{resorbierter Stickstoff}}$$

Wertigkeit, biologische
Biologische Wertigkeit des Proteins ausgewählter Lebensmittel

Lebensmittel	biologische Wertigkeit
Hühnerei	100
Schweinefleisch	85
Sojaprotein	81
Rindfleisch	80
Geflügel	80
Roggenmehl (82 % Ausmahlung)	78
Kartoffeln	76
Kuhmilch	72
Bohnen	72
Mais	72
Reis	66
Weizenmehl (82 % Ausmahlung)	47
36 % Vollei + 64 % Kartoffeln	136
75 % Milch + 25 % Weizenmehl	125
60 % Vollei + 40 % Soja	124
68 % Vollei + 32 % Weizen	123
76 % Vollei + 24 % Milch	119
51 % Milch + 49 % Kartoffeln	114
88 % Vollei + 12 % Mais	114
52 % Bohnen + 48 % Mais	99

2. Definition für die Ernährung des Menschen: Die b. W. des Proteins von Vollei wird gleich 100 gesetzt; alle anderen Lebensmittelproteine werden in Relation dazu bewertet.

$$\text{biologische Wertigkeit} = \frac{\text{Minimalbedarf an Vollprotein (g/kg KG/Tag)} \times 10}{\text{Minimalbedarf an Testprotein (g/kg KG/Tag)}}$$

Der Minimalbedarf wird experimentell bestimmt. Durch Kombination verschiedener Proteine entsteht ein sog. Aufwertungseffekt (Werte über 100 möglich; s. Kartoffel-Ei-Diät). Weitere gute Proteinkombinationen sind z. B. Hülsenfrüchte u. Getreide sowie Getreide u. Milch (s. Tab.).

Wesens|glieder: s. Medizin, anthroposophische (Tab. dort).

WHO: Abk. für **W**orld **H**ealth **O**rganization; 1948 gegründete Sonderbehörde der Vereinten Nationen mit Sitz in Genf, die sich mit internationalen Gesundheitsfragen u. der öffentlichen Gesundheit befasst; **Ziel:** Erreichen des höchstmöglichen Gesundheitsniveaus für alle Menschen der Welt (in der Verfassung der WHO dargelegt); **Aufgabe:** internationale Zusammenarbeit auf dem Gebiet des Gesundheitswesens, insbesondere bei Prävention* u. Bekämpfung von Volkskrankheiten u. Seuchen, Aufklärung, Durchführung von Impfprogrammen sowie die Verbesserung hygienischer Bedingungen für Menschen v. a. in Ländern mit niedrigem medizinischen Versorgungsgrad; **Organisation:** Repräsentanten der 192 WHO-Mitgliedsstaaten bilden die Weltgesundheitsversammlung (World Health Assembly); 6 Regionalbüros der WHO legen eigene, auf die Gesundheitsbedürfnisse ihrer Mitgliedsländer abgestimmte Programme fest u. setzen diese gemeinsam mit den Mitgliedsländern um. Bei der WHO existiert eine Abteilung „Traditional Medicine – Department of Essential Drugs and Medicines Policy". Die Auswahl der bisher bearbeiteten u. veröffentlichten **WHO-Monographien** (Arzneipflanzenmonographien) basiert auf Arzneipflanzen, die weltweit in traditionellen Medizinsystemen bei häufig auftretenden Erkrankungen (z. B. Verdauungsbeschwerden, Schlafstörungen od. Atemwegserkrankungen) zum Einsatz kommen. Die Monographien sollen v. a. Entwicklungsländern helfen, nationale Rezepturen zu entwickeln, u. ihnen bei der Regulation der pflanzlichen Arzneimittelmärkte Hilfestellung leisten. Es ist keine Zulassungs- od. Registrierungsbehörde. Vgl. HMPC; ESCOP; Kommission E.

Wickel: hydrotherapeutische Maßnahme mit heißen, temperierten od. kalten nass-feuchten Tüchern (meist aus Leinen), die mit einem Zwischentuch (meist aus Baumwolle) u. einem Wolltuch umwickelt werden; evtl. mit Zusatz von Pflanzenbestandteilen (z. B. Heublumen*, Kamille), Essig od. dünnflüssigen Peloiden (s. Packung); Dauer der Anwendung von kalten W. ca. 20 Min., von wärmestauenden W. 60–90 Min. u. von schweißtreibenden W. 90–120 Min.; nach Abnahme des W. Ruhephase von 1 Std.; **Formen:** je nach betroffenem Körperteil u. a. Arm-*, Bein-*, Brust-*, Fuß-*, Hals-*, Hand-*, Kurz-*, Leber-*, Lenden-*, Unter-* u. Wadenwickel*. Vgl. Hydrotherapie; Kompresse; Leinsamenwickel; Senfwickel.

Wickel|wurz: s. Bergenia crassifolia.

Wiedemann-Kur (Fritz W., Arzt, 1911–1991; Kur*) *f*: syn. kombinierte Serumtherapie; Form der Regenerationstherapie*; besteht aus folgenden Komponenten: **1.** Serumtherapie* mit Organ-Combi-Serum u. Einzelorgansera (8–12 Behandlungen im Abstand von 1–2 Tagen); **2.** Zelltherapie mit vitalen Zellkernsubstanzen (obsolet); **3.** Procainbehandlung mit hochdosierten Vitaminkomplexen (vgl. Aslan-Kur). Wissenschaftlich umstrittenes Verfahren.

Wiesen|arnika: s. Arnica chamissonis.

Wiesen|klee: s. Trifolium pratense.

W

Wiesen|knopf, Großer: s. Sanguisorba officinalis.

Wiesen|küchen|schelle: s. Anemone pratensis.

Wiesen|kuh|schelle: s. Anemone pratensis.

Wiesen|sauer|ampfer: s. Rumex acetosa.

Wiesen|schlüssel|blume: s. Primula veris.

Wild|wasser: wirkstoffarmes Quellwasser*, das weniger Mineralien, Verbindungen u. Elemente enthält als für Heilwasser* vorgeschrieben, dessen Heilwirkung aber als Erfahrungswert anerkannt ist; kalte Quellen (sog. Akratopegen, kälter als 20 °C) werden von Akratothermen (Thermalquelle*, wärmer als 20 °C) unterschieden. **Anwendung:** in der Rekonvaleszenz, bei schmerzhaften u. muskulären Bewegungsstörungen.

Wind: äußerer krankheitsauslösender Faktor in der Chinesischen Medizin*; typische Krankheitszeichen sind unvermutet auftretende Beschwerden, evtl. in der Folge von Zuglufteinwirkung. W. kann in Kombination mit anderen Krankheitszeichen auftreten: **1. Wind-Feuchtigkeit:** Krankheitszeichen des W. in Kombination mit Schwellungen u. Schweregefühl; **2. Wind-Hitze:** Krankheitszeichen des W. in Kombination mit Entzündungszeichen u. Temperaturerhöhung; **3. Wind-Kälte:** Krankheitszeichen des W., die durch Erkältung, Verkühlung od. Erfrierung ausgelöst sind od. durch Kälte verschlimmert u. Wärme gebessert werden; **4. Wind-Schleim:** Krankheitszeichen des W. in Kombination mit nur geringer Abneigung gegen Kälte u. leichtem Fieber, ggf. schmierigem Schweiß u. mehrlicher Verschleimung der Atemwege als prägnantestem Aspekt.

Winter|de|pression (Depression*) *f*: syn. saisonal-affektive Störung*.

Winter|linde: s. Tilia.

Wirbel|säulen|beschwerden: Sammelbez. für Funktionsstörungen der Wirbelsäule; **Ursache:** am häufigsten altersbedingte Degeneration (in der 5. Dekade bei ca. 60 % der Frauen u. 80 % der Männer), selten Differenzierungsstörungen der Bandscheiben- u. Wirbelanlagen (Wirbelanomalien) sowie lokale od. allg. Erkrankungen unterschiedlicher Ätiologie u. Pathogenese (z. B. Entzündung od. Neoplasie); **Therapie:** u. a. **1.** Phytotherapie: u. a. Capsicum* (lokal), Harpagophytum* procumbens, Salix*; **2.** Hydrotherapie: u. a. Bewegungsbad*, Blitzguss*, Rückenguss*; **3.** Akupunktur*, Moxibustion*, Gua*-Sha (lokal) nach den Vorgaben der Chinesischen Medizin; **4.** Thermotherapie: Fango*, Moor*, Ingwerauflage, künstliche Hyperthermie*; **5.** Manuelle Medizin*, Osteopathie*, Periostmassage*, Physiotherapie*, Schlingentisch; **6.** Alexander*-Technik, Feldenkrais*-Methode, Tai*-Ji-Quan, Yoga*; **7.** ausleitende Verfahren: Cantharidinpflaster*, Hirudo* medicinalis, Saugmassage*, Schröpfen*; **8.** Bewegungstherapie*. Vgl. Ischialgie.

Wirk|stoff: laut Arzneimittelgesetz* ein Stoff, der dazu bestimmt ist, bei der Herstellung von Arzneimitteln* als arzneilich wirksamer Bestandteil verwendet zu werden; vgl. Heilmittel.

Wirkungs|dauer: in der Homöopathie* Bez. für das Anhalten einer Arzneimittelwirkung; das Konzept einer festen u. arzneimittelspezifischen W. wurde aufgegeben, da sie zu stark variiert; als Faustregeln dienen: **1.** Die W. entspricht der Akuität/Chronizität des Falles; je schneller od. dramatischer der Verlauf einer Erkrankung ist, desto eher ist die Arzneimittelwirkung erschöpft u. desto häufiger muss die Arzneimittelgabe wiederholt werden. **2.** Je höher die verabreichte Potenz ist, desto länger hält die Wirkung an. **3.** Je stärker allgemeine u. arzneimittelspezifische Stressoren auf den Patienten einwirken (s. Heilungshindernis), desto häufiger muss die Arzneimittelgabe wiederholt werden. Als Orientierung werden D1–D12, C6, C12 ein- bis mehrfach täglich, C30 u. höher alle 4 Wochen u. Q-Potenzen täglich gegeben.

Wirkung, spezifisch-dynamische: veraltete Bez. für nahrungsinduzierte Thermogenese*.

witch doctor (engl. Hexendoktor): Heiler* mit der Aufgabe, Hexen zu entlarven, an Hexerei* erkrankte Menschen zu heilen u. die Gemeinschaft vor den Hexen zu schützen.

Witting-Test *m*: sog. Mesenchymtest; spekulativer serologischer Test zur Krebs(früh)erkennung; die sog. Witting-Reaktion stellt eine Fällungsreaktion im Blutserum dar. **Durchführung:** Das Serum wird mit Elaidinsäure (Isomer der Ölsäure) vorbehandelt u. verdünnt. Nach der Aussalzung einer Globulinfraktion mit dem Salz der Phosphormolybdänsäure erfolgt die Suche nach pathologischen Eiweißen mit spezifischen sog. tumorbedingten Kurvenbildern. Vgl. Takata-Ara-Reaktion; Krebs.

Wolfs|trapp: s. Lycopus.

Wolga|qualle: s. Kombucha.

Woll|blumen: s. Verbascum.

Wünschel|rute: syn. Glücksrute, Wahrsagerute; Anzeigegerät für ortsabhängige Umweltreize, das von Rutengängern zum Auffinden von Reizzonen verwendet wird (radiästhetische Ortung; s. Radiästhesie); in der okkulten Medizin u. zunehmend im Bereich bioinformativer Naturheilverfahren verwendet zur Auffindung von sog. Erdstrahlen*, über dem menschlichen Körper zur Erkennung bestimmter Krankheiten, erkrankter Organe od. geeigneter Arzneimittel; wissenschaftlich sind die empirisch beschriebenen Erscheinungen weitgehend unerforscht od. konnten bislang nicht bestätigt werden. Befürworter spekulieren mit Ankoppelungsphänomenen an sog. ultraschwache fernwirkende Felder. **Formen:** **1.** klassische V-Form (zugeschnittene Astgabel); heute meist aus Plastikmaterial od. Stahldraht; waagerechte Drehachse; **2.** Vertikalrute mit vertikaler Drehachse; **3.** Lecher-Rute; **4.** Winkelrute. Nach radiästhetischen Schulen wird das Rutenphänomen durch folgende Bedingungen ausgelöst: unterirdische Wasserführungen, Brüche u. Verwerfungen, elektromagnetische Felder, sog. Reizstreifen*. Vgl. Geopathie.

Wunde: Unterbrechung des Zusammenhangs von Körpergeweben mit od. ohne Substanzverlust; **Formen:** **1. akute** W.: **a)** mechanische W. durch äußere Gewalt, v. a. als Schnitt- u. Stichwunde, Platz-, Riss- u. Schürfwunde, Kratz- u. Bisswunde u. als Schusswunde; **b)** thermische W. durch Hitze (Verbrennung*) od. Kälte (Erfrierung); **c)** strahlenbedingte W. durch Ultraviolettstrahlung od. ionisierende Strahlung; **d)** chemische W., v. a. durch Verätzung; **2. chronische** W.: u. a. **a)** periphere arterielle Verschlusskrankheit im Stadium IV: durch Ischämie bedingte W. u. a. mit Gangrän, Ulcus cruris arteriosum; **b)** Dekubitus; **c)** Ulcus cruris*; **Therapie:** u. a. **1.** Phytotherapie: **a)** (med.) u. a. Calendula* officinalis, Capsella* bursa-pastoris, Commiphora* molmol, Echinacea* purpurea, Equisetum* arvense, Hamamelis* virginiana, Hypericum* perforatum, Myroxylon* balsamum, Populus*; **b)** (traditionell) u. a. Avena* sativa; **c)** (volkstümlich) u. a. Achillea* millefolium, Aloe*, Anagallis* arvensis, Artemisia* annua, Carlina* acaulis, Cetraria* islandica, Chionanthus* virginicus, Cinnamomum* camphora, Cocos* nucifera, Corydalis* cava, Cyclanthera* pedata, Drosera*, Echinacea* angustifolia, Eriodictyon* californicum, Fraxinus* excelsior, Glechoma* hederacea, Grindelia*, Honig*, Lycopodium* clavatum, Marrubium* vulgare, Nepeta* cataria, Ocimum* basilicum, Origanum* vulgare, Pimpinella* major, Plantago* major, Stellaria* media, Symphytum* x uplandicum, Ulmus* minor; **2.** Homöopathie: u. a. Calendula officinalis, Delphinium* staphisagria, Hypericum perforatum, Rhus* radicans; **3.** Silbernitrat*; **4.** Bernard*-Ströme, niederfrequenter Ultraschall*; **5.** Infrarotlaser*, Neuraltherapie*, ozonisiertes Wasser*; **6.** energetisch niedrige Lasertherapie*.

Wunder|heilung: Heilung, die als übernatürliches, nicht rational erklärbares od. sogar naturwissenschaftlichen Erkenntnissen widersprechendes Ereignis geschieht; z. B. durch Handauflegen* od. durch das Aufsuchen eines Wallfahrtsorts.

Wund|klee: s. Anthyllis vulneraria.

Wurm|erkrankung: Helminthiasis; durch parasitäre Würmer (Helminthes) verursachte Erkrankung; **Formen:** z. B. Askariasis, Echinokokkose, Enterobiasis, Filariosen, Onchozerkose, Taeniasis, Trichinose; **Therapie:** u. a. **1.** Phytotherapie: (volkstümlich) u. a. Acalypha* indica, Aloe*, Azadirachta* indica, Cinnamomum* verum, Curcuma* longa, Quassia* amara, Zanthoxylum* piperitum; **2.** Homöopathie: u. a. Artemisia* cina, Artemisia* vulgaris; **3.** Ayurveda: u. a. Azadirachta indica, Calotropis* gigantea, Picrorhiza* kurroa.

Wurm|samen: s. Artemisia cina.

Wu-Wei-Zi: s. Schisandrae fructus.

Wu-Zhu-Yu: s. Evodiae fructus.

Wyethia helenioides (DC.) Nutt. *f*: Pflanze aus der Familie der Asteraceae (Korbblütler); **Arzneidroge:** frische unterirdische Teile (Wyethiae rhizoma); **Homöopathie:** Anwendung entsprechend dem homöopathischen Arzneimittelbild, z. B. bei Entzündungen der oberen Atemwege, Verdauungsinsuffizienz, Neuralgie.

X

Xanth|oxylum fraxini|folium *n*: s. Zanthoxylum fraxineum.

Xeno|biotika (gr. ξένος fremd; βιοτικός lebendig, lebensfähig) *n pl*: **1.** Substanzen, die den Körper zu Abwehrreaktionen veranlassen (z. B. Antigene, Toxine); **2.** für ein ökologisches System fremde Substanzen, z. B. die Umwelt verunreinigende Stoffe; vgl. Ökologie.

Xia-Ku-Cao: s. Prunellae spica.

Xi-Yang-Shen: s. Panacis quinquefolii radix.

Xue *n*: in der Traditionellen Chinesischen Medizin* Bez. für das Blut, dessen Entstehung auf die Funktionen von Milz u. Magen (Verdauung) zurückgeführt wird; durch die Nahrungsessenz wird im Mittleren Erwärmer (s. Drei Erwärmer; Syndromdiagnostik, chinesische) Blut aus der Nahrungsessenz Jing* gebildet; durch die Lungen kommt das Qi* (Atemluft, Sauerstoff) hinzu, so dass arterialisiertes Blut entsteht, das Nährstoffe enthält. Dieses sog. Ernährungs-Qi fließt in Herz u. Blutgefäße, über die es den ganzen Organismus ernährt; aus Blut entstehen auch die Körpersäfte (s. Jin-Ye). Das Blut steht mit dem Qi in engem Zusammenhang: das sog. Qi-Xue od. Xue-Qi (mit dem Sauerstoff der Luft aktiviertes, zirkulierendes Blut) fließt in den Blutgefäßen (Jing-Mai, Xue-Mai). Blut ist in der Chinesischen Medizin eine ernährende Substanz; es nährt das Shen*, Muskeln, Sehnen u. Nägel, Augen u. Uterus. Gesundes Blut sollte i. S. der Chinesischen Medizin fließen; sonst entstehen Blut*-Stasen.

Xue-Ebene: syn. Blut-Ebene; in der Chinesischen Medizin* Bez. für das vierte Stadium einer Infektionserkrankung; typische Symptome sind hohes Fieber, Bewusstseinsstörungen, Hautausschläge u. Blutungen bei disseminierter intravasaler Koagulation. Vgl. Wei-Ebene; Qi-Ebene; Ying-Ebene.

Xysmalobium undulatum (L.) R. Brown *n*: Uzara; milchsaftführende Staude aus der Familie der Apocynaceae (Immergrüngewächse); **Arzneidroge:** unterirdische Teile 2- bis 3-jähriger Pflanzen (Uzarae radix, Uzarawurzel); Monographie: Kommission E; **Inhaltsstoffe:** Cardenolidglykoside (Uzarin, Xysmalorin u. a.), Gerbstoffe, Flavonoide; **Wirkung:** motilitätshemmend, spasmolytisch, digitalisartige Herzwirkung; **Verwendung:** Drogenauszüge mit Ethanol/Wassergemischen od. Trockenextrakte, hergestellt aus Methanol/Wasser-Gemischen, zum Einnehmen; (med.) bei unspezifischen, akuten Durchfallerkrankungen (Kommission E); **Dosierung:** Erwachsene: initiale Einzeldosis entsprechend 1 g Droge bzw. 75 mg Gesamtglykoside, Tagesdosis entsprechend 45–90 mg Gesamtglykoside berechnet als Uzarin; **Nebenwirkungen:** keine bekannt; **Kontraindikation:** gleichzeitige Therapie mit herzwirksamen Glykosiden; **Wechselwirkung:** Verstärkung der Wirkung von Digitalis; **Homöopathie:** Verwendung der getrockneten Wurzeln entsprechend dem homöopathischen Arzneimittelbild, z. B. bei Krämpfen des Magen-Darm-Trakts, des Uterus, bei Uterusschmerzen.

Y

Yams: s. Dioscorea opposita.

Yams, Zottiger: s. Dioscorea villosa.

Yang-Chun-Sha: s. Amomi fructus.

Yang-Leere: syn. Yang-Erschöpfung; Krankheitskonzept der Chinesischen Medizin*; typisches Krankheitszeichen sind Erschöpfungszustände, die mit Kraftlosigkeit, verminderter Leistungsfähigkeit, Antriebslosigkeit, chronischer Kälteempfindlichkeit u. häufig mit depressiven Symptomen einhergehen. Vgl. Leere; Aconiti lateralis praeparata radix; Ginseng radix; Zingiberis rhizoma.

Yạntra (yantra, Sanskrit Instrument, Stütze) *n*: s. Tantra.

Yi-Mu-Cao: s. Leonuri herba.

Yin-Chai-Hu: s. Stellariae radix.

Ying-Ebene: syn. Ebene der ernährenden Einflüsse; in der Chinesischen Medizin* Bez. für das dritte Stadium einer Infektionserkrankung; typische Symptome sind Exsikkose, Erschöpfung u. Niedergeschlagenheit. Vgl. Wei-Ebene; Qi-Ebene; Xue-Ebene.

Yin-Leere: syn. Erschöpfungshitze, Leere-Hitze; Krankheitskonzept der Chinesischen Medizin*; typisches Krankheitszeichen sind Erschöpfungszustände, die mit Unruhezuständen, Hitzewallungen, Schlaflosigkeit, Nachtschweiß, Reizbarkeit u. Symptomen der Trockenheit* einhergehen. Vgl. Hitze; Leere; Herz-Leere; Leber-Leere; Lungen-Leere; Nieren-Leere; Anemarrhenae rhizoma; Artemisiae annuae herba; Asparagi radix; Ecliptae herba; Eucommiae cortex; Ligustri lucidi fructus; Lycii radicis cortex; Moutan cortex radicis; Panacis quinquefolii radix; Phellodendri cortex; Rehmanniae radix; Stellariae radix; Tritici levis fructus.

Yin-Yang-Lehre *f*: duales Entsprechungssystem der antiken chinesischen Naturphilosophie; ursprünglich bezeichnet Yang die Sonnenseite u. Yin die Schattenseite eines Hügels. An einem Betrachtungsobjekt werden Yin u. Yang als sich ergänzende, polar-gegensätzliche Aspekte beschrieben; z. B. gibt es an einem Tisch oben u. unten, an einem Gefäß innen u. außen, an einem Tag hellen Tag u. dunkle Nacht, unter den Menschen Männer u. Frauen (s. Tab.; s. Abb.). Die Einteilung von Phänomenen nach dem Prinzip von Yin u. Yang folgt 4 Grundsätzen: **1.** einander ausschließende Gegensätzlichkeit; Beispiel: Etwas kann nicht gleichzeitig innen u. außen sein. **2.** gegenseitige Bezogenheit u. Bedingtheit; Beispiel: Einem Oben muss ein Unten gegenüberstehen; die Festlegung der Grenze für das Oben bestimmt automatisch auch die Grenze für das Unten. **3.** gegenseitige Zügelung innerhalb eines Gleichgewichts; Beispiel: Wärme u. Kälte in einem Organismus müssen sich gegenseitig im Zaum halten, um die vorgegebene Körpertemperatur zu erreichen; es handelt sich also um ein kybernetisches Konzept mit 2 antago-

Yin-Yang-Lehre
Einteilung nach Yin und Yang

Yin	Yang
dunkel	hell
Schatten	Sonne
Nacht	Tag
Ruhe	Aktivität
Erde	Himmel
Mond	Sonne
unten	oben
innen	außen
Kühlung	Erwärmung

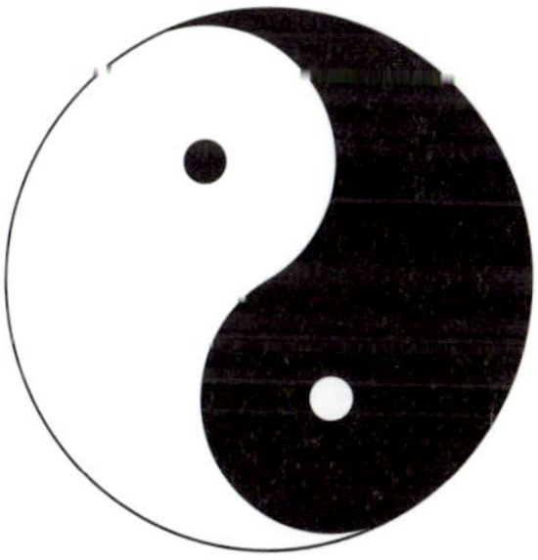

Yin-Yang-Lehre: Symbol von Yin u. Yang

nistischen Richtgrößen. **4.** gegenseitige Verwandlung; Beispiel: Der Tag geht in die Nacht über u. die Nacht wieder in den Tag. Innerhalb der Physiologie des menschlichen Organismus bezeichnet Yin die Lebenssäfte u. die mit Regeneration u. Kühlung assoziierten Manifestationen (Entspannungs- u. Ruhephasen, Kühlung durch Schweißabsonderung u. Perspiratio insensibilis), Yang die Lebenskräfte, Antriebe u. alle mit Wärme assoziierten Manifestationen (Verbrennungswärme aus den Zellen, menschliche Wärme aus der Flamme des Interesses). Die Therapie von Erkrankungen zielt v. a. darauf ab, die Harmonie von Yin u. Yang wiederherzustellen, indem die Yin-Yang-Lehre z. B. als Basis für die Anwendung von Arzneimitteln* der Chinesischen Medizin od. von Akupunktur* genommen wird. Bei völliger Trennung von Yin u. Yang hört die Aktivität des menschlichen Lebens auf u. der Tod tritt ein.

Yi-Yi-Ren: s. Coicis semen.

Yoga (Sanskrit Versenkung, Kontemplation) *m*: aus Indien stammende Lehre zur Erreichung befreiender Erlösung (Kaivalya); ursprünglich allg. Bez. für „das Streben, vermittels systematischer Schulung des Körpers u. Geistes auf dem Weg innerer Sammlung durch unmittelbares Schauen u. Erleben die erlösende Erkenntnis od. die Erlösung selbst zu erlangen"; in diesem Sinne wurde Y. von verschiedenen religiösen Systemen (z. B. Buddhismus, verschiedene hinduistische Richtungen) als praktischer Erlösungsweg entwickelt. Die Praxis des Y. gehört im indischen u. tibetischen Kulturraum auch zu den Selbsthilfe-Praktiken i. R. von Prävention u. Therapie (s. Therapie der Tibetischen Medizin). Einen wichtigen Meilenstein in der historischen Entwicklung des Y. bildet das etwa im 2. Jahrhundert n. Chr. entstandene Yogasūtra („Leitfaden des Yoga"), welches den Yoga philosophisch begründet u. dessen Verfasser Patañjali sein soll. Danach gehören zum achtgliedrigen Y. (Aṣṭāṅga-Y.) bzw. zum sog. **achtgliedrigen Pfad:** **1.** Bändigung (Yama) u. **2.** Zucht (Niyama) mit moralischen u. religiösen Geboten (z. B. Gebote der Gewaltlosigkeit, Gebot der Wahrhaftigkeit sowie Gebot, nicht zu stehlen); **3.** Körperübungen (Āsana*); **4.** Atemübungen (Prāṇāyāma*); **5.** Zurückziehen der Sinne bzw. Abwenden der Aufmerksamkeit von der sinnlichen Wahrnehmung (Pratyāhāra); **6.** innere Sammlung bzw. Konzentrationsübungen (Dhāraṇā); **7.** innere Betrachtung bzw. konzentrierte Versenkung (Dhyāna); **8.** die höchste Versenkung (Samādhi). Über das Yogasūtra hinaus gibt es eine reichhaltige Literatur, die neben den Kommentaren zum Yogasūtra auch eigenständige Texte zu besonderen Formen des Yoga umfasst, wie z. B. die wahrscheinlich im 15./16. Jahrhundert entstandene Haṭha-yoga-pradīpikā („Leuchte des Hatha-Yoga"). Im Laufe der Jahrhunderte bildeten sich weitere **Ausprägungen** des Y. aus u. es wurden u. a. auch folgende Lehren als Y. bezeichnet: **1.** Haṭha-Y.: Y. der körperlichen Anstrengung; besondere Betonung körperlicher Übungen; **2.** Jñāna-Y.: Erkenntnis-Y.; Betonung der geistigen Arbeit u. des Erkenntnisprozesses; **3.** Bhakti-Y.: Y. der liebenden Hingabe; Betonung der liebevollen Hingabe an das göttliche Wesen; **4.** Karma-Y.: Y. der Handlung; Betonung der Arbeit u. des sozialen Engagements; **5.** Rāja-Y.: königlicher Y.; Versuch, die genannten Tendenzen harmonisch miteinander zu verbinden; z. T. auch als Bezeichnung für den oben genannten achtgliedrigen Y. verwendet. Seit Beginn des 20. Jahrhunderts wird Y. als Verfahren zur Erhaltung od. Wiederherstellung der Gesundheit systematisch angewendet u. erforscht. Vgl. Yoga-Chikitsa.

Yoga-Chikitsa (↑; cikitsā, Sanskrit Behandlung) *f*: zu therapeutischen Zwecken eingesetzte Elemente des Yoga*; angewendet werden insbesondere **1.** die Reinigungspraktiken (Shuddhi-kriyā): Methoden der Reinigung der Augen, der Nasenhöhlen, der Atemwege, des Magens, des Darms u. des Enddarms; **2.** die Körperübungen (Āsana*): wirken konstitutionell ausgleichend u. gewebekräftigend u. sind im Westen insbesondere durch den Hatha-Yoga bekannt geworden; **3.** verschiedene Atemübungen (Prāṇāyāma*): führen zur Verbesserung des Stoffwechsels u. zur Anregung der Selbstheilungskräfte. Vgl. Medizin, traditionelle indische.

Yohimbe *f*: s. Pausinystalia johimbe.

Yohimbin *n*: Alkaloid aus der Rinde von Pausinystalia* johimbe; Sympatholytikum; **Wirkung:** gefäßerweiternd u. blutdrucksenkend; **Verwendung:** bei Angst-, Spannungs- u. Erschöpfungszuständen, Schlafstörungen, Somatisierungsstörung*; angeblich auch Aphrodisiakum (Erweiterung der Blutgefäße des Penis sowie Erregbarkeitssteigerung der spinalen Zentren der Genitalorgane); **Nebenwirkungen:** bei höheren Dosen Erregungszustände, Krämpfe, Tremor, Schlaflosigkeit, Angst, Tachykardie, Übelkeit, Erbrechen; **Kontraindikation:** Leber- u. Nierenerkrankungen, Hypotonie, chronische Herzerkrankungen; **Wechselwirkung:** mit Psychopharmaka*.

Ysop: s. Hyssopus officinalis.

Yu-Jin: s. Curcumae radix.

Yu-Li-Ren: s. Pruni semen.

Yunani-Medizin (lat. ars medicina ärztliche Kunst) *f*: s. Unani-Medizin.

Yu-Xing-Cao: s. Houttuyniae herba.

Z

Zäpfchen: s. Suppositorium.

Zahn|schmerz|wurzel: s. Anacyclus x officinarum.

Zahn|stocher|kraut *n*: s. Ammi visnaga.

Zahn|weh|holz: s. Zanthoxylum fraxineum.

Zang-Organe *n pl*: s. Fünf Speicherorgane.

Zanth|oxylum fraxineum Willd. *n*: Zanthoxylum americanum Mill., Xanthoxylum fraxinifolium; Zahnwehholz; bis zu 6 m hoher Baum od. Strauch aus der Familie der Rutaceae (Rautengewächse); **Arzneidroge:** Rinde (Cortex Zanthoxyli, Gelbholzrinde); Früchte (Fructus Zanthoxyli, Zanthoxylum-fraxineum-Früchte); **Inhaltsstoffe:** Rinde: Pyranocumarine wie Alloxanthoxyletin, Xanthoxyletin; Benzylisochinolinalkaloide wie Chelerythrin; Phenylethylamin wie Candicin; Früchte: Cumarine wie Imperatorin, Psoralen, Xanthotoxin u. a.; **Verwendung:** (volkstümlich) die Rinde bei den Indianern Nordamerikas z. B. zur Behandlung bei Erkrankungen des rheumatischen Formenkreises, Geschwüren, Diarrhö, die Früchte z. B. als Tinktur bei Magen-Darm-Infektionen; von den Menomini-Indianern wurde ein Dekokt zur Wundbehandlung u. gegen Erkältungskrankheiten eingesetzt. **Dosierung:** keine bekannt; **Nebenwirkungen:** keine bekannt; **Kontraindikation:** keine bekannt; **Wechselwirkung:** keine bekannt; **Homöopathie:** Verwendung der getrockneten Rinde entsprechend dem homöopathischen Arzneimittelbild, z. B. bei Dysmenorrhö, Schmerzen der Ovarien, Neuralgie.

Zanth|oxylum piperitum (L.) DC. *n*: Fragaria piperita L.; Japanischer Pfeffer; kleiner, laubwerfender, stark bedornter Baum aus der Familie der Rutaceae (Rautengewächse); **Arzneidroge:** Fruchtwand der reifen Früchte (Zanthoxyli pericarpium, Zanthoxylum-piperitum-Perikarp, Szechuan-Pfeffer); **Inhaltsstoffe:** ca. 2 % ätherisches Öl (Japanisches Pfefferöl) mit Citral, Citronellal, 1,8-Cineol, Dipenten, Geraniol u. Linalool, ferner 0,3–0,4 % Säureamide (z. B. α-Sanshoöl, γ-Sanshoöl, Hydroxy-α-Sanshoöl); **Wirkung:** antimikrobiell, durchblutungsfördernd; **Verwendung:** (volkstümlich) in Südostasien z. B. bei Wurmbefall, Diarrhö, Magen-Darm-Infektionen, dyspeptischen Beschwerden; **Dosierung:** keine bekannt; **Nebenwirkungen:** keine bekannt; **Kontraindikation:** keine bekannt; **Wechselwirkung:** keine bekannt.

Zauber|nuss, Virginische: s. Hamamelis virginiana.

Zaun|rübe: s. Bryonia.

Zazen *n*: syn. Zen*-Meditation.

Zea mays L. *f*: Mais; einjährige Pflanze aus der Familie der Poaceae (Süßgräser); **Arzneidroge:** zur Blütezeit vor der Bestäubung gesammelte u. getrocknete Griffel der weiblichen Blüten (Maydis stigma, Maisgriffel, Maishaar); **Inhaltsstoffe:** ca. 2 % fettes Öl mit Linolsäure, Tannine, Cryptoxanthin (Vitamin-A-Aktivität), Vitamin K; **Wirkung:** adstringierend; **Verwendung:** zerkleinerte Droge, Teeaufguss, Tinktur (1 : 5 in 25 %igem Alkohol) zur innerlichen Anwendung; (volkstümlich) als harntreibendes Mittel bei akuten u. chronischen Entzündungen der ableitenden Harnwege, Prostatitis, rheumatischen Beschwerden, Gicht; **Dosierung:** 4–8 g Droge 3-mal täglich, als Teeaufguss 0,5 g in 150 ml kochendem Wasser mehrmals täglich, Tinktur 5–15 ml 3-mal täglich; **Nebenwirkungen:** bei Langzeitanwendung Hypokaliämie möglich, bei Überdosierung Blutdruckabfall u. Blutzuckersenkung möglich; **Kontraindikation:** Behandlung mit Antikoagulanzien u. Arzneimitteln, die zu Kaliumverlust führen; Schwangerschaft u. Stillzeit (hohe Dosierungen); **Wechselwirkung:** Abschwächung der Wirkung von Antikoagulanzien, Verstärkung der Wirkung von Arzneimitteln, die zu Kaliumverlust führen (z. B. Diuretika, Glukokortikoide); **Homöopathie:** (Stigmata maydis) Verwendung der Narben u. Griffel von Zea mays entsprechend dem homöopathischen Arzneimittelbild, z. B. bei Entzündungen der Harnwege, Nephrolithiasis, Ödemen, trockenen Hautausschlägen.

Zedoariae rhizoma *f*: s. Curcuma zedoaria.

Zeit|modalität (lat. modus Art, Weise) *f*: in der Homöopathie* Bez. für den Einfluss gleichbleibender Tageszeiten auf die Besserung od. Verschlimmerung eines Symptoms; die Einnahme eines Arzneimittels zur typischen allgemeinen Verschlimmerungszeit soll bei chronischen Fällen eine günstigere Reaktion zur Folge haben. Zu dieser Zeit soll die arzneimittelspezifische Reaktionslage des Organismus besonders ausgeprägt sein u. die Intensivierung des Patientenzustands kurzfristig die Dynamik des Falles weiter zum Akuten verschieben, so dass das Arzneimittel auf entsprechend hohe Resonanz zu einem auch generell reaktiveren Organismus trifft. Vgl. Modalität; Periodizität.

Zellen|bad (lat. cella Kammer, Raum): syn. Vierzellenbad; Form des Elektrobads*; hydrotherapeutische Maßnahme, bei der Arme u. Beine in galvanisch getrennten Wannen gebadet werden (s. Galvanisation), so dass der Gleichstrom von einer Extremität in die andere durch den Körper fließt; **Anwendung:** bei Erkrankungen* des rheumatischen Formenkreises u. vegetativen Störungen; **Kontraindikation:** Herzschrittmacher, Metallendoprothesen.

Zen-Meditation (lat. meditari nachdenken, auf etwas sinnen) *f*: syn. Zazen; aus dem japanischen Zen-Buddhismus stammende Form der Meditation*; **Ziel:** (nach Stangl, 1992) **1.** Entwicklung u. Ausschöpfung der konzentrierten Lebenskraft (Joriki); **2.** Durchdringung des alltäglichen Lebens mit dieser Kraft; **3.** Erkennen u. Schauen des Selbst (Kensho). **Durchführung:** Die Z.-M. wird im Sitzen durchgeführt (Za = sitzen); dabei wird eine bestimmte aufrechte Haltung eingenommen. Während der Meditation soll ein sog. Leermachen der Gedanken eingeübt u. ein sog. absichtsloses Sitzen vollzogen werden, um i. S. einer Selbstverwirklichung das „Tue, was du tust!" zu erreichen. Die Z.-M. findet i. R. der sog. transpersonalen Psychologie z. T. eine wissenschaftliche Aufarbeitung. Umstrittene, da weltanschaulich geprägte Form der Meditation. Vgl. Meditation, transzendentale.

Zerrung: s. Distorsion.

Ze-Xie: s. Alismathis rhizoma.

Zhe-Bei-Mu: s. Fritillariae bulbus.

Zhi-Mu: s. Anemarrhenae rhizoma.

Zichorie: s. Cichorium intybus.

Zi-Hua-Di-Ding: s. Violae herba.

Zilgrei-Methode *f*: von dem Chiropraktiker G. **Grei**ssing u. seiner Patientin Frau **Zil**lo entwickeltes Verfahren, das eine kombinierte Atmungs- u. Haltungsbehandlung darstellt u. aus Elementen der klassischen Manuellen Medizin*, der Atem- u. Bewegungstherapie sowie des Yoga* besteht; **Prinzip:** Zur Methode gehört z. B. das Prinzip der Gegenrichtung, d. h., durch Selbstuntersuchung wird festgestellt, in welcher Bewegungsrichtung der Schmerz od. die Beschwerden auftreten, um dann in der Gegenposition die entlastende Selbstbehandlung durchzuführen. Darüber hinaus wird ein energieaufbauendes (sog. dynamogenes) Atmen erlernt, das als tiefe Zwerchfellatmung ein Element des Yoga darstellt. **Anwendung:** bei Schmerzen sowie bei orthopädischen u. psychosomatischen Erkrankungen; **Kontraindikation:** Bewegungsunfähigkeit u. Zustände, bei denen eine normale Bauchatmung gefährlich wäre. Wissenschaftlich umstrittenes Verfahren.

Zimt: s. Cinnamomum verum; Cinnamomum aromaticum.

Zingiberis rhizoma *n*: **1.** Rhizoma Zingiberis; chin. Gan-Jiang; Droge der Chinesischen Medizin* u. des Ayurveda*; Wurzelstock von Zingiber* officinale Rosc. aus der Familie der Zingiberaceae (Ingwergewächse); **Eigenschaften:** in der Chinesischen Medizin: scharf, heiß, kehrt in Milz, Magen, Herz u. Lunge ein; **Wirkung:** in der Chinesischen Medizin: wärmt die Mitte, zerstreut Kälte*, holt das Yang zurück, macht die Gefäße durchgängig, wärmt die Lunge u. löst Schleim* auf; **Anwendung:** **a)** in der Chinesischen Medizin bei Kälte von Milz u. Magen (s. Magen-Kälte), bei stärkster Yang*-Leere, bei Schmerzen aufgrund von Kälte; **b)** im Ayurveda u. a. zur Appetitanregung, zur Förderung der Verdauungs- u. Stoffwechselprozesse, bei Erkältung u. Atemwegserkrankungen, chronischen rheumatischen Beschwerden; **2.** s. Zingiber officinale.

Zingiber officinale Rosc. *n*: Amomum zingiber L.; Ingwer; ausdauernde Staude aus der Familie der Zingiberaceae (Ingwergewächse); s. Abb.; **Arzneidroge:** teilweise od. ganz vom Kork befreiter, getrockneter Wurzelstock (Zingiberis rhizoma, Ingwerwurzelstock); Monographie: ESCOP, WHO, Kommission E; **Inhaltsstoffe:** 1–3 % ätherisches Öl (mit Citral, Neral, Zingiberen, Zingiberol), nichtflüchtige Scharfstoffe (Gingerole, Shoagole); **Wirkung:** antimikrobiell, antientzündlich, choleretisch, antiemetisch, spasmolytisch, Förderung der Speichel- u. Magensaftsekretion, cholagog, Steigerung von Tonus u. Peristaltik des Darms; **Verwendung:** zerkleinerte Droge u. Trockenextrakte für Infuse sowie andere galenische Zubereitungen zum Einnehmen; **1.** (med.) bei dyspeptischen Beschwerden, zur Verhütung der Symptome der Reisekrankheit, bei Appetitlosigkeit sowie als postoperatives Antiemetikum (ESCOP, Kommission E); **2.** in der Chinesischen Medizin u. im Ayurveda: s. Zingiberis rhizoma; **3.** sonstige Verwendung als Gewürz; **Dosierung:** bei Reisekrankheit 0,5 g vor Reiseantritt, alle 4 Stunden weitere 0,5 g als Fertigarzneimittel; bei dyspeptischen Beschwerden als Teeaufguss (1,5 g pro Tasse Wasser) od. Tinktur (20–30 Tropfen) 30 Min. vor dem Essen; Tagesdosis 2–4 g Droge; **Nebenwirkungen:** keine bekannt; **Kontraindikation:** Schwangerschaftserbrechen; **Wechselwirkung:** keine bekannt; **Homöopathie:** Verwendung des vom Kork

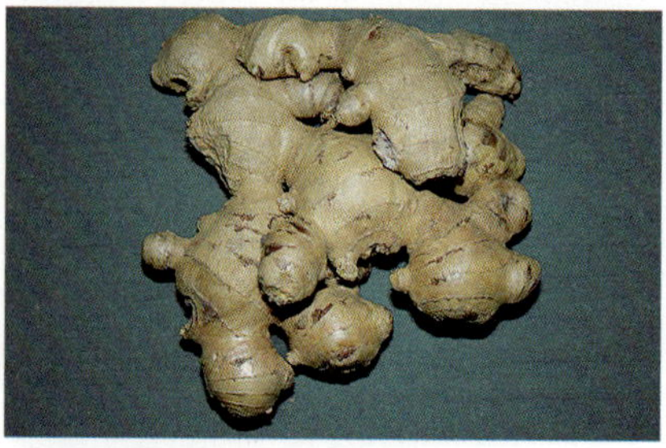

Zingiber officinale: Ingwerwurzelstock [5]

befreiten, getrockneten Wurzelstocks (mindestens 1,5 % ätherisches Öl) entsprechend dem homöopathischen Arzneimittelbild, z. B. bei Verdauungsstörungen, Diarrhö, Entzündungen der Atemwege.

Zink: chemisches Element, Symbol Zn, OZ 30, rel. Atommasse 65,38; an der Luft oxidierbares, zur Zinkgruppe gehörendes, 2-wertiges, unedles Schwermetall; essentielles Spurenelement*; **biochemische Funktion:** essentieller Bestandteil von Enzymen (z. B. Carboanhydrase, Pankreascarboxypeptidase, Glutamatdehydrogenase); Stabilisator der Zellmembranen; Aktivator von Enzymen (z. B. Arginase, Enolase, Peptidasen); Bestandteil DNA-bindender Proteine; wichtig für die Bildung der Insulinspeicherform in den B-Zellen des Pankreas; diskutiert wird die Beteiligung von Z. am Metabolismus verschiedener Hormone (Insulin, Wachstums- u. Sexualhormone), am Erhalt des lymphoiden Gewebes u. Thymus (Bereitstellung von T-Lymphozyten) sowie am Schutz bestimmter Moleküle vor oxidativen u./od. peroxidativen Schäden. **Vorkommen in Nahrungsmitteln:** in Innereien, Muskelfleisch, Milchprodukten, Fisch (z. B. Flussaal, Sprotte), Garnelen, Austern, Vollkorngetreide u. Hülsenfrüchten; Bedarf für Erwachsene (D-A-CH 2008): Männer 10 mg/d, Frauen 7 mg/d; **Mangelerscheinungen:** Wachstums-, Geschmacks- u. Wundheilungsstörungen, Dermatitis, Exanthem, erhöhte Krankheitsanfälligkeit, verschlechterte Glukosetoleranz, Appetitlosigkeit, mentale Lethargie u. andere psychische Störungen durch Malabsorptionsstörungen, Alkoholkrankheit, großflächige Verbrennungen, parenterale Ernährung, Akrodermatitis enteropathica; alimentär selten (Risikogruppen sind Patienten in Krankenhäusern, Bewohner von Altenheimen u. Kinder); **Intoxikation:** Eine hohe Aufnahme an Zinksulfat od. -chlorid kann zu Schleimhautreizungen, gastrointestinalen Störungen u. Erbrechen führen; Anreicherung in der Lunge; alimentär nicht bekannt; **Referenzbereich:** 11–17 µmol/l Serum bei normalem Albuminspiegel; **Verwendung:** Zinksalze in der Augenheilkunde, Dermatologie u. Urologie als Adstringenzien u. zur Verbesserung der Wundheilung; **Homöopathie: 1.** Zincum metallicum: Anwendung entsprechend dem homöopathischen Arzneimittelbild, z. B. bei Krämpfen u. Neuralgie, Erkrankungen der Wirbelsäule, des Gehirns u. des Rückenmarks, Erschöpfungs- u. Verstimmungszuständen, Schlafstörungen; **2.** Zincum valerianicum: Anwendung entsprechend dem homöopathischen Arzneimittelbild, z. B. bei nervösen Schlafstörungen mit unruhigen Beinen, Neuralgie.

Zinn: chemisches Element, Symbol Sn (Stannum), OZ 50, rel. Atommasse 118,69; zur Kohlenstoffgruppe gehörendes, 2- u. 4-wertiges, silberweißes Schwermetall; essentielles Spurenelement*; **Vorkommen in Nahrungsmitteln:** in tierischen u. pflanzlichen Lebensmitteln; stark erhöhter Zinngehalt in Nahrungskonserven aus Weißblechdosen mit Zinnüberzug; biochemische Funktion, Bedarf u. Mangelerscheinungen bisher nicht bekannt; **Intoxikation:** Wachstumsstillstand, Anämien; **Verwendung:** in der Anthroposophischen Medizin z. B. zur unterstützenden Behandlung von Erkrankungen* des rheumatischen Formenkreises mit Beteiligung des Knorpelgewebes (vgl. Metalltherapie); **Homöopathie:** (Stannum metallicum) Anwendung entsprechend dem homöopathischen Arzneimittelbild, z. B. bei chronischer Bronchitis, Leberinsuffizienz, Neuralgie, Kolikschmerzen, Erschöpfungs- u. Verstimmungszuständen.

Zinn|kraut: s. Equisetum arvense.

Zirkelung (lat. circulus Kreis): Bez. aus der klassischen Massage* für eine Sonderform der Reibung*, wobei eine kräftige, z. T. unter hohem Druck ausgeführte Massage tiefliegender Gewebe mit kreisenden Bewegungen erfolgt (s. Abb. 1); die Fingerzirkelung wird i. d. R. mit nur 2 Fingern (3. u. 4. Finger) einer od. beider Hände u. mit leicht aufgelegten Fingerkuppen durchgeführt (s. Abb. 2). **Wirkung:** schmerzlindernd, durchblutungsfördernd.

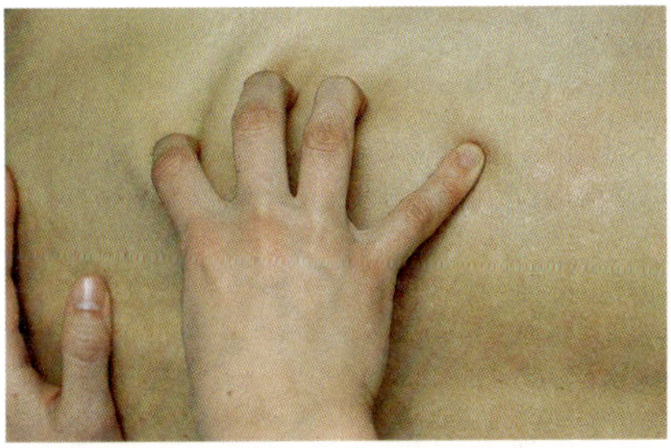

Zirkelung Abb. 1: kreisende Hautverschiebungen [9]

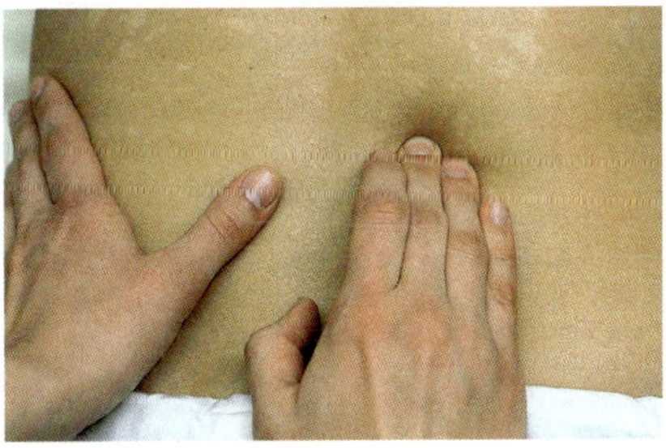

Zirkelung Abb. 2: Fingerzirkelung mit dem 3. u. 4. Finger [9]

Zi-Su-Ye: s. Perillae folium.

Zi-Su-Zi: s. Perillae fructus.

Zitronen|baum: s. Citrus limon.

Zitronen|gras: s. Cymbopogon citratus.

Zitronen|kur (Kur*) *f*: kurmäßige Einnahme von zitronensäurehaltigen Nahrungsmitteln bzw. Zitronensaft; **Anwendung:** zur intrakorporalen Chemolitholyse (v. a. von Calciumphosphatsteinen) bei Nephrolithiasis u. zur Gewichtsreduktion bei Übergewicht* (gleichzeitige Einnahme von Ahornsirup, Cayennepfeffer u. Laxanzien); fragwürdige Diätempfehlung.

Zitronen|melisse *f*: s. Melissa officinalis.

Zitronen|öl: s. Citrus limon.

Zitwer: s. Curcuma zedoaria.

Zitwer|blüten: s. Artemisia cina.

Zivilisations|krankheiten (lat. civilis bürgerlich): Sammelbez. für Erkrankungen, deren Zunahme in allen industrialisierten Staaten gleichermaßen beobachtet wird u. die z. B. durch mangelnde körperliche Aktivität od. Fehlernährung* entstehen; ernährungsabhängige Z. sind z. B. Karies, Parodontose, Erkrankungen des Bewegungsapparats (z. B. Erkrankungen des rheumatischen Formenkreises), Stoffwechselkrankheiten (z. B. Übergewicht, Diabetes mellitus, Leberzirrhose, Cholelithiasis, Nephrolithiasis, Gicht), Erkrankungen der Verdauungsorgane (z. B. Obstipation, Leber-, Gallenblasen-, Bauchspeicheldrüsen- sowie Dünn- u. Dickdarmerkrankungen), Gefäßerkrankungen (z. B. Arteriosklerose, Herzinfarkt, Apoplexie u. Thrombose), mangelnde Infektabwehr u. z. T. auch die Entstehung von Krebs.

Ziziphi spinosae semen *n*: Semen Ziziphi spinosae; chin. Suan-Zao-Ren; Droge der Chinesischen Medizin* u. des Ayurveda*; Samen von Ziziphus jujuba Mill. var. spinosa (Bunge) Hu ex H. F. Chow aus der Familie der Rhamnaceae (Faulbaumgewächse); **Eigenschaften:** in der Chinesischen Medizin: süß, ausgeglichen, kehrt in Herz u. Leber ein; **Wirkung:** in der Chinesischen Medizin: nährt das Herz, mehrt die Leber, befriedet den Geist, vermindert den Schweiß; **Anwendung:** **1.** in der Chinesischen Medizin bei Schlafstörungen u. Palpitationen, bei Schweißregulationsstörungen; **2.** im Ayurveda bei Augenerkrankungen, Brennen, Diarrhö, allg. Schwäche u. Schlaflosigkeit.

Zöliakie (gr. κοιλιακός an der Verdauung leidend) *f*: syn. Heubner-Herter-Krankheit; Gluten induzierte bzw. Gluten sensitive Erkrankung der Dünndarmschleimhaut im Säuglings- u. Kindesalter mit genetischer Disposition; das entsprechende Krankheitsbild beim Erwachsenen wird als **einheimische Sprue** bezeichnet. **Symptome:** mit Beginn der Zufütterung von Getreideprodukten (2. Lebenshalbjahr; s. Beikost) chronisch-rezidivierende Diarrhö* mit Steatorrhö (30–90 % der zugeführten Fettmenge werden wieder ausgeschieden), Unterernährung, Vitamin- u. Eisenmangel usw.; durch die stark gefüllten Darmschlingen ist das Abdomen vorgewölbt. **Ursache:** Das in vielen Getreidearten (Weizen, Roggen, Gerste u. a.) vorkommende Kleberprotein Gluten mit seinen wirksamen (toxischen) Bestandteilen (Kohlenhydratseitenketten der glutamin- u. prolinreichen Gliadinfraktion) induziert eine T-Zell-vermittelte autoimmune Schädigung der Dünndarmschleimhaut. Die Schädigung des Resorptionsepithels führt zu einem Verlust an Verdauungsenzymen u. zu schwersten morphologischen sowie funktionellen Störungen (gestörte Resorption aller Nährstoffe einschließlich Mineralien, Vitaminen u. a.). **Therapie:** glutenfreie Kost auf Kartoffel-, Reis- od. Maisbasis (Besserung z. T. erst nach 4–8 Wochen); **cave:** Unbehandelt bzw. bei Diätfehlern können sog. Zöliakiekrisen mit massiver wässriger Diarrhö u. nachfolgender Exsikkose u. Azidose ausgelöst werden. Bei langjährigem Verlauf besteht erhöhtes Karzinomrisiko. Z. tritt gehäuft mit Diabetes* mellitus Typ 1 auf.

Zucker|krankheit: s. Diabetes mellitus.

Zungen|dia|gnostik (gr. διαγνωστικός fähig zu unterscheiden) *f*: **1.** diagnostisches Verfahren der **Chinesischen Medizin***, bei dem Farbe, Form u. Beschaffenheit der Zunge, Zungenbelag u. Befeuchtungszustand der Zunge inspiziert werden; aus den beobachteten Auffälligkeiten können nach den Theoremen der antiken Chinesischen Medizin Rückschlüsse auf Krankheitsprozesse gezogen werden; z. B. kann eine blasse Zunge auf Blut*-Leere hindeuten, eine rote Zunge auf Hitze*, ein verdickter Zungenbelag auf die Anwesenheit äußerer krankheitsauslösender Faktoren. Die Zunge folgt in gewissem Maße den Vorgaben einer Somatotopie* (s. Abb.). **2.** diagnostisches Verfahren im **Ayurveda***, mit dem Informationen über die individuelle Konstitution u. den aktuellen Zustand des Stoffwechsels gewonnen werden; eine schmale Zunge mit ungleichmäßiger Oberfläche gilt als typisch für die Vāta-Konstitution, eine muskulöse, gut durchblutete Zunge für die Pitta-Konstitution u. eine breite glatte Zunge für die Kapha-Konstitution (s. Konstitutionslehre, ayurvedische, Tab. dort). Morgendlicher Zungenbelag weist auf eine reduzierte Verdauungskraft hin. Vgl. Pulsdiagnostik. **3.** wichtiges diagnostisches Verfahren der **Tibetischen Medizin***; erfolgt über Inspektion von Größe, Form, Farbe, Belag u. Feuchtigkeit der Zunge sowie Auffälligkeiten auf der Zunge nach allg. (humoralen), konstitutionellen u. spezifischen Kennzeichen bzw. Zuordnungen (z. B. Or-

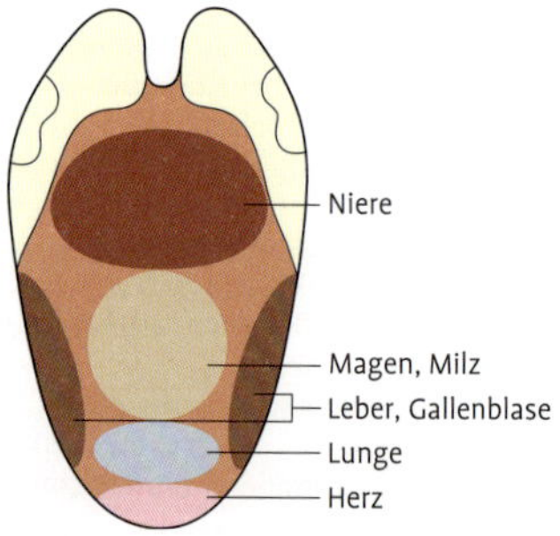

Zungendiagnostik: Zuordnung der Zonen der Zunge zu den inneren Organen in der Chinesischen Medizin

gansysteme) gemäß den Theoremen der Tibetischen Medizin; gibt Hinweise auf Konstitution (s. Konstitutionslehre der Tibetischen Medizin), Verdauungskraft u. entsprechende Krankheitsprozesse. Vgl. Diagnostik der Tibetischen Medizin.

Zusammen|ballungen: Krankheitskonzept der Chinesischen Medizin*; typisches Krankheitszeichen sind Zustände, die auf Schleim-Akkumulation (s. Schleim) zurückzuführen sind u./od. mit Tumorbildung einhergehen. Vgl. Citri reticulatae viride pericarpium; Crataegi fructus; Magnoliae officinalis cortex; Rhei radix et rhizoma.

Zusatz|stoffe: s. Lebensmittelzusatzstoffe.

Zwerg|holunder: s. Sambucus ebulus.

Zwetschge: s. Prunus domestica.

Zwiebel: s. Allium cepa.

Zwölf|finger|darm|geschwür: s. Ulkus, gastroduodenales.

Zystitis (gr. κύστις Blase, Harnblase; -itis*) *f*: Harnblasenentzündung; Entzündung der Harnblasenschleimhaut od. der ganzen Harnblasenwand; **Ursache:** **1.** infektiös; **a)** unspezifische Z.: prädisponierende Faktoren: weibliches Geschlecht (Keimaszension durch kurze Harnröhre; bei älteren Patienten postmenopausal sinkende Östrogenkonzentration u. Urethraostiuminsuffizienz), Schwangerschaft, Diabetes mellitus, Katheterisierung, Geschlechtsverkehr; meist aszendierende Infektion, v. a. gramnegative Stäbchen (Escherichia coli in 80 % der Fälle), auch grampositive Kokken, Mykoplasmen, Ureaplasmen, Hefen, Chlamydien, Viren (meist i. R. systemischer Infektion), seltener deszendierend von Nieren u. oberen ableitenden Harnwegen (z. B. bei Pyelonephritis); **b)** spezifische Z.: bei Tuberkulose (i. R. einer Nierentuberkulose), Schistosomiasis, Syphilis, Gonorrhö u. Mykosen; **2.** radioaktive Strahlung (sog. Strahlenzystitis); **3.** Zytostatika (z. B. Cyclophosphamid); **4.** chronischer Fremdkörperreiz (Katheter); **5.** unklare Genese bei interstitieller Z. (wahrscheinlich Autoimmunerkrankung); **Symptome:** Pollakisurie, Dysurie, Nykturie, Strangurie, Harninkontinenz, retropubischer Druckschmerz; evtl. Fieber, Makrohämaturie; klinische Einteilung in komplizierte u. unkomplizierte Z.; **Therapie:** u. a. **1.** Phytotherapie: **a)** (med.) u. a. Agropyron* repens, Arctostaphylos* uva-ursi, Armoracia* rusticana, Asparagus* officinalis, Betula*, Echinacea* purpurea, Equisetum* arvense, Juniperus* communis, Levisticum* officinale, Ononis* spinosa, Orthosiphon* stamineus, Petroselinum* crispum, Santalum* album, Solidago*, Tropaeolum* majus, Urtica*; **b)** (traditionell) u. a. Ribes* nigrum, Taraxacum* officinale; **c)** (volkstümlich) u. a. Agathosma* betulina, Alcea* rosea, Calluna* vulgaris, Eucalyptus* globulus, Gratiola* officinalis, Herniaria*, Inula* helenium, Nasturtium* officinale, Pulmonaria* officinalis, Rhododendron* chrysanthum, Rhus* aromatica, Rumex* acetosa, Tussilago* farfara, Vaccinium macrocarpon, Vaccinium* vitis-idaea, Veronica* officinalis, Zea* mays; **2.** Propolis*; **3.** Homöopathie: u. a. Anemone* pratensis, Causticum* Hahnemanni, Chondrodendron* tomentosum, Clematis* recta, Polygala* senega, Serenoa* repens, Smilax* regelii, Strychnos* nux-vomica, Terebinthina*, Turnera* diffusa var. aphrodisiaca, Viola* tricolor, Zea mays; **4.** Anthroposophische Medizin: u. a. Berberis* vulgaris; **5.** Hydrotherapie: u. a. Senfmehlfußbad*, heißes Fußbad*, Sitzbad* (mit Thymus* vulgaris, Zingiber* officinale), Wechselbad*, Wechselguss*; **6.** Akupunktur* u. Moxibustion* nach den Vorgaben der Chinesischen Medizin; **7.** Ayurveda; **8.** Symbioselenkung*, Probiotika, lysierte immunaktive Fraktionen aus Escherichia-coli-Stämmen, Harnansäuerung (z. B. mit Methionin); **9.** Neuraltherapie*; **10.** reflektorische Therapie: Schröpfen*. Vgl. Harnwegsinfektion; Harnblase, überaktive.

Anhang

Adressen

Ärztegesellschaft für Erfahrungsheilkunde e. V.
Schönbergstraße 11a
79291 Merdingen
Tel.: (0711) 893 13 43
Homepage: http://www.erfahrungsheilkunde.org

Ärztegesellschaft für Klinische Metalltoxikologie – KMT
Atzelberg 2
65388 Schlangenbad
Tel.: (06129) 502 97 19
Fax: (06129) 502 97 65
E-Mail: dgct@chelat-gesellschaft.de
Homepage: http://www.metallausleitung.de

Ärztegesellschaft Heilfasten und Ernährung e. V.
Wilhelm-Beck-Straße 27
88662 Überlingen
Tel.: (07551) 80 78 25
Fax: (07551) 80 78 27
E-Mail: info@aerztegesellschaft-heilfasten.de
Homepage: http://
www.aerztegesellschaftheilfasten.de

Ärztliche Arbeitsgemeinschaft für Biologische Medizin
Schützenstraße 3
80335 München
E-Mail: thomas.beck@drdrbeck.de
Homepage: http://www.ag-biomed.de

Ärztliche Gesellschaft für Ozon-Anwendung in Prävention und Therapie e. V.
Nordring 8
76473 Iffezheim
Tel.: (07229) 30 46 25
Fax: (07229) 30 46 30
E-Mail: info@ozongesellschaft.de
Homepage: http://www.ozongesellschaft.de,
http://www.ozone-association.com

Akademie für Ganzheitsmedizin
Otto Wagner Spital
Sanatoriumsstraße 2
A-1140 Wien
Tel.: +43 1 688 75 07
Fax: +43 1 688 75 07-15
E-Mail: office@gamed.or.at
Homepage: http://www.gamed.or.at

Akademie für Mesologie
Organisationsbüro
Hugo de Grootkade 30–38
NL-1052 LP Amsterdam
Tel.: +31 20 682 35 15
Fax: +31 20 682 35 25
Tel. in Deutschland: (07081) 79 61 52
E-Mail: info@mesologen.nl
Homepage: http://www.mesologie.de

Alexander-Technik-Verband Deutschland – ATVD e. V.
Postfach 5312
79020 Freiburg
Tel.: (0761) 38 33 57
Fax: (0761) 38 33 57
E-Mail: kontakt@alexander-technik.org
Homepage: http://www.alexander-technik.org

Allgemeiner Deutscher Heilpraktikerverband – ADHV e. V.
Eberswalder Straße 30
10437 Berlin
Tel.: (030) 44 31 27 52
Fax: (030) 44 31 28 03
E-Mail: info@adhv.de
Homepage: http://www.adhv.de

Arbeitsgemeinschaft für Chiropraktik, Osteopathie und Neuraltherapie Deutscher Heilpraktiker – ACON e. V.
Schillerstraße 2
53489 Sinzig
Tel.: (02642) 99 76 13
E-Mail: info@acon-ev.de
Homepage: http://www.acon-ev.de

Arbeitsgemeinschaft für ganzheitliche Krebs- und Immuntherapie
Gemeinschaft Fischermühle e. V.
Fischermühle 2
72348 Rosenfeld
Tel.: (07428) 935-345
Fax: (07428) 935-359
E-Mail: info@misteltherapie.de
Homepage: http://fischermuehle.info/fim/
fim.einrichtungen/fim.gemeinschaft/index.html

Arbeitsgemeinschaft Klassische Akupunktur und Traditionelle Chinesische Medizin – AGTCM e. V.
Wisbacher Straße 1
83435 Bad Reichenhall
Tel.: (08651) 69 09 19
Fax: (08651) 71 06 94
E-Mail: sekretariat@agtcm.de
Homepage: http://www.agtcm.de

Arbeitsgemeinschaft Physikalische Medizin und Rehabilitation
Meckauer Weg 5
30629 Hannover
Tel.: (0511) 585 92 05
Fax: (0511) 585 92 06
E-Mail: lemke.doris@mh-hannover.de
Homepage: http://www.arge-pmr.de

Arbeitskreis für Augendiagnose und Phänomenologie „Josef Angerer" e. V.
Taxisstraße 45
80637 München
Tel.: (089) 15 45 50
Fax: (03212) 134 10 57
E-Mail: info@ak-augendiagnose.de
Homepage: http://www.ak-augendiagnose.de

Arbeitskreis für Ernährungsforschung e. V.
Niddastraße 14
61118 Bad Vilbel
Tel.: (06101) 52 18 75
E-Mail: info@ak-ernaehrung.de
Homepage: http://www.ak-ernaehrung.de

Arbeitskreis für Immuntherapie e. V.
Gademannstraße 16
22767 Hamburg
Tel.: (040) 30 68 44 50
Fax: (040) 30 68 44 68
E-Mail: info@immun.de
Homepage: http://www.immun.de

Arbeitskreis für Mikrobiologische Therapie – AMT e. V.
Beilsteiner Straße 22
35764 Sinn
Tel.: (02772) 58 25 95
Fax: (02772) 58 25 96
E-Mail: info@amt-herborn.de
Homepage: http://www.amt-herborn.de

Arbeitskreis Radionik und Schwingungs-Medizin e. V.
Waldstraße 20
23611 Bad Schwartau
Tel.: (0451) 28 11 84
Fax: (0451) 881 86 75
E-Mail: ak-radionik@web.de
Homepage: http://www.radionik-ars.de

Arbeits- und Forschungsgemeinschaft für Atempädagogik und Atemtherapie e. V.
Wartburgstraße 41
10823 Berlin
Tel.: (030) 395 38 60
Fax: (030) 395 38 23
E-Mail: info@afa-atem.de
Homepage: http://www.afa-atem.de

Assoziation Schweizer Ärztegesellschaften für Akupunktur und Chinesische Medizin – ASA
Postfach
CH-8575 Bürglen TG
Tel.: +41 71 630 09 83
Fax: +41 71 630 09 84
E-Mail : asa@akupunktur-tcm.ch
Homepage: http://www.akupunktur-tcm.ch

Berufsverband Unabhängiger Gesundheitswissenschaftlicher Yogalehrender – BUGY
Wilhelm-Bendick-Straße 35
37130 Gleichen
Tel.: (05508) 92 35 83
E-Mail: info@yoga-berufsverband.de
Homepage: http://www.yoga-berufsverband.de

Bilz-Bund für Naturheilkunde
Dr. Külz-Straße 4
01445 Radebeul
Tel.: (0351) 838 53 60
Fax: (0351) 838 53 60
E-Mail: bilz-bund@t-online.de
Homepage: http://www.bilz-naturheil.de

Biochemischer Bund Deutschlands e. V.
In der Kuhtrift 18
41541 Dormagen
Tel.: (02133) 720 03
Fax: (02133) 73 91 38
E-Mail: biochemie@bbdnet.de
Homepage: http://www.biochemie-online.de

Bund Deutscher Heilpraktiker – BDH e. V.
Südstraße 11
48231 Warendorf
Tel.: (02581) 615 50
Fax: (02581) 615 08
E-Mail: info@bdh-online.de
Homepage: http://www.bdh-online.de

Bundesverband für Ergotherapeuten in Deutschland e. V.
Nohner Straße 10
66693 Dreisbach
Tel.: (06868) 91 09 25
Fax: (06868) 91 09 15
E-Mail: info@bed-ev.de
Homepage: http://www.bed-ev.de

Bundesverband Patienten für Homöopathie e. V.
Burgstraße 20
37181 Hardegsen
Tel.: (05505) 10 70
Fax: (05505) 95 96 66
E-Mail: info@bph.de
Homepage: http://www.bph-online.de

Bundesverband selbständiger Physiotherapeuten – IFK e. V.
Lise-Meitner-Allee 2
44801 Bochum
Tel.: (0234) 977 45-0
Fax: (0234) 977 45-45
E-Mail: ifk@ifk.de
Homepage: http://www.ifk.de

Bundesvereinigung für Gesundheit – BfGe
Heilsbachstraße 30
53123 Bonn
Tel.: (0228) 987 27-0
Fax: (0228) 642 00 24
E-Mail: bfge.rg@bfge-2.de
Homepage: http://www.bvgesundheit.de

Bund Klassischer Homöopathen Deutschlands e. V.
Schäftlarnstraße 162
81371 München
Tel.: (089) 20 33 26 01
E-Mail: info@bkhd.de
Homepage: http://www.bkhd.de

CAMDOC Alliance
Secretariat
Rue du Trône 194
B-1050 Bruxelles
Tel.: +32 2 644 00 20
E-Mail: camdoc@camdoc.eu
Homepage: http://www.camdoc.eu

Centrum für Klassische Homöopathie – CKH
Klingenweg 12
63920 Großheubach
Tel.: (09371) 20 59
Fax: (09371) 670 30
E-Mail: info@ckh.de
Homepage: http://www.ckh.de

Chinesische Naturheilkunde Akademie e. V.
Hans-Dill-Straße 9
95326 Kulmbach
Tel.: (09221) 841 00
Fax: (09221) 87 76 21
E-Mail: info@chinesische-naturheilkunde.de
Homepage: http://www.chinesische-naturheilkunde.de

Clemens von Bönninghausen-Gesellschaft für Homöopathik e. V.
Bergstraße 7
35510 Butzbach (Kernstadt)
Tel.: (06033) 924 28 57
Fax: (06033) 92 40 08
E-Mail: verwaltung@cvb-gesellschaft.de
Homepage: http://www.cvb-gesellschaft.de

Dachverband Geistiges Heilen – DGH
Steigerweg 55
69115 Heidelberg
Tel.: (06221) 16 96 06
Fax: (06221) 16 96 07
E-Mail: info@dgh-ev.de
Homepage: http://www.dgh-ev.de

Deutsche Ärztegesellschaft für Akupunktur – DÄGfA e.V.
Würmtalstraße 54
81375 München
Tel.: (089) 710 05-11
Fax: (089) 710 05-25
E-Mail: fz@daegfa.de
Homepage: http://www.daegfa.de

Deutsche Ärztegesellschaft für Osteopathie e.V.
Beim Andreasbrunnen 7
20249 Hamburg
Tel.: (040) 41 92 03 27
Homepage: http://www.daego.de

Deutsche Akademie für Akupunktur – DAA e. V.
Osserstraße 40
81245 München
Tel.: (089) 814 52 52
Fax: (089) 82 00 09 29
E-Mail: kontakt@akupunktur.de
Homepage: http://www.akupunktur.de

Deutsche Akademie für Neuraltherapie und Akupunktur – DAfNA e. V.
Frankenthaler Straße 45
67240 Bobenheim-Roxheim
Tel.: (06239) 99 61 13
Fax: (06239) 99 61 14
E-Mail: info@dafna.de
Homepage: http://www.dafna.de

Deutsche Akupunkturgesellschaft Düsseldorf – DAGD
Inselstraße 34
40479 Düsseldorf
Tel.: (0211) 36 90 99
E-Mail: info@akupunktur-aktuell.de
Homepage: http://www.akupunktur-aktuell.de

Deutsche Gesellschaft für Akupunktur und Neuraltherapie – DGfAN
Mühlgasse 18b
07356 Bad Lobenstein
Tel.: (036651) 550 75
Fax: (036651) 550 74
E-Mail: dgfan@t-online.de
Homepage: http://www.dgfan.de

Deutsche Gesellschaft für Alternative Medizin – DGAM
Großer Garten 4
30938 Burgwedel
Tel.: (05139) 27 81 01
Fax: (05139) 27 81 02
E-Mail: info@dgam.de
Homepage: http://www.dgam.de

Deutsche Gesellschaft für Ayurveda e. V.
c/o Hufelandgesellschaft
Chausseestraße 29
10115 Berlin
Tel.: (0180) 50 07 79 69
E-Mail: info@ayurveda-gesellschaft.de
Homepage: http://www.ayurveda.de

Deutsche Gesellschaft für Ernährung e. V.
Godesberger Allee 18
53175 Bonn
Tel.: (0228) 37 76-600
Fax: (0228) 37 76-800
E-Mail: webmaster@dge.de
Homepage: http://www.dge.de

Deutsche Gesellschaft für Ganzheitsmedizin e. V.
Schulweg 1
29690 Grethem
Tel.: (05164) 90 99 09
Fax: (05164) 918 19
E-Mail: institut@ganzheitsmedizin.de
Homepage: http://www.ganzheitsmedizin.de

Deutsche Gesellschaft für Gesundheitsvorsorge e. V.
Driescher Hecke 19
51375 Leverkusen
Tel.: (0214) 567 44
Fax: (0214) 576 26
E-Mail: info@degege.de
Homepage: http://www.degege.de

Deutsche Gesellschaft für Hyperthermie – DGHT e. V.
Mühlenweg 144
26384 Wilhelmshaven
Tel.: (04421) 77 13 76
Fax: (04421) 755 66 10
E-Mail: sekretariat@forum-medizin.de
Homepage: http://www.dght.net

Deutsche Gesellschaft für Hypnose-Therapie – DGHT e. V.
Im Gehklingen 37a
64668 Rimbach/Odw.
Tel.: (06253) 99 06 73 oder 99 06 27
Fax: (06253) 989 95 88
E-Mail: wellnesskrieger@aol.com
Homepage: http://www.hypnose-dght.de

Deutsche Gesellschaft für Hypnose und Hypnotherapie e. V.
Daruper Straße 114
48653 Coesfeld
Tel.: (02541) 88 07 60
E-Mail: DGH-Geschaeftsstelle@t-online.de
Homepage: http://www.dgh-hypnose.de

Deutsche Gesellschaft für Klassische Homöopathie – DGKH e. V.
Geschäftsstelle
Saubsdorfer Straße 9
86807 Buchloe
Tel.: (08241) 91 16 80
Fax: (08241) 91 17 02
Homepage: http://www.dgkh-homoeopathie.de

Deutsche Gesellschaft für Manuelle Medizin e. V.
Geschäftsstelle: Ärztehaus Mitte
Westbahnhofstraße 2
07745 Jena
Fax: (03641) 62 21 78
E-Mail: post@dgmm.de
Homepage: http://www.dgmm.de

Deutsche Gesellschaft für Medizinische Informatik, Biometrie und Epidemiologie – GMDS e. V.
Industriestraße 154
50996 Köln
Tel.: (0221) 37 99 47 55
Fax: (0221) 37 99 47 56
E-Mail: info@gmds.de
Homepage: http://www.gmds.de

Deutsche Gesellschaft für Psychoanalyse, Psychotherapie, Psychosomatik und Tiefenpsychologie – DGPT e. V.
Johannisbollwerk 20
20459 Hamburg
Tel.: (040) 75 66 49 90
Fax: (040) 75 66 49 929
E-Mail: psa@dgpt.de
Homepage: http://www.dgpt.de

Deutsche Gesellschaft für Therapeutische Hypnose und Hypnoseforschung – GTH e. V.
Geschäftsstelle
Kaiserstraße 2a
66955 Pirmasens
Tel.: (06331) 737 74
Fax: (06331) 785 34
E-Mail: info@i-gth.de
Homepage: http://www.i-gth.de

Deutsche Gesellschaft für Traditionelle Chinesische Medizin – DGTCM
Karlsruher Straße 12
69126 Heidelberg
Tel.: (06221) 37 45 46
Fax: (06221) 30 20 35
E-Mail: info@dgtcm.de
Homepage: http://www.dgtcm.de

Deutsche Gesellschaft für TrophoTraining® und Psychopädie – DGTP e. V.
Im Tann 16
82110 Germering
Tel.: (089) 84 75 71
Fax: (089) 894 81 21
E-Mail: info@trophotraining.org
Homepage: http://www.trophotraining.org

Deutscher Naturheilbund
Christophallee 21
75177 Pforzheim
Tel.: (07231) 462 92 82
Fax: (07231) 462 92 84
E-Mail: info@naturheilbund.de
Homepage: http://www.naturheilbund.de

Deutsche Radionische Gesellschaft – DRG e. V.
Wallroder Straße 13
01900 Großröhrsdorf
Tel.: (01802) 37 43 88
Fax: (01802) 37 43 83
E-Mail: post@drgev.de
Homepage: http://www.drgev.de

Deutscher Tai Chi Bund – Deutscher Dachverband für Tai Chi & Qigong e. V.
Wohlersallee 1
22767 Hamburg
Tel.: (040) 210 21 23
Fax: (040) 210 21 23
E-Mail: info@tai-chi-zentrum.de
Homepage: http://www.tai-chi-zentrum.de

Deutscher Verband der Ergotherapeuten
Becker-Göring-Straße 26/1
76307 Karlsbad-Ittersbach
Tel.: (07248) 91 81 0
Fax: (07248) 91 81 71
E-Mail: info@dve.info
Homepage: http://www.dve.info

Deutscher Verband für Physiotherapie – Zentralverband der Physiotherapeuten/Krankengymnasten – ZVK e. V.
Deutzer Freiheit 72–74
50679 Köln
Tel.: (0221) 98 10 27-0
Fax: (0221) 98 10 27-25
E-Mail: info@zvk.org
Homepage: http://www.zvk.org

Deutscher Zentralverein homöopathischer Ärzte e. V.
Geschäftsstelle
Am Hofgarten 5
53113 Bonn
Tel.: (0228) 242 53 30
Fax: (0228) 242 53 31
E-Mail: sekretariat@dzvhae.de
Homepage: http://www.dzvhae.com

Deutsches Forschungsinstitut für Chinesische Medizin e. V.
Silberbachstraße 10
79100 Freiburg
Tel.: (0761) 772 34

Dialogforum Pluralismus in der Medizin
Geschäftsstelle
Herbert-Lewin-Platz 1
10623 Berlin
Tel.: (030) 400 45 63 90
E-Mail: info@dialogforum-medizin.org

EITAM – European Initiative for Traditional Asian Medicine
Louisenstr. 15–17/Löwengasse 1
61348 Bad Homburg
Tel.: (06172) 210 38/76 43 36
Fax: (06172) 59 98 00
E-Mail: info@eitam.eu
Homepage: http://www.eitam.eu

Europäische Natur und Gesundheits Gesellschaft – ENGG e. V.
Geschäftsstelle
Dr. Bernd R. zur Horst
Bahnhofstraße 8
26180 Rastede
Tel.: (04402) 43 49
Fax: (04402) 91 61 32

Europäischer Verband für Naturheilkunde e. V.
Wiesbadener Straße 67
47138 Duisburg
Tel.: (0203) 54 42 50
Fax: (0203) 55 33 28
E-Mail: info@euro-naturheilkunde.de
Homepage: http://www.euro-naturheilkunde.de

Fachverband Deutscher Heilpraktiker e. V.
Bundesverband
Maarweg 10
53123 Bonn
Tel.: (0228) 61 10 49
Fax: (0228) 62 73 59
E-Mail: fdh-bonn@t-online.de
Homepage: http://www.heilpraktiker.org

Feldenkrais-Verband Deutschland e. V.
Jägerwirtstraße 3
81373 München
Tel.: (089) 12 02 12 50
Fax: (089) 12 02 12 522
E-Mail: info@feldenkrais.de
Homepage: http://www.feldenkrais.de

Förderkreis für Ganzheitsmedizin Bad Herrenalb
Rathausplatz 7
76332 Bad Herrenalb
Tel.: (07083) 38 45
Fax: (07083) 23 07
E-Mail: info@foerder-kreis.de
Homepage: http://www.foerder-kreis.de

Förderkreis für Traditionelle Chinesische Medizin e. V.
c/o Herrn RA Koervers
Ingenhovenweg 14
41334 Nettetal
Homepage: http://www.ag-tcm.de

FORUM Gesundheit & Bildung e. V. Yoga
Rumannstraße 15
30161 Hannover
Tel.: (0511) 33 22 13

Freie Heilpraktiker e. V. – Berufs- und Fachverband
Benrather Schloßallee 49–53
40597 Düsseldorf
Tel.: (0211) 901 72 9-0
Fax: (0211) 398 27 10
E-Mail: info@freieheilpraktiker.com
Homepage: http://www.freieheilpraktiker.com

Gesellschaft Anthroposophischer Ärzte in Deutschland – GAÄD e. V.
Roggenstraße 82
70794 Filderstadt
Tel.: (0711) 779 97 11
Fax: (0711) 779 97 12
E-Mail: info@gaed.de
Homepage: http://www.anthroposophische-aerzte.de

Gesellschaft für Arzneipflanzen- und Naturstoff-Forschung – GA e. V.
Dutendorfer Straße 5–7
91487 Vestenbergsgreuth
Tel.: (09134) 70 72 47
Fax: (03212) 121 60 38
E-Mail: GA-Secretary@ga-online.org
Homepage: http://www.ga-online.org

Gesellschaft für Biologische Krebsabwehr e. V.
Voßstraße 3
69115 Heidelberg
Tel.: (06221) 13 80 20
Fax: (06221) 13 80 220
E-Mail: information@biokrebs.de
Homepage: http://www.biokrebs.de

Gesellschaft für Gesundheitsberatung – GGB e. V.
Dr.-Max-Otto-Bruker-Straße 3
56112 Lahnstein
Tel.: (02621) 91 70-17/-18
Fax: (02621) 91 70 33
E-Mail: info@ggb-lahnstein.de
Homepage: http://www.ggb-lahnstein.de

Gesellschaft für Manuelle Lymphdrainage nach Dr. Vodder und lymphologische Therapien
Lymphödemklinik Wittlinger Therapiezentrum
Alleestraße 30
A-6344 Walchsee
Tel.: +43 5374 52 45
Fax: +43 5374 52 454
E-Mail: office@wittlinger-therapiezentrum.com
Homepage: http://www.gfmlv.at

Gesellschaft für Ozon- und Sauerstoff-Anwendungen – G.O.S. e. V.
Rheinstraße 7
76337 Waldbronn
Tel.: (07243) 660 22
Fax: (07243) 659 49
E-Mail: sauer@hsauer.de
Homepage: http://www.ozonsauerstoff.de

Gesellschaft für Phytotherapie e. V.
Uferstraße 4
51063 Köln
Tel.: (0221) 420 19 15
Fax: (0221) 941 70 20
E-Mail: ges-phyto@t-online.de
Homepage: http://www.phytotherapy.org

GPM Gesellschaft für Pluralismus in der Medizin
Geschäftsstelle
Am Hessenberg 34
58313 Herdecke
Tel.: (02330) 62 33 28/29
Fax: (02330) 62 33 30
E-Mail: cfnmu@t-online.de
Homepage: http://www.gpm-org.de

Hartmannbund Verband der Ärzte Deutschlands e. V.
Schützenstraße 6a
10117 Berlin
Tel.: (030) 20 62 08-0
Fax: (030) 20 62 08-29
E-Mail: HB-Info@Hartmannbund.de
Homepage: http://www.hartmannbund.de

Hessischer Ärzteverband – Naturheilverfahren e. V.
Frankfurter Straße 64
65428 Rüsselsheim
Tel.: (06142) 441 99
Fax: (06142) 416 20
E-Mail: boeddrich@haen-ev.de
Homepage: http://www.haen-ev.de

Homöopathie-Forum e. V.
Grubmühlerfeldstraße 14a + b
82131 Gauting bei München
Tel.: (089) 89 99 96 17
Fax: (089) 89 99 96 10
E-Mail: info@homoeopathie-forum.de
Homepage: http://www.homoeopathie-forum.de

Hufelandgesellschaft e. V.
Dachverband der Ärztegesellschaften für Naturheilkunde und Komplementärmedizin
Chausseestraße 29
10115 Berlin
Tel.: (030) 28 09 93 20
Fax: (030) 28 09 76 50
E-Mail: info@hufelandgesellschaft.de
Homepage: http://www.hufelandgesellschaft.de

Institut für Angewandte Kinesiologie – IAK Forum International
Eschbachstraße 5
79199 Kirchzarten
Tel.: (07661) 98 71-0
Fax: (07661) 98 71-49
E-Mail: info@iak-freiburg.de
Homepage: http://www.iak-freiburg.de

Institut für Bach-Blütentherapie
Mechthild Scheffer GmbH
Eppendorfer Landstraße 32
20249 Hamburg
Tel.: (040) 43 25 77 10
Fax: (040) 43 52 53
E-Mail: info@bach-bluetentherapie.de
Homepage: http://www.bach-bluetentherapie.de

Institut für Naturheilkunde, Traditionelle Chinesische und Indische Medizin
Erich Rothenfußer Haus
Kliniken Essen-Mitte
Knappschafts-Krankenhaus
Akademisches Lehrkrankenhaus der Universität Duisburg-Essen
Am Deimelsberg 34a
45276 Essen
Tel.: (0201) 17 42 56 01
Fax: (0201) 17 42 56 00
E-Mail: tcm@kliniken-essen-mitte.de
Homepage: http://www.kliniken-essen-mitte.de/leistung/zentren-institute/traditionelle-chinesische-medizin-tcm/home.html

Institut für Ost-West Medizin
Ärztliche Ausbildung in Tibetischer Medizin
Löwengasse 1
61348 Bad Homburg
Tel.: (06172) 99 81 11
Fax: (06172) 99 81 30
E-Mail: info@ostwestmedizin.de
Homepage: http://www.ostwestmedizin.de

Institut zur wissenschaftlichen Evaluation naturheilkundlicher Verfahren
Joseph-Stelzmann-Straße 9
Gebäude 35a
Universität zu Köln
50931 Köln-Lindenthal
Tel.: (0221) 478-6414
Fax: (0221) 478-7017
E-Mail: naturheilverfahren@uk-koeln.de
Homepage: http://www.iwenv.de

Interessengemeinschaft Homotoxikologie und Gesundheit
Bahnackerstraße 16
76532 Baden-Baden
Tel.: (07221) 632 59
Fax: (07221) 600 62

International Council of Medical Acupuncture and Related Techniques – ICMART
Louisenstr. 15–17/Löwengasse 1
61348 Bad Homburg
Tel.: (06172) 76 43 36 oder 210 38
Fax: (06172) 59 98 00
E-Mail: maric-oehler.icmart@t-online.de
Homepage: http://www.icmart.org

Internationale Ärztegesellschaft für bioelektronische Funktionsdiagnostik und Therapie (BFD) e. V.
Am Kleinwald 40
76863 Herxheim
Tel.: (07276) 91 83 76
Fax: (07276) 91 95 53
Homepage: http://www.bfd-ev.de

Internationale Ärztegesellschaft für Biokybernetische Medizin
Schlossstraße 14
45468 Mülheim
Tel.: (0208) 47 00 22
Fax: (0208) 47 00 23
E-Mail: info@iaegbm.de
Homepage: http://www.iaegbm.de

Internationale Ärztegesellschaft für Biophysikalische Informations-Therapie BIT-Ärztegesellschaft
Gerhart-Hauptmann-Straße 5
61191 Rosbach
Tel.: (06003) 82 82 75
Fax: (06003) 82 82 74
E-Mail: bit-aerzte@muellerdrd.de
Homepage: http://www.bit-org.de

Internationale Gesellschaft der F. X. Mayr-Ärzte
Kochholzweg 153
A-6072 Lans
Tel.: +43 664 922 82 94
Fax: +43 512 37 91 25
E-Mail: office@fxmayr.com
Homepage: http://www.fxmayr.com

Internationale Gesellschaft für Homöopathie und Homotoxikologie – IGHH
Sophienstraße 3a
76530 Baden-Baden
Tel.: (07221) 183 01 10
Fax: (07221) 183 01 89
E-Mail: info@homotox.de
Homepage: http://www.biogesellschaft.de

Internationale Gesellschaft für Ganzheitliche Zahn-Medizin e. V.
Kloppenheimer Straße 10
68239 Mannheim
Tel.: (0621) 482 43 00
Fax: (0621) 47 39 49
E-Mail: gzm@gzm.org
Homepage: http://www.gzm.org

Internationale Medizinische Gesellschaft für Elektroakupunktur nach Voll – IMGEAV e. V.
Rothenbacher Straße 2
56459 Kaden
Tel.: (02663) 289 96 18
Fax: (02663) 96 81 39
E-Mail: imgeav@arcor.de
Homepage: http://www.eav.de, http://www.eav.org

Karl und Veronica Carstens-Stiftung
Am Deimelsberg 36
45276 Essen
Tel.: (0201) 563 05-0
Fax: (0201) 563 05-30
E-Mail: info@carstens-stiftung.de
Homepage: http://www.carstens-stiftung.de

Klinik und Hochschulambulanz für Naturheilkunde
Immanuel Krankenhaus Berlin
Charité – Universitätsmedizin Berlin
Königstraße 63
14109 Berlin
Tel.: (030) 805 05-691
Fax: (030) 805 05-288
E-Mail: krankenhaus-wannsee@immanuel.de
Homepage: http://www.immanuel.de/einrichtungen/berlin-wannsee/naturheilkundezentrum

Kneipp-Bund e. V. – Bundesverband für Gesundheitsförderung und Prävention
Adolf-Scholz-Allee 6–8
86825 Bad Wörishofen
Tel.: (08247) 30 02-0
Fax: (08247) 30 02-199
E-Mail: bundesverband@kneippbund.de
Homepage: http://www.kneippbund.de

Lachesis e. V. – Berufsverband für Heilpraktikerinnen
Gemeinnütziger Verein von Frauen zur Förderung der Naturheilkunde
Geschäftsstelle: Renate Lodtka
Forellensteig 4
14542 Werder/Havel
Tel.: (03327) 66 84 80
Fax: (03327) 66 84 90
E-Mail: info@lachesis.de
Homepage: http://www.lachesis.de

Lehrstuhl für Naturheilkunde der Alfried Krupp von Bohlen und Halbach-Stiftung
Universität Duisburg-Essen
Am Deimelsberg 34a
45276 Essen
Tel.: (0201) 805-4001
Fax: (0201) 805-4005
E-Mail: gustav.dobos@uni-essen.de
Homepage: http://www.uni-due.de/naturheilkunde/de/

Lifu International College of Chinese Medicine – LICCM
Karl-Jaspers-Allee 8
CH-4052 Basel
Tel.: +41 61 373 30 78
Fax: +41 61 373 30 79
E-Mail: info@lifu-college.ch
Homepage: http://www.lifu-college.ch

Medusana Stiftung – Gemeinnützige Gesellschaft für Gesundheitsförderung mbH
Hindenburgstraße 1a
32257 Bünde
Tel.: (05223) 18 83 20
Fax: (05223) 170 46
E-Mail: info@medusana.de
Homepage: http://www.medusana.de

Naturärzte Vereinigung der Schweiz NVS
Schützenstraße 42
CH-9101 Herisau
Tel.: +41 71 352 58 80
Fax: +41 71 352 58 81
E-Mail: nvs@naturaerzte.ch
Homepage: http://www.naturaerzte.ch

Natur und Medizin e. V.
Fördergemeinschaft der Karl und Veronica Carstens-Stiftung
Am Deimelsberg 36
45276 Essen
Tel.: (0201) 563 05-70
Fax: (0201) 563 05-60
E-Mail: kontakt@naturundmedizin.de
Homepage: http://www.naturundmedizin.de

Österreichische Gesellschaft für Akupunktur – ÖGA
Huglgasse 1–3
A-1150 Wien
Tel.: +43 1 981 04-7001
Fax: +43 1 981 04-5759
E-Mail: manfred.richart@wienkav.at
Homepage: http://www.akupunktur.at

Österreichische Gesellschaft für Ozon-Sauerstoff- und Hämolaser-Therapie
Kreuzberg 288
A-3920 Groß Gerungs
Tel.: +43 2812 514 27
Fax: +43 2812 514 27
E-Mail: ozon-sauerstoff@aon.at
Homepage: http://www.ozon-sauerstoff.at

Österreichischer Kneippbund
Kunigundenweg 10
A-8700 Leoben
Tel.: +43 3842 2 17 18
Fax: +43 3842 2 17 18-19
E-Mail: office@kneippbund.at
Homepage: http://www.kneippbund.at

Österreichische wissenschaftliche Ärztegesellschaft für Akupunktur
Schwindgasse 3/9
A-1040 Wien
Tel.: +43 1 505 03 92
Fax: +43 1 504 15 02
E-Mail: sekretariat@akupunktur.org
Homepage: http://www.akupunktur.org

Ozontherapeutischer Arbeitskreis e. V.
Unterer Markt 5
66538 Neunkirchen
Tel.: (06821) 129 29
Fax: (06821) 121 94
E-Mail: info@ozon-therapie.org

Private Akademie für Psychopädie
Waldstraße 2b
82110 Germering
Tel.: (089) 84 75 71
Fax: (089) 894 81 21
E-Mail: info@derbolowsky.de
Homepage: http://www.derbolowsky.de

Private Universität Witten/Herdecke gGmbH
Fachbereich Chinesische Medizin
Alfred-Herrhausen-Straße 50
58448 Witten
Tel.: (02302) 926-116
Fax: (02302) 926-127
E-Mail: tcm@uni-wh.de
Homepage: http://www.uni-wh.de/gesundheit/chinesische-medizin

Rudolf Siener Stiftung
Gereonstraße 105
52372 Kreuzau
Tel.: (02427) 90 58 70
Fax: (02427) 90 57 10
E-Mail: info@rudolf-siener-stiftung.de
Homepage: http://www.rudolf-siener-stiftung.de

Samuel Hahnemann Gesellschaft für Lebenshilfe und Gesundheit e. V.
Schilsbachstraße 34
52152 Simmerath-Woffelsbach
Tel.: (02473) 93 93 33
Fax: (02473) 93 93 39
E-Mail: shs@samuel-hahnemann-stiftung.de
Homepage: http://www.samuel-hahnemann-stiftung.de

Schweizerische Ärztegesellschaft für Akupunktur – Chinesische Medizin – Aurikulomedizin (SACAM)
Postfach 2003
CH-8021 Zürich
Tel.: +41 844 20 02 00
Fax: +41 31 332 41 12
E-Mail: info@sacam.ch
Homepage: http://www.sacam.ch

Schweizerische Ärztegesellschaft für Neuraltherapie
Elfenaustrasse 27
CH-3074 Muri bei Bern
Tel.: +41 31 952 57 03
Fax: +41 31 952 57 05
E-Mail: info@santh.ch
Homepage: http://www.santh.ch

Schweizer Kneippverband
Weissensteinstraße 35
CH-3007 Bern
Tel.: +41 31 372 45 43
Fax: +41 31 372 91 61
E-Mail: info@kneipp.ch
Homepage: http://www.kneipp.ch

Societas Medicinae Sinensis – Internationale Gesellschaft für Chinesische Medizin – SMS
Franz-Joseph-Straße 38
80801 München
Tel.: (089) 38 88 80 31
Fax: (089) 38 88 80 66
E-Mail: sms@tcm.edu
Homepage: http://www.tcm.edu

Union Deutscher Heilpraktiker e. V. Bundesverband
Waldstraße 21
61137 Schöneck
Tel.: (06187) 99 06 03
Fax: (06187) 992 80 75
E-Mail: kontakt@udh-bundesverband.de
Homepage: http://www.udh-bundesverband.de

Universität Rostock
Medizinische Fakultät
Lehrstuhl für Naturheilkunde
Klinik und Poliklinik für Innere Medizin
Ernst-Heydemann-Straße 6
18055 Rostock
Tel.: (0381) 494 74 13
Fax: (0381) 494 74 77
E-Mail: karin.kraft@med.uni-rostock.de
Homepage: http://www.naturheilkunde.uni-rostock.de

Universitätsklinikum Jena
Klinik und Poliklinik für Innere Medizin II
Kompetenzzentrum Naturheilverfahren
Bachstraße 18
07743 Jena
Tel.: (03641) 93 00
Fax: (03641) 93 31 82
E-Mail: info@med.uni-jena.de
Homepage: http://www.med.uni-jena.de

UniversitätsSpital Zürich
Institut für Naturheilkunde
Sonneggstrasse 6
Postfach 131
CH-8006 Zürich
Tel.: +41 44 255 24 60
Fax: +41 40 255 43 94
E-Mail: angela.stoerl@usz.ch
Homepage: http://www.naturheilkunde.usz.ch

Uni-Zentrum Naturheilkunde
Universitätsklinikum Freiburg
Breisacher Straße 115b
79106 Freiburg
Tel.: (0761) 270-82010
Fax: (0761) 270-83230
E-Mail: roman.huber@uniklinik-freiburg.de
Homepage: http://www.uniklinik-freiburg.de/iuk/live/unizentrumnaturheilkunde.html

Verband Deutscher Heilpraktiker e. V. Bundesverband
Ernst-Grote-Straße 13
30916 Isernhagen
Tel.: (0511) 616 98-0
Fax: (0511) 616 98-21
E-Mail: info@vdh-heilpraktiker.de
Homepage: http://www.vdh-heilpraktiker.de

Verband für unabhängige Gesundheitsberatung e. V.
Sandusweg 3
35435 Wettenberg/Gießen
Tel.: (0641) 808 96-0
Fax: (0641) 808 96-50
E-Mail: info@ugb.de
Homepage: http://www.ugb.de

Zentralverband der Ärzte für Naturheilverfahren und Regulationsmedizin – ZÄN e. V.
Am Promenadenplatz 1
72250 Freudenstadt
Tel.: (07441) 918 58-0
Fax: (07441) 918 58-22
E-Mail: info@zaen.org
Homepage: http://www.zaen.org

Zentrum für naturheilkundliche Forschung – ZNF und Kompetenzzentrum für Komplementärmedizin und Naturheilkunde (KoKoNat)
Klinikum rechts der Isar
Technische Universität München
Kaiserstraße 9
80801 München
Tel.: (089) 72 66 97-0
Fax: (089) 72 66 97-21
E-Mail: ZnF@lrz.tu-muenchen.de
Homepage: http://www.lrz-muenchen.de/~ZentrumfuerNaturheilkunde/

Zentrum für traditionelle chinesische Medizin, Akupunktur, Kräutermedizin
Kleine Viehstraße 27–31
48653 Coesfeld
Tel.: (02541) 884 37
Fax: (02541) 884 36
E-Mail: Dr.Wang@tcm-zentrum-ms.de
Homepage: http://www.tcm-zentrum-muenster.de/tcm_referenten.php

Zentrum für Traditionelle Chinesische und Integrative Medizin am St. Hedwig-Krankenhaus Berlin
Große Hamburger Straße 5–11
10115 Berlin
Tel.: (030) 23 11 25 27
Fax: (030) 23 11 22 02
E-Mail: a.kuerten@alexius.de
Homepage: http://www.tcm24.de

Quellen der Abbildungen

[1] Deutsche Gesellschaft für Ernährung e. V.; Bonn
[2] Fischer, W.; Bad Wildungen
[3] Hammes, M.; Detmold
[4] Melchart, D.; München
[5] Reichling, J.; Heidelberg
[6] Rudolph, H.-J.; Berlin
[7] Schilcher, H.; Immenstadt im Allgäu
[8] Schnorrenberger, C. C.; Basel
[9] Uhlemann, Ch.; Jena
[10] Verlag Hanne Marquardt; Königsfeld-Burgberg
[11] Wink, M.; Heidelberg